国家药品监督管理局医疗器械技术审评规范丛书

U0741715

无源医疗器械注册技术审评指导原则汇编

国家药品监督管理局医疗器械技术审评中心　组织编写

中国健康传媒集团
中国医药科技出版社

图书在版编目（CIP）数据

无源医疗器械注册技术审评指导原则汇编／国家药品监督管理局医疗器械技术审评中心组织编写.
—北京：中国医药科技出版社，2021.3

ISBN 978 - 7 - 5214 - 2369 - 3

Ⅰ.①无…　Ⅱ.①国…　Ⅲ.①医疗器械 - 注册 - 管理 - 汇编 - 中国　Ⅳ.①R197.39

中国版本图书馆 CIP 数据核字（2021）第 044918 号

责任编辑　于海平
美术编辑　陈君杞
版式设计　南博文化

出版　**中国健康传媒集团**｜中国医药科技出版社
地址　北京市海淀区文慧园北路甲 22 号
邮编　100082
电话　发行：010 - 62227427　邮购：010 - 62236938
网址　www. cmstp. com
规格　889 × 1194mm ¹⁄₁₆
印张　33 ¾
字数　1318 千字
版次　2021 年 3 月第 1 版
印次　2021 年 3 月第 1 次印刷
印刷　三河市万龙印装有限公司
经销　全国各地新华书店
书号　ISBN 978 - 7 - 5214 - 2369 - 3
定价　**196.00 元**

获取新书信息、投稿、为图书纠错，请扫码联系我们。

丛书编委会

顾 问	焦 红	张兴栋	邱贵兴	卢秉恒	付小兵	丁文江
主 编	徐景和					
副主编	江德元	孙 磊	王兰明			

编 委（以姓氏笔画为序）

王以朋	王永清	邓 刚	邓 洁	卢 忠	史新立
边 旭	吕允凤	刘 斌	刘志涛	刘英慧	刘晓燕
安娟娟	许 伟	杜晓丽	杜惠琴	杨晓冬	杨鹏飞
李 军	李 钊	李 思	李耀华	吴 琨	张 华
张文悦	张世庆	林 欣	赵 鹏	胡雪燕	贺伟罡
袁 鹏	贾健雄	高国彪	郭亚娟	郭兆君	商 惠
彭 亮	董劲春	程 锦	程茂波	蓝翁驰	

撰写人员（以姓氏笔画为序）

于 琦	马艳彬	王 晨	王 越	王子佳	王文娟
王玉姬	王华栋	王显平	王雅文	方 丽	方 萍
石 莉	卢 红	叶成红	叶朝付	申 高	田佳鑫
包 雯	邢丽娜	邢彦君	巩玉香	朱文武	任志军
邬志刚	庄波阳	刘 威	刘 露	刘文博	刘枭寅
刘容枝	许 耘	许晓萍	孙 嵘	孙正收	孙志刚
孙宏勋	孙嘉怿	杜华月	杨 俊	杨 辉	杨宇希
杨盛林	李 洁	李 晶	李 毅	李小江	李凤梅
李永妍	李红然	李泮海	李晓莹	李超民	吴 艳
吴 莉	吴小晶	吴传松	邱 宏	何 琼	何 蕊
何静云	谷晓芳	邹艳果	闵 玥	沈亦红	迟 戈
张 一	张 丹	张 庆	张 谦	张 嵩	张宇晶
张秀丽	张若冰	张高亮	张家振	张道君	阿茹罕
陈 卓	陈 宽	陈 敏	陈 然	陈利民	陈虹蓁
陈亭亭	陈洪忠	陈福军	陈鹭颖	苗晶晶	林卓立
罗阿利	金 丹	金若男	周 军	周 晶	周向明
郑 婕	赵 阳	赵 挺	赵乐军	郝武常	胡 凯
钟运华	钟佑锦	姜 燕	骆庆峰	耿 红	夏文龙
柴 谦	徐 超	徐宗凯	郭 旭	郭丽丽	郭金双
郭晓磊	郭嘉杰	黄文志	常淑芹	崔 佳	梁 文
梁 宏	董文兴	韩 兵	韩昭昭	程 蕴	傅金德
谢华国	甄 辉	解 怡	裴 英	潘 硕	潘晓恒
鞠 珊					

本书编委会

执行主编 卢 忠

执行副主编 孙 磊 高国彪 许 伟 邓 刚 王以朋

执行编委（以姓氏笔画为序）

王永清 邓 洁 史新立 吕允凤 刘 斌
刘志涛 刘英慧 刘晓燕 安娟娟 杜晓丽
杨晓冬 杨鹏飞 李 思 李耀华 吴 琨
张世庆 林 欣 赵 鹏 贺伟罡 贾健雄
郭亚娟 郭兆君 商 惠 彭 亮 董劲春
程茂波 蓝翁驰

编写说明

中共中央、国务院于 2016 年印发的《"健康中国 2030"规划纲要》中，明确提出了健康中国的建设目标和任务。习近平总书记在党的十九大报告中也强调了实施健康中国的战略目标。国家药监局遵照习近平总书记重要讲话精神和党中央、国务院决策部署，紧紧围绕"四个最严"要求，坚持"守底线保安全，追高线促发展"，提出了提高医疗器械监管队伍能力和水平，提高医疗器械供应，保障人民群众用械安全的总要求。

医疗器械产品种类多，结构组成复杂，更新换代快，专业性和技术性强，科学监管难度较大，亟需建立上市前审评审批和上市后监督的技术要求体系，以满足监管、审评等部门工作人员的需求。医疗器械注册技术审评指导原则（以下简称"指导原则"）是为确保技术审评的可操作性，依据产品特点，结合当前技术水平和认知水平，对不同类别的产品需要满足的安全有效技术要求进行的汇总。指导原则对于申请人准备注册申报资料以及上市前申报资料的审评都有很强的指导作用。

指导原则是医疗器械上市前审评的重要技术支撑文件，对医疗器械监管系统树立和实践科学监管理念，全面提升医疗器械监管队伍的能力和素质起到了积极的促进作用，对于医疗器械行业的发展和科学技术的进步提供了正向的推动力。国家药品监督管理局医疗器械技术审评中心（以下简称"器审中心"）将指导原则的制修订工作列入重点工作任务，近年来，根据国家药监局党组要求，器审中心不断加大指导原则的制修订力度，进一步完善指导原则的系统建设。

在制修订的同时，加大了对国际组织、发达国家医疗器械监管机构（如 IMDRF、美国 FDA、欧盟等）发布指导原则、审评规范的转化力度。根据我国医疗器械行业的发展及技术审评工作需要，选取应用价值高且我国注册审评中急需规范产品的指导原则结合我国国情进行转化。

由器审中心组织编写的"国家药品监督管理局医疗器械技术审评规范丛书"，紧紧围绕提高注册审评质量，加强医疗器械注册的规范化管理的目标，按照有源、无源、诊断试剂三个维度精心整理已发布指导原则，为企业准备其医疗器械产品注册申报资料以及审评人员对医疗器械产品上市前申报材料的审评提供指导和规范。

由于各方面因素，本书还需在实践中得到检验，尚有需要改进和完善之处。器审中心将基于国情构建我国指导原则体系，统一布局我国指导原则框架，做好我国医疗器械技术支撑。

器审中心
2021 年 1 月

前　言

　　无源医疗器械是指不依靠任何电能或其他能源，而是直接由人体或重力产生的能源来发挥其功能的医疗器械，如无源手术器械、无源植入器械、输注、护理和防护器械等。无源医疗器械是医疗器械的重要组成部分，涉及材料、机械、医学、生物等多个学科，具有产品种类丰富，应用范围大的特点。

　　本书是"国家药品监督管理局医疗器械技术审评规范丛书"之一，收录了目前现行无源类医疗器械和相关的通用指导原则共102个。为方便读者阅读，本书将指导原则按照现行《医疗器械分类目录》进行了分类，如无源手术器械、骨科手术器械、呼吸、麻醉和急救器械、物理治疗器械、输血、透析和体外循环器械、无源植入器械、输注、护理和防护器械、眼科用医疗器械、口腔科器械、妇产科、辅助生殖和避孕器械、临床检验器械等，各分类项指导原则按发布日期顺序排列。

　　由于起草时间和起草单位不一，指导原则的命名原则一致性未得到很好贯彻，为方便阅读，也为后续修订工作打好基础，本书对于指导原则名称统一规范为"注册技术审评指导原则"，并删除废止指导原则，仅保留最新现行版。为确保文件的可追溯性，在正文指导原则标题下方，备注该文件的发布名称，以方便读者查询。

　　由于各方面因素，本书还需在实践中得到检验，尚有需要改进和完善之处，欢迎广大读者提出宝贵的意见和建议。

目　录

无源植入器械

输注、 护理和防护器械

眼科器械

口腔科器械

妇产科、 辅助生殖和避孕器械

临床检验器械

其他

无源手术器械

1 腹腔镜手术器械注册技术审评指导原则

（腹腔镜手术器械技术审查指导原则）

本指导原则旨在指导和规范第二类腹腔镜手术器械的技术审评工作，帮助审评人员理解和掌握该类产品结构、性能、预期用途等内容，把握技术审评工作基本要求和尺度，对产品安全性、有效性作出系统评价。

本指导原则是对腹腔镜手术器械产品的一般要求，审评人员应依据具体产品的特性确定其中的具体内容是否适用，并对注册申报资料的内容进行补充要求。

本指导原则所确定的主要内容是在目前的科技认识水平和现有产品技术基础上形成的，因此，审评人员应注意其适宜性，密切关注适用标准及相关技术的最新进展，考虑产品的更新和变化。

本指导原则不作为法规强制执行，不包括行政审批要求。但是，审评人员需密切关注相关法规的变化，以确认申报产品是否符合现行法规要求。

一、适用范围

本指导原则适用于管理类别为第 II 类，与腹腔镜配套使用、供腹腔手术操作用器械，分类编码为6822。

目前临床与腹腔镜配套使用的手术器械种类繁多，本指导原则适用于与腹腔镜配套的可重复使用的腹腔镜手术器械。与软性消化道内窥镜配套使用的器械、一次性使用的腹腔镜手术器械则不在本原则中描述。

二、技术审查要点

（一）产品名称的要求

产品的命名应符合《医疗器械通用名称命名规则》、《医疗器械分类目录》等相关法规的要求，或国家标准、行业标准上的通用名称。产品名称在通用名称基础上可带有表示用途、使用方式或结构等描述性词语，举例如下：

1. 腹腔镜手术器械。
2. 腹腔镜手术分离钳/抓钳/剪等（用途）。
3. 可弯曲腹腔镜手术器械（结构）。
4. 重复性使用腹腔镜手术器械（使用方式）。

（二）产品的结构和组成

腹腔镜手术器械，通常由穿刺器及其转换器（用于穿透体壁建立手术器械进出通道的穿刺器）；气腹针（用于建

立气腹）；分离钳、剪刀、抓钳（用于手术中进行分离组织、剪切组织、抓取组织的各类功能钳）；持针钳、推结器、打结钳、荷包钳、腹壁缝合钳（用于手术缝合操作）；扇形钳、拉钩（用于手术中拨、挡、拉器官、组织，提供更佳手术视野）；施夹器（钳）（用于施放钛夹、结扎夹等）；冲洗吸引器械（用于手术中作内腔冲洗和吸引，保证手术视野清晰）；取物钳、活检钳（用于手术中取出组织、标本、异物）；举宫器（用于举托子宫）；靶式钳（用于夹取吻合器等其他器械配件）；造影钳、穿刺针（用于手术中注液、抽液用）；切开刀（用于切开胆道等组织）；腹腔镜甲状腺手术用的专用注水器、分离器、剥离器等；其他用于腹腔镜手术的操作器械，如圆棒、量棒、引导棒等组成。

腹腔镜手术器械的各类产品的典型外形结构图（图1～图31）如下：

1. 穿刺器及其转换器、气腹针

图 1　穿刺器示意图

图 2　穿刺针头示意图

图 3　套管外壁示意图

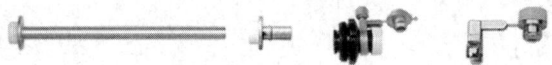

图 4　转换器示意图

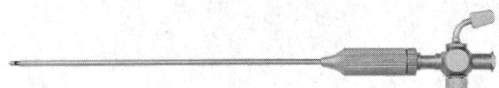

图 5　气腹针示意图

注：根据阻气阀的设计形式不同，穿刺器的具体形式也略有不同。目前常见的阻气阀设计形式有：密封帽式、翻盖式、磁片式、磁球式等。

2. 分离钳、剪刀、抓钳

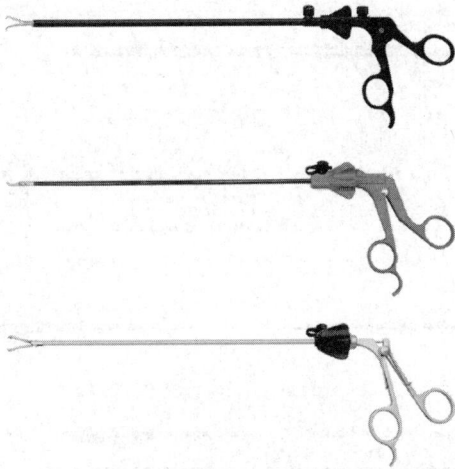

图 6　分离钳、剪刀、抓钳外观示意图

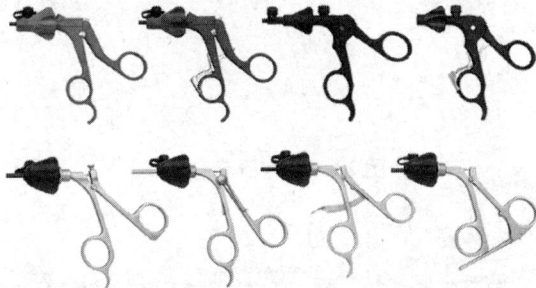

图 7　分离钳、剪刀、抓钳手柄示意图

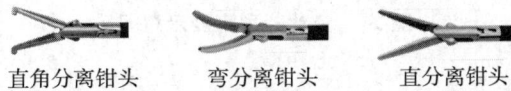

直角分离钳头　　弯分离钳头　　直分离钳头

图 8　分离钳头部示意图

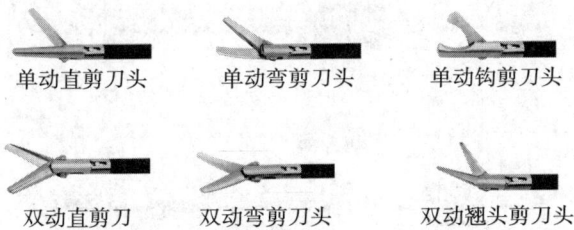

单动直剪刀头　　单动弯剪刀头　　单动钩剪刀头

双动直剪刀　　双动弯剪刀头　　双动翘头剪刀头

图 9　剪刀头部示意图

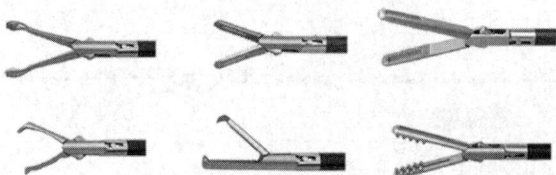

图 10　抓钳头部示意图

3. 持针钳

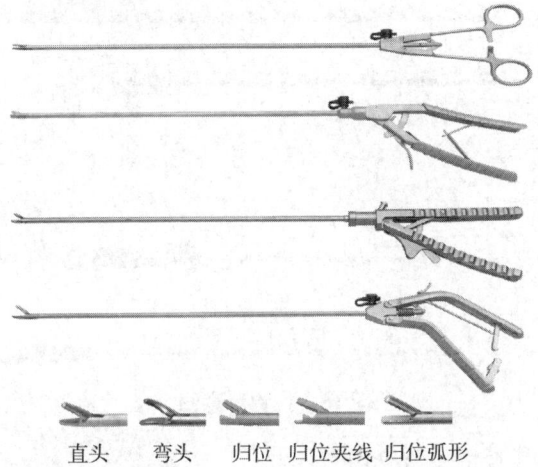

直头　　弯头　　归位　　归位夹线　归位弧形

图 11　持针钳示意图

4. 推结器、打结钳、腹壁缝合钳

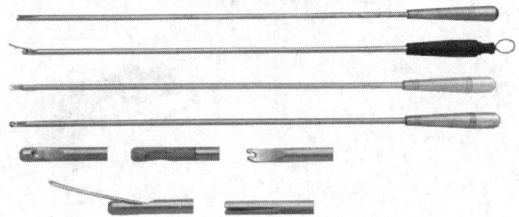

图 12　推结器示意图

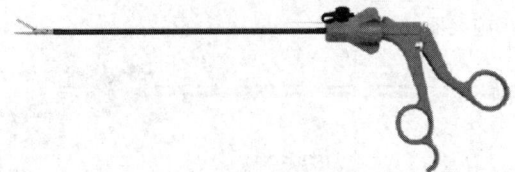

图 13　打结钳示意图

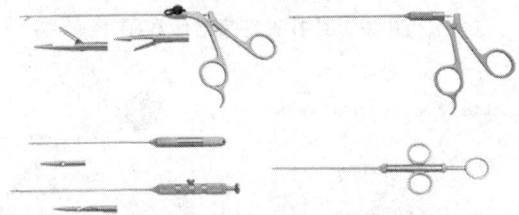

图 14　腹壁缝合钳示意图

5. 扇形钳

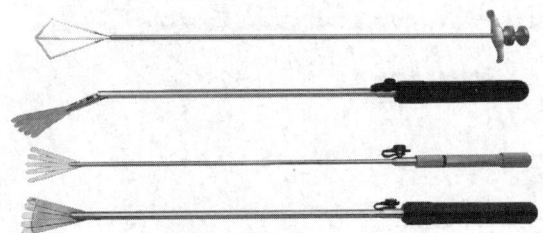

图 15　扇形钳示意图

6. 各类拉钩

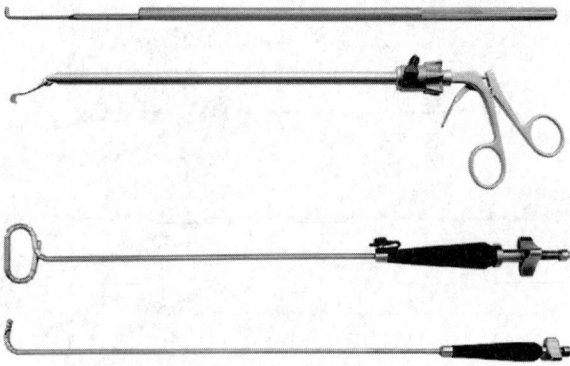

图 16　拉钩示意图

7. 取物钳、活检钳

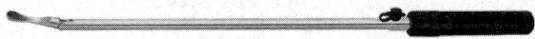

图 17　取物钳示意图

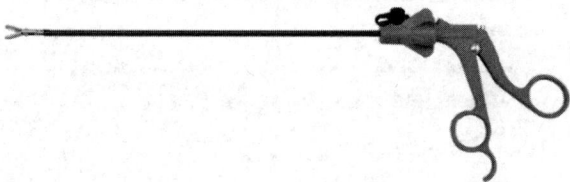

图 18　活检钳示意图

8. 施夹器

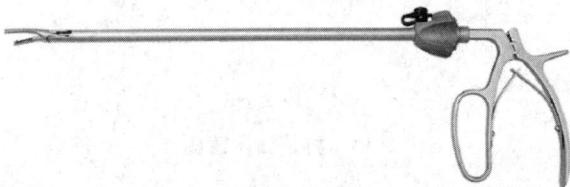

图 19　结扎夹施夹器示意图

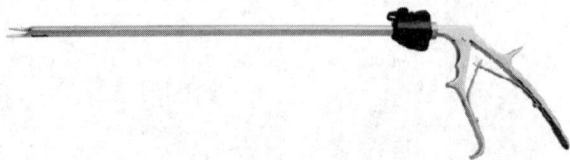

图 20　钛夹钳示意图

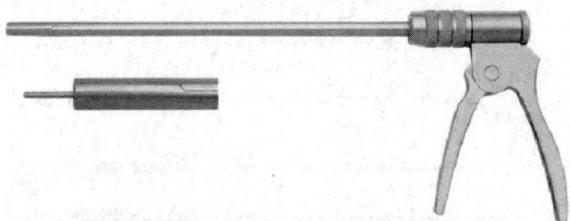

图 21　可吸收夹施夹器示意图

9. 冲洗吸引器

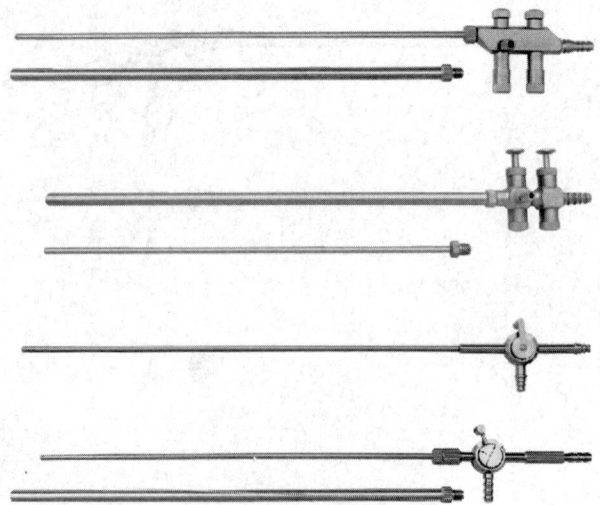

图 22　冲洗吸引器示意图

10. 举宫器

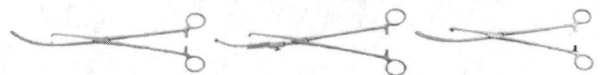

图 23　举宫器示意图

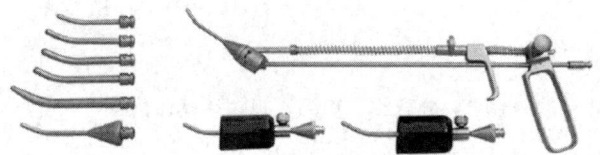

图 24　多功能举宫器示意图

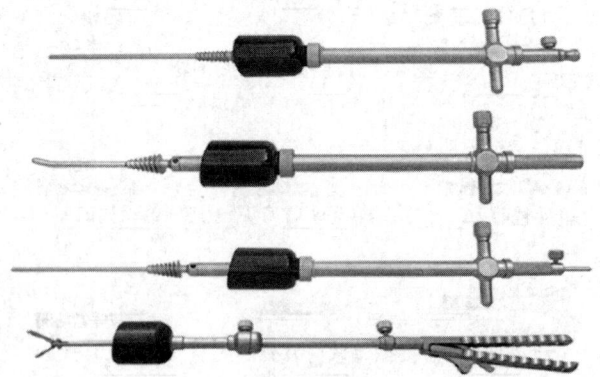

图 25　特种举宫器示意图

11. 靶式钳

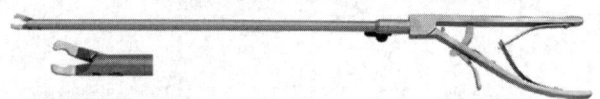

图 26　靶式钳示意图

12. 造影钳、穿刺针

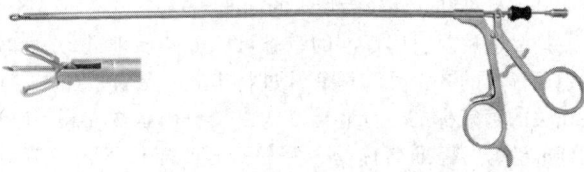

图 27　造影钳示意图

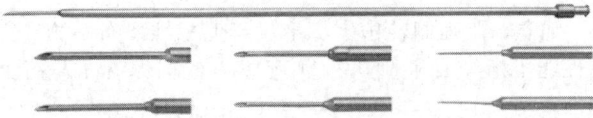

图 28　穿刺针示意图

13. 切开刀

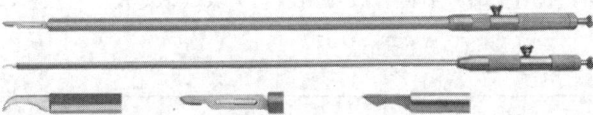

图 29　切开刀示意图

14. 腹腔镜甲状腺手术用的专用注水器、分离器、剥离器

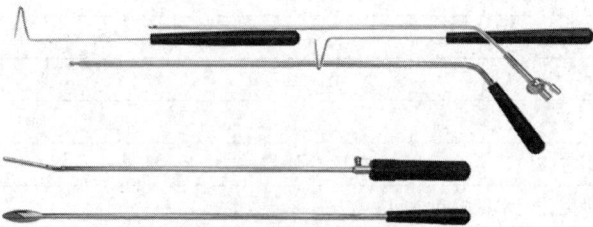

图 30　腹腔镜甲状腺手术专用器械示意图

15. 其他用于腹腔镜手术的操作器械，如圆棒、量棒、引导棒等。

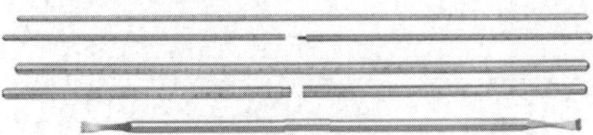

图 31　圆棒、量棒、引导棒示意图

腹腔镜手术器械一般应设计为可拆卸的结构，以满足使用后清洗、灭菌（消毒）的要求。如果无法设计成可拆卸的结构，应将器械设计为便于清洗器械管腔内污染物的结构，如配备冲洗接头等。

以下是常见的可拆卸结构示意图（图 32）：

腹腔镜手术器械与人体接触部分采用符合 YY/T 0294.1—2005 标准或其他被证明可安全用于医疗器械的不锈钢材料。如果采用其他材料，则应评估该材料被用于医疗器械的安全性。

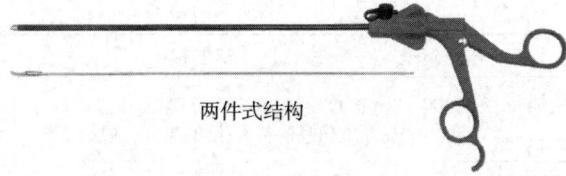

两件式结构

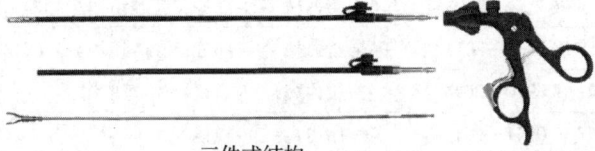

三件式结构

图 32　可拆卸结构示意图

（三）产品的工作原理/作用机理

本产品工作原理与作用机理基本相同。将手术器械设计成"带杆"状，器械通过穿刺套管进入腹腔，在腹腔镜系统的辅助下，通过操纵手柄实现对手术部位的"远距离"操作。

（四）注册单元划分的原则和实例

按照《医疗器械注册管理办法》（国家食品药品监督管理总局令第 4 号）第七十四条要求，"医疗器械注册或者备案单元原则上以产品技术原理、结构组成、性能指标和适用范围为划分依据"。

本指导原则在第二部分列举的均为常见的手术器械，可作为同一注册单元，但还可能有其他不同结构形式的手术器械，如符合本指导原则的注册单元划分原则，可视实际情况判定其注册单元划分。

（五）产品适用的相关标准

表 1　腹腔镜手术器械产品相关适用标准

标准号	标准名称
GB/T 191—2008	《包装储运图示标志》
GB/T 4340.1—2009	《金属材料 维氏硬度试验 第 1 部分：试验方法》
GB/T 16886.1—2011	《医疗器械生物学评价 第 1 部分：风险管理过程中的评价与试验》
GB/T 16886.5—2003	《医疗器械生物学评价 第 5 部分：体外细胞毒性试验》
GB/T 16886.10—2005	《医疗器械生物学评价 第 10 部分：刺激与迟发型超敏反应试验》
YY/T 0149—2006	《不锈钢医用器械 耐腐蚀性能试验方法》
YY/T 0294.1—2005	《外科器械 金属材料 第 1 部分：不锈钢》
YY/T 0316—2008	《医疗器械 风险管理对医疗器械的应用》
YY 0466—2003	《医疗器械 用于医疗器械标签、标记和提供信息的符号》

续表

标准号	标准名称
YY/T 0466.1—2009	《医疗器械 用于医疗器械标签、标记和提供信息的符号 第1部分：通用要求》
YY/T 0597—2006	《施夹钳》
YY 0672.1—2008	《内镜器械 第1部分：腹腔镜用穿刺器》
YY 0672.2—2011	《内镜器械 第2部分：腹腔镜用剪》
YY/T 0940—2014	《医用内窥镜 内窥镜器械 抓取钳》
YY/T 0941—2014	《医用内窥镜 内窥镜器械 咬切钳》
YY/T 0943—2014	《医用内窥镜 内窥镜器械 持针钳》
YY/T 0944—2014	《医用内窥镜 内窥镜器械 分离钳》
YY/T 1052—2004	《手术器械标志》

注：正文中引用的上述标准以其标准号表述。

上述标准（表1）包括了注册产品技术要求中经常涉及到的标准。有的生产企业还会根据产品的特点引用一些行业外的标准和一些较为特殊的标准。

产品适用及引用标准的审查可以分两步来进行。首先对引用标准的齐全性和适宜性进行审查，是否引用了与产品相关的国家标准、行业标准，以及引用是否准确。应注意标准编号、标准名称是否完整规范，年代号是否有效。其次对引用标准的采纳情况进行审查。即所引用的标准中的条款要求，是否在产品技术要求中进行了实质性的条款引用。

如有新版强制性国家标准、行业标准发布实施，产品性能指标等要求应执行现行版本的国家标准、行业标准。

（六）产品的适用范围/预期用途

适用范围：腹腔镜手术器械，与腹腔镜配合，供腹腔镜手术用。部分器械组成与用途如下表（表2）：

表2 产品组成与用途

组成	用途
穿刺器	用于腹腔镜手术中，穿透体壁（腹壁）后作为腹腔镜手术器械进出的通道，并可通过其向体内输送二氧化碳
气腹针	用于刺穿腹壁，向腹腔内输入二氧化碳，建立气腹
冲洗吸引器	用于腹腔镜手术中作内腔冲洗和吸引（废液），以保证手术视野清晰和腔内清洁
剪刀	用于腹腔镜手术中，剪切组织
分离钳	用于腹腔镜手术中，分离组织
抓钳	用于腹腔镜手术中，抓取组织
持针钳	用于腹腔镜手术中，夹持缝针进行缝合
缝合钳	用于腹腔镜手术中，缝合腹壁等较深切口或者缝合固定疝气补片
扇形钳、金手指	用于腹腔镜手术中，拨、挡、拉脏器或组织，以提供更佳手术视野和空间
造影钳	用于腹腔镜手术中，对组织注射造影剂
穿刺针	用于腹腔镜手术中，对组织注射生理盐水或药剂或从组织中抽取液体（如胆汁）
施夹器（钳）	用于腹腔镜手术中，施放结扎夹（金属钛夹、不可吸收结扎夹、可吸收结扎夹等）
举宫器	用于腹腔镜下子宫手术中，举、托子宫
靶式钳	用于腹腔镜手术中，夹持肠道吻合器"蘑菇头"
取物钳、活检钳	用于腹腔镜手术中，取出异物或者活体标本
注水器	用于腹腔镜下甲状腺手术中，向手术部位注水，以获得手术操作空间
剥离器	用于腹腔镜下甲状腺手术中，剥离组织，形成手术操作空间
切开刀	用于腹腔镜手术中，切开组织（如胆道）用

（七）产品的主要风险

1. 风险分析方法

（1）在对风险的判定及分析中，要考虑合理的可预见的情况。

（2）风险判定及分析应包括：对于患者的危害、对于操作者的危害和对于环境的危害。

（3）风险形成的初始原因应包括：人为因素（包括不合理的操作）、产品结构的危害、原材料危害、综合危害和环境条件。

（4）风险判定及分析考虑的问题包括：产品原材料生物学危害；产品质量是否会导致使用中出现不正常结果；操作信息，包括警示性语言、注意事项以及使用方法的准确性；留置使用可能存在的危害等。

2. 风险分析清单

腹腔镜手术器械产品的风险管理报告应符合YY/T

0316—2008 的有关要求，审查要点包括：

（1）产品定性定量分析是否准确（依据 YY/T 0316—2008）。

（2）危害分析是否全面（依据 YY/T 0316—2008）。

（3）风险可接收准则，降低风险的措施及采取措施后风险的可接收程度，是否有新的风险产生。

根据 YY/T 0316—2008 附录 D 对该产品已知或可预见的风险进行判定，腹腔镜手术器械产品在进行风险分析时至少应包括对以下的主要危害，生产企业还应根据自身产品特点确定其他危害。针对产品的各项风险，生产企业应采取应对措施，确保风险降到可接受的程度（表3）。

表3 产品主要危害

危害的分类		危害的形成因素	可能的后果
生物学危害	生物污染	产品使用后，未按要求进行充分清洗、（使用者）灭菌操作不规范或未灭菌、使用时操作不正规	产品带菌，引起交叉感染
		产品未设计成可以充分清洗消毒结构；使用后的产品，无法被轻易进行充分的清洗与灭菌	产品带菌，引起感染与交叉感染
	生物不相容性	与人体接触的材料，不具有良好的生物相容性	使用中产生细胞毒性、致敏反应等
	再感染和/或交叉感染	使用操作不当，未进行有效灭菌	引起感染、交叉感染
机械力	锐边、毛刺	与人体组织接触的部分，存在过大的锐边、毛刺等；与使用者接触的部分，存在锐边、毛刺等	对组织造成意外伤害，对使用者造成损伤
环境危害	储存或运行偏离预计的环境条件	储运条件（如温度、湿度、酸碱度）不符合要求	产品老化、锈蚀
	意外的机械破坏	储运、使用过程中发生意外的机械性破坏	产品使用性能无法得到保证
与医疗器械使用有关的危害	不适当的标记	标记不清晰、错误，没有按照要求进行标记	错误使用、储存错误、产品辨别错误
	不适当的操作说明，如：医疗器械一起使用的附件规范不适当、预先检查规范不适当、操作说明书不准确、清晰	标记不清晰或标记缺失、标记错误、操作说明写的过于晦涩，难于理解	无法保证使用安全性、导致操作失误
	由不熟练/未经培训的人员使用	操作不熟练、操作失误；规格型号选用错误；连接不正确或不到位	导致无法正常使用或造成无法预计的其他损伤
	和其他预期使用的医疗器械不相容	与其他器械匹配的关键参数标记不正确；与其他器械匹配的关键尺寸偏差超出标准要求	无法与其他器械匹配，造成产品无法使用
		产品表面被处理得过于光亮	使用时产生严重的光污染，影响手术正常进行
功能性失效	缺少适当的维护和检查	说明书中没有提供相关信息，如清洗、灭菌方法、日常维护方法、使用前的检查建议等；没有维护或使用了不恰当或者不正确的维护方法	造成产品意外损坏，产品提前报废，无法使用；产品在使用中，出现关节松动、部件脱落

（八）产品技术要求应包括的主要性能指标

参照《关于发布医疗器械产品技术要求编写指导原则的通告》（国家食品药品监督管理总局 2014 年第 9 号通告）的规定编写产品技术要求。

本条款给出需要考虑的产品基本技术性能指标，但并未给出定量要求，生产企业可参考相应的国家标准、行业标准，根据生产企业自身产品的技术特点制定相应的要求。涉及材料内容的应说明选用材料满足的国家标准或行业标准。以下是通常的性能指标：

1. 外观

腹腔镜手术器械在腹腔镜视野中可见的头端部分应经过处理，以消除可能存在的定向反射现象；其他部位一般应光滑圆润，表面应无非设计预期的锋棱、裂纹、毛刺等。钳类器械钳头的二片应相互吻合，不得有错位、摇晃现象，钳齿应清晰、完整，不得有缺齿、烂齿、毛齿等缺陷，剪刀刃面不得有卷刃、崩刃现象。

2. 尺寸

穿刺器产品应标称套管可通过处的最小内径，其他器械应标称插入（穿刺套管）部分的最大外径（宽度）。穿刺器套管内径应采用单边正公差，其他需通过穿刺套管进行使用的器械的外径一般应采用单边负公差。器械应标称器械的工作长度（由制造商根据实际要求设定）。尺寸允许公差参照 YY 0672.1—2008、YY 0672.2—2011、YY/T 0940—2014、YY/T 0941—2014、YY/T 0943—2014、YY/T 0944—2014 等标准的相关条款。以上标准中没有规定允差的，则由制造商自行设定。

钳类器械还应标注钳头最大张开幅度。

3. 使用性能

3.1 锋利度

3.1.1 预期用于穿刺操作的器械，如穿刺针、气腹针、腹壁缝合钳等器械，应对其头部的锋利度进行要求。

3.1.2 预期用于剪切、切开、活检等操作的器械，如剪刀、切开刀、活检钳等器械，应对其刃面的锋利度进行要求。剪刀的剪切性能参照 YY/T 0672.2—2011 标准中的相关条款要求。

3.2 夹持性能

3.2.1 预期用于抓取、分离、夹持等操作的钳类器械，如抓钳、分离钳等器械，应对其夹持性能进行要求。

3.2.2 持针钳的夹持性能参照 YY/T 0943—2014 标准的相关条款要求。

3.3 弹性和牢固性

设计为具有夹持功能的钳类器械，如抓钳、分离钳、持针钳等器械，在器械头部夹住一根直径等于头部鳃轴中心长度 1/10 的不锈钢丝，在室温下完全夹闭保持 3 小时后，器械应无裂纹和永久变形。

3.4 开合性能

可开合的钳类器械头部应开合顺利，钳杆在开合时应无干扰使用的晃动。

3.5 旋转性能

钳杆部分设计为可旋转的器械，在旋转钳杆时应顺利，钳杆在旋转时应无干扰使用的晃动。

3.6 锁合可靠性能

具有锁合装置的器械，应规定锁合的可靠性，包括锁紧性能和松开性能。

4. 耐腐蚀性

器械的不锈钢材料耐腐蚀性能应符合 YY/T 0149—2006 中 5.4b 级的规定。其他材料用说明书中指定的最不利的灭菌方法灭菌后，应无腐蚀现象。

5. 配合性能

5.1 预期与其他器械配合使用的器械，如不可吸收结扎夹施夹器、金属钛夹施夹钳、可吸收夹施夹器，应对其相关配合性进行要求。

5.2 穿刺器套管与穿刺针的配合性能参照 YY 0672.1—2008 相关要求。

6. 通畅性

设有内腔预期可进行注（吸）液体（气体）的器械，如吸引器、注水器、造影钳、气腹针等器械的内孔应畅通，不得有堵塞现象。

7. 密封性

7.1 所有器械冲洗接头盖上密封帽后，应具有足够的密封性，一般至少应能承受不小于 4kPa 的气压，不漏气。

7.2 带有阀门的器械，在阀门开、闭状态，应具有与其使用预期相对应的密封性。

7.3 穿刺器套管在有器械通过或没有器械通过时，均应有足够的密封性。

8. 连接牢固度

器械各连接部位应牢固可靠，焊缝应平整光滑，无脱焊或堆焊现象。器械铆钉应牢固可靠，器械开闭灵活。

9. 硬度

剪刀片头部硬度，参照 YY 0672.2—2011 标准的相关要求。其他器械的硬度要求，由制造商依据产品使用特点设定。

10. 表面粗糙度

器械的表面粗糙度，由制造商依据产品使用特点设定。

11. 其他

为了保证器械安全有效而设定的其他性能。

产品的检验方法应根据技术性能指标设定，检验方法应优先采用公认的或已颁布的标准检验方法，如果没有现行的标准检验方法可采用时，规定的检验方法应具有可操作性和可重现性，需要时明确样品的制备方法，必要时可附相应图示进行说明，文本较大的可以附录形式提供。

（九）同一注册单元内注册检验代表产品确定原则和实例

1. 典型产品的确定原则

（1）典型产品应是同一注册单元内能够代表本单元内其他产品安全性和有效性的产品。

（2）应考虑功能最齐全、结构最复杂、风险最高的产品。

（3）如其他产品的主要性能与被检产品不一致，则该产品也应作为典型产品进行注册检验。

2. 对于同一注册单元中，不同手柄类型的产品，检测其中的一种规格即可。

（十）产品生产制造相关要求

产品生产制造应符合《医疗器械生产质量管理规范》（国家食品药品监督管理总局公告 2014 年第 64 号附件）的

要求。常见的生产工艺流程图如图 33 所示。

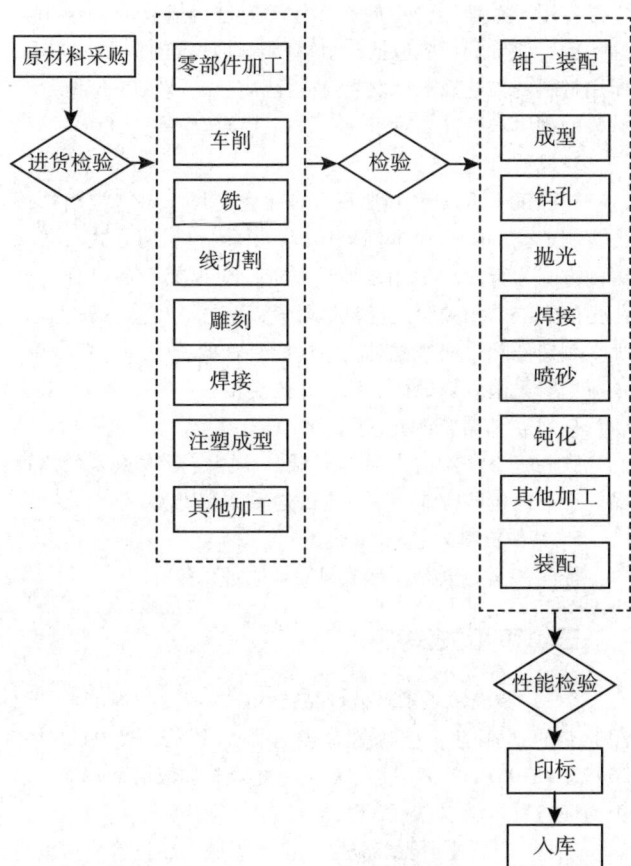

图 33　生产工艺流程图

特殊工序

焊接：如果生产工艺中有焊接工艺，需要对焊接工艺进行验证，并由具备相应培训资质的专职人员进行作业。

钝化：手术器械表面的耐腐蚀钝化过程，应对其进行验证，以确保手术器械的耐腐蚀性能达到标准要求。经过钝化处理后的器械，还应评价钝化液残留水平，确保产品安全性。如果采用激光打印的方式印标时，由于激光打标可能破坏器械钝化层造成耐腐蚀性降低，企业应对该过程进行充分验证。

关键工序

装配：装配工序是保证手术器械使用性能的关键工序，相关人员应具备相应的培训资质。操作过程应符合作业指导书。

其他对产品质量有重要影响的工序，也应对其进行定义与管理。

（十一）产品的临床评价细化要求

1. 依据《免于进行临床试验的第二类医疗器械目录》（国家食品药品监督管理总局通告 2014 第 12 号附件）（以下简称目录）文件的规定，腹腔镜手术器械属于豁免目录中的产品，临床评价应提交如下资料：

（1）提交申报产品相关信息与《目录》所述内容的对比资料。

（2）提交申报产品与《目录》中已获准境内注册医疗器械的对比说明，对比说明应当包括《申报产品与目录中已获准境内注册医疗器械对比表》（见目录附件）和相应支持性资料。

2. 若申报产品无已上市同类产品，应进行临床试验：

临床试验机构应为符合国家食品药品监督管理局要求的临床试验基地。临床试验应按照《医疗器械注册管理办法》（国家食品药品监督管理总局令第 4 号）、《医疗器械临床试验质量管理规范》（国家食品药品监督管理总局 中华人民共和国国家卫生和计划生育委员会令第 25 号）及《医疗器械临床评价技术指导原则》（国家食品药品监督管理总局通告 2015 年第 14 号附件）要求进行，同时应注意以下要求：

（1）确保受试人群具有代表性，充分考虑成人、小儿的差别。

（2）明确产品种类、规格以及在临床试验中的用途。

（3）临床试验例数为受试者人数，而不是使用产品的数量。

（4）产品预期用途以及统计学的要求确定。

（5）临床对照一般采取随机同期对照的方式，即受试者随机分配至试验组和对照组，同期进行临床试验，最后将结果进行比较。应明确对照产品注册证号、生产厂家等信息。

（6）应明确进行临床研究的科室、临床负责人、参与者等信息。

（7）对临床试验中如何正确使用产品，产品生产企业应提供必要的培训。

（十二）产品的不良事件历史记录

常见腹腔镜手术器械在临床中出现的共同问题主要有以下几点：器械头部松动、销钉断裂、密封件破裂漏气等。

（十三）产品说明书和标签要求

产品说明书、标签应符合《医疗器械说明书和标签管理规定》（国家食品药品监督管理总局令第 6 号）的相关要求。产品说明书和标签的内容应当科学、真实、完整、准确，并与产品特性一致。

1. 产品说明书

产品说明书一般应当包括以下内容：

1.1 产品名称、型号、规格；

1.2 注册人或者备案人的名称、住所、联系方式及售后服务单位，进口医疗器械还应当载明代理人的名称、住所及联系方式；

1.3 生产企业的名称、住所、生产地址、联系方式及生产许可编号或者生产备案凭证编号，委托生产的还应当标注受托企业的名称、住所、生产地址、生产许可证编号或者生产备案凭证编号；

1.4 医疗器械注册证编号或者备案凭证编号；

1.5 产品技术要求的编号；

1.6 产品性能、主要结构组成或者成分、适用范围；

1.7 禁忌症、注意事项、警示以及提示的内容；

1.8 安装和使用说明或者图示；

1.9 产品维护和保养方法，特殊储存、运输条件、方法；

1.10 生产日期，使用期限或者失效日期；

1.11 配件清单，包括配件、附属品、损耗品更换周期以及更换方法的说明等；

1.12 医疗器械标签所用的图形、符号、缩写等内容的解释；

1.13 说明书的编制或者修订日期。

说明书中应对风险分析后剩余风险控制所采取的有关告知性、警告性内容进行充分的表达。

说明书中应有推荐的产品清洗、灭菌方法（该方法应经过相应的验证）、重复使用次数或其他限制。

2. 产品标签

产品的标签一般内容应参照《医疗器械说明书和标签管理规定》（国家食品药品监督管理总局令第6号）第十三条编写。若标签因位置或者大小受限而无法全部表明上述内容的，至少应标注产品名称、型号、规格、生产日期和使用期限或者失效日期，并在标签中明确"其他内容详见说明书"。

产品说明书和标签不得有以下内容：

（1）含有"疗效最佳""保证治愈""包治""根治""即刻见效""完全无毒副作用"等表示功效的断言或者保证的；

（2）含有"最科学""最佳""最高技术""最先进"等绝对化的语言和表示的；

（3）说明治愈率或者有效率的；

（4）与其他企业产品的功效和安全性能相比的语言；

（5）含有"保险公司保险""无效退款"等承诺性语言；

（6）利用任何单位或个人名义、形象作证明或者推荐的；

（7）含有误导性说明，使人感到已经患有某种疾病，或者使人误解不适用该医疗器械会患某种疾病或者加重病情的表述，以及其他虚假、夸大、误导性的内容；

（8）法律、法规规定禁止的其他内容。

（十四）产品的研究要求

1. 产品性能研究

在开展产品性能研究时，应当提供产品性能研究资料以及产品技术要求的研究和编写说明，应至少对所申报产品的代表性样件进行功能性、安全性指标研究。此外，还应提交与质量控制相关的其他指标的确定依据，所采用的标准或方法、采用的原因及理论基础。

2. 生物相容性评价研究

应对成品中与患者直接接触的材料的生物安全性进行评价。腹腔镜手术器械所涉及的材料除非是已经被验证可广泛应用于医疗器械中的，其他都应进行成品的生物相容性评价，评价资料应包括：生物相容性评价的依据和方法、所用材料的描述及与人体接触的性质、实施或豁免生物学试验的理由和论证、对于现有数据或试验结果的评价。

3. 灭菌工艺研究

腹腔镜手术器械一般采用非无菌交付，由终端用户灭菌。制造商应向医疗机构提供经过确认的灭菌方式，若该灭菌方式为行业内通用，那么制造商应提交灭菌过程对产品性能影响的相关验证资料；若该灭菌方式行业内不通用，那么制造商除提交过程对产品性能影响的相关验证资料外，还应当对灭菌效果进行确认，并提交相关资料。

4. 产品有效期和包装研究

腹腔镜手术器械为无源器械，非固定限次重复使用产品。产品的包装应能满足规定的运输储存要求。

5. 其他资料

证明产品安全性、有效期的其他研究资料。

三、审查关注点

（一）腹腔镜手术器械产品技术要求编写的规范性，引用标准的适用性、准确性，内容是否符合 YY 0672.1—2008、YY 0672.2—2011 等有关标准的要求，是否齐全，是否为现行有效版本。

（二）产品技术要求应按《医疗器械产品技术要求编写指导原则》（总局 2014 年第 9 号通告）编写。重点关注原材料、性能要求的研究报告。

（三）安全风险管理报告要审查产品的主要风险是否已经列举，控制措施是否有效，风险是否降到可接受的程度之内。

（四）关注注册检测报告应能覆盖所有不同材料、结构的产品的全性能检验。所检测型号产品应当是本注册单元内能够代表申报的其他型号产品安全性和有效性的典型产品。

（五）应审查产品使用说明书与标签是否符合《医疗器械说明书和标签管理规定》（国家食品药品监督管理总局令第 6 号）的要求。

第二类腹腔镜手术器械注册技术审查指导原则编制说明

一、指导原则编写目的和背景

（一）本指导原则编写的目的是用于指导和规范第二类腹腔镜手术器械产品注册申报过程中审查人员对注册材料的技术审评。

（二）本指导原则旨在让初次接触该类产品的注册审查人员对产品机理、结构、主要性能、预期用途等各个方面有基本了解，同时让技术审查人员在产品注册技术审评时把握基本的要求尺度，以确保产品的安全、有效。

（三）本指导原则中的第二类腹腔镜手术器械产品与腹腔镜配套使用，供腹腔镜手术用。与软性消化道内窥镜配套使用的手术器械、一次性使用的腹腔镜手术器械，则不纳入本指导原则的适用范围中。

二、指导原则编写的依据

（一）《医疗器械监督管理条例》（国务院令第650号）。

（二）《医疗器械注册管理办法》（国家食品药品监督管理总局令第4号）。

（三）《医疗器械临床试验质量管理规范》（国家食品药品监督管理总局 中华人民共和国国家卫生和计划生育委员会令第25号）。

（四）《医疗器械说明书和标签管理规定》（国家食品药品监督管理总局令第6号）。

（五）《关于公布医疗器械注册申报资料要求和批准证明文件格式的公告》（国家食品药品监督管理总局公告2014年第43号）。

（六）《医疗器械临床评价技术指导原则》（国家食品药品监督管理总局通告2015年第14号）。

（七）《食品药品监管总局关于印发境内第二类医疗器械注册审批操作规范的通知》（国食药监械管〔2014〕209号）。

（八）《关于发布医疗器械产品技术要求编写指导原则的通告》（国家食品药品监督管理总局通告2014年第9号）。

（九）国家食品药品监督管理部门发布的其他规范性文件。

三、指导原则中部分具体内容的编写考虑

（一）YY/T 0597—2006标准中的部分要求，与当前实际的施夹钳产品存在较大的出入，该标准只描述部分钛夹钳的要求，并未对匹配高分子结扎夹和可吸收夹施夹钳提出相关要求。并且标准中有关产品基本尺寸、夹持性能等指标的要求，也存在一定的不科学性。企业这些问题上，如果可以给出合理的理由，可对其进行相关调整。

1. YY/T 0597—2006只列举了钛夹施夹钳头部的基本尺寸（表4）。由于施夹钳是配合其他夹类器械（如钛夹、结扎夹、可吸收夹施夹钳等）使用的。目前这些夹子的基本尺寸并没有强制统一的标准要求，施夹钳头部的基本尺寸是根据夹子本身的尺寸来确定的。因此直接参照YY/T 0597—2006标准中的要求，明显存在不科学性。故本指导原则中，没有对该尺寸进行强制要求。

2. YY/T 0597—2006标准中，规定了相关的产品工作长度的范围。但是从目前反馈的信息看，这些长度的范围已经无法满足临床实际需求。本指导原则中没有对工作长度的具体范围进行要求，制造商可根据实际需要设定。但工作长度的极限偏差应满足标准的要求。

表4　YY/T 0597—2006 标准中的基本尺寸表

单位为毫米

施夹钳型式		h		D	b	a
		尺寸	公差			
指圈式	锁扣式（微弯、角柄弯）	3.8	+0.18 / 0	—	2.3	—
	无锁扣式	7	0 / −0.22	—	—	20° 45°
枪式	双开	3.5	±0.35	5		
		6.5		10		
	单开	6.5		10		
	直角	3.5		10		

3. YY/T 0597—2006标准中有关"配合性能和夹持性能"条款要求存在一定的不科学性。如标准只要求了对钛夹的装夹（取夹）稳定性，却没有规定施夹后"脱夹"的要求。规定施夹后金属夹的固定状态要求时评价的是金属夹的性能而非施夹器的夹闭性能。本指导原则要求制造商对该类器械的匹配性进行全面、科学的评估。

（二）穿刺器类产品中，现行的行业标准 YY 0672.1—2008标准中的部分要求，可能与以下现实情况存在一定出入，企业这些问题上，如果可以给出合理的理由，可对其进行相关调整。

表5　穿刺器的基本尺寸　单位为毫米

穿刺套管标称内径 Φ	穿刺套管内径 d		穿刺套管工作长度 L	
	基本尺寸	极限偏差		
<5	Φ+0.05	+0.15 / 0	50~150	±2.0
≥5	Φ+0.1	+0.3 / 0		

1. 穿刺套管的标称内径 Φ（表5），标称的是该穿刺器可以通过的最大手术器械外径 Φ。例如：标称内径是 Φ5，那么该穿刺器允许通过的最大外径手术器械是标称直径为 Φ5 的手术器械。如果将基本尺寸设定为 Φ+0.05 或 Φ+0.1 的尺寸，那么该穿刺器就无法在实际中正常使用：以标称内径为5mm的穿刺器为例，其基本的内径尺寸为 5+0.1 = 5.1mm，那么要在总长度约为100mm的套管内，插入一根直径是5mm的手术器械，并且还能顺利的活动进行手术器械，将存在很大难度。只要手术器械有略微轴向偏差，或者手术器械需要进行范围较大的活动，都可能在穿刺器中卡住而无法使用。因此如果其可以对标称内径的标示方法给出合理说明，可对这部分内容进行调整。如 Φ+0.5mm。

2. 基本尺寸表中规定了套管工作长度的范围，鉴于目前50~150mm的范围并不能完全满足临床需求，因此制造商可以根据实际需要设定该长度。长度的允差范围，参照

标准要求。

3. YY 0672.1—2008 图 1 中列举穿刺器的基本形状，并没有较全面地描述出穿刺器的常见形式。如果企业还有其他形状，如能实现穿刺器的预期用途应给予认可。如：圆头、斜面、带保护等。

4. YY 0672.1—2008 标准 4.4 条 配合性能中的 4.4.2 穿刺套管与穿刺针的最大配合间隙应不大于 0.3mm。标准中这个描述存在一定的歧义，实质性要求应该是穿刺针与穿刺套管头部的最大配合间隙应不大于 0.3mm。满足这点后，其他部位的间隙则没有必要受 0.3mm 的限制。

5. YY 0672.1—2008 标准 4.5.2 条 穿刺器的阻气阀应有良好的阻气性能，经 4kPa 气压，冒出的气泡应小于 20 个。气泡小于 20 个的描述不严谨。气泡有可能会有大小区别。如果企业对该项内容提出更加科学、合理的规定，应给予认可。如：在明确何种情况下（有手术器械通过还是没有手术器械通过，用什么方法测定的漏气量，在多少毫升以内）。

6. YY 0672.1—2008 标准中规定了穿刺套管的表面粗糙度要求，鉴于穿刺套管在实际使用中是需要考虑如何更好地固定在腹壁，不容易掉落的需求，因此该要求可以不作强制要求。

7. YY 0672.1—2008 标准中规定穿刺针的硬度范围。鉴于穿刺器的穿刺针的硬度，并不会对临床使用造成实质性影响，本指导原则中没有对该项目进行强制要求。制造商可根据实际需求设定对应的硬度指标。

（三）YY 0672.2—2011 中规定了器械工作长度范围为 180～450mm，目前这个范围的产品已经无法满足临床的需要。本指导原则中不对该产品的工作长度进行范围约束，由制造企业根据实际需要设定工作长度。工作长度的允差范围，参照标准要求。

（四）YY/T 0940—2014、YY/T 0941—2014、YY/T 0943—2014、YY/T 0944—2014 标准中有关一次性使用产品适用的条款，不适用本指导原则。这些标准中的"闭合力传递系数"、"锁合啮合力"指标，为企业自行设定的参数，并且该参数过于抽象且对临床使用者并没有太多的直接指导意义，本指导原则中未作强制要求。制造企业可通过评价"锁合可靠性"等其他方面保证产品性能。

（五）YY/T 0940—2014、YY/T 0941—2014、YY/T 0943—2014、YY/T 0944—2014 标准中，对器械的与患者接触部分的聚合物材料的溶解析出物进行了规定。参考 GB/T 14233.1—2008 中的相关要求指标。由于腹腔镜手术器械与患者接触的形式及接触患者的部位差别较大（输注器械与药液接触，这些药液则直接进入患者循环系统），制造商可依据实际情况参考此标准使用，本指导原则不作强制要求。

（六）随着科技进步、医学技术发展、产品设计理念的提高，会出现一些新型的腹腔镜手术器械（无已上市同类产品），应进行临床试验。

四、编制单位

浙江省医疗器械技术审评中心

2 一次性使用内镜用活体取样钳注册技术审评指导原则

（一次性使用内镜用活体取样钳注册技术审查指导原则）

本指导原则旨在为申请人进行一次性使用内镜用活体取样钳的注册申报提供技术指导，同时也为药品监督管理部门对注册申报资料的审评提供技术参考。

本指导原则是对一次性使用内镜用活体取样钳的注册申报资料的一般要求，申请人应依据具体产品的特性对注册申报资料的内容进行充实和细化，并依据具体产品的特性确定其中的具体内容是否适用，若不适用，需具体阐述其理由及相应的科学依据。

本指导原则是对申请人和审查人员的指导性文件，但不包括注册审批所涉及的行政事项，亦不作为法规强制执行，如果有能够满足相关法规要求的其他方法，也可以采用，但是需要提供详细的研究资料和验证资料。应在遵循相关法规和标准的前提下使用本指导原则。

本指导原则是在现行法规和标准体系以及当前认知水平下制定的，随着法规和标准的不断完善，以及科学技术的不断发展，本指导原则相关内容也将进行适时的调整。

一、适用范围

本指导原则适用于一次性使用内镜用活体取样钳，配合软式内镜使用，以无菌形式提供，按第二类医疗器械管理，分类编码 02－04。

本指导原则不适用于重复使用内镜用活体取样钳以及有源产品，如配合高频手术设备使用的热活检钳。配合硬性内镜使用一次性使用取样钳未在本指导原则中描述，可部分参考《第二类腹腔镜手术器械产品注册技术审查指导原则》。

二、技术审查要点

（一）产品名称要求

产品名称应符合《医疗器械通用名称命名规则》（国

家食品药品监督管理总局令第 19 号）的要求，可采用相关国家标准、行业标准上的通用名称，或以产品结构和适用范围为依据命名，例如"一次性使用内镜用活体取样钳"等。

（二）产品的结构和组成

产品所用材料主要包括金属和高分子材料，通常由头部、软性导管（可带有包塑层）和手柄组成，头部为一对带钳喙的叶片，可有多种形式，可有定位针。典型产品外形结构见图 1、钳头举例见图 2。

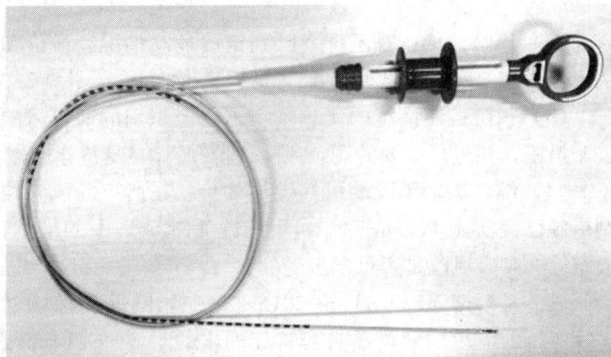

图 1 典型一次性使用内镜用活体取样钳（带包塑层）

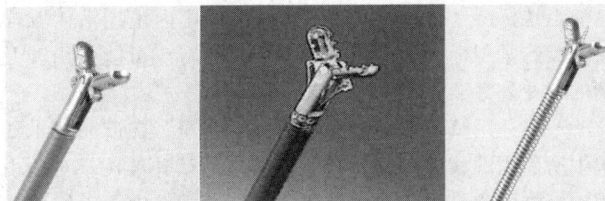

图 2 钳头形式分别为带窗平口型、鳄口型、带针型

（三）产品的工作原理/作用机理

一次性使用内镜用活体取样钳通过手柄操作传递、控制头部工作，通过内镜通道（如消化道内镜、呼吸道内镜等）完成活组织取样。

（四）注册单元划分的原则和实例

1. 医疗器械产品的注册单元以产品的技术原理、结构组成、性能指标和适用范围为划分依据。

2. 申报同一注册单元的产品，上市后应采用同一产品名称。

例：一次性使用内镜用活体取样钳与重复使用内镜用活体取样钳建议划分为两个注册单元，配合软式内镜用取样钳与配合硬式内镜用取样钳应划分为两个注册单元。

（五）产品适用的相关标准

表 1 相关产品标准

标准编号	标准名称
GB 18279.1—2015	《医疗保健产品灭菌 环氧乙烷 第 1 部分：医疗器械灭菌过程的开发、确认和常规控制的要求》
GB 18280.1—2015	《医疗保健产品灭菌 辐射 第 1 部分：医疗器械灭菌过程的开发、确认和常规控制要求》
GB 18280.2—2015	《医疗保健产品灭菌 辐射 第 2 部分：建立灭菌剂量》
GB/T 14233.1—2008	《医用输液、输血、注射器具检验方法第 1 部分：化学分析方法》
GB/T 14233.2—2005	《医用输液、输血、注射器具检验方法第 2 部分：生物学试验方法》
GB/T 16886.1—2011	《医疗器械生物学评价 第 1 部分：风险管理过程中的评价与试验》
GB/T 16886.5—2017	《医疗器械生物学评价 第 5 部分：体外细胞毒性试验》
GB/T 16886.7—2015	《医疗器械生物学评价 第 7 部分：环氧乙烷灭菌残留量》
GB/T 16886.10—2017	《医疗器械生物学评价 第 10 部分：刺激与皮肤致敏试验》
GB/T 16886.12—2017	《医疗器械生物学评价 第 12 部分：样品制备与参照材料》
GB/T 18279.2—2015	《医疗保健产品灭菌 环氧乙烷 第 2 部分：GB 18279.1 应用指南》
GB/T 18280.3—2015	《医疗保健产品灭菌 辐射 第 3 部分：剂量测量指南》
GB/T 19633.1—2015	《最终灭菌医疗器械包装 第 1 部分：材料、无菌屏障系统和包装系统的要求》
GB/T 19633.2—2015	《最终灭菌医疗器械包装 第 2 部分：成形、密封和装配过程的确认的要求》
GB/T 20878—2007	《不锈钢和耐热钢 牌号及化学成分》
YY/T 0313—2014	《医用高分子产品 包装和制造商提供信息的要求》
YY/T 1076—2004	《内镜用软管式活组织取样钳通用技术条件》
YY/T 0466.1—2016	《医疗器械用于医疗器械标签、标记和提供信息的符号 第 1 部分：通用要求》
YY/T 0466.2—2015	《医疗器械 用于医疗器械标签、标记和提供信息的符号 第 2 部分：符号的制订、选择和确认》
YY/T 0681.1—2009	《无菌医疗器械包装试验方法 第 1 部分：加速老化试验指南》
YY/T 0698.1—2011	《最终灭菌医疗器械包装材料 第 1 部分：吸塑包装共挤塑料膜 要求和试验方法》
YY/T 0316—2016	《医疗器械 风险管理对医疗器械的应用》
YY/T 0615.1—2007	《标示"无菌"医疗器械的要求 第 1 部分：最终灭菌医疗器械的要求》

上述标准（表1）包括了一次性使用内镜用活体取样钳涉及的常用标准。申请人根据产品的特点可能引用涉及到的行业外标准和其他特殊标准。

产品适用及引用的标准应适宜且齐全，在产品技术要求中所引用的相关国家、行业标准应完整并准确。对所引用的标准中的具体条款，应在产品技术要求中予以实质性采纳，文字表述繁多内容复杂的可以直接引用标准及条文号，比较简单的可直接引述具体内容。

产品应符合现行有效的国家、行业标准，如涉及强制性国家、行业标准发布或修订，产品性能指标等要求应符合最新的强制性国家、行业标准。

（六）产品的适用范围/预期用途、禁忌症

供适用的内镜下活组织取样，如供胃镜下活组织取样。

禁忌症：临床评估取样有严重风险者禁用。

（七）产品的主要风险

1. 风险分析方法

（1）风险分析过程：要考虑合理的可预见的情况，包括：正常使用条件下和非正常使用条件下。

（2）危险（源）的识别包括：对于患者的危险（源）；对于操作者的危险（源）；对于环境的危险（源）。

（3）风险形成的初始原因应包括：人为因素（包括不合理的操作）；产品结构的因素；原材料因素；综合因素；环境条件。

（4）风险判定及分析考虑的问题包括：取样钳原材料生物学危险（源）；产品质量是否会导致使用中出现不正常结果；操作信息，包括警示性语言、注意事项以及使用方法的准确性；留置使用可能存在的危险（源）等。

2. 风险分析清单

一次性使用内镜用活体取样钳产品的风险分析资料应符合 YY/T 0316—2016《医疗器械 风险管理对医疗器械的应用》的有关要求，审查要点包括：

（1）风险分析过程：包括医疗器械预期用途和与安全性有关特征的判定、危险（源）的识别、估计每个危险情况的风险。

（2）风险评价：对于每个已判定的危险情况，评价和决定是否需要降低风险。

（3）风险控制措施的实施：实施已经识别的适宜风险控制措施，并进行必要的剩余风险评价和风险/受益分析。

（4）综合剩余风险的可接受性评价：在所有的风险控制措施已经实施并验证后，利用风险管理计划中的准则，决定综合剩余风险是否可以接受。

表2是根据 YY/T 0316—2016《医疗器械 风险管理对医疗器械的应用》及产品自身特点列出的对该产品已知或可预见风险的不完全清单，一次性使用内镜用活体取样钳产品在进行风险分析时至少应包括表2所列危险（源），还应根据产品特点确定其他危险（源）。针对产品的各项风险，企业应采取应对措施，确保风险降到可接受的程度，或经风险分析，收益大于风险。

表2 产品主要危险（源）

危险（源）的分类	危险（源）的形成因素	可能的后果
生物学危险（源）	生产环境控制不好；产品清洁度不好；灭菌操作不严格；包装破损；使用时操作不规范	产品带菌，引起患者感染。小分子物质残留量过大，造成毒性危害
	原材料控制不严；生产工艺控制不严；后处理未达到要求	造成毒性危害；生物相容性不符合要求
	使用不当、标识不清	引起感染、交叉感染
	未按照工艺要求配料；添加剂或助剂使用比例不正确	生物相容性不符合要求
环境危险（源）	储运条件（如温度、湿度）不符合要求	产品老化；无菌有效期缩短
	储运、使用过程中发生意外的机械性破坏	产品使用性能无法得到保证
	使用后的产品没有按照要求集中销毁	造成环境污染或交叉感染
与医疗器械使用有关的危险（源）	标记不清晰、错误；没有按照要求进行标记	错误使用；储存错误；产品辨别错误
	包装破损无法识别；操作要点不突出；不适当的操作说明，如： （1）和医疗器械一起使用的附件规范不适当 （2）预先检查规范不适当 （3）操作说明书过于复杂 （4）服务规范不适当	无法保证使用安全性；导致操作失误
	操作不熟练、操作失误；取样过大，无法取出，或出血过多	样本掉落，肿瘤细胞种植转移，出血过多
	取样钳类型选用错误	取样不满意
	对操作人员警示不足	重复使用；二次灭菌；使用者出现过敏、刺激反应
	重复使用	交叉感染

续表

危险（源）的分类	危险（源）的形成因素	可能的后果
不适当不合适或过于复杂的使用者接口	操作方法、注意事项、储存方法、警示事项等表述不清	取样失败
功能性失效和老化引起的危险（源）	没有标识产品有效期	超出有效期的产品被使用，造成细菌感染或因材料老化而导致产品性能不符合要求
	没有进行包装确认	不能确保产品无菌，从而导致出现细菌感染
	产品标识没有明确	出现细菌感染、交叉感染、以及粘膜损伤等现象
	钳头无法打开或闭合，控制开关失灵，断裂，钳头不锐利或咬切性能差。产品表面不光滑，有毛刺	取样失败、样本掉落腔内。对内镜钳道有损伤，可能对患者有扎伤

（八）产品的研究要求

应至少在以下方面开展研究。

1. 产品性能研究

应当提供产品性能研究资料以及产品技术要求的研究和编制说明，包括有效性、安全性指标以及与质量控制相关的其他指标的确定依据、所采用的标准或方法、采用的原因及理论基础等。对于首次应用于医疗器械的新材料，应提供该材料适用性相关研究资料。

2. 生物相容性评价研究

产品首次注册时应根据产品所用材料及与人体的接触性质，按照 GB/T 16886.1—2011《医疗器械生物学评价 第1部分：风险管理过程中的评价与试验》标准进行评价，若进行生物学评价试验，至少应进行细胞毒性、皮内反应、致敏的生物学评价研究。

3. 灭菌/消毒工艺研究

（1）应明确灭菌工艺（方法和参数）和无菌保证水平（SAL），并提供灭菌确认报告。并对残留毒性提供研究报告。可根据适用情况，按照 GB 18279.1—2015《医疗保健产品灭菌 环氧乙烷 第1部分：医疗器械灭菌过程的开发、确认和常规控制的要求》、GB /T 18279.2—2015《医疗保健产品灭菌 环氧乙烷 第2部分：GB 18279.1 应用指南》、GB 18280.1—2015《医疗保健产品灭菌 辐射 第1部分：医疗器械灭菌过程的开发、确认和常规控制要求》、GB 18280.2—2015《医疗保健产品灭菌 辐射 第2部分：建立灭菌剂量》、GB/T 18280.3—2015《医疗保健产品灭菌 辐射 第3部分：剂量测量指南》等标准的要求开展研究。

（2）若灭菌使用的方法容易出现残留，如环氧乙烷灭菌，应当明确残留物信息及采取的处理方法，并提供研究资料。

4. 产品有效期和包装研究

产品有效期的验证可采用实时老化或加速老化的研究。实时老化的研究是唯一能够反映产品在规定储存条件下实际稳定性要求的方法，应遵循极限试验和过载试验原则。加速老化研究试验的具体要求可参照 YY/T 0681.1—2009《无菌医疗器械包装试验方法 第1部分：加速老化试验指南》系列标准。

对于包装的有效期验证，建议提交在选择恰当的材料和包装结构合格后的最终成品包装的初始完整性和维持完整性的检测结果。在进行加速老化试验研究时应注意：产品选择的环境条件的老化机制应与宣称的运输储存条件真实下发生产品老化的机制相匹配。对于在加速老化研究中可能导致产品变性而不适于选择加速老化试验方法研究其包装有效期验证的，应以实时老化方法测定和验证。

包装及包装完整性：在宣称的有效期内以及运输储存条件下，保持包装完整性的依据，可参考 GB/T 19633.1—2015《最终灭菌医疗器械包装 第1部分：材料、无菌屏障系统和包装系统的要求》、GB/T 19633.2—2015《最终灭菌医疗器械包装 第2部分：成形、密封和装配过程的确认的要求》、YY/T 0698.1—2011《最终灭菌医疗器械包装材料 第1部分：吸塑包装共挤塑料膜 要求和试验方法》等系列标准提供研究资料。

5. 其他研究

证明产品安全性、有效性的其他研究资料。该产品如包含镀层等，应对镀层的附着力、牢固性有相应的研究资料。申报资料中应明示与患者接触部分的材料，其中金属材料应标明牌号和（或）代号，并提供金属材料的化学成分试验报告（可以是由供货商提供的报告）；高分子材料应明确材料的商品名或牌号（如有）。

（九）产品技术要求的主要性能指标

一次性使用内镜用活体取样钳的基本技术性能指标包括但不限于以下内容，申请人可根据产品自身特点，参考相应的国家、行业标准制定产品技术要求，如有不适用条款（包括国家标准、行业标准要求），申请人应在申报资料中说明理由。

1. 外观

1.1 软管外观、盘绕。

1.2 钳头齿形。

1.3 钳头外观。

2. 尺寸

2.1 插入部分最大外径。

2.2 工作长度。

2.3 钳头最大张开角度或幅度。

3. 使用性能

3.1 取样钳钳头开闭的要求。

3.2 取样钳连接部位的要求。

3.3 旋转性能（如适用）。

4. 定位针的要求（如适用）。

5. 钳头硬度。

6. 钳头表面粗糙度。

7. 耐腐蚀性能。

8. 化学性能

根据不同材料的特性，申请人应对产品与人体接触部分的高分子材料的化学性能制定相应要求，如酸碱度、重金属、还原物质、蒸发残留物等。环氧乙烷灭菌的产品应规定环氧乙烷残留量不得大于 $10\mu g/g$。

9. 无菌要求。

10. 镀层的要求（如适用）。

11. 企业对宣称的所有其他技术参数和功能，均应在产品技术要求中予以规定。

（十）同一注册单元内注册检验典型性产品确定原则和实例

1. 同一注册单元中所检验产品应能够代表本注册单元内其他产品安全性和有效性的产品，其功能最齐全、结构最复杂、风险最高。

2. 代表产品的确定可以通过比较同一注册单元内所有产品的技术结构、性能指标和预期用途等相应资料，说明其能够代表本注册单元内其他产品的安全性和有效性。

例：取样钳有带针及不带针两种形式。带针的产品结构最复杂，性能指标涵盖不带针产品的指标，能够代表其他产品的安全性、有效性。由此可以确定带针型取样针钳为典型产品。不同类型的钳头，应对其差异项进行检验。取样钳长度越长其传递力越差，应选取长度最长取样钳作为典型型号。

（十一）产品生产制造相关要求

1. 应当明确产品生产加工工艺，注明关键工艺（如钳头焊接、清洗）和特殊工艺（如灭菌），并阐明其过程控制点及控制参数。对生产工艺的可控性、稳定性应进行确认。明确生产过程中各种加工助剂（如清洗剂）的使用情况及对杂质（如残留单体、小分子残留物等）的控制情况。

2. 生产场地

有多个研制、生产场地，应当概述每个研制、生产场地的实际情况。

（十二）产品的临床评价细化要求

1. 对列入免于进行临床试验医疗器械目录［国家药品监督管理局关于公布新修订免于进行临床试验医疗器械目录的通告（2018 年第 94 号），以下统称《目录》］的一次性内镜用活体取样钳，注册申请时根据《医疗器械临床评价技术指导原则》（国家食品药品监督管理总局通告 2015 年第 14 号）以及《接受医疗器械境外临床试验数据技术指导原则》提交临床评价资料：

（1）提交申报产品相关信息与《目录》所述内容的比对资料，证明两者具有等同性。

（2）提交申报产品与国内已上市同品种医疗器械的比对说明，比对内容包括基本原理、所用材料、结构组成、性能指标、灭菌方式、适用范围、使用方法等，并提供必

要的支持性资料。

2. 对不属于《目录》的产品，应按照《医疗器械注册管理办法》（国家食品药品监督管理总局令第 4 号）、《医疗器械临床试验质量管理规范》（国家食品药品监督管理总局、中华人民共和国国家卫生和计生委员会令第 25 号）、《医疗器械临床评价技术指导原则》（国家食品药品监督管理总局通告 2015 年第 14 号）以及《接受医疗器械境外临床试验数据技术指导原则》等法规的相关规定开展临床评价。其中，开展临床试验的，申请人应当提交临床试验协议、伦理委员会批件、临床试验方案和临床试验报告。

（十三）产品的不良事件历史记录

目前，取样钳在临床中出现的问题主要有：钳口无法打开或闭合，控制开关失灵，钳头断裂，不锐利或咬合力差、断裂掉落腔内。

（十四）产品说明书和标签要求

产品说明书和标签的编写应符合《医疗器械说明书和标签管理规定》（国家食品药品监督管理总局令第 6 号）及相关标准的要求。同时应注意以下内容：

1. 提示可与该产品配合使用的内镜及附件的关键规格/参数，以指导使用者的选择使用。

2. 应包含该产品在钳头最大张开状态下的形状示意图，应包含取样钳各部件名称和功能的介绍，必要时给以示意图。

3. 应包含产品型号规格说明。

4. 应包含产品的设计用途说明。

5. 应包含使用产品时的准备、检查与操作说明。

6. 应规定操作、运输和贮存时的允许环境条件。

7. 应提示一次性使用，用后销毁，包装如有破损，严禁使用。

8. 应提示灭菌方式。

9. 如产品带有镀层，应有相应的提示。

标签应标明无菌状态、灭菌方式、预期使用部位。

三、审查关注点

（一）产品主要性能指标是否执行了国家/行业的强制性标准，性能指标的确定能否满足产品的安全有效性。对于硬度的要求，应不低于原材料相关标准的要求，如 GB/T 1220—2007，并在研究资料中说明应制定的依据。

（二）一次性使用内镜用活体取样钳可设计成为配合不同部位的软式内镜使用，如胃镜、肠镜、支气管镜等，为配合不同的内镜，一般其尺寸及钳头设计不同，但实现取样的原理相同，总体结构差距不大，建议划分为一个注册单元，但检测时应对其差异性进行检测。建议在技术要求附录中增加申报产品的示意图、原材料、灭菌方式。

（三）生物学评价内容是否完整，是否符合 GB/T 16886 系列标准的要求。可接受准则是否合理。

四、编写单位

山东省食品药品审评认证中心

3 α-氰基丙烯酸酯类医用粘合剂注册技术审评指导原则

(α-氰基丙烯酸酯类医用粘合剂注册技术审查指导原则)

一、前言

本指导原则旨在帮助和指导申请人对 α-氰基丙烯酸酯类医用粘合剂产品注册申报资料进行准备，以满足技术审评的基本要求。同时有助于审评机构对该类产品进行科学规范的审评，提高审评工作的质量和效率。

本指导原则是对 α-氰基丙烯酸酯类医用粘合剂产品注册申报资料的一般要求，申请人应依据具体产品的特性对注册申报资料的内容进行充实和细化。申请人还应依据具体产品的特性确定其中的具体内容是否适用，若不适用，需具体阐述其理由及相应的科学依据。

本指导原则是对申请人和审查人员的指导性文件，但不包括注册审批所涉及的行政事项，亦不作为法规强制执行，如果有能够满足相关法规要求的其他方法，也可以采用，但是需要提供详细的研究资料和验证资料。应在遵循相关法规的前提下使用本指导原则。

本指导原则是在现行法规和标准体系以及当前认知水平下制定的，随着法规和标准的不断完善，以及科学技术的不断发展，本指导原则相关内容也将进行适时的调整。

二、适用范围

本指导原则所涉及的 α-氰基丙烯酸酯类医用粘合剂产品，是指 α-氰基丙烯酸正丁酯、α-氰基丙烯酸正辛酯及其他取代酯为主体，单独和/或改性剂及辅料复配而成的医用粘合剂，还包括与该粘合剂配套使用的器械与工具。

α-氰基丙烯酸酯类医用粘合剂产品的单体成分为 α-氰基丙烯酸酯，$CH_2=C(CN)—COOR$，见结构式 A；固化后形成聚氰基丙烯酸酯，见结构式 B。

其中 R 指 $—(CH_2)_3—CH_3$、$—(CH_2)_7—CH_3$ 及其他取代基，单体中碳原子位置上连接着极性基团 —CN 与 —COOR，该类基团产生诱导效应，使 β-位上的碳原子有很强的吸电性，遇到亲核性弱的物质（水、氨基、羟基、弱碱）迅速发生阴离子聚合，使双键电子云密度降低，同时使聚体形成多极性中心，瞬间聚合反应使液态的粘合剂瞬间变成固态的粘合媒介物。构成生物体组织的各种细胞的基础物质是蛋白质，蛋白质是由多种氨基酸构成的大分子，含有大量的氨基（$—NH_2$），正是此类氨基促成 α-氰基丙烯酸酯在瞬间聚合形成粘合媒介体，使组织与组织之间或组织与材料之间粘合起来。快速聚合粘合是 α-氰基丙烯酸酯类医用粘合剂临床应用的技术原理，以达到组织粘合等治疗目的。

本指导原则适用的 α-氰基丙烯酸酯类医用粘合剂产品，是指适用于体表切口的局部封闭、在其他方法无效的情况下体内组织创面的辅助粘合封闭和小血管的栓塞治疗等目的的医用粘合剂。

三、注册申报资料要求

（一）综述资料

1. 概述

（1）申报产品管理类别：Ⅲ类。

（2）分类编码：6865 或 6877

（3）产品名称：申请人应根据医疗器械命名的有关规定进行命名，并详细描述产品名称的确定依据。产品名称可由产品组成材料和预期用途构成，如 α-氰基丙烯酸正丁酯皮肤粘合剂。

2. 产品描述

α-氰基丙烯酸酯类医用粘合剂可在室温下通过与少量水或弱亲核性液体发生聚合反应放热形成与多种底物的强力粘结的媒介物。不同配方的产品具有不同的粘度、固化时间、反应热、粘合强度、降解速率及其他物理和力学性能。由于这些性能确定了产品的粘合性能和效用，所以在产品描述中应包括对该化合物的分子组成和结构的描述。产品临床配套使用的辅助器械可能由不同材料制成，也需要对其结构组成进行描述，同时还需对辅助器械如何与医用粘合剂相互作用的最终效能进行描述。

产品描述应全面、详细，至少应包括申报产品名称、产品性状、产品组成成分[主体成分、改性剂及全部辅料（包括溶剂）]及组成比例、各组分的化学名称、分子结构式、原材料（国际通用规范化学名称）、各组分在粘合剂中的功能、产品作用原理、适用部位、预期用途、技术性能指标、规格型号划分的依据、是否降解吸收等。与粘合剂配套使用的器械应说明其结构组成、尺寸及原材料信息、与粘合剂在临床应用中的配合使用情况。

3. 注册单元及型号规格

根据 α-氰基丙烯酸酯类医用粘合剂产品的如下性能特点：在人体不同的使用部位，降解特性、毒理性能不一致；

人体各部位对粘合剂的可接受耐量不同；不同使用部位、使用方式、不同预期用途对粘合剂的性能要求不同。

（1）注册单元划分原则

① 产品组成成分或配比不同，划分为不同注册单元

② 使用部位不同，划分为不同注册单元

③ 预期用途不同，划分为不同注册单元

同一注册单元的产品进行注册检验时应考虑产品之间的差异性，如有必要应进行差异性相关检验。

（2）规格型号的划分

对于存在多种型号规格的产品，应当明确各型号规格的区别。应当采用对比表及带有说明性文字的图片、图表，对各种型号规格的产品组成、装量、性能指标、配套使用的器械等方面的区别加以描述。

4. 包装说明

综述资料应包括有关产品包装信息，以及与该产品一起销售的配件包装情况；应当说明与灭菌方法相适应的最初包装的信息。

5. 适用范围和禁忌症

根据α-氰基丙烯酸酯类医用粘合剂产品成分及预期用途不同，产品适用范围包括体表切口的局部封闭、在其他方法无效的情况下体内组织创面的辅助粘合封闭和小血管的栓塞治疗等。申请人可根据申报产品的具体预期用途及研究资料，参考本指导原则相关内容要求进一步确认申报产品具体的适用范围及禁忌症。

6. 与同类产品或前代产品的比较信息

应当提供同类产品（国内外已上市）或前代产品（如有）的信息，阐述申请注册产品的研发背景和目的。对于同类产品，应当说明选择其作为研发参考的原因。

申请人应综述同类产品国内外研究及临床使用现状及发展趋势。提交申报产品与已批准上市的同类产品等同性的对比资料：同时列表比较说明产品与参考产品（同类产品或前代产品）在工作原理、结构组成、制造材料、性能指标以及适用范围等方面的异同。

（二）研究资料

1. 原材料控制

明确产品的起始物质，列明产品生产过程中由起始物质至终产品过程中所需全部材料（主体成分及其原材料、全部辅料）所含化学成分的化学名称、商品名/材料代号、CAS号、化学结构式/分子式、分子量、来源和纯度、使用量或组成比例、供应商名称、符合的标准等基本信息，建议以列表的形式提供。提供各材料在粘合剂中的功能、实现功能的原理、对产品性能的影响与技术验证数据的详细描述。

说明原材料的选择依据，起始材料及来源。原材料应具有稳定的供货渠道以保证产品质量，需提供原材料生产厂家的资质证明及外购协议。应明确所用原材料（主体成分及其原材料、全部辅料）的性能标准和申请人的验收标准及相关的安全性评价报告，上述材料应列表逐一列出。

2. 产品性能研究

应当提供产品性能研究资料以及产品技术要求的研究和编制说明，包括有效性、安全性以及与质量控制相关的其他指标的确定依据，所采用的标准或方法、采用的原因及理论基础。企业至少应对如下性能进行研究：

（1）物理性能

包括产品外观与单元体积，组成成分及其含量，粘度[a]［厘泊（cps）］，主体成分的纯度，含水量，固化时间[b]，粘合强度，水中成膜的屈挠性、硬度、脆性，粘合剂的聚合热[c]、其他指标（如：配套器械的结构特征）。

注：

a. 粘度：是指成品液体粘合剂的粘度，是主体成分稳定性的主要指标，如果粘度太大，会使粘合剂从涂抹器尖端中挤出困难。

b. 固化时间：是指粘合剂充分聚合，在无需辅助的情况下使伤口边缘保持贴合的时间。固化时间也是产品从传入涂抹器到达测试装置达到最大温度所需时间。

c. 聚合热：α-氰基丙烯酸酯类粘合材料的聚合作用一般是放热反应。释放热量可采用固化（聚合）率和手术区使用产品的量及涂抹的面积及厚度来进行控制。聚合产生的热量可能造成患者不适，甚至组织损伤。因此，建议提供聚合热数据以及确定聚合热的测试方法。

申报产品用作软组织手术粘合或密封时的组织粘合强度，还应根据适用的试验评价以下主要粘合特性：搭接-剪切拉伸承载强度、T-剥离拉伸承载强度、拉伸强度和伤口闭合强度。以下方法或等效方法可用于支持上述的性能测试：

① YY/T 0729.1—2009《组织粘合剂粘接性能试验方法 第1部分：搭接-剪切拉伸承载强度》

② YY/T 0729.2—2009《组织粘合剂粘接性能试验方法 第2部分：T-剥离拉伸承载强度》

③ YY/T 0729.3—2009《组织粘合剂粘接性能试验方法 第3部分：拉伸强度》

④ YY/T 0729.4—2009《组织粘合剂粘接性能试验方法 第4部分：伤口闭合强度》

若同时申报预期用于皮肤局部封闭的辅助伤口闭合器械，需制定辅助器械的强度要求，如对皮肤边缘对合组件的能力进行力学试验评价，以确保能在使用粘合剂前提供足够的使皮肤边缘保持对合的拉伸强度和粘合强度。建议根据适用的试验提供辅助伤口闭合器械的以下试验资料：剥离试验（Peel testing）、蠕变试验（Creep testing）、拉伸试验（Tensile testing）。以下三种测试方法为皮肤对合的试验方法，这些方法或其他等效方法可用于支持上述的性能测试：

① ASTM D3330/D3330M-04 压力敏感胶带粘附剥离的标准试验方法

② ASTM D3654/D3654M-06 压力敏感胶带剪切粘性的标准试验方法

③ ASTM D882-09 薄塑料膜拉伸性能的标准试验方法

提交材料应包括适用于涂抹器及其组件设计的功能性力学试验。

（2）化学性能

包括酸碱度（pH 值）、重金属含量、不期望物质的残留量（如：甲醛、二氧化硫、五氧化二磷、对苯二酚等，可通过如气相色谱、核磁共振或质谱法分析等方法测定）、固化后产物及单体残留、降解特性等。

其中降解特性直接影响产品的粘合性能和生物相容性，建议参考 GB/T 16886.13 进行降解特性研究。降解速率是粘合材料可能引起毒性的一个指示性指标。α-氰基丙烯酸酯粘合材料，可经水解降解成甲醛、小寡聚体及其他降解产物。应对主要降解产物（如：甲醛）做定性、定量分析。医学期刊和相关研究中已有关于 α-氰基丙烯酸酯粘合材料水解降解副产物甲醛导致细胞和组织毒性的报道，例如 α-氰基丙烯酸酯粘合材料的降解产物可在组织中蓄积并导致明显的组织毒性，表现为急性和慢性炎症反应。有文献指出可通过增加烷基的长度和氰基丙烯酸酯聚合物的分子量来减少甲醛的形成速率。

因此，建议提供水解降解研究数据来明确粘合剂组分及降解产物的含量。建议对以下成分的含量进行水解降解研究监测：

① 添加剂

② 单体

③ 降解产物

建议使用气相、液相色谱法或其他更灵敏的方法对在 50℃经过 15 天生理盐水提取的材料降解副产物进行分析测定。分析操作应使用百万分之一（ppm）敏感度进行。

配套使用器械的理化性能应包括外观、组成、材料、尺寸、使用性能、化学残留、紫外吸光度、易氧化物、pH值等指标。

3. 生物相容性评价

α-氰基丙烯酸酯类医用粘合剂应根据产品与人体接触部位、接触方式及接触时间，按 GB/T 16886.1 标准的规定要求进行评价。体表使用的产品宜按 24 小时至 30 天长期使用产品的要求，体内使用的产品应按大于 30 天持久使用产品的要求进行生物学评价。配套的器材与工具则按体表小于 24 小时短期使用产品的要求进行生物学评价。除无菌、热原项目外，根据粘合剂、配套器材与工具的使用时间选择如下项目进行生物相容性评价：

（1）细胞毒性

（2）致敏性

（3）刺激性或皮内反应

（4）急性全身毒性

（5）溶血

（6）亚急性/亚慢性毒性

（7）遗传毒性（Ames 回复突变、染色体畸变、小鼠淋巴瘤突变）

（8）植入

（9）降解

其中，亚慢性植入研究持续时间应模拟聚合成品器械的预期使用来制定。试验材料应被植入至或接近预期使用部位。应评价粘合剂的全身毒性和植入后的局部反应，还应对大体病理学（肉眼可见的病理改变）和组织病理学进行评价。

体表使用的产品虽然预期与人体接触时间不超过 30 天，但其在临床使用时有植入真皮层或皮下的可能，因此应对其进行植入、亚慢性毒性评价。

应对氰基丙烯酸酯单体、阻聚剂等组分进行分析，可将已发表的与每个器械相关的局部（即局部使用）和全身性副作用的毒理学文献信息作为生物相容性评价的一部分，同时也应对可引起毒性反应的成分、剂量以及直接与患者接触的相应剂量进行安全性评价。

应进行代谢动力学研究以确定产品的吸收、分布、代谢、清除的途径和机理及清除时间。如果产品能被代谢，或者转化成可引起毒性的分子实体，代谢动力学研究应明确每一种毒性成分随时间变化和清除情况。研究应一直进行到不再能检测到任何毒性成分为止。研究应清楚地表明毒性成分的最终去向。在进行临床研究前，代谢动力学或其他数据应证实任何潜在毒性物质都不会引起安全性担忧。

4. 灭菌工艺研究

α-氰基丙烯酸酯类粘合剂应采用适宜的灭菌的方法，无菌保证水平（SAL）应达到 1×10^{-6}。产品灭菌过程还应开展以下方面的确认：

（1）产品及配套使用器械与灭菌方法的适应性

（2）产品及配套使用器械的包装与灭菌工艺适应性

申请人还应提交 α-氰基丙烯酸酯类粘合剂及其配套使用器械的灭菌验证报告。

5. 有效期验证

建议进行有效期验证来支持企业确定的产品有效期。稳定性研究应监测产品的主要参数以确保在有效期期间粘合剂可正常使用。

建议有效期验证至少应监测以下参数：含水量、固化时间（秒）、粘合强度、粘度、颜色、无菌性、涂抹器挤出力、涂抹器性能等。

建议在研究过程的几个时间点对代表性老化样本进行实时稳定性试验。例如，进行 12 个月的实时稳定性研究时，建议在标签注明的温度下存放，并对包装好的成品进行试验。建议在第 1、3、6、9 和 12 个月时进行试验来对每个时间点的稳定性进行评价。

6. 包装研究

产品包装验证可依据有关国内、国际标准进行（如 GB/T 19633、ISO 11607、ASTM F2475、ASTM D4169 等），提交产品的包装验证报告。直接接触产品的包装材料的选择应至少考虑以下因素：包装材料的物理化学性能；包装材料的毒理学特性；包装材料与产品的适应性；包装材料与成型和密封过程的适应性；包装材料与灭菌过程的适应性；包装材料所能提供的物理、化学和微生物屏障保护；包装材料与使用者使用时的要求（如无菌开启）的适应性；

包装材料与标签系统的适应性；包装材料与贮存运输过程的适合性。

直接接触粘合剂的包装容器的技术要求，建议参考《直接接触药品的包装材料和容器标准》提供注册或证明文件，还应提交：

- 包装材料的配方信息；
- 包装容器的质量标准，包括符合国家标准的证明文件、企业接收包装容器的验收标准；
- 包装容器的全性能检验报告。

如使用新型包装材料可以参考药品审评中心起草的《化学药品注射剂与塑料包装的相容性研究技术指导原则（试行）》、YBB 0014—2002《药品包装材料与药物相容性试验指导原则》中规定选择合适项目进行验证，提供产品与包装容器相容性试验研究数据。

7. 动物试验

应提供申报产品的动物试验资料。建议根据产品预期用途在适合的动物模型中进行器械的性能特性评价。这些试验应能代表产品用于临床的使用方法，应对动物试验中粘合剂的用量和产品临床用量进行对比，还应提供对动物模型选择依据和限制的论证。

例如，用于体表切口的局部封闭时，建议可选择小型猪模型。试验应对炎症反应、正常愈合以及延迟愈合、伤口开裂、组织不良反应和感染等情况进行评价，并视情况评价其组织病理学。

动物试验应与产品临床使用部位和使用方法相适应，包括以下内容：

（1）模型选择的依据

（2）试验中使用的治疗参数［如：使用方法（点状粘合或薄层喷涂）、使用剂量等］与建议用于人体的治疗参数的比较

（3）试验方案和方法

若已有同类产品上市，建议选择同类已上市产品作对照。

（4）结果（包括各项研究的原始数据）

（5）结论

8. 其他

申请人认为在产品申请注册时应提交的证明产品安全有效所必需的其他材料。如申报产品的临床应用要求与其实际性能的设计验证数据与结果的分析比较报告；配套辅助器械与医用粘合剂的配套使用能使粘合剂临床应用安全、有效的验证报告；与粘合剂配合使用的其他器械（如：其他封闭、缝合器械）的相互作用、对使用部位及周围组织影响（如：对神经组织的影响、迁移到血管及其他腔道内的可能性等）的研究资料。

（三）生产制造信息

提交产品的生产工艺管理控制文件，详细说明产品的生产工艺和步骤，列出工艺图表。应包括主体成分的合成、粘合剂配制及配套使用器械的工艺路线、关键工序、质量

控制指标及相关的验证报告。对生产工艺的可控性、稳定性应进行确认。对生产加工过程中所使用的所有助剂（如：溶剂等）均应说明起始浓度、去除措施、残留浓度、对残留量的控制标准、毒性信息以及安全性验证报告。

若产品有多个研制、生产场地，应当概述每个研制、生产场地的实际情况。

（四）临床试验资料

1. 对于按照《医疗器械注册管理办法》（国家食品药品监督管理总局令第4号）规定需要进行临床试验的医用粘合剂产品，临床试验应符合《医疗器械临床试验规定》（国家食品药品监督管理总局令第5号）、《医疗器械临床评价技术指导原则》及本指导原则制定临床试验方案并实施试验。

对采用全新材料或具有新适应症的产品（无同类已上市产品），还需在关键性研究之前，进行预试验，以对新材料首次应用于人体的安全性和可行性进行评价。

2. 临床试验方案

（1）方案通常采用平行、前瞻、随机对照试验、盲法评估、多中心研究。试验设计的类型可以考虑优效性试验或非劣效试验。不建议采用单组目标值法作为研究设计的形式。

根据医用粘合剂的不同用途，应该分别设计不同的临床试验，来观察相应的疗效评价指标。在临床试验方案中应明确要观察的主要疗效终点指标，且需采用国际公认的评价标准，如果无公认标准，需采用临床常规疗效评价标准（如临床终点指标）。

（2）临床试验中，根据医用粘合剂的不同用途，选用相应的对照品。对照品应选择有效性和安全性经过确证的产品，并提供对照品选择的理由，宜优先选择相同原材料的已上市同类产品。

（3）样本量的确定必须符合统计学原则，研究方案中需要明确样本量的确定依据并提供计算样本量时所采用的公式。在样本量的确定过程中，需要考虑研究假设、目标人群、适应症及入选和排除标准、主要疗效指标及其评价方法、观察时间等信息，结合上述信息对产品预期的疗效水平进行估计（最好有文献或前期临床研究的数据支持），并且需要在方案中指明评价产品有效的标准（非劣效或优效性界值）。还需要进一步明确计算中所采用的 I 类错误和把握度水平（Power 计算），考虑的脱落率及随机化比例等信息。

（4）试验组和对照组需采用统一的入选标准和排除标准。

（5）明确临床试验观察项目及常规疗效评价指标。

（6）不良反应指标的观测，如：

① 伤口开裂

② 感染

③ 出血

④ 异位栓塞

⑤ 粘合失效

⑥ 组织不良反应和化学灼伤

⑦ 由于粘合剂误用、泄漏或流到非目标部位等而导致的意外粘连

⑧ 其他不良反应

（7）根据医用粘合剂不同的用途确定合适的临床观察及随访时间。试验组和对照组的临床观察及随访时间应相同。

3. 临床试验报告

（1）临床试验报告应与临床试验方案保持一致，尤其注意明确以下内容：试验产品的名称、规格型号及所对应的试验病种、应用部位和各个病种的病例数；各病例的随访时间；试验产品的临床适应症、禁忌症与注意事项。

注：临床适应症仅限于进行了试验并得出具有统计学和临床意义结论的预期用途。

（2）临床试验报告中需明确所有病例是否全部完成随访，完成随访病例是否均纳入统计，失访病例需明确失访原因。

（3）临床试验报告中需提交参与疗效评价与安全性评价的统计过程中所涉及到的原始数据。

（4）临床试验报告中需报告所有不良反应和不良事件发生的时间、发生的原因、结果及与试验用粘合剂的关系。对于所采取的措施需予以明确。

（5）临床试验报告中应明确临床试验结论。

4. 临床评价指标的设定举例

（1）粘合剂用于体表伤口封闭的临床试验，即预期用于皮肤伤口（手术切口或创伤伤口）表面切缘的封闭，包括微创介入手术腹壁戳孔伤口的封闭。

临床评价应包括伤口愈合（美容）评估、完成操作需要的时间、产品用量、并发症（伤口开裂、感染、疼痛）等。

① 主要疗效评估：于术后 5~14d 观察伤口是否开裂。

② 次要疗效评估：伤口愈合（美容）情况（术后 3 个月）；完成操作需要的时间；病人疼痛感觉［附加用品（药品）］。

③ 安全性评估：一般项目（血常规、尿常规、肝肾功能、心电图）；不良事件；并发症（如切口感染、切口渗血）；合并用药。

（2）用于血管移植术中封闭吻合或缝合后的渗漏部位辅助止血

① 主要有效性终点为：松开止血钳（涂抹粘合剂形成胶膜后）到止血的时间，即即刻止血时间。对于超过一个吻合部位的血管移植术患者，应选择止血时间最长的部位进行有效性分析。

② 次要有效性终点为：即刻（t=0）或松开止血钳后 1、5 或 10 分钟时实现了止血的受试者所占比例；采用了附加辅助措施实现止血的频率。

③ 安全性评估：包括住院过程中、术后 48 小时、术后 4 周和 12 周随访阶段中的不良事件和粘合剂相关不良事件，如血管或出血并发症、感染、疼痛、红斑等。

（3）用于胃底静脉曲张出血栓塞止血治疗的观察指标

① 用于栓塞止血的主要疗效观察指标

a. 即刻止血率：观察用胶栓塞后破裂出血的曲张静脉的即刻止血率，即注胶完毕拔针后内镜下观察出血是否停止。拔针后即刻或数秒内出血停止视为止血有效。若注射 1 次后仍有大量出血，可再次栓塞，需统计用胶次数和用胶量。若注射完毕仍有少量渗血，镜下观察渗血可自行停止或经辅助（如：喷洒去甲肾上腺素）措施可止血，则亦可视为止血有效。

b. 急诊止血成功率：急诊止血成功是治疗后 72h 内无活动性出血证据。

② 用于止血的次要疗效观察指标［参考"消化道静脉曲张及出血的内镜诊断和治疗规范试行方案（2009 年）"制定］

a. 出血复发率：包括① 近期出血：治疗后 72h 至静脉曲张消失前再次出血；② 静脉曲张消失后再出血。

b. 静脉曲张完全根除率与基本消失率：完全根除是内镜治疗结束，消化管道溃疡糜烂完全消失后，内镜下完全看不到静脉曲张，消化道粘膜呈现其基本色泽；基本消失是内镜治疗结束，消化管道溃疡糜烂完全消失后，内镜下仍可见残留的细小血管。

需统计内镜下栓塞止血治疗前、中、后并用的其他治疗措施（如应用止血或降压药物、套扎止血等）的应用情况。

③ 安全性评价指标：包括住院过程中、术后 1 个月、术后 3 个月、术后 6 个月、术后 1 年随访阶段中的不良事件和粘合剂相关不良事件，如异位栓塞（术后 72 小时内出现的肺、心、肝、肾等器官功能的指标异常或加重，并经 CT 证实存在异位血管栓塞）、近期排胶出血、局部黏膜坏死。

（五）产品风险分析

根据 YY/T 0316《医疗器械 风险管理对医疗器械的应用》，申请人应对产品原材料、生产加工过程、包装、灭菌、运输、贮存、使用等产品寿命周期的各个环节实施风险管理。

应提供 α-氰基丙烯酸酯类医用粘合剂产品上市前对前期风险管理活动的评审所形成的风险管理报告，此报告旨在说明并承诺：

- 风险管理计划已被正确地实施；
- 综合剩余风险是可接受的；
- 已建立产品上市后的追溯与临床应用信息收集制度。

产品风险管理报告包括风险分析、风险评价、风险控制概述的产品风险管理资料。至少应包括：

1. 产品安全特征清单。

2. 产品可预见的危害及危害分析清单（说明危害、可预见事件序列、危害处境和可能发生的损害之间的关系）。

3. 风险评价、风险控制措施以及剩余风险评价汇总表：对于风险管理报告及提交的风险管理资料的要求可参考 YY/T 0316 附件。

下表举例说明了粘合剂及辅助器械相关的使用风险及用于减少这些已经明确风险的方法。如果选择一种替代方法来解决下表中的风险，则需要提供充分的依据来证明替代方法的合理性。

明确的风险	建议的解决方法
由于粘合剂误用、泄漏或流到非目标部位等而导致的意外粘连	性能测试、标签及使用说明书
粘合失效，伤口开裂、愈合不良	性能测试、有效期、动物试验、临床研究、标签及使用说明书
组织不良反应和化学灼伤	性能测试、动物试验、临床研究及使用说明书
感染	性能测试、生物相容性、动物试验、临床研究及无菌性
涂抹器故障	性能测试
粘合剂挤出困难	性能测试及使用说明书
粘合力弱	性能测试、动物试验、临床研究
愈合延迟	性能测试、动物试验
血管内应用导致的异位栓塞[注]	性能测试（包括模拟血管内应用）、动物试验（包括栓塞部位的观察与分析）、临床研究及使用说明书

【注】异位栓塞

医用粘合剂预期用于小血管的栓塞治疗时主要风险是"异位栓塞"。"异位栓塞"是指医用粘合剂在非目标血管部位所形成的栓塞。医用粘合剂在用于血管栓塞治疗时，只有当所形成的粘合剂凝块大小与要封堵的靶血管内径相应时，所形成的粘合剂凝块才能成为"血管栓塞"去封堵靶血管。若形成的粘合剂凝块大小，凝块并不能封堵靶血管，而是随着血液一起流动，最终成为"异位栓塞"封堵正常血管；由于这样的"异位栓塞"可能导致正常组织或器官的功能受损，尤其是导致肺、心、脑血管栓塞，可引起肺栓塞、心梗、脑梗，甚至死亡，具有极大的危险性。若形成的粘合剂凝块太大，虽然可以达到封堵靶血管的目的，但可能由于粘合剂凝块太大而引起被封堵部位膨大变形、且使局部血管壁长期受压而变薄，具有引起血管破裂的隐患。因此如果将医用粘合剂作为血管栓塞应用，除了需保证粘合剂在血液环境下具有较快的固化速度外，还必须对如何控制粘合剂凝块的大小，以避免"异位栓塞"和血管壁变薄情况的发生做出明确的规定。

医用粘合剂能否成为血管栓塞应用的关键在于所形成粘合剂凝块的大小，能否调节控制所形成粘合剂凝块的大小是该医用粘合剂能否作为血管栓塞应用的必要条件。由于影响粘合剂凝块大小的因素较多，包括粘合剂的粘度、

固化时间、固化程度（单体的反应程度）、"三明治"法栓塞时粘合剂与碘化油等的配比、注射针内径、注射速度、注射剂量、目标血管内径大小等。由此，对拟将"血管栓塞"作为适应症的医用粘合剂产品，在申请注册时除了需要提供作为一般医用粘合剂所应提交的技术资料外，必须提交上述影响粘合剂凝块大小的因素对栓塞治疗有效性和安全性影响的研究报告，并根据研究结果在使用说明书中给出栓塞治疗的详细操作说明及相关警示信息。

（六）产品技术要求

根据《医疗器械注册管理办法》（国家食品药品监督管理总局令第4号）的规定，产品技术要求应符合国家标准、行业标准和有关法律、法规的要求。在此基础上，申请人应根据产品的特点制定保证产品安全有效、质量可控的技术要求。产品性能要求及试验方法均应经过验证。

α-氰基丙烯酸酯类医用粘合剂产品的技术要求应参照标准 GB/T 2794、GB/T 16886.1、GB/T 16886.17、GB/T 14233.1、GB/T 14233.2、YY/T 0313、YY/T 0466、YY/T 0681、YY/T 0729 等国标、行标以及产品设计验证的结果与临床应用的相关报告与文献来制定。

产品技术要求应包括但不局限于以下内容：

1. 基本信息

应给出产品主体胶、改性剂和全部辅料组成、规格、型号、配套器材与工具的结构组成（建议给出示意图）、明确各部件的名称及全部制造材料（通用的化学名称、金属牌号及常用名）、外形、尺寸等。

2. 技术性能

（1）物理性能

α-氰基丙烯酸酯类医用粘合剂的外观、装量、组成成分及其含量、粘度、固化时间、聚合热、含水量、主体成分的纯度、搭接-剪切拉伸承载强度，T-剥离拉伸承载强度，拉伸强度，伤口闭合强度，水中成膜的屈挠性、硬度和脆性等指标配套器材与工具的外形尺寸、使用性能等指标。

（2）化学性能

α-氰基丙烯酸酯类医用粘合剂的化学性能应包括酸碱度、重金属含量、不期望物质（甲醛、二氧化碳、五氧化二磷、对苯二酚等）的残留、固化后单体残留等指标。

配套的器材与工具可选择酸碱度、重金属含量、易氧化物、紫外吸收等指标。

（3）无菌

（4）热原

（七）产品说明书和标签

应按照《医疗器械说明书和标签管理规定》（国家食品药品监督管理总局令第6号）编制产品说明书和标签。

产品说明书除符合6号令要求外还应包含以下内容：

- 明确包装内容物的组成、材料名称及规格等技术指标

- 粘合剂所有组分
- 粘合剂性状，如颜色、气味等
- 适用范围及临床使用方法相关的说明

应对适用范围做出规定并与临床验证范围一致；建议采用如点状粘合和/或超薄喷涂方式使用本产品，严格控制最大使用剂量。使用方法应包括使用前伤口或创面的准备、涂胶或喷胶的方法、用量、固化时间、使用相关的注意事项、禁忌症、警告及不良事件等内容的详细说明。

- 灭菌方式、有效期
- 对粘合剂技术特点和如何应用于患者的清晰解释；说明减轻本指导原则风险分析报告（表格）中所示风险的指导
- 有关禁忌症、警示信息、不良反应及用于处理已确定的健康风险的预防措施的充分信息

产品禁忌症应明确。严格遵照说明书使用，特别是使用的适用范围（包括伤口的准备等）；应严格采取预防措施，避免或杜绝使用不当。意外事件的预防和处理，如发生意外粘连如何进行组织分离和粘合剂的清除等。例如：

【禁忌症】

- 该产品不能用于对氰基丙烯酸酯或甲醛过敏者（病人和操作人员）
- 感染部位
- 出血未控制的部位
- 未清创伤口或坏疽引起的伤口
- 粘膜表面或粘膜皮肤交界处（如口腔、嘴唇）伤口
- 毛发覆盖的表面、湿伤口或经常接触到体液的部位
- 不清洁伤口、复杂伤口、不易闭合伤口、有张力伤口（如关节部位）、非急性伤口、血运不佳的伤口
- 不能避免粘合剂流到其他部位的伤口，如眼附近伤口流入眼内等、深部组织
- 已知有术前全身感染的患者、未控制糖尿病的患者或其他已知可干扰伤口愈合过程的疾病或情况禁用
- 不适用于大脑表面、中枢和/或外周神经系统的伤口闭合，因为本品会引起组织损伤及疤痕组织的形成从而导致功能失调
- 用于皮肤伤口的闭合时，不得用于深层或亚表层皮肤

【警示信息】

- 粘合剂仅由已接受过培训的医生使用
- 粘合剂对涂有凡士林的皮肤无粘合作用，在需要粘合的组织区域应避免使用凡士林
- 严禁在同一部位多次重复使用
- 流入伤口内的游离胶块应立即取出
- 医用粘合剂固化速度很快，能够粘合大部分人体组织以及许多其他材料，必须确保手术器械、敷料或手套在使用时不要与粘合剂直接接触，以免粘附于组织上
- 用于进行静脉曲张的栓塞治疗过程中，可能会发生粘连从而损坏内窥镜。因此，在应用粘合剂之前，应先用硅油对内窥镜的活组织检查管进行冲洗

- 如果完好的皮肤不慎粘合在一起，凡士林或丙酮有助于松解粘合
- 闭合新鲜、边缘光滑的体表伤口时，避免将本品涂抹于伤口内，否则将会影响伤口的愈合
- 使用者须熟知粘合剂的特性
- 产品最大使用量（申请人应根据所做的研究在说明书中说明产品在预期使用部位的人体最大安全用量）
- 用于皮肤闭合时，聚合反应产生的热量，会使特别敏感的患者（例如儿童及老年患者）在使用的位置可能会出现烧灼感

【意外事件的预防和处理】

例如，当使用预期用于皮肤局部封闭的粘合剂处理接近眼部的面部伤口时，应调整患者体位以防止粘合剂流入眼中。应闭合眼睛并用纱布覆盖。将凡士林预防性涂抹在眼周作为机械屏障可有效防止粘合剂流入眼中。在眼周使用辅助伤口闭合器械可导致一些患者眼睑的意外粘合。某些情况时，需在全麻下进行手术处理来分开眼睑。

【不良事件】

- 急性炎症反应
- 过敏反应
- 组织坏死
- 用于静脉曲张的栓塞治疗时，可能会发生异位栓塞（如肺栓塞）
- 用于静脉曲张的栓塞治疗时，坏死/溃疡导致的出血、菌血症、发热以及慢性瘢痕性食道狭窄

四、名称解释

医用粘合剂：指符合医学应用要求，在临床用于对同质或异质机体组织或机体组织同外来物质间进行粘连（接）、具有一定粘性的物质。利用医用粘合剂可实现组织间粘连（接）、机体中活性组织与非活性组织的粘连（接）、以及机体组织与外来物质间的粘连（接）。

五、参考文献

［1］《医疗器械监督管理条例》（中华人民共和国国务院令第 650 号）

［2］《医疗器械注册管理办法》（国家食品药品监督管理总局令第 4 号）

［3］《医疗器械临床试验规定》（原国家食品药品监督管理局令第 5 号）

［4］《医疗器械说明书和标签管理规定》（国家食品药品监督管理总局令第 6 号）

［5］《医疗器械临床评价技术指导原则》（国家食品药品监督管理总局 2015 年第 14 号通告）

［6］Guidance for Industry and FDA Staff Class Ⅱ Special Controls Guidance Document：Tissue Adhesive with Adjunct Wound Closure Device Intended for the Topical Approximation of Skin. November 10，2010；CDRH FDA.

4 可吸收性外科缝线注册技术审评指导原则

（可吸收性外科缝线注册技术审查指导原则）

一、前言

本指导原则旨在指导注册申请人对可吸收性外科缝线产品注册申报资料的准备及撰写，同时也为技术审评部门审评注册申报资料提供参考。

本指导原则是对可吸收性外科缝线产品注册申报资料的一般要求，申请人应依据具体产品特性确定其中内容是否适用，若不适用，需具体阐述理由及相应的科学依据，并依据产品具体特性对注册申报资料的内容进行充实和细化。

本指导原则是对申请人和审查人员的指导性文件，不涉及注册审批等行政事项，亦不作为法规强制执行，如有能满足相关法规要求的其他方法，也可以采用，但应提供详细的研究资料和验证资料。应当在遵循相关法规的前提下使用本指导原则。

本指导原则是在现行法规和标准体系以及当前认知水平下制定的，随着法规、标准体系的不断完善和科学技术的不断发展，本指导原则相关内容也将适时进行调整。

二、适用范围

本指导原则所涉及的可吸收性外科缝线（以下简称可吸收缝线）是由健康哺乳动物的胶原或人工合成的聚合物加工而成，可被活体哺乳动物组织吸收。涵盖的材料包括聚乙醇酸（PGA）、乙交酯－丙交酯共聚物（PGLA）、聚对二氧环己酮（PDS）等可吸收合成材料和动物源性材料。可吸收缝线可用合适的涂层、软化剂浸渍或处理，可以是单股或多股形式。

本指导原则不适用于非吸收性外科缝线。

三、注册申报资料要求

（一）综述资料

1. 概述

描述申报产品的管理类别、分类编码及名称的确定依据。

2. 产品描述

产品描述应全面、详细，至少应包括申报产品名称、产品组成成分（包括主要材料、涂层和添加剂）和各成分百分比、结构（单股/多股）、制式（平制/铬制）、染色情况、适用部位、预期用途、技术性能指标及其制定依据、体内吸收及降解特性、降解产物，以及产品的其他详细特

征等内容。必要时提供图示说明。

3. 规格型号

说明产品的规格型号及划分依据、明确各规格型号的区别。可采用对比表对不同规格型号的结构组成、性能指标加以描述。带针的产品应同时说明缝针的规格型号信息、针线连接方式（如适用）。

4. 包装说明

提供与灭菌方法相适应的最初包装的信息。初包装内含液体成分的应说明液体的组成成分。

5. 产品适用范围和禁忌症

（1）适用范围：应当明确产品的适用范围，包括预期的应用部位、缝合的组织类型、配合使用的器械（如适用）。

（2）禁忌症：如适用，应当明确说明该产品禁忌应用的人群、疾病种类及缝合部位等。

6. 参考的同类产品或前代产品

应当提供同类产品（国内外已上市）或前代产品（如有）的信息，阐述申请注册产品的研发背景和目的。对于同类产品，应当说明选择其作为研发参考的原因。

申请人应综述该类产品国内外研究及临床使用现状及发展趋势。列表比较说明本次申报产品与已上市同类及前代产品（如有）的相同点和不同点，比较的项目应包括产品名称、原材料、涂层、结构、制式、性能指标、适用范围、降解机理、生产工艺、灭菌方式、有效期、已上市国家等。

7. 原材料控制

明确产品的起始物质，列明产品生产过程中由起始物质至终产品过程中所需全部材料的化学名称、商品名/材料代号、CAS号、化学结构式/分子式、分子量/分子量范围及分布、特性粘度、纯度、使用量或组成比例、供应商名称、符合的标准等基本信息，建议以列表的形式提供。

说明原材料的选择依据，起始材料及来源，建议尽量选用已有相关人类临床应用史的原材料。原材料应具有稳定的供货渠道以保证产品质量，需提供原材料生产厂家的资质证明及外购协议。应明确所用原材料的质控标准及生产过程中的检验步骤，提交原材料符合相应标准的全性能验证报告。若缝线单包装中含液体成分，亦应提供液体的组成成分和质量控制文件。

对于首次应用于医疗器械的新材料，应提供该材料适合用于人体预期使用部位的相关研究资料。

对于动物源性原材料，如动物来源的胶原蛋白，还需要提交如下资料：

（1）动物的种属、地理来源、年龄、取材部位（组织的类型和解剖来源）、动物及取材组织健康状况的具体描述；

（2）对于常规定点饲养的动物种类，提供申请人与动物定点饲养单位签订的长期供货协议及饲养单位的资质证明；如果涉及中间商，应提供所有中间商的有关供货协议及资质证明；

（3）对于常规定点屠宰的动物种类，提供申请人（或动物源性材料供应商）与屠宰单位签订的合同及屠宰单位的资格证明；

（4）所取材动物的检疫/防疫证明性资料，在我国一般包括动物检疫合格证、动物防疫合格证、对动物进行防疫接种的兽医卫生合格证等；

（5）申请人对保存每一批动物可追溯性文件（该文件中至少需包括：该产品所用动物的地理来源、取材部位、动物的可追溯性标识、动物饲养、检疫、屠宰及加工方面的情况）的承诺。

注：这里提到的批是指在同一环境中饲养、检疫、屠宰或加工的一组动物。

（二）研究资料

至少应包含如下内容：

1. 产品性能研究

应当提供产品性能研究资料以及产品技术要求的研究和编制说明，包括有效性、安全性指标以及与质量控制相关的其他指标的确定依据、所采用的标准或方法、采用的原因及理论基础等。

（1）物理性能研究

至少包括产品外观、规格与直径、抗张强度、长度、针线连接强度（如适用）、缝针性能（如适用，参考 YY 0043 制定）等。

（2）化学性能研究

对于人工合成的可吸收缝线，应包括红外及核磁鉴别、平均分子量、分子量分布（如适用）、单体残留、催化剂残留、溶剂残留、含水量、重金属含量、褪色试验、环氧乙烷残留量（如适用）、终产品中其他有害小分子物质的残留量要求等。

对于动物源性材料制成的可吸收缝线，至少应包括材料定性要求、材料纯度要求、重金属残留、可溶性铬化合物试验（铬制缝线适用）、免疫原性或相关性能的控制指标（以证明产品的免疫原性可控制在可接受范围）、终产品中有害物质的残留量要求等。

（3）降解吸收性能研究

申请人应阐明产品的降解机理，建议提交支持降解机理的试验资料或文献资料。对于采用新材料制成的缝线，申请人应通过体内和体外试验来证明可吸收缝线的降解吸收特性；对于采用成熟材料制成的缝线，申请人可通过体内或体外试验来证明可吸收缝线的降解吸收特性，若仅进行体外试验，还应提供体内-体外试验相关性的支持性资料。申请人应提供降解周期、降解产物的研究资料，提供

产品降解速率和产品主要性能（如抗张强度）随着时间而变化的研究资料。降解特性说明中应包含图表，以说明可吸收缝线的残留抗张强度的持续时间具有临床意义。具有临床意义的时间长度取决于缝线的预期用途。建议申请人应指明吸收特性与预期用途（如组织缝合能力的保持时间）的一致性。

降解研究选择的缝线规格应能覆盖申请注册的最大、最小及中等线径的缝线规格进行研究。研究的缝线线径规格之间的差异不得超过两个规格，如要对规格从 7 至 7-0 的所有线径规格缝线申请注册，建议对 7，4，1，2-0，5-0 和 7-0 的缝线进行降解研究。

体外降解研究建议模拟体内条件，研究产品完全降解所需时间及所有的降解产物。建议结合产品特性及临床应用建立合理的体外降解研究方法。建议参照已有的标准方法并与已上市的同类产品进行比较。体外降解研究建议考虑降解的中间产物与终产物的名称、化学式、含量和对人体毒性的评价资料。

体内降解研究一般应是动物试验研究，建议根据预期使用部位来研究产品的降解吸收特性，研究产品完全降解吸收所需时间及组织相容性等。

体内降解研究应说明选择的动物种类及依据，建议选取多个中间时间点进行观察，降解研究报告应说明所用材料、材料来源、研究设备、试验方案、试验步骤、支持文献等。体内降解研究应根据缝线质量、尺寸、抗张强度等观察指标对产品的降解程度进行评价。

申请人应提供产品在体内吸收代谢情况的文献资料或研究资料。体内研究应对所申报产品及其降解产物在体内的吸收、分布、代谢及排泄途径进行研究，可考虑但并不局限于以下内容：产品及其降解产物的吸收途径、体内分布状态、代谢途径、代谢终产物对人体是否存在毒性作用、毒性作用的靶器官。

（4）无菌。

（5）热原。

（6）特殊性能研究

若产品带有抗菌涂层，申请人应对其抗菌性能开展研究。应进行体外试验和体内试验以对产品的抗菌作用机理、安全性、有效性进行初步评价。由于各个产品的材料、组成、作用机理不同，申请人应依据产品的特点进行试验设计。

若产品带有药物涂层，应按照药械组合产品增加对药物涂层的相关要求。

对于申请人采用新材料制造的产品以及具有其他特殊性能的产品，企业应根据产品特点制定相应的性能要求，设计验证该项特殊性能的试验方法，阐明试验方法的来源或提供方法学确认资料。

可参照的国家标准及行业标准举例（未标明年代号表示应参照最新版本）：

YY 1116《可吸收性外科缝线》

YY 0043《医用缝合针》

YY/T 0661《外科植入物用聚（L-乳酸）树脂的标准规范》

YY/T 0510《外科植入物用无定形聚丙交酯树脂和丙交酯-乙交酯共聚树脂》

YY/T 0640《无源外科植入物 通用要求》

GB/T 16886《医疗器械生物学评价》系列标准

GB/T 14233.1《医用输液、输血、注射器具检验方法 第1部分：化学分析方法》

GB/T 14233.2《医用输液、输血、注射器具检验方法 第2部分：生物学试验方法》

《中华人民共和国药典》

2. 生物相容性评价研究

应按照 GB/T 16886《医疗器械生物学评价》系列标准和 YY 1116 的规定进行可吸收缝线生物相容性研究。在试验操作可行的前提下，部分生物学部分试验项目可与上述产品性能研究项目一并进行。

3. 生物安全性研究

对于动物源性材料的可吸收缝线，应按照动物源产品提交相关材料的生物安全性研究资料。应对生产过程中灭活和去除病毒和/或传染性病原体工艺过程的描述及有效性验证数据或相关资料，对清除（或降低）动物源性材料免疫原性工艺过程的描述、质量控制指标与验证性实验数据或相关资料。

4. 灭菌工艺研究

（1）应明确灭菌工艺（方法和参数）及其选择依据和无菌保证水平（SAL），并提供灭菌确认报告。可吸收缝线的无菌保证水平（SAL）应达到 1×10^{-6}。

（2）残留毒性：若灭菌使用的方法容易出现残留，如环氧乙烷灭菌，应当明确残留物信息及采取的处理方法，并提供研究资料。

5. 产品货架有效期和包装研究

（1）货架有效期

货架有效期包括产品有效期和包装有效期。产品有效期验证可采用实时老化或加速老化的研究。实时老化的研究是唯一能够反映产品在规定储存条件下实际稳定性要求的方法，应遵循极限试验和过载试验原则。加速老化研究试验的具体要求可参考 ASTM F1980（YY/T 0681.1）。

对于包装的有效期验证，建议提交在选择恰当的材料和包装结构合格后的最终成品包装的初始完整性和维持完整性的检测结果。在进行加速老化试验研究时应注意：产品选择的环境条件的老化机制应与宣称的运输储存条件真实下发生产品老化的机制相匹配一致。对于在加速老化研究中可能导致产品变性而不适于选择加速老化试验方法研究其包装的有效期验证，应以实时老化方法测定和验证。

（2）包装及包装完整性

在宣称的有效期内以及运输储存条件下，保持包装完整性的依据。

产品包装验证可依据有关国内、国际标准进行（如 GB/T 19633、ISO 11607、ASTM D-4169 等），提交产品的包装验证报告。

6. 其他资料

结合申报产品的特点，提交证明产品安全性、有效性的其他研究资料。

（三）生产制造信息

1. 应当明确产品生产加工工艺，注明关键工艺和特殊工艺，并阐明其过程控制点及控制参数。对生产工艺的可控性、稳定性应进行确认。明确生产过程中各种加工助剂的使用情况及对杂质（如残留单体、小分子残留物等）的控制情况。

申请人需写明主要反应过程、反应试剂、反应条件、催化剂、生成物、中间产物等，对每一步生产过程的非预期产物进行确认、分析、控制，提交非预期产物的质控标准、对人体安全性的评估资料等。

若生产过程涉及动物源性成分，应提供相应的病毒/病原体/免疫原性控制指标，控制指标的制定依据及方法、验证等相关数据技术资料。

2. 生产场地

有多个研制、生产场地，应当概述每个研制、生产场地的实际情况。

（四）产品的风险分析资料

按照 YY 0316《医疗器械 风险管理对医疗器械的应用》标准的要求，对产品生命周期全过程实施风险管理。申请人在产品注册上市前，应对风险管理过程进行评审。评审应至少确保：风险管理计划已被适当地实施；综合剩余风险是可接受的；已有适当方法获得相关生产和生产后信息。评审结果应形成风险管理报告。风险管理资料应至少包括以下信息：

1. 可能影响产品安全性的特征问题清单

应参考 YY 0316 附录 C 的要求判定医疗器械与安全性有关特征的问题，但识别风险的来源并不局限于此。应对该类产品进行充分的风险识别，风险识别的信息来源需要具体列出，可包括但不局限于以下途径：类似产品的投诉/抱怨数据、医学文献、试验室检测、动物试验数据、产品标签标识、专家观点等。对于风险识别信息的来源企业应具体说明，并提交有关支持文件或文献。

2. 产品有关危害的清单

申请人应详细列出与产品有关的已知和可预见危害的清单，以及对每个危害如何造成损害的分析（包括可预见的事件序列、危害处境和可能发生的损害）。

申请人应指出拟申报产品所特有的任何额外风险，说明风险分析的方法。已识别的风险应至少包括但不局限于以下方面：

（1）原材料的生物学和化学危害

材料或材料来源变化；

原材料纯度；

材料的生物相容性和可降解性能。

（2）生产加工过程可能产生的危害

污染；

添加剂、助剂、辅剂的残留；

病毒灭活；

免疫原性控制；

工艺用水；

生产环境洁净度；

热原；

内毒素。

（3）产品使用风险因素

选择与使用不当；

缝线断裂；

感染；

伤口裂开；

异物反应引起的炎症；

吸收缓慢或不吸收；

伤口愈合不良。

（4）灭菌过程可能产生的危害

灭菌方式对产品不适宜，灭菌不完全等。

（5）不正确使用产生的危害

未按照说明书中操作方法操作，使用过程中损伤 缝线等。

（6）产品包装可能产生的危害

包装破损、标识不清等。

申请人应对所识别的风险提出具体的降低风险的措施。降低所申报产品的风险应依据 YY 0316 要求依次从设计、保护、说明书进行考虑。

申请人应在产品生命全周期中对风险进行管理控制，以使剩余风险在可接受范围内。可通过产品设计控制、产品原材料选择、产品技术性能指标的制定、动物试验、临床试验、正确的标签标识、灭菌等多项措施以降低风险至可接受水平，但不局限于上述内容。

（五）产品技术要求

申请人应结合产品的技术特征和临床使用情况来确定产品安全有效、质量可控的技术要求与检验方法。产品技术要求中应包括明确规格型号及其划分的说明、产品性能指标及试验方法、产品描述一般信息（原材料、组成成分、结构、染色情况等）及产品包装信息。产品技术要求中的内容引用国家标准、行业标准或中国药典的，应保证其有效性，并注明相应标准的编号、年号及中国药典的版本号。制定可吸收缝线技术要求的常用参考标准如下：

YY 1116 《可吸收性外科缝线》

YY 0043 《医用缝合针》

GB/T 14233.1 《医用输液、输血、注射器具检验方法第 1 部分：化学分析方法》

GB/T 14233.2 《医用输液、输血、注射器具检验方法第 2 部分：生物学试验方法》

《中华人民共和国药典》

产品技术要求中的性能指标应不低于 YY 1116 《可吸收性外科缝线》中的相关要求，检验方法应采用行业标准中的方法，若采用其他方法则应选择经验证的方法并说明原因。除缝线材料及分类以外，技术要求中还应包括但不限于以下理化性能：外观、规格与直径、抗张强度、长度、可溶性铬化合物试验、重金属、含水量要求、褪色试验、环氧乙烷残留量、降解性能、免疫原性或相关性能的控制指标（动物源性材料适用）。如缝线带针，还应增加针线连接强度及缝合针的要求。缝线的生物性能应包括无菌和热原。

对宣称的所有其他技术参数和功能，均应在产品技术要求中予以规定。

若为动物源性原材料，应明确规定动物种属、来源、年龄及取材部位。

产品技术要求的编制说明应说明产品性能指标及试验方法制订的依据。

（六）产品的注册检验报告

申请人应提供具有医疗器械检验资质的医疗器械检验机构出具的注册检验报告和预评价意见。此外，还应提供检验样品规格型号的选择依据。

所检验型号产品应当是本注册单元内能够代表申报的其他型号产品安全性和有效性的典型产品，若一个型号不能覆盖，除选择典型型号进行全性能检验外，还应选择其他型号进行差异性检验。如：选择最大、最小及中等尺寸的缝线规格进行物理性能的检验。检验的缝线尺寸之间的差异不得超过三个规格，如要对规格从 7 至 7-0 的所有尺寸缝线申请注册，建议对 7，4，1，2-0，5-0 和 7-0 的缝线进行物理性能的检验。

不同色素和涂层的缝线应进行全性能检验。

（七）临床评价

对于按照《医疗器械注册管理办法》规定需要进行临床试验的可吸收缝合线产品，临床试验应符合国家食品药品监督管理总局颁布的《医疗器械临床试验质量管理规范》、《医疗器械临床评价技术指导原则》及本指导原则制定临床试验方案并实施试验。

临床试验时应注意如下几方面：

1. 临床适应症的选择

详细说明试验对象的选择范围、入选标准和排除标准，对照组的设置情况。

临床试验选择的手术部位、组织类型应能覆盖产品申报的临床适用范围。

2. 评价指标

明确临床性能评价指标，评价的指标应合理并便于临床观察，评价指标应包括有效性指标、安全性指标及术中操作性能评估指标。

以用于体表伤口为例：

（1）有效性评价指标为伤口愈合情况，包括以下内容：

愈合进度、感染、水肿、红斑、皮肤温度、浆液瘤、缝线窦及疼痛评分（目测类比评分 VAS：0 分 – 10 分）等。有效性评价指标的观察终点为伤口愈合分级（甲级愈合、乙级愈合及丙级愈合）。

伤口愈合情况评估应分别于术后不同时间点进行，应同时记录不良事件发生率以及可能影响伤口愈合的抗生素或其他药物使用情况。

应对伤口可能造成不利影响的风险因素在试验组和对照组中所占的比例是否相似进行分析。还应考虑两组的静脉抗生素治疗情况。

（2）安全性评价指标

术后并发症（切口感染、排异反应、瘢痕形成、切口裂开、切口疝）及不良反应。

（3）术中缝线操作性能指标（医生盲态评估）

① 穿越组织的难易程度；

② 第一道结的绕线固定情况

③ 线结下系时是否顺畅；

④ 线结的可靠性

⑤ 外科操作情况（包括外科手感）

⑥ 缝线记忆情况

从包装中取出缝线及展开后，缝线应能保持相对稳定的线性结构。应该尽量没有扭结、卷曲或其他有可能影响手术操作及使用的一些弯曲形态

⑦ 缝线的耐磨情况（抗撕解或抗拆开能力）。

3. 研究设计和研究假设

建议申请人采用前瞻性、随机对照设计，将拟申报器械与已获准上市器械进行对比。对照器械应与拟申报器械采用类似的材料制成且具有相似的预期用途。

4. 比较的类型

如优效性检验、非劣效性检验、等效性检验，申请人应说明选择的依据。

5. 样本量确定依据

试验例数应具有统计学意义，应足以确保所申报器械将能在临床使用条件下充分发挥作用。

样本量的大小应根据受试产品的具体特性、主要有效性（或安全性）评价指标及其估计值、显著性水平、研究把握度以及临床试验比较的类型来确定。应在临床试验方案中明确给出具体的样本量计算公式及其来源出处，说明计算过程中所采用的所有参数及其估计值。建议根据下列五个方面确定所需要的样本量，即（1）拟采取的试验设计类型（常分为单组设计、配对设计、成组设计、单因素多水平设计、交叉设计、析因设计、重复测量设计等）；（2）拟采取的比较类型［常分为差异性检验（又分为单、双侧检验）、等效性检验、优效性检验和非劣效性检验］；（3）参数选择建议：Ⅰ类错误概率 α 值为双侧 0.05（即单侧 0.025），Ⅱ类错误概率 β 通常不超过 0.2（即把握度不小于 80%）；（4）主要评价指标的性质［通常分为定量的、定性的（又分为二值的和多值有序的）］和有关的基础数据及有临床意义的界值；（5）应考虑 20% 以内的脱落率。对于非劣效和等效性试验，还应给出具有临床意义的非劣效

界值和/或等效性界值，若为优效性试验，需要给出优效性界值。对各临床试验中心的入选受试者进行分组时，应尽可能基于重要的非试验因素进行分层随机化。

样本量计算举例（体表缝合为例）

将伤口达甲级愈合患者的比例作为主要评价指标，试验采用随机对照的非劣效设计，假设试验组和对照组有效率（甲级愈合比例）均为 98%，非劣效界值取 5%，在统计学检验显著性水平取单侧 0.025，把握度取 80% 时，每组至少需要入组 124 例患者，在此基础上考虑 10% 的脱落率，最终每组的入选规模确定为 138 例。

所使用的样本量计算公式为：

$$n = \frac{\left[\mu_{1-\alpha} \sqrt{2\overline{p}(1-\overline{p})} + \mu_{1-\beta} \sqrt{p_T(1-p_T)+p_C(1-p_C)} \right]^2}{\left[\Delta - (p_T - p_C) \right]^2}$$

6. 统计分析方法

应在方案中明确写出将要采用的统计分析方法。所有统计分析均应在 ITT（意向性治疗）分析集进行，对于未能观察到安全性或有效性终点的受试者，必须进行灵敏度分析，并按照失败或者无效计算。

（1）描述性分析

计数资料采用频数和百分比描述，计量资料采用均数、标准差、最大值、最小值、中位数、第 25 及第 75 分位数描述。

（2）基线人口统计学分析

基线统计除按上述描述性分析外，对计数资料组间比较采用卡方检验或 Fisher 精确概率法，正态分布的计量资料组间比较采用成组 t 检验，非正态分布的计量资料组间比较采用 Wilcoxon 秩和（Wilcoxon Rank Sum）检验。

（3）临床终点选择及分析

随机对照设计的试验，其主要终点有效率的组间比较，采用调整中心效应的 CMH（Cochran Mantel – Haenszel）卡方检验，需给出试验组与对照组有效率的差值及其 95% 可信区间，其余终点指标参照基线分析进行。

（4）安全性评价

为评估器械的安全性，建议申请人提交使用该器械时观察到的所有不良事件和患者手术恢复期的全面评价，直到患者退出临床研究。

实验室指标：报告实验室指标治疗前正常、治疗后异常的例数及所占比例，并进行组间比较。

不良事件：报告不良事件发生例数及所占比例，并进行组间比较。同时，详细描述各组病例出现的全部不良事件的具体表现、程度及其与所使用的研究产品的关系。

7. 试验所用样品的信息

应具体说明临床试验样品的详细信息：产品规格型号、批号、使用方法，对照品的详细信息（生产厂家、产品材料、预期用途、使用方法、产品规格型号、批号、医疗器械注册证号等）。

8. 患者随访

建议对临床试验中纳入的患者进行随访。随访应有客

观依据。

（八）产品说明书和标签

产品说明书和标签应符合《医疗器械说明书和标签管理规定》（国家食品药品监督管理总局令第 6 号）的要求，同时，还应满足以下要求：

1. 适应症

应列出手术种类、身体部位、组织类型，并且在某些情况下，应说明缝线适用的预期患者人群。

2. 说明书中应包含以下内容

① 说明材料组分或生物（物种和组织）来源；

② 列出缝线的染料、涂层、所用的包装液体；

③ 缝线的吸收方式和吸收速率；

④ 抗张强度随着时间的变化情况；

⑤ 完全吸收所需的时间。

标签内容应符合 YY 1116 的规定。

3. 禁忌症

应列出适用于可吸收缝线的禁忌症。禁忌症中应包含有：

证据证明不适用于缝线的手术类型、身体部位或患者人群。

4. 警示信息

应列出适用于可吸收外科缝线的警告。警告中包括器械相关的严重不良反应或潜在的安全危害，并且还应包含可能的后果。举例来讲，"避免长期接触尿液或胆汁"的警告，应包括后果情况，因此应声明"长期接触尿液或胆汁可能会导致结石形成"。

5. 注意事项

应列出适用于缝线的注意事项。即将避免器械使用时的不良事件或潜在安全危害的措施告知用户的声明。比如，"用镊子或持针器处理缝线时，应避免挤压或卷曲缝线。挤压或卷曲缝线可能会对缝线的抗张强度或吸收率造成不良

影响"。（液体成分包装的缝线在使用时应注明是否进行清洗及清洗步骤）与警告事项相同，注意事项中也应说明后果情况。

6. 不良事件

应识别与缝线使用相关的不良事件。应单独列出在所有缝线中观察到的不良事件（仅在企业申报的缝线类型中观察到的不良事件）。

7. 应提交标签、单包装的印刷版示意图。

四、名词解释

可吸收性外科缝线：是可被人体组织吸收的外科缝线，可由健康哺乳动物的胶原或人工合成的聚合物等材料加工而成。

五、参考文献

1.《医疗器械监督管理条例》（中华人民共和国国务院令第 650 号）

2.《医疗器械注册管理办法》（国家食品药品监督管理总局令第 4 号）

3.《医疗器械说明书和标签管理规定》（国家食品药品监督管理总局令第 6 号）

4.《医疗器械临床试验质量管理规范》（国家食品药品监督管理总局令第 25 号）

5.《关于公布医疗器械注册申报资料要求和批准证明文件格式的公告》（国家食品药品监督管理总局公告 2014 年第 43 号）

6. Class Ⅱ Special Controls Guidance Document：Surgical Suture；June 3，2003；CDRH FDA.

六、起草单位

国家食品药品监督管理总局医疗器械技术审评中心

5 中心静脉导管产品注册技术审评指导原则

（中心静脉导管产品注册技术审查指导原则）

本指导原则旨在帮助和指导申请人对中心静脉导管产品注册申报资料进行准备，以满足技术审评的基本要求。同时有助于审评机构对该类产品进行科学规范的审评，提高审评工作的质量和效率。

本指导原则是对中心静脉导管产品注册申报资料的一般要求，申请人应依据具体产品的特性对注册申报资料的内容进行充实和细化。申请人还应依据具体产品的特性确定其中的具体内容是否适用，若不适用，需具体阐述其理由及相应的科学依据。

本指导原则是对申请人和审查人员的指导性文件，但不包括注册审批所涉及的行政事项，亦不作为法规强制执行，如果有能够满足相关法规要求的其他方法，也可以采用，但是需要提供详细的研究资料和验证资料。应在遵循相关法规的前提下使用本指导原则。

本指导原则是在现行法规和标准体系以及当前认知水平下制定的，随着法规和标准的不断完善，以及科学技术的不断发展，本指导原则相关内容也将进行适时的调整。

一、适用范围

本指导原则所涉及的中心静脉导管（以下简称"导管"）是指可经由颈内静脉、股静脉或锁骨下静脉等插入中心静脉系统，用于血液净化、液体输注、抽取血样、测量中心静脉压的血管内导管。根据置管方式可分为隧道式和非隧道式，根据产品结构可分为单腔、双腔、三腔等。根据其用途可分为血液净化用导管和输液用导管，其中前者包括血液透析、透析滤过等血液净化用导管，后者包括输液、测压等用途导管。由于两者在适用范围、适用人群、检测、临床评价方法等各方面均不相同，是两个不同的产品，应分为不同的注册单元进行申报注册。

本指导原则中提及的中心静脉导管是不包括经外周穿刺的中心静脉导管（PICC）及带有植入式输液港的中心静脉导管，且仅针对导管部分，不包括导管配合用其他附件，如导丝、穿刺针、注射器、敷料等。

二、注册申报资料要求

（一）综述资料

1. 概述

（1）申报产品管理类别：Ⅲ类。

（2）产品名称：申请人应根据医疗器械命名的有关规定进行命名，并详细描述产品名称的确定依据。依据《医疗器械通用名称命名规则》，建议使用"中心静脉导管"作为产品名称核心词汇。对于具有特殊功能的，可适当增加前缀关键词，但不应使用未体现任何技术特点、存在歧义或误导性、商业性的描述内容。

2. 产品描述

产品描述应全面、详细，至少应包括申报产品名称、产品组件、预期用途、技术性能指标及其制定依据，以及产品的其他详细特征等内容。产品结构应提供结构示意图。列出产品各组件所使用全部材料（包括添加剂、单体、引发剂、助剂、粘合剂、着色剂等）名称，至少应包括：每个材料的通用名称与准确的化学名称、商品名/材料代号、化学结构式、纯度、组成比例。建议以列表方式列出。

3. 规格型号

说明产品的规格型号及划分依据，明确各规格型号的区别。可采用对比表对不同规格型号的结构组成、性能指标加以描述。

4. 包装说明

提供与灭菌方法相适应的最初包装的信息。

5. 适用范围和禁忌证

（1）适用范围：应当明确产品的适用范围，包括预期的使用时间、使用部位。

（2）适用人群：目标患者人群的信息（如成人、儿童、新生儿），患者选择标准的信息以及使用过程中需要考虑的因素。

（3）禁忌证（如适用）：应当明确说明该器械不适宜的某些疾病、情况或特定的人群及部位。

6. 参考的同类产品或前代产品

应当提供同类产品（国内外已上市）或前代产品（如有）的信息，阐述申请注册产品的研发背景和目的。对于同类产品，应当说明选择其作为研发参考的原因。

申请人应综述该类产品国内外研究及临床使用现状及发展趋势。列表比较说明本次申报产品与已上市同类及前代产品（如有）的相同点和不同点，比较的项目应包括产品名称、原材料、涂层（如适用）、结构、性能指标、适用范围、生产工艺、灭菌方式、有效期、已上市国家等（建议以列表方式列出），以及相对于市场上同类常规产品在技术、设计和应用方面的比较与相关资料。

7. 原材料控制

原材料应包括产品各部分组成的材料，可能包括管体、接头、涂层等。应明确产品原材料的化学名称、商品名/材料代号、CAS号（如适用）、纯度（如适用）、分子式/化学结构式、符合的标准等基本信息，建议以列表的形式提供。

说明原材料的选择依据，起始材料及来源，建议尽量选用已有相关人类临床应用史的原材料。原材料应具有稳定的供货渠道以保证产品质量，需提供原材料生产厂家的资质证明及外购协议。应明确所用原材料的质控标准，提交原材料符合相应标准的性能验证报告。

原材料应进行质量控制，明确每种原材料组分（包括添加剂、润滑剂、粘结剂或其他添加物，如着色剂、标记物等）及含量信息。原材料应符合相关材料标准如YY/T 0242—2007《医用输液、输血、注射器具用聚丙烯专用料》、YY/T 0114—2008《医用输液、输血、注射器具用聚乙烯专用料》、YY/T 0806—2010《医用输液、输血、注射及其他医疗器械用聚碳酸酯专用料》、GB/T 12672—2009《丙烯腈－丁二烯－苯乙烯（ABS）树脂》、YY 0334—2002《硅橡胶外科植入物通用要求》等（注：本指导原则中标准适用最新版本，下同），提供满足上述标准项目的检测报告。

对于首次应用于医疗器械的新材料，应提供该材料适合用于人体预期使用用途、使用部位及安全性的相关研究资料。

如产品中含有动物源性材料，还需要提交如下资料：

（1）动物的种属、地理来源、年龄、取材部位（组织的类型和解剖来源）、动物及取材组织健康状况的具体描述；

（2）对于常规定点饲养的动物种类，提供申请人与动物定点饲养单位签订的长期供货协议及饲养单位的资质证明；如果涉及中间商，应提供所有中间商的有关供货协议及资质证明；

（3）对于常规定点屠宰的动物种类，提供申请人（或动物源性材料供应商）与屠宰单位签订的合同及屠宰单位的资格证明；

（4）所取材动物的检疫/防疫证明性资料，在我国一般包括动物检疫合格证、动物防疫合格证、对动物进行防疫接种的兽医卫生合格证等；

（5）申请人对保存每一批动物可追溯性文件（该文件中至少需包括：该产品所用动物的地理来源、取材部位、动物的可追溯性标识、动物饲养、检疫、屠宰及加工方面的情况）的承诺。

注：这里提到的批是指在同一环境中饲养、检疫、屠宰或加工的一组动物。

对于动物来源的肝素，还需提供多硫酸软骨素（OSCS）含量、纯度等。

（二）研究资料

至少应包含如下内容：

1. 产品性能研究

应当提供产品性能研究资料以及产品技术要求的研究，包括有效性、安全性指标以及与质量控制相关的其他指标的确定依据、所采用的标准或方法等。

（1）物理性能研究

至少包括产品外观、射线可探测性、规格与直径、流速、耐腐蚀性、长度、管腔标识、公称尺寸标识、座、侧孔、动力注射、峰值拉力、无泄漏、末端头端、微粒污染等。

（2）化学性能研究

应包括还原物质、重金属、酸碱度、蒸发残渣和环氧乙烷残留量（如适用）、紫外吸光度等要求。如生产工艺中使用粘合剂、溶剂（如适用）等对人体有潜在毒性的物质，应进行残留量检测，其中指标、试验方法明确并需对其进行常规控制的物质，应列入技术要求。

（3）无菌。

（4）热原、内毒素。

（5）涂层特性或药物浸渍特性

如产品带有涂层，应补充涂层相应要求，列明涂层化学成分、纯度和比例信息。提供涂层定性、定量分析、释放性能（如含药物的涂层等）、使用性能评价（如亲水性涂层润滑性能）、脱落率（如适用）和安全性评价等文件。若涂层中包含药物，需提供药物在生产国或我国药品注册证，并对药物安全性进行研究。应至少包括：药物名称、剂量、剂型信息；药物与器械材料的兼容性；给药途径、给药剂量、药物剂型、药物贮存条件若发生改变，对人体所产生的影响等。若涂层中包含来源于动物成分的物质，还需提供相关材料及生物活性物质的生物安全性研究资料。

若产品带有抗菌物质或进行了具有抗菌效果的工艺处理，申请人应对其抗菌性能开展研究。应进行体外试验和体内试验以对产品的抗菌作用机理、安全性、有效性进行初步评价。由于各个产品的材料、组成、作用机理不同，申请人应依据产品的特点进行试验设计。

对于申请人采用新材料制造的产品以及具有其他特殊性能的产品，企业应根据产品特点制定相应的性能要求，设计验证该项特殊性能的试验方法，阐明试验方法的来源或提供方法学验证资料。

2. 生物相容性评价研究

应根据产品与人体接触部位、接触方式及接触时间，按 GB/T 16886.1 标准的规定要求进行评价并提交资料，本导管属于长期外部接入循环血液产品，企业应根据其接触时间提交相应的生物学试验资料的支持。

3. 生物安全性研究

如产品中含有动物源性材料，应按照动物源产品提交相关材料的生物安全性研究资料。应提供生产过程中灭活和去除病毒和/或传染性病原体工艺过程的描述及有效性验证数据或相关资料，提供清除（或降低）动物源性材料免疫原性工艺过程的描述、质量控制指标与验证性实验数据或相关资料。

4. 灭菌工艺研究

（1）应明确灭菌工艺（方法和参数）及其选择依据和无菌保证水平（SAL），并提供灭菌确认报告。导管的无菌保证水平（SAL）应达到 1×10^{-6}。

（2）残留毒性：若灭菌使用的方法容易出现残留，如环氧乙烷灭菌，应当明确残留物信息及采取的处理方法，并提供研究资料。

5. 产品货架有效期和包装研究

（1）货架有效期

货架有效期包括产品有效期和包装有效期。产品有效期验证可采用实时老化或加速老化的研究。实时老化的研究是唯一能够反映产品在规定储存条件下实际稳定性要求的方法，应遵循极限试验和过载试验原则。加速老化研究试验的具体要求可参考 ASTM F1980（YY/T 0681.1）。

对于包装的有效期验证，建议申请人提交在选择恰当的材料和包装结构合格后的最终成品包装的初始完整性和维持完整性的检测结果。在进行加速老化试验研究时应注意：产品选择的环境条件的老化机制应与宣称的运输储存条件真实下发生产品老化的机制相匹配一致。对于在加速老化研究中可能导致产品变性而不适于选择加速老化试验方法研究其包装的有效期验证，应以实时老化方法测定和验证。

（2）包装及包装完整性

在宣称的有效期内以及运输储存条件下，保持包装完整性的依据。

产品包装验证可依据有关国内、国际标准进行（如 GB/T 19633、ISO 11607、ASTM D—4169 等），提交产品的包装验证报告。

6. 再循环率（仅针对血液净化用中心静脉导管）

临床治疗过程中，部分净化后血液会再次回到体外循环管路的入口，即血液从静脉端向动脉端逆向流动，这部分净化过的逆流血流量构成了通路再循环。血管通路的再循环不仅影响透析效果而且干扰对于透析充分性的评估。对于血管通路再循环的测定、评价以及应用可以指导临床医生对于不同透析患者进行处方个体化的制定以及测量血管功能不良、增强透析效果等具有重要指导意义。

申请人应对所申报产品正接及反接情况下的再循环率进行研究，并提交相应的研究资料（包括方法学），再循环率的研究结论及研究方法应在说明书中标明。

7. 可沥滤物安全性研究

如产品中含有对人体有潜在毒性的可溶出物（例如产品与血液直接接触部件所含有的色素、增塑剂），单体（如聚氨酯材料中的异氰酸酯类单体），或其反应产物、降解产物等，应提供其毒性分析及残留量检测，以及相应的安全性评价。

安全性评价应提供可允许限量建立的依据，残留量检测应提供方法学的验证报告，方法学验证内容可参考《中华人民共和国药典》（以下简称《中国药典》）中《药品质量标准分析方法验证指导原则》。

8. 其他资料

结合申报产品的特点，提交证明产品安全性、有效性的其他研究资料。

（三）生产制造信息

应当明确产品生产加工工艺，注明关键工艺和特殊工艺，并阐明其过程控制点及控制参数。对生产工艺的可控性、稳定性应进行确认。明确生产过程中各种加工助剂的使用情况及对杂质（如残留单体、小分子残留物、同分异构体等）的控制情况。

若生产过程涉及动物源性成分，应提供相应的病毒/病原体/免疫原性控制指标，控制指标的制定依据及方法、验证等相关数据技术资料。有多个研制、生产场地，应当概述每个研制、生产场地的实际情况。

（四）产品的风险分析资料

按照 YY/T 0316—2016《医疗器械风险管理对医疗器械的应用》标准的要求，对产品生命周期全过程实施风险管理。申请人在产品注册上市前，应对风险管理过程进行评审。评审应至少确保：风险管理计划已被适当地实施；综合剩余风险是可接受的；已有适当方法获得相关生产和生产后信息。评审结果应形成风险管理报告。风险管理资料应至少包括以下信息：

1. 可能影响产品安全性的特征问题清单

企业应参考 YY/T 0316 附录 C 的要求判定医疗器械与安全性有关特征的问题，但识别风险的来源并不局限于此。申请人应对该类产品进行充分的风险识别，风险识别的信息来源需要具体列出，可包括但不局限于以下途径：类似产品的投诉/抱怨数据、医学文献、实验室检测、动物试验数据、产品标签标识、专家观点等。对于风险识别信息的来源企业应具体说明，并提交有关支持文件或文献。

2. 产品有关危害的清单

申请人应详细列出与产品有关的已知和可预见危害的清单，以及对每个危害如何造成损害的分析（包括可预见

的事件序列、危害处境和可能发生的损害）。

申请人应指出拟申报产品所特有的任何额外风险，说明风险分析的方法。已识别的风险应至少包括但不局限于以下方面：

a. 原材料的生物学和化学危害：
材料或材料来源变化
原材料纯度
材料的生物相容性和可降解性能
b. 生产加工过程可能产生的危害：
污染
添加剂、助剂、辅剂的残留
病毒灭活
工艺用水
生产环境洁净度
热原
内毒素
c. 产品使用风险因素：
选择与使用不当
护理
感染
导管血栓
静脉血栓形成或狭窄
皮下隧道感染
主要血管损伤
d. 灭菌过程可能产生的危害：
灭菌方式对产品不适宜，灭菌不完全等
e. 不正确使用产生的危害：
未按照说明书中操作方法操作，使用过程中损伤导管等
f. 产品包装可能产生的危害：
包装破损、标识不清等

申请人应对所识别的风险提出具体的降低风险的措施。降低所申报产品的风险应依据 YY/T 0316 要求依次从设计、保护、说明书进行考虑。

申请人应在产品生命全周期中对风险进行管理控制，以使剩余风险在可接受范围内。申请人可通过产品设计控制、产品原材料选择、产品技术性能指标的制定、动物试验、临床试验、正确的标签标识、灭菌等多项措施以降低风险至可接受水平，但不局限于上述内容。

（五）产品技术要求

申请人应结合产品的技术特征和临床使用情况来编制确定产品安全有效、质量可控的技术要求。产品技术要求中应明确规格型号及其划分的说明、产品性能指标及试验方法等，建议提供产品示意图。产品技术要求中的内容引用国家标准、行业标准或《中国药典》的，应保证其适用性，并注明相应标准的编号、年号及《中国药典》的版本号。制定导管技术要求的常用参考标准如下：

YY 0285.1《一次性使用无菌血管内导管 第一部分：

通用要求》

YY 0285.3《一次性使用无菌血管内导管 第三部分：中心静脉导管》

GB/T 16886《医疗器械生物学评价》系列标准

GB/T 14233.1《医用输液、输血、注射器具检验方法 第1部分：化学分析方法》

GB/T 14233.2《医用输液、输血、注射器具检验方法 第2部分：生物学试验方法》

GB/T 1962.1《注射器、注射针及其他医疗器械6%（鲁尔）圆锥接头 第1部分：通用要求》

GB/T 1962.2《注射器、注射针及其他医疗器械6%（鲁尔）圆锥接头 第2部分：锁定接头》

GB 8368《一次性使用输液器 重力输液式》

对宣称的所有其他技术参数和功能，均应在产品技术要求中予以规定。

若为动物源性原材料，应明确规定动物种属、来源、年龄及取材部位。

产品技术要求应包括但不局限于以下内容：

1. 物理性能

外表面、尺寸（如外径、有效长度）、耐腐蚀性、峰值拉力、座、流量、无泄露、动力注射（如适用）、侧孔、末端头端、距离标识、管腔标识、导管夹配合性、微粒污染等。

2. 化学性能

重金属离子、化学物残留、紫外吸光度、还原物质、酸碱度、蒸发残渣、色泽等，环氧乙烷灭菌产品需对环氧乙烷残留量进行要求；如带有涂层或药物，应提供其涂层或药物相关定性、定量、释放性能及其他特性要求。

3. 无菌。

4. 热原。

（六）产品注册检验报告

申请人应提供具有医疗器械检验资质的医疗器械检验机构出具的注册检验报告和预评价意见。此外，还应提供典型性检验样品的选择依据。

所检验型号产品应当是本注册单元内能够代表申报的其他型号产品安全性和有效性的典型产品，若一个型号不能覆盖，除选择典型型号进行全性能检验外，还应选择其他型号进行差异性检验。

（七）临床评价资料

如开展临床试验，应按照《医疗器械注册管理办法》及本指导原则制定临床试验方案，并依据《医疗器械临床试验质量管理规范》的要求实施。申报资料中应提交伦理委员会批件、试验方案和试验报告（含统计分析结果）等文件。

1. 临床试验基本要求

试验方案应明确研究目的、研究人群、观察指标、评价方法、对照选择及研究设计类型等。可采用两中心或多中心完成临床试验，其中多中心试验的各参试单位应按照同一个试验方案完成临床试验。分中心报告以统计描述为主。分析受试者退出或脱落的严重程度和产生原因，并估计可能对结果造成的影响。

2. 入选和排除标准

根据研究产品的预期用途确定目标人群，制定具体的入选和排除标准。

入选标准：各种病因引起需要进行中心静脉置管手术患者，受试者的置管穿刺部位应在同一试验中固定统一。试验对象应具有代表性：

对于血液净化用中心静脉导管，受试者应为需要使用中心静脉导管进行血液净化的患者，患者适应证应符合《中国血液透析用血管通路专家共识》。

对于输液用中心静脉导管，受试者的选择原则上应为符合建立中心静脉通路的适应证的患者，如严重创伤、休克以及急性循环衰竭等危重病人的抢救，进行快速补液，或需长期输液或静脉药物的治疗而周围静脉已无法利用者，或需要多腔同时输注几种不相容药物者，或需要输注有刺激性、腐蚀性或高渗性药液者，或进行胃肠外营养支持，或中心静脉压监测的患者等。

排除标准：不适合进行置管手术的患者，如广泛上腔静脉系统血栓形成、或穿刺静脉局部感染、或穿刺置管处血管闭塞或严重病变、颈内静脉解剖变异或严重狭窄、伴有腔内静脉系统血栓、凝血功能障碍、严重贫血、感染、肿瘤、活动出血、严重心、肝、肺脏疾病、精神异常或病情不稳定等患者等，或研究者认为其他不宜参加本临床试验患者。

3. 研究设计和研究假设

建议申请人采用平行、前瞻、随机对照设计，将拟申报器械与已获准上市器械进行对比。对照器械应与拟申报器械采用相同或类似的材料制成且具有相似的预期用途。对照品的适用范围和使用方式应尽量与申报产品一致，应选择已获得医疗器械注册证的产品。试验组和对照组的试验条件、方法步骤、临床观察项目、评价依据及术后随访时间应一致，对照组与试验组应按随机原则分配。采用多中心研究时各中心方案应一致。应详细描述试验用中心静脉导管及对照品的规格型号、生产厂家和批号、对照品选择依据等信息。

4. 比较的类型

如优效性检验、非劣效性检验、等效性检验，申请人应说明选择的依据。

5. 对血液净化用中心静脉导管，临床操作应符合《血液净化标准操作规程》、《血液透析血管通路临床实践指南》、《中国血液透析用血管通路专家共识》等临床操作规范。

6. 评价指标设定举例

明确临床性能评价指标，评价的指标应合理并便于临床观察，评价指标应包括有效性指标、安全性指标及术中操作性能评估指标。

（1）预期用于血液净化用中心静脉导管

① 有效性指标

主要项目：导管完成一次血液净化全过程的成功率。成功率的判定项目应包括：导管通畅性（血液净化过程中血流量不低于 200ml/min）、无泄漏等。

次要项目：动脉和静脉压，使用该导管进行血液净化治疗前后的尿素和肌酐的变化等。

② 安全性指标

观察时间点：对于隧道式导管和非隧道式导管，短期观察时间点为导管置入后 14 天；隧道式导管应增加长期观察时间点，为置管后 3 个月。

并发症：血栓、狭窄、局部感染和系统性感染（如败血症）等。

其他临床指标：受试者生命体征、血常规、血生化指标（肝功能、肾功能、溶血试验、出/凝血时间等）、发热反应、过敏反应。

不良事件：临床试验过程中出现的任何不利的医学事件，无论是否与试验用医疗器械相关。

临床研究过程中出现的其他异常现象。

（2）预期用于输液（测压）用中心静脉导管

① 有效性指标

主要项目：导管完成首次输液（测压）的成功率。成功率的判定项目应包括：导管通畅性、无泄漏等。

② 安全性指标

观察时间点：对于非隧道式导管，观察时间点为导管置入后 14 天；隧道式导管观察时间点为置管后 3 个月。

并发症：血栓、狭窄、局部感染和系统性感染（如败血症）、盗血综合征、心血管事件等。

其他临床指标：受试者生命体征、血常规、血生化指标（肝功能、肾功能、溶血试验、出/凝血时间等）、发热反应、过敏反应等。

不良事件：临床试验过程中出现的任何不利的医学事件，无论是否与试验用医疗器械相关。

临床研究过程中出现的其他异常现象。

（3）中心静脉导管相关性感染率评价及对感染来源的确诊方法，应参考《血管内导管相关感染的预防与治疗指南》中适用项目。

（4）中心静脉导管并发症评价与确诊方法，应参考《血管内导管相关感染的预防与治疗指南》中适用项目。目前已知的常见导管并发症有：

A 穿刺置管并发症

① 误穿动脉：误穿动脉除引起出血、局部血肿外，少数患者还可形成纵隔血肿、咽后血肿、动静脉瘘和假性动脉瘤。

② 皮下气肿或液体渗漏。

③ 气胸、血气胸。

④ 导管异位。

⑤ 心律失常。

⑥ 空气栓塞。

B 导管留置并发症

① 导管堵塞：分为血栓性和非血栓性堵塞。

② 导管相关性血栓形成：常因穿刺时损伤血管、置入的导管对血管壁长期刺激或长期通过中心静脉导管输注腐蚀性的药物引起，亦与导管尖端所处的心血管解剖位置有关。

7. 样本量确定依据

应根据统计学原则确定试验例数，以确保所申报器械将能在临床使用条件下充分发挥作用。

样本量的大小应根据受试产品的具体特性、主要有效性（或安全性）评价指标及其估计值、显著性水平、研究把握度以及临床试验比较的类型来确定。应在临床试验方案中明确给出具体的样本量计算公式及其来源出处，说明计算过程中所采用的所有参数及其估计值。

采用非劣效性检验方法对比时，非劣效界值的制定建议不超过 10%。

8. 统计分析方法

数据分析时应考虑数据完整性，所有签署知情同意并使用了受试产品的试验对象必须纳入分析。对于偏离或违反方案及有关数据剔除等处理必须有科学依据和详细说明。

临床试验数据分析应基于不同的分析集，通常包括全分析集（Full Analysis Set，FAS）、符合方案集（Per Protocol Set，PPS）和安全集（Safety Set，SS），研究方案中应明确各分析集的定义。主要研究终点指标的分析应同时在全分析集和符合方案集上进行；对于基线情况描述和次要终点应在全分析集的基础上进行；安全性指标分析应基于安全集。

临床试验数据分析应采用国内外公认的经典统计方法。临床试验方案应该明确统计检验的类型、检验假设、判定疗效有临床意义的界值（目标值/非劣效界值）等，界值的确定应有依据。

（1）描述性分析

计数资料采用频数和百分比描述，计量资料采用均数、标准差、最大值、最小值、中位数、第 25 及第 75 分位数描述。

（2）临床终点分析

不能仅将 p 值作为对主要研究终点进行评价的依据，统计结果需采用点估计值及相应的 95% 置信区间进行表达。随机对照设计的试验宜给出试验组和对照组有效率的差值及其 95% 置信区间。多中心临床试验主要终点的组间比较分析时还应当考虑中心效应。

（3）安全性评价

为评估器械的安全性，建议申请人提交使用该器械时观察到的所有不良事件，无论患者是否提前退出临床研究。

实验室指标：报告实验室指标治疗前正常、治疗后异常的例数及所占比例，并进行组间比较。

不良事件：报告不良事件发生例数及所占比例，并进行组间比较。同时，详细描述各组病例出现的全部不良事件的具体表现、程度、发生原因及其与试验产品的相关性。

9. 试验所用样品的信息

应具体说明临床试验样品的详细信息：产品规格型号、批号、使用方法，对照品的详细信息（生产厂家、产品材料、预期用途、使用方法、产品规格型号、批号、医疗器械注册证号等）。

10. 临床试验报告

多中心临床试验建议由主要研究者根据临床试验总的统计分析报告，撰写并出具临床试验报告。临床试验报告应与临床试验方案保持一致，应包括：试验对象资料、试验方法、评价方法、评价标准、试验结果、试验结论、副反应、不良事件、并发症及其处理、试验效果分析、适用范围、禁忌证和注意事项、存在问题及改进意见等。

此外，需注意以下问题：

（1）明确所有试验对象是否全部完成随访，完成随访试验对象是否均纳入统计，失访试验对象需明确失访原因，且分析可能对研究结果产生的影响。

（2）提交疗效评价与安全性评价统计过程中所涉及到的原始数据。

（3）报告所有不良事件发生的时间、原因、后果及与试验用器械的关系，对于所采取的处理措施需予以明确。对于严重不良事件应按照法规要求及时上报；同时临床试验人员应当及时做出临床判断，采取措施，保护试验对象利益；必要时中止临床试验。无论是预期还是非预期不良事件，都应如实记录和报告。

（八）产品说明书和标签

产品说明书和标签应符合《医疗器械说明书和标签管理规定》的要求，同时，还应满足以下要求：

1. 适应证

应列出具体的适用范围，并说明导管适用的预期人群。

2. 说明书中应包含以下内容：

关于连接配套设备的细节要求和接口的说明（如适用）；

关于导管的各插入位点的说明及相应操作步骤的说明；

操作步骤中关于导管的预冲、冲管和封管的推荐性说明；

操作步骤中单向堵塞和血栓形成的推荐性处理方法（如适用）；

关于血液流向的说明（如适用）；

关于抗凝措施的说明。

3. 禁忌证

应列出适用于导管的禁忌证。禁忌证中应包含不适用于所申报导管的手术类型、身体部位或人群。

4. 警示信息

应列出适用于导管的警告。警告中包括器械相关的严重不良反应或潜在的安全危害，并且还应包含可能的后果。

5. 注意事项

应列出适用于导管的注意事项。即将避免器械使用时的不良事件或潜在安全危害的措施告知用户的声明。与警告事项相同，注意事项中也应说明可能的后果情况。且同时应标明导管的使用时间及导管临床保留条件。

6. 潜在并发症

应列出使用导管的潜在并发症。

7. 灭菌方式

应列出导管的灭菌方式。

三、名词解释

中心静脉导管：可经由颈内静脉、股静脉或锁骨下静脉等插入中心静脉系统，用于血液净化、液体输注、抽取血样、测量中心静脉压的血管内导管。

四、参考文献

1.《医疗器械监督管理条例》（中华人民共和国国务院令第 650 号）

2.《医疗器械注册管理办法》（国家食品药品监督管理总局令第 4 号）

3.《医疗器械临床试验质量管理规范》（国家食品药品监督管理总局 中华人民共和国国家卫生和计划生育委员会令第 25 号）

4.《医疗器械说明书和标签管理规定》（国家食品药品监督管理总局令第 6 号）

5.《国家食品药品监督管理总局关于公布医疗器械注册申报资料要求和批准证明文件格式的公告》（2014 年第 43 号）

6. Implanted Blood Access Devices for Hemodialysis – Draft Guidance for Industry and Food and Drug Administration Staff; June 28，2013；CDRH FDA.

7.《血液净化标准操作规程》（2015 版）

8.《血液透析血管通路临床实践指南》

9.《中国血液透析用血管通路专家共识》（第 1 版）

五、起草单位

国家食品药品监督管理总局医疗器械技术审评中心

6 腔镜用吻合器产品注册技术审评指导原则

（腔镜用吻合器产品注册技术审查指导原则）

本指导原则旨在为申请人进行腔镜用吻合器产品的注册申报提供技术指导，同时也为食品药品监督管理部门对注册申报资料的审评提供技术参考。

本指导原则是对腔镜用吻合器产品注册申报资料的一般要求，申请人应依据具体产品的特性对注册申报资料的内容进行充实和细化，并依据具体产品的特性确定其中的具体内容是否适用，若不适用，需具体阐述其理由及相应的科学依据。

本指导原则是对申请人和审查人员的指导性文件，但不包括注册审批所涉及的行政事项，亦不作为法规强制执行，如果有能够满足相关法规要求的其他方法，也可以采用，但是需要提供详细的研究资料和验证资料。应在遵循相关法规和标准的前提下使用本指导原则。

本指导原则是在现行法规和标准体系以及当前认知水平下制定的，随着法规和标准的不断完善，以及科学技术的不断发展，本指导原则相关内容也将进行适时的调整。

一、适用范围

本指导原则的适用范围为腔镜下使用的吻合器。该类吻合器可带或不带切割功能，主要用于腔镜下组织/脏器的切除、闭合及消化道重建。

二、注册申报资料要求

（一）综述资料

1. 概述

产品名称依据《医疗器械通用名称命名规则》确定。根据吻合后钉的排列形状，可命名为腔镜用直线型吻合器、腔镜用管型吻合器、腔镜用弧线型吻合器等，若同时有切割功能，名称中可带有"切割"字样，根据吻合器器身是一次性使用或可重复使用，产品名称中可带有"一次性"或"可重复使用"字样。如：产品名称可为一次性腔镜用直线型吻合器、一次性腔镜用直线型切割吻合器。

2. 产品描述

产品描述应全面、详细，至少应包括申报产品名称、结构组成（含配合使用的附件）、工作原理、主要原材料、性能、预期用途、适用的解剖部位，以及区别于其他同类产品的特征等内容。必要时提供图示说明。

（1）结构组成

通常情况下一套完整的腔镜用吻合器（以下简称"吻合器"）最基本组成是器身和组件；器身由手柄、保险装置、旋转环、关节旋钮、钉砧（又名抵钉座）和钉砧释放钮等组成。吻合器中可更换部分通常称为组件，组件一般包括钉仓（钉匣）、吻合钉和推钉片。根据产品设计不同，切割刀可装配于器身或组件。

典型产品的结构示意图如下：

腔镜用切割吻合器及组件

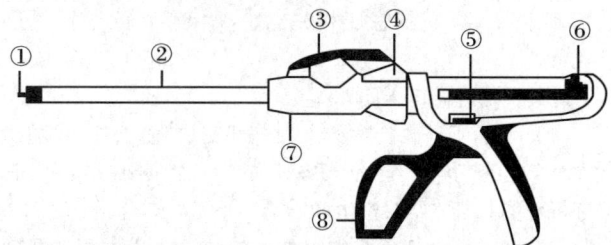

①插销	④ 旋转轴环	⑦ 卸载按钮
② 杆	⑤ 击发按钮	⑧ 手柄
③ 关节头旋钮	⑥ 回复钮	

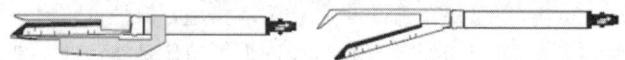

一次性可旋转钉匣 一次性尖端弯曲可旋转钉匣

腔镜用直线型切割吻合器

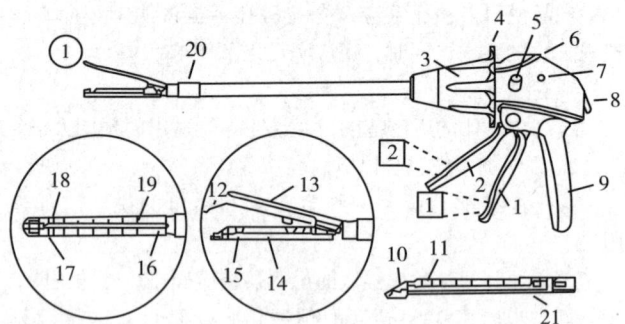

1. 关闭杆	8. 释放钮	15. 钉仓卡槽
2. 击发杆	9. 手柄	16. 刀头指示线
3. 旋转钮	10. 握持面	17. 吻合线
4. 调节拨片	11. 钉仓对准卡	18. 切割线
5. 刀片方向切换钮	12. 护钉板	19. 近端黑线
6. 击发指示窗	13. 钉砧	20. 关节头
7. 刀片方向指示窗	14. 钉仓座	21. 钉仓

腔镜用管型吻合器

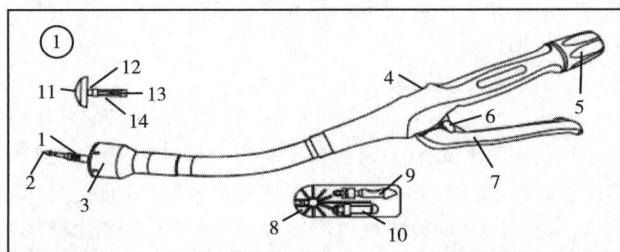

1. 橘红色结扎区	6. 保险	11. 可拆卸头组装
2. 穿刺器	7. 击发手柄	12. 结扎凹槽
3. 缝合钉仓	8. 护钉板	13. 紧缩弹簧
4. 刻度指示窗	9. 辅助穿刺器	14. 钉砧杆
5. 调节旋钮	10. 辅助穿刺器帽	

（2）工作原理

吻合器通过机械传动装置，将预先放置在组件中呈两排或数排互相平行错位排列的吻合钉，击入已经对合好需要吻合在一起的组织内，吻合钉在穿过组织后受到前方钉砧阻挡，向内弯曲，形成类"B"形相错位排列，将组织吻合在一起。由于小血管可以从"B"形吻合钉空隙中通过，故不影响吻合部位及其远端的血液供应。

3. 型号规格

对于存在多种型号规格的产品，说明型号规格的划分依据、明确各型号规格的区别。可采用对比表或带有说明性文字的图片、图表，对不同型号规格的结构组成、性能指标加以描述。

4. 包装说明

有关产品包装的信息，以及与该产品一起销售的配件包装情况。说明与灭菌方法相适应的最初包装的信息。

5. 产品适用范围和禁忌症

（1）适用范围：应当明确产品的适用范围，包括预期应用的解剖部位、配合使用的器械（如适用）。

（2）适用人群：目标患者人群的信息（如成人、儿童），患者选择标准的信息。

（3）禁忌症：如适用，应当明确说明该产品禁忌应用的特定人群、疾病种类等。

6. 参考的同类产品或前代产品情况

应当提供同类产品（国内外已上市）或前代产品（如有）的信息，阐述申请注册产品的研发背景和目的。对于同类产品，应当说明选择其作为研发参考的原因。

申请人应综述该类产品国内外研究及临床使用现状。列表比较说明本次申报产品与已上市同类及前代产品（如有）的相同点和不同点，比较的项目应包括工作原理、结构组成、原材料、性能指标、适用范围、生产工艺、灭菌方式、有效期、已上市国家等。

吻合器及吻合钉的材料应符合行业标准 YY 0875—2013《直线型吻合器及组件》（本指导原则中标准适用最新版本，下同）、YY 0876—2013《直线型切割吻合器及组件》中对

原材料的规定。

明确产品全部原材料、供应商、符合的标准等基本信息，建议以列表的形式提供。说明原材料的选择依据及来源。原材料应具有稳定的供货渠道以保证产品质量，需提供原材料生产厂家的资质证明及外购协议。应明确所用原材料的质控标准及生产过程中的检验步骤，提交原材料符合相应标准的全性能验证报告。

对于首次应用于医疗器械的新材料，应提供该材料适合用于人体预期使用部位的相关研究资料。

7. 其他需要说明的内容。

（二）研究资料

至少应包含如下内容：

1. 产品性能研究

应当提供产品性能研究资料以及产品技术要求的研究和编制说明，包括有效性、安全性指标以及与质量控制相关的其他指标的确定依据、所采用的标准或方法、采用的原因及理论基础等。

应研究的产品基本性能包括外观、尺寸、表面粗糙度、吻合钉材料（牌号及化学成分）、硬度（关键部件、切割刀）、吻合钉材料拉伸强度、灵活性（开闭灵活性、复位弹簧弹性、有效击发指示区）、装配性、闭合力、夹持力及其均匀性、吻合性能（成型吻合钉高度、吻合钉成型质量、缝合钉线完整性）、切割性能、切割刀锋利度、吻合口耐压性能、保险及安全装置、耐腐蚀性（切割刀、抵钉座）、气密性（若适用）、抵钉座与钉仓的安全间隙、包装密封性及包装封口剥离强度、无菌、热原、环氧乙烷残留量（若适用）及其他对人体有潜在危害物质的残留量等。

若产品带有配合使用的附件，应分别列出附件的材料、尺寸、性能要求。

对于采用新材料制造的产品以及具有其他特殊性能的产品，申请人应根据产品特点制定相应的性能要求，设计验证该项特殊性能的试验方法，阐明试验方法的来源或提供方法学确认资料。

可参照的相关标准举例如下（未标明年代号表示应参照最新版本）：

GB 1220 不锈钢棒

GB/T 3280 不锈钢冷轧钢板和钢带

GB/T 228.1 金属材料拉伸试验 第1部分：室温试验方法

GB/T 230.1 金属材料 洛氏硬度试验 第1部分：试验方法（A、B、C、D、E、F、G、H、K、N、T标尺）

GB/T 4340.1 金属材料 维氏硬度试验 第1部分：试验方法

GB/T 13810 外科植入物用钛及钛合金加工材

GB/T 14233.1 医用输液、输血、注射器具检验方法 第1部分：化学分析方法

GB/T 14233.2 医用输液、输血、注射器具检验方法 第2部分：生物学试验方法

YY 0875 直线型吻合器及组件

YY 0876 直线型切割吻合器及组件

YY/T 0149 不锈钢医用器械耐腐蚀性能试验方法

YY/T 0294.1 外科器械 金属材料 第1部分：不锈钢

中华人民共和国药典

ISO 13782 外科植入物 金属材料 外科植入用纯钽材料

2. 生物相容性评价研究

对吻合器中与人体接触的部件，如抵钉座、钉仓等应按照 GB/T 16886《医疗器械生物学评价》系列标准对吻合器进行生物相容性评价。一般应评价的项目包括细胞毒性、致敏和皮内反应等。

吻合钉目前多采用钛、钛合金或纯钽材料。制成吻合钉的纯钛、钛合金材料应符合 GB/T 13810 中钛或钛合金材料（TA1、TA2、TA3、TC4）的化学成分要求；制成吻合钉的纯钽材料应符合 ISO 13782 中纯钽材料（Ta1）的化学成分要求。选用表面改性处理的纯钛、钛合金、纯钽或其他材料，应按照 GB/T 16886《医疗器械生物学评价》系列标准对吻合钉进行生物相容性评价研究，一般包括但不限于细胞毒性、致敏、皮内反应、急性毒性、亚慢性毒性、遗传毒性和植入后局部反应。

以下参考标准未标明年代号表示应参照最新版本：

GB/T 16886.1 医疗器械生物学评价 第1部分：风险管理过程中的评价与试验

GB/T 16886.3 医疗器械生物学评价 第3部分：遗传毒性、致癌性和生殖毒性试验

GB/T 16886.5 医疗器械生物学评价 第5部分：体外细胞毒性试验

GB/T 16886.6 医疗器械生物学评价 第6部分：植入后局部反应试验

GB/T 16886.10 医疗器械生物学评价 第10部分：刺激与迟发型超敏反应试验

GB/T 16886.11 医疗器械生物学评价 第11部分：全身毒性试验

3. 灭菌工艺研究

（1）应明确灭菌工艺（方法和参数）及其选择依据和无菌保证水平（SAL），并提供灭菌确认报告。腔镜用吻合器的无菌保证水平（SAL）应达到 1×10^{-6}。

（2）对于可重复使用的吻合器，应当明确推荐的灭菌工艺（方法和参数）及推荐灭菌方法的确定依据，提供器械对所推荐灭菌方法耐受性的研究资料。

（3）残留毒性：若灭菌使用的方法容易出现残留，如环氧乙烷灭菌，应当明确残留物信息及采取的处理方法，并提供研究资料。

4. 产品货架有效期和包装研究

（1）产品货架有效期

货架有效期包括产品有效期和包装有效期。产品有效期验证可采用实时老化或加速老化的研究。实时老化的研究是唯一能够反映产品在规定储存条件下实际稳定性要求的方法。加速老化试验选择的环境条件的老化机制应与宣称的真实运输储存条件下发生产品老化的机制相匹配。加速老化研究报告中应明确试验温度、湿度、加速老化时间的确定依据。

（2）产品包装研究

可依据有关国内、国际标准进行（如 GB/T 19633、ISO 11607、ASTM F2475、ASTM D4169 等）包装研究，提交产品的包装验证报告。直接接触产品的包装材料的选择应至少考虑以下因素：包装材料的物理化学性能；包装材料的毒理学特性；包装材料与产品的适应性；包装材料与成型和密封过程的适应性；包装材料与灭菌过程的适应性；包装材料所能提供的物理、化学和微生物屏障保护；包装材料与使用者使用时的要求（如无菌开启）的适应性；包装材料与标签系统的适应性；包装材料与贮存运输过程的适应性。

吻合器与组件分开包装的，应分别对其有效期和包装进行研究。

5. 临床前动物实验

吻合器在进行人体临床试验前应进行动物实验。临床前动物实验的目的主要是通过相关动物来考察产品的安全性和有效性，以及临床相关参数（如组织厚度）的确定，预测其在人群中使用时可能出现的不良事件，降低临床试验受试者和临床使用者承担的风险，并为临床试验方案的制定提供依据。建议在具有资质的实验室进行临床前动物实验。

建议申请人建立与拟申报产品预期用途相对应的各个解剖部位应用的动物模型。

建议动物实验方案严格按照产品适用范围和使用方法制定。应至少评价以下指标：

（1）有效性评价指标

有效性评价指标应包括即刻吻合成功率、吻合口愈合率、吻合口耐压性能等。

（2）安全性评价指标

安全性评价指标主要为吻合口并发症（主要为吻合口出血、吻合口瘘及吻合口狭窄）、吻合口周围瘢痕组织增生情况、肺实质渗漏及肺不张（若适用）。还应包括动物的生理状态及不良事件，如动物外观体征、行为活动、体温、局部刺激性、腺体分泌、粪便性状、摄食量、体重、血液学和血液生化学指标（如肝功能、肾功能等）、大体解剖和组织病理学检查等指标。

申请人应对动物实验中有关安全事件进行完整的记录，分析原因并判定与器械的关联性，为产品风险分析和下一步的临床试验奠定理论基础。

为保证人类受试者的合法权益，只有在获得充分动物实验数据，且能证明产品对受试者无潜在安全性担忧时才可考虑进行临床试验。

动物实验研究中，建议申请人根据拟申报器械的性能结构特点及临床使用情况，选取合适的对照产品。实验例数的选择应符合统计学原则。

申请人应提交详细的动物实验研究方案和研究报告。

应至少包括但不局限于以下内容：

① 实验目的

② 实验器材和试剂

③ 动物的种类、数量、动物微生物级别和饲养环境以及该种类作为受试动物的合理性解释及选择依据

④ 实验方法（样品准备、动物准备、手术方法）、术前准备等

⑤ 对照组类型和/或对照产品的类型和选取依据

⑥ 动物模型的种类及建立方法

⑦ 产品的使用方法

⑧ 观察方法与观察指标

⑨ 数据统计学分析

⑩ 结果判定标准与实验结论

应提交原始实验数据。

6. 其他资料

结合申报产品的特点，证明产品安全性、有效性的其他研究资料。

（三）生产制造信息

应当明确产品生产加工工艺，注明其关键工艺和特殊工艺，并阐明其过程控制点及控制参数。对生产工艺的可控性、稳定性应进行确认。

吻合钉若选用表面改性处理（涂层、酸蚀等）的金属材料（如纯钛、钛合金材料、纯钽等），需要给出改性层或涂层的元素成分、组织结构、理化性能、结合强度等信息及其相关的制备工艺。

明确生产工艺的质量控制标准以及加工助剂残留控制的验证资料。

（四）临床评价资料

对于按照《医疗器械注册管理办法》规定，通过对同品种医疗器械临床试验或者临床使用获得的数据进行分析评价提交临床评价资料的，临床评价资料应符合《医疗器械临床评价技术指导原则》的规定。

对于按照《医疗器械注册管理办法》规定需要进行临床试验的吻合器产品，临床试验应符合《医疗器械临床试验质量管理规范》有关要求。

1. 临床适应症的选择

详细说明试验对象的选择范围、纳入标准和排除标准，对照组的设置情况。

临床试验选择的手术部位和/或组织类型及厚度应能覆盖产品拟申报的临床适用范围。

2. 评价指标

评价指标应包括有效性指标、安全性指标及术中操作性能评估指标。有效性评价指标应明确主要有效性评价指标和次要有效性评价指标，评价的指标应合理并便于临床观察，应包括术中直接观察到的及术后通过辅助检查或患者症状及随访可以获得的信息。

以用于消化道（切割）吻合的腔镜下使用吻合器为例：

（1）有效性评价指标

① 主要有效性评价指标：在手术中进行消化道的横断和吻合，击发成功后退出器械，仔细检查切割吻合环/吻合线是否完整，有无渗漏、出血。若吻合环完整，无渗漏、出血则视为吻合成功，否则视为吻合失败。必要时采用注气法进行检验，观察吻合口是否有气泡溢出，无气泡溢出记录为吻合成功，有明显气泡溢出记录为吻合失败。

② 次要有效性评价指标：为术后吻合口愈合情况，主要通过肠鸣音恢复情况、进食和排便情况进行判断。肠鸣音恢复，能顺利进食和排便视为吻合口愈合。

③ 其他观察指标：包括术中情况（如：手术时间、吻合时间、因吻合器原因导致的中转率、吻合后需要手工间断缝合加固的针数等），术前及术后的生命体征和实验室检查情况（血常规、生化指标等）。

（2）安全性评价指标

术中因爆钉致吻合口裂开情况；术后并发症情况，包括吻合口出血、吻合口漏、感染等。

① 吻合口出血：术后出现消化道出血并通过观察消化腔减压管及腹腔内引流管、内镜、血管造影等明确为吻合口来源者，若未能明确来源则称为消化道出血。

② 根据文献报道出现下述至少一项者为吻合口漏：A. 影像学检查如消化道造影证实吻合口漏；B. 腹腔引流管或切口内出现粪性物质，并可排除肠道其他部位来源；C. 再次手术探查证实为吻合口漏；D. 吻合口旁的腹盆腔脓肿。吻合口漏根据严重程度分为3级：A级：不需要特别处理；B级：需要积极处理，但是不需要再次手术；C级：需要再次手术。

（3）吻合器操作性能评估

① 吻合器单手操作是否顺畅；

② 吻合器能否正常击发；

③ 吻合完毕后回退是否顺畅、有无卡压组织、有无阻力；

④ 吻合器多次连续击发是否可靠；

⑤ 吻合器是否能完全切断组织。

3. 研究设计和研究假设

建议申请人采用前瞻性、随机对照设计，将拟申报器械与已获准上市器械进行对比。对照器械应与拟申报器械采用类似的材料制成且具有相同/相似的预期用途。

对各临床试验中心的入选受试者进行分组时，应尽可能基于重要的非试验因素进行分层随机化。

4. 比较的类型

如优效性检验、非劣效检验、等效性检验，申请人应说明选择的依据。

若选用非劣效检验，应选择已上市的行业内及临床公认的性能优异的同类吻合器作为对照器械。

5. 样本量确定依据

试验例数应具有统计学意义，应足以确保所申报器械将能在临床使用条件下充分发挥作用。

样本量的大小应根据如下要素确定：

（1）受试产品的具体特性、主要有效性评价指标及其估计值。

（2）比较的类型（优效性检验、等效性检验、非劣效检验）。

对于非劣效和等效性试验，应给出具有临床意义的非劣效界值和/或等效性界值，若为优效性试验，需要给出优效性界值。

（3）显著性水平、Ⅰ类错误概率 α 值为双侧 0.05（即单侧 0.025），Ⅱ类错误概率 β 通常不超过 0.2（即单侧 0.1）。

应在临床试验方案中明确给出具体的样本量计算公式及其来源出处，说明计算过程中所采用的所有参数及其估计值。如果对多个指标进行计算，得出不同估计值，则取最大者。使例数满足所有指标应具有统计学意义。

（4）应考虑 20% 以内的脱落率。故根据样本例数计算公式计算的样本数，加 20% 的样本数。

6. 统计分析方法

应在方案中明确写出将要采用的统计分析方法。所有统计分析均应在全分析集、符合方案集进行，对于未能观察到安全性或有效性终点的受试者，必须进行灵敏度分析，并按照失败或者无效计算。

（1）描述性分析

计数资料采用频数和百分比描述，计量资料采用均数、标准差、最大值、最小值、中位数、第 25 及第 75 分位数描述。

（2）临床观察指标的统计学分析

基线统计除按上述描述性分析外，对观察指标（计数资料和计量资料）的组间比较应根据观察指标的性质选择相应的统计方法进行统计分析检验。

（3）安全性评价

报告不良事件发生例数及所占比例，并进行组间比较。同时，详细描述各组病例出现的全部不良事件的具体表现、程度及其与所使用的研究器械的关系。

7. 试验所用样品的信息

应具体说明临床试验样品的详细信息：产品规格型号、批号、使用方法，对照品的详细信息（生产厂家、产品材料、预期用途、使用方法、产品规格型号、批号、医疗器械注册证号等）。

8. 患者随访

建议必要时对临床试验中纳入的患者进行随访。

（五）产品风险分析资料

按照 YY/T 0316—2016《医疗器械 风险管理对医疗器械的应用》标准的要求，对产品生命周期全过程实施风险管理。申请人在产品注册上市前，应对风险管理过程进行评审。评审应至少确保：风险管理计划已被适当地实施；综合剩余风险是可接受的；已有适当方法获得相关生产和生产后信息。评审结果应形成风险管理报告。

吻合器产品已识别的风险应至少包括但不局限于以下方面：

风险类别	具体示例
设计不当风险	吻合器不能正确击发（吻合器手柄不能击发，器身连接不紧密，吻合器内锁折断、组件连接不良、吻合器卡钉等）引起吻合口出血、吻合口漏、吻合口周围组织损伤等；吻合器及吻合钉材料选择不当，导致不能有效切割或无法吻合（包括吻合钉成形不良、吻合线不完整、吻合钉丢失等）。产品设计上不应有联动保险或自动打开保险，以免误击发或对操作者造成损伤
生物相容性风险	原材料选择不当；灭菌未确认或未按已确认的参数灭菌；未能按运输储存要求对产品进行防护，造成产品破损，污染产品；产品重复使用导致患者受到感染和/或手术失败；未按要求对生产环境进行控制；零部件未按要求清洗；清洗用水不符合要求
生产环节风险	污染；工艺用水不合格；生产环境；初始污染菌；零部件加工精度不当，部件互换性差；装配调整不当；不合格品未被检出；发生缺钉/掉钉现象；吻合钉质量问题（钉不成形、错位、断钉）；包装不当；灭菌方法不当或灭菌有效性未被充分确认/验证
运输和贮藏风险	不恰当的包装；污染；防护不当运输中吻合钉脱位/脱落；吻合器器身损坏；贮藏环境不当
使用风险	钉仓与组织厚度不匹配、钳口放置位置不当、吻合器型号选用不当、术中操作不当、吻合口张力过大等可导致吻合口出血、吻合口漏、吻合口狭窄等，说明书中应明示产品应由经培训的专业人员使用；包装标记不当，如会产生重复使用的危害，引起交叉感染；对一次性使用的医疗器械很可能再次使用的危害警告不适当，造成重复使用；使用方法说明不当，造成操作错误；不适当的预期使用规范，造成错误使用；使用者未按规范程序使用
其他风险	未在吻合区进行吻合；吻合钉成形不良；严重粘膜水肿；管壁肌层过厚或过薄；缝钉机械性能不符合要求；材料强度小；非预期组织损伤

可通过产品设计控制、产品原材料选择、生产工艺过程控制、产品技术性能指标的制定、动物实验、临床试验、说明书、正确的标签标识等多项措施对风险进行控制，以降低风险至可接受水平。

（六）产品技术要求

申请人应结合产品的技术特征和临床使用情况来确定产品安全有效、质量可控的技术要求与检验方法。产品技术要求中应包括产品的一般信息（结构组成、示意图、原材料、灭菌方法、有效期、初包装信息）、规格型号及其划分的说明、产品性能指标及试验方法。产品技术要求中的内容引用国家标准、行业标准、中国药典或国际标准的，应保证其有效性，并注明相应标准的编号、年号及中国药典的版本号。制定吻合器技术要求的常用参考标准见上述产品性能研究章节。吻合器性能要求一般应包括如下项目：

1. 外观

参考 YY 0875 中相关要求制定。

2. 尺寸（吻合长度、吻合钉高度）

3. 吻合钉材料

应符合 YY 0875 中的相关规定。

4. 灵活性、装配性

参考 YY 0875、YY 0876 中相关要求制定。

5. 吻合和/或切割性能、吻合口耐压性能、切割刀锋利度

参考 YY 0875、YY 0876 中相关要求制定。

6. 击发后听觉/触觉等反馈。

7. 硬度要求

重复使用吻合器的抵钉座硬度应不低于 35HRC。

申请人也可根据自己产品的性能制定关键部件的硬度要求，但需要提供完整的验证资料予以证明。

8. 表面粗糙度

吻合器金属外表面粗糙度 Ra 应不大于 $0.8\mu m$。

9. 耐腐蚀性能

重复性使用吻合器切割刀、抵钉座的耐腐蚀性能应符合 YY/T 0149 中 5.4 b 级的规定。

10. 安全/保护装置

吻合器应具有安全保护装置，如防止空钉仓击发的保护装置。

11. 吻合器器身与组件的连接牢固度。

12. 包装密封。

参考 YY 0875 制定。

13. 灭菌。

14. 环氧乙烷残留量。

15. 吻合器附件性能（若有）。

16. 化学性能（若适用）

产品技术要求中的性能指标不应低于相关行业标准（如 YY 0875、YY 0876）中的适用条款的相关要求，检验方法应采用行业标准中的方法，若采用其他方法则应选择经验证的方法并说明原因。

对宣称的所有其他技术参数和功能，均应在产品技术要求中予以规定。

产品技术要求的编制说明应说明产品性能指标及试验方法制订的依据。

（七）产品注册检验报告

申请人应提供具有医疗器械检验资质的医疗器械检验机构出具的注册检验报告和预评价意见。此外，还应提供检验样品规格型号的选择依据。

所检验型号产品应当是本注册单元内能够代表申报的其他型号产品安全性和有效性的典型产品，若一个型号不能覆盖，除选择典型型号进行全性能检验外，还应选择其他型号进行差异性检验。

（八）产品说明书和标签

产品说明书和标签应符合《医疗器械说明书和标签管理规定》的要求。

说明书开头部分建议给予"使用前请仔细阅读说明书全部内容，不仔细按说明操作将会导致严重的手术后果，如吻合口裂开或渗漏"的提示。

1. 适应症

应列出手术种类、吻合的解剖部位，并且在某些情况下，应说明其适用的预期患者人群。

2. 禁忌症

说明不能使用该器械的疾病或情况。

3. 产品基本信息

规格型号、结构组成、主要原材料、产品结构图示、主要性能（如无菌、无热原）等信息。

4. 使用说明

包括器械操作方法及步骤（建议采用文字与图示相结合说明使用步骤）及各步骤应注意的情况。

应提示使用者注意该器械与附件（钉仓）的兼容性。

应明确 MRI 磁共振兼容性及限定 MRI 使用条件。

5. 警告及预防措施

举例如下：

• 微创操作应由受过足够训练与熟悉微创技术的人实施。在实施任何微创术前应查阅与有关该技术及其并发症及危害的医学文献。

• 不同厂家之间的微创设备的尺寸可能各不相同。一个手术中如果同时应用不同厂家生产的微创手术器械及其附件，在手术前要核实其是否相兼容。

• 手术前放疗可能导致组织改变。例如，这些改变可能引起组织增厚而超出所选吻合钉的指定范围。任何对病人手术前的治疗都应经过仔细考量，可能需要更改手术技术或手术方式。

• 直到器械准备好要击发，方可释放保险装置。

• 击发前一定要检查钉砧的安全性。

• 击发后一定要检查吻合线处止血情况、检查吻合是否完整及有无渗漏。

• 确保组织厚度在指定范围内、组织在吻合器内均匀分布。一侧组织过多可引起吻合不佳，可能会发生吻合口渗漏。

• 在组织过多或组织过厚的情况下，试图用力击发扳机可能导致缝合线不完整，有可能吻合口裂开或渗漏。此外，可能发生器械损坏或击发失败。

• 一次击发必须完成。切勿部分击发器械。不完全击发可能导致吻合钉成型不正常、切割线不完全、出血并从缝合线渗漏、和/或移除器械困难。

• 一定要击发到底，以确保缝钉正确成型及组织切割正确。

• 挤压击发扳机会暴露出刀片。切勿反复按压击发杆，

这样会导致吻合部位损伤。

- 在插入装置时，确保保险处于关闭位置以避免击发杆不慎启动，导致刀片意外暴露及吻合钉过早的部分或全部展开。

- 接触过体液的器械应特别处置以防生物污染的发生。

- 器械或装置一经打开，不论使用与否，不得再次灭菌使用。处理前要确保锁上保险。

- 本设备是灭菌包装，仅限使用一次。多名患者使用可能危及设备的完整性，或存在受污染的风险，进而可能会导致患者伤害。

- 说明吻合器的最大击发次数，给出"更换次数请勿超过最大击发次数"，及"将本器械与吻合线加固材料一起使用可能会使击发次数降低"的警示。

6. 《医疗器械说明书和标签管理规定》中要求的其他内容。

三、参考文献

1. 《医疗器械监督管理条例》（中华人民共和国国务院令第 650 号）

2. 《医疗器械注册管理办法》（国家食品药品监督管理总局令第 4 号）

3. 《医疗器械说明书和标签管理规定》（国家食品药品监督管理总局令第 6 号）

4. 《医疗器械通用名称命名规则》（国家食品药品监督管理总局令第 19 号）

5. 《医疗器械临床试验质量管理规范》（国家食品药品监督管理总局中华人民共和国国家卫生和计划生育委员会令第 25 号）

6. 《关于发布医疗器械临床评价技术指导原则的通告》（国家食品药品监督管理总局通告 2015 年第 14 号）

7. 《关于公布医疗器械注册申报资料要求和批准证明文件格式的公告》（国家食品药品监督管理总局通告 2014 年第 43 号）

8. YY 0875—2013 直线型吻合器及组件

9. YY 0876—2013 直线型切割吻合器及组件

四、起草单位

国家食品药品监督管理总局医疗器械技术审评中心。

7 吻（缝）合器产品注册技术审评指导原则

［吻（缝）合器产品注册技术审查指导原则］

本指导原则旨在为申请人进行吻（缝）合器（以下简称吻合器）注册申报提供技术指导，同时也为药品监督管理部门对注册申报资料的审评提供技术参考。

本指导原则是对吻合器注册申报资料的一般要求，申请人应依据具体产品的特性对注册申报资料的内容进行充实和细化，并依据具体产品的特性确定其中的具体内容是否适用，若不适用，需具体阐述其理由及相应的科学依据。

本指导原则是对申请人和审查人员的指导性文件，但不包括注册审批所涉及的行政事项，亦不作为法规强制执行，如果有能够满足相关法规要求的其他方法，也可以采用，但是需要提供详细的研究资料和验证资料。应在遵循相关法规和标准的前提下使用本指导原则。

本指导原则是在现行法规和标准体系以及当前认知水平下制定的，随着法规和标准的不断完善，以及科学技术的不断发展，本指导原则相关内容也将进行适时的调整。

一、适用范围

本指导原则适用于《医疗器械分类目录》中按照第二类医疗器械管理的吻合器。目前临床使用的具备"机械吻合"性能的器械种类繁多，本指导原则只收纳了产品设计（材料、结构）、生产工艺、技术性能和预期用途已相对成熟的"管型吻合器（含肛肠吻合器）、直线型吻合器、直线型切割吻合器和弧线型吻合器"产品。其他具备吻合功能的产品在设计、功能与预期用途方面与上述产品差异较大，有些产品甚至处于临床早期应用阶段，如皮肤缝合器、腔镜下使用吻合器未收录在本指导原则内。

二、技术审查要点

（一）产品名称要求

吻合器名称应符合《医疗器械通用名称命名规则》（国家食品药品监督管理总局令第 19 号）的要求，可采用相关国家标准、行业标准上的通用名称，或以产品结构和适用范围为依据命名。一般情况下，按照是否重复使用将吻合器分为重复使用和一次性使用两类，两类吻合器的结构和功能基本相同。重复使用吻合器又包括完全重复使用和仅吻合器器身重复使用两种。前者目前已退出市场，后者将吻合器控制击发部分（即器身）设计为可重复使用，用不锈钢等材料制成，可高温高压灭菌，同时配有一定数量的一次性使用组件，而器身经重复灭菌，在其他病人中继续应用。这种组合使一台手术中一把吻合器使用多个吻合组件成为现实，大大降低了手术成本。

通常情况下，吻合器按照吻合后钉的排列形状和是否带有切割功能来命名。可重复使用的产品通用名称为"管型吻合器""直线型吻合器""直线型切割吻合器"和"弧线型切割吻合器"等。而预期一次性使用产品应带有"一次性使

用"等字样。如"一次性使用管型吻合器""一次性使用直
线型吻合器""一次性使用直线型切割吻合器""一次性使用
弧线型切割吻合器"等。其中管型吻合器又按照用途不同分
为管型吻合器（消化道）和肛肠吻合器（或称为痔吻合器）。

常见的产品名称举例：

一次性使用吻合器：

一次性使用管型消化道吻合器及组件

一次性使用直线型吻合器及组件

一次性使用弧线型吻合器及组件

一次性使用直线型切割吻合器及组件

一次性肛肠吻合器及组件

重复使用的吻合器：

管型吻合器或管型吻合器及组件

直线型吻合器或直线型吻合器及组件

直线型切割吻合器或直线型切割吻合器及组件

肛肠吻合器及组件

（二）产品的结构和组成

1. 产品的结构和组成

通常情况下每一副完整的吻合器最基础的组成是钉砧、
器身和组件。钉砧又名抵钉座。组件是对吻合器中可更换部
分的总称，通常包括钉仓、推钉片和吻合钉。具备切割功能
的组件通常称为吻切组件。不具备切割功能的吻合器组件习
惯称为吻合组件。在本指导原则中统一称为"组件"。

在此基础上为了实现特定的功能或者增加器械的安全
有效性，申请人会增加一些其他组成。如用来固定被吻合
组织的定位针，用来防止二次击发的保险机构以及调节旋
钮等等。以下将分别介绍。

2. 典型吻合器产品结构示意图

（1）一次性使用管型（消化道）吻合器

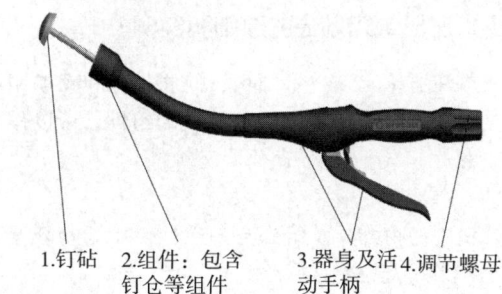

1.钉砧　　2.组件：包含　　3.器身及活　4.调节螺母
　　　　　钉仓等组件　　　动手柄

（2）一次性使用直线型吻合器及组件

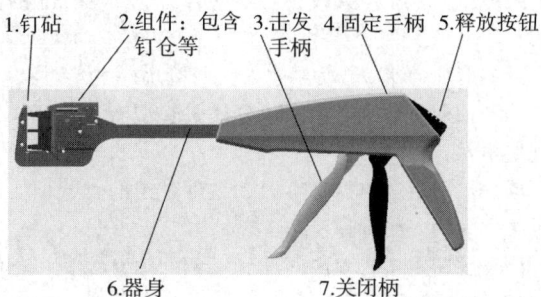

1.钉砧　2.组件：包含　3.击发　4.固定手柄　5.释放按钮
　　　　钉仓等　　　　手柄

6.器身　　　　7.关闭柄

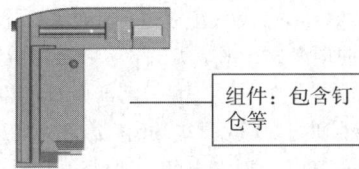

组件：包含钉
仓等

（3）一次性使用直线型切割吻合器及组件

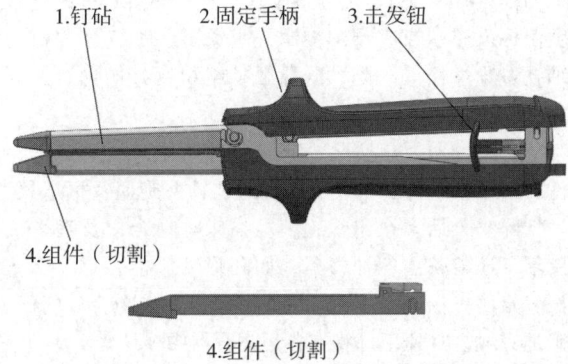

1.钉砧　　　　2.固定手柄　　　3.击发钮

4.组件（切割）

4.组件（切割）

（4）一次性使用弧线型切割吻合器和组件

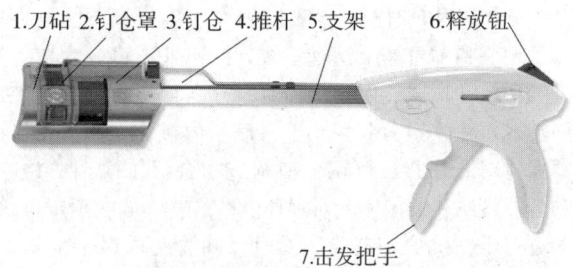

1.刀砧　2.钉仓罩　3.钉仓　4.推杆　5.支架　　6.释放钮

7.击发把手

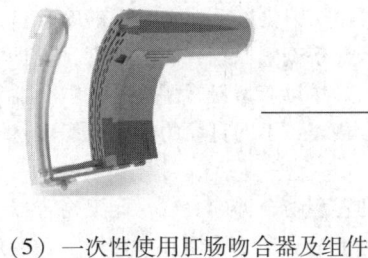

组件：包含钉
仓等

（5）一次性使用肛肠吻合器及组件

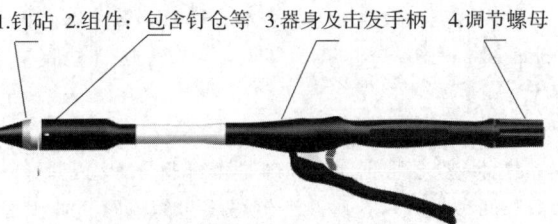

1.钉砧　2.组件：包含钉仓等　3.器身及击发手柄　4.调节螺母

（三）产品工作原理/作用机理

吻合器工作原理与订书机相似，故其总称为 Stapler。
吻合器通过机械传动装置将预先放置在组件中，呈两排或
数排互相平行错位排列的吻合钉击入已经对合好、需要吻

合在一起的组织内，吻合钉在穿过两层组织后受到前方钉砧槽的阻挡，向内弯曲，形成类"B"形互相错位排列，将两层组织永久性钉合在一起。由于毛细血管可以从类"B"形缝钉的空隙中通过，故不影响缝合部位及其远端的血液供应，这种钉合可以实现稳定的，张弛合理的，益于被吻合组织愈合的效果。

吻合钉应采用符合生物兼容性（植入）的材料制造（如：钛）要求。由于吻合钉排列整齐，间距相等，缝合松紧度由标尺控制或有预定控制，避免了手工缝合过疏过密和结扎过紧过松等缺陷，既保证了组织良好的愈合，同时也大大缩短了手术时间。

各种吻合器为达到类"B"型缝钉的缝合，设计的主要部件有钉砧、组件、击发手柄、定位针，旋钮及标记尺等。为了切除吻合后多余组织，满足临床对吻合口及吻合效果的要求，还装备了各种刀具，如环形刀，推刀等。这些部件按一定的操作规程使用，保证组织缝合或吻合口的迅速、准确地完成。具体部件将在各类吻合器中介绍。

1. 管型吻合器

管型消化道吻合器（简称为管型吻合器）：此类型的吻合器是为管腔组织吻合而设计。按钉砧与器械体是否可分离分为分体式和连体式两类。按照是否可以调节吻合厚度分为可调节和不可调节两种型式，按照外形可分为弯管型和直管型两种形式。手术操作时，分别将待吻合的管腔组织两端套入并收紧荷包固定于钉砧和器械体上。再将钉砧与器械体对合连接，可调节型调节吻合器末端调节旋钮，将吻合器钉砧和器械体之间收紧至可击发区域或预定位置，然后进行击发即完成吻合，同时切除管腔内多余的组织，吻合完成后退出器械。

管型吻合器主要用于消化道重建手术中的吻合口的创建。根据临床医生依照解剖学原理，一般将管身设计为直型和弯型两种类型。其中以弯型最常用，并按吻合器钉砧直径不同划分为若干规格，不同直径的管腔组织可选择不同的规格。

肛肠吻合器：是管型吻合器的一种，此类吻合器专为肛肠手术设计，原理上与管型吻合器基本相同，在使用过程中需要与组件包配套使用。

使用该类吻合器进行的手术又称为PPH（Procedure for Prolapsed and Hemorrhoids），即：痔上黏膜与黏膜下层切除术

2. 直线型吻合器

这种吻合器根据闭合间隙是否可调分为固定间隙和可调间隙两种型式。这种吻合器可将组织进行直线型缝合。将组织放在组件和钉砧之间，安置好定位针，根据组织厚度标尺设定好适合的厚度，扳动击发手柄，缝钉驱动器即将两排平行错位的缝钉植入组织并弯曲成类"B"形，和订书机原理一样，牢固地将两层组织钉合封闭。这种吻合器无切割功能，在松开吻合器前，须沿缝合器边缘，切除多余组织。

这种吻合器的组件可以更换，并设计有防止二次击发和误击发装置。吻合后钉的排列形状通常呈直线形，适用于消化道重建和脏器切除手术中的残端或切口的关闭。因需要闭合组织的宽度和厚度不同，设计了多种规格长度、厚度的器械和组件供临床选用，同一台手术，一把直线型吻合器可更换多个长度一致组件。为配合临床合理机动使用，组件可做单独无菌包装。

3. 直线型切割吻合器

直线型切割吻合器根据切割刀的装配位置分为器身带刀和组件带刀两种型式。产品设计了可以同时在组织的两侧各击入数排（常见的为两排）直线、平行错位排列的缝钉，用以钉合组织。使用时，将手柄压下两层组织进行固定以后，推动击发钮，向前方推进，推进过程中推刀在两侧已缝合好的组织之间进行切割离断。平行的吻合钉相互错位排列，可以很好地防止出血和渗漏。目前临床广泛应用于消化道重建及脏器切除手术中的吻合口创建和残端或切口的关闭，是一种同时能完成吻合与闭合二大功能的器械。同一台手术一把直线型切割吻合器可更换多个长度一致的组件。为配合临床合理机动使用，组件可做单独无菌包装。

4. 弧线型切割吻合器

弧线型切割吻合器是在直线型吻合器和管型吻合器基础上设计开发出来的，弥补了手术视野暴露困难时，直线型切割吻合器无法顺利操作的缺陷。弧线型切割吻合器组件可以置换。同一台手术一把弧线型切割吻合器可更换多个组件。为配合临床合理机动使用，组件可做单独无菌包装。

弧线型切割吻合器临床用于消化道重建和脏器切除手术中的残端或切口的关闭，该器械由于特别的弧形头设计，特别适用于盆腔底部手术暴露困难的部位。

（四）注册单元划分的原则和实例

产品的注册单元以技术结构、性能指标和预期用途为划分依据。用于同一台手术中可更换的组件，可以作为一个注册单元。

例如：

重复使用的吻合器及组件与一次性使用的吻合器及组件应分别作为独立的注册单元；

用于腹部手术的管型吻合器与用于肛肠的痔吻合器应分别作为独立的注册单元；

直线型吻合器与直线型切割吻合器应作为独立的注册单元；

弧线型吻合器应作为独立的注册单元；

同一预期用途的连体式或分体式管型吻合器可作为同一注册单元；

同一预期用途的器身带刀和组件带刀的直线型切割吻合器可作为同一注册单元；

同一预期用途的固定间隙和可调间隙直线型切割吻合器可作为同一注册单元。

（五）产品适用的相关标准

表1　相关产品标准

标准标号	标准名称
GB/T 230.1—2009	《金属材料 洛氏硬度试验 第1部分：试验方法（A、B、C、D、E、F、G、H、K、N、T标尺)》
GB/T 1220—2007	《不锈钢棒》
GB/T 4340.1—2009	《金属材料 维氏硬度试验 第1部分：试验方法》
GB/T 3280—2015	《不锈钢冷轧钢板和钢带》
GB/T 13810—2017	《外科植入物用钛及钛合金加工材》
GB/T 14233.1—2008	《医用输液、输血、注射器具检验方法 第1部分：化学分析方法》
GB/T 14233.2—2005	《医用输液、输血、注射器具检验方法 第2部分：生物学试验方法》
GB/T 16886.1—2011	《医疗器械生物学评价 第1部分：风险管理过程中的评价与试验》
GB/T 16886.5—2017	《医疗器械生物学评价 第5部分：体外细胞毒性试验》
GB/T 16886.10—2017	《医疗器械生物学评价 第10部分：刺激与皮肤致敏试验》
GB/T 12672—2009	《丙烯腈—丁二烯—苯乙烯（ABS）树脂》
GB 4806.6—2016	《食品安全国家标准 食品接触用塑料树脂》
YY/T 0149—2006	《不锈钢医用器械 耐腐蚀性能试验方法》
YY/T 0171—2008	《外科器械 包装、标志和使用说明书》
YY/T 0245—2008	《吻(缝)合器通用技术条件》
YY/T 0466.1—2016	《医疗器械 用于医疗器械标签、标记和提供信息的符号 第1部分：通用要求》
YY 0875—2013	《直线型吻合器及组件》
YY 0876—2013	《直线型切割吻合器及组件》
HG/T 2503—1993	《聚碳酸酯树脂》
2015年版	《中华人民共和国药典》

注：本指导原则中标准适用最新版本，下同。

上述标准（表1）包括了对产品技术要求检验方法中经常涉及到的标准。有的企业还会根据产品的特点和用途引用一些行业外的标准和一些较为特殊的标准。审评人员应密切关注其合理性。

如有新版强制性国家标准、行业标准发布实施，产品性能指标等要求应执行最新版本的国家标准、行业标准。

（六）产品的适用范围/预期用途/禁忌症

产品具体适用范围与预期用途应与申报产品设计、性能、配置等一致，并有相应的临床评价资料和/或临床试验资料支持。

例如：直线型切割吻合器若预期用于肺切除手术，则吻合器应进行特别的设计确认，以保证组织能被可靠吻合切除。

常见产品的预期用途如下：

1. 管型吻合器：主要用于消化道重建手术中的吻合口的创建。

2. 肛肠（痔）吻合器：用于齿状线上黏膜选择性切除。

3. 直线型吻合器：主要用于消化道重建及脏器切除手术中的残端或切口的闭合。

4. 直线型切割吻合器：主要用于消化道重建及其他脏器切除手术中的吻合口创建及残端或切口的闭合。

5. 弧线型切割吻合器：主要用于消化道重建及脏器切除手术中吻合口创建及残端或切口的闭合。

（七）产品的主要风险

1. 企业必须按质量体系的要求建立风险管理控制程序。应依据YY/T 0316—2016《医疗器械 风险管理对医疗器械的应用》的要求，对吻合器整个生命周期过程中的风险进行有效的分析、评价和控制，并对全部剩余风险的可接受进行评估，使产品的收益大于风险。

企业应建立风险管理文档，具有风险分析方法：

（1）在对风险的判定及分析中，要考虑合理的可预见的情况，它们包括：正常使用条件下；非正常使用条件下。

（2）风险判定及分析应包括：对于患者的危害；对于操作者的危害；对于环境的危害。

（3）风险形成的初始原因应包括：原材料选择不当；设计；生产风险；运输与防护不当等；人为因素包括不合理的操作；适用错误、综合危害；环境条件。

（4）风险判定及分析考虑的问题包括：产品原材料生物学危害；产品质量是否会导致使用中出现不正常结果；操作信息，包括警示性语言、注意事项以及使用方法的准确性；留置使用可能存在的危害等。

2. 企业应建立风险分析清单

吻合器风险管理报告应符合YY/T 0316—2016《医疗器械 风险管理对医疗器械的应用》的有关要求，审查要点包括：

（1）产品定性定量分析是否准确（依据YY/T 0316—2016附录A）；

（2）危害分析是否全面（依据YY/T 0316—2016附录E）；

（3）风险可接收准则，降低风险的措施及采取措施后风险的可接收程度，是否有新的风险产生。能按运输储存要求对产品进行防护，造成产品破损，污染产品。根据YY/T 0316—2016《医疗器械 风险管理对医疗器械的应用》附录E对该产品已知或可预见的风险进行判定，产品在进行风险分析时至少应包括以下的主要危害，企业还应根据自身产品特点确定其他危害（表2）。针对产品的各项风险，企业应采取应对措施，确保风险降到可接受的程度。

表2　产品主要风险示例

风险类别	具体示例
设计不当风险	吻合器机械系统设计不当，器身及吻合钉材料选择不当，导致不能有效切割或吻合
生物相容性风险	选用不适当的材料； 灭菌未确认或未按已确认的参数灭菌； 未能按运输储存要求对产品进行防护，造成产品破损，污染产品； 超过有效期使用； 包装不符合要求或老化； 产品零件生锈； 产品重复使用导致患者受到感染和/或手术失败； 使用完后，未按医疗垃圾处理； 未按要求对生产环境进行控制； 零部件未按要求清洗； 清洗用水不符合要求
制造过程风险	采购不当；零部件加工精度不当，部件互换性差；装配调整不当；不合格品未被检出；发生缺钉/掉钉现象；包装不当；灭菌有效性未被充分确认/验证
运输和贮藏风险	不恰当的包装；污染；防护不当运输中吻合钉脱位/脱落；贮藏环境不当
处置和废弃风险	没提供信息或提供信息不充分；错误使用
使用风险	明示应由经培训的专业人员使用；组件大小选择不当，造成使用错误。 标记：包装标记不当，如会产生重复使用的危害，引起交叉感染； 对一次性使用的医疗器械很可能再次使用的危害警告不适当，造成重复使用； 不完整的使用说明书，造成操作错误； 性能特征不恰当的描述，造成错误使用； 不适当的预期使用规范，造成错误使用； 操作说明书的遗失，造成错误使用； 所用附件规范不适当，造成错误使用； 非预期使用； 使用者未按规范程序使用
其他风险	漏装钉； 未在吻合区进行吻合； 吻合钉成形不良； 严重粘膜水肿； 管壁肌层过厚或过薄； 缝钉机械性能不符合要求； 材料强度小

（八）产品的研究要求

1. 产品性能研究

应提交产品性能的研究资料以及产品技术要求的研究和编制说明，主要包括产品技术要求内容和说明书中所宣称的物理性能、化学性能、生物性能以及与质量控制相关的其他方面的指标要求、采用标准及试验方法的理论基础或实施依据。产品的性能要求及试验方法可参考 YY/T 0245—2008《吻（缝）合器 通用技术条件》、YY 0875—2013

《直线型吻合器及组件》、YY 0876—2013《直线型切割吻合器及组件》中的适用部分进行制定。

若产品带有配合使用的附件，应分别列出附件的材料、尺寸、性能要求。

2. 生物相容性评价研究

对吻合器中与人体接触的部件，如抵钉座、钉仓等应按照 GB/T 16886《医疗器械生物学评价》系列标准对吻合器进行生物相容性评价。一般应评价的项目包括细胞毒性、致敏和皮内反应等。

吻合钉目前多采用钛、钛合金或纯钽材料。制成吻合钉的纯钛、钛合金材料应符合 GB/T 13810 中钛或钛合金材料的化学成分要求；制成吻合钉的纯钽材料应符合 ISO 13782 中纯钽材料（Tal）的化学成分要求。选用表面改性处理的纯钛、钛合金、纯钽或其他材料，应按照 GB/T 16886《医疗器械生物学评价》系列标准对吻合钉进行生物相容性评价研究，一般包括但不限于细胞毒性、致敏、皮内反应、急性毒性、亚慢性毒性、遗传毒性和植入后局部反应。

3. 灭菌工艺研究

（1）应明确灭菌工艺（方法和参数）及其选择依据和无菌保证水平（SAL），并提供灭菌确认报告。吻合器的无菌保证水平（SAL）应达到 1×10^{-6}。

（2）对于可重复使用的吻合器，应当明确推荐的灭菌工艺（方法和参数）及推荐灭菌方法的确定依据，提供器械对所推荐灭菌方法耐受性的研究资料。

（3）残留毒性：若灭菌使用的方法容易出现残留，如环氧乙烷灭菌，应当明确残留物信息及采取的处理方法，并提供研究资料。

4. 产品有效期和包装研究

产品货架有效期是指产品在一定的温度、湿度、光线等条件的影响下保持其物理、化学、生物学和微生物学性质的期限。有效期的研究应贯穿于产品研究与开发的全过程，在产品上市后还应继续进行有效期的研究。

货架有效期包括产品有效期和包装有效期。货架有效期验证可采用加速老化或实时老化的研究，实时老化的研究是唯一能够反映产品在规定储存条件下实际稳定性要求的方法。对于包装的有效期验证，建议申请者提交在选择恰当的材料和包装形式，并检测合格后的最终成品包装的初始完整性和维持完整性的检测结果。

在进行加速老化试验研究时应注意：产品选择的环境条件的老化机制应与宣称的贮存、运输环境条件下产品老化的机制相匹配，不应相背离。加速老化研究报告中应明确试验温度、湿度、加速老化时间的确定依据。

产品包装验证可依据有关国内、国际标准进行（如 GB/T 19633.1、GB/T 19633.2、ASTM D4169 等），提交产品的包装验证报告。包装材料的选择应至少考虑以下因素：包装材料的物理化学性能；包装材料的毒理学特性；包装材料与产品的适应性；包装材料与成型和密封过程的适应性；包装材料与灭菌过程的适应性；包装材料所能提供的物理、化学和微生物屏障保护；包装材料与使用者使用时的要求（如无菌开启）的适应性；包装材料与标签系统的适应性；包装材料与贮存运输过程的适合性。其包装验证的资料内容应与包装说明中给出的信息相符。

吻合器与组件分开包装的，应分别对其有效期和包装进行研究。

（九）产品技术要求的主要性能指标

本条款给出吻合器需要考虑的基本技术性能指标，其中对产品的技术要求主要参照 YY/T 0245—2008《吻（缝）合器 通用技术条件》、YY 0875—2013《直线型吻合器及组件》、YY 0876—2013《直线型切割吻合器及组件》。此外企业可参考相应的国家标准、行业标准，根据企业自身产品的技术特点制定相应的要求。以下如有不适用条款（包括国家标准、行业标准要求），企业应在产品注册资料中加以说明。

1. 材料

应明确参照 YY/T 0245—2008《吻（缝）合器 通用技术条件》、YY 0875—2013《直线型吻合器及组件》、YY 0876—2013《直线型切割吻合器及组件》或相关国家标准、行业标准要求写出吻合器的全部制作材料及其材料标准（包括吻合钉）。

2. 灵活性

（1）吻合器开闭应灵活，不应有卡滞现象。

（2）吻合器的组件与器身架应能顺利地装配和拆卸；各移动部位应能顺利推动，不得有卡住、松动现象；组件装入器身应牢固，吻合钉不得脱落变形。

（3）吻合器的保障机构（释放钮、关闭柄）开闭应灵活，使用应安全。弹簧应有足够弹性，当松开手柄时能迅速复位。

3. 装配性

（1）吻合器组件更换应方便、定位可靠。

（3）组件经甩动后吻合钉不应露出钉仓表面。

4. 锋利度

（1）直线型切割刀刃口应锋利，切割力应不大于 0.80N。

（2）环形刀刃口应锋利，当切割 3—0 真丝捻制不涂层缝合线时，其切割力应不大于 1.6N。

5. 吻合和切割功能

（1）管型吻合器应有良好的吻合和切割性能，能按申请人规定要求成型，吻合钉应成类"B"字形，无不良成型现象；环形刀不得有卷刃、崩刃，能切割试验材料，且切割边缘应整齐，无毛边。

（2）线型切割吻合器应具有良好的吻合和切割性能，更换组件，作不少于 5 次切割吻合，其每次吻合后的缝钉应成类"B"字形。

（3）吻合后的切割边缘应整齐，无毛边。

（4）线型切割吻合器每次吻合线长度比切割线长度至少长 1.5 倍钉长。

6. 吻合口的耐压性能

经吻合器缝合后的缝合口应承受不小于 3.6kPa 的压力，在 15s 内漏水不超过 10 滴。

7. 吻合器应具有空钉仓保护装置，并保持其可靠性。

8. 硬度

重复使用的抵钉座的硬度应不小于 35 HRC。采用 20Cr13 材料制成的部件应经热处理，其硬度为 40HRC~48HRC；切割刀的硬度应不低于 377HV0.2。（申请人也可根据自己产品的性能制定部件和切割刀的硬度，但是需要提供完整的验证资料予以证明）。

9. 表面粗糙度

吻合器外露金属表面粗糙度 Ra≤0.8μm。

10. 耐腐蚀性能

重复性使用吻合器切割刀、抵钉座的耐腐蚀性能应符合 YY/T 0149 中 5.4b 级的规定。

11. 包装密封

（1）一次性使用吻合器及组件的包装应密封完好。

（2）一次性使用吻合器及组件的包装封口剥离强度不小于 0.10 N/mm。剥离后两接触表面应光滑且连续均匀，无分层或撕裂现象。

12. 外观

（1）吻合器外表光滑、轮廓清晰、无毛刺、划伤、锈迹等缺陷。

（2）吻合器外表面上的字迹、标志清晰，不得有错位、歪斜等缺陷。

（3）吻合钉钉头应尖锐，表面不得有毛刺、飞边等缺陷；切割刀应锋利，不得有卷刃、崩刃。

13. 尺寸

吻合器的尺寸应符合产品技术要求中的规定。

14. 灭菌

（1）一次性使用吻合器及组件经已确认过的灭菌过程进行灭菌，产品应无菌。

（2）如采用环氧乙烷灭菌，一次性使用吻合器及组件的环氧乙烷残留量应不大于 10 μg/g。

15. 生物学评价

（1）吻合钉，选用表面作改性处理（包括表面涂层、酸蚀及其他表面处理）的纯钛、钛合金材料和纯钽材料制成的吻合钉的生物学评价应符合 GB/T 16886.1 的规定。

（2）吻合器及组件的细胞毒性应不大于 1 级。

（3）吻合器及组件迟发型超敏反应的等级应不大于 1。

（4）吻合器及组件皮内反应的计分应不大于 1。

16. 吻合器附件（若有）要求

应分别列出附件的材料、尺寸、性能要求；此外根据不同材料特性，由企业决定是否对吻合器及组件的化学性能提出要求。

（十）同一注册单元内注册检验典型性产品确定原则和实例

同一注册单元中的典型产品是指能够代表本注册单元内其他产品安全性和有效性的产品。其功能最齐全、结构最复杂、规格型号风险最高的产品。

典型产品的确定可以通过比较同一注册单元内所有产

品的技术结构、性能指标和预期用途等相应资料，说明其能够代表本注册单元内其他产品的安全性和有效性。

举例：

一次性使用管型吻合器及组件：连体式和分体式中最具代表性产品，以此类推。

（十一）产品生产制造相关要求

产品的检测包括出厂检验和型式检验。出厂检验应根据产品特点要求，至少应包括外观、尺寸、使用性能（2、3、5.1）、吻合口耐压（按规格大中小抽样）、表面粗糙度、无菌、环氧乙烷残留（若有）等。国家标准或行业标准对出厂检测项目有要求的，按要求执行。

型式检验应为产品技术要求的全性能检验，如有未检验项目应加以说明。

（十二）产品的临床评价要求

1. 临床试验机构应为国家药品监督管理部门认定公布的临床试验基地。临床试验应按照《医疗器械注册管理办法》（国家食品药品监督管理总局令第 4 号）和《医疗器械临床评价技术指导原则》（国家食品药品监督管理总局通告 2015 年第 14 号）的要求进行，同时应注意以下要求：

（1）确保受试人群、受试部位具有代表性，充分考虑成人与小儿、均匀组织与不均匀组织的差别。

（2）明确产品种类、规格以及在临床试验中的预期用途。

（3）试验持续时间应根据受试者的状况和产品预期用途以及统计学的要求确定。

（4）临床对照一般采取随机同期对照的方式，即受试者随机分配至试验组和对照组，同期进行临床试验，最后将结果进行比较。应明确对照产品注册证号、生产厂家等信息。

（5）应明确进行临床研究的科室、临床负责人、参与者等信息。

2. 若提交同类产品临床试验资料或临床文献资料的医疗器械，则应满足《医疗器械注册管理办法》和《医疗器械临床评价技术指导原则》的要求。

3. 如产品已列入临床豁免，则应执行上述第 2 条。

（十三）产品的不良事件历史记录

根据文献记载，吻合器产品在临床中出现的不良事件主要有：出血、吻合口漏、吻合口狭窄、局部组织坏死等。鼓励申请人积极收集并全面分析上报吻合器相关可疑不良事件。

（十四）产品说明书和标签要求

产品说明书、标签和包装标识的编写应符合《医疗器械说明书和标签管理规定》（国家食品药品监督管理总局令第 6 号）、YY/T 0466.1—2016《医疗器械 用于医疗器械标签、标记和提供信息的符号 第 1 部分：通用要求》和 YY/T 0171—2008《外科器械 包装、标志和使用说明书》的要求。同时应注意以下要求：

1. 根据临床试验资料、专家审评意见等有关技术文件，明确产品的适用人群（成人、小儿等）、适应症和禁忌症；

2. 对产品使用方法，尤其是带有安全保障系统的，如防止二次击发的机构，如何使用应进行详细说明；

3. 对应用部位（组织器官）进行说明；

4. 应提示对产品材料过敏者禁用；

5. 应提示一次性使用（若是），用后销毁，包装如有破损，严禁使用；

6. 应提示灭菌方式（若以无菌形式提供）；

7. 其他必要的警示：如仅供经培训的专业人员使用和严禁二次使用等。

三、审查关注点

（一）申报产品的规格型号是否能满足一个注册单元要求，申报事项是否准确，命名是否合理。

（二）产品技术要求应按国家药品监督管理部门对境内第二类医疗器械注册审批的要求编写。重点关注制作材料的选择和依据、结构组成描述应完整（尤其要包括全部选配件和附件，如扩肛器等）、外购和自制部件明确说明、结构性能和临床一致、主要技术指标符合 YY/T 0245—2008《吻（缝）合器通用技术条件》、YY 0875—2013《直线型吻合器及组件》和 YY 0876—2013《直线型切割吻合器及组件》的要求，如有其他增设和删减必须提供科学依据、工艺流程应规范。延续/变更注册的产品应该详细准确说明与上次注册的变化和原因及依据。

（三）产品风险分析资料要审查产品的主要风险（包括设计、材料、加工途径、灭菌、使用等方面）是否已经列举，控制措施是否有效，风险是否降到可接受的程度之内。

（四）产品技术要求编写应符合《医疗器械产品技术要求编写指导原则》（国家食品药品监督管理总局通告 2014 年第 9 号），内容是否符合 YY/T 0245—2008《吻（缝）合器通用技术条件》、YY 0875—2013《直线型吻合器及组件》和 YY 0876—2013《直线型切割吻合器及组件》及有关标准的要求。

（五）产品性能型式检验报告的完整性，按产品技术要求应检项目不得缺项，检验结论及意见等。

（六）产品预期用途，从医疗器械注册申请表、产品技术要求、产品风险分析资料、产品使用说明书、实质性等同产品、临床文献等方面叙述的是否一致。

四、编写单位

江苏省药品监督管理局

8　一次性使用皮肤缝合器注册技术审评指导原则

（一次性使用皮肤缝合器注册技术审查指导原则）

本指导原则旨在为申请人进行一次性使用皮肤缝合器注册申报提供技术指导，同时也为药品监督管理部门对注册申报资料的审评提供技术参考。

本指导原则是对一次性使用皮肤缝合器注册申报资料的一般要求，申请人应依据具体产品的特性对注册申报资料的内容进行充实和细化，并依据具体产品的特性确定其中的具体内容是否适用，若不适用，需具体阐述其理由及相应的科学依据。

本指导原则是对申请人和审查人员的指导性文件，但不包括注册审批所涉及的行政事项，亦不作为法规强制执行，如果有能够满足相关法规要求的其他方法，也可以采用，但是需要提供详细的研究资料和验证资料。应在遵循相关法规和标准的前提下使用本指导原则。

本指导原则是在现行法规和标准体系以及当前认知水平下制定的，随着法规和标准的不断完善，以及科学技术的不断发展，本指导原则相关内容也将进行适时的调整。

一、适用范围

本指导原则适用于按第二类医疗器械管理的，以医用级金属材料作为皮肤表面缝合材料的一次性使用皮肤缝合器的注册材料申报和技术审评。

二、技术审查要点

（一）产品名称的要求

1. 《医疗器械分类目录》02 无源手术器械中对此类产品的品名举例见表1。

表1　《医疗器械分类目录》中的品名举例

02 无源手术器械					
序号	一级产品类别	二级产品类别	产品描述	预期用途	品名举例	管理类别
13	手术器械 – 吻（缝）合器械及材料	01 吻合器（带钉）	通常由吻合器或缝合器和钉仓（带钉）组成。吻合钉一般由钛合金、纯钛等不可吸收材料制成	用于体内器官、组织的离断、切除和/或建立吻合。（不包含血管吻合）	吻合器、切割吻合器、内窥镜吻合器、内窥镜切割吻合器、缝合器、内窥镜缝合器	Ⅱ

2. 根据《关于公布新修订免于进行临床试验医疗器械目录的通告》（国家药品监督管理局通告 2018 年第 94 号，以下简称《目录》），产品特性、使用特点、性能和预期用途相似或相近的产品，应统一命名为"一次性使用皮肤缝合器"（以下简称"缝合器"）。

3. 产品名称不得以产品的使用形式、规格型号、缝合钉材料等加以命名。

4. 实例（图1～图2）

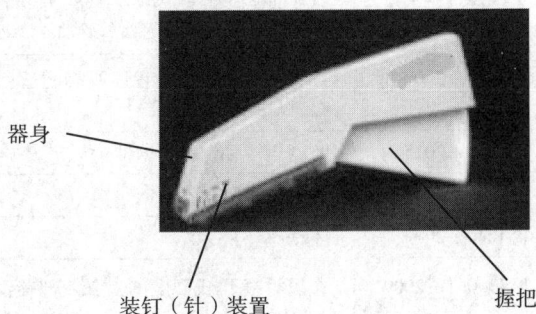

图1　缝合器示意图（握式）

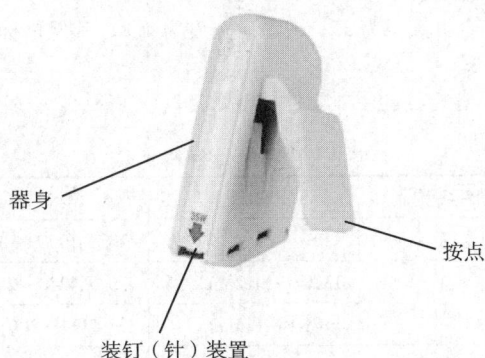

图2　缝合器示意图（指按式）

（二）产品的结构和组成

1. 缝合器的结构和组成

通常情况下每个完整的缝合器最基础的组成是缝合钉、器身和附件（拆除缝合钉的专用器具）。器身一般有装钉装置、挤压装置、弹簧、外壳等；拆除缝合钉的专用器具一般应作为单独产品（Ⅰ类）进行备案，也可作为附件一并申报注册，作为附件与缝合器整体注册时必须确定其相应的技术要求。

2. 缝合器的型式与基本尺寸见图3和表2。

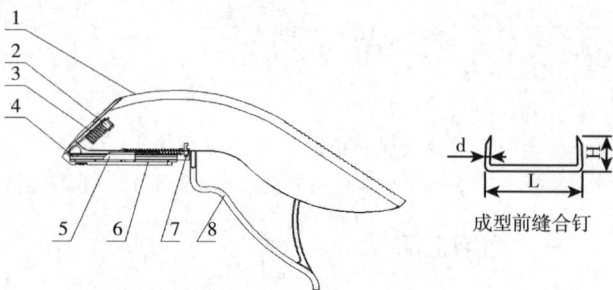

图3　缝合器示意图

1－外壳；2－压钉板；3－压簧；4－缝合钉；5－推钉板；
6－缝合钉座；7－弹簧座；8－击发手柄

注：本示意图仅说明缝合器结构，并非为标准规定的唯一型式。

表2　基本尺寸　　　　单位：毫米

缝合钉直径（d）	成型前尺寸	
	L	H
标示值±0.1	标示值±0.2	标示值±0.1

3. 缝合器的规格应标记如下：

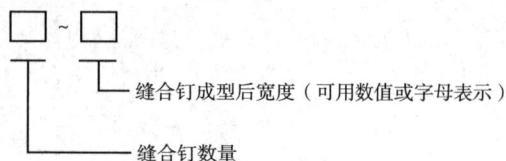

缝合钉成型后宽度（可用数值或字母表示）

缝合钉数量

标记示例：

缝合钉数量为35，成型后宽度为4.8，其规格标记为：
35～4.8。

4. 缝合器的主要零件材料见表3。

表3　主要零件材料要求

零件名称	材料牌号	标准号
外壳、击发手柄	ABS	GB/T 10009—1988
缝合钉	022Cr17Ni12Mo2	GB/T 4240—2009
	00Cr18Ni14Mo3	GB 4234—2003
压钉板、推钉板 缝合钉座	20Cr13、12Cr18Ni9	GB/T 3280—2015

注：也可采用经验证被评价为安全的、符合国家标准、行业标准要求的其他材料。

（三）产品工作原理/作用机理

缝合器工作原理与订书机相似，故其总称为 Skin Stapler。缝合器通过挤压手柄，由机械传动装置将预先放置导针板上的缝合钉挤出、成形，达到预定的设计要求，有效对皮肤进行缝合；预装的缝合钉沿着导针板由恒力弹簧推进进行重复补充，以完成重复的缝合步骤，直至缝合钉用完。

缝合钉一般用金属医用不锈钢、钛合金制成，具有较好的生物相容性。由于缝合钉排列整齐，间距相等，缝合松紧度一致，避免了手工缝合过疏过密和结扎过紧过松等缺陷，既保证了组织良好的愈合，同时也大大缩短了手术时间。

因该产品为非治疗类医疗器械，故本指导原则不包含产品作用机理的内容。

（四）注册单元划分的原则和实例

1. 按照《医疗器械注册管理办法》第七十四条：医疗器械注册或者备案单元原则上以产品的技术原理、结构组成、性能指标和适用范围为划分依据。

2. 与订书机相似、预期用途一致的皮肤缝合器可以作为一个注册单元。

（五）产品适用的相关标准

产品使用的相关标准见表4。

表4　相关产品标准

GB/T 1220—2007	《不锈钢棒》
GB 18279.1—2015	《医疗保健产品灭菌 环氧乙烷 第1部分：医疗器械灭菌过程的开发、确认和常规控制的要求》
GB/T 18279.2—2015	《医疗保健产品灭菌 环氧乙烷 第2部分：GB 18279.1 应用指南》
GB 18280.1—2015	《医疗保健产品灭菌 辐射 第1部分：医疗器械灭菌过程的开发、确认和常规控制要求》
GB 18280.2—2015	《医疗保健产品灭菌 辐射 第2部分：建立灭菌剂量》
GB/T 10009—1988	《丙烯腈－丁二烯－苯乙烯（ABS）塑料挤出板材》
GB/T 191—2008	《包装储运图示标志》
GB/T 230.1—2018	《金属材料 洛氏硬度试验方法 第1部分：试验方法》
GB/T 2828.1—2012	《计数抽样检验程序 第1部分：按接收质量限（AQL）检索的逐批检验抽样计划》
GB/T 2829—2002	《周期检验计数抽样程序及表（适用于对过程稳定性的检验）》
GB/T 3280—2015	《不锈钢冷轧钢板和钢带》
GB/T 4234—2003	《外科植入物用不锈钢》
GB/T 4240—2009	《不锈钢丝》
GB/T 4340.1—2009	《金属材料 维氏硬度试验 第1部分：试验方法》

续表

GB/T 9969—2008	《工业产品使用说明书 总则》
GB/T 13810—2017	《外科植入物用钛及钛合金加工材料》
GB/T 14233.1—2008	《医用输液、输血、注射器具检验方法 第1部分：化学分析方法》
GB/T 14233.2—2005	《医用输液、输血、注射器具检验方法 第2部分：生物学试验方法》
GB/T 16886.5—2017	《医疗器械生物学评价 第5部分：体外细胞毒性试验》
GB/T 16886.7—2015	《医疗器械生物学评价 第7部分：环氧乙烷灭菌残留量》
GB/T 16886.10—2017	《医疗器械生物学评价 第10部分：刺激与皮肤致敏试验》
GB/T 12672—2009	《丙烯腈—丁二烯—苯乙烯（ABS）树脂》
YY/T 0149—2006	《不锈钢医用器械 耐腐蚀性能试验方法》
YY/T 0171—2008	《外科器械 包装、标志和使用说明书》
YY/T 0245—2008	《吻（缝）合器通用技术条件》
YY/T 0313—2014	《医用高分子产品 包装和制造商提供信息的要求》
YY/T 0466.1—2016	《医疗器械 用于医疗器械标签、标记和提供信息的符号 第1部分：通用要求》
YY/T 0681.4—2010	《无菌医疗器械包装试验方法 第4部分：染色液穿透法测定透气包装的密封泄漏》
2015 年版	《中华人民共和国药典》（二部）

（注：本指导原则中标准适用最新版本，下同）

上述标准包括了产品技术要求中经常涉及到的标准。有的注册申请人还会根据产品的特点引用一些行业外的标准和一些较为特殊的标准。

产品适用及引用标准的审查可以分两步来进行。首先对引用标准的齐全性和适宜性进行审查，即在编写产品技术要求时是否引用了与产品相关的国家标准和行业标准，以及引用是否准确。可以通过"符合性声明"中声明符合的相关标准是否齐全、适宜来进行审查。此时，应注意标准编号、标准名称是否完整规范，年代号是否有效。其次对引用标准的采纳情况进行审查。即所引用的标准中的条款要求，是否在产品技术要求中进行了实质性的条款引用。

如有新版强制性国家标准、行业标准发布实施，产品性能指标要求应执行最新版本的国家标准、行业标准。

（六）产品的适用范围/预期用途/禁忌症

缝合器适用于各类创伤及手术切口表层皮肤缝合的器械。

缝合器具体的适用范围或预期用途应与申报产品设计、性能、配置等一致，并有相应的临床评价资料和/或临床试验资料支持。

（七）产品的主要风险及研究要求

1. 风险分析方法

（1）在对风险的判定及分析中，要考虑合理的可预见的情况，它们包括：正常使用条件下和非正常使用条件下；

（2）风险判定及分析应包括：对于患者的危害、对于操作者的危害和对于环境的危害；

（3）风险形成的初始原因应包括：原材料选择不当，设计、生产风险，运输与防护不当等；人为因素包括不合理的操作；适用错误；综合危害；环境条件；

（4）风险判定及分析考虑的问题包括：产品原材料生物学危害；产品质量是否会导致使用中出现不正常结果；操作信息，包括警示性语言、注意事项以及使用方法的准确性；留置使用可能存在的危害等。

2. 风险分析清单

缝合器产品的风险管理报告应符合 YY/T 0316—2016《医疗器械 风险管理对医疗器械的应用》的有关要求，审查要点包括：

（1）产品定性定量分析是否准确（依据 YY/T 0316—2016 附录 A）；

（2）危害分析是否全面（依据 YY/T 0316—2016 附录 D）；

（3）风险可接收准则，降低风险的措施及采取措施后风险的可接收程度，是否有新的风险产生。能按运输储存要求对产品进行防护，造成产品破损，污染产品。根据 YY/T 0316—2016《医疗器械 风险管理对医疗器械的应用》附录 D 表 E.2 初始事件和环境示例对"缝合器"已知或可预见的风险进行判定，产品在进行风险分析时至少应包括以下的主要危害（见表5），注册申请人还应根据自身产品特点确定其他危害。针对产品的各项风险，注册申请人应采取应对措施，确保风险降到可接受的程度。

表5 产品主要风险示例

风险类别	具体示例
设计不当风险	机械系统设计不当，器身及缝合钉（针）材料选择不当，导致不能有效缝合
生物相容性风险	选用不适当的材料； 灭菌未确认或未按已确认的参数灭菌； 未能按运输储存要求对产品进行防护，造成产品破损，污染产品； 超过有效期使用； 包装不符合要求或老化； 产品零件生锈； 产品重复使用导致患者受到感染和/或手术失败； 过敏体质引发的不良反应； 使用完后，未按医疗垃圾处理； 未按要求对生产环境进行控制； 零部件未按要求清洗； 清洗用水不符合要求

续表

风险类别	具体示例
制造过程风险	采购不当； 零部件加工精度不当，装配调整不当； 不合格品未被检出； 发生卡钉（针）现象；包装不当； 灭菌有效性未被充分确认/验证
运输和贮藏风险	不恰当的包装； 污染； 防护不当运输中缝合钉（针）脱位/脱落； 贮藏环境不当
处置和废弃风险	没提供信息或提供信息不充分；错误使用
使用风险	明示应由经培训的专业人员使用； 标记：包装标记不当，如会产生重复使用的危害，引起交叉感染； 对一次性使用的医疗器械很可能再次使用的危害警告不适当，造成重复使用； 不完整的使用说明书，造成操作错误； 性能特征不恰当的描述，造成错误使用； 不适当的预期使用规范，造成错误使用； 操作说明书的遗失，造成错误使用； 所用附件规范不适当，造成错误使用； 非预期使用； 缝合窗口选择不当； 使用者未按规范程序使用
其他风险	漏装钉（针）； 缝合钉（针）成形不良； 缝合钉（针）机械性能不符合要求； 材料强度小

（八）产品技术要求的主要性能指标

本条款给出缝合器需要考虑的基本技术性能指标，其中对产品的技术要求参照 YY/T 0245—2008《吻（缝）合器通用技术条件》。此外注册申请人可参考相应的国家标准、行业标准，根据注册申请人自身产品的技术特点制定相应的要求。以下如有不适用条款（包括国家标准、行业标准要求），注册申请人在注册申报资料的"符合性声明"中必须说明理由。

1. 产品型号/规格及其划分说明

注册申请人应明确缝合器的型号和规格，以及其划分的说明。对同一注册单元中存在多种型号和规格的产品，应明确各型号和各规格之间的所有区别（如结构、尺寸等，必要时可附相应图、表进行说明）。

2. 外观

（1）缝合器无菌包装应完好，粘合密封区域应无通道或穿孔；

（2）缝合器外形光滑、轮廓清晰、无毛刺、锋棱、划伤及裂纹等缺陷；

（3）缝合器表面字迹、标志清晰，标贴正确，不得有错位、歪斜等缺陷；

（4）缝合器壳体的粘合（或焊接）应牢固，不得有裂缝和明显堆积物；

（5）缝合钉钉头应尖锐，缝合钉表面应光滑，无毛刺、凹痕等缺陷。

3. 尺寸

缝合器基本尺寸应符合本指导原则中图 3 和表 2 的规定。

4. 材料

应明确参照本指导原则或相关国家标准、行业标准要求写出缝合器的全部制作材料及其材料标准。

制成缝合钉的不锈钢材料 022Cr17Ni12Mo2 和 00Cr18Ni14Mo3 的化学成分应分别符合 GB/T 4240—2009 和 GB 4234—2003 的规定，采用钛及钛合金材料的化学成分应符合 GB/T 13810—2017 的规定，采用其他金属材料的，其化学成分应符合相应的医用级材料国家标准或行业标准的规定。

5. 使用性能

（1）缝合器装载的缝合钉数量应与所标识的数量一致，避免装载漏钉现象；

（2）缝合器使用时各运动组件应移动顺畅，无卡顿、粘钉、松脱。缝合器弹簧应有足够弹性，当松开手柄时能迅速复位；

（3）缝合器应具有良好的缝合性能，所装载的缝合钉应能全部顺利弹出、正常击发，不得卡住，不得多击、漏击，且击发后应能顺利穿透试验材料而成矩形，不应有扭曲变形现象；

（4）经缝合器成形后的缝合钉应能顺利拆除，且试验材料表面不应有破损现象；

（5）经缝合成型后的缝合钉的跨距应结合临床要求作出规定。

6. 硬度要求

缝合器压钉板、缝合钉座的硬度应不低于 330 HV0.2。

7. 表面粗糙度：缝合器外露金属表面粗糙度：Ra≤0.4μm（有光度），Ra≤0.8μm（无光度）。

8. 耐腐蚀性：缝合钉应有良好的耐腐蚀性能，试验后其表面状态应不低于 YY/T 0149—2006 中 5.4 b 级的规定。

9. 包装封口剥离强度：缝合器包装封口剥离强度为 0.1N/mm～0.5N/mm，被撕开的两接触表面应光滑且连续均匀，无分层或断裂现象。

10. 无菌：缝合器应经已确认过的灭菌过程进行灭菌，产品应无菌。

11. 环氧乙烷残留量：如采用环氧乙烷灭菌，缝合器的环氧乙烷残留量应不大于 10μg/g。

12. 生物学评价

（1）缝合钉的细胞毒性计分应不大于 1；

（2）缝合钉的迟发性超敏反应（致敏）应不大于 1 级；

（3）缝合钉的皮内反应计分应不大于 1。

（九）同一注册单元内注册检验典型性产品确定原则和实例

1. 同一注册单元中的典型产品是指能够代表本注册单元内其他产品安全性和有效性的产品。选择功能最齐全、结构最复杂、装载缝合钉数量最多、风险最高的产品作为典型产品（缝合钉材料不同，如钛与不锈钢，应分别在选择同种材料的产品中确定典型产品）；

2. 典型产品的确定可以通过比较同一注册单元内所有产品的技术结构、性能指标和预期用途等相应资料，说明其能够代表本注册单元内其他产品的安全性和有效性。

（十）产品的临床评价要求

根据《关于公布新修订免于进行临床试验医疗器械目录的通告》（国家药品监督管理局通告 2018 年第 94 号，以下简称《目录》）的规定，缝合器可以豁免临床试验，注册申请人需提交申报产品相关信息与《目录》所述内容的对比资料和申报产品与已获准境内注册的《目录》中医疗器械的对比说明。

（十一）产品的不良事件历史记录

根据文献记载，缝合器产品在临床中目前还没有出现的不良事件，鼓励制造商积极收集并全面分析上报缝合器相关可疑不良事件，以促进该类产品的进一步技术更新，最大限度地控制医疗器械潜在风险，保证该类产品安全有效地使用。

（十二）产品说明书和标签要求

产品说明书和标签的内容应符合《医疗器械说明书和标签管理规定》（国家食品药品监督管理总局令第 6 号）、YY/T 0171—2008《外科器械 包装、标志和使用说明书》和 YY/T 0466.1—2016《医疗器械 用于医疗器械标签、标记和提供信息的符号 第 1 部分：通用要求》的要求。

说明说中应写明确产品的性能结构及组成、适用范围、禁忌、注意事项、警示性及提示性说明。

1. 禁忌的一般内容如下：

缝合器不适用于何种类型的缝合。

2. 注意事项的一般内容如下：

（1）产品规格选择；

（2）灭菌包装形式及包装破损处理；

（3）灭菌有效期及超过灭菌期限处理；

（4）开启包装的注意事项；

（5）缝合器使用中的注意事项；（应含缝合钉间距）

（6）特殊部位缝合注意事项；

（7）缝合器使用后的注意事项；（应含包扎方法、缝合钉留置或拆除时间、产品用后处置等）

（8）依照使用方法操作。

3. 警示性及提示性说明：

（1）产品为一次性使用医疗器械，不得重复使用；

（2）灭菌内包装如有破损，严禁使用；

（3）超过灭菌有效期的产品严禁使用。

三、审查关注点

（一）申报产品的规格型号是否能满足一个注册单元要求，申报事项是否准确，命名是否合理；

（二）产品直接或间接接触人体创伤部位和皮肤组织的部件采用的材料，是否符合相应的国家标准和行业标准；

（三）安全风险管理报告要审查产品的主要风险（包括设计、材料、加工途径、灭菌、使用等方面）是否已经列举，控制措施是否有效，风险是否降到可接受的程度之内；

（四）产品技术要求编写的规范性，引用标准的适用性、准确性，内容是否符合 YY/T 0245—2008《吻（缝）合器 通用技术条件》及有关标准的要求；

（五）产品性能检验报告的完整性，按标准要求应检项目不得缺项，检验结论及意见等；

（六）产品预期用途，从医疗器械注册申请表、综述资料、安全风险评价资料、产品使用说明书、同类型产品对比说明等方面叙述的是否一致。

四、编写单位

本指导原则由甘肃省药品监督管理局、甘肃省食品药品监督管理局审评认证中心、甘肃省医疗器械检验检测所等编写并负责解释。

9　骨水泥套管组件注册技术审评指导原则

（骨水泥套管组件注册技术审查指导原则）

本指导原则旨在为申请人进行骨水泥套管组件注册申报提供技术指导，同时也为药品监督管理部门对注册申报资料的审评提供技术参考。

本指导原则是对骨水泥套管组件注册申报资料的一般要求，申请人应依据具体产品的特性对注册申报资料的内容进行充实和细化，并依据具体产品的特性确定其中的具体内容是否适用，若不适用，需具体阐述其理由及相应的科学依据。

本指导原则是对申请人和审查人员的指导性文件，但不包括注册审批所涉及的行政事项，亦不作为法规强制执行，如果有能够满足相关法规要求的其他方法，也可以采用，但是需要提供详细的研究资料和验证资料。应在遵循相关法规和标准的前提下使用本指导原则。

本指导原则是在现行法规和标准体系以及当前认知水平下制定的，随着法规和标准的不断完善，以及科学技术的不断发展，本指导原则相关内容也将进行适时的调整。

一、适用范围

本指导原则适用于骨水泥套管组件，包括骨水泥枪（或称骨水泥注入器、骨水泥填充器、骨水泥搅拌器等）和进入椎体的工作通道器械（包括经皮穿刺器械、导引器械、扩张套管、高精度钻、工作套管等），有一次性使用和可重复使用产品，用于混匀骨水泥，并将骨水泥注入（输送）到骨髓腔或椎体。

本指导原则不适用于骨扩张器（有多种形式，常称为椎体扩张器、球囊扩张器、椎体膨胀器等）、椎体扩张压力泵和骨水泥产品。

本指导原则所称的骨水泥套管组件，根据《关于明确骨水泥套管组件和椎体扩张（成形）器械管理类别的通知》（国食药监械〔2010〕133号），按照第二类医疗器械进行管理。

二、技术审查要点

（一）产品名称的要求

产品名称应符合《医疗器械通用名称命名规则》（国家食品药品监督管理总局令第19号）的要求，可采用相关国家标准、行业标准上的通用名称，或以产品结构和适用范围为依据命名。例如：骨水泥套管组件、椎体成形手术器械（包）、骨水泥枪、骨水泥注入器（套件）、骨水泥填充器（套件）、骨水泥搅拌器（套件）等。

（二）产品的结构和组成

审查时应根据具体产品用途确定结构组成，明确一次性和重复性使用组件。常见产品组成示例：

1. 髋关节置换术用骨水泥套管组件

一般由骨水泥枪、输送器（包含活塞）或注入器、搅拌杯（混合碗）、搅拌棒、漏斗等组成。

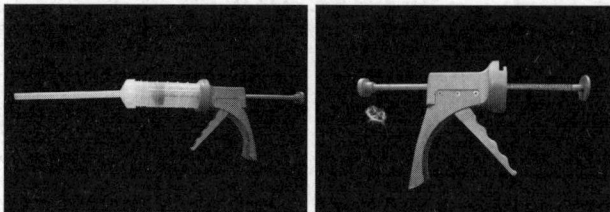

骨水泥套管组件　　　　　骨水泥枪

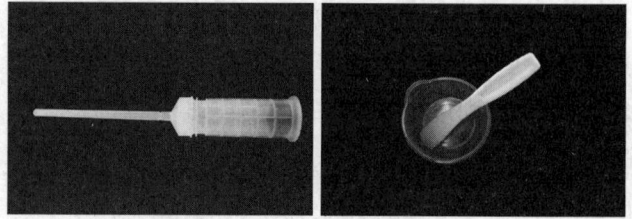

输送器（含活塞）　　　　搅拌杯及搅拌棒

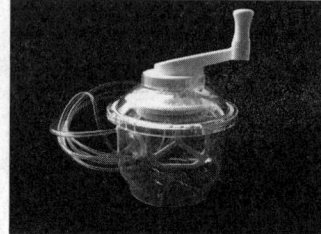

真空搅拌组件

2. 椎体成形术用骨水泥套管组件

一般由穿刺针、导针、工作套管、扩张器、手动骨钻和骨水泥注入（推进）装置等组成。

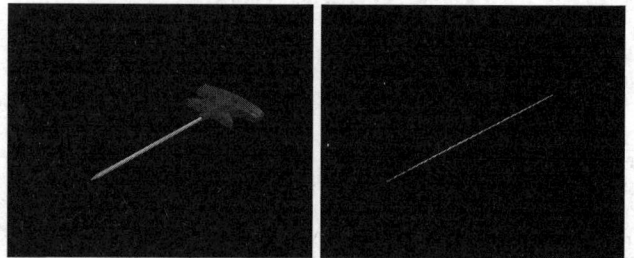

穿刺针　　　　　　　　　导针

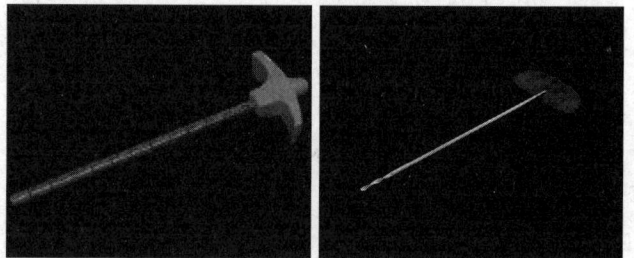

工作套管　　　　　　　　手动骨钻

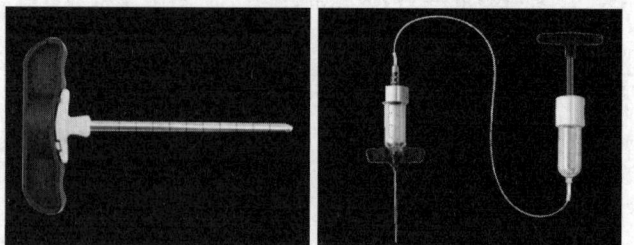

扩张器　　　　　　　骨水泥注入装置

（三）产品工作原理/作用机理

骨水泥套管组件为配合骨水泥使用的器械，根据产品结构和组成用于不同的骨科手术，通常使用时至少需要搅拌杯及搅拌棒来调拌骨水泥。例如，在髋关节置换术中，利用搅拌器将骨水泥混匀，灌入套管中，在骨水泥枪推注作用下，将骨水泥打入骨髓腔等患处，通过打入的骨水泥来填充骨髓腔，骨水泥固化后起到固定关节假体的作用；在椎体成形术中，利用导针、工作套管、扩张套管、骨钻等器械构建椎体通道，可与球囊等机械方式膨胀器械联用，在进行椎体内扩张后，通过本产品将搅拌好的骨水泥注入到椎体患处，通过骨水泥固化后填充椎体空间，起到恢复椎体形态，重塑椎体的作用。

（四）注册单元划分的原则和实例

注册单元划分应根据《医疗器械注册管理办法》（国家食品药品监督管理总局令第 4 号）要求，"医疗器械注册或者备案单元原则上以产品的技术原理、结构组成、性能指标和适用范围为划分依据。"骨水泥套管组件产品注册单元的划分主要考虑产品的预期用途，预期用途不同的产品不作为同一单元，例如"髋关节置换术用骨水泥套管组件"和"椎体成形术用骨水泥套管组件"应作为不同的注册单元，适用范围相同的产品可以作为一个注册单元，如手工搅拌的和真空搅拌的骨水泥搅拌装置可作为同一注册单元。

（五）产品适用的相关标准

根据产品自身特点适用表 1 中相关标准：

表 1　相关产品标准

标准编号	标准名称
GB/T 1.1—2009	《标准化工作导则 第 1 部分：标准的结构和编写》
GB/T 191—2008	《包装储运图示标志》
GB/T 1220—2007	《不锈钢棒》
GB/T 1962.1—2015	《注射器、注射针及其他医疗器械 6%（鲁尔）圆锥接头 第 1 部分：通用要求》
GB/T 1962.2—2001	《注射器、注射针及其他医疗器械 6%（鲁尔）圆锥接头 第 2 部分：锁定接头》
GB/T 2828.10—2010	《计数抽样检验程序 第 10 部分：GB/T 2828 计数抽样检验系列标准导则》
GB 4234—2003	《外科植入物用不锈钢》
GB/T 14233.1—2008	《医用输液、输血、注射器具检验方法 第 1 部分：化学分析方法》
GB/T 14233.2—2005	《医用输液、输血、注射器具检验方法 第 2 部分：生物学试验方法》
GB/T 16886.1—2011	《医疗器械生物学评价 第 1 部分：风险管理过程中的评价与试验》
GB/T 16886.5—2017	《医疗器械生物学评价 第 5 部分：体外细胞毒性试验》
GB/T 16886.7—2015	《医疗器械生物学评价 第 7 部分：环氧乙烷灭菌残留量》
GB/T 16886.10—2017	《医疗器械生物学评价 第 10 部分：刺激与皮肤致敏试验》

续表

标准编号	标准名称
GB 18279.1—2015	《医疗保健产品灭菌 环氧乙烷 第 1 部分：医疗器械灭菌过程的开发、确认和常规控制的要求》
GB/T 18279.2—2015	《医疗保健产品灭菌 环氧乙烷 第 2 部分：GB 18279.1 应用指南》
GB 18280.1—2015	《医疗保健产品灭菌 辐射 第 1 部分：医疗器械灭菌过程的开发、确认和常规控制要求》
GB 18280.2—2015	《医疗保健产品灭菌 辐射 第 2 部分：建立灭菌剂量》
GB/T 18280.3—2015	《医疗保健产品灭菌 辐射 第 3 部分：剂量测量指南》
GB/T 18457—2015	《制造医疗机械用不锈钢针管》
GB/T 19633.1—2015	《最终灭菌医疗器械包装 第 1 部分：材料、无菌屏障系统和包装系统的要求》
GB/T 19633.2—2015	《最终灭菌医疗器械包装 第 2 部分：成形、密封和装配过程确认的要求》
YY/T 0149—2006	《不锈钢医用器械 耐腐蚀性能试验方法》
YY/T 0242—2007	《医用输液、输血、注射器具用聚丙烯专用料》
YY/T 0294.1—2016	《外科器械 金属材料 第 1 部分：不锈钢》
YY/T 0313—2014	《医用高分子产品 包装和制造商提供信息的要求》
YY/T 0466.1—2016	《医疗器械 用于医疗器械标签、标记和提供信息的符号 第 1 部分：通用要求》
YY/T 0615.1—2007	《标示无菌医疗器械的要求 第 1 部分：最终灭菌医疗器械的要求》
YY/T 0681.1—2009	《无菌医疗器械包装试验方法 第 1 部分：加速老化试验指南》

注：本指导原则中标准适用最新版本，下同。

上述标准为本产品所涉及到的相关标准，各企业可以根据实际情况选择引用。如有新版国家标准、行业标准发布实施，应执行最新版本的国家标准、行业标准。

（六）产品的适用范围/预期用途/禁忌症

该产品为配合骨水泥使用的器械，可根据产品结构和临床用途确定适用范围。

适用范围示例：

1. 关节置换术用骨水泥套管组件：用于混匀骨水泥，并将骨水泥注入（或填充）至骨髓腔或所需部位。

2. 椎体成形术用骨水泥套管组件：用于脊椎手术建立手术通道，并通过该通道注入骨水泥。

（七）产品的主要风险

1. 风险分析方法

1.1 在对风险的判定及分析中，要考虑合理的可预见的情况，包括：正常使用条件下和非正常使用条件下。

1.2 风险判定及分析应包括：对患者的危害、对于操作者的危害和对于环境的危害。

1.3 风险形成的初始原因应包括：人为因素，产品结构的危害，原材料危害，综合危害，环境条件。

1.4 风险判定及分析考虑的问题包括：骨水泥套管组件产品原材料生物危害；产品质量是否会导致使用中出现不正常结果；操作信息，包括警示性语言、注意事项以及使用方法的准确性；使用过程可能存在的危害等。

2. 风险分析清单

骨水泥套管组件产品应按照 YY/T 0316—2016《医疗器械 风险管理对医疗器械的应用》进行风险分析。审查要

点包括：

2.1 产品定性定量分析是否准确（依据 YY/T 0316—2016 附录 C）；

2.2 危害分析是否全面（依据 YY/T 0316—2016 附录 E）；

2.3 风险可接收准则，降低风险的措施及采取措施后风险的可接收程度，是否有新的风险产生。

根据 YY/T 0316—2016《医疗器械 风险管理对医疗器械的应用》附录 E 对骨水泥套管组件已知或可预见的风险进行判定，在进行风险分析时至少应包括以下的主要危害。企业还应根据自身产品特点确定其他危害（见表 2），并采取应对措施，确保风险降到可接收程度。

表 2　骨水泥套管组件产品的主要危害

危害的分类		危害的形成因素	可能的后果
生物学危害	生物污染	生产环境控制不好。 灭菌操作不严格。 包装破损。 使用时操作不正规	产品带菌，引起患者感染
	生物不相容性	化学残留物过多，如环氧乙烷超标	产生毒性或刺激
	材料和药物不相容性	材料选择不当，对骨水泥所带药物产生吸附或发生反应	产生毒性或药物失效，引起感染
	不正确的配方（化学成分）	未按照工艺要求配料。 添加剂或助剂使用比例不正确	有可能引起小分子物质残留量过大，造成毒性危害
	毒性	不正确的配方。 加工工艺控制不严格。 后处理工艺控制不严格	生物相容性不符合要求
	再感染和/或交叉感染	使用不当、标识不清	引起感染、交叉感染
化学危害	毒性	搅拌碗中溶解骨水泥单体时，与单体、溶剂发生反应，析出化学物质	产生毒性或刺激
环境危害	储存或运行偏离预订的环境条件	储运条件（如温度、湿度）不符合要求	产品老化、无菌有效期缩短
	意外的机械破坏	储运、使用过程中发生意外的机械性破坏	产品使用性能无法得到保证
	由于废物和（或）医疗器械处置的污染	使用后的产品没有按照要求集中销毁	造成环境污染或者细菌的交叉感染
与医疗器械使用有关的危害	不适当的标记	标记不清晰、错误、没有按照要求进行标记	错误使用。 储存错误。 产品辨别错误
	不适当的操作说明，如： （1）和医疗器械一起使用的附件规范不适当； （2）预先检查规范不适当； （3）操作说明书过于复杂； （4）维修规范不适当	包装破损无法识别。 操作要点不突出	无法保证使用安全性。 导致操作失误
	由不熟练/未经培训的人员使用	操作不熟练、操作失误	造成椎体损伤。 工作通道放置位置不合适注入效果受影响。 引流管拔出困难

续表

危害的分类		危害的形成因素	可能的后果
与医疗器械使用有关的危害	对副作用的警告不充分	对操作人员警示不足	重复使用。 二次灭菌。 使用者出现过敏、刺激反应。 椎弓根已破损,引起注入的骨水泥渗漏
	对一次性使用医疗器械很可能再次使用的危害警告不适当	造成重复使用	交叉感染。 骨水泥套管破损
不适当不合适或过于复杂的使用者接口	违反或缩减说明书、程序等	操作方法、注意事项、储存方法、警示事项等表述不清	骨水泥注入后渗漏、重复使用引起感染、没有集中销毁造成环境危害等
功能性失效、维修和老化引起的危害	对医疗器械寿命终止缺少适当的决定	没有标识产品有效期	超出有效期的产品被使用,造成细菌感染或因材料老化产生而导致产品性能不符合要求
	不适当的包装(医疗器械的污染和/或变质)	没有进行包装确认	不能确保产品无菌,从而导致出现细菌感染
	再次使用和/或不适当的再次使用	产品标识没有明确	出现细菌感染、交叉感染等现象

(八)产品的研究要求

1. 产品性能研究

应当提供骨水泥套管组件产品的性能研究资料以及产品技术要求的研究和编制说明,包括所有指标的确定依据、所采用的标准或方法、采用的原因及理论基础。应明确设计和研发过程中为符合主要性能指标要求所采用的方式,主要材料的选择、来源及质量要求,影响产品的主要工艺验证内容等。

2. 生物相容性的评价研究

根据 GB/T 16886.1—2011《医疗器械生物学评价 第 1 部分:风险管理过程中的评价与试验》标准中的方法,对骨水泥套管组件产品进行生物相容性评价。申请人如通过生物学试验进行生物学评价,按照 GB/T 16886.1—2011 中医疗器械分类的规定,骨水泥套管组件产品中与人体直接或间接接触的组件,接触时间小于 24 小时,属于与组织/骨短期接触的器械。依据 GB/T 16886.1—2011 附录 A 中要考虑的评价试验,骨水泥套管组件需要做的生物相容性评价试验为细胞毒性、皮内反应、迟发型超敏反应。

3. 灭菌工艺研究

企业应明确产品的灭菌方式,产品注册申报时应提交确定灭菌方式的相关研究资料。

如产品通过环氧乙烷进行灭菌,应根据 GB 18279《医疗保健产品的灭菌 环氧乙烷》系列标准的要求对灭菌工艺进行确认,包括产品灭菌的适用性、包装及材料要求、生物指示物及化学指示物的选取、灭菌剂的配方及要求、初始污染菌的要求、灭菌时环氧乙烷浓度、灭菌温度、相对湿度、抽真空速率、加药量、预热时间、灭菌时间、换气次数、压力控制范围、解析方法及时间等。通过对灭菌过程进行确认,提交灭菌确认报告。应根据 GB 16886.7—2015《医疗器械生物学评价 第 7 部分:环氧乙烷灭菌残留量》明确残留剂信息及采取的处理方法,并提供研究资料。

如产品通过辐照方式进行灭菌,应根据 GB 18280《医疗保健产品灭菌 辐射》系列标准的要求对辐射灭菌过程进行确认,以确定材料的适用性,建立灭菌剂量和最大耐受剂量,确定产品装载模式,确定产品剂量分布图,设置辐照周期定时器等。通过对灭菌过程进行确认,提交灭菌确认报告。

4. 产品有效期和包装研究

产品有效期一般包括产品的货架寿命和使用寿命,货架寿命是指器械能够发挥拟定作用的时间段,使用寿命是指在不能发挥拟定功能之前,器械的实际使用时间,或重复使用次数和时间。骨水泥套管组件的有效期可根据组件的形式进行考虑,一般无菌方式提供的组件要考虑货架寿命,非无菌方式提供的可重复性使用的器械要考虑使用寿命。产品有效期应得到有效验证,验证试验可采用加速稳定性试验和实时稳定性试验,企业需在试验方案中设定检测项目、检测方法及判定标准。产品有效期验证资料可包括以下内容:产品原材料/组件、包装材料、生产工艺、灭菌方法、储存运输条件等基本信息,有效期相关影响因素的说明,稳定性试验的试验方案及试验报告等,包装封口工艺验证方案及报告等。

产品包装主要对产品起到防护和无菌屏障的作用,采用无菌包装形式的可结合产品有效期研究共同进行。无菌医疗器械包装研究可参考 GB/T 19633《最终灭菌医疗器械的包装》系列标准、YY/T 0681《无菌医疗器械包装试验方法》系列标准、YY/T 0698《最终灭菌医疗器械包装材料》系列标准等。

（九）产品技术要求的主要性能指标

本条款给出骨水泥套管组件产品需要满足的性能要求，其他性能要求企业可参考相应的国家标准、行业标准，根据企业自身产品的技术特点制定相应的要求，但不得低于相关强制性国家标准、行业标准的有关要求。企业在制定产品技术要求时，性能要求内容应根据适用情况采用以下要求：

1. 应明确产品材料要求。与骨水泥或人体接触的材料应具有良好的生物相容性，应满足生物学评价要求或符合相关国家/行业标准要求，如医用聚丙烯材料应符合 YY/T 0242—2007 的要求，医用不锈钢材料应符合 YY/T 0294.1—2016 或 GB 4234—2003 的要求。

2. 应明确产品重要部位尺寸及公差并给出结构图。

3. 应明确产品外观要求。如要求各部件表面应清洁、光滑圆整，不应有凹凸不平、锋棱、毛刺、飞边、划伤、锈迹、附着物等缺陷；高分子材料组件不应有裂纹、气孔和机械杂质。

4. 应明确产品物理性能要求。可包括如下内容：

4.1 产品整体密封性要求。如要求产品各连接部位不得有松动和脱落现象，应具有良好的密封性。

4.2 关键部位的连接处应有牢固度要求。如要求在一定持续拉力条件下保持相应时间，连接处无破损现象。

4.3 采用负压搅拌装置的，应明确在一定负压吸引条件下的管体或罐体的可靠性要求。

4.4 金属部件的物理性能（如硬度等）可根据临床使用要求确定。如经皮穿刺针可包括金属针管的刚性和韧性要求。

5. 应明确产品化学性能要求。如采用环氧乙烷灭菌，其残留量一般应小于 $10\mu g/g$；金属部件应具有良好的耐腐蚀性等。

6. 产品经确认的方法灭菌后应无菌。

7. 应明确产品的使用性能。如骨水泥枪的推动杆滑动应灵活自如，不得有卡阻及滑脱现象。

8. 其他组件应根据自身特性制定专有技术指标，应能满足使用要求。

（十）同一注册单元内注册检验典型性产品确定原则和实例

1. 同一注册单元中典型产品是指能够代表本注册单元内其他产品安全性和有效性的产品，如功能最齐全、结构最复杂、风险最高等情形的产品。

2. 典型产品的确定可以通过比较同一注册单元内所有产品的技术结构、性能指标和预期用途等相应资料，说明能够代表本注册单元内其他产品的安全性和有效性。

3. 举例

3.1 包含真空搅拌器械组件的骨水泥套管组件与包含手工搅拌器械组件的产品相比，包含真空搅拌器械组件的骨水泥套管组件指标要求更高。所以包含真空搅拌器械组件的骨水泥套管组件应作为这个注册单元中的典型产品。

3.2 同一单元中，组件多的骨水泥套管组件覆盖组件少的骨水泥套管组件，故选择组件最多的产品型号作为典型产品。

（十一）产品生产制造相关要求

产品注册申报材料应明确产品生产工艺过程，可采用流程图的形式，并提供验证报告说明其过程控制点，如注塑、灭菌等工艺过程。各组件生产过程中如使用加工助剂，应明确使用情况及杂质（如残留单体、小分子残留物等）的控制要求。

产品生产工艺过程（示例）：原材料采购、进货检验、入原料库、外购件清洗、金属件机加工、部件注塑、过程检验、入半成品库、装配、包装、灭菌、最终检验、入库。

（十二）产品的临床评价要求

注册申请人应按照《医疗器械临床评价技术指导原则》（国家食品药品监督管理总局通告 2015 年第 14 号）的要求提供临床评价资料。骨水泥套管组件的临床评价方式可根据产品组件的具体组成来确定，一般分以下两种情况。

对列入《免于进行临床试验医疗器械目录》（国家药品监督管理局通告 2018 年第 94 号，以下统称《目录》）的产品，注册申请人在申报以上骨水泥套管组件时，在首次注册时需提交申报产品相关信息与《目录》所述内容的对比资料和申报产品与已获准境内注册的《目录》中医疗器械的对比说明，对比说明应当包括产品材质、结构组成、主要技术性能指标、灭菌方法、预期用途等内容。

若申报注册产品组成中医疗器械组件有不在《目录》范围内，注册申请人应按要求进行临床试验，或按要求通过同品种医疗器械临床试验或临床使用获得的数据进行分析评价。

（十三）产品的不良事件历史记录

暂未见相关报道。

（十四）产品说明书和标签要求

产品说明书、标签和包装标识的编写要求应符合《医疗器械说明书和标签管理规定》（国家食品药品监督管理总局令第 6 号）和《医疗器械 用于医疗器械标签、标记和提供信息的符号 第 1 部分：通用要求》（YY/T 0466.1—2016）的要求。产品说明书还应包括以下内容：

1. 应根据产品的适用范围明确使用方法，使用符合临床需要的骨水泥。

2. 提示产品配套用骨水泥要求，如骨水泥的材质（如聚甲基丙烯酸甲酯等）、黏稠度（如低黏、高黏）等。

3. 一次性使用部件应明示灭菌方式，"一次性使用，用后销毁，包装如有破损，严禁使用"等字样。

4. 重复性使用部件应明示清洗和灭菌方法。

5. 明确该产品应由经培训的临床医生使用。

6. 应明确禁忌症及术前、术中的注意事项。

三、审查关注点

（一）产品技术要求

应关注骨水泥套管组件产品各组件的要求是否清晰完整，包括每个组件及配合使用的性能要求。

（二）产品技术报告要求

应关注骨水泥套管组件的质量控制要求，主要包括与人体直接接触材料和生产工艺。应对产品材料进行控制，明确与人体直接接触材料的来源及质量要求，材料应具有相对稳定的生产工艺及供货来源以保证产品的质量。

（三）产品综述资料要求

应关注首次注册产品申报材料中主要技术指标、风险分析材料及验证材料或检测报告等，是否符合产品安全有效基本要求。

（四）产品说明书要求

应关注说明书中的产品结构、尺寸和其他技术信息应与产品标准和注册检测报告一致，产品的使用方法和注意事项应完整。

（五）注册检测的典型产品

应关注注册检测产品是否能够代表本注册单元内其他产品安全性和有效性。应注意骨水泥套管组件的不同组合型式，送检样品应涵盖产品的所有组件。

四、编写单位

北京市医疗器械技术审评中心

骨科手术器械

10 骨科外固定支架产品注册技术审评指导原则

（骨科外固定支架产品注册技术审查指导原则）

本指导原则旨在为申请人进行骨科外固定支架注册申报提供技术指导，同时也为药品监督管理部门对注册申报资料的审评提供技术参考。

本指导原则是对骨科外固定支架注册申报资料的一般要求，申请人应依据具体产品的特性对注册申报资料的内容进行充实和细化，并依据具体产品的特性确定其中的具体内容是否适用，若不适用，需具体阐述其理由及相应的科学依据。

本指导原则是对申请人和审查人员的指导性文件，但不包括注册审批所涉及的行政事项，亦不作为法规强制执行，如果有能够满足相关法规要求的其他方法，也可以采用，但是需要提供详细的研究资料和验证资料。应在遵循相关法规和标准的前提下使用本指导原则。

本指导原则是在现行法规和标准体系以及当前认知水平下制定的，随着法规和标准的不断完善，以及科学技术的不断发展，本指导原则相关内容也将进行适时的调整。

一、适用范围

本指导原则适用于《医疗器械分类目录》中按照第二类医疗器械管理的骨科外固定支架。

本指导原则不包含与其配套使用的金属骨针产品。本指导原则不包含矫形用外固定支架。矫形用外固定支架及骨融合术后辅助固定用外固定支架产品可参考本指导原则进行注册申报。

二、技术审查要点

（一）产品名称要求

骨科外固定支架应符合《医疗器械通用名称命名规则》（国家食品药品监督管理总局令第19号）的要求，可采用相关国家标准、行业标准上的通用名称，或以产品结构和适用范围为依据命名。例如：一体式骨科外固定支架、组合式骨科外固定支架等。

（二）产品的结构和组成

1. 产品的结构和组成

外固定支架按结构组成可分为一体式和组合式两种类型。按照交付状态可分为非无菌形式提供和无菌形式提供两种。

一体式外固定支架主要由横（竖）针夹、延长接头、撑开架、偏心轴、万向球等部件组成。按照结构组成可分为多种型式，每种型式按照使用部位又可分为多种型号。

组合式外固定支架可根据使用部位由闭合环、开放环、环针夹、环杆（管）夹、直形杆（管）等组成。组合式外固定支架按照构成型式可分为棒结构型、环结构型、半环型等多种型式，每种型式按照使用部位又可分为多种型号。

2. 典型产品结构示意图举例

图1～图4为一体式外固定支架的典型结构示意图，图5～图8为组合式外固定支架的典型结构示意图。

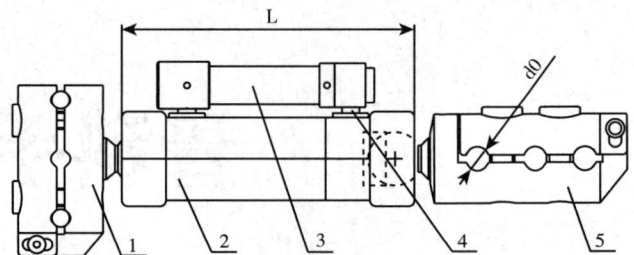

图1

1－竖（横）针夹；2－伸缩体；3－撑开架；
4－偏心轴；5－竖针夹

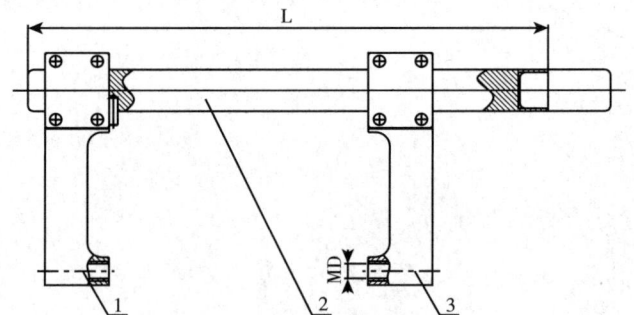

图2

1－针夹；2－伸缩体；3－针夹

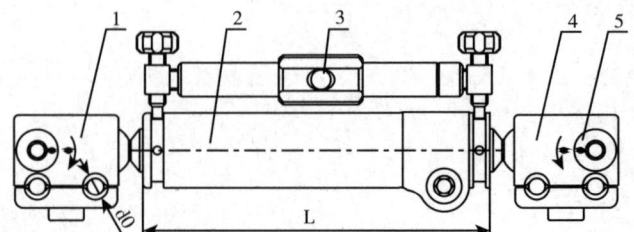

图3

1－竖针夹；2－伸缩体；3－撑开架；
4－竖针夹；5－偏心轴

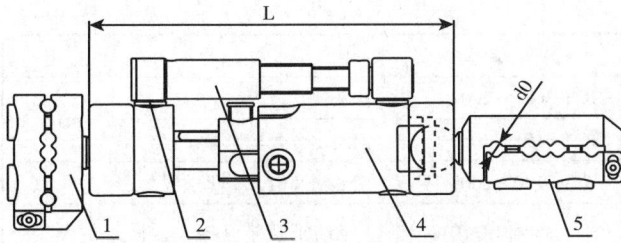

图 4

1－横（竖）针夹；2－偏心轴；3－撑开架；

4－伸缩体；5－竖针夹

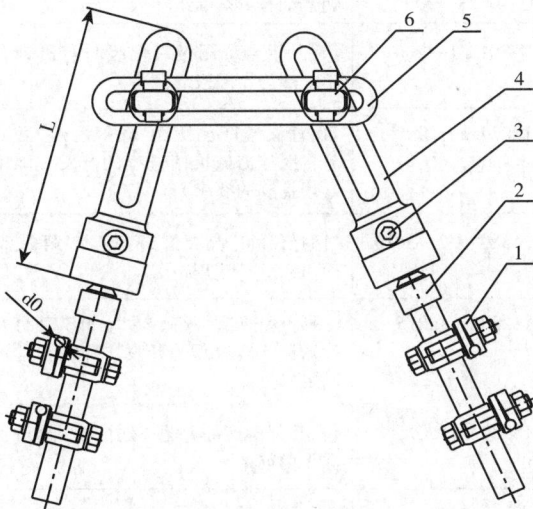

图 5

1－棒针夹钳；2－球头杆；3－偏心轴；

4－偏心环架；5－环架；6－连接装置

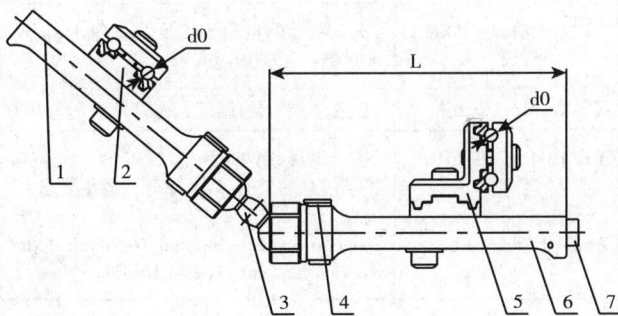

图 6

1－环架；2－直形针夹；3－双头连接杆；

4－偏心轴；5－螺纹针夹；6－环架；7－丝杠

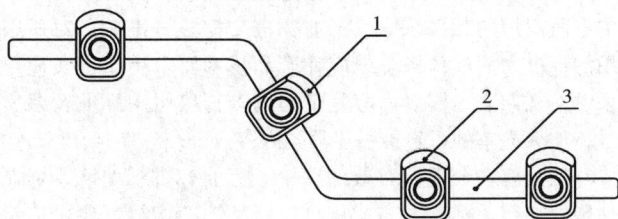

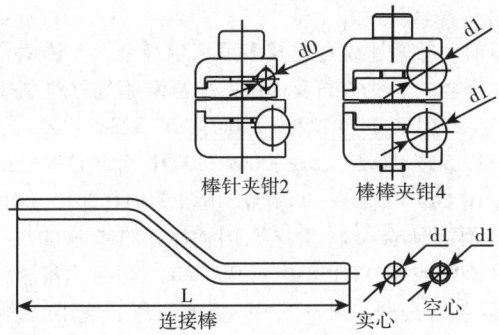

图 7

1－棒针夹钳2；2－棒棒夹钳4；3－连接棒

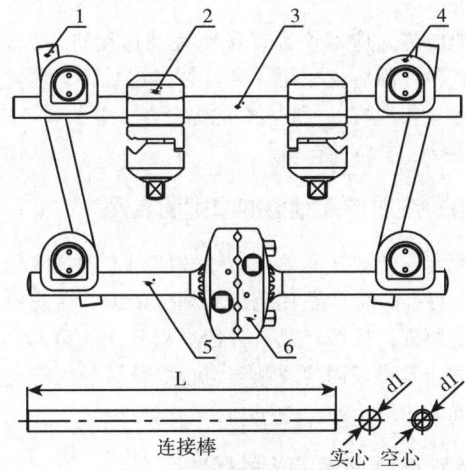

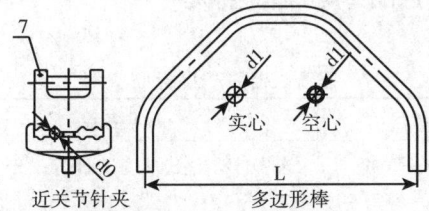

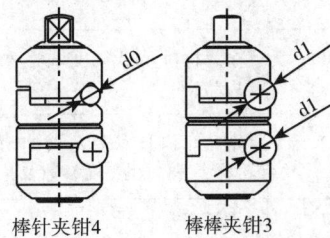

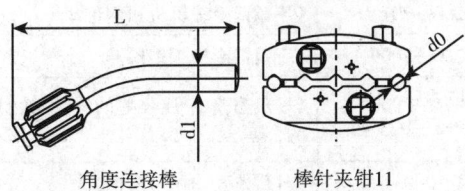

图 8

1－连接棒；2－棒针夹钳4；3－多边形棒；4－棒棒夹钳3；

5－角度连接棒；6－棒针夹钳11；7－近关节针夹

注：以上结构示意图中的各组件名称不同企业的可能
有所不同。

3. 产品材质

目前，骨科外固定支架多采用铝合金、不锈钢、碳纤维、钛合金、聚醚醚酮及增强型聚醚醚酮等材料制成。不锈钢应采用 GB/T 1220—2007、GB 4234—2003、GB/T 3280—2015 或 GB/T 4226—2009 标准中规定的牌号；铝合金应采用 GB/T 3190—2008 或 GB/T 3191—2010 标准中规定的牌号；钛合金材质应采用 GB/T 2965—2007、GB/T 3621—2007 或 GB/T 13810—2017 标准（注：本指导原则中标准适用最新版本，下同）中规定的牌号；选用的碳纤维、聚醚醚酮等无现行国家标准或行业标准的材料制成的部件，其力学性能应符合企业产品技术要求的规定。

（三）产品工作原理/作用机理

注册申请人应对产品工作原理及作用机理进行描述，常见的骨科外固定支架是一种体外固定装置，它通过金属骨针将骨折各端与一个或多个的纵行杆（管）和/或环连接而达到稳定、复位的作用。

（四）注册单元划分的原则和实例

外固定支架的注册单元的划分原则上以技术原理、结构组成、性能指标和适用范围为划分依据。注册申请人应根据上述原则，按照产品自身特点划分注册单元。一般情况下一体式骨科外固定支架与组合式骨科外固定支架应划分成不同的注册单元。

（五）产品适用的相关标准

表 1　相关产品标准

标准编号	标准名称
GB/T 230.1—2009	《金属材料 洛氏硬度试验 第 1 部分：试验方法（A、B、C、D、E、F、G、H、K、N、T标尺）》
GB/T 231.1—2009	《金属材料 布氏硬度试验 第 1 部分：试验方法》
GB/T 1031—2009	《产品几何技术规范（GPS）表面结构 轮廓法 表面粗糙度参数及其数值》
GB/T 1220—2007	《不锈钢棒》
GB/T 3280—2015	《不锈钢冷轧钢板和钢带》
GB/T 4226—2009	《不锈钢冷加工钢棒》
GB/T 1804—2000	《一般公差 未注公差的线性和角度尺寸的公差》
GB 4234—2003	《外科植入物用不锈钢》
GB/T 4237—2015	《不锈钢热轧钢板和钢带》
GB/T 2965—2007	《钛及钛合金棒材》
GB/T 13810—2017	《外科植入物用钛及钛合金加工材》
GB/T 228.1—2010	《金属材料 拉伸试验 第 1 部分：室温试验方法》

续表

标准编号	标准名称
GB/T 3621—2007	《钛及钛合金板材》
GB/T 3191—2010	《铝及铝合金挤压棒材》
GB/T 3190—2008	《变形铝及铝合金化学成分》
GB/T 3880.1—2012	《一般工业用铝及铝合金板、带材 第 1 部分：一般要求》
GB/T 4340.1—2009	《金属材料 维氏硬度试验 第 1 部分：试验方法》
GB/T 10128—2007	《金属材料 室温扭转试验方法》
GB/T 8013.1—2007	《铝及铝合金阳极氧化膜与有机聚合膜 第 1 部分：阳极氧化膜》
GB 18279.1—2015	《医疗保健产品灭菌 环氧乙烷 第 1 部分：医疗器械灭菌过程的开发、确认和常规控制的要求》
GB/T 18279.2—2015	《医疗保健产品灭菌 环氧乙烷 第 2 部分：GB 18279.1 应用指南》
GB 18280.1—2015	《医疗保健产品灭菌 辐射 第 1 部分：医疗器械灭菌过程的开发、确认和常规控制要求》
GB 18280.2—2015	《医疗保健产品灭菌 辐射 第 2 部分：建立灭菌剂量》
GB/T 18280.3—2015	《医疗保健产品灭菌 辐射 第 3 部分：剂量测量指南》
YY/T 0149—2006	《不锈钢医用器械 耐腐蚀性能试验方法》
YY/T 0508—2009	《外固定支架专用要求》
YY/T 0681.1—2009	《无菌医疗器械包装试验方法 第 1 部分：加速老化试验指南》
YY/T 0316—2016	《医疗器械 风险管理对医疗器械的应用》
YY/T 0466.1—2016	《医疗器械 用于医疗器械标签、标记和提供信息的符号 第 1 部分：通用要求》
ASTM F1541—17	Standard Specification and Test Methods for External Skeletal Fixation Devices

上述标准（表 1）为骨科外固定支架涉及的常用标准。申请人根据产品的特点可引用与之相适应行业外标准和其他特殊标准，且需说明理由。

产品适用及引用的标准应适宜且齐全，在产品技术要求中所引用的相关国家、行业标准应完整并准确。对所引用的标准中的具体条款，应在产品技术要求中予以实质性采纳，文字表述繁多内容复杂的可以直接引用标准及条文号，比较简单的可直接引述具体内容。

产品应符合现行有效的国家、行业标准，如涉及强制性国家、行业标准发布或修订，产品性能指标等要求应符合最新的强制性国家、行业标准。

（六）产品的适用范围/预期用途/禁忌症

1. 适用范围

该产品通过与金属骨针的配合，应用于骨折部位的体外固定复位。

2. 适用人群

闭合性、开放性骨折、伴严重的软组织损伤或感染的骨折、有严重内脏疾病或年老体弱者不适合开放性手术的骨折患者。

3. 禁忌症

严重骨质疏松、严重的粉碎性骨折、骨缺损骨感染、骨不连；不能配合术后管理的患者。

4. 预期使用环境要求

企业应明确适宜本产品的使用环境。

生产企业应根据产品具体情况合理制定与产品相适应的适用范围、适用人群及禁忌症。

（七）产品的主要风险

骨科外固定支架产品的风险管理报告应符合 YY/T 0316—2016《医疗器械 风险管理对医疗器械的应用》的有关要求，审查要点包括：

1. 与产品有关的安全性特征判定可参考 YY/T 0316—2016 附录 C。

2. 危害、可预见的事件序列和危害处境判断可参考 YY/T 0316—2016 附录 E、I。

3. 风险控制的方案与实施、综合剩余风险的可接受性评价及生产和生产后监视相关方法可参考 YY/T 0316—2016 附录 F、G、J。

以下依据 YY/T 0316—2016 的附录 E（表 E.2）从四个方面提示性列举了骨科外固定支架产品的可能存在的初始危害因素，具体可从以下方面考虑（表2）。

表2　产品的主要危害（举例）

危害类型	可预见的事件	危害处境	产生的后果或损害	采取的措施
机械危害	采用不适宜的灭菌方式，导致产品力学性能下降	使用时不能很好地在患者骨折部位进行固定	影响患者骨折部位的愈合	企业选择经过确认的灭菌工艺进行灭菌；产品出厂前进行抽样检验，性能要求合格后方可出厂
生物或化学危害	经环氧乙烷灭菌的产品出厂时环氧乙烷解析不彻底，残留量超标	临床大夫及患者接触过量的环氧乙烷	损害临床大夫及患者健康	采用经过确认的方式进行解析，环氧乙烷残留量达标后方可出厂
	生产过程中原材料、包装材料等微生物的污染，导致产品菌落超标，产品灭菌不彻底	细菌接触患者	患者被细菌感染，严重时导致发热、休克	控制产品灭菌前原材料和成品的初始污染菌，按照初始污染菌进行灭菌剂量设定，并定期监控产品的初始污染菌
	产品未灭菌；或未按已确认的工艺实施灭菌，产品灭菌不彻底，产品带菌	细菌接触患者	患者被细菌感染，严重时导致发热、休克	以非无菌形式提供时，向医疗机构提供确认过的灭菌方式和参数；以无菌状态交付时，按照确认过的工艺进行灭菌
操作危害	由不熟练/未经培训的人员使用	可能造成骨折对位不良愈合或再移位	给患者造成身体伤害	编写产品使用手册，附赠视频操作光盘；随机文件中应给出由经过培训操作熟练的医生使用的警示
	非无菌形式交付，包装形式与无菌状态相似，大夫误以为无菌产品即带入手术室	污染手术室环境	造成患者感染	非无菌状态交付时在单包装上明确标识"本产品未经灭菌，使用前请灭菌"等内容
信息危害	对适应人群和禁忌症的说明不充分	临床大夫将产品用于不适宜的症状或人群	可能会造成手术失败，给患者带来身体伤害	研究资料和说明书中明确适用人群及禁忌症

注：上表内容仅为风险分析示例，并不用于注册申请人风险管理报告的制定，注册申请人应根据自身实际风险分析情况，确定其危害，制定产品风险管理报告。针对产品的各项风险，企业应采取应对措施，确保风险降到可接受的程度。

由于骨科外固定支架的功能和结构的差异，注册申请人应按照 YY/T 0316—2016 中规定的过程和方法，在产品整个生命周期内建立、形成文件和保持一个持续的过程，用以判定与医疗器械有关的危害、估计和评价相关的风险、控制这些风险并监视上述控制的有效性，以充分保证产品的安全和有效。

（八）产品的研究要求

1. 产品性能研究

在开展产品性能研究时，除对产品技术要求中所涉及的功能性、安全性及质量控制指标研究外，应至少对所申报产品的代表性样件进行力学性能的研究，力学性能研究应涵盖申报的所有规格型号产品，应根据临床使用条件，确定力学研究项目、参数及评价标准，并提供其确定依据、理论基础及相关验证资料，可参照 ASTM F1541–17 提供产品力学性能相关研究资料。选择代表性样件时，可通过有限元分析或其他适用的分析方法。

2. 灭菌工艺研究

骨科外固定支架可以非无菌和无菌两种形式交付。注册申请人在对灭菌过程进行验证时，应全面考虑产品材质及灭菌方式的适宜性。

以非无菌形式提供时，注册申请人应明确经过确认的灭菌方式，若该灭菌方式为行业内通用，注册申请人应提交灭菌过程对产品性能影响的相关验证资料；若该灭菌方式行业内不通用，注册申请人除提交灭菌过程对产品性能影响的相关验证资料外，还应当对灭菌效果进行确认，并提交相关资料。

以无菌形式交付时，注册申请人应选择与产品材质和性能相适宜的灭菌方式。若产品通过环氧乙烷进行灭菌，应根据 GB 18279.1—2015、GB/T 18279.2—2015 对灭菌过程进行确认，并提交灭菌确认报告。若产品通过辐照方式进行灭菌，应根据 GB 18280.1—2015、GB 18280.2—2015、GB/T 18280.3—2015 对辐射灭菌过程加以确认，并提交灭菌确认报告。

3. 产品有效期和包装研究

一般建议骨科外固定支架产品为一次性使用。

以无菌形式提供的产品应当对灭菌有效期进行验证确认并提交相关资料。灭菌有效期可采取实时验证或加速老化试验进行研究。

无论产品以何种状态交付，注册申请人均应明确产品包装材料并提交相关研究资料。

4. 证明产品安全性、有效性的其他研究资料。

（九）产品技术要求的主要性能指标

本章列举的基本技术指标为典型骨科外固定支架的指标，企业可参考相应的标准，根据企业自身产品的技术特点和用途制定相应的性能指标。技术要求应包括但不限于以下内容：

1. 外观

（1）外固定支架表面应光滑、洁净，不得有锋棱、毛刺、凹痕及裂纹等缺陷。

（2）外固定支架铝合金部件经阳极氧化处理后，有效面的色泽应均匀一致，无腐蚀、麻面、夹杂等可见缺陷。

（3）外固定支架的伸缩体应有刻度，刻度应完整清晰。

（4）提示性标记应完整、清晰。

2. 尺寸要求

外固定支架所有部件的主要尺寸和调节范围企业可自行规定。

3. 耐腐蚀性能

外固定支架的不锈钢部件应有良好的耐腐蚀性，应不低于 YY/T 0149—2006 中"沸水试验法"b 级要求。铝合金制件的阳极氧化膜滴碱试验结果应符合 GB/T 8013.1—2007 的表 2 中级别 Ⅱ 的要求。

4. 表面粗糙度

外固定支架的金属部件表面粗糙度 Ra 值，应符合表 3 的规定。

表 3　表面粗糙度（Ra）　　　　单位：微米

外表特征	部　位	
	外表面	其余
有光亮	≤1.6	≤3.2
无光亮	≤3.2	≤6.3

5. 使用性能

外固定支架的转动部件在转动时应活动自如，无卡塞现象；调节装置应调节自如；锁紧装置应锁紧可靠，无松动现象；各部件螺纹配合性能应良好，不得有缺扣乱扣现象，保证互换性。

6. 力学性能

企业根据产品特点规定力学性能要求。

7. 无菌（若适用）

外固定支架以无菌状态交付时，产品应无菌。

8. 环氧乙烷残留量（若适用）

外固定支架若经环氧乙烷灭菌，其出厂时环氧乙烷残留量应≤10 μg/g。

（十）同一注册单元内注册检验典型性产品确定原则和实例

同一注册单元内注册检验代表产品确定原则如下：

同一注册单元中的典型产品是指能够代表本注册单元内其他产品安全性和有效性的产品。其功能最齐全、结构最复杂、风险最高。

典型产品的确定可以通过比较同一注册单元内所有产品的材质、结构组成、性能指标和预期使用部位等相应资料，说明其能够代表本注册单元内其他产品的安全性和有效性。对于力学性能要求注册申请人应根据各型号产品预期使用部位分别按照材质、结构组成和力学性能确定出最薄弱型号作为典型产品并提供确定依据及验证资料。对于技术要求中的非力学性能项目可选择有代表性的部件进行检测。

（十一）产品生产制造相关要求

1. 生产工艺过程及过程控制点

注册申请人应根据申报产品的实际情况，以流程图的形式对生产工艺过程进行描述, 工艺过程中的关键工序和特殊工艺应在工艺流程图中标示清楚, 并对其过程控制点进行描述。外固定支架的生产工艺举例:

领取原材料——机械加工——☆抛光——清洗——抛丸 (不锈钢件) /喷砂 (铝制件) ——阳极氧化 (铝制件) ——组装——☆激光打标——包装——★灭菌 (若适用)

其中: ☆为关键工艺, ★为特殊工艺。

本指导原则对生产工艺不做强制要求, 企业可根据产品自身情况, 明确产品生产工艺, 以保证产品质量。

2. 研制、生产场地情况概述

申请人应当对与申报产品有关的研制场地和生产场地情况进行概述, 主要包括以下内容:

研制场地: 地址、位置、面积、研制环境条件 (如适用)、研制设备、检验设备、人员等。

生产场地: 地址、位置、面积、生产环境条件 (如适用)、生产设备、工艺装备、监视和测量装置、人员等。

如申报产品具有多个研制、生产场地, 则对每一研制、生产场地的情况均应进行概述。

(十二) 产品的临床评价要求

按照《国家药品监督管理局关于公布新修订免于进行临床试验医疗器械目录的通告》 (国家药品监督管理局通告 2018 年第 94 号, 下称《目录》) 的规定, 骨科外固定支架 (序号 198) 为免于开展临床试验的产品。注册申请人在申报该产品时, 若产品的原材料采用不锈钢、铝合金或碳纤维, 且预期使用部位为四肢长骨或骨盆时可以书面申请免于提交临床试验资料, 但应同时提交产品的对比说明。对比说明中应包含与《目录》中所述内容的对比, 及同类已上市产品的对比, 对比内容至少应包含产品材质、工作原理、结构组成、主要性能要求、适用范围等内容。

若产品的原材料采用钛合金、聚醚醚酮或增强型聚醚醚酮及其他新型材料时, 应当按照《医疗器械临床评价技术指导原则》 (国家食品药品监督管理总局通告 2015 年第 14 号) 规定选择合适的路径开展临床评价, 并提交临床评价资料。

(十三) 产品的不良事件历史记录

暂未见相关报道。

(十四) 产品说明书和标签要求

1. 说明书

每件骨科外固定支架产品都应附有说明书, 除《医疗器械说明书和标签管理规定》 (国家食品药品监督管理总局令第 6 号) 中说明书应含有的内容外, 还应明确以下内容:

(1) 以无菌状态交付的产品应当标明有效期;

(2) 以非无菌状态交付的产品, 注册申请人应给出推荐的灭菌方式和参数;

(3) 应参照 YY/T 0466.1—2016 等相关标准中的规定, 给出产品标签所用的图形、符号、缩写等内容的解释;

(4) 使用方法, 注册申请人应给出产品使用方法以及临床医生所应具备的知识与技能;

(5) 运输条件, 注册申请人应明确运输方法及条件;

(6) 储存条件, 注册申请人应明确储存环境要求。

2. 标签样稿

外固定支架的标签应符合 YY/T 0466.1—2016 及相关标准的要求。

3. 每件外固定支架还应符合 YY/T 0508—2009 的规定, 应有下列标志:

(1) 制造商代号或商标;

(2) 出厂年代或生产日期;

(3) 材料标识。

产品说明书和最小销售单元的标签样稿应符合《医疗器械说明书和标签管理规定》及相关标准要求。

三、审查关注点

(一) 审查时应关注产品注册单元的划分, 组合式外固定支架与一体式外固定支架应划分为两个不同的注册单元。

(二) 审查时应关注力学性能的研究, 企业提交的力学性能研究资料是否涵盖申报的所有规格型号产品, 力学性能的研究项目是否全面, 试验方法是否科学合理。

(三) 审查时应关注典型产品确定依据是否合理。

四、编写单位

天津市医疗器械技术审评中心

呼吸、麻醉和急救器械

11 人工复苏器注册技术审评指导原则

（人工复苏器注册技术审查指导原则）

本指导原则旨在指导注册申请人对人工复苏器（俗称：简易呼吸器）注册申报资料的准备及撰写，指导和规范人工复苏器的技术审评工作，帮助审评人员理解和掌握该类产品结构、性能、预期用途等内容，把握技术审评工作基本要求和尺度，对产品安全性、有效性作出系统评价。

本指导原则所确定的核心内容是在目前的科学认知水平和产品技术基础上形成的。因此，注册申请人和审评人员应注意其适宜性，密切关注适用标准及相关技术的最新进展，考虑产品的更新和变化。

本指导原则不作为法规强制执行，不包括行政审批要求。注册申请人和审评人员需密切关注相关法规的变化，确认申报产品是否符合法规要求。

一、适用范围

本指导原则适用于人工复苏器，该产品用于实施人工呼吸、急救时提供肺通气。根据《医疗器械分类目录》（国家食品药品监督管理总局公告 2017 第 104 号），人工复苏器的管理类别为二类，分类编码为 08—03—05 ［呼吸、麻醉和急救器械—急救设备—人工复苏器（人工复苏器）］。

本指导原则范围不适用电动、气动复苏器。

二、技术审查要点

（一）产品名称要求

人工复苏器产品命名应符合《医疗器械通用名称命名规则》（国家食品药品监督管理总局令第 19 号）、《医疗器械分类目录》和行业标准中的通用名称，如"人工复苏器"、"简易呼吸器"。

（二）产品的结构和组成

人工复苏器通常由病人阀（可含限压阀）、呼吸球囊、进气阀组组成。可根据不同的使用要求配置各种相应的选配件，如面罩、氧气管、储气袋或储气管等。按照使用次数可以分为可重复使用、一次性使用产品。产品结构示意图（图 1）如下。

（三）产品工作原理/作用机理

人工复苏器产品主要用于实施人工呼吸、急救时提供肺通气。使用时，按压呼吸球囊，进气阀组关闭，气体经病人阀端进入患者呼吸道；释放呼吸球囊，病人阀关闭，在压力差作用下，外界空气经进气阀组进入球囊。当需要

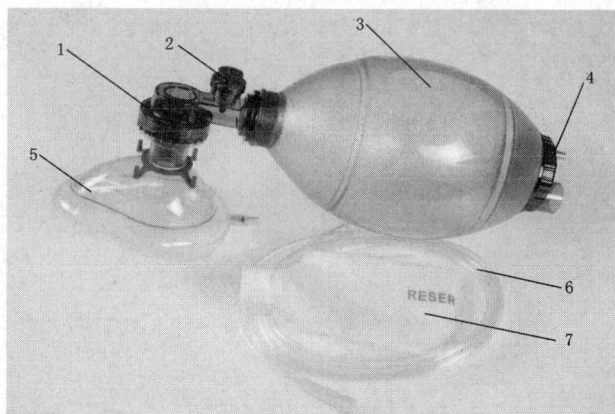

图 1　人工复苏器示意图

1－病人阀；2－限压阀；3－呼吸球囊；4－进气阀组；
5－面罩（选配）；6－氧气管（选配）；7－储气袋（选配）

高浓度氧气输送时，复苏器连接氧气管、储气袋或储气管使用，通过氧气管接头连接氧气源，储气袋充满氧气后，过量氧气通过进气阀组排出到空气中。

（四）注册单元划分的原则和实例

人工复苏器注册单元原则上以产品的技术原理、结构组成、性能指标和适用范围为划分依据。

例：一次性使用人工复苏器和重复使用人工复苏器划分为不同注册单元；无菌人工复苏器和非无菌人工复苏器划分为不同注册单元。

（五）产品适用的相关标准

如表 1 列出人工复苏器主要涉及的现行有效的国家/行业标准、国际标准；如有标准发布或更新，应当考虑新版标准的适用性。

表 1　产品适用标准（统一格式，标准编号）

标准编号	标准名称
GB/T 191—2008	《包装储运图示标志》
GB 18280.1—2015	《医疗保健产品灭菌 辐射 第 1 部分：医疗器械灭菌过程的开发、确认和常规控制要求》
GB 18280.2—2015	《医疗保健产品灭菌 辐射 第 2 部分：建立灭菌剂量》
GB/T 18280.3—2015	《医疗保健产品灭菌 辐射 第 3 部分：剂量测量指南》

续表

标准编号	标准名称
GB 18279.1—2015	《医疗保健产品灭菌 环氧乙烷 第 1 部分：医疗器械灭菌过程的开发、确认和常规控制的要求》
GB/T 18279.2—2015	《医疗保健产品灭菌 环氧乙烷 第 2 部分：GB 18279.1 应用指南》
GB/T 19633.1—2015	《最终灭菌医疗器械包装 第 1 部分：材料、无菌屏障系统和包装系统的要求》
GB/T 19633.2—2015	《最终灭菌医疗器械包装 第 2 部分：成形、密封和装配过程的确认的要求》
GB/T 14233.1—2008	《医用输液、输血、注射器具检验方法 第 1 部分：化学分析方法》
GB/T 14233.2—2005	《医用输液、输血、注射器具检验方法 第 2 部分：生物学试验方法》
GB/T 16886.1—2011	《医疗器械生物学评价 第 1 部分：风险管理过程中的评价与试验》
GB/T 16886.5—2017	《医疗器械生物学评价 第 5 部分：体外细胞毒性试验》
GB/T 16886.7—2015	《医疗器械生物学评价 第 7 部分：环氧乙烷灭菌残留量》
GB/T 16886.10—2017	《医疗器械生物学评价 第 10 部分：刺激与迟发型超敏反应试验》
GB/T 16886.12—2017	《医疗器械生物学评价 第 12 部分：样品制备与参照样品》
YY/T 0287—2017	《医疗器械 质量管理体系 用于法规的要求》
YY/T 0313—2014	《医用高分子产品包装和制造商提供信息的要求》
YY/T 0316—2016	《医疗器械 风险管理对医疗器械的应用》
YY/T 0466.1—2016	《医疗器械 用于医疗器械标签、标记和提供信息的符号 第 1 部分：通用要求》
YY/T 1474—2016	《医疗器械 可用性工程对医疗器械的应用》
YY 0600.4—2013	《医用呼吸机 基本安全和主要性能专用要求 第 4 部分：人工复苏器》
YY/T 1040.1—2015	《麻醉和呼吸设备 圆锥接头 第 1 部分：锥头与锥套》
GB/T 1962.1—2015	《注射器、注射针及其他医疗器械用 6%（鲁尔）圆锥接头 第 1 部分：通用要求》
ISO 18562—1：2017	Biocompatibility evaluation of breathing gas pathways in healthcare applications——Part 1：Evaluation and testing within a risk management process
/	中华人民共和国药典（2015 年版）

注：正文中引用的上述标准以其标准号表述。

上述标准包括了产品研发及注册申报资料中经常涉及的标准。不包括根据产品的特点所引用的一些行业外标准

或其他标准。

产品适用及引用标准的审查可以分两步来进行。首先对引用标准的齐全性和适宜性进行审查，也就是审查产品技术要求中与产品相关的国家标准、行业标准是否进行了引用，以及引用是否准确。应注意引用标准的编号、名称是否完整规范，年代号是否有效。其次对引用标准的采纳情况进行审查。即所引用的标准中的条款要求，是否在产品技术要求中进行了实质性的条款引用。这种引用通常采用两种方式，文字表述繁多内容复杂的可以直接引用标准及条文号，比较简单的也可以直接引述具体要求。

（六）产品的适用范围/预期用途

用于供电供气不完备场合和紧急情况下对突发呼吸困难或呼吸衰竭的患者实施人工呼吸、急救时提供肺通气。

（七）产品的主要风险

1. 产品的风险管理报告应符合 YY/T 0316—2016《医疗器械 风险管理对医疗器械的应用》的有关要求，判断与产品有关的危险，估计和评价相关风险，控制这些风险并监视控制的有效性。注册申请人提供注册产品的风险管理报告应扼要说明：

（1）在产品的研制阶段，已对其有关可能的危险及产生的风险进行了估计和评价，并有针对性地实施了降低风险的技术和管理方面的措施。

（2）在产品性能测试部分中验证了这些措施的有效性，达到了通用和相应专用标准的要求。

（3）对所有剩余风险进行了评价。

（4）风险/受益分析。

（5）对产品的安全性的承诺。

2. 风险管理报告的内容至少包括：

（1）产品的风险管理组织。

（2）产品的组成及适用范围。

（3）风险报告编制的依据。

（4）产品与安全性有关的特征的判定。

注册申请人应按照 YY/T 0316—2016《医疗器械 风险管理对医疗器械的应用》附录 C 的 34 条提示，对照产品的实际情况作出针对性的简明描述。

注意：产品如存在 34 条提示以外的可能影响安全性的特征，也应作出说明。

（5）对产品的可能危险、可预见的事件序列和危险情况的判定。

注册申请人应根据自身产品特点，根据 YY/T 0316—2016 附录 E、I 的提示，对危险、可预见的事件序列、危险情况及可发生的伤害作出判定。

（6）风险可接受准则：降低风险的措施及采取措施后风险的可接受程度，是否有新的风险产生。

（7）风险控制的方案与实施、综合剩余风险的可接受性评价及生产和生产后监视的相关方法，可参考 YY/T 0316—2016 的附录 F、G、J。

表2 产品主要初始危险因素

通用类别	初始事件和环境示例
不完整的要求	性能要求不符合。 与人体直接接触部件材料的生物相容性问题。 说明书未对人工复苏器的使用操作方法进行准确的描述与说明。 货架有效期不恰当规范：在标识的有效期前，已无法保证产品的性能要求
制造过程	制造过程的控制不充分：生产过程关键工序控制点未进行监测，导致人工复苏器不合格。 供方的控制不充分：外购、外协件供方选择不当，外购、外协件未进行有效进货检验，导致不合格外购、外协件投入生产
运输和贮藏	不恰当的包装：产品防护不当导致产品运输过程中损坏。 不适当的环境条件：产品存放于极端恶劣的环境条件中，如不干净的仓库，长时间高温/低温、高湿的环境，造成产品受到污染
清洁、消毒和灭菌	消毒执行不恰当：未对产品消毒工艺进行确认或未按照确认过的参数进行消毒，导致消毒不彻底，产品有污染。 灭菌执行不恰当：未按要求对人工复苏器进行灭菌，或未达到灭菌效果。 重复使用次数超过经验证的次数
处置和废弃	没提供信息或提供信息不充分：未在使用说明书中对产品处置和废弃方法进行说明，或信息不充分
材料	生物相容性：与人体接触的工具部分或其他部件选择不当可致过敏等反应。 阀门老化，密封性能问题
人为因素	易混淆的或缺少使用说明书：如缺少详细的使用方法、缺少必要的警告说明；使用不适当的型号；操作说明过于复杂，不易懂。 由缺乏技术的/未经培训的人员使用：使用者/操作者未经培训或培训不足，不能正确使用人工复苏器

表3 部分危险、可预见的事件序列、危险情况和可发生的伤害之间的关系

危险	可预见的事件序列	危险情况	伤害
化学的	生产过程使用了加工助剂，注塑过程使用了工业脱模剂等，产品清洁不完全	带有化学残留的产品使用于人体	刺激患者中毒，引起炎症，伤害人体健康
生物学的（微生物污染）	消毒或灭菌效果不佳；初始污染菌超标	有微生物污染的器械使用于人体	交叉使用，感染患者，进而感染与患者接触的人员
生物相容性	产品无良好的生物相容性	与人体组织不相容的器械使用于人体	中毒、刺激、过敏等症状，伤害患者健康，严重时危及患者生命
功能	进气阀漏气，无法提供足够的输送容量；病人阀阻塞，气体无法正常输送至患者口中；一次性使用的产品被重复使用	无法提供有效的肺通气；未进行消毒灭菌或消毒灭菌后产品性能无法满足性能要求	错失最佳呼吸抢救时间；交叉感染或无法提供有效肺通气

表2、表3依据YY/T 0316—2016的附录E提示性列举了人工复苏器可能存在危险的初始事件和环境，示例性地给出了危险、可预见的事件序列、危险情况和可发生的伤害之间的关系，给审查人员予以提示、参考。

由于人工复苏器功能和结构的差异，本章给出的风险要素及其示例是常见的而不是全部的。上述部分只是风险管理过程的组成部分，不是风险管理的全部。注册申请人应按照YY/T 0316—2016中规定的过程和方法，在产品整个生命周期内建立、形成文件和保持一个持续的过程，用以判定与医疗器械有关的危险、估计和评价相关的风险、控制这些风险并监视上述控制的有效性，以充分保证产品的安全和有效。

（八）产品的研究要求

1. 产品性能研究

应详述产品技术要求中主要性能指标及检验方法的确定依据，提供采用的原因及理论基础，提供涉及的研究性资料、文献资料和标准文本。如适用的国家标准、行业标准中有不采纳的条款，应将不采纳的条款及其理由予以阐明。

应研究的产品基本性能至少包括进气阀接头、拆卸与装配、被呕吐物污染的患者阀功能、机械冲击、增补氧和输送的氧浓度、呼气阻抗、吸气阻抗、死腔、最小输送容量、压力限制、微生物限度等。

说明书中描述的性能或产品宣称的特殊性能应进行

研究。

若产品带有配合使用的配件，应分别列出附件的材料、结构、性能要求。

应提供产品的主要原材料选择依据等信息。

2. 生物相容性的评价研究

应描述人工复苏器产品与人体接触部件的材料，以及在使用过程中与皮肤组织接触的性质和时间，参照《关于印发医疗器械生物学评价和审评指南的通知》（国食药监械〔2007〕345 号）、GB/T 16886.1—2011 的要求对其进行生物相容性评价。

建议参照 ISO 18562 - 1—2017，对与人体间接接触的部件进行生物相容性评价研究。

3. 消毒或灭菌工艺研究

应明确灭菌工艺（方法和参数）和无菌保证水平（SAL），并提供灭菌确认报告。若灭菌使用的方法容易出现残留，如环氧乙烷灭菌，应当明确残留物信息及采取的处理方法，并提供研究资料。可根据适用情况，按照 GB 18280.1—2015、GB 18280.2—2015、GB 18279.1—2015、GB/T 18279.2—2015 等标准的要求开展研究。

对于重复使用的产品，应提供终端用户灭菌或消毒方面的研究资料，包括重复灭菌或消毒次数、产品性能的研究。

对于使用前需要进行清洗、消毒或灭菌的，应当明确推荐的消毒或灭菌工艺（方法和参数）以及所推荐消毒/灭菌方法确定的依据。

4. 产品有效期和包装研究

（1）产品有效期和包装研究情况可通过实时老化或加速老化试验获得。有效期研究项目包含包装完整性和技术要求中规定的项目，建议选择原材料最多，组件最完整，使用性能可以覆盖使用单元的型号进行验证。加速老化试验可参照 YY/T 0681.1—2009《无菌医疗器械包装试验方法 第 1 部分：加速老化试验指南》系列标准、GB/T 19633.1—2015《最终灭菌医疗器械包装 第 1 部分：材料、无菌屏障系统和包装系统的要求》、GB/T 19633.2—2015《最终灭菌医疗器械包装 第 2 部分：成形、密封和装配过程的确认的要求》、YY/T 0698.1—2011《最终灭菌医疗器械包装材料 第 1 部分：吸塑包装共挤塑料膜要求和试验方法》系列标准等进行；非无菌供应的产品可参考上述标准进行有效期研究。

（2）申请人应提交包装研究资料，依据有关国内、国际标准（如 GB/T 19633.1—2015、GB/T 19633.2—2015、ISO 11607 - 1 等）对包装进行分析研究和评价。直接接触产品的包装材料的选择应至少考虑以下因素：包装材料的物理化学性能；包装材料的毒理学特性；包装材料与产品的适应性；包装材料与成型和密封过程的适应性；包装材料与灭菌过程的适应性；包装材料所能提供的物理、化学和微生物屏障保护；包装材料与使用者使用时的要求（如无菌开启）的适应性；包装材料与标签系统的适应性；包装材料与贮存运输过程的适应性；非无菌供应的产品，可参考上述适用的项目进行包装研究。

（九）产品技术要求应包括的主要性能指标

人工复苏器产品有直接对应的行业标准 YY 0600.4—2013《医用呼吸机 基本安全和主要性能专用要求 第 4 部分：人工复苏器》，对产品本身明确了要求。不同企业可根据自身产品的技术特点制定性能指标要求，但不得低于相关强制性标准的强制性要求，说明书中描述的性能或产品宣称的特殊性能应进行研究。

物理性能：

1. 患者连接口接头。
2. 呼吸气体的呼气口接头。
3. 面罩接头。
4. 气囊充气阀接头。
5. 气囊进气阀接头。
6. 螺纹气体过滤器接头。
7. 氧气管接头和压力计接头。
8. 操作要求。
8.1 拆卸和装配。
8.2 被呕吐物污染后的患者阀功能。
9. 机械冲击。
9.1 坠落试验。
9.2 浸水。
9.3 气囊充气阀。
10. 增补氧和输送的氧浓度。
11. 呼气阻抗。
12. 吸气阻抗。
13. 患者阀故障。
14. 患者阀泄漏——前向泄漏。
15. 人工复苏器死腔和重复呼吸。
16. 通气性能。
16.1 最小输送容量。
16.2 压力限制。
17. 储存和操作条件。
18. 压力限制系统设置的指示。
19. 外观要求。
20. 若产品包含其他配合使用的附件，应结合产品功能、结构制定相关性能要求。例如，储气袋性能要求（接头、容量、外观、气密性）。
21. 化学性能

根据不同材料特性，由申请人决定是否对化学性能提出要求。跟人体直接接触的部件，应补充化学性能的要求（至少 pH 值、重金属）。

22. 生物性能

22.1 非无菌供应的产品，若产品首次使用前不需要进行清洗、消毒、灭菌处理，鼓励申请人对微生物限度进行规定。

22.2 以灭菌包装提供的产品应无菌。

22.3 采用环氧乙烷灭菌的产品，环氧乙烷残留量不得大于 10μg/g。

（十）检测单元中典型产品的确定原则和实例

同一注册单元应按产品风险与技术指标的覆盖性来选择典型产品。典型产品应是同一注册单元内能够代表本单元内其他产品安全性和有效性的产品，应考虑功能最齐全、结构最复杂、原材料最多的产品，若不能完全覆盖，还应选择其他型号进行差异性检验。例如：病人阀、进气阀结构不同的，应分别进行检验。

（十一）产品生产制造相关要求

1. 应当明确人工复苏器生产工艺流程，注明关键工序和特殊过程，并说明其过程控制点。

2. 有多个研制、生产场地，应当概述每个研制、生产场地的实际情况，相关的生产环境应符合《医疗器械生产质量管理规范》（国家食品药品监督管理总局公告 2014 年第 64 号）的相关要求和 YY/T 0287—2017 的相关要求。

（十二）产品的临床评价要求

按照《医疗器械临床评价技术指导原则》（国家食品药品监督管理总局通告 2015 年第 14 号）提交临床评价资料。

与《免于进行临床试验的医疗器械目录（修订）》（国家药品监督管理局通告 2018 年第 94 号，以下简称《目录》）中，序号为 340 "人工复苏器（人工复苏器）" 相同的产品可免于进行临床试验。申请人需提交申报产品相关信息与《目录》所述内容的对比资料和申报产品与已获准境内注册的《目录》中医疗器械的对比说明。

若无法证明申报产品与《目录》产品具有等同性，则应按照《医疗器械临床评价技术审查指导原则》及其他临床评价法规文件的要求开展相应工作，提供符合要求的临床评价资料。

（十三）产品的不良事件历史记录

暂未查询到人工复苏器临床使用出现不良事件的信息。

（十四）产品说明书和标签要求

产品说明书、标签的编写要求应符合《医疗器械说明书和标签管理规定》（国家食品药品监督管理总局令第 6 号）、YY/T 0466.1—2016、YY/T 0313—2014、YY 0600.4—2013 等相关标准的要求。同时应注意以下要求。

1. 在所有预期操作模式下，如何操作人工复苏器的说明。

2. 每个型号适合使用的体重范围。

3. 操作环境、储存环境限制。

4. 除空气外，人工复苏器能输送的所有内容物。

5. 能输送的氧浓度。

6. 输送气体容量范围。

7. 人工复苏器死腔、前向泄漏和反向泄漏。

8. 呼气阻抗、吸气阻抗和使用推荐附件所加的阻抗。

9. 人工复苏器正常使用时产生的呼末压，如果大于 0.2kPa，应说明。

10. 如果有压力限制系统和超控装置，应说明其详细信息。

11. 如果人工复苏器配有控制装置或指示装置，应说明其准确性。

12. 为了清洁而需拆卸和装配的说明，以及装配后进行操作的性能测试的详细说明。

13. 对人工复苏器、部件、配件进行清洁、消毒或灭菌的推荐方法。

14. 使用前需进行的功能测试。

15. 维护要求。

16. 在有害或有毒环境中使用的建议（如适用）。

17. 操作者可更换的部件清单。

18. 在高氧浓度条件下，烟和火会引起危险的警告，以及人工复苏器禁止使用油脂的警告。

19. 警告不正确的使用人工复苏器会造成危险。

20. 一次性使用产品应当注明是 "一次性使用" 或 "禁止重复使用" 字样或符号。

21. 产品使用后需要处理的，应当标明相应的处理办法。

22. 有限次重复使用的产品应注明可供使用的次数和建议的消毒或灭菌方式。

23. 明确本产品为一次性使用或仅限同一个人使用，若仅限同一个人使用应描述其风险及处理方法。

三、审查关注点

（一）重点关注产品技术要求编写的规范性，引用标准的适用性、准确性、有效性，是否结合产品所含的选配件制定相应的性能指标。

（二）重点关注注册申请人的产品研究资料是否全面、准确，是否体现其安全性、有效性。

（三）重复使用器械：技术审评时需特别关注重复使用次数的验证，清洗和消毒方法的确认。

（四）产品检验报告：应关注检测的典型型号是否覆盖所有性能要求，检验报告所附照片中的产品结构组成、标识标签等信息，是否与其他申报资料描述相同。

（五）对说明书的审查应注意明确产品的信息，选配件应列明并表述正确。

四、编写单位

福建省食品药品认证审评中心

12 麻醉机和呼吸机用呼吸管路产品注册技术审评指导原则

（麻醉机和呼吸机用呼吸管路产品注册技术审查指导原则）

本指导原则旨在指导和规范麻醉机和呼吸机用呼吸管路的技术审评工作，帮助审评人员理解和掌握该类产品的结构、性能、预期用途等内容，把握技术审评工作的基本要求和尺度，对产品安全性、有效性做出系统评价。

本指导原则所确定的核心内容是在目前的科技认识水平和现有产品技术基础上形成的，因此，审评人员应注意其适宜性，密切关注适用标准及相关技术的最新进展，考虑产品的更新和变化。

本指导原则不作为法规强制执行，不包括行政审批要求。但是，审评人员需密切关注相关法规的变化，以确认申报产品是否符合法规要求。

一、适用范围

本指导原则的适用范围为《医疗器械分类目录》中第二类麻醉机和呼吸机用呼吸管路产品，类代号为6866。

二、技术审评要点

（一）产品名称的要求

麻醉机和呼吸机用呼吸管路产品的命名应按《医疗器械分类目录》、国家标准、行业标准上的通用名称，或以产品结构和适用范围为依据命名。产品名称中也可带有表示材质的描述性词语，如"PVC"等。若为"一次性使用"，名称前应带有"一次性"字样。

（二）产品的结构和组成

根据 YY 0461—2003《麻醉机和呼吸机用呼吸管路》中所叙述的结构可以分为单管路型（见图1）、双管路型（见图2）。根据临床需要呼吸管路结构和材质会有所不同，例如常见的还有双管路加强筋型（见图3）、双管路可伸缩型（见图4）、双管路加强筋积水杯型（见图5）、双管路可伸缩积水杯型（见图6）等。

结构示意图如下：

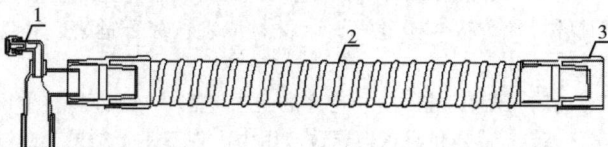

图1　单管路型

1-转换接头；2-管路；3-机器端接头；

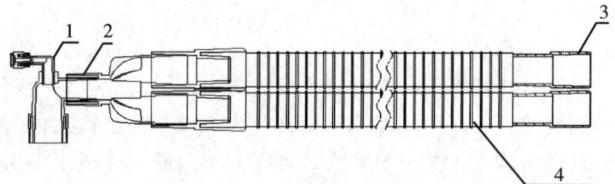

图2　双管路型

1-转换接头；2-Y形件；3-机器端接头；4-管路

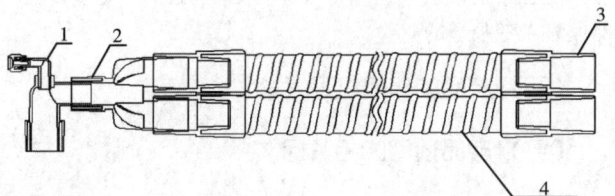

图3　双管路加强筋型

1-转换接头；2-Y形件；3-机器端接头；4-加强筋管路

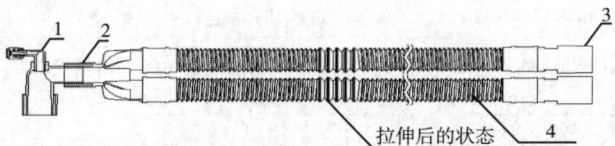

拉伸后的状态

图4　双管路可伸缩型

1-转换接头；2-Y形件；3-机器端接头；4-可伸缩管路

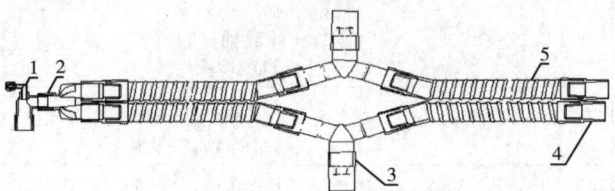

图5　双管路加强筋积水杯型

1-转换接头；2-Y形件；3-积水杯；
4-机器端接头；5-加强筋管路

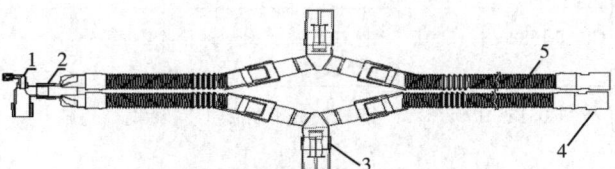

图6　双管路可伸缩积水杯型

1-转换接头；2-Y形件；3-积水杯；
4-机器端接头；5-可伸缩管路

以上所示均为常见呼吸管路的结构示意图，还可能有其他不同结构形式的呼吸管路。

（三）产品的工作原理

1. 单管路型

单管路是为麻醉机或呼吸机与面罩之间建立一个单向气体通道。用于将麻醉机或呼吸机输出的气体通过呼吸阀输送到面罩中，供病人吸入，病人呼出的气体经面罩排出体外。

2. 双管路型

双管路是用于麻醉机或呼吸机与病人之间建立一个呼吸连接通道。其中一根管路是将麻醉机或呼吸机输出的气体输送给病人，另一根管路是将病人呼出的气体通过麻醉机或呼吸机排出体外。

含有积水杯的管路，积水杯是用于处理管路内的结露，并保持管路正常通气，降低液体再通过管路进入呼吸机内部或病人呼吸道的风险。

（四）产品的作用机理（略）

（五）产品适用的相关标准

表1　相关产品标准

标准编号	标准名称
GB/T 191—2008	《包装储运图示标志》
GB/T 1962.1—2001	《注射器、注射针及其他医疗器械用6%（鲁尔）圆锥接头 第1部分：通用要求》
GB/T 1962.2—2001	《注射器、注射针及其他医疗器械用6%（鲁尔）圆锥接头 第2部分：锁定接头》
GB/T 2828.1—2003	《计数抽样检验程序 第1部分：按接受质量限（AQL）检索的逐批检验抽样计划》
GB/T 2829—2002	《周期检验计数抽样程序及表（适用于对过程稳定性的检验）》
GB/T 1031—2009	《产品几何技术规范（GPS）表面结构 轮廓法 表面粗糙度参数及其数值》
GB/T 9706.1—2007	《医用电气设备 第1部分：安全通用要求》
GB/T 14233.1—2008	《医用输液、输血、注射器具检验方法 第1部分：化学分析方法》
GB/T 14233.2—2005	《医用输液、输血、注射器具检验方法 第2部分：生物学试验方法》
GB/T 16886.1—2001	《医疗器械生物学评价 第1部分：评价与试验》
YY/T 0313—1998	《医用高分子制品包装、标志、运输和贮存》
YY 0461—2003	《麻醉机和呼吸机用呼吸管路》
YY 0466.1—2009	《医疗器械 用于医疗器械标签、标记和提供信息的符号 第1部分：通用要求》

续表

标准编号	标准名称
YY 1040.1—2003	《麻醉和呼吸设备 圆锥接头 第1部分：锥头与锥套》
YY/T 0615.1—2007	《标示"无菌"医疗器械的要求 第1部分：最终灭菌医疗器械的要求》

上述标准（见表1）包括了注册产品标准中涉及到的标准。有的企业还会根据产品的特点引用一些行业外的标准和一些较为特殊的标准。

产品适用及引用标准的审查可以分两步进行。首先对引用标准的齐全性和适宜性进行审查，也就是在编写注册产品标准时对与产品相关的国家标准、行业标准是否进行了引用，以及引用是否准确进行审查。可以通过对注册产品标准的"规范性引用文件"一章中是否引用了相关标准，以及所引用的标准是否适宜来进行审查。应注意标准编号、标准名称是否完整规范，年代号是否有效。其次对引用标准的采纳情况进行审查。所引用标准中的条款要求，是否在注册产品标准中进行了实质性的条款引用。这种引用通常采用两种方式，文字表述繁多内容复杂的可以直接引用标准及条文号，比较简单的也可以直接引述具体要求。

注意"规范性引用文件"和"标准编制说明"中编写标准所引用或参照相关标准和资料的区别，通常不宜直接引用的不纳入规范性引用文件，而仅仅以参考文件在标准编制说明中出现。

如有新版国家标准、行业标准发布实施，应予以执行。

（六）产品的预期用途

麻醉机和呼吸机用呼吸管路用于与麻醉机、呼吸机、潮化器、喷雾器配套使用，为病人建立一个呼吸连接通道。

（七）产品的主要风险

1. 风险分析方法

（1）在对风险的判定及分析中，要考虑合理的可预见的风险，包括：正常使用条件下、非正常使用条件下。

（2）风险判定及分析应包括：对于患者的危害、对于操作者的危害、对于环境的危害。

（3）产品每项危害产生的伤害和侵害的定量或定性的风险评估。

（4）风险形成的原因应包括：人为因素（包括不合理的操作）、产品结构危害、原材料危害、综合危害、环境条件。

（5）风险判定及分析考虑的问题包括：产品原材料生物学危害、产品质量是否会导致使用中出现不正常结果、操作信息（包括警示性语言、注意事项及使用方法的准确性）。

2. 安全风险分析报告要求

麻醉机和呼吸机用呼吸管路产品的风险管理报告应符

合 YY/T 0316—2008《医疗器械 风险管理对医疗器械的应用》的有关要求，审查要点包括：

（1）产品定性定量分析是否准确（依据 YY/T 0316—2008 中附录 C）；

（2）危害分析是否全面（依据 YY/T 0316—2008 中附录 E）；

（3）风险可接收准则。

（4）产品风险评估。降低风险的措施实施后风险的可接收程度，是否有新的风险产生。

根据 YY/T 0316—2008《医疗器械 风险管理对医疗器械的应用》中附录 E 对"麻醉机和呼吸机用呼吸管路"已知或可预见的风险进行判定，产品在进行风险分析时至少应包括以下主要危害，企业还应根据自身产品特点确定其他危害。针对产品的各项风险，企业应采取控制措施，确保风险降到可接受的程度。

3. 主要危害的列举

依据 YY/T 0316—2008《医疗器械 风险管理对医疗器械的应用》中附录 E 提示列举了《麻醉机和呼吸机用呼吸管路》的危害，供审评人员参考（见表2）。

表 2 产品主要危害

危害的分类		危害的形成因素	可能的后果
生物学危害	生物污染	1. 环境控制不好 2. 操作不严格 3. 破损 4. 时操作不规范	产品带菌，引起患者气道或肺部感染
	生物不相容性	硅橡胶硫化剂分解不完全	产生毒性或刺激对人体造成致癌作用，特别是造成内分泌的紊乱
	不正确的配方（化学成分）	1. 按照工艺要求配料 2. 材料选用不当	1. 可能引起管内壁微粒物质残留量过大，造成毒性危害 2. 成与所接触物质的不相容性（抗变形、低吸附、低透过） 3. 对内涂层的管路可能产生微粒污染
	再感染和/或交叉感染	1. 使用不当 2. 标识不清	引起交叉感染
环境危害	贮存或运行偏离规定的环境条件	贮运条件（如温度、湿度）不符合要求。	产品非正常老化无菌有效期缩短
	意外的机械破坏	贮运、使用过程中发生意外的机械性破坏	产品使用性能无法得到保证
	由于废物和（或）医疗器械处置的污染	使用后的产品没有按照要求集中销毁	造成环境污染

续表

危害的分类		危害的形成因素	可能的后果
与医疗器械使用有关的危害	不适当的标志	1. 标志不清晰、错误 2. 没有按照要求进行标志	错误使用 贮存错误 产品辨别错误
	不适当的操作说明，如： （1）和医疗器械一起使用的附件不适当 （2）预先检查不适当 （3）操作说明书叙述不适当 （4）服务和维修规范不适当	操作失误，检查不严谨，医疗器械自身存在的问题	无法保证使用安全性
	1. 由熟练/未经训练的人员使用 2. 吸管路临床使用易出现的问题	1. 吸回路操作不规范、不熟练、操作失误 2. 吸管路与机器连接不牢，或选择长度不适当的呼吸管路	1. 作不规范可能导致麻醉或供氧失败，再者造成管体出现死折等问题 2. 吸管路脱落或打折造成通气困难，导致使用目的失败
	产品材料和工艺	配方不符合要求、未按工艺操作	呼吸管路破裂、打折，薄厚不均匀
	不合理的误用	规格型号选用错误	导致无法达到满意的通气效果
	1. 对一次性使用医疗器械很可能再使用的危害警告不适当 2. 对重复性适用的危害	1. 造成重复使用 2. 使用前未按规定清洗、消毒或灭菌	造成交叉感染
功能性失效、维修和老化引起的危害	对医疗器械寿命终止缺少适当的规定	没有产品标识或标示不清	超出有效期的产品被使用，造成细菌感染或因材料老化而导致产品性能不符合要求
	不适当的包装	没有进行包装确认	造成产品污染，从而导致出现细菌感染
	对重复使用的医疗器械	超出使用寿命，产品老化	功能障碍或丧失

（八）产品的主要技术指标

本条款是根据 YY 0461—2003《麻醉机和呼吸机用呼吸管路》中的技术指标要求，并结合产品的实际结构组成提出的，以下技术指标若有不适用的，应该在注册标准编制说明中说明理由。

1. 产品型号、规格、尺寸

应由企业根据实际产品在注册产品标准中具体编写。

对长度测量单位、标记、允差等应符合 YY 0461—2003 中 4.4、4.8 的要求。

2. 气流阻力

企业在注册产品标准中应明确标示额定流量，在标示额定流量条件下气流阻力与弯曲气流阻力增加量应符合 YY 0461—2003 中 4.5、4.8 的要求。

3. 连接方式

呼吸管路的平滑端、转换接头、装配端、连有一个 Y 形件的呼吸管路等的连接方式，应符合 YY 0461—2003 中 4.6 的要求。

4. 泄漏

各种型号呼吸管路的泄漏速率，允差均应符合 YY 0461—2003 中 4.7 要求。

5. 顺应性

顺应性要求应符合 YY 0461—2003 中 4.9 要求。

6. 静电预防

抗静电呼吸管路与其连接一体的组件应符合 GB 9706.1—2007 中 39.3 b）规定的静电预防要求。

7. 若是重复性使用的呼吸管路应在注册标准中规定以下信息：

a）重复使用的最大次数和时间，并在其推荐的寿命中应符合注册标准中的要求；

b）要推荐常用的清洗、消毒和灭菌方法。

8. 若是一次性使用的呼吸管路应无菌供应、并规定无菌有效期。若是采用环氧乙烷灭菌，还应规定环氧乙烷残留量指标。

9. 根据产品结构组成，注册标准中还应制定各组件的性能要求。

10. 呼吸管路所用的材料应符合 GB/T 16886.1 规定的生物学安全试验要求。

（九）产品的检验要求

产品的检验包括出厂检验和型式检验。

一次性使用麻醉机和呼吸机用呼吸管路的出厂检验至少包括环氧乙烷残留量（若采用环氧乙烷灭菌）、无菌的检验，并应以产品的灭菌批为单位进行检验。

型式检验报告是证实生产过程有效性的文件之一。产品注册申请时提供的型式检验报告，应由具备合法资质的检验机构出具。型式检验时，若标准中无特殊规定，则应按相应执行标准要求进行全性能检验，应全部合格。

（十）产品的临床要求

该产品可豁免临床。

（十一）产品的不良事件历史记录

暂未见不良事件相关报道。

（十二）产品说明书、标签和包装标识

产品说明书、标签和包装标识的编写要求应符合《医疗器械说明书、标签和包装标识管理规定》和 YY 0461—2003《麻醉机和呼吸机用呼吸管路》、YY 0466.1—2009《医疗器械 用于医疗器械标签、标记和提供信息的符号 第1部分：通用要求》和 YY/T 0313—1998《医用高分子制品 包装、标志、运输和贮存》等相关标准的要求。同时审评人员还应该注意以下内容：

1. 产品的主要结构和技术性能指标应与该产品注册标准上的要求一致。

2. 适用范围应由审评专家结合提供的审评资料界定。

3. 若是一次性使用的呼吸管路要明示"包装破损禁止使用"、"用后销毁"等内容。

4. 若是"无菌"供应的呼吸管路要明示灭菌方式、灭菌日期、无菌失效年月。

5. 重复性使用的呼吸管路要提供清洗、消毒或灭菌的推荐方式、重复使用的最大次数和时间。

6. 贮存方式及贮存所需要的条件应明确指出。

（十三）产品注册单元划分的原则和实例

《医疗器械注册管理办法》第二十七条规定：医疗器械产品的注册单元原则上以技术结构、性能指标和预期用途为划分依据。

例如：单管路型、双管路型、双管路加强筋型、双管路可伸缩型、双管路加强筋积水杯型、双管路可伸缩积水杯型等基本性能指标和预期用途都基本一样，可以作为一个注册单元。

（十四）同一注册单元中典型产品的确定原则

1. 同一注册单元的典型产品是指在同一注册单元产品中功能最全、结构最复杂，其安全性和有效性能够代表本注册单元中所有产品的产品。

2. 典型产品的确定可以通过比较同一注册单元内所有产品的技术结构、性能指标和预期用途等相应资料，说明能够代表本注册单元内其他产品的安全性和有效性。

例如：双管路加强筋积水杯型呼吸管路的技术结构、性能指标基本能涵盖其他型号的呼吸管路，它的安全性、有效性等能够代表其他型式的呼吸管路。所以双管路加强筋积水杯型呼吸管路能够作为同一注册单元中的典型产品。

三、审查关注点

1. 产品注册标准编写的规范性，引用标准的适用性、准确性，主要性能是否符合 YY 0461—2003《麻醉机和呼吸机用呼吸管路》及有关标准的要求。

2. 产品技术报告应按国家食品药品监督管理局对境内第二类医疗器械注册审批的要求编写。应关注企业产品的挤出、粘接、组装、初包装等在相应净化条件下进行生产加工，必要时可要求提交《净化车间洁净度检测报告》。

3. 安全风险分析报告要审查产品的主要风险是否已经列举，控制措施是否有效，风险是否降到可接受的程度。

4. 产品性能自检报告、型式检验报告的完整性，应检

项目不得缺项。

5. 产品预期用途应和医疗器械注册申请表、技术报告、安全风险分析报告、产品使用说明书等方面叙述一致。

6. 应审查产品使用说明书是否符合《医疗器械说明书、标签和包装标识管理规定》的要求。

麻醉机和呼吸机用呼吸管路产品注册技术审查指导原则编写说明

一、编写的目的

（一）本指导原则编写的目的是用于指导和规范麻醉机和呼吸机用呼吸管路产品注册申报过程中审查人员对注册材料的技术审评。

（二）本指导原则旨在让初次接触该类产品的注册审查人员对产品结构、主要性能、预期用途等各个方面有基本了解，同时让技术审查人员在产品注册技术审评时把握基本的尺度，对产品安全性、有效性作出系统评价。

二、指导原则的编写依据

（一）《医疗器械监督管理条例》；

（二）《医疗器械注册管理办法》（局令第 16 号）；

（三）《医疗器械标准管理办法》（局令第 31 号）；

（四）《医疗器械说明书、标签和包装标识管理规定》（局令第 10 号）；

（五）关于印发《境内第一类医疗器械注册审批操作规范（试行）》和《境内第二类医疗器械注册审批操作规范（试行）》的通知（国食药监械〔2005〕73 号）；

（六）关于印发《豁免提交临床试验资料的第二类医疗器械目录（试行）》的通知（国食药监械〔2011〕475 号）；

（七）国家食品药品监督管理局发布的其他规范性文件；

（八）相关现行的国家标准和行业标准。

三、指导原则中部分具体内容的编写考虑

（一）产品的主要技术指标制定主要参考行业标准 YY 0461—2003《麻醉机和呼吸机用呼吸管路》。

（二）产品的预期用途是根据 YY 0461—2003《麻醉机和呼吸机用呼吸管路》提出的。结合临床专家意见，预期用途为麻醉机和呼吸机用呼吸管路与麻醉机、呼吸机、潮化器、喷雾器配套使用，为病人建立一个呼吸连接通道。

（三）根据 YY 0461—2003《麻醉机和呼吸机用呼吸管路》中所叙述的结构可以分为单管路型和双管路型；根据临床需要呼吸管路结构和材质会有所不同，例如常见的还有双管路加强筋型、双管路可伸缩型、双管路加强筋积水杯型、双管路可伸缩积水杯型等。双管路加强筋型管体柔韧性比较好，不易打折、气流阻力较小。双管路可伸缩型是可随意地调节麻醉机或呼吸机与病人之间的距离，减少呼吸管路缠绕带来的麻烦。双管路含积水杯型中的积水杯是用于处理管路内的结露，并保持管路正常通气，降低液体再通过管路进入呼吸机内部或病人呼吸道的风险。

四、指导原则编写人员

本指导原则的编写人员由河南省医疗器械行政管理人员、注册技术审评人员、医疗器械检验人员、临床专家及相关企业技术人员共同组成。以充分利用各方面的信息和资源，综合考虑指导原则中各个方面的内容，尽量保证指导原则正确、全面、实用。

13 一次性使用鼻氧管产品注册技术审评指导原则

（一次性使用鼻氧管产品注册技术审查指导原则）

本指导原则旨在指导和规范一次性使用鼻氧管产品的技术审评工作，帮助审评人员理解和掌握该类产品结构、性能、预期用途等内容，把握技术审评工作基本要求和尺度，对产品安全性、有效性作出系统评价。

本指导原则是对一次性使用鼻氧管产品的一般要求，审评人员应依据具体产品的特性确定其中的具体内容是否适用并对注册申报资料的内容进行补充要求。

本指导原则所确定的主要内容是在目前的科技认识水平和现有产品技术基础上形成的，因此，审评人员应注意其适宜性，密切关注适用标准及相关技术的最新进展，考虑产品的更新和变化。

本指导原则不作为法规强制执行，不包括行政审批要求。但是，审评人员需密切关注相关法规的变化，以确认申报产品是否符合法规要求。

一、适用范围

本指导原则适用于按第二类医疗器械管理的一次性使用鼻氧管，类代号现为 6856。

二、技术审查要点

（一）产品名称的要求

产品名称按作用原理和适用范围应命名为"一次性使

用鼻氧管"。

（二）产品的结构和组成

产品可由氧源接头、输氧管、鼻塞、耳挂固定及氧气湿化装置等组成（见图1、图2、图3）。

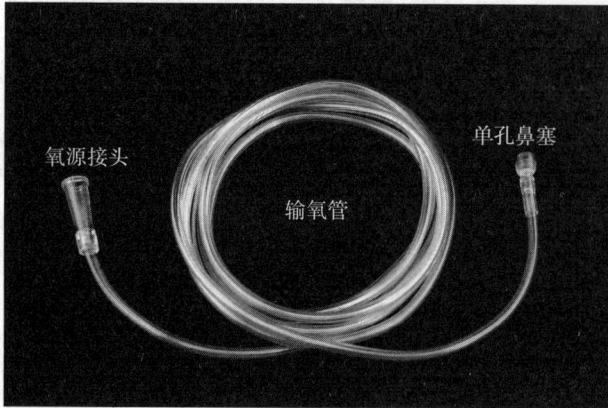

图1

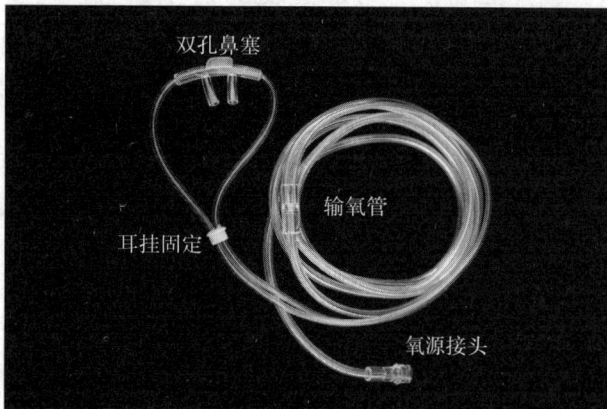

图2

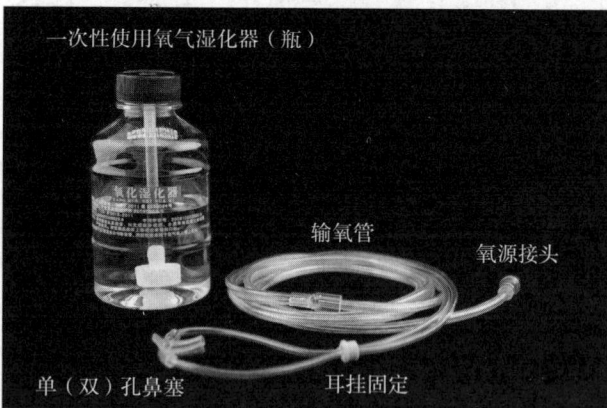

图3

（三）产品的工作原理

一次性使用鼻氧管通过氧源接头连接于氧气吸入器出氧端，鼻塞放置或固定于吸氧者鼻孔处，当开启氧气吸入

器氧流开关氧气经输氧管输入鼻腔；配置氧气湿化装置的一体式鼻氧管氧气可被加湿后吸入。

（四）产品的作用机理

该产品为非治疗类医疗器械，故本指导原则不包含产品作用机理的内容。

（五）产品适用的相关标准

表1　相关产品标准

GB 8368—1998	《一次性使用输液器》
GB 14232—1993	《一次性使用塑料血袋》
GB 15593—1995	《输血(液)器具用软聚氯乙烯塑料》
GB/T 2828.1—2003	《计数抽样检验程序 第1部分：按接受质量限（AQL）检索的逐批检验抽样计划》
GB/T 14233.2—2005	《医用输液、输血、注射器具检验方法 第2部分：生物学试验方法》
GB 18279—2000	《医疗器械 环氧乙烷灭菌 确认和常规控制》
GB/T 16886.7—2001	《医疗器械生物学评价 第7部分：环氧乙烷灭菌残留量》
YY 0114—1993	《医用聚乙烯》
YY/T 0313—1998	《医用高分子制品包装、标志、运输和贮存》
YY 1107—2003	《浮标式氧气吸入器》

上述标准（见表1）包括了注册产品标准中经常涉及到的标准。有的制造商还会根据产品的特点引用一些行业外的标准和一些较为特殊的标准。

产品适用及引用标准的审查可以分两步来进行。首先对引用标准的齐全性和适宜性进行审查，即在编写注册产品标准时是否引用了与产品相关的国家标准和行业标准，以及引用是否准确。可以通过对注册产品标准中"规范性引用文件"是否引用了相关标准，以及所引用的标准是否适宜来进行审查。此时，应注意标准编号、标准名称是否完整规范，年代号是否有效。

其次对引用标准的采纳情况进行审查。即所引用的标准中的条款要求，是否在注册产品标准中进行了实质性的条款引用。这种引用通常采用两种方式，文字表述繁多内容复杂的可以直接引用标准及条文号，比较简单的也可以直接引述具体要求。

注意"规范性引用文件"和编制说明的区别，通常不宜直接引用或全面引用的标准不纳入规范性引用文件，而仅仅以参考文件在编制说明中出现。

如有新版强制性国家标准、行业标准发布实施，产品性能指标等要求应执行最新版本的国家标准、行业标准。

（六）产品的预期用途

一次性使用鼻氧管用于吸氧时氧源与吸氧者之间的氧

气直接输送或湿化后输送。

（七）产品的主要风险

1. 风险分析方法

（1）在对风险的判定及分析中，要考虑合理的可预见的情况，它们包括：正常使用条件下和非正常使用条件下。

（2）风险判定及分析应包括：对于患者的危害、对于操作者的危害、对于环境的危害。

（3）风险形成的初始原因应包括：人为因素（包括不合理的操作）、产品结构的危害、原材料危害、综合危害、环境条件。

（4）风险判定及分析考虑的问题包括：鼻氧管原材料生物学危害；产品质量是否会导致使用中出现不正常结果；操作信息，包括警示性语言、注意事项以及使用方法的准确性；留置使用可能存在的危害等。

2. 风险分析清单

鼻氧管产品的风险管理报告应符合 YY/T 0316—2008《医疗器械 风险管理对医疗器械的应用》的有关要求，审查要点包括：

（1）危害分析是否全面（依据 YY/T 0316—2008 附录 D）；

（2）风险可接收准则，降低风险的措施及采取措施后风险的可接收程度，是否有新的风险产生。

根据 YY/T 0316—2008《医疗器械 风险管理对医疗器械的应用》附录 D 对该产品已知或可预见的风险进行判定，鼻氧管产品在进行风险分析时至少应包括以下的主要危害（见表2），企业还应根据自身产品特点确定其他危害。针对产品的各项风险，企业应采取应对措施，确保风险降到可接受的程度。

（八）产品的主要技术指标

本条款给出一次性使用鼻氧管产品需要评价的性能要求，其中部分性能要求给出了定量要求，其他性能要求企业可参考相应的国家标准、行业标准，根据企业自身产品的技术特点提出相应的要求，但不得低于相关强制性国家标准、行业标准的有关要求。如有不适用条款（包括国家标准、行业标准要求），企业在标准的编制说明中必须说明理由。

1. 外观

输氧管应透明，无明显杂质、斑点、气泡。

2. 规格尺寸

企业应明确指出申报产品所包含的规格尺寸和允差要求。

表2　产品主要危害

危害的分类		危害的形成因素	可能的后果
生物学危害	生物污染	生产环境控制不好 灭菌操作不严格 包装破损 使用时操作不正规	产品带菌，引起患者呼吸道感染
	生物不相容性	残留物过多 添加其他化学物质	PVC：氯乙烷超标、增塑剂量过大，产生毒性或刺激 湿化液：添加未经安全验证的其他化学物质，产生细胞毒性、致敏反应
	不正确的配方 （化学成分）	未按照工艺要求配料 添加剂或助剂使用比例不正确	有可能引起小分子物质残留量过大，造成毒性危害
	毒性	不正确的配方、添加 加工工艺控制不严格 后处理工艺控制不严格	生物相容性不符合要求
	再感染和/或交叉感染	使用不当，标识不清	引起感染、交叉感染
环境危害	储存或运行偏离预订的环境条件	储运条件（如温度、湿度）不符合要求	产品老化、无菌有效期缩短
	意外的机械破坏	储运、使用过程中发生意外的机械性破坏	产品使用性能无法得到保证
	由于废物和（或）医疗器械处置的污染	使用后的产品没有按照要求集中销毁	造成环境污染或者细菌的交叉感染
与医疗器械使用有关的危害	不适当的标记	标记不清晰、错误、 没有按照要求进行标记	错误使用 储存错误 产品辨别错误
	不适当的操作说明，如： （1）和医疗器械一起使用的附件规范不适当； （2）预先检查规范不适当； （3）操作说明书不准确、清晰	包装破损无法识别 操作要点不突出	无法保证使用安全性 导致操作失误

续表

危害的分类		危害的形成因素	可能的后果
与医疗器械使用有关的危害	由不熟练/未经培训的人员使用	操作不熟练、操作失误；规格型号选用错误、成人小儿或新生儿混用；连接不正确或不到位	导致氧气未能输入鼻腔吸氧效率降低、鼻孔或耳挂固定处皮肤损伤氧气泄漏
	对副作用的警告不充分	对操作人员警示不足	重复使用二次灭菌已变质的产品被使用
	对一次性使用医疗器械很可能再次使用的危害警告不适当	造成重复使用	交叉感染
不适当不合适或过于复杂的使用者接口	违反或缩减说明书、程序等	操作方法、注意事项、储存方法、警示事项等表述不清	不能实现预期输氧功能、重复使用引起感染、没有集中销毁造成环境危害等
功能性失效和老化引起的危害	对医疗器械寿命终止缺少适当的决定	没有标识产品有效期	超出有效期的产品被使用，造成细菌感染或因材料老化产生而导致产品性能不符合要求（如输氧管破损、连接松动等）
	不适当的包装（医疗器械的污染和/或变质）	没有进行包装确认	不能确保产品无菌，从而导致出现细菌感染
	再次使用和/或不适当的再次使用	产品标识没有明确	出现细菌感染、交叉感染、管路老化破损

3. 强度

鼻氧管和各部件连接处的连接强度应能达到15N静拉力不断裂或松动。

4. 物理性能

4.1 鼻氧管须通畅，并能在正常氧气压力下保证不少于15L/min的氧流量通过。

4.2 鼻氧管应无明显泄漏，输氧过程氧气的损失量≤5%。

5. 化学性能

根据不同材料特性，由企业决定是否对化学性能提出要求。用环氧乙烷灭菌的产品应规定环氧乙烷残留量的要求。

6. 生物性能

至少应进行无菌、皮肤刺激、致敏的生物学评价。

7. 湿化装置

配置氧气湿化装置的一体式鼻氧管，还应符合以下要求：

7.1 湿化器装置（瓶）应透明。

7.2 湿化装置腔体内部应能承受0.40 MPa压力无破损。

7.3 湿化装置和湿化液应无菌。

7.4 湿化液应为纯化水或生理盐水；湿化器配件和湿化液中不应添加用于实现无菌、抑菌目的的其他化学物质或药物。

（九）产品的检测要求

产品的检测包括出厂检验和型式检验。

出厂检验至少包括环氧乙烷残留量（若采用环氧乙烷灭菌）、无菌的检验。

型式检验报告是证实生产过程有效性的文件之一。型式检验由有资质的检验机构进行。型式检验时，若标准中无特殊规定，按相应的标准要求进行，应全部合格。

（十）产品的临床要求

根据《豁免提交临床试验资料的第二类医疗器械目录（试行）》（国食药监械〔2011〕475号）的规定，一次性使用鼻氧管可以豁免临床试验，但应提交与已上市产品的对比说明。

（十一）产品的不良事件历史记录

鼻氧管产品在临床中出现的问题主要有：不通畅、氧气泄露、湿化装置破裂等。

（十二）产品说明书、标签和包装标识

1. 一次性使用鼻氧管说明书的编写应符合《医疗器械说明书、标签和包装标识管理规定》及相关标准的要求。

2. 一次性使用鼻氧管产品说明书应当包括以下内容：

（1）产品名称、型号、规格。

（2）生产企业名称、注册地址、生产地址、联系方法。

（3）《医疗器械生产企业许可证》编号、《医疗器械注册证》编号、注册标准代号。

（4）产品使用的原材料及结构、组成。

（5）产品主要性能。

（6）产品适用范围。

（7）说明书中至少应有以下注意事项、警示以及提示性内容：

a. 一次性使用的产品应当注明"一次性使用"字样或符号，禁止重复使用；

b. 已灭菌产品应当注明灭菌方式、"无菌"、"无菌失效年月"等字样或者符号，如发现包装破损，严禁使用；

c. 产品使用后需要处理的，应当注明相应的处理方法；

d. 使用前检查包装是否完好，并对包装标志、生产日期、灭菌有效期进行确认，并在灭菌有效期内使用；

e. 产品贮存条件和方法。

3. 说明书、包装标识不得有以下内容：

(1) 含有"最高技术"、"最先进"等绝对化的语言；

(2) 与其他企业产品的功效和安全性能相比的语言；

(3) 含有"保险公司保险"等承诺性的语言；

(4) 利用任何单位或个人名义、形象作证明或者推荐的；

(5) 法律、法规规定禁止的其他内容。

4. 标签和包装标识

一次性使用鼻氧管产品的包装标识应符合 YY/T 0313—1998《医用高分子制品包装、标志、运输和贮存》、YY 0466—2003《医疗器械 用于医疗器械标签、标记和提供信息的符号》等标准的要求。

(十三) 产品注册单元划分的原则和实例

按照《医疗器械注册管理办法》第二十七条要求，"医疗器械产品的注册单元原则上以技术结构、性能指标和预期用途为划分依据"。

根据以上原则，普通型和配置氧气湿化装置的一体式鼻氧管可以作为一个注册单元。

(十四) 同一注册单元中典型产品的确定原则

1. 同一注册单元中典型产品是指能够代表本注册单元内其他产品安全性和有效性的产品，其功能最齐全，结构最复杂，风险最高。

2. 典型产品的确定可以通过比较同一注册单元内所有产品的技术结构、性能指标和预期用途等相应资料，说明能够代表本注册单元内其他产品的安全性和有效性。

3. 举例：配置湿化装置的一体式鼻氧管与普通鼻氧管相比，配置湿化装置的一体式鼻氧管性能指标要求更高，生物、化学、物理等性能指标涵盖普通鼻氧管产品的指标，能够代表其安全性、有效性。所以配置湿化装置的一体式鼻氧管与普通鼻氧管作为一个注册单元时，配置湿化装置的一体式鼻氧管应作为这个注册单元中的典型产品。

三、审查关注点

(一) 目前，一次性使用鼻氧管尚无相应的国家标准和行业标准，其产品安全性重点取决于材料和无菌。注册标准编写的规范性，引用标准的适用性、准确性，内容的重点为是否符合 GB 15593—1995《输血 (液) 器具用软聚氯乙烯塑料》、YY 0114—1993《医用聚乙烯》和 GB 18279—2000《医疗器械 环氧乙烷灭菌确认和常规控制》及有关标准的要求。

(二) 产品技术报告应按国家食品药品监督管理部门对境内第二类医疗器械注册审批的要求编写，重点关注企业产品的挤出、注塑、组装、初包是否在相应净化条件下进行生产加工，必要时提交《净化车间洁净度检测报告》。

(三) 安全风险管理报告要审查产品的主要风险是否已经列举，控制措施是否有效，风险是否降到可接受的程度之内。

(四) 产品性能自检报告、型式检验报告的完整性，应检项目不得缺项，检验结论及意见等。

(五) 产品预期用途，从医疗器械注册申请表、技术报告、安全风险管理报告、产品使用说明书等方面叙述的是否一致。

一次性使用鼻氧管产品注册技术审查指导原则编制说明

一、指导原则编写的原则

(一) 本指导原则编写的目的是用于指导和规范第二类一次性使用鼻氧管产品注册申报过程中审查人员对注册材料的技术审评。

(二) 本指导原则旨在让初次接触该类产品的注册审查人员对产品机理、结构、主要性能、预期用途等各个方面有个基本了解，同时让技术审查人员在产品注册技术审评时把握基本的尺度，对产品安全性、有效性作出系统评价。

二、指导原则编写的依据

(一)《医疗器械监督管理条例》

(二)《医疗器械注册管理办法》(国家食品药品监督管理局令第16号)

(三)《医疗器械说明书、标签和包装标识管理规定》(国家食品药品监督管理局令第10号)

(四)《医疗器械标准管理办法》(国家食品药品监督管理局令第31号)

(五) 关于印发《境内第一类医疗器械注册审批操作规范 (试行)》和《境内第二类医疗器械注册审批操作规范 (试行)》的通知 (国食药监械〔2005〕73号)

(六) 国家食品药品监督管理部门发布的其他规范性文件

(七) 现行的国家标准和行业标准

三、指导原则中部分具体内容的编写考虑

(一) 主要技术指标的制定参考了相关产品的技术要求，征求多家临床护理专家和生产厂家的意见，由于近年各类配置湿化装置的一体式鼻氧管逐渐增多，增加了对所配置湿化装置的相关要求，其内容主要依据 YY 1107—2003《浮标式氧气吸入器》和医院护理操作常规对湿化瓶、湿化液的技术要求进行规定。

(二) 国家尚未制订该产品专门的国家标准或行业标准，本指导原则给出了现行相关的国家标准、行业标准 (包括产品标准、基础标准)。

(三) 产品的主要风险参照 YY/T 0316—2008 中附录 D进行。

(四) 产品的不良事件历史记录主要从甘肃省药品不良反应监测中心数据库中查找。

四、指导原则编写人员

本指导原则的编写成员由甘肃省食品药品监督管理局医疗器械产品注册技术审评人员、行政审批人员、医疗器械检验所检验人员、专业厂家代表、临床专家共同组成，以充分利用各方面的信息和资源，综合考虑指导原则中各个方面的内容，尽量保证指导原则正确、全面、实用。

14 一次性使用医用喉罩注册技术审评指导原则

（一次性使用医用喉罩注册技术审查指导原则）

本指导原则旨在为申请人进行一次性使用医用喉罩注册申报提供技术指导，同时也为药品监督管理部门对注册申报资料的审评提供技术参考。

本指导原则是对一次性使用医用喉罩注册申报资料的一般要求，申请人应依据具体产品的特性对注册申报资料的内容进行充实和细化，并依据具体产品的特性确定其中的具体内容是否适用，若不适用，需具体阐述其理由及相应的科学依据。

本指导原则是对申请人和审查人员的指导性文件，但不包括注册审批所涉及的行政事项，亦不作为法规强制执行，如果有能够满足相关法规要求的其他方法，也可以采用，但是需要提供详细的研究资料和验证资料。应在遵循相关法规和标准的前提下使用本指导原则。

本指导原则是在现行法规和标准体系以及当前认知水平下制定的，随着法规和标准的不断完善，以及科学技术的不断发展，本指导原则相关内容也将进行适时的调整。

一、适用范围

本指导原则适用于《医疗器械分类目录》中第二类一次性使用医用喉罩产品。

二、技术审查要点

（一）产品名称要求

一次性使用医用喉罩，以下简称"医用喉罩"，产品名称应符合《医疗器械通用名称命名规则》（国家食品药品监督管理总局令第19号）的要求，可采用相关国家标准、行业标准上的通用名称，或以产品结构和适用范围为依据命名。产品名称中可带有表示材质的描述性词语，如"PVC""硅胶"等字样。

（二）产品的结构和组成

典型的医用喉罩产品按外形结构主要有普通型（见图1）、加强型（见图2）、食道引流型（见图3）、免充气型（见图4）。产品所用材料主要有硅橡胶、PVC（聚氯乙烯）、PE（聚乙烯）、热塑性橡胶等。

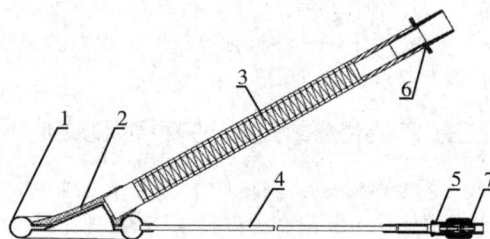

图1 普通型医用喉罩示例图
1-气囊；2-连接件；3-通气管；4-充气管；5-指示球囊；6-接头；7-充气阀

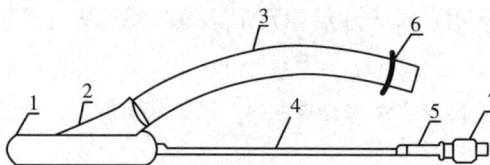

图2 加强型医用喉罩示例图
1-气囊；2-连接件；3-通气管；4-充气管；5-指示球囊；6-接头；7-充气阀

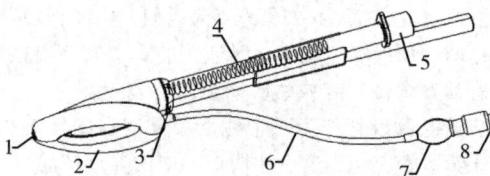

图3 食道引流型医用喉罩示例图
1-食道引流腔；2-气囊；3-连接件；4-通气管；5-接头；6-充气管；7-指示气囊；8-充气阀

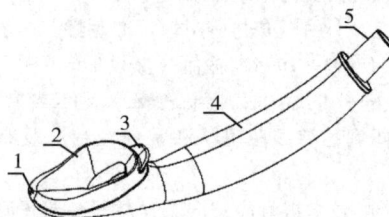

图4 免充气型医用喉罩示例图
1-食道引流腔；2-无需充气的罩囊；3-会厌架；4-通气管；5-接头

（三）产品工作原理/作用机理

普通型、加强型医用喉罩产品主要用于打开并密封上喉部，在进行自主、辅助或控制通气时，在患者体内提供一个气体通道。使用时，将喉罩放置贴合到会厌部，气囊充气后起到密封和固定作用。医用喉罩既可为患者自主呼吸提供通道，又能施行正压通气。充气阀为单向阀，防止气囊内气体外泄，医生可通过指示球囊瘪下或鼓起的状态来监视气囊是否处在正常工作状态。

食道引流型医用喉罩在普通型、加强型医用喉罩基础上增加了一个通道，供插入胃管，排空、清洗、灌注用。

免充气型医用喉罩气囊无需充气即可起到密封和固定作用。

（四）注册单元划分的原则和实例

注册单元的划分以产品的技术原理、结构组成、主要原材料、性能指标和适用范围为划分依据。

例如：普通型、加强型可作为同一注册单元；食道引流型、免充气型应作为不同注册单元。依主要原材料为硅橡胶、PVC（聚氯乙烯）、PE（聚乙烯）、热塑性橡胶划分为不同注册单元。

（五）产品适用的相关标准

表1　相关产品标准

标准编号	标准名称
GB/T 191—2008	《包装储运图示标志》
GB/T 1962.1—2015	《注射器、注射针及其他医疗器械用6%（鲁尔）圆锥接头 第1部分：通用要求》
GB/T 2828.1—2012	《计数抽样检验程序 第1部分：按接收质量限（AQL）检索的逐批检验抽样计划》
GB/T 2829—2002	《周期检验计数抽样程序及表（适用于对过程稳定性的检验）》
GB/T 14233.1—2008	《医用输液、输血、注射器具检验方法 第1部分：化学分析方法》
GB/T 14233.2—2005	《医用输液、输血、注射器具检验方法 第2部分：生物学试验方法》
GB/T 16886.1—2011	《医疗器械生物学评价 第1部分：风险管理过程中的评价与试验》
GB/T 16886.3—2008	《医疗器械生物学评价 第3部分：遗传毒性、致癌性和生殖毒性试验》
GB/T 16886.5—2017	《医疗器械生物学评价 第5部分：体外细胞毒性试验》
GB/T 16886.6—2015	《医疗器械生物学评价 第6部分：植入后局部反应试验》
GB/T 16886.10—2017	《医疗器械生物学评价 第10部分：刺激与皮肤致敏试验》
GB/T 16886.11—2011	《医疗器械生物学评价 第11部分：全身毒性试验》

续表

标准编号	标准名称
GB/T 19633.1—2015	《最终灭菌医疗器械包装 第1部分：材料、无菌屏障系统和包装系统的要求》
GB 18279.1—2015	《医疗保健产品灭菌 环氧乙烷 第1部分：医疗器械灭菌过程的开发、确认和常规控制的要求》
GB 18280.1—2015	《医疗保健产品灭菌 辐射 第1部分：医疗器械灭菌过程的开发、确认和常规控制的要求》
YY/T 0287—2017	《医疗器械 质量管理体系 用于法规的要求》
YY/T 0313—2014	《医用高分子产品 包装和制造商提供信息的要求》
YY 0337.1—2002	《气管插管 第1部分：常用型插管及接头》
YY/T 0466.1—2016	《医疗器械 用于医疗器械标签、标记和提供信息的符号 第1部分：通用要求》
YY/T 0681 系列标准	《无菌医疗器械包装试验方法》
YY/T 0698 系列标准	《最终灭菌医疗器械包装材料》
YY/T 1040.1—2015	《麻醉和呼吸设备 圆锥接头 第1部分：锥头与锥套》
YY/T 0985—2016	《麻醉和呼吸设备 上喉部通气道和接头》
ISO 14155：2011（E）	Clinical Investigation of Medical Devices for Human Subjects— Good Clinical Practice

注：本指导原则中标准适用最新版本，下同。

上述标准（表1）包括了注册中经常涉及到的标准。有的企业还会根据产品的特点引用一些行业外的标准和一些较为特殊的标准。

产品适用及引用标准的审查可以分两步来进行。首先对引用标准的齐全性和适宜性进行审查，也就是在编写注册产品技术要求时是否引用了与产品相关的国家标准、行业标准，以及引用是否准确。应注意所引用标准是否为有效版本。其次对引用标准的采纳情况进行审查。即所引用的标准中的条款要求，是否在注册产品技术要求中进行了实质性的条款引用。这种引用通常采用两种方式，文字表述繁多内容复杂的可以直接引用标准及条文号，比较简单的也可以直接引述具体要求。

如有新版强制性国家标准、行业标准发布实施，产品性能指标等要求应不低于最新版本的国家标准、行业标准。

（六）产品的适用范围/预期用途/禁忌症

1. 适用范围

放置贴合到会咽部，供全麻或心肺人工复苏患者救治中建立短期人工气道用。

2. 禁忌症

饱腹、幽门梗阻、肠梗阻病人不能安全防止胃内容物误吸。哮喘咳血高阻肺患者。

（七）产品的主要风险

1. 风险分析方法

1.1 在对风险的判定及分析中，要考虑合理的可预见的情况，它们包括：正常使用条件下和非正常使用条件下。

1.2 风险判定及分析应包括：对于患者的危害、对于操作者的危害和对于环境的危害。

1.3 产品每项危害产生的伤害和侵害的定量或定性的风险评估。

1.4 风险形成的初始原因应包括：人为因素（包括不合理的操作）、产品结构的危害、原材料危害、综合危害和环境条件。

1.5 上市后产品的质量投诉及不良事件。

1.6 风险判定及分析考虑的问题包括：产品原材料生物学危害；产品质量是否会导致使用中出现不正常结果；操作信息（包括警示性语言、注意事项以及使用方法）的准确性；留置使用可能存在的危害等。

2. 安全风险分析报告要求

医用喉罩产品的风险管理报告应符合《医疗器械 风险

管理对医疗器械的应用》（YY/T 0316—2016）的有关要求，审查要点包括：

2.1 产品定性定量分析是否准确（依据 YY/T 0316—2016 附录 C）。

2.2 危害分析是否全面（依据 YY/T 0316—2016 附录 E）。

2.3 风险可接收准则。

2.4 产品风险评估。降低风险的措施及采取措施后风险的可接受程度，是否有新的风险产生。

根据 YY/T 0316—2016 附录 E 对"医用喉罩"已知或可预见的风险进行判定，产品在进行风险分析时至少应包括以下的主要危害，企业还应根据自身产品特点确定其他危害。针对产品的各项风险，企业应采取应对措施，确保风险降到可接受的程度。

表2 产品主要危害

危害	可预见的事件序列	危害处境	损害
生物学危害（微生物污染）	（1）生产环境控制不达标。 （2）灭菌操作不严格	产品带菌	引起患者感染
化学的（不正确的配比）	（1）未按照工艺要求配料。 （2）添加剂或助剂使用比例不正确	（1）可能引起小分子物质残留量过大，造成毒性危害。 （2）产品易老化	器官损伤。 功能性丧失
生物相容性	（1）原材料配方不正确。 （2）加工工艺控制不严格。 （3）后处理工艺控制不严格	残留物过多，如：PVC：氯乙烷超标、增塑剂量过大。 硅胶：硫化剂分解不完全，紫外吸光超标，可能产生刺激	器官损伤 毒性或刺激 致癌
运输和储存（不适当的环境条件）	储存条件或运输条件偏离预定的环境条件（如温度、湿度）	（1）产品非正常老化。 （2）无菌有效期缩短，产品带菌	功能性、使用性丧失。 引起患者感染
	储运、使用过程中发生意外的机械性破坏	（1）产品带菌。 （2）产品使用性能无法得到保证	引起患者感染。 功能性、使用性丧失
废弃物处理	废弃物或医疗器械处置的污染，如：使用后的产品没有按照要求集中销毁	造成环境污染或细菌病毒扩散	环境污染。 交叉感染
标记	（1）标记不清晰、错误。 （2）没有按照要求进行标记	（1）错误使用。 （2）储存错误。 （3）产品辨别错误。 （4）导致无法保证使用安全性	引起患者感染。 器官损伤。 操作失效
操作说明书	（1）与其他医疗器械一起使用的说明不适当。 （2）预先检查规范不适当。 （3）操作说明不准确	错误使用，导致无法保证使用安全性	器官损伤。 操作失效。 交叉感染
人为因素（由不熟练/未经培训的人员使用）	（1）插、拔操作不规范。 （2）放置位置不对。 （3）头部位置不对。 （4）打折或移位。 （5）密封表面打折或扭曲。 （6）体位变化。 （7）规格型号选用错误	（1）造成咽部粘膜摩擦性损伤。 （2）呼吸道部分或者完全性梗阻。 （3）当医用喉罩不能准确占据下咽部，正压通气中气体可进入胃中。 （4）通气不畅。 （5）密封不足。 （6）密封失效或降低。 （7）密封过盈	（1）咽喉疼痛、呼吸道阻塞、喉神经损伤与声带麻痹。 （2）发生胃胀气。 （3）误吸或反流，造成误吸性肺炎。 （4）导致无法达到满意的通气效果，操作失效

续表

危害	可预见的事件序列	危害处境	损害
警告	对副作用的警告不充分	对操作人员警示提示不足	器官损伤。操作失效
	对一次性使用医疗器械很可能再次使用的危害警告不适当	重复使用	交叉感染
功能性失效、老化引起的危害	对医疗器械寿命终止缺少适当的规定，没有产品标识或标示不清	超出有效期的产品被使用，产品带菌或老化	引起患者感染或者交叉感染功能性、使用性丧失
	充气管及单向阀故障	(1) 密封不足。(2) 密封失效或降低。(3) 密封过盈	导致无法达到满意的通气效果，操作失效。器官损伤。误吸或反流
	内腔开裂或容积增加	密封不足	
	通气管破裂	通气不畅、密封不足	
	不适当的包装	没有进行包装确认或确认不准确	造成产品污染，从而导致出现细菌感染
	材质过硬	不易置管	器官损伤。患者感染
	材质过软	不易置管	无法达到满意的通气效果，操作失效

（八）产品的研究要求

1. 产品性能研究

略。（同本原则第五、第八项）

2. 生物相容性的评价研究

依据《医疗器械生物学评价 第 1 部分 风险管理过程中的评价与试验》（GB/T 16886.1—2011）标准中的方法，对医用喉罩进行生物相容性评价。应至少包括细胞毒性、口腔粘膜刺激、迟发型超敏反应的生物学评价。

3. 灭菌工艺研究

3.1 企业应明确产品的灭菌方式，产品申报注册时应提交确定灭菌方式的相关研究资料。

3.2 如产品通过环氧乙烷进行灭菌，应根据《医疗保健产品灭菌 环氧乙烷 第 1 部分：医疗器械灭菌过程的开发、确认和常规控制的要求》（GB 18279.1—2015）的要求对灭菌工艺进行验证，以确定产品灭菌的适用性、包装及材料要求、生物提示物及化学指示物的选取、灭菌剂的配方及要求、初始污染菌的要求、灭菌时环氧乙烷浓度、灭菌温度、箱体温度、相对湿度、抽真空速率、加药量、预热时间、灭菌时间、换气次数、压力控制范围、解析方法及时间。通过验证结果，对灭菌结果进行确认，并提交灭菌确认报告。由于本灭菌方法容易出现残留，应当明确残留物信息及采取的处理方法，并提供研究资料。

3.3 如产品通过辐照方式进行灭菌，应根据《医疗保健产品灭菌 辐射 第 1 部分：医疗器械灭菌过程的开发、确认和常规控制的要求》（GB 18280.1—2015）的要求对辐射灭菌工艺加以验证。以确定材料的适用性，选定所要求的最低灭菌剂量，建立用品装载模式，测定剂量分布图，设置辐照周期定时器。通过确认结果，对灭菌结果进行确认，并提交灭菌确认报告。

4. 产品有效期和包装研究

4.1 医用喉罩有效期的确定应当依据《无菌医疗器械包装试验方法》（YY/T 0681 系列标准）相关内容提供产品有效期的验证报告。

4.2 包装及包装完整性：依据《最终灭菌医疗器械包装 第 1 部分：材料、无菌屏障系统和包装系统的要求》（GB/T 19633.1—2015）及《最终灭菌医疗器械包装材料》（YY/T 0698 系列标准）对产品包装进行确认，在宣称的有效期内以及运输储存条件下，注册人应提供保持包装完整性的依据。

4.3 有效期的确定可使用加速老化试验进行验证。

5. 密封性研究

在 $10cmH_2O$ 的正压下，最少 3s 内气囊密封不应产生可听的泄漏。

应通过临床研究测试来检验是否符合要求。功能测试器或患者模拟器不应用来验证医用喉罩的性能。临床研究应记录在保证声明的产品性能的条件下的测试结果。临床研究应符合 ISO 14155：2011（E）的要求。

6. 气囊研究

气囊不能堵塞通气开口或导致呼吸通路塌陷。

注册申请人应通过对选择的、基于对风险评估和相应的验证、确认研究中风险降低措施的方法的检查来评价是否符合要求。

7. 标记材料研究

标记材料能抵抗因麻醉剂引起的老化。

注册申请人对选择的标记材料所适用的麻醉蒸汽和气体应进行抗老化研究，应有一定的抗老化性。

8. 其他资料

其他未在注册指导原则提到，且能证明产品安全性、有效性的研究资料。若无，则可说明医用喉罩的研究资料已全部涵盖并能有力的证明该产品的安全有效性，无其他研究资料。

（九）产品技术要求的主要性能指标

本条款给出医用喉罩需要考虑的产品基本技术性能指标，注册申请人应参考相应的国家标准、行业标准，根据注册申请人自身产品的技术特点制定相应的注册产品技术要求。以下技术指标如有不适用注册申请人产品的条款（包括国家标准、行业标准要求），应该在注册资料中说明理由。若申报的产品有附加功能，应增加其相应的技术指标。

1. 功能性指标

1.1 产品型号、规格、尺寸、外观

1.1.1 医用喉罩的规格设计一般遵循以下协定

1.1.1.1 规格范围应从 0 到 6，允许的最小增量是 0.5；

1.1.1.2 规格 0 到 6 应设计对应产品规格从最小到最大，从儿童到成人过渡的规格是 3。

1.1.2 产品应光滑、柔软，管体呈半透明，管内无异物和杂质，对加强型喉罩外观应包括支撑钢丝不得外露，且应规定支撑钢丝的耐腐蚀性。

1.2 通气开口

在医用喉罩的病人端或病人端附近要有一个允许通气的孔，可以做一个辅助通气开口以降低堵塞的风险，注册申请人应明确通气开口的大小、方式。

1.3 接头

1.3.1 机器端应为一个 15mm 的外圆锥接头，尺寸应符合 YY/T 1040.1—2015 中的规定。内径的任何变化都应该是渐进的，方便器械穿过和移动。

1.3.2 病人端开口应有一个与接头病人端的长轴成 90°±5° 的平面。（如适用）

1.4 注册申请人应制定通气管内腔抗弯曲能力要求（如适用）。

1.5 注册申请人应制定内腔容积的要求。

1.6 注册申请人应规定能够容易穿过呼吸通路的器械的最大规格（如适用）。

1.7 通气管管体标识

1.7.1 注册申请人的名称或商标；

1.7.2 用粗体标记规格，包含一系列规格的医用喉罩应标明相应的范围；

1.7.3 标称插入深度标记或指示，它围绕在上喉部通气

道的管身上，对应于患者的门齿或牙龈，用来指示预期插入深度的典型范围；

注：插入深度范围标记不需要在管身整个圆周上连续标记出来。

1.7.4 从通气开口病人端开始，以 cm 为单位标出深度标识。

2. 安全性指标

2.1 连接牢固度。接头与通气管、充气管与气囊、通气管与连接件连接应牢固，在承受 15N 轴向静拉力作用下持续 15s，不得脱落或分离、断裂。

2.2 标记的材料：标记应清晰、不褪色。

2.3 应根据不同材料特性，对产品化学性能提出要求；若用环氧乙烷灭菌的产品，环氧乙烷残留量应不大于 10μg/g。

3. 质量控制指标

3.1 充气系统（如适用）

3.1.1 充气系统应包括一根充气管、一个指示球囊或其他能够指示充气或放气的装置。

3.1.2 充气管的自由端应是开口的，或用一个密封装置或充气阀封闭。如果需要与外部充气装置有接触面，充气管自由端应能够与装有符合 GB/T 1962.1—2015 的 6%（鲁尔）外圆锥接头相匹配。

3.1.3 气囊放气时，充气管、充气阀或其他起单向阀作用的密封装置不应阻碍放气。

3.2 密封性（如适用）。医用喉罩气囊、通气管、充气系统及各连接处应密封良好，应能承受 30kPa 气压 15s 无泄漏。

3.3 一次性使用医用喉罩应以无菌形式提供。

（十）同一注册单元内注册检验典型性产品确定原则和实例

1. 同一注册单元内所检验的产品应当能够代表本注册单元内其他产品的安全性和有效性。

2. 代表性产品的确定可以通过比较同一注册单元内所有产品的技术结构、性能指标和预期用途等相应资料，说明能够代表本注册单元内其他产品的安全性和有效性。当代表性产品的全性能不能覆盖本单元中所有产品性能时，应进行差异性检验。

（十一）产品生产制造相关要求

1. 应当明确医用喉罩生产加工工艺，注明关键工艺挤出、注塑、粘接和特殊工艺包装、灭菌等，并说明其过程控制点。明确生产过程中各种加工助剂的使用情况及对杂质（如残留单体、小分子残留物等）的控制情况。

2. 有多个研制、生产场地，应当概述喉罩每个研制、生产场地的实际情况，相关的生产环境应符合《关于发布医疗器械生产质量管理规范的公告》（国家食品药品监督管理总局公告 2014 年第 64 号）的相关要求和《医疗器械 质

量管理体系 用于法规的要求》（YY/T 0287—2017）的相关要求。

（十二）产品的临床评价要求

1. 对列入免于进行临床试验医疗器械目录（国家药品监督管理局通告 2018 年第 94 号，以下统称《目录》）中产品描述的一次性使用医用喉罩可豁免临床试验。应按照《医疗器械临床评价技术指导原则》（国家食品药品监督管理总局通告 2015 年第 14 号）要求提交临床评价资料。具体需提交的临床评价资料要求如下：

1.1 提交申报产品相关信息与《目录》所述内容的对比资料。

1.2 提交申报产品与《目录》中已获准境内注册医疗器械的对比说明，对比说明应当包括《申报产品与目录中已获准境内注册医疗器械对比表》（见《医疗器械临床评价技术指导原则》附1）和相应支持性资料。

2. 无法证明申报产品与《目录》产品具有等同性，可通过同品种医疗器械临床试验或临床使用获得的数据进行分析评价要求，证明医疗器械安全、有效的。具体要求可参照《医疗器械临床评价技术指导原则》第六部分进行。

2.1 首先将申报产品与一个或多个同品种医疗器械进行对比，证明二者之间基本等同。与每一个同品种医疗器械进行对比的项目均应包括但不限于《医疗器械临床评价技术指导原则（附2）》列举的项目，对比内容包括定性和定量数据、验证和确认结果，应详述二者的相同性和差异性，对差异性是否对产品的安全有效性产生不利影响，应通过申报产品自身的数据进行验证和/或确认，如申报产品的非临床研究数据、临床文献数据、临床经验数据、针对差异性在中国境内开展的临床试验的数据。

2.2 具体评价的路径参照《医疗器械临床评价技术指导原则（附4）》，相应数据的收集和分析评价应符合《医疗器械临床评价技术指导原则》第六部分第（三）、（四）项及相应附件要求。

2.3 临床评价完成后需撰写临床评价报告［格式见《医疗器械临床评价技术指导原则（附8）》］，在注册申请时作为临床评价资料提交。

3. 除《目录》中产品外，无法通过同品种比对获得临床评价资料的，应进行临床试验。

3.1 对于在中国境内进行临床试验的产品，其临床试验应在国家药品监督管理部门会同国家卫生行政部门认定公布的临床试验基地进行。应按照医疗器械临床试验质量管理规范的要求开展，同时应注意以下要求：

3.1.1 确保受试人群有代表性，充分考虑成人、小儿的差别。

3.1.2 明确产品型号、规格、用途。

3.1.3 临床试验例数为受试者人数，而不是使用产品的数量。

3.1.4 试验持续时间应根据受试者的状况和产品预期用途以及统计学的要求确定，例如：受试者的需要应用医用喉罩的时间、产品允许留置人体的时间等。

3.1.5 临床对照一般采取随机对照的方式，即受试者随机分配至试验组和对照组进行临床试验，最后将结果进行比较。应明确对照产品注册证号、生产厂家等信息。

3.1.6 应明确进行临床研究的科室、临床负责人、参与者等信息。

3.1.7 对临床试验中如何正确使用产品，生产企业应提供必要的培训。

3.2 对于在境外进行临床试验的进口医疗器械，如其临床试验符合中国相关法规、注册技术指导原则中相应技术要求，如样本量、对照组选择、评价指标及评价原则、疗效评价指标等要求，注册申请人在注册申报时，可提交在境外上市时提交给境外医疗器械主管部门的临床试验资料。资料至少应包括伦理委员会意见、临床试验方案和临床试验报告，申请人还需提交论证产品临床性能和/或安全性是否存在人种差异的相关支持性资料。

（十三）产品的不良事件历史记录

暂未见相关报道。

（十四）产品说明书和标签要求

产品说明书、标签和包装标识的编写要求应符合《医疗器械说明书和标签管理规定》（国家食品药品监督管理总局令第 6 号）、《医疗器械 用于医疗器械标签、标记和提供信息的符号 第 1 部分：通用要求》（YY 0466.1—2016）和《医用高分子产品 包装盒制造商提供信息的要求》（YY/T 0313—2014）等相关标准的要求。同时应注意以下要求：

1. 根据注册资料及有关技术文件，明确产品的适用人群（如按体重或按成人、小儿等）。

2. 使用说明书，包括医用喉罩正确的插入和固定方法。

3. 对产品允许留置人体的时间进行说明。

4. 对使用长时间留置产品的患者如何监护进行说明。

5. 与其他器械一起使用时的使用说明，若标示。

6. 按规定的测试方法，可适用的其他器械的最大规格。

7. 内腔容量，以 mL 表示。

8. 按规定充气量测试时的压降，以 kPa 表示。

9. 插入时最小齿间间隔，以 mm 表示。

10. 医用喉罩的示意图，显示其主要部件，包括从接头的机器端到通气开口的内部通路的公称长度，以 cm 为单位表示，以及显示医用喉罩内部其他任何工作通道。

11. 显示上喉部通气道解剖部位预期位置的一个示意图；在风险评估和相关的验证和确认研究中作为降低风险措施的解剖部位也应标记出来。

12. 应提示对产品材料过敏者禁用。

13. 医用喉罩含有天然橡胶（乳胶）的警告（如适

用）。

14. 应提示饱食、未禁食，具有反流危险者慎用。

15. 应提示气管受压和软化的病人麻醉后发生呼吸道梗阻者禁用。

16. 应提示咽喉部病变导致呼吸道梗阻、肺顺应性降低或呼吸道阻力高需要正压通气者慎用。

17. 应提示喉部水肿、呼吸道急性炎症及咽喉部脓肿患者慎用。

18. 如果医用喉罩不能使气管或者肺避免误吸风险，则应给出警告。

19. 当患者的头部或者颈部位置发生变化时宜再次确认医用喉罩畅通的警示。

20. 在 N_2O、O_2 或其他医用气体存在的情况下气囊容积或压力会改变的警告（如适用）。

21. 在激光和电灼设备存在的情况下医用喉罩可能易燃的警告。

22. 应标明一次性使用，用后销毁，包装如有破损，严禁使用。

23. 应标明灭菌方式、灭菌日期、无菌有效期。

24. 证明符合标准要求的一系列方法、材料、数据和临床研究结果可供获取的声明（如适用）。

25. 关于生物性危害物处理的预防措施相关信息。

26. 注册申请人应说明其合适的存储条件。

三、审查关注点

（一）产品技术要求编写的规范性，引用标准的适用性、准确性，内容是否全面、准确，是否符合相关标准的要求。

（二）重点关注企业产品研究资料是否全面、准确，是否体现其安全性、有效性。如果产品性能指标无具体来源、依据的，重点关注相关技术指标是否论证充分。

（三）产品风险分析资料审查产品的主要风险是否已经列举，控制措施是否有效，风险是否降到可接受的程度之内。

（四）产品性能自检报告、注册检验报告的完整性，应检项目不得缺项，检验结论及预评价意见等。

（五）产品预期用途，在医疗器械注册申请表、综述资料、产品风险分析资料、产品说明书等方面叙述是否一致。

（六）对于许可事项变更，注册人应针对产品名称、型号、规格、结构及组成、适用范围、产品技术要求、进口医疗器械生产地址等发生变化的部分进行评价，重点审查对变化后产品是否安全、有效做出评价。

四、编写单位

河南省食品药品监督管理局

15　一次性使用吸痰管注册技术审评指导原则

（一次性使用吸痰管注册技术审查指导原则）

本指导原则旨在为申请人进行一次性使用吸痰管注册申报提供技术指导，同时也为药品监督管理部门对注册申报资料的审评提供技术参考。

本指导原则是对一次性使用吸痰管注册申报资料的一般要求，申请人应依据具体产品的特性对注册申报资料的内容进行充实和细化，并依据具体产品的特性确定其中的具体内容是否适用，若不适用，需具体阐述其理由及相应的科学依据。

本指导原则是对申请人和审查人员的指导性文件，但不包括注册审批所涉及的行政事项，亦不作为法规强制执行，如果有能够满足相关法规要求的其他方法，也可以采用，但是需要提供详细的研究资料和验证资料。应在遵循相关法规和标准的前提下使用本指导原则。

本指导原则是在现行法规和标准体系以及当前认知水平下制定的，随着法规和标准的不断完善，以及科学技术的不断发展，本指导原则相关内容也将进行适时的调整。

一、适用范围

一次性使用吸痰管供临床吸引痰液用。通常由有端孔、带有机器端和病人端的导管、转换接头或带残留真空装置的接头组成，导管可采用聚氯乙烯、天然胶乳、硅橡胶、橡胶材料制成，转换接头或带残留真空装置的接头可相应采用聚氯乙烯、硅橡胶或 MD 型聚氯乙烯制成；导管按材质、管径等不同分为若干型号与规格，产品应无菌形式提供。可与真空负压系统或设备连接，供呼吸道吸引痰液等用。不包括没有端孔的多腔呼吸道吸引导管。产品性能指标采用下列参考标准中的适用部分，如：YY 0339—2009 呼吸道用吸引导管。

本指导原则仅包括一次性使用吸痰管注册申报资料中部分项目的要求，适用于进行产品注册和相关许可事项变更的产品。其他未尽事宜（包括产品风险分析资料等），应当符合《医疗器械注册管理办法》（国家食品药品监督管理总局令第 4 号）等相关法规要求。

二、技术审查要点

（一）产品名称要求

产品名称应符合《医疗器械通用名称命名规则》（国家食品药品监督管理总局令第 19 号）的要求，可采用相关国家标准、行业标准上的通用名称，或以产品结构和适用范围为依据命名。产品名称中可带有表示材质等描述性词语，例如"硅橡胶"、PVC 等。

（二）产品的结构和组成

产品所用材料有聚氯乙烯、天然胶乳、硅橡胶、橡胶（不适用于 YY 0339—2009 标准）材料等。典型产品外形结构见下图。

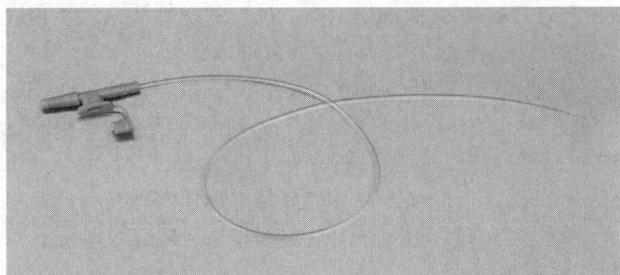

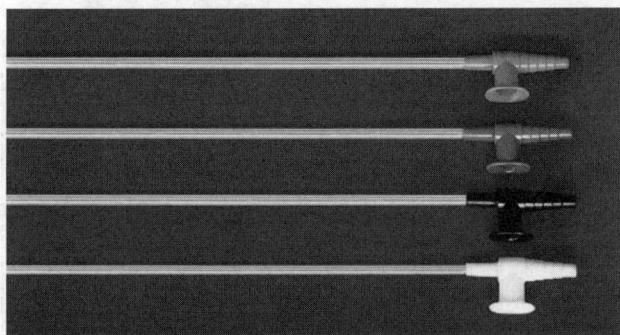

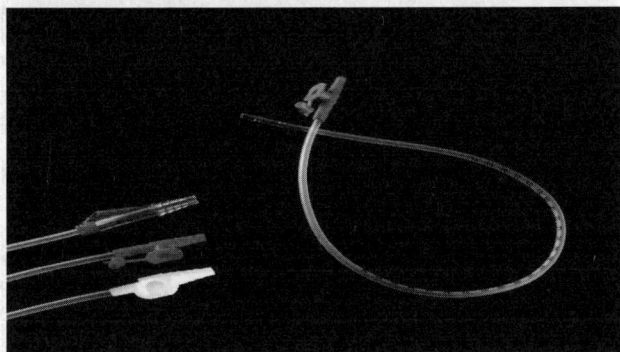

（三）产品工作原理/作用机理

吸痰管连接吸引器根据病人情况调整负压，经口腔，鼻腔，人工气道（气管切开术）将呼吸道的分泌物吸出，以保持呼吸道通畅。

（四）注册单元划分的原则和实例

医疗器械产品的注册单元原则上以技术结构、性能指标和预期用途为划分依据。不同原材料产品应分不同注册单元。无菌和非无菌产品应分不同注册单元。不同灭菌方式、不同使用性能产品应分不同注册单元。

例如：普通型、头部呈弯型、带真空控制装置的基本性能指标和预期用途都基本一样，可以作为一个注册单元。

（五）产品适用的相关标准

表1　相关产品标准

标准编号	标准名称
GB/T 191—2008	《包装储运图示标志》
GB/T 1962.1—2015	《注射器、注射针及其他医疗器械用6%（鲁尔）圆锥接头 第1部分：通用要求》
GB/T 2828.1—2012	《计数抽样检验程序 第1部分：按接收质量限（AQL）检索的逐批检验抽样计划》
GB/T 14233.1—2008	《医用输液、输血、注射器具检验方法 第1部分：化学分析方法》
GB/T 14233.2—2005	《医用输液、输血、注射器具检验方法 第2部分：生物学试验方法》
GB/T 15812.1—2005	《非血管内导管 第1部分：一般性能试验方法》
GB/T 16886.1—2011	《医疗器械生物学评价 第1部分：风险管理过程中的评价与试验》
GB/T 16886.3—2008	《医疗器械生物学评价 第3部分：遗传毒性、致癌性和生殖毒性试验》
GB/T 16886.5—2017	《医疗器械生物学评价 第5部分：体外细胞毒性试验》
GB/T 16886.6—2015	《医疗器械生物学评价 第6部分：植入后局部反应试验》
GB/T 16886.10—2017	《医疗器械生物学评价 第10部分：刺激与皮肤致敏试验》
GB/T 16886.11—2011	《医疗器械生物学评价 第11部分：全身毒性试验》
YY/T 0313—2014	《医用高分子产品 包装和制造商提供信息的要求》
YY 0339—2009	《呼吸道用吸引导管》
YY/T 0466.1—2016	《医疗器械 用于医疗器械标签、标记和提供信息的符号 第1部分：通用要求》

注：本指导原则中标准适用最新版本，下同。

上述标准（表1）包括了注册产品技术要求中经常涉及到的标准。有的企业还会根据产品的特点引用一些行业外的标准和一些较为特殊的标准。

产品适用及引用标准的审查可以分两步来进行。首先对引用标准的齐全性和适宜性进行审查，也就是在编写产品技术要求时是否引用了与产品相关的国家标准、行业标准，以及引用是否准确。可以通过查阅其提交的研究资料，对是否引用了相关标准，以及所引用的标准是否适宜来进行审查。此时，应注意标准编号、标准名称是否完整规范，年代号是否有效。

其次对引用标准的采纳情况进行审查。即所引用的标准中的条款要求，是否在注册产品技术要求中进行了实质性的条款引用。这种引用通常采用两种方式，文字表述繁多内容复杂的可以直接引用标准及条文号，比较简单的也可以直接引述具体要求。

如有新版强制性国家标准、行业标准发布实施，产品性能指标等要求应执行最新版本的国家标准、行业标准。

（六）产品的适用范围/预期用途/禁忌症

一次性使用吸痰管供临床吸引痰液用。

（七）产品的主要风险

1. 风险分析方法

（1）在对风险的判定及分析中，要考虑合理的可预见的情况，它们包括：正常使用条件下；非正常使用条件下。

（2）风险判定及分析应包括：对于患者的危害；对于操作者的危害；对于环境的危害。

（3）风险形成的初始原因应包括：人为因素包括不合理的操作；产品结构的危害；原材料危害；综合危害；环境条件。

（4）风险判定及分析考虑的问题包括：产品原材料生物学危害；产品质量是否会导致使用中出现不正常结果；操作信息，包括警示性语言、注意事项以及使用方法的准确性；使用可能存在的危害等。

2. 风险分析清单

吸痰管产品的风险管理报告应符合 YY/T 0316—2016《医疗器械 风险管理对医疗器械的应用》的有关要求，审查要点包括：

（1）产品安全性特征判定是否准确（依据 YY/T 0316—2016 附录 C）。

（2）危害分析是否全面（依据 YY/T 0316—2016 附录 E）。

（3）风险可接收准则，降低风险的措施及采取措施后风险的可接收程度，是否有新的风险产生。

根据 YY/T 0316—2016《医疗器械 风险管理对医疗器械的应用》附录 E 对"吸痰管"已知或可预见的风险进行判定，产品在进行风险分析时至少应包括以下的主要危害（表2），企业还应根据自身产品特点确定其他危害。针对产品的各项风险，企业应采取应对措施，确保风险降到可接受的程度。

表 2　产品主要危害

危害的分类		危害的形成因素	可能的后果
生物学危害	生物污染	生产环境控制不好。灭菌操作不严格。包装破损。使用时操作不正规	产品带菌，引起患者使用时局部感染
	生物不相容性	残留物过多	PVC：氯乙烷超标、增塑剂量过大，产生毒性或刺激。乳胶：可溶性蛋白质、加工助剂残留量大，产生细胞毒性、致敏反应。硅橡胶：硫化剂分解不完全，紫外吸光度超标，可能产生刺激
	不正确的配方（化学成分）	未按照工艺要求配料。添加剂或助剂使用比例不正确	有可能引起小分子物质残留量过大，造成毒性危害
	毒性	不正确的配方。加工工艺控制不严格，后处理工艺控制不严格	生物相容性不符合要求
	再感染和/或交叉感染	使用不当、标识不清	引起局部或者交叉感染
环境危害	储存或运行偏离预订的环境条件	储运条件（如温度、湿度）不符合要求	产品老化。无菌有效期缩短
	意外的机械破坏	储运、使用过程中发生意外的机械性破坏	产品使用性能无法得到保证
	由于废物和/或医疗器械处置的污染	使用后的产品没有按照要求集中销毁	造成环境污染或者细菌的交叉感染

续表

危害的分类		危害的形成因素	可能的后果
与医疗器械使用有关的危害	不适当的标记	标记不清晰、错误。 没有按照要求进行标记	错误使用。 储存错误。 产品辨别错误
	不适当的操作说明，如： （1）器械一起使用的附件规范不适当 （2）规范不适当 （3）说明书过于复杂 （4）维修规范不适当	包装破损无法识别。 操作要点不突出	无法保证使用安全性。 导致操作失误
	由不熟练/未经培训的人员使用	操作不熟练、操作失误	造成粘膜摩擦性损伤
	合理可预见的误用	规格型号选用错误	导致无法达到满意的吸痰效果
	对副作用的警告不充分	对操作人员警示不足	重复使用。 二次灭菌后使用。 使用者出现刺激反应
	对一次性使用医疗器械很可能再次使用的危害警告不适当	造成重复使用	交叉感染
不适当不合适或过于复杂的使用者接口	违反或缩减说明书、程序等	操作方法、注意事项、储存方法、警示事项等表述不清	重复使用引起感染。 没有集中销毁造成环境危害等
功能性失效、维修和老化引起的危害	对医疗器械寿命终止缺少适当的决定	没有标识产品有效期	超出有效期的产品被使用，造成细菌感染
	不适当的包装（医疗器械的污染和/或变质）	没有进行包装确认	不能确保产品无菌，从而导致出现细菌感染
	再次使用和/或不适当的再次使用	产品标识没有明确只限一次性使用	出现细菌感染、交叉感染以及粘膜损伤等现象

（八）产品的研究要求

1. 生物相容性研究

按 GB/T 16886.1—2011《医疗器械生物学评价 第 1 部分：风险管理过程中的评价与试验》、GB/T 16886.5—2017《医疗器械生物学评价 第 5 部分：体外细胞毒性试验》、GB/T 16886.10—2017《医疗器械生物学评价 第 10 部分：刺激与皮肤致敏试验》、GB/T 16886.11—2011《医疗器械生物学评价 第 11 部分：全身毒性试验》等要求提交材料的生物相容性研究资料。

2. 灭菌工艺研究

按 GB 18278.1—2015《医疗保健品灭菌 湿热 第 1 部分：医疗器械灭菌过程的开发、确认和常规控制要求》、GB 18279.1—2015《医疗保健产品灭菌 环氧乙烷 第 1 部分：医疗器械灭菌过程的开发、确认和常规控制的要求》、GB/T 18279.2—2015《医疗保健产品灭菌 环氧乙烷 第 2 部分：GB 18279.1 应用指南》、GB 18280.1—2015《医疗保健产品灭菌 辐射 第 1 部分：医疗器械灭菌过程的开发、确认和常规控制

要求》、GB 18280.2—2015《医疗保健产品灭菌 辐射 第 2 部分：建立灭菌剂量》、GB/T 18280.3—2015《医疗保健产品灭菌 辐射 第 3 部分：剂量测量指南》、GB 18281.2—2015《医疗保健产品灭菌 生物指示物 第 2 部分：环氧乙烷灭菌用生物指示物》、GB/T 19633.1—2015《最终灭菌医疗器械包装 第 1 部分：材料、无菌屏障系统和包装系统的要求》、GB/T 19633.2—2015《最终灭菌医疗器械包装 第 2 部分：成形、密封和装配过程确认的要求》、YY/T 1267—2015《适用于环氧乙烷灭菌的医疗器械的材料评价》、YY/T 0698 系列标准等要求提交环氧乙烷灭菌研究资料。

3. 效期和包装研究

按 YY/T 0681.1—2009《无菌医疗器械包装试验方法 第 1 部分：加速老化试验指南》、YY/T 0681.2—2010《无菌医疗器械包装试验方法 第 2 部分：软性屏障材料的密封强度》、YY/T 0681.3—2010《无菌医疗器械包装试验方法 第 3 部分：无约束包装抗内压破坏》、YY/T 0681.4—2010《无菌医疗器械包装试验方法 第 4 部分：染色液穿透法测定透气包装的密封泄漏》等要求提交效期和包装研究资料。

（九）产品技术要求的主要性能指标

拟定产品技术要求应符合《医疗器械注册管理办法》和《医疗器械注册申报资料要求和批准证明文件格式》（国家食品药品监督管理总局公告 2014 年第 43 号）的相关规定，按照《医疗器械产品技术要求编写指导原则》（国家食品药品监督管理总局通告 2014 年第 9 号）要求编写。

本条款给出一次性使用吸痰的产品基本技术性能指标，但并未给出定量要求，企业可参考相应的国家标准、行业标准，如 YY 0339—2009《呼吸道用吸引导管》，根据企业自身产品的技术特点制定相应的技术要求。产品技术要求不得低于 YY 0339—2009《呼吸道用吸引导管》等适用的、相应国家/行业标准要求。

1. 物理性能

包括尺寸、设计、连接牢固度、管身耐负压、X 显影线（若有）、真空控制装置（若有）、机器端、病人端等。

2. 化学性能

根据不同材料特性，由企业决定是否对化学性能提出要求。用环氧乙烷灭菌的产品应规定环氧乙烷残留量的要求。

3. 生物性能

若以无菌形式提供，应进行无菌检验。

（十）同一注册单元内注册检验典型性产品确定原则和实例

1. 同一注册单元中的典型产品是指能够代表本注册单元内其他产品安全性和有效性的产品。其功能最齐全、结构最复杂、风险最高。

2. 典型产品的确定可以通过比较同一注册单元内所有产品的技术结构、性能指标和预期用途等相应资料，说明其能够代表本注册单元内其他产品的安全性和有效性。

（十一）产品生产制造相关要求

详细说明产品生产工艺过程及其确定的依据、质量控制标准及其可靠性论证；确认关键工艺点并阐明其对产品物理性能、化学性能、机械性能、生物性能的影响；确认生产工艺的稳定性。对生产加工过程中所使用的所有辅剂、助剂、粘合剂等添加剂均应说明使用剂量、对残留量的控制措施和接受标准以及安全性验证报告。

（十二）产品的临床评价要求

一次性使用吸痰管属于《关于公布新修订免于进行临床试验医疗器械目录的通告》（国家药品监督管理局通告 2018 年第 94 号，下称《目录》）中的产品。企业应依据《医疗器械临床评价技术指导原则》（国家食品药品监督管理总局通告 2015 年第 14 号）及《医疗器械注册管理办法》（国家食品药品监督管理总局令第 4 号）的要求进行。

（十三）产品的不良事件历史记录

吸痰管产品在临床中出现的问题主要有：不通畅、渗漏、脱落等。

（十四）产品说明书和标签要求

产品说明书、标签和包装标识的编写要求应符合《医疗器械说明书和标签管理规定》（国家食品药品监督管理总局令第 6 号）和 YY/T 0466.1—2016《医疗器械用于医疗器械标签、标记和提供信息的符号 第 1 部分：通用要求》的要求。同时应注意以下要求：

1. 根据临床评价资料、专家审评意见等有关技术文件，明确产品的适用人群（成人、小儿等）。

2. 应提示对产品材料过敏者禁用。

3. 应提示一次性使用（若是），用后销毁，包装如有破损，严禁使用。

4. 应提示灭菌方式（若以无菌形式提供）。

5. 应提示灭菌有效期及超期禁止使用。

三、审查关注点

（一）产品主要性能指标是否执行了国家/行业的强制性标准，性能指标的确定能否满足产品的安全有效。

（二）产品的生物学评价内容是否完整，是否符合 GB/T 16886 系列标准的要求。可接受准则是否合理。

（三）灭菌和包装验证资料是否根据适用情况，按照 GB 18278.1—2015《医疗保健品灭菌 湿热 第 1 部分：医疗器械灭菌过程的开发、确认和常规控制要求》、GB 18279.1—2015《医疗保健产品灭菌 环氧乙烷 第 1 部分：医疗器械灭菌过程的开发、确认和常规控制的要求》、GB 18279.2—2015《医疗保健产品灭菌 环氧乙烷 第 2 部分：GB 18279.1 应用指南》、GB 18280.1—2015《医疗保健产品灭菌 辐射 第 1 部分：医疗器械灭菌过程的开发、确认和常规控制要求》、GB 18280.2—2015《医疗保健产品灭菌 辐射 第 2 部分：建立灭菌剂量》、GB/T 18280.3—2015《医疗保健产品灭菌 辐射 第 3 部分：剂量测量指南》、GB/T 19633.1—2015《最终灭菌医疗器械包装 第 1 部分：材料、无菌屏障系统和包装系统的要求》、GB/T 19633.2—2015《最终灭菌医疗器械包装 第 2 部分：成形、密封和装配过程确认的要求》、YY/T 0698.1—2011《最终灭菌医疗器械包装材料 第 1 部分：吸塑包装共挤塑料膜 要求和试验方法》、YY/T 0698.3—2009《最终灭菌医疗器械包装材料 第 3 部分：纸袋（YY/T 0698.4 所规定）、组合带和卷材（YY/T 0698.5 所规定）生产用纸 要求和试验方法》等系列标准进行。

（四）临床评价资料是否符合《医疗器械临床评价技术指导原则》的要求。

四、编写单位

江西省药品监督管理局

94

物理治疗器械

16 袜型医用压力带注册技术审评指导原则

（袜型医用压力带注册技术审查指导原则）

本指导原则旨在指导注册申请人对袜型医用压力带注册申报资料的准备及撰写，同时也为技术审评部门审评注册申报资料提供参考。

本指导原则是对袜型医用压力带的一般要求，申请人应依据具体产品特性确定其中内容是否适用，若不适用，需具体阐述理由及相应的科学依据，并依据产品的具体特性对注册申报资料的内容进行充实和细化。

本指导原则是对申请人和审查人员的指导性文件，不涉及注册审批等行政事项，亦不作为法规强制执行，如有能满足相关法规要求的其他方法，也可以采用，但应提供详细的研究资料和验证资料。应在遵循相关法规的前提下使用本指导原则。

本指导原则是在现行法规和标准体系以及当前认知水平下制定的，随着法规、标准体系的不断完善和科学技术的不断发展，本指导原则相关内容也将适时进行调整。

一、适用范围

本指导原则适用于无源医疗器械袜型医用压力带注册、延续注册和注册变更。

袜型医用压力带是一种经特殊设计，主要用于预防下肢静脉血栓形成，或者缓解下肢静脉曲张症状的医疗器械产品。其科学原理是借助于专门的压力梯度设计，即由脚踝处渐次向上递减，收缩小腿肌肉以对血管腔加压，促使静脉血液回流心脏，防止下肢静脉淤血，确保下肢静脉血液的良好循环，缓解患肢沉重、腿部肿胀等症状。

本指导原则适用范围不包括声称预期用于上肢或人体其他部位的医用压力带类产品，亦不包括专为某一患者生产的定制式产品。

二、注册申报资料要求

（一）产品注册单元划分

原则上，按照袜型医用压力带产品的主要原材料、压力等级、预期用途划分为不同注册单元。

（二）综述资料

综述资料应详细论述产品的设计开发、生产控制、货架寿命，以及相关验证内容，所提交的资料应完整、标题明确、目录清晰并具有系统性，至少应包括以下内容：

1. 概述

应概述袜型医用压力带境内及原产国（适用于进口产品）的管理类别、分类编码、名称的确定依据等信息。

2. 产品描述

应包括产品的压缩力等级、结构组成、图示（标明各组成名称）、工作原理、制造原材料（使用国际通用规范化学名称）、产品的主要功能、交付状态等内容。产品如有区别于其他同类产品的特征也应加以描述。在结构组成项对各组成成分比例，是否染色以及是否重复使用，如何清洁保养，使用寿命进行说明。应明确此类产品不能直接接触破损皮肤表面。

3. 规格型号

应从结构组成、原材料、功能、产品特征、性能指标、包装等方面详细列表说明各型号规格间的区别。应采用对比表及带有说明性文字的图片、图表对各种规格型号的不同之处加以区别。

4. 包装说明

应说明包装的相关信息，至少包括初包装材料、包装方法、产品在包装中的形态等内容。

5. 预期用途和禁忌证

预期用途的表述应客观、清晰，使用有明确定义或有行业内公认的术语或名词。描述内容应包括产品压力等级、用于静脉曲张和静脉血栓的症状缓解、适用人群（如持久站立者、孕妇）、产品为可重复使用。

禁忌证应包括该器械不适用的疾病、情况及特定的人群。如对产品材质过敏者、本产品不直接用于破损皮肤表面。

6. 与参考产品的对比

应综述参考产品国内外研究及临床使用现状及发展趋势。描述本次申报器械与国内外参考产品的相似点和不同点，建议以列表方式表述，比较的项目应包括产品名称、结构组成、工作原理、预期用途、产品设计、原材料信息、针织工艺、性能指标、有效期、已上市国家等。参考产品应符合本指导原则的定义范畴，可包括本企业或其他企业已上市同类产品，建议采用目前应用较为广泛的产品。

（三）研究资料

产品的研究资料应当从技术层面论述所申报产品的预期用途、设计、技术特征、产品性能指标及制订依据、生物安全性、产品包装验证、产品有效期验证等，对产品所应达到的安全性及有效性给予资料支持。该部分资料应标题明确，目录清晰。至少应包含如下内容：

1. 产品性能研究

应提交产品性能的研究资料以及产品技术要求的研究

和编制说明，主要包括产品技术要求内容和说明书中所宣称的物理性能、化学性能、生物性能以及与质量控制相关的其他方面的指标要求、采用标准及试验方法的理论基础或实施依据。如何实现"循序阶段压力递减"的原理，请企业提交原材料选择、针织物物理性能与压力关系研究等相关技术资料；提供压力值的设定依据。产品的性能要求及试验方法可参考 YY/T 0851—2011《医用防血栓袜》（本指导原则中采用标准适用最新版本，下同）和 YY/T 0853—2011《医用静脉曲张压缩袜》进行制定。若未采用 YY/T 0851 和 YY/T 0853 中给出的试验方法，应提供所使用的试验方法的来源依据或方法学验证资料。

对于采用新材料制造的产品以及具有其他特殊性能的产品，需根据产品特点制定相应的性能指标和试验方法，应提供性能要求的制定依据或理由、试验方法的来源或方法学验证资料。

产品技术要求编制说明还应包括以下内容：

引用或参考的相关标准及资料；

产品概述及主要技术条款确定的依据；

其他需要说明的内容。

2. 生物相容性评价研究

袜型医用压力带应根据与人体的接触部位、接触方式及接触时间，依据 GB/T 16886.1—2011《医疗器械生物学评价 第1部分：风险管理过程中的评价与试验》进行生物相容性评价。该产品接触类型为与完整皮肤持久接触（>30天）的表面器械。

研究资料还应包括：生物相容性评价的依据和方法，实施或豁免生物学试验的理由和论证，以及对现有数据或试验结果的评价。应提供关于颜料或染色剂的相关资料，对其是否具有生物相容性进行说明。

3. 生物安全性研究

产品若涉及生物安全性研究项目，应按照《国家食品药品监督管理总局关于公布医疗器械注册申报资料要求和批准证明文件格式的公告》（2014 年第 43 号）附件 4 第五条第（三）款规定提供相应资料。

4. 产品有效期和包装研究

产品货架有效期是指产品在一定的温度、湿度、光线等条件的影响下保持其物理、化学、生物学性质的期限。有效期的研究应贯穿于产品研究与开发的全过程，在产品上市后还应继续进行有效期的研究。

货架有效期包括产品有效期和包装有效期。产品有效期验证可采用加速老化或实时老化的研究，实时老化的研究是唯一能够反映产品在规定储存条件下实际稳定性要求的方法。对于包装的有效期验证，建议提交在选择恰当的材料和包装形式，并检测合格后的最终成品包装的初始完整性和维持完整性的检测结果。

在进行加速老化试验研究时应注意：产品选择的环境条件的老化机制与宣称的贮存、运输环境条件下产品老化的机制相匹配，不应相背离。加速老化研究试验的具体要求可参考 YY/T 0681.1。

产品包装验证可依据有关国内、国际标准进行（如 GB/T 19633、ISO 11607、ASTM D-4169 等），提交产品的包装验证报告，其包装验证的资料内容应与包装说明中给出的信息相符。

5. 原材料控制资料

应逐一列明产品生产过程中由起始原料至终产品过程中所需全部材料的化学名称、商品名/材料代号、CAS 号、化学结构式/分子式、分子量及分子量分布、使用量、供应商名称、符合的标准等基本信息，建议以列表的形式提供。

说明原材料的选择理由，原材料应具有稳定的供货渠道以保证产品质量，需提供原材料生产厂家的资质证明及外购协议。应明确所用原材料的质控标准，提交原材料符合相应标准的全性能验证报告。对于首次应用于该产品的新材料，应提供该材料适合用于人体预期使用部位、预期使用方式的相关研究资料。对于自己研制生产的原材料粒料，应提供详细的配方及研制报告。

（四）生产制造信息

应详细描述该产品的设计过程及生产工艺过程，建议采用流程图的形式表述。详细阐述产品生产工艺过程及其确定依据、质量控制标准及控制措施，标明特殊工艺过程及关键工艺过程的质量控制参数及其对产品物理、化学、机械、生物性能的影响。提交产品工艺稳定性的验证报告。对生产加工过程中所使用的添加剂（辅剂、助剂、粘合剂等）的使用剂量、迁移物的控制措施和标准，提供验证性资料。

若申报产品有多个研制、生产场地，应概述每个研制、生产场地的概况。

（五）临床评价资料

临床评价资料应按照《医疗器械注册管理办法》提交，并可参考《医疗器械临床评价技术指导原则》选择适合的评价方法，可选择豁免临床目录或者同品种比对的评价方法。申请人应提供不同压力等级对应不同临床作用的临床验证支持性资料。

（六）产品风险分析资料

按照 YY/T 0316—2016《医疗器械 风险管理对医疗器械的应用》标准的要求，对产品生命周期全过程实施风险管理。申请人在产品准备注册上市前，应对风险管理过程进行评审。评审应至少确保：产品的风险已被全面地分析；风险管理计划已被适当地实施；综合剩余风险是可接受的；已有适当方法获得相关生产和生产后信息。评审结果应形成风险管理报告。风险管理资料应至少包括以下信息：

1. 可能影响产品安全性的特征问题清单

应参考 YY/T 0316 附录 C 的要求判定医疗器械与安全性有关特征的问题，但识别风险的来源并不局限于此。应对该类产品进行充分的风险识别，风险识别的信息来源需要具体列出，可包括但不局限于以下途径：类似产品的投诉/抱怨数据、医学文献、实验室检测、产品标签标识、专家观点等。对于风险识别信息的来源企业应具体说明，并提交有关支持文件或文献。

2. 产品有关危害的清单

应详细列出与产品有关的已知和可预见危害的清单，以及对每个危害如何造成损害的分析（包括可预见的事件序列、危害处境和可能发生的损害）。

应指出拟申报产品所特有的任何额外风险，说明风险分析的方法。已识别的风险应至少包括但不局限于以下方面：

（1）微生物感染

产品带有真菌，引起脚气、皮肤瘙痒。

（2）生物相容性危害

产品含有致敏材料；

生产过程中其他物质带入产品中；

使用可分解致癌芳香胺染料；

产品使用后处理方式不当。

（3）功能性危害

性能与预期用途不相符；

货架寿命规定错误造成误用；

产品超过有效期；

不正确的测试方法；

产品损坏；

不合适的尺寸规格；

使用寿命规定错误造成误用；

压力等级达不到要求；

压力梯度达不到要求。

（4）使用错误而形成的危害

错误的有效期而误用；

非预期用途性使用；

违背说明书使用；

不合理的保养。

（5）使用信息标识错误而形成的危害

标签信息不充分、不完整或不适当；

不充分或错误的标签信息；

不完整的使用说明；

不适当的性能描述。

（6）不适当的使用手册

预使用检查规范不适当；

操作说明书过于复杂；

丢失操作手册；

不充分的警示信息；

副作用警告不充分；

禁忌证说明不充分；

……

应对所识别的风险提出具体的降低风险的措施。降低所申报产品的风险应依据 YY/T 0316 要求依次从设计、保护、说明书进行考虑。

应在产品生命全周期中对风险进行管理控制，以使剩余风险在可接受范围内。可通过产品设计控制、产品原材料选择、产品技术性能指标的制定、临床试验、正确的标签标识、灭菌等多项措施以降低风险至可接受水平，但不局限于以上所述。

（七）产品技术要求

产品技术要求应符合《医疗器械产品技术要求编写指导原则》中的相关要求。产品的性能指标应不低于相关的强制性国家标准和行业标准，产品技术要求中的试验方法应有制定依据或为已经过验证的方法。应根据所申报产品特点制定产品技术要求，对宣称的所有技术参数和功能，在产品技术要求中予以规定。

产品技术要求中应标明产品的规格型号并说明规格型号划分的依据，不使用"主要"、"等"之类模糊词语。产品的性能指标及试验方法，可参考引用 YY/T 0851 和 YY/T 0853 作为性能指标和试验方法的选择依据，性能指标一般应至少包括以下内容，并达到 GB 18401—2010《国家纺织产品基本安全技术规范》要求。

物理性能：外观、尺寸、压力等级、足跟、接缝、袜边、压缩力系的实现、可伸展性、实际伸展率、比占压力、压缩持久性、松紧度、防滑脱性能、弹性回复率等。

化学性能：纤维鉴别、甲醛含量、酸碱度、色牢度、可分解致癌芳香胺染料等。

对于采用新材料制造的产品以及具有其他特殊性能的产品，应根据产品特点制定相应的物理、化学、生物性能要求，设计验证该项特殊性能的试验方法，指标的制定依据、试验方法的来源及方法学验证资料应在产品性能研究资料中阐明。

应注意：在说明书中所宣称的可客观判定产品功能性、安全性及与质量控制相关的指标，应在产品技术要求中列出对应的性能要求项目和试验方法。

（八）产品注册检验报告

注册检验资料应包括注册检验报告及预评价意见。注册检验报告应由具有医疗器械检验资质的检验机构出具，产品在检验机构承检范围内。

所检测型号产品应当是本注册单元内能够代表申报的其他型号产品安全性和有效性的典型产品。应选择结构组成最复杂、所使用的原材料最全面、功能最完全的产品作为典型样品。若型号间的差异可能导致对产品性能和技术特征的影响，应分别选作典型样品。

（九）产品说明书和标签样稿

产品说明书和标签应符合《医疗器械说明书和标签管理规定》的要求及 YY/T 0851 和 YY/T 0853 中的相关要求。所提交的文本和标签样图应内容清晰、完整。说明书中所描述的临床适用范围、结构组成、禁忌证、注意事项应与产品的临床资料保持一致。产品的描述、货架有效期应与综述资料和研究资料中所描述及验证的内容一致。应有指导患者选择适当规格型号的原则。此外，还应列明以下内容：

1. 操作说明

袜子的穿脱方法。

袜子的洗涤条件、温度、氯漂、熨烫等信息。

2. 注意事项

为了保持卫生，需定期清洗。

需在医生指导下使用。

如遇穿着困难（残疾患者、年龄过大的患者，压力袜太紧等）最佳的解决方法是借助于第三者的帮助。

建议在说明书中可重复使用期限及注意事项，并提交验证报告。

（十）注册证有效期内产品分析报告（适用于延续注册）

产品分析报告应能够体现产品在上市期间的市场情况和临床使用情况，应提供以下信息：

所建立的不良事件监测机制及产品随访机制；

产品临床应用情况，用户投诉情况及采取的措施；

医疗器械不良事件汇总分析评价报告，包括产品上市后发生的可疑不良事件列表、说明每一种情况下采取的处理和解决方案，并对上述不良事件进行分析评价，阐明不良事件发生的原因及其对产品安全性、有效性的影响；

在所有国家和地区的产品市场销售情况说明，如销售量，销售单位等。产品型号间差别较大时，应分别提交；

产品监督抽查情况（如有）；

若产品上市后发生了召回，应当说明召回的原因、过程和处理结果；

原医疗器械注册证中载明要求继续完成工作的，应提供相关总结报告，并附相应资料；

提供上市以来各型号产品的临床回顾分析资料，尤其是随访时间超过 1 年的临床使用数据。

三、名词解释

袜型医用压力带是一种经特殊设计，主要用于预防下肢静脉血栓形成，或者缓解下肢静脉曲张症状的医疗器械产品。

四、参考文献

1.《医疗器械监督管理条例》（中华人民共和国国务院令第 650 号）

2.《医疗器械注册管理办法》（国家食品药品监督管理总局令第 4 号）

3.《医疗器械临床试验质量管理规范》（国家食品药品监督管理总局中华人民共和国国家卫生和计划生育委员会令第 25 号）

4.《国家食品药品监督管理总局关于发布医疗器械产品技术要求编写指导原则的通告》（2014 年第 9 号）

5.《医疗器械说明书和标签管理规定》（国家食品药品监督管理总局令第 6 号）

6.《国家食品药品监督管理总局关于公布医疗器械注册申报资料要求和批准证明文件格式的公告》（2014 年第 43 号）

7. YY/T 0851—2011《医用防血栓袜》

8. YY/T 0853—2011《医用静脉曲张压缩袜》

9. GB 18401—2010《国家纺织产品基本安全技术规范》

六、起草单位

国家食品药品监督管理总局医疗器械技术审评中心

浙江省医疗器械审评中心

河北省食品药品监督管理局医疗器械监管处

辽宁省药械审评与监测中心

输血、透析和体外循环器械

17 一次性使用血液分离器具产品注册技术审评指导原则

（一次性使用血液分离器具产品注册技术审查指导原则）

一、前言

本指导原则旨在帮助和指导申请人/生产企业对一次性使用血液分离器具产品注册申报资料进行准备，以满足技术审评的基本要求。同时有助于审评机构对该类产品进行科学规范的审评，提高审评工作的质量和效率。

本指导原则是对一次性使用血液分离器具产品注册申报资料的一般要求，申请人/生产企业应依据具体产品的特性对注册申报资料的内容进行充实和细化。生产企业还应依据具体产品的特性确定其中的具体内容是否适用，若不适用，需具体阐述其理由及相应的科学依据。

本指导原则是对生产企业和审查人员的指导性文件，但不包括注册审批所涉及的行政事项，亦不作为法规强制执行，如果有能够满足相关法规要求的其他方法，也可以采用，但是需要提供详细的研究资料和验证资料。应在遵循相关法规的前提下使用本指导原则。

本指导原则是在现行法规和标准体系以及当前认知水平下制定的，随着法规和标准的不断完善，以及科学技术的不断发展，本指导原则相关内容也将进行适时的调整。

二、适用范围

本指导原则适用于一次性使用血液分离器具产品注册申报资料的准备及产品技术审评的参考。

本指导原则适用的一次性使用血液分离器具产品主要是指与血细胞分离机、血细胞采集仪、血液自动分离机等有源设备配套使用，用于人体血液成分分离的无源医疗器械，包括：一次性使用机用采血器、一次性使用血液成分分离管路、一次性使用血浆分离器、一次性使用血细胞分离器、一次性使用血浆分离杯等。

本指导原则不适用于储存血液成分的器械（如：一次性使用塑料血袋、血浆收集袋、血小板储存袋）、血液成分病毒灭活的器械（如：一次性使用病毒灭活输血过滤器材）、用于血液净化的器械（如：膜型血浆分离器）、自体血液回输器械（如：自体血液回输系统耗材）。

三、注册申报资料要求

（一）产品技术资料

产品的技术资料应在分析国内外同类产品发展状况的基础上，系统阐述申报产品的研究、设计、开发过程和临床应用前研究，从技术层面说明申报产品的设计原理与设计依据、所申报产品与已上市产品的比较、工作原理、预期用途、申报产品原材料、产品的各部件的结构与功能的技术特征描述、原材料控制、生产工艺控制及验证、产品性能指标及制订依据、产品包装验证、产品灭菌验证、产品有效期验证等。应制订目录，并建议根据不同的专题分册提交。至少应包含如下内容但不局限于此：

1. 产品描述

产品描述应准确、完整，至少应包括申报产品名称、各部件名称及数目、所用原材料（一一列明，并使用国际通用规范化学名称）、结构（相应图示）、尺寸、预期用途（明确预期分离的目标血液成分）、预期使用的机构（血浆站、血站或其他机构）、配合使用的有源器械品牌及型号、技术性能指标、规格型号划分的依据以及是否符合国家标准、行业标准及国际标准。

2. 与已上市产品的比较

申请人应综述同类产品国内外研究及临床使用现状及发展趋势。描述本次申报器械与已上市同类器械的相似点和不同点，建议以列表方式表述，比较的项目应包括产品名称、结构组成、工作原理、预期用途、原材料、生产工艺、灭菌方式、性能指标、有效期、已上市国家或地区等。包括本企业已上市同类产品或其他企业已上市同类产品。

3. 产品工作原理

申请人应详细阐明申报器械分离血液成分的工作机理，描述产品分离血液成分的过程，建议配以图示说明产品在分离血液成分过程中的优势。对支持该分离原理的国内外研究文献进行综述，并提交具体支持该分离原理的科学文献。阐明是否已有应用相同血液成分分离原理的产品在境内外上市。

4. 原材料控制

原材料特性是产品最终质量控制的重要因素。申请人应提交原材料的物理特性、化学特性、生物学评价资料及材料在生产加工中可能产生或残留引起机体反应的有毒物质的相关研究报告。具体生物学评价项目及评价方法建议依照GB/T 16886系列标准进行，应考虑材料的血液相容性。

应一一列明产品各部件所对应全部原材料（包括产品标签粘贴剂）的化学名称、商品名/材料代号、CAS号、化学结构式/分子式、分子量及分子量分布、供应商名称、符合的标准等基本信息，建议以列表的形式提供。

说明原材料的选择依据及来源。原材料应具有稳定的供货渠道以保证产品质量，需提供原材料生产厂家的资质证明及外购协议。提交原材料符合相应标准的全性能验证报告。

对于首次应用于医疗器械的新材料，应提供该材料适合用于人体预期使用部位、预期使用方式的相关研究资料。

5. 生产工艺

提交产品的生产工艺管理控制文件，详细说明产品的生产工艺和步骤，列出工艺图表。提交生产工艺过程中控制和验证文件，确认关键工艺点并阐明其对产品物理性能、化学性能、机械性能、生物性能的影响。

6. 产品性能指标

申请人应明确与血液分离相关的全部技术性能要求，对制定的技术指标、试验方法及所执行的标准进行详细描述，建议提交相关的研究资料，阐明性能指标制定的必要性和科学性。

生物学评价按照 GB/T 16886.1、GB/T 16886.4 进行。产品接触时间是该产品与人体的最大累积作用时间。

应考虑的技术指标主要包括：外观、尺寸、容量、耐压、泄漏、泵管弹性、膜的孔径、过滤性能、微粒污染、摩擦热量、噪音、血液残留、通气性、阻血性、适配性、溶出物、生物性能（无菌、热原、内毒素、细胞毒性、皮内刺激、致敏、全身毒性、血液学、血栓形成、凝血、血小板、补体激活）、粘合剂的溶出、添加剂的溶出、灭菌残留物、拟预期分离的血液成分的质量控制指标。

含特殊组件的产品，如：去白细胞滤器需同时满足行业标准的相关要求（如：残留白细胞数、游离血红蛋白、红细胞/血小板回收率等），献血前采样装置应至少制定容量、平均流速、防回流、无菌采样设计等指标。

与配套使用的有源器械和/或储存血液成分的器械联合使用，按规定的操作规程进行血液成分分离后，血液成分的质量控制指标应至少符合卫生计生部门对血液成分的要求，如 GB 18469 对血液成分的质量控制要求。浓缩红细胞的质量控制指标至少包括：外观、容量、血细胞比容、血红蛋白含量、储存期末溶血率、无菌试验；单采血小板的质量控制指标至少包括：外观、容量、储存期末 pH 值、血小板含量、白细胞混入量、红细胞混入量、无菌试验；单采新鲜冰冻血浆的质量控制指标至少包括：外观、容量、血浆蛋白含量、Ⅷ因子含量、无菌试验；单采粒细胞的质量控制指标至少包括：外观、容量、中性粒细胞含量、红细胞混入量、无菌试验等。

7. 产品包装

产品包装验证可依据有关国内、国际标准进行（如 GB/T 19633、ISO 11607、ASTM D－4169 等），提交产品的包装验证报告。包装材料的选择应至少考虑以下因素：包装材料的物理化学性能；包装材料的毒理学特性；包装材料与产品的适应性；包装材料与成型和密封过程的适应性；包装材料与灭菌过程的适应性；包装材料所能提供的物理、化学和微生物屏障保护；包装材料与使用者使用时的要求（如无菌开启）的适应性；包装材料与标签系统的适应性；包装材料与贮存运输过程的适合性。

8. 产品灭菌

提交产品灭菌方法的选择依据及验证报告。器械的灭菌应通过 GB 18278、GB 18279 或 GB 18280 确认并进行常规控制，无菌保证水平应保证（SAL）达到 1×10^{-6}。灭菌过程的选择应至少考虑以下因素：产品与灭菌过程的适应性；包装材料与灭菌过程的适应性。

9. 产品货架有效期

产品货架有效期包括产品有效期和包装有效期。产品有效期验证可采用加速老化或实时老化的研究，实时老化的研究是唯一能够反映产品在规定储存条件下实际稳定性要求的方法。

对于包装的有效期验证，建议申请人提交最终成品包装的初始完整性和维持完整性的检测结果。在进行加速老化试验研究时应注意：产品选择的环境条件的老化机制应与在实时正常使用环境老化条件下真实发生产品老化的机制一致。

（二）产品的风险管理资料

按照行业标准 YY 0316《医疗器械 风险管理对医疗器械的应用》的要求，申请人应对产品生命周期全过程实施风险管理，提交完整的风险管理报告。

本指导原则给出了已明确的一次性使用血液分离器具产品使用过程中的若干风险，如下所示：

1. 产品设计不合理、使用生物不相容材料、与配套器械不具有良好适配性等导致分离出的血液成分不符合医疗卫生机构使用标准；

2. 使用生物不相容材料、灭菌不符合要求、包装损坏造成生物污染等导致捐献者血液成分回输血后的不良反应（如：发热、过敏、败血症等）或者毒副作用；

3. 使用生物不相容材料导致溶血；

4. 凝血；

5. 血栓形成；

6. 红细胞破坏、补体激活、蛋白质变性；

7. 组件匹配不适当及操作不当导致静脉系统与大气相通，发生气泡栓塞；

8. 管路连接错误；

9. 分离过程中泄漏，对于捐献者或操作者有感染疾病的风险；

10. 分离过程中泄漏，导致血液流失；

11. 污染组件处理不当造成生物污染及交叉感染；

12. 不当操作使产品暴露在高于标示的压力中，导致泄漏。

产品过敏反应，如：镍过敏。

本指导原则中列出的风险并不意味着已涵盖该类产品的所有风险，申请人有责任对所申报产品进行充分完整的风险分析，识别拟申报产品特有的所有风险，说明风险分析的方法，并对识别的所有风险提出具体的降低风险措施及依据的标准。降低所申报产品的风险应依据 YY 0316 要求依次从设计、防护措施、说明书、标签等方面进行考虑。申请人可通过产品设计控制、产品原材料选择、产品技术性能指标的制定、临床试验、正确的标签标识、灭菌等多项措施以降低风险至可接受水平，但不局限于以上所述。

（三）产品的标准

申请人应根据产品的技术特征和临床使用情况来确定产品安全有效、质量可控的技术要求与实验方法，技术指标应不低于相关的国家标准或行业标准，对企业在说明书中标示的技术参数和功能，应在注册产品标准中予以规定。

注册产品标准应至少包括以下内容：

1. 产品各组成部件及所用原材料，产品结构图示、详细的规格尺寸；

2. 列明每一规格型号，并阐明各规格型号之间的区别和划分依据；

3. 产品性能指标及试验方法，产品灭菌方法、有效期，产品包装、标志、运输和储存要求等。

应注意热原与细菌内毒素的要求不应混淆。

标准编制说明包括下列内容：产品概述、主要技术条款确定的依据和方法学的依据、管理类别确定的依据、引用或参照的相关标准和资料、其他需要说明的内容。

（四）产品的注册检测

所检测型号产品应当是本注册单元内能够代表申报的其他型号产品安全性和有效性的典型产品。

应根据所申报产品的特点，从影响产品安全性、有效性的材料因素、生产加工因素、技术指标因素方面阐述产品的典型性。

（五）临床试验

对需要进行临床试验的产品，应按照《医疗器械临床试验规定》提交临床试验方案、临床试验报告、分中心小结、统计分析总报告等。临床试验时应注意如下几方面：

1. 试验设计

建议申请人采用平行对照、前瞻、随机性研究设计，将拟申报器械与已获准上市同类器械进行对比。同时申请人应说明所采用的比较方法（如优效性检验、非劣效性检验、等效性检验）选择的依据。

若申请人采用其他试验设计，如目标值法的单组设计等，应对设计的科学性进行充分论证。

2. 样本量的论证

试验例数应具有统计学意义，对样本量计算的方法和所选择参数进行论证。

对各临床试验中心的入选受试者进行分组时，应尽可能基于重要的非试验因素进行分层随机化。

入选人群的指征，如血浆捐献者的选择标准应符合卫生部门相关规定。

3. 统计分析方法

应在方案中明确写出将要采用的统计分析方法。建议所有统计分析均应在 ITT（意向性治疗）分析集进行，对于未能观察到安全性或有效性终点的受试者，必须进行灵敏度分析，并按照失败或者无效计算。

4. 试验品信息

应具体说明临床试验样品的详细信息：产品名称、规格型号、批号、使用方法、配套使用器械相关信息，对照品的详细信息（产品名称、生产厂家、产品材料、工作原理、预期用途、使用方法、规格型号、批号、医疗器械注册证号等）。

5. 试验方法

进行血液分离的每一个步骤均要建立标准的作业程序（应当符合相关法规的规定），并纳入产品使用说明书中，以保持临床试验时操作与实际临床使用操作的一致性。

应有详细的操作方法、技术参数的设定和依据、观察指标的选择和依据、取样时间与方式的程序和依据、使用相关的药物的说明、副反应及处理预案、结束时的处理程序。

在正式开始临床试验前，应有对所有参与人员的培训计划和实施记录。根据培训确定操作规程。

试验全过程应有实时记录，记录内容应准确详尽。

对不适用的相关规定应进行说明。

6. 安全性评价

为评估器械的安全性，建议申请人提交使用该器械时观察到的所有不良事件和受试者在随访期间的相关情况的评价，直到受试者退出临床研究。

实验室指标：报告实验室指标受试前正常、受试后异常的例数及所占比例，并进行组间比较。

观察指标应包括：受试者生命体征、血常规、血生化指标（肝功能、肾功能、溶血试验、出/凝血时间等）、发热反应、过敏反应等。

7. 有效性评价

在制定有效性评价指标时，应充分考虑产品与配套器械的功能相适用，保证采集的血液成分满足高质量要求。评价指标应至少包括：

血液成分符合 GB 18469《全血及成分血质量要求》的要求；分离系统的连接牢固性和密合性等物理性能、使用性能指标；与配套血液成分分离机（有源器械）的适配性；与其他配套使用无源器械的适配性。

8. 其他

报告不良事件发生例数及所占比例，并进行组间比较。同时，详细描述各组病例出现的全部不良事件的具体临床表现、程度及其与所使用的研究产品的关系。

申请人应提交相关的数据报告表，至少包括受试者的相关信息列表、所有试验数据的报告表、被剔除的数据列表及原因。

（六）产品质量跟踪报告（上市后不良事件监测报告）

首次注册的进口产品，应提交该产品在境外上市后的不良事件监测报告及不良事件分析报告。

重新注册的产品，应提交该产品在境外及我国上市后的不良事件监测报告。

不良事件监测报告应至少说明所申报产品上市后的使用数量、不良事件的具体描述（若有）、不良事件的具体分析（若适用）。

（七）产品说明书、标签和包装标识

产品说明书、标签和包装标识应符合《医疗器械说明书、标签和包装标识管理规定》（国家食品药品监督管理局令第10号）的要求，进口产品说明书中内容首先应忠实于原文，提交完整版的原文说明书中文翻译件。

1. 产品标签及包装标识
（1）产品名称，外包装中有产品目录及数量的描述；
（2）产品规格型号；
（3）生产批号；
（4）有效期；
（5）灭菌方式；
（6）无菌和无热原的声明；
（7）一次性使用的说明；
（8）关于儿童或特定人群禁止使用或使用方法的警示及说明；
（9）应有"使用前请阅读使用说明书"的文字说明；
（10）关于使用后处理及贮存的警示及说明。

2. 产品说明书
（1）产品名称（商品名称，如有）；
（2）产品的通用描述，包括产品特有的特征，产品规格型号或生产厂器件识别代码。明确产品的适用范围，包括适应证、禁忌症、注意事项，并与临床研究结果和报告保持一致；
（3）产品有效期限；
（4）针对产品特点的特殊注意事项与警示信息，如：

必须标注配套使用产品的信息、包装破损禁止使用；
（5）可能发生的不良反应与处理方法；
（6）无菌及无热原的声明，灭菌方式；
（7）一次性使用的声明；
（8）产品的性能参数；
（9）产品使用流程图，包括用品准备、操作准备、操作过程、后处理，及异常情况处理等；
（10）明确标示"产品使用后应按《医疗废物管理条例》的规定进行处理"；
（11）说明书中明确标示"产品使用必须符合医疗部门相关操作规范及相关法规的要求"或类似的警示性语言。

3. 应提交标签、单包装、零售包装的印刷版示意图。

四、参考文献

1.《医疗器械监督管理条例》（中华人民共和国国务院令第276号）
2.《医疗器械注册管理办法》（国家食品药品监督管理局令第16号）
3.《医疗器械临床试验规定》（国家食品药品监督管理局令第5号）
4.《医疗器械说明书、标签和包装标识管理规定》（国家食品药品监督管理局令第10号）
5. Guidance for Industry: Recommendations for Collecting Red Blood Celles by Automated Apheresis Methods; January 2001, CBER US FDA
6. Guidance for Industry and FDA Staff: Class II Special Controls Guidance Docunment: Automated Blood Cell Separator Device Operating by Centrifugal or Filtration Separation Principle; November 2007, CBER US FDA

18 全血及血液成分贮存袋注册技术审评指导原则

（全血及血液成分贮存袋注册技术审查指导原则）

本指导原则旨在帮助和指导申请人对全血及血液成分（包括：全血、血小板类成分血、红细胞类成分血、血浆类成分血、粒细胞类成分血等）贮存袋（以下简称：血袋）非临床评价部分的注册申报资料进行准备，以满足技术审评的基本要求。同时有助于审评机构对该类产品进行科学规范的审评，提高审评工作的质量和效率。

本指导原则是对血袋注册申报资料的一般要求，申请人应依据具体产品的特性对注册申报资料的内容进行充实和细化。申请人还应依据具体产品的特性确定其中的具体内容是否适用，若不适用，需具体阐述其理由及相应的科

学依据。

本指导原则是对申请人和审查人员的指导性文件，但不包括注册审批所涉及的行政事项，亦不作为法规强制执行，如果有能够满足相关法规要求的其他方法，也可以采用，但是需要提供详细的研究资料和验证资料。应在遵循相关法规的前提下使用本指导原则。

本指导原则是在现行法规和标准体系以及当前认知水平下制定的，随着法规和标准的不断完善，以及科学技术的不断发展，本指导原则相关内容也将进行适时的调整。

一、适用范围

本指导原则适用于作为医疗器械管理的血袋产品非临床评价部分注册申报资料的准备及产品技术审评的参考。

血袋是指用于各采供血机构和临床使用单位，供人体全血及血液成分采集、贮存、处理、转移、运输、分离和输注的一次性使用无菌袋式容器及其附属结构，一般包括采血针、采血管、输血插口、转移管及袋体。

本指导原则不适用于血袋中带有的白细胞过滤器、抗凝剂和/或保养液、病毒灭活装置、病毒灭活剂滤过装置等，也不适用于其他具有特殊预期用途的血袋。

二、注册申报资料要求

（一）综述资料

1. 概述

产品名称应符合《医疗器械通用名称命名规则》（国家食品药品监督管理总局令第 19 号）及有关规定。按照第三类医疗器械管理。

2. 产品描述

产品描述应全面、详细，至少应包括申报产品名称、工作原理、原材料（国际通用规范化学名称）、结构组成（相应图示）、尺寸（相应图示）、技术性能指标、预期用途（明确预期贮存的血液成分、贮存条件、贮存时间）、采供血机构和临床使用单位（如：医院、血浆站、血站或其他机构等）、配合使用的器械品牌及型号（若申请人指定该产品需与特定的器械配合使用）、区别于其他同类产品的特征、规格型号的划分及依据、是否符合相关标准等。

3. 型号规格

对于存在多种型号规格的产品，应当明确各型号规格的区别，说明型号规格表述方式中每一字母、数字或符号的代表含义。应当采用对比表及带有说明性文字的图片、图表对各种型号规格的结构组成（或配置）、功能、产品特征、性能指标等加以描述。

4. 包装说明

说明产品的包装层次，写明产品各层次包装（初包装、中包装、大包装）的信息，以及与该产品一起销售的配件包装情况，包括包装所用材料及包装所载明的信息及样图；应当说明产品与灭菌方法相适应的最初包装的信息。

血袋的袋体上应留出一个无任何标记的区域以便于目力检验内装物。血袋的标签应为制造商和用户信息保留足够的使用面积。血袋标签上写明的信息应符合相应国家标准、行业标准，如 GB 14232.1、GB/T 14232.2、YY/T 0466.1 中的要求。

血袋的外包装上应至少印刷有以下内容：内装物的说明、生产日期、批号、生产企业/注册人的名称和地址。外包装如采用透明外包装，则外包装上信息可标在血袋的标签上。

血袋运输箱上的标签至少印刷有以下内容：内装物的说明、生产企业/注册人的名称和地址、贮存条件、批号、生产日期等。

5. 适用范围和禁忌症

应当明确产品所提供的符合《医疗器械监督管理条例》（中华人民共和国国务院令第 680 号）第七十六条定义的目的，并描述其适用的贮存方式（如：是否震荡等）、贮存条件、贮存时间，说明预期与其配合使用的器械。应当结合产品的临床评价资料明确说明该器械适宜贮存的血液成分。

6. 与同类产品或前代产品的比较信息

申请人应综述同类/类似产品国内外研究及临床使用现状和发展趋势。描述本次申报产品与已上市同类/类似产品的相似点和不同点，建议以列表方式表述，比较的项目建议包括产品名称、结构组成、性能指标、预期用途、贮存原理、贮存条件、贮存时间、使用方法、产品设计、原材料选择、生产工艺、灭菌方式、有效期、已上市国家等。已上市产品应符合本指导原则的定义范畴，可包括本企业已上市同类/类似产品或其他企业已上市同类产品。

（二）研究资料

产品的研究资料应当从技术层面论述所申报产品贮存全血及血液成分的原理、贮存方式、贮存条件、贮存时间、贮存期内全血及血液成分的质量研究、产品设计、技术特征、原材料控制、生产工艺控制及验证、产品性能指标及制定依据、产品包装验证、产品灭菌验证、产品有效期验证等。应制订目录，并建议根据不同的专题分册提交。至少应包含如下内容但不局限于此：

1. 产品贮存全血及血液成分的原理

申请人应详细阐明申报产品在预期申报的贮存方式、贮存条件、贮存期限内可有效贮存全血或血液成分并保持其功能达到一定质量标准的原理。说明产品在保持全血或血液成分质量方面的优势作用。确认该贮存原理结合所申报产品应用于临床是否科学合理。申请人应对支持该贮存原理的国内外研究文献进行综述，并提交具体支持该原理的相关科学文献原文及中文翻译件。申请人应阐明是否已有应用相同原理的产品在境内外上市，并研究所申报产品是否会引起全血或血液成分含量的改变、蛋白变性、细胞变形溶解、血小板激活凝集、细胞因子生物活性失活等与其使用相关的不良反应。

2. 产品贮存全血及血液成分的方式、条件和时间

申请人应明确写明申报产品贮存全血及血液成分的方式、条件和贮存时间。申请人应对产品贮存全血及血液成分的方式、条件和时间进行验证并提供相关研究资料。验证时应采用货架有效期末的产品，验证的方法和条件应能模拟实际应用时产品所面临的最恶劣环境条件，并应说明是否符合行业内共识和已知的法规要求。

3. 原材料控制

原材料特性是产品最终质量控制的重要因素。申请人对原材料的质量安全及所申报产品的医疗安全性负有主体

责任。申请人应对产品原材料中每一成分进行安全性评估，以确认原材料应用于血袋的医疗适用性及安全性。

申请人应明确写明产品的所有结构部件，必要时需用图示表示。申请人应一一写明各部件所用全部组成材料（包括主材和添加剂、润滑剂、粘接剂等所有辅材）的化学名称、商品名/材料代号、CAS 号、化学结构式/分子式、分子量及分子量分布、使用量/组成比例、纯度、供应商名称、符合的标准以及是否适用于预期医疗用途应用等基本信息，建议以列表的形式提供。

申请人应说明原材料的选择依据，建议尽量选用已有相关人类临床应用史且与人体的接触途径与血袋相同的原材料。原材料不得人为添加已列入相关法规及指令禁止的或未经毒理学评估的物质，常规使用过程中不得对人体产生有害影响。原材料应具有稳定的供货渠道以保证产品质量。申请人需提供原材料生产厂家的资质证明、外购协议及合格检验报告。应明确所用原材料的质控标准及生产过程中的检验指标和控制要求，提交原材料符合相应标准的全性能验证报告。

申请人应对产品原材料中所有成分的结构、分子量及其分布采用科学有效的方法进行表征，原材料的配方应可确定，如与已上市产品存在差异，应说明理由。

申请人应对每种原材料的成分、使用量进行研究，以证明原材料可应用于血袋生产的适用性及应用于临床的安全性。

申请人应说明产品生产过程中所有添加剂的化学名称、用量，写明这些添加剂是由血袋厂家加入的还是原材料中所含有的，并提供产品中所有添加剂的安全性评价研究资料。

申请人应提交原材料的物理特性、化学特性、生物学评价等研究资料及材料在生产加工过程中可能产生或残留引起机体反应的有毒物质的相关研究报告。具体生物学评价项目及评价方法建议参照 GB/T 16886 系列标准进行，应考虑材料的血液相容性。

对于首次应用于医疗器械的新材料，还应提供该材料适合用于人体预期使用部位、预期使用方式的相关研究资料及新材料筛选时的安全性评价资料。

4. 产品性能指标

申请人应当提供产品性能研究资料及产品技术要求的研究和编制说明，产品技术要求的编制说明应说明产品性能指标及试验方法制订的依据，主要包括产品设计、物理性能、化学性能、使用性能、生物学性能等。

血袋应设计为封闭系统，应能最大程度降低全血及血液成分采集、处理等过程中受到污染的风险，同时还应与血液成分处理过程相适应，如与离心杯、离心过程中所受的离心力等之间的配合。在设计时，血袋应能耐受临床最恶劣使用条件下的加压排空，采集速度应能符合临床和相关标准要求。血袋应能为实验室检验提供可正确无误识别的试样，且取样时不应破坏血袋的封闭系统。血袋的设计应能保证在使用过程中血液能够充进血袋，而空气不会进入。

申请人应明确产品与贮存期间保持血液成分质量有关的直接技术指标和使用性能指标，阐明以上指标制订的必要性和科学性，提交有关研究资料。例如在低温（－20℃ ～ －196℃）冷冻贮存、常温（22℃±2℃）震荡贮存等条件下血袋所应具有的性能要求。

血袋的性能指标一般包括：采血管的长度、要求，导管的内径、壁厚等，空气含量、悬挂、产品结构图示、产品尺寸（长、宽、厚度等）、标记要求、加压排空性能、血样识别、采集速度、采血管和转移管的技术参数和性能、采血针性能、输血插口性能、透明度、冷热稳定性、水蒸气透出、抗泄漏、微粒污染、可沥滤物、灭菌残留物、还原物质、铵离子、氯离子、重金属、酸碱度、蒸发残渣、浊度、色泽、紫外吸收等。

产品中的特殊组件，如献血前采样装置，还应至少制定容量、平均流速、防回流、防泄漏、无菌采样设计等指标。对于顶底袋，申请人至少应制定顶部出口、底部出口的具体尺寸。

对于血小板储存袋，考虑到应具有良好的透气性，还应制定透氧性、透二氧化碳性等性能指标。

产品的各相关性能指标应制订具体，应可客观测量、易观察，方法学应可溯源。申请人应对所确定的各种性能指标的检测方法进行方法学验证，并与已有的标准方法进行关联性评估，以论证所选检测方法的科学性和可靠性。

防针刺器械产品的一般要求是使用者能够容易地区分产品的防针刺性能是否激活，而且一旦激活，其防针刺性能应能一直保持有效直到其被销毁。申请人应模拟实际使用条件对防针刺装置的有效性进行测试，测试例数应具有统计学意义和有效的检验效能。

申请人还应提供申报产品与常用配合使用的设备配合使用相关验证资料。

5. 被贮存全血或血液成分的质量评价

申请人应对所申报产品在预期贮存方式、贮存条件、贮存时间下贮存的全血或血液成分的质量进行研究，以证明全血及血液成分在预期的贮存期内能达到国家标准和临床使用要求。

申报产品按规定的操作规程进行全血或血液成分贮存后，全血或血液成分的质量控制指标应至少符合卫生计生部门对血液成分的要求，如 GB 18469 对全血和血液成分的质量控制要求，此外，还应符合以下要求：

5.1 红细胞类成分血的质量评价

红细胞类成分血的质量控制指标一般包括：ATP 水平（$\mu mol/L$）、2,3 - DPG（$\mu mol/L$）、红细胞变形性（ESC）、乳酸含量、pH 值、Na^+、K^+。

5.2 粒细胞类成分血的质量评价

粒细胞类成分血的质量控制指标一般包括：吞噬能力的测定等。

5.3 血浆类成分血的质量评价

申请人应在贮存期内选择若干时间点对分离后贮存的

血浆类成分血进行检测评价，并说明时间点的选择依据。

血浆类成分血的质量控制指标一般包括：白蛋白（g/dl）、凝血酶原时间（sec）、纤维蛋白降解产物（μg/ml）、凝血因子 V、凝血因子 Ⅶ、凝血因子 Ⅸ、凝血因子 X、活化部分凝血酶原时间、补体 C3a（ng/ml）、残留白细胞和残留红细胞等。

5.4 血小板类成分血的质量评价

申请人应对贮存期开始、贮存期内、贮存期结束的离体血小板类成分血选择若干时间点进行检测并计算血小板贮存参数。

离体血小板贮存参数包括平均血小板体积（MPV）、血小板单位中残余白细胞计数、pO_2（mmHg）、pCO_2（mmHg）、pH 值、葡萄糖（mmol/L）、乳酸盐（mmol/L）、碳酸氢盐（mEq/L）、形态学评分、低渗性休克反应（HSR）（%）、血小板聚集（%）、乳酸脱氢酶、可溶性 P 选择素、糖蛋白 V 等。

6. 血袋与其贮存全血和血液成分的相容性

申请人应对血袋与其所贮存的全血和血液成分之间的相容性进行研究，包括血袋中可沥滤物的研究及其安全性评价，以证明血袋在预期宣称的贮存方式和贮存条件下与所贮存的全血和血液成分之间的相容性及全血和血液成分应用于人体的安全性。

血袋在贮存期内，应具有能保持全血及血液成分稳定的生物特性、化学特性和物理特性，并能防止微生物侵入。血袋因受全血和血液成分的化学作用或物理溶解作用而产生的溶出物应在可接受的限量内。

申请人应对产品在预期使用条件下的可沥滤物进行分析研究，并对其进行毒理学评估。例如，以聚氯乙烯（PVC）作为原料的，需提交 PVC 中所使用增塑剂的安全性评价报告。应说明 PVC 中增塑剂的种类和含量，提交产品中增塑剂在预期贮存血液/血液成分时释放量范围的研究报告以及人体可接受的剂量范围和依据。用于检测增塑剂释放量的测试液、试验条件、检测方法等应当采用经过科学验证的方法。

7. 生物相容性评价研究

应按照 GB/T 16886.1《医疗器械生物学评价 第 1 部分：风险管理过程中的评价与试验》进行生物相容性评价研究。

8. 产品灭菌

提交产品灭菌方法的选择依据及验证报告。器械的灭菌应通过 GB 18278.1、GB 18279.1、GB 18280.1、GB 18280.2 或 GB/T 18280.3 确认并进行常规控制，无菌保证水平（SAL）应不能高于 10^{-6}。灭菌过程的选择应至少考虑以下因素：产品与灭菌过程间的适应性；包装材料与灭菌过程的适应性、灭菌对产品安全有效性的影响。

灭菌方法不应对血袋的材料产生不良影响，且不会造成各连接处松动、塑料材料热合强度下降、塑料血袋产生明显变形等，血袋各壁层之间不应发生粘连。

9. 产品包装

产品包装验证可依据有关国内、国际标准进行（如 GB/T 19633.1、GB/T 19633.2、ISO 11607、ASTM D4169 等），提交产品的包装验证报告。包装材料的选择应至少考虑以下因素：包装材料的物理化学性能；包装材料的毒理学特性；包装材料与产品的适应性；包装材料与成型和密封过程的适应性；包装材料与灭菌过程的适应性；包装材料所能提供的物理、化学和微生物屏障保护；包装材料与使用者使用时的要求（如无菌开启）的适应性；包装材料与标签系统的适应性；包装材料与贮存运输过程的适合性，例如产品包装在最恶劣的冷、热、湿度条件下运输过程的测试。

血袋标签上的印字应不会渗入袋体的材料内。标签使用的粘合剂应不滋生微生物。申请人应提供标签不会对血袋及其内装物产生有害作用的证据，从水中取出后标签不应从血袋上脱落，血袋或标签上的印字仍应保持清晰可认。如试图撕下标签，应导致标签被撕毁。低温（18℃）、深低温（−80℃）条件下产品标签的粘附力。

血袋的外包装材料或对其内表面的任何处理不应与袋体及其贮存的血液/血液成分发生相互反应，同时应能防止霉菌生长。外包装的密封一旦打开或再闭合应有明显打开过的痕迹。外包装在正常处置和使用条件下，应有足够强的耐破损性。血袋及其组件在外包装中的放置，应尽可能防止采血管、转移管形成扭结和永久变形。

10. 产品货架有效期

产品货架有效期是指产品在一定的温度、湿度、光线等条件的影响下保持其物理、化学、生物学和微生物学性质的期限。有效期的研究应贯穿于产品研究与开发的全过程，在产品上市后还应继续进行有效期的研究。

货架有效期涉及产品有效期和包装有效期两方面。产品有效期的验证可采用加速老化或实时老化的研究，实时老化的研究是唯一能够反映产品在规定贮存条件下实际稳定性要求的方法。加速老化研究试验的具体要求可参考 YY/T 0681.1、ASTM F 1980。

对于包装有效期的验证，建议申请人提交选择了恰当的材料和包装结构合格后的最终成品包装的初始完整性和维持完整性的检测结果。在进行加速老化试验研究时应注意：产品选择的环境条件的老化机制应与在实时正常使用环境老化条件下真实发生产品老化的机制一致。

该类产品注册申报时可提交加速老化试验研究资料，对于在加速老化研究中可能导致产品变性而不适于选择加速老化试验方法研究其包装的有效期验证，应以实时老化方法测定和验证。对于注册申报时采用加速老化试验方法确定有效期的产品，申请人在产品上市后需继续开展实时老化试验对产品的有效期进行确认，必要时需提出变更注册申请。

（三）生产制造信息

1. 生产工艺及控制

申请人应提交产品的生产工艺管理控制文件，详细说明产品的生产工艺和步骤，列出工艺图表。提交产品生产工艺确定的依据、生产工艺过程中需要进行控制和测试的环节及相关证明性资料。确认关键工艺点及控制指标（如产品膜袋热合参数、灭菌温度和时间等条件）并阐明其对产品物理性能、化学性能、生物性能和使用性能的影响；对生产工艺的可控性、稳定性应进行确认。

申请人应对生产加工过程中使用的所有助剂，如润滑剂、粘接剂等说明残留量的控制标准、毒性信息等，并提交安全性分析验证报告。建议申请人提供能够证明助剂使用量安全性的支持证据或国内外文献资料或验证性资料。

2. 生产场地

有多个研制、生产场地，应当概述每个研制、生产场地的实际情况。

（四）产品风险分析资料

按照 YY/T 0316《医疗器械 风险管理对医疗器械的应用》标准的要求，对产品生命周期全过程实施风险管理。企业在产品准备注册上市前，应对风险管理过程进行评审。评审应至少确保：风险管理计划已被适当地实施；综合剩余风险是可接受的；已有适当方法获得相关生产和生产后信息。评审结果应形成风险管理报告。风险管理资料应至少包括以下信息：

1. 可能影响产品安全性的特征问题清单

建议申请人参考 YY/T 0316 附录 C 的要求判定医疗器械与安全性有关特征的问题，但识别风险的来源并不局限于此。申请人应对该类产品进行充分的风险识别，风险识别的信息来源需要具体列出，可包括但不局限于以下途径：类似产品的投诉/抱怨数据、医学文献、实验室检测、动物试验数据、产品标签标识、专家观点等。对于风险识别信息的来源企业应具体说明，并提交有关支持文件或文献。

2. 产品有关危害的清单

申请人应详细列出与产品有关的已知和可预见危害的清单，以及对每个危害如何造成损害的分析（包括可预见的事件序列、危害处境和可能发生的损害）。

申请人应指出拟申报产品所特有的任何额外风险，说明风险分析的方法。已识别的风险应至少包括但不局限于以下方面：

（1）原材料的生物学和理化危害
- 材料或材料来源变化
- 材料配方
- 材料的生物相容性
- 热原

（2）生产加工过程可能产生的危害
- 污染
- 添加剂、粘接剂、助剂、辅剂的残留
- 工艺用水
- 生产环境洁净度
- 内毒素

（3）产品使用风险因素
- 临床实际使用时与其他可能同时使用的物质（如：保养液）的相互影响
- 交叉感染
- 血液外漏可能传播疾病的危险
- 导管无菌接驳时不同厂家产品之间连接的风险
- 血袋与血液成分分离机配合使用时的风险

（4）灭菌过程可能产生的危害

灭菌方式对产品不适宜，灭菌不完全、灭菌方法导致产品失效、灭菌不彻底等。

（5）不正确使用产生的危害
- 未按照说明书中操作方法操作，用量不正确、使用过期产品等。
- 与配套器械连接方式不正确造成无法采集贮存全血及血液成分

（6）产品包装可能产生的危害
- 包装破损、标识不清等。

申请人应对所识别的风险提出具体的降低风险的措施。降低所申报产品的风险应依据 YY/T 0316 要求依次从设计、保护、说明书等方面进行考虑。

申请人应在产品生命全周期中对风险进行管理控制，以使剩余风险在可接受范围内。申请人可通过产品设计控制、产品原材料选择、产品技术性能指标的制定、临床试验、正确的标签标识、灭菌等多项措施以降低风险至可接受水平，但不局限于以上所述。

（五）产品技术要求

申请人应按照《医疗器械产品技术要求编写指导原则》（国家食品药品监督管理总局通告 2014 年第 9 号）中的规定，根据产品的技术特征和临床使用情况来确定产品安全有效、质量可控的技术要求与试验方法。产品技术指标应不低于相关的国家标准或行业标准，产品技术要求中的试验方法均应为已验证的方法。建议申请人根据所申报产品特点制定产品技术要求，对企业宣称的所有技术参数和功能，若适宜，均应在产品技术要求中予以规定。

产品技术要求中应列明规格型号并阐明各规格型号之间的区别和划分依据、写明产品结构及其示意图，产品各组件的原材料、原材料配方及所符合的标准，产品可沥滤物要求、产品性能指标及试验方法，产品灭菌方法、有效期，产品包装等。应规定原材料不得人为添加已列入相关法规及指令禁止的或未经毒理学评估的物质。引用标准应当为现行有效版本。

申请人应考虑在产品技术要求中对生产过程中添加剂的残留等进行控制。

应注意热原与细菌内毒素的要求不应混淆。

（六）产品的注册检测

注册检测资料应包括注册检测报告及相关的说明文件。注册检测报告应由国家食品药品监督管理总局认可的检测机构出具，产品应在检测机构承检范围内，分包项目优先委托具有受检目录的检测机构进行检测。此外还应注意如下几点：

1. 典型样品的选择

所检测型号产品从结构、功能方面考虑应当是本注册单元内能够代表申报的其他型号产品安全性和有效性的典型产品。

2. 热原与细菌内毒素的要求不应混淆

该类产品预期与血液长期接触，故建议申请人应检测产品的致热原性。

（七）产品说明书、标签

产品说明书、标签和包装标识应符合《医疗器械说明书和标签管理规定》（国家食品药品监督管理总局令第6号）的要求，同时，还应满足以下要求：

1. 进口产品说明书中内容首先应忠实于原文，提交完整版的原文说明书中文翻译件。

2. 语言应清晰、准确，应提供关于使用步骤、使用环境、使用限制、不良反应、危险（源）的完整信息。

3. 应详细说明所申报产品的技术特征及产品实际应用时具体的操作步骤。

4. 可追溯性标签要求。

5. 警示信息应写明所有导致产品功能不良或对使用者或患者造成危害的已知情形或事件。

6. 血袋的标签上应至少印刷有以下内容：内容物及预期使用的描述、可采集全血及血液成分的公称容量、无菌无热原限定条件的说明、若发现任何肉眼可见变质迹象禁止使用的说明、生产企业/注册人的名称和地址、制造商和/或供应商的名称和地址、仅供一次性使用的说明、批号、产品货架有效期、预期可贮存全血或血液成分的期限等。

7. 应提交标签、单包装、零售包装的印刷版示意图。

三、名词解释

全血及血液成分贮存袋：全血及血液成分贮存袋是指供人体全血及血液成分采集、贮存、处理、转移、运输、分离和输注的一次性使用无菌袋式容器及其附属结构，一般包括采血针、采血管、输血插口、转移管及袋体等。

四、参考文献

1.《医疗器械监督管理条例》（中华人民共和国国务院令第680号）

2.《医疗器械注册管理办法》（国家食品药品监督管理总局令第4号）

3.《关于发布医疗器械临床评价技术指导原则的通告》（国家食品药品监督管理总局通告2015年第14号）

4.《医疗器械说明书和标签管理规定》（国家食品药品监督管理总局令第6号）

5.《卫生部关于印发〈临床输血技术规范〉的通知》（卫医发〔2000〕184号）

6. Guidance for FDA ReviewersPremarket Notification Submissions for Empty Containers for the Collection and Processing of Blood and Blood Components；July，2001；CDRH FDA.

7. GB 14232.1《人体血液及血液成分袋式塑料容器 第1部分：传统型血袋》

五、起草单位

国家食品药品监督管理总局医疗器械技术审评中心

19 一次性使用血液透析管路注册技术审评指导原则

（一次性使用血液透析管路注册技术审查指导原则）

本指导原则旨在指导注册申请人对一次性使用血液透析管路（以下简称血透管路）注册申报资料的准备及撰写，同时也为技术审评部门审评注册申报资料提供参考。

本指导原则系对血透管路的一般要求，申请人应依据产品的具体特性确定其中内容是否适用，若不适用，需具体阐述理由及相应的科学依据，并依据产品的具体特性对注册申报资料的内容进行充实和细化。

本指导原则是供申请人和审查人员使用的指导文件，不涉及注册审批等行政事项，亦不作为法规强制执行，如有能够满足法规要求的其他方法，也可以采用，但应提供详细的研究资料和验证资料。应在遵循相关法规的前提下使用本指导原则。

本指导原则是在现行法规、标准体系及当前认知水平下制定的，随着法规、标准体系的不断完善和科学技术的不断发展，本指导原则相关内容也将适时进行调整。

一、适用范围

本指导原则所涉及的血透管路，是指血液透析、血液透析滤过等治疗时，与血液透析器、血液透析滤过器、血液灌流器配套使用的体外循环管路。它可以由动脉管路、静脉管路、置换液管和其他必要的配件组成，按照《血液净化标准操作规程》用于血液透析患者。本指导原则的血透管路不包含任何血管通路器械（如透析导管、动静脉内瘘穿刺针等）、任何腹膜透析管路，以及进行连续性肾脏替代治疗的管路。

血透管路应保证体外循环的畅通及提供足够的血液流

率，根据需要可设有必要的分管。各端口和连接插口，应能与各配用装置的接口兼容，避免空气进入。本指导原则适用于以无菌、无热原状态提供的一次性使用血液透析管路。

二、注册申报资料要求

（一）综述资料

1. 概述

血透管路为Ⅲ类医疗器械，分类编码6845。产品名称应符合《医疗器械通用名称命名规则》（国家食品药品监督管理总局令第19号）的规定，解释申报产品名称的确定依据。

2. 产品描述

说明血透管路工作原理、结构组成、原材料，以及区别于其他同类产品的特征等内容。必要时提供图示。

3. 型号规格

对于各种型号规格的结构组成、功能、特征等方面加以描述，且应当明确各型号规格的区别。

4. 包装说明

有关血透管路的包装信息，应当说明与灭菌方法相适应的最初包装材料。

5. 适用范围和禁忌症

（1）适用范围；

（2）预期使用环境；

（3）适用人群；

（4）禁忌症（如适用）。

6. 参考的同类产品或前代产品的情况（如有）

申请者应详细说明同类或前代产品国内外研究及临床使用情况。描述本次申报器械与已上市器械（包括本企业已上市同类产品或其他企业已上市同类产品）的相同点和不同点，比较的项目包括产品设计、适用范围、工作原理、结构组成、原材料、灭菌方式、性能指标、有效期等，建议以列表方式列出。对于同类产品，应当说明选择其作为研发参考的原因。

7. 原材料控制

提交血透管路所有组件使用的全部组成材料（包括主材及其所有辅材）的化学名称、商品名/材料代号、组成比例、供应商名称、符合的标准等基本信息。应明确每种原材料，包括添加剂、粘结剂及其他成分、使用量等。建议提供原材料生物学性能符合 GB/T 16886.1—2011《医疗器械生物学评价 第1部分：风险管理过程中的评价与试验》（本指导原则中标准适用最新版本，下同）。与循环血液持久接触要求的评价报告。对于首次用于血透管路的新材料，应提供该材料适合用于人体预期使用部位的相关研究资料。

原材料（含外购组件）应具有稳定的供货渠道，提供原材料（含外购组件）生产厂家的资质证明及外购协议。对于生产企业自己研制生产的原材料粒料，应提供详细的配方研制报告，以及符合相应标准如：GB 15593—1995《输血（液）器具用软聚氯乙烯塑料》、YY/T 0242—2007

《医用输液、输血、注射器具用聚丙烯专用料》、YY/T 0114—2008《医用输液、输血、注射器具用聚乙烯专用料》、YY/T 0031—2008《输液、输血用硅橡胶管路及弹性件》、YY/T 0806—2010《医用输液、输血、注射及其他医疗器械用聚碳酸酯专用料》等要求的检测报告。

如果生产企业使用的是外购粒料，则应要求供方提交原材料标准和检测文件，如符合上述原材料标准的检测报告。同时提供生产企业原材料验收标准和报告。

（二）研究资料

应当从技术层面论述申报产品性能、生物相容性评价、生物安全性研究、灭菌工艺、有效期和包装等。至少应包含但不限于以下内容：

1. 产品性能研究

（1）设计特征

列明血透管路各部件的名称，结构和功能，提供图样，内容应足够详尽。详细描述各部件功能与实现功能的原理、途径与技术指标。如产品具有特殊结构、组件、功能等，应提供相应结构特征、参数和性能分析，以及针对性设计和验证的内容。

列出产品全部材料（包括添加剂、粘合剂等）信息，至少应包括：化学名称、商品名/材料代号、组成比例。有机高分子材料的分子结构式，金属材料名称、比例及牌号，无机材料结构式、结晶状况等资料。

（2）物理特性

① 血透管路各部件外观、尺寸（外径、内径、长度及精度等）、血液流量、最大使用正负压力、结构密合性能、接头（尺寸、无泄漏等）、色标、采样口、血路容量、气体捕获器预充水平、传感器保护器、泵管性能、血路顺应性、微粒污染、过滤器性能、保护套等指标。所有组件应具有各自性能要求。如包含特殊组件、结构和功能，应规定组件、结构的尺寸、性能要求。

② 涂层特性

如产品带有涂层，应补充涂层相应要求，列明涂层化学成分和比例信息。提供涂层定性、定量分析（如适用）、使用性能评价、覆盖度、涂层的稳定性和安全性评价等文件。

（3）化学性能要求

还原物质、重金属、酸碱度、蒸发残渣、紫外吸光度、色泽等。如管路使用特殊原材料，建议补充该原材料中小分子物质、化学添加物等残留物的规定。采用环氧乙烷灭菌产品，需对环氧乙烷及二氯乙醇残留进行监控。

（4）物质溶出检测

血透管路会包含各种助剂如 DEHP 增塑剂、非 DEHP 增塑剂、特殊原材料的化学添加物、粘合剂等物质。这些物质具有一定潜在毒性或限量使用。为保证产品使用安全性，建议选择相应物质用量最大的成套使用型号，采用适宜浸提溶液（如血液替代溶剂、血液等），以及经过方法学验证的检测方法，检测其溶出总量，并进行人体使用安全性评估。

① 管路以 DEHP 增塑的聚氯乙烯作为原材料的，采用适宜浸提溶液（如乙醇水）和检测方法，模拟临床最严格使用条件（如参考 YY 0267—2008《心血管植入物和人工器官血液净化装置的体外循环血路》化学性能检验液制备规定方法，200ml/min 流速和产品宣称临床使用最大血液流速下，37℃循环 5.5 小时)，检测 DEHP 溶出总量。

② 管路以非 DEHP 增塑的聚氯乙烯，或非聚氯乙烯的特殊材料作为原材料的，应采用适宜浸提溶液和检测方法，检测在上述模拟临床最严格使用条件下非 DEHP 增塑剂、非聚氯乙烯材料化学添加物的溶出总量。

③ 产品中具有潜在毒性或限量使用的助剂、粘合剂等物质，应检测在上述模拟临床最严格使用条件下这些物质的溶出总量。

提供人体血液接触上述增塑剂、化学添加物、助剂和粘合剂的毒性分析、安全限量和来源文件，并对不同体重适用人群的生理特点分别进行安全性评价。

2. 生物相容性评价研究

提供血透管路根据临床预期用途，符合 GB/T 16886.1—2011 要求的生物学评价报告。应注意，血透管路为与循环血液直接接触产品，且累计接触时间大于 30 天。

3. 生物安全性研究

如血透管路含有动物源性材料或生物活性物质等成分，如生物涂层。应当提供相关材料及生物活性物质的生物安全性研究资料等文件。包括说明组织、细胞和材料的获取、加工、保存、测试和处理过程；阐述来源并描述生产过程中对病毒、其他病原体及免疫源性物质去除或灭活方法的验证试验；工艺验证的简要总结。

如血透管路包含药物成分物质，应提供药物在生产国或我国药品注册证明文件，明确药物来源和质量要求，以保证药物质量的稳定性。提供药物药理学、药学、毒理、临床不良反应、与高分子材料结合后对材料和药物双向影响等药械结合产品的研究资料，以证明产品安全性。

4. 灭菌工艺研究

明确产品灭菌方法的选择理由，明确灭菌工艺和无菌保证水平，并提供灭菌确认报告。灭菌过程还应开展以下方面的确认：产品与灭菌方法的适应性、包装与灭菌工艺适应性、灭菌有效期验证资料、毒性物质残留量研究资料。

5. 有效期和包装研究

有效期验证项目包括产品使用性能和包装完整性。可采用加速老化或实时老化的研究。实时老化的研究，应从产品定型后即开始进行。加速老化研究的具体要求可参考 ASTM F1980—2007《医疗装置用无菌阻隔系统加速老化的标准指南》和 YY/T 0681.1—2009《无菌医疗器械包装试验方法 第 1 部分：加速老化试验指南》。提交包装验证报告，如：包装材料的物理化学、毒理学特性；包装材料与产品的适应性；包装材料与成型和密封过程的适应性；包装材料所能提供的物理、化学和微生物屏障保护；包装材料与使用者使用时的要求（如无菌开启）的适应性；包装材料与标签系统的适应性；包装材料与贮存运输过程的适

应性等。

6. 临床前动物试验

如需要，建议提供所有动物试验的完整资料。这应当包括：

（1）动物试验目的、模型选择的依据；

（2）研究中使用的治疗参数与建议用于人体治疗参数的比较；

（3）试验方案、检验方法和设备；

（4）记录及结果（包括原始数据样本）；

（5）结论。

（三）生产制造信息

应包含产品设计过程和生产工艺过程资料，特别是上述血透管路性能指标、指标的选择依据与验证资料。可采用流程图的形式概述设计过程和生产过程。

详细说明产品生产工艺过程及其确定的依据、质量控制标准及其可靠性论证；确认关键工艺点并阐明其对产品物理性能、化学性能、生物性能的影响；确认生产工艺的稳定性。对生产加工过程使用的添加剂、粘合剂等具有潜在毒性或限量使用的物质，应提供使用量的控制措施和接受标准。有多个研制、生产场地的，应当概述每个研制、生产场地的实际情况。

（四）临床试验资料

如开展临床试验，应按照国家食品药品监督管理总局相关规定，按照《医疗器械临床试验质量管理规范》（国家食品药品监督管理总局 中华人民共和国国家卫生和计划生育委员会令第 25 号）的要求实施。申报资料中应提交伦理委员会批件、试验方案和临床试验报告等文件，建议提交统计分析报告。

临床试验根据产品申报用途、试验目的考虑纳入病种和严重程度，在试验方案中应详细说明入选/排除标准以及中止试验标准。

1. 临床试验基本要求

试验方案应明确研究目的、研究人群、观察指标、对照选择及研究设计类型等。多中心临床试验由多位研究者按照同一试验方案在不同的临床试验机构中同期进行。

试验品和对照品选择原则：

申报产品选择试验品时，建议选择原材料和组件最全，经过全项目注册检测的型号进行临床试验。

如进行随机对照试验，应详细描述对照品的规格型号、生产厂家和批号、对照品选择依据等。对照品应选择已经获得有效医疗器械注册证、有确切疗效和安全性的产品。对照品的原材料、性能结构、适用范围和使用方式等应尽量与试验品一致。试验组和对照组的试验条件、方法步骤、临床观察项目、评价依据等应相同。

2. 受试者入选和排除标准

（1）入选标准

① 接受血液透析治疗 3 个月以上的维持性血液透析，

或者血液透析和血液透析滤过治疗患者（适用于含置换液管产品）或者血液透析和血液透析联合血液灌流患者（适用于含灌流器连接管产品），治疗方式为每周 2～3 次，每次不小于 4 小时。

② 年龄 18～75 岁，性别不限。

③ 血液透析或血液透析滤过时血液流速不小于 200ml/min。

④ 自愿参加并签署书面知情同意书。

（2）排除标准

① 同时使用其他血液净化疗法，并对本试验评价有影响的患者。

② 妊娠及哺乳期妇女，以及近期准备怀孕者。

③ 患有严重贫血、感染、肿瘤、活动出血，以及严重的心、肝、肺脏疾病者。

④ 颅内出血或颅内压增高患者，以及难以控制的高血压/低血压患者。

⑤ 有精神性疾病或病史者、吸毒者、艾滋病、梅毒、乙肝、丙肝病毒阳性患者。

⑥ 体重小于 35kg 患者。

⑦ 1 个月内参加过其他临床试验者。

⑧ 既往对体外循环管路、血液净化器械有过敏史者。

⑨ 研究者认为不适合入组者。

3. 临床观察指标

（1）主要有效性评价指标

血液透析成功率（为成功完成血液透析的患者数占全部透析患者的比例）。成功完成血液透析定义为：产品评价结果达到有效要求。具体评价标准见下表。

评价结果	评价标准
有效	产品同时满足： ① 管路中血液流动通畅无堵塞，血流量满足透析要求，完成透析过程。 ② 各连接处无漏血、无漏气、无脱落。治疗过程中管路无打折、无裂痕、无开裂

（2）次要有效性评价指标

① 管路外观（柔软度、透明度和光洁度，是否容易观察气泡）。

② 泵管弹性，碾压后复原程度，有无明显变形。

③ 其他组件性能是否满足使用要求。

如产品宣称具有特殊功能，或者包含特殊组件，建议将该功能或组件列入有效性评价中。

（3）安全性评价指标

① 透析前、透析开始后 15 分钟和透析完成后血常规（WBC、RBC、Hb、PLT）变化。

② 透析前、后血液 C 反应蛋白浓度的变化。

③ 透析前、后外周血白蛋白、球蛋白、ALT、AST 的变化。

④ 透析前、透析开始后 15 分钟血气（PO_2、PCO_2）的变化。

⑤ 透析前、透析开始后 15 分钟和透析后体温、心率、呼吸和血压等生命体征变化。

⑥ 透析过程中、透析后不良反应（如心悸、畏寒、发热、皮疹、皮肤潮红、皮肤瘙痒等）的发生情况。

透析采血点为透析前、透析开始后 15 分钟和透析结束时，按照《血液净化标准操作规程（2010 版）》对血液透析充分性评价血标本留取的抽取方法采集血样。透析前及透析开始后 15 分钟测血气时，于血透管路动脉端采样口处采集血标本。所有临床试验机构的采血方式应相同。

记录临床试验中不良事件，并分析其原因、后果，以及与试验产品的关系。

4. 样本量

样本量根据受试产品的临床试验设计类型、主要评价指标等因素来确定。需详细写明样本量估算采用的软件或公式，以及公式中的所有参数及其估计值，还应结合临床实际情况考虑试验对象的可能脱落率等因素。对于非劣效试验设计，应由临床专家和统计学家事先给出具有临床意义的非劣效界值。对于单组目标值设计，亦需明确给出目标值确定的合理依据。

以下举例内容仅供参考：

如果某产品采用非劣效试验设计，预计主要有效性评价指标"血液透析成功率"为 98%，假定被试产品疗效与对照产品疗效相当，当非劣效界值取 5%，等比例入组分配，统计学检验水准取 $\alpha = 0.025$（单侧），$\beta = 0.20$（把握度取 80%）。计算每组所需样本量为 124 例，两组共计 248 例。如果考虑到试验过程中约 5% 的病例脱落（含因严重违背方案而剔除的情况），试验纳入病例数应不低于 260 例。

如果采用单组目标值设计，假定受试产品主要有效性评价指标"血液透析成功率"为 98%，目标值为 95%，统计学检验水准取 $\alpha = 0.025$（单侧），$\beta = 0.20$（把握度取 80%）。计算所需样本量为 331 例。在此基础上考虑一定比例的脱落率，最终的入组规模确定为 335 例。

为了保证受试者的安全性和数据的完整性，建议有条件的采用基于互联网的中央随机系统或中央注册登记系统（单组目标值设计），以备监管部门跟踪稽查全部参与试验病例。

5. 临床试验统计分析方法

数据分析时应考虑数据完整性，所有签署知情同意并使用了受试产品的试验对象必须纳入最终的统计分析。分析受试者退出或脱落的严重程度和产生原因。数据剔除或偏倚数据的处理必须有科学依据和详细说明，并应进行灵敏度分析，以评价其对研究结果的影响。

数据分析应采用国内外公认的统计分析方法。试验方案应明确统计检验的类型、检验假设、判定疗效有临床意义的界值（非劣效界值）等，界值的确定应有依据。

推断试验产品有效性是否满足临床应用需要时，不能仅将 p 值作为对主要研究终点进行评价的依据。对于随机对照试验设计，应计算组间达标率差的双侧 95% 置信区间；对于单组目标值试验设计，应给出达标率及其单侧 97.5%

置信区间的估计，并明确置信区间的计算方法。

应对所有试验过程中发生的不良事件进行评价，并描述其种类、发生频率以及与被验证器械的关系。

6. 统计分析结果

统计分析应基于所有临床试验数据分析得出，并用于撰写临床试验报告。统计分析结果应至少包括但不限于临床试验完成情况、人群基线描述、疗效/效果评价及安全性评价等。对所有试验对象进行安全性评价分析，不能遗漏任何不良事件（包括试验前正常、试验后异常并有临床意义的实验室指标等）。脱落病例应列表逐例陈述脱落原因。单组目标值设计的试验，建议以意向性治疗原则进行主要分析，对于脱落病例主要疗效指标应按无效处理。

7. 临床报告

提交各分中心临床试验小结。建议根据统计分析结果撰写并出具临床试验报告。其中应提供患者一般资料（性别、年龄、体重等）。临床报告内容包括：试验对象资料、试验方法、试验和主要指标检测设备、评价方法和标准、试验结果和结论、副反应、不良事件、并发症及其处理、适用范围、禁忌症和注意事项、存在问题及改进意见等。

临床试验报告应与研究方案保持一致。报告所有不良事件发生时间、原因、具体表现、后果及与试验用器械的关系，对于所采取的处理措施需予以明确。无论是预期还是非预期不良事件，都应如实记录和报告。对因不良事件而中止研究以及出现重度或严重不良事件的病例，加以特别的注明。临床报告中的统计分析结果应经统计学专家审核。

（五）产品风险分析资料

应包含风险分析、风险评价、风险控制措施的实施和验证结果、剩余风险可接受性评定文件。

可参考 YY/T 0316—2008《医疗器械 风险管理对医疗器械的应用》制订文件。生产企业要成立风险管理小组，主要负责人担任组长。风险管理活动要贯穿产品设计、试生产、量产、上市后使用及产品处理的整个生命周期。要体现生产企业风险管理活动计划的完整性，尤其上市管理的风险分析与评价过程。对于上市前风险管理中尚未认知的风险，应在上市后开展信息收集，一旦发现异常及时进行风险评价，采取控制措施，更新风险管理文件。

剩余风险分析时，要注意风险控制措施新引入的风险能转化为可接受风险，方能认为风险受控。必须进行风险与收益分析，收益大于风险时方可接受。提供血透管路上市前风险管理报告，此报告旨在说明并承诺：

- 风险管理计划已被正确地实施；
- 综合剩余风险可接受；
- 已建立产品上市后的追溯与临床应用信息收集制度。

应随风险管理报告一并附上包括风险分析、风险评价、风险控制概述管理资料。至少应包括：

1. 产品安全特征清单。

2. 产品可预见危害及危害分析清单（说明危害、可预见事件序列、危害处境和可能发生的损害之间的关系）。

3. 风险评价、风险控制措施以及剩余风险评价汇总表。

对于风险分析和管理概述，应包括一份风险总结，以及如何将风险控制在可接受程度的内容。

（六）产品技术要求

企业应根据产品特点制定产品技术要求，技术指标应当不低于相关国家标准、行业标准，引用标准应当为现行有效版本。对企业宣称的所有技术参数和功能，应在技术要求中予以规定。

血透管路产品的技术要求应参照标准 GB 19335—2003《一次性使用血路产品通用技术条件》、YY 0267—2008 等国家标准与行业标准，以及产品设计验证结果与临床应用相关报告与文献来制定。申报产品型号、规格划分尽量采用国家标准、行业标准的表示方法，所有产品的组件、材料对应关系应明确，不用"系列""等"含糊用词。

1. 产品型号/规格及其划分说明

明确规格型号及区别、产品结构示意图、最大使用正负压力、各组件原材料、性能指标及试验方法、灭菌方法、有效期、包装材料等要求。

2. 性能指标

（1）物理性能要求

血透管路各部件外观、尺寸（外径、内径、长度及精度等）、血液流量、结构密合性能、接头（尺寸、无泄漏等）、色标、采样口、血路容量、气体捕获器预充水平、传感器保护器、泵管性能、血路顺应性、微粒污染、血液过滤网、保护套等指标。所有组件应具有各自性能要求。如包含特殊组件、结构和功能，应规定组件、结构的尺寸、性能要求。

产品带有涂层时应列明化学成分和比例信息。建议规定涂层定性分析、使用性能评价、覆盖度、涂层的稳定性等要求。

（2）化学性能要求

还原物质、重金属、酸碱度、蒸发残渣、紫外吸光度、色泽、环氧乙烷残留量（如适用）等。如管路使用特殊原材料，可以补充该原材料中小分子物质、化学添加物等残留物的规定。

（3）其他要求

提供符合 GB/T 16886.1—2011 规定与循环血液直接接触时间大于 30 天的情况时，无菌、细菌内毒素、热原等其他要求。

3. 检验方法

有关行业标准、国家标准规定的方法，应作为各性能指标条款对应的检测方法。

4. 术语（如适用）

三、注册单元划分原则和注册检测要求

产品原材料、使用性能、关键或特殊生产工艺（包括灭菌工艺）等方面有差异的产品，分为不同注册单元，提供各自完整的注册申报资料。

典型性产品选择包含全部原材料、结构最复杂、风险

最高、能够覆盖其他型号的产品，进行全项目注册检测。所有组件均应进行注册检测，特别是具有特殊结构、性能的组件。完成典型性产品检测后，同一注册单元其他型号可进行差异性检测。

四、产品说明书和最小销售单元的标签样稿

血透管路产品说明书、标签和包装标识应符合《医疗器械说明书和标签管理规定》（国家食品药品监督管理总局令第6号）、YY 0267—2008 等适用标准的要求。说明书中信息应包含适用范围、最大使用正负压力、禁忌症、注意事项、灭菌方式、有效期等。并与临床研究结论和国家出台的规范性文件一致。

五、参考文献

1.《医疗器械监督管理条例》（国务院令第650号）

2.《医疗器械注册管理办法》（国家食品药品监督管理总局令第4号）

3.《医疗器械说明书和标签管理规定》（国家食品药品监督管理总局令第6号）

4.《关于发布医疗器械临床评价技术指导原则的通告》（国家食品药品监督管理总局通告2015年第14号）

5.《关于发布医疗器械产品技术要求编写指导原则的通告》（国家食品药品监督管理总局通告2014年第9号）

6.《关于公布医疗器械注册申报资料要求和批准证明文件格式的公告》（国家食品药品监督管理总局公告2014年第43号）

7.《医疗器械通用名称命名规则》（国家食品药品监督管理总局令第19号）

8. YY 0267—2008 心血管植入物和人工器官血液净化装置的体外循环血路

9. GB 19335—2003 一次性使用血路产品通用技术条件

10. FDA. Hemodialysis Blood Tubing Sets – Premarket Notification ［510（k）］Submissions. 2008

11. 日本规格协会. 透析用血液回路. 2011

12.《血液净化标准操作规程》. 陈香梅主编. 人民军医出版社. 2010

20 一次性使用透析器产品注册技术审评指导原则

（一次性使用透析器产品注册技术审查指导原则）

一、前言

本指导原则系对一次性使用透析器产品注册申报资料的一般要求，旨在提高注册申报资料质量及技术审评效率。申请人/生产企业应依据具体产品的特性对注册申报资料的内容进行充实和细化。申请人/生产企业还应依据具体产品的特性确定其中的具体内容是否适用，若不适用，需具体阐述其理由及相应的科学依据。

本指导原则是对申请人/生产企业和审查人员的指导性文件，但不包括注册审批所涉及的行政事项，亦不作为法规强制执行，如果有能够满足相关法规要求的其他方法，也可以采用，但是需要提供详细的研究资料和验证资料。应在遵循相关法规的前提下使用本指导原则。

本指导原则是在现行法规和标准体系以及当前认知水平下制定的，随着法规和标准的不断完善、科学技术的不断发展，其相关内容也将进行适时的调整。

本指导原则是该类产品注册申报资料一般性要求，注册申报资料可依据产品自身特点有所侧重。

二、适用范围

本指导原则适用于直接采用行业标准 YY 0053—2008《心血管植入物和人工器官 血液透析器、血液透析滤过器、血液滤过器和血液浓缩器》及部分采用本标准的透析器类产品，包括传统透析器和高通量［超滤系数大于 20ml/（mmHg·h）］透析器。

三、基本要求

（一）产品的技术报告

产品的技术报告应系统地论述申报产品的研究、设计、开发过程。提供申报产品的用途、技术特征、产品的设计、工艺方案及有效性验证、安全性评价、标准的制订及依据等技术资料。

1. 原材料

（1）材料组成

应明确产品各部分组成材料（包括透析膜、外壳、封口胶、粘合剂、端盖、密封圈等）的化学名称、分子量、型号（或级别）等。生产企业应尽量选择有相关医学应用史的原材料，同时提供原材料生产厂家的资质证明。

（2）材料特性

包括各种原材料的物理、化学特性、质量标准、生物学评价资料及相关研究报告。原材料特性是产品最终质量控制的重要因素，建议提供申报产品原材料完整配方（包括增塑剂、添加剂和着色剂等）。

2. 产品的生物学评价

产品的生物学评价应参照 GB/T 16886 系列标准进行（应考虑累计作用时间），生物学评价应包括下列项目：

（1）细胞毒性；

（2）致敏；

（3）刺激或皮内反应；

（4）全身急性毒性；

（5）遗传毒性；

（6）血液相容性；

（7）亚慢性毒性；

（8）植入；

（9）可沥滤物化学分析；

（10）附加试验：慢性毒性、致癌性。

3. 产品结构组成

申报资料应提供产品结构示意图，标明各部分结构，明确不同型号产品之间的区别。其中透析膜的结构是决定产品性能及临床应用效果的关键技术指标，包括：

（1）膜面积的大小；

（2）纤维数量；

（3）纤维内径；

（4）纤维壁厚；

（5）孔径范围、孔隙率等。

另外，透析膜若有其他特性，如对某些蛋白因子的特异性作用等也应详细阐明，上述指标应有相应的数据及电镜图片支持。

4. 性能测试

透析器性能的描述及测试应包括：

（1）密合性；

（2）接口类型；

（3）清除率；

（4）超滤率；

（5）压力降；

（6）预充血容量等。

清除率和超滤率是透析器的两个主要功能参数，也是评价透析器质量的关键指标。常用尿素、肌酐、磷酸盐、维生素 B_{12} 的清除率作为评价透析器滤除性能的指标，对于高通量透析器还应提供 β2 微球蛋白的清除率性能测试或临床评估资料，超滤率（ml/h）是评价透析器对水清除能力的指标。需要注意的是上述指标的试验条件应明确，清除率试验应覆盖生产厂规定的血液流速和透析液流速范围，超滤率试验应覆盖生产厂规定的跨膜压和血液流速的范围。

注册检验产品型号应是能代表申报产品安全性和有效性的典型产品。对于膜材料和膜结构相同的同一注册单元不同膜面积产品，应选择不同膜面积（<1.4m²，1.4m² ~ 2.0m²，>2.0m²）产品进行物理性能的注册检验；检测产品具有代表性的说明应从产品的材料、工艺、结构及适用范围等方面进行论述，而非产量最大的型号。

标准 YY 0053—2008《心血管植入物和人工器官 血液

透析器、血液透析滤过器和血液浓缩器》中溶质清除率、超滤率应采用国际通用的表述方式，与 1991 年版标准比较其测试条件发生了改变。上述指标的确定应由相应的试验方法作为支持，也可采用标准的试验方法，试验条件应尽可能模拟临床使用条件。

5. 灭菌

灭菌方法及灭菌过程的确认与常规控制要求可参见 GB 18278《医疗保健产品灭菌 确认和常规控制要求 工业湿热灭菌》、GB 18279《医疗器械 环氧乙烷灭菌 确认和常规控制》、GB 18280《医疗保健产品灭菌 确认和常规控制要求 辐射灭菌》。无菌器械一般都要求符合 10^{-6} 的无菌保证水平（SAL）。递交材料应该包括以下信息：

（1）灭菌方法；

（2）验证方法和无菌保证水平（SAL）；

（3）描述保证方法；

（4）辐照剂量；

（5）环氧乙烷灭菌产品中环氧乙烷及 2 - 氯乙醇残留量；

（6）热原相关信息。

灭菌方法的选择必须充分考虑灭菌对材料性能的影响以及可能带来的危害作用。灭菌方法应与包装材料相适应，不同的灭菌方法对包装材料的要求不同，如环氧乙烷灭菌，包装既要能阻菌，又要能通气，又如用 γ 射线灭菌产品应考虑射线辐照耐受性。

灭菌条件的选择对于灭菌效果也有非常重要的影响，生产企业应提供确定的灭菌方法和详细的灭菌条件、程序步骤。

6. 有效期的确定

有效期应根据透析器产品在实时储存条件或加速试验条件下的试验数据确定，试验项目包括：

（1）应用性能测试；

（2）生物相容性试验；

（3）包装完整性检查。

（二）产品的风险管理资料

生产企业应按照 YY/T 0316—2003《医疗器械 风险管理对医疗器械的应用》的要求，对能量危害、生物学危害、环境危害、有关使用的危害和由功能失效、维护不周及老化引起的危害等分析及相应的防范措施，剩余风险评价等。风险分析报告内容应完整，至少包括：① 风险管理过程；② 管理体系与相关人员素质；③ 安全风险分析：产品设计、开发，材料的选择与使用，产品制造过程，保管与运输，使用过程，风险的最大危害与分析等；④ 风险的评估：危险的严重水平、风险可接受性等相关内容。

1. 申报产品风险分析应包括产品工艺控制的相关数据及研究资料。如生产工艺使用粘合剂、溶剂、制孔剂等对人体有潜在毒性的物质，应提供其毒性及残留量验证情况等评价资料。

2. 透析器的灭菌方法及残留物的安全性评价也是重要

评估项目。如透析首次使用综合症的发生就和灭菌后残留的环氧乙烷密切相关，不仅不同材料需采用不同的灭菌方法，而且灭菌后的残留物也不相同，都需进行生物学评价。环氧乙烷残留量的控制可参照行业标准 YY 0053—2008《心血管植入物和人工器官 血液透析器、血液透析滤过器、血液滤过器和血液浓缩器》。

3. 热原反应是透析器严重的不良事件之一。热原是用灭菌的方法无法消除的，除内毒素外还存在其他可引起热原反应的化学物质，因此必须从生产工艺及过程控制来防止热原物质侵入产品，进行热原检测时宜用兔法进行检测，而不应仅依赖检测内毒素来判定潜在热原反应的大小。

（三）产品的标准

注册产品标准应根据产品的质控特征确定产品安全有效的技术要求，可直接引用或部分采用行业标准 YY 0053《心血管植入物和人工器官 血液透析器、血液透析滤过器、血液滤过器和血液浓缩器》，制定注册产品标准的技术指标应不低于行业标准适用条款和说明书中产品技术指标描述。对于不适用项目应在标准编制说明中予以说明，注册产品标准中技术要求及试验方法均应经过验证。

（四）产品的临床资料

临床试验资料应严格按照《医疗器械临床试验规定》的要求提供，另外，还需注意以下几方面的内容：

1. 试验方案

（1）试验对象应具有代表性，对入选标准和排除标准应有详细说明。

① 入选标准：试验对象应具有代表性，试验对象的选择原则上应为透析稳定的慢性肾衰竭成年患者，标明年龄、性别、原发病、特殊要求等。

② 排除标准：如试验对象伴有严重贫血，感染，肿瘤，活动出血，严重心、肝、肺脏疾病，精神异常或病情不稳定等患者等，或有其他不适合试验的情况，如产品有风险、对患者有伤害或影响疗效。

（2）如采用对照组，一般应选择透析参数和膜材料相似的透析器，试验组和对照组的试验条件、方法步骤、临床观察及术后随访时间应一致，对照组与试验组应按随机原则分配；如采用标准对照，应选择行业公认临床指标。

（3）采用多中心研究时各中心方案应一致。

（4）足够的样本量，符合统计学要求，统计分析应以例为单位，采用经典的、公认的统计方法、计算公式、统计软件。

（5）临床型号应选择透析器膜面积小于 1.5m^2、大于 1.5m^2 的型号分别进行临床试验。

（6）评价指标

① 一般指标：血常规。

② 生化指标：血浆肌酐、尿素氮、钾、钠、钙、氯、磷、二氧化碳分压（PCO_2）、白蛋白、球蛋白、C - 反应蛋白、β2 - MG（高通量透析器）。

③ 主要评价指标：透析器肌酐、尿素氮清除率、β2 - MG 下降率（高通量透析器）。

④ 次要评价指标：整体透析肌酐、尿素氮清除率、尿素下降率（URR）、超滤率、血磷、C - 反应蛋白（CRP）、血气（透析开始和 15min）、产品顺应性。

⑤ 生物相容性试验：透析开始后 15min 白细胞、血小板下降率。

（7）评价方法

① 超滤率

超滤率（ml/h）＝总除水量（ml）/治疗时间（h）

② 透析溶质清除率

$$K = \left(\frac{C_{BI} - C_{BO}}{C_{BI}} \right) q_{BI} + \frac{C_{BO}}{C_{BI}} q_F$$

在公式中，C_{BI} 和 C_{BO} 采用的浓度单位相同。公式中：

C_{BI} 是指血液透析器或血液透析滤过器血液入口的溶液浓度；

C_{BO} 是指血液透析器或血液透析滤过器血液出口的溶液浓度；

q_{BI} 是指产品入口端的血液流率；

q_F 是指滤过液流率（超滤率）。

注：平稳透析 60min，固定工作状态下血流量和透析液流量（通常设置超滤率 0 或者 10ml/min），同时从透析器动静脉端抽血，检测肌酐、BNU、β2 - MG，计算清除率。

③ 透析溶质下降率

透析溶质下降率 = 1 -（透析后血浓度/透析前血浓度）%

注：测定下降率时，在透析开始和结束时抽血，停止超滤，血流量先减至 100ml/min 后，停泵立刻从患者体内抽血。

（8）临床试验记录应准确详尽，包括产品名称及其配套设备、治疗程序、操作方法、使用的药物或试剂、肝素用量、治疗参数（血流量、透析液流量、跨膜压、除水量、治疗时间）的设定、观察指标、取样时间与方式、副反应及处理预案、试验过程实时记录、结束时处理、不良事件及处理措施等相关内容。

（9）副反应及处理预案包括（预计本试验中可能出现的副反应及如何处理）

① 低血压（处理预案）；

② 过敏反应（处理预案）；

③ 发烧、毒血症、菌血症、败血症等（处理预案）；

④ 溶血（处理预案）；

⑤ 出血（处理预案）；

⑥ 空气栓塞（处理预案）；

⑦ 破膜漏血（处理预案）；

⑧ 其他意外（处理预案）。

（10）观察指标包括

① 生命体征：血压、脉搏、体温、心率；

② 患者一般状态：患者自我感觉、首次使用综合症及体征变化；

③ 与使用透析器相关的数据变化；

④ 与透析器功能相关的实验室参数。

2. 临床试验报告

（1）临床试验报告应与临床试验方案保持一致。

（2）明确所有病例是否全部完成随访，完成随访病例是否均纳入统计，失访病例需明确失访原因。

（3）提交疗效评价与安全性评价统计过程中所涉及到的原始数据。

（4）报告所有不良事件发生的时间、原因、后果及与试验用器械的关系，对于所采取的处理措施需予以明确。

（五）产品说明书、标签和包装标识

1. 产品标志

产品上的标志至少应有下列信息：

（1）生产厂名称；

（2）产品名称；

（3）产品规格型号或生产厂器件识别代码；

（4）生产批号；

（5）如适用，血液及透析液流向的标识；

（6）最大跨膜压；

（7）有效期；

（8）灭菌方式；

（9）一次性使用的说明。

2. 单包装上的标志

可在单包装上或透过单包装看到至少应有下列信息：

（1）生产厂名称及地址。

（2）产品名称。

（3）产品规格型号或生产厂器件识别代码。

（4）生产批号。

（5）无菌和无热原的声明，可有三种可能性。

① 整个产品包装为无菌和无热原；

② 液体通道（血液和透析液）为无菌和无热原；

③ 只是血液通道无菌和无热原。

（6）灭菌方式。

（7）有效期。

（8）一次性使用的说明。

（9）应有"使用前请阅读使用说明书"的文字说明。

（10）如适用，应有针对超滤控制装置要求的说明。

3. 外包装上的标志

外包装上应至少有下列信息：

（1）生产厂名称及地址；

（2）产品名称，外包装中有产品目录及数量的描述；

（3）产品规格型号或生产厂器件识别代码；

（4）生产批号；

（5）无菌及无热原的声明；

（6）关于处理及贮存的警示及说明；

（7）有效期；

（8）如适用，应有针对超滤控制装置的要求的说明。

4. 随机文件

每个外包装至少应提供下列信息：

（1）生产厂名称及地址。

（2）产品名称。

（3）使用说明书。

① 随生产厂提供的使用指南（如适用）中关于配套设备的说明；

② 体外循环血液管路的连接位置（如适用）及透析管道连接的位置；

③ 血液透析、血液透析滤过操作步骤中推荐性关于预充、冲洗和终止的说明；

④ 关于血液流向的说明（如适用）；

⑤ 典型的连接示意图；

⑥ 关于抗凝措施和按医嘱的说明；

⑦ 一些配套设备的细节要求。

（4）注意事项与警告

① 压力限制；

② 企业推荐的透析液流速限制（只针对血液透析器和血液透析滤过器）；

③ 企业推荐的血液流速限制；

④ 推荐使用前冲洗产品的介绍；

⑤ 需要专门设备的说明；

⑥ 已知不良事件一览表；

⑦ 一般或特殊禁忌一览表，诸如"建议不用于儿科"，"无除气的透析液供应系统不得使用"；

⑧ 关于器件在低于某些流率或低于某种压力下，及在特定方向（水平、垂直等）使用时，性能会削弱的警告和禁忌。

（5）产品规格型号或生产厂器件识别代码。

（6）无菌及无热原的声明，灭菌方式。

（7）一次性使用的声明。

（8）应包含及指示产品的性能参数。对于新产品，透析器的性能参数应包括有效膜面积，清除率，筛选系数、超滤率、透析液和血液侧压力降和血室容量，性能参数应包括或提及：

① 如适用，说明体外测定的结果很可能不同于体内测定的结果，应估计其数值的差异；

② 如适用，说明性能会随观察时间的长短而变化；

③ 用于确定性能特性的各种试验方法。

（9）膜的通用名（如适用）和商品名，膜的通用名应包括膜材料的完整的化学名称。

（10）产品的通用描述。这类信息应包括产品的特有的特征，如滤过液流率需要特殊专门的控制器或透析液中泡沫的副作用。

（11）推荐的与透析液接口或滤过液接口的连接器。

（12）对血液管道接头如何与产品连接在一起应规定型号。

（13）产品中直接或间接与血液接触的结构材料的通用名称。

此外，为全面、完整阐述透析器产品功能结构特性，YY 0466《医疗器械 用于医疗器械标签、标记和提供信息的符号》中的符号也可以采用。

四、名词解释

1. 血液透析：将血液引出体外，主要通过透析器半透膜的弥散作用，纠正患者血液中溶质失衡的方法。

2. 多中心临床试验：是指有多名研究者在不同的研究机构内参加并按同一试验方案要求用相同的方法同步进行的临床试验。

五、参考文献

1.《医疗器械监督管理条例》（中华人民共和国国务院令第 276 号），2000.1.4

2.《医疗器械注册管理办法》（局令第 16 号），2004.8.9

3.《医疗器械临床试验规定》（局令第 5 号），2004.1.17

4.《医疗器械标准管理办法》（试行）（局令第 31 号），2002.1.4

5.《医疗器械说明书、标签和包装标识管理规定》（局令第 10 号），2004.7.8

6. 王质刚《血液净化学》，北京科学技术出版社，2003.9

7. YY 0053—2008《心血管植入物和人工器官 血液透析器、血液透析滤过器、血液滤过器和血液浓缩器》

8. Guidance for the Content of Premarket Notifications for Conventional and High Permeability Hemodialyzers

21　血液透析浓缩物产品注册技术审评指导原则

（血液透析浓缩物产品注册技术审查指导原则）

一、前言

本指导原则系对血液透析浓缩物产品注册申报资料的一般要求，旨在提高注册申报资料质量及技术审评效率。申请人/生产企业应依据具体产品的特性对注册申报资料的内容进行充实和细化。申请人/生产企业还应依据具体产品的特性确定其中的具体内容是否适用，若不适用，需具体阐述其理由及相应的科学依据。

本指导原则是对申请人/生产企业和审查人员的指导性文件，但不包括注册审批所涉及的行政事项，亦不作为法规强制执行，如果有能够满足相关法规要求的其他方法，也可以采用，但是需要提供详细的研究资料和验证资料。应在遵循相关法规的前提下使用本指导原则。

本指导原则是在现行法规和标准体系以及当前认知水平下制定的，随着法规和标准的不断完善，以及科学技术的不断发展，本指导原则相关内容也将进行适时的调整。

本指导原则是该类产品注册申报资料一般性要求，注册申报资料可依据产品自身特点有所侧重。

二、适用范围

本指导原则适用于血液透析或血液透析滤过用透析浓缩物，浓缩物的提供状态可以是液体或干粉，不适用于非血液透析原理的产品，如腹膜透析产品。

三、注册申报资料要求

（一）产品技术报告

应系统地论述申报产品的研究、设计、开发过程。提供申报产品用途、技术特征、设计、工艺方案及稳定性验证、安全性评价、标准的制订依据等技术资料。

应注意如下内容：

1. 申报产品配方、配方依据及其适用范围，同类产品国内外研究及应用现状。

2. 所有组方的化学原料应符合《中华人民共和国药典》（以下简称《中国药典》）或国家药品标准的相应要求，化学原料应当实施全项目批检验，提供每一种化学原料的自检报告。化学原料应具有固定供货渠道以保证产品质量，提供化学原料上市证明文件及供方资质证书。

3. 阐述产品生产工艺过程、关键工艺点及其可靠性论证，提供工艺稳定性研究资料。产品加工过程中的质量控制标准及其制定依据。应给出每种组分含量标准和依据、检测方法。

4. 提交浓缩物包装及微生物控制方法的选择依据。无菌浓缩物，灭菌过程应经过确认并进行常规控制，并开展以下的确认：产品与灭菌过程的适应性；包装与灭菌过程的适应性。

5. 酸性或醋酸盐浓缩液应当经过 1.2 μm（或更精细

的）的过滤器过滤，碳酸氢盐浓缩液应当经过 0.45 μm（或更精细的）的过滤器过滤。提供过滤膜的规格型号，过滤工艺记录等资料。干粉溶解形成浓缩液，经过 1.2 μm/0.45 μm 或更精细的过滤器过滤，比较过滤前后微粒指标。

6. 直接接触浓缩物的包装容器技术要求，建议参考《直接接触药品的包装材料和容器标准》提供注册或证明文件，还应包括：

包装材料的配方信息。包装容器的质量标准，包括符合国家标准的证明文件、企业接收包装容器的验收标准。包装容器的全性能检验报告。

如使用新型包装材料可以参考药品审评中心发布的《化学药品注射剂与塑料包装的相容性技术指导原则》、YBB 0014—2002《药品包装材料与药物相容性试验指导原则》中规定选择合适项目进行验证，提供药物相容性试验研究数据。

7. 针对在线使用 B 干粉（成分为碳酸氢钠，以下简称 B 干粉），除上述文件外，还应根据临床适用机型、使用方式和最长使用时间，建议提供申报包装型式 B 干粉、至少四个时间点（透析开始时、临床使用时间三等分点、透析结束时）与 A 液配和形成透析液的溶解度研究资料，以注册标准中除装量和透析用水外其他项目为检测指标。

8. 浓缩物稳定性验证建议参考《中国药典（2010 年版）》中《原料药与药物制剂稳定性试验指导原则》中药物制剂的要求提交验证资料。包括所有型号和装量产品，应在实际储运包装状况下，考核温度、湿度、时间对浓缩物稳定性的影响。观察项目应包括注册产品标准中条款和化学污染物分析。

按照注册标准中项目要求，给出浓缩物在不同考核时间段内、不同温度、不同湿度下溶质浓度、不溶性微粒、微生物限度（或无菌）、内毒素等项目的检验结果。干粉应增加溶解时间比较结果。B 干粉产品还应提供前述至少四个时间点溶解度指标的检测结果。化学污染物分析建议参考 YY 0572《血液透析和相关治疗用水》中检测指标项目，组方原料中已经包含的化学离子无须检测。应提交实时稳定性验证报告，并根据该结果确定产品有效期。

（二）产品的风险管理报告

生产企业应按照 YY/T 0316—2008《医疗器械 风险管理对医疗器械的应用》的要求，对能量危害、生物学危害、环境危害、有关使用的危害和由功能失效、维护不周及老化引起的危害等进行分析并提供相应的防范措施、剩余风险评价等。如生产 B 干粉产品，应提供针对 B 干粉产品的《安全风险分析报告》。

风险分析报告内容应完整，至少包括：① 风险管理过程；② 管理体系与相关人员素质；③ 安全风险分析：产品设计、开发，材料的选择与使用，产品制造过程，保管与运输，使用过程，风险的最大危害与分析等；④ 风险的评估：危险的严重水平、风险可接受性等相关内容。

应考虑预期接触、接触部件和设备的兼容性、透析交换物质、临床处理类型和方式、微生物、内毒素等生物学危害、化学物质和残留物危害，生产环境危害、配制使用环境的危害、与透析机联合使用可能出现的功能失效、维护不周等危害，在危害识别的基础上，进行全面分析并阐述相应的防范措施。特别关注如下几个方面：

1. 潜在的生物学危险：微生物产生的毒副作用，应考虑一旦设备在透析时发生故障，能够有效采取预防措施；

2. 热原反应：从原料、微生物、生产用水等方面分析热原物质的可能性，检验并采取控制措施；

3. 电解质浓度偏差的风险以及允差控制；

4. 微粒控制措施；

5. 防止错误使用透析设备的措施；

6. 避免错误使用配套浓缩物的措施；

7. 对透析液配制器械、环境、人员、操作的提示性措施等。

8. 透析浓缩物成品的化学污染物分析报告，参考透析用水中检测指标项目。

（三）产品的标准

1. 适用的标准及说明：生产企业应根据产品特点制定注册产品标准，技术指标应不低于国家标准、行业标准及说明书宣称参数，注册产品标准中引用标准应为现行有效版本。透析浓缩物按说明书在实验室配成透析液时 pH 值范围通常应该在 6.9～8.0 之间。

2. 注册产品标准应明确产品的规格型号及划分理由，包括所有配方、装量、浓缩液配置方式、透析用水与浓缩物之间的配比关系，所有的对应关系应明确，不使用"系列"、"等"的含糊用词。各产品型号应只有一种配方。

3. 所有醋酸盐、碳酸氢盐透析液都应按照 YY 0598《血液透析及相关治疗用浓缩物》的技术要求和检验方法进行。

4. 如有个别组分检验方法与标准适用方法不一致，标准中应制定出适用的检验方法。

（四）产品的检测报告

应注意如下几点：

1. 透析液最终离子浓度、AB 剂单剂化学原料成分和比例、透析浓缩物提供状态、浓缩物及透析用水配合比例，上述四者中只要存在一种情况不同，应分别提供全性能注册检测报告。

2. 如产品以浓缩液状态提供，应提供生产中使用的符合 YY 0572 透析用水标准的全项目注册检验报告。

3. 根据说明书中规定的适用机型，提供申报包装形式 B 干粉按照临床使用方式进行的注册检测报告，其中应包括至少四个时间点（透析开始时、临床使用时间三等分点、透析结束时）与 A 液配和形成透析液的溶解度指标。

（五）产品的临床资料

按照《医疗器械临床试验规定》提供临床试验方案、

伦理委员会批件、临床试验原始记录和结论，临床试验报告。试验设计各项指标应能够正确反映透析过程中的主要治疗作用：电解质和酸碱平衡。另外，还需注意以下几方面的内容：

1. 试验方案

（1）透析液最终离子浓度或提供状态不同，应分别进行临床验证。需明确临床试验病例数、评价指标、统计方法。采用多中心研究时各中心方案应一致。

（2）试验样品的信息

应具体说明临床试验样品的详细信息：产品规格型号、批号、对照品的详细信息（生产厂家、产品规格型号、批号、医疗器械注册证号、有效期等）、使用方法等信息。

（3）详细说明选择试验对象范围及入选条件，试验对象原则上应为透析稳定的慢性肾衰竭成年患者。试验对象应设定为慢性肾功能衰竭稳定的维持性透析患者，透析治疗每周 3 次、每次不少于 4 小时，维持至少 3 个月以上。剔除标准为试验对象伴有严重贫血、感染、肿瘤、活动性出血，严重心、肝、肺脏疾病，精神异常或病情不稳定等患者等，或有其他不适合试验的情况。

（4）试验方法

优先选择前瞻、对照、随机试验，可选用非劣效、优效、等效进行研究。对照品应选择离子浓度相同或近似的已上市产品，试验组和对照组的试验条件、方法步骤、临床观察项目、评价依据等应一致，两组试验对象应按随机原则分配。

（5）样本量确定依据

样本量根据受试产品的具体特性、评价指标及其估计值和临床试验比较类型等情况来确定。采用公认的经典计算公式估计样本量。详细写明样本量计算过程中采用的所有参数及其估计值，如 I 型误差 α 和试验的把握度（power $= 1 - $ II 型误差 β）等，还应考虑试验对象脱落率。对于非劣效临床试验，应由临床专家和统计学家共同给出具有临床意义的非劣效界值。

以下举例内容仅供参考：选择达标率（达标定义即经过一次透析后，试验组和对照组有效性评价主要项目均达到预先设定临床指标数值）为统计指标，达标率 = 达标试验对象人数/试验对象总人数×100%。

例如：非劣效试验设计时假设对照产品透析达标率为 98%，预计试验产品与对照产品的透析达标率相当，临床认可的非劣效界值为 5%，则在显著性水平 0.05（双侧）、80% 把握度、考虑 5% 脱落率的情况下，每组需要 130 例试验对象，两组共需要 260 例试验对象。

（6）临床操作应符合《血液净化标准操作规程》，临床评价应合理并量化观察项目，明确评价方法和统计学方法。

2. 评价项目

（1）有效性评价项目

主要项目：透析前后 K^+、Na^+、Ca^{2+}、Cl^-、CO_2 CP（二氧化碳结合力）或 HCO_3^-、pH 值。

次要项目：透析前后肌酐、尿素氮的下降率。

（2）安全性评价项目

临床症状：有无恶心、呕吐、头痛、抽搐。生命体征（脉搏、血压、呼吸）项目等。

肝功能检查：ALT、AST、ALB。

血常规检查：PLT、WBC、HGB。

炎症状态指标：CRP。

临床研究过程中出现的其他异常现象。

3. 临床试验统计处理方法

数据分析时应考虑数据完整性，所有签署知情同意并使用了受试产品的试验对象必须纳入分析。数据剔除或偏倚数据的处理必须有科学依据和详细说明。

临床试验数据分析应基于不同的分析集，通常包括全分析集（Full Analysis Set，FAS）、符合方案集（Per Protocol Set，PPS）和安全集（Safety Set，SS），研究方案中应明确各分析集的定义。主要研究终点指标的分析应同时在全分析集和符合方案集上进行；对于基线情况描述和次要终点应在全分析集和符合方案集的基础上进行；安全性指标分析应基于安全集。

临床试验数据分析应采用国内外公认的经典统计方法。临床试验方案应该明确统计检验的类型、检验假设、判定疗效有临床意义的界值（目标值/非劣效界值）等，界值的确定应有依据。

对于前瞻性随机对照平行组设计，应通过将组间达标率差的 95% 可信区间与方案中预先指明的具有临床意义的界值进行比较，从而判断试验产品是否满足方案设计时提出的假设。不能仅将 p 值作为对主要研究终点进行评价的依据。

同时，对于前瞻性随机对照平行组设计，还应评价试验组与对照组基线变量间是否均衡可比，如果两组在重要的基线变量间存在差异，应该分析组间基线不均衡可能对结果造成的潜在影响。

4. 统计分析报告

为了保证临床试验的把握度，应将参与临床试验的所有数据合并在一起进行最终统计分析，并出具临床试验总的统计分析报告，以便临床试验主要研究者撰写临床试验报告。

统计分析报告中应至少包括如下 4 部分。a. 临床试验完成情况描述：包括临床试验概况（筛选人数、入选人数、完成人数、脱落/剔除人数等）；b. 基线描述：应对所有入选试验对象的基线人口统计学指标及其他相关病史指标等进行描述；c. 疗效/效果评价：应对全分析集和符合方案集分别进行统计分析；d. 安全性评价时，应对所有入选的试验对象进行分析（安全集），不能遗漏任何不良事件（包括实验室指标：试验前正常、试验后异常并有临床意义的实验室指标事件）。同时，详细描述每一病例出现的全部不良事件的具体表现、程度及其与研究产品的关系。

5. 临床试验报告

建议由组长单位主要研究者根据临床试验总的统计分析报告，撰写并出具临床试验报告。临床试验报告内容包括：试验对象资料、试验方法、评价方法、评价标准、试验结果、试验结论、副反应、不良事件、并发症及其处理、试验效果分析、适用范围、禁忌症和注意事项、存在问题及改进意见等。

此外，需注意以下问题：①临床试验报告应与临床试验方案保持一致。②明确所有试验对象是否全部完成随访，完成随访试验对象是否均纳入统计，失访试验对象需要明确失访原因，且分析可能对研究结果产生的影响。③提交疗效评价与安全性评价统计过程中所涉及到的原始数据。④报告所有不良事件发生的时间、原因、后果及与试验用器械的关系，对于所采取的处理措施需予以明确。对于严重不良事件应按照法规要求及时上报；同时临床试验人员应当及时作出临床判断，采取措施，保护试验对象利益；必要时中止临床试验。无论是预期还是非预期不良事件，都应如实记录和报告。

（六）产品说明书、标签和包装标识

按照《医疗器械说明书、标签和包装标识管理规定》和 YY 0598 要求提供产品说明书。B 干粉说明书中增加配用 A 液和适用机型信息。还需要注意：

1. 无论是 A、B 剂的液（粉）形式都必须标明组成分表（配方表），包括添加剂。

2. 标明干粉溶解成浓缩液时与水的配合比例。

3. 标明透析时浓缩液和水的混合比例；例如：在标签上标出（A∶B∶水，体积比）。

4. 标明与配套组分按使用说明配制成透析液后，每一个指定溶质的浓度。

5. 浓缩液和干粉应标明内毒素限度；例如：本品以内毒素检查用水稀释为透析液后，细菌内毒素不大于 0.5 EU/mL。

6. 标明浓缩物的微生物状况，如果是无菌包装，应标明浓缩物无菌，以及灭菌的方法。

7. 应标明浓缩物稀释为透析液的不溶性微粒状况。

例如：本品稀释为透析液后，扣除本底后微粒含量：

≥10μm 的微粒不大于 25 个/mL；

≥25μm 的微粒不大于 3 个/mL。

8. 应标明配成透析液后的 pH 值范围。注明：本说明书中 pH 值为实验室检测结果，建议临床使用时按照《血液净化标准操作规程》中规定调节 pH 值。

9. 明确标示浓缩物和其他浓缩物的配套关系，以及相关设备的对应关系，用以监控浓缩物被正确的用于透析治疗。

A、B 剂临床应用中配套关系应确定，说明书中应该明确与本企业生产的其他配套浓缩物的规格型号，同一规格型号的透析液，无论批号是否相同，都应该具有相同的质量特征，不标明浓缩物配套关系则不能避免用错浓缩物的

风险，也不能保证标签或说明书中对配成透析液后电解质溶质浓度、内毒素含量等的承诺。

对于干粉，标签上应标明储存条件，开封后立即使用。对于碳酸氢盐浓缩物，生产企业应标明开封后一次用完，不得储存再用。注明有效期限。

标签或封盖上的色标应用白色的封盖和标签表示醋酸盐浓缩物，红色表示酸性浓缩物（A 液/粉），蓝色表示碳酸氢盐浓缩物（B 液/粉）。

（七）附加说明

1. 按风险分析的要求，未经过滤工序的血液透析干粉如果不能在洁净环境中配制成为浓缩液，则不能排除配制过程中被污染的风险，用于血液透析滤过用浓缩物宜使用生产企业直接提供的浓缩液。

2. 企业不能用原料的配比关系证明透析液电解质浓度符合要求。无论浓缩物批号是否相同，所有按说明书进行同一规格、型号配比的浓缩物，所配成的透析液都应该符合标准规定的要求。

四、名词解释

血液透析：将血液引出体外，主要通过透析器半透膜的弥散作用，纠正患者血液中溶质失衡的方法。

醋酸盐透析液：一种不含碳酸氢盐，使用醋酸盐作为缓冲剂的透析液，通常由一种浓缩物配制而成。

碳酸氢盐透析液：一种含有生理水平或较高浓度的碳酸氢盐的透析液，可含少量的醋酸钠，通常由酸性浓缩物（简称 A 液）和碳酸氢盐溶液（简称 B 液）与透析用水配制而成。

五、参考文献

1.《医疗器械监督管理条例》（中华人民共和国国务院令第 276 号）

2.《医疗器械注册管理办法》（国家食品药品监督管理局令第 16 号）

3.《医疗器械临床试验规定》（国家食品药品监督管理局令第 5 号）

4.《医疗器械标准管理办法》（国家药品监督管理局令第 31 号）

5.《医疗器械说明书、标签和包装标识管理规定》（国家食品药品监督管理局令第 10 号）

6.《中华人民共和国药典》（2010 年版）

7.《血液净化标准操作规程》

8. YY 0598—2006《血液透析及相关治疗用浓缩物》

9. YY 0572—2005《血液透析和相关治疗用水》

10.《直接接触药品的包装材料和容器标准》

22 一次性使用胆红素血浆吸附器注册技术审评指导原则

（一次性使用胆红素血浆吸附器注册技术审查指导原则）

本指导原则旨在给出一次性使用胆红素血浆吸附器（以下简称胆红素血浆吸附器）注册具有指导意义的指南性文件，一方面有利于监管部门对胆红素血浆吸附器上市前的安全性和有效性进行准确、高效的评价，另一方面有利于指导企业规范产品的研究和生产。

本指导原则系对胆红素血浆吸附器的一般要求，注册申请人应依据产品特性对注册申报资料的内容进行充实和细化。注册申请人还应依据具体产品的特性确定其中的具体内容是否适用，若不适用，需详细阐述其理由及相应的科学依据。

本指导原则是对注册申请人和审评人员的技术指导性文件，但不包括注册审批所涉及的行政事项，亦不作为法规强制执行。如果有能够满足相关法规要求的其他方法，也可以采用，但是需要提供详细的研究资料和验证资料。应在遵循相关法规的前提下使用本指导原则。

本指导原则是在现行法规和标准体系以及当前认知水平下制订的，随着法规和标准的不断完善，以及科学技术的不断发展，本指导原则相关内容也将进行适时的调整。

一、适用范围

本指导原则所涉及的胆红素血浆吸附器，是指血浆吸附治疗时，与血浆分离器及配套治疗管路使用的胆红素血浆吸附器，吸附剂为树脂型，仅用于高胆红素血症患者的血浆吸附治疗。本指导原则仅适用于胆红素血浆吸附器，不包含该吸附器以外的其他血液净化设备和用具（如血管通路、血浆分离器及管路）等。

胆红素血浆吸附器应保证体外循环的畅通，各端口应能与各配用装置的接口兼容，避免空气进入。本指导原则适用于以无菌、无热原状态提供的树脂型一次性使用胆红素血浆吸附器，属于《医疗器械分类目录》中10输血、透析和体外循环器械项下04-02血液灌流器具。

二、注册申报资料要求

（一）综述资料

1. 概述
产品名称应符合《医疗器械通用名称命名规则》（国家食品药品监督管理总局令第19号）及有关规定。按照第三类医疗器械管理。

2. 产品描述
描述胆红素血浆吸附器工作原理、结构组成、原材料，以及区别于其他同类产品的特征等内容；必要时提供图示说明。

3. 型号规格
应当明确各型号规格的区别，对于各种型号规格的结构组成、功能、特征等方面内容应加以具体描述。

4. 包装说明
提供有关胆红素血浆吸附器包装相关的信息，特别应当仔细说明与灭菌方法相适应的最初包装的信息与资料。

5. 适用范围和禁忌症
（1）适用范围；
（2）预期使用环境；
（3）适用人群：如对适用患者有特殊要求，应注明；
（4）禁忌症（如适用）。

6. 参考的同类产品或前代产品的情况（如有）
应详细说明同类或前代产品国内外研究及临床使用情况。描述本次申报器械与已上市器械（包括本企业已上市同类产品或其他企业已上市同类产品）的相同点和不同点，比较的项目宜包括产品设计、适用范围、工作原理、结构组成、吸附树脂、填充液等原材料、灭菌方式、性能指标、有效期等内容，建议以列表方式列出。对于同类产品，应当说明选择其作为研发参考的原因。

7. 原材料控制
胆红素血浆吸附器原材料不得人为添加已列入相关法规及指令禁止的或未经毒理学评估的物质，常规使用过程中不得对人体产生有害影响。

提交胆红素血浆吸附器所有组件使用的全部组成材料的化学名称、商品名/材料代号、组成比例、供应商名称、符合的标准等基本信息。应明确每种原材料，包括吸附树脂制备原材料、致孔剂、嫁接用化学试剂、溶剂、特殊原材料的化学添加物、粘合剂等物质。建议提供原材料生物学性能符合GB/T 16886.1—2011《医疗器械生物学评价 第1部分：风险管理过程中的评价与试验》（注：本指导原则中标准适用于最新版本，下同）和YY 1290—2016《一次性使用胆红素血浆吸附器》等文件要求的评价报告。对于首次用于胆红素血浆吸附器的新材料，应提供其适用人体预期使用部位的相关研究资料。

原材料（含外购组件）应具有稳定的供货渠道，提供原材料（含外购组件）生产厂家的资质证明及外购协议。对于生产企业自己研制生产的原材料粒料，应提供详细的配方研制报告，以及符合的相应标准。原材料常见标准如YY/T 0242—2007《医用输液、输血、注射器具用聚丙烯专用料》、YY/T 0114—2008《医用输液、输血、注射器具用聚乙烯专用料》、YY/T 0806—2010《医用输液、输血、注射及其他医疗器械用聚碳酸酯专用料》等。如果生产企业使用的是外购材料，则应要求供方提交原材料标准和检测文件，如符合上述原材料标准的检测报告。同时提供生产企业原材料验收标准和报告。

（二）研究资料

从技术层面论述申报产品设计验证、工艺验证，以及技术特征、生产工艺、灭菌工艺研究、有效期和包装研究等内容。至少应包含但不限于以下内容：

1. 产品性能研究

（1）设计特征

应列明胆红素血浆吸附器各部件的名称，结构和功能，提供图样（单个部件与总装图），内容应足够详尽。提交各部件功能与实现功能的工作原理、途径与技术指标的制定与验证的详细描述。如产品具有特殊结构、组件、功能等，应提供相应结构特征、参数和性能分析，以及针对性设计和验证的内容。

胆红素血浆吸附器设计验证建议包括对适用人群生理特点的分析与验证，以及针对性设计输出的内容。列出产品部件所使用全部材料（包括助剂、粘合剂、催化剂、溶剂等）名称，一般包括：每个材料的通用名称与准确的化学名称、分子量及其分布、选用材料商品名/材料代号、使用时材料组成比例。有机高分子材料应列其分子结构式，金属材料应列出其全部金属元素名称、比例及其牌号。无机材料列明结构式、结晶状况等信息。

（2）物理特性

① 胆红素血浆吸附器各组件外观、尺寸、血室容量、血浆进出端与管路的连接、微粒脱落、密封性能、耐温性能等指标。所有组件应具有各自性能要求。如包含特殊组件、结构，应规定该组件、结构的尺寸、性能要求。

② 使用特性　对胆红素的吸附性能、总蛋白吸附率等指标。如包含特殊功能，应规定相应功能要求。

③ 涂层特性　如产品带有涂层，建议提供涂层成分、性能特性、稳定性和安全性评价等要求和支持性文件。

（3）化学性能要求

还原物质（易氧化物）、金属离子、酸碱度、蒸发残渣、吸光度、化学物残留（如适用）等。

（4）其他性能

无菌、细菌内毒素和热原等。

（5）物质溶出检测

胆红素血浆吸附器可能会包含吸附树脂制备原材料、致孔剂、嫁接用化学试剂、溶剂、特殊原材料的化学添加物、粘合剂等物质。这些物质具有一定潜在毒性或限量使用。为保证产品使用的安全性，建议选择相应物质用量最大的型号，采用适宜浸提溶液（如血液替代溶剂、血液等），模拟临床最严格使用条件（如参考 YY 1290—2016《一次性使用胆红素血浆吸附器》化学性能检验液制备规定

方法，1L/h 流速和产品宣称临床使用最大血浆流速下，37℃循环 2 小时或临床宣称最长使用时间，取时间长者），检测上述物质溶出总量。提供人体血液接触这些物质的毒性分析、安全限值和来源文件，并针对不同人群生理特点分别进行安全性评价。

2. 生物相容性评价研究

应对胆红素血浆吸附器与人体直接或间接接触材料的生物相容性进行评价。可参考 GB/T 16886.1—2011 和 YY 1290—2016 等文件要求提供生物学评价报告。

3. 生物安全性研究

如胆红素血浆吸附器含有动物源性材料或生物活性物质等成分，如生物涂层。参考动物源性医疗器械申报指导原则，提供相关材料及生物活性物质的生物安全性研究资料等文件。包括说明组织、细胞和材料的获取、加工、保存、测试和处理过程；阐述来源并描述生产过程中对病毒、其他病原体及免疫原性物质去除或灭活方法的验证试验；工艺验证等。

如胆红素血浆吸附器包含药物成分物质，应提供药物在生产国或我国药品注册证明文件，明确药物来源和质量要求。提供药物药理学、药学、毒理学、临床不良反应、与高分子材料结合后对材料和药物双向影响等药械组合产品的研究资料，以证明产品安全性。

4. 灭菌工艺研究

明确产品灭菌方法的选择理由，明确灭菌工艺和无菌保证水平，并提供灭菌确认报告。灭菌过程还应开展以下方面的确认：产品与灭菌方法的适应性、包装与灭菌工艺适应性、灭菌有效期验证资料、毒性物质残留量研究资料。

5. 有效期和包装研究

有效期验证项目包括产品使用性能和包装完整性。可采用加速老化或实时老化的研究。实时老化的研究，应从产品定型后即开始进行。加速老化研究的具体要求可参考 ASTM F1980 – 16《Standard Guide for Accelerated Aging of Sterile Barrier Systems for Medical Devices》和 YY/T 0681.1—2009《无菌医疗器械包装试验方法 第 1 部分：加速老化试验指南》。

提交包装验证报告，如：包装材料的物理化学、毒理学特性；包装材料与产品的适应性；包装材料与成型和密封过程的适应性；包装材料所能提供的物理、化学和微生物屏障保护；包装材料与使用者使用时的要求（如无菌开启）的适应性；包装材料与标签系统的适应性；包装材料与贮存运输过程的适应性等。

6. 临床前动物试验

如需要，建议提供动物试验的完整资料，应包括：

（1）动物试验目的、模型选择的依据；

（2）研究中使用的治疗参数与建议用于人体治疗参数的比较；

（3）试验方案、检验方法和设备；

（4）记录及结果（包括原始数据样本）；

（5）结论。

（三）生产制造信息

应包含产品设计过程和生产工艺过程资料，特别是上述胆红素血浆吸附器的性能指标、指标的选择依据与验证资料。可采用流程图的形式概述设计过程和生产过程。

详细说明产品生产工艺过程及其确定的依据、质量控制标准及其可靠性论证；确认关键工艺点并阐明其对产品物理性能、化学性能、生物性能的影响；确认生产工艺的稳定性。对生产加工过程使用的所有溶剂、助剂、粘合剂等添加剂均应说明使用剂量、对残留量的控制措施和接受标准，以及检验报告和安全性评价报告。有多个研制、生产场地，应当概述每个研制、生产场地的实际情况。

（四）临床试验资料

如开展临床试验，应按照国家相关规定，如《医疗器械临床试验质量管理规范》（国家食品药品监督管理总局、中华人民共和国国家卫生和计划生育委员会令第 25 号）等文件的要求实施。申报资料中应提交伦理委员会批件、试验方案和临床试验总结报告等文件，建议提交统计分析报告。

临床试验根据产品申报用途、试验目的考虑纳入病种和严重程度，在试验方案中应详细说明入选/排除标准以及中止试验标准。

1. 临床试验基本要求

试验方案应明确研究目的、研究人群、观察指标、对照选择及研究设计类型等。多中心临床试验由多位研究者按照同一试验方案在不同的临床试验机构中同期进行。

试验品和对照品选择原则：申报产品选择试验型号时，建议选择原材料和组件最全，使用性能可以覆盖本注册单元其他产品，且经过生物学评价、全项目注册检测的型号进行临床试验。

建议优先选择随机对照临床试验设计，应详细描述对照品的规格型号、生产厂家和批号、对照品选择依据等。对照品应选择已经获得有效医疗器械注册证、有确切疗效和安全性的产品。对照品的原材料和填充液、性能结构、吸附性能参数、适用范围和使用方式等应尽量与试验品一致。试验组和对照组的试验条件、方法步骤、临床观察项目、评价依据等应相同。两组试验对象按随机原则分配。

2. 受试者入选和排除标准

（1）入选标准

① 各种原因引起的高胆红素血症患者，血清总胆红素（TBiL）≥171μmol/L；

② 年龄 18～75 岁，性别不限；

③ 自愿参加并签署书面知情同意书。

（2）排除标准

① 妊娠及哺乳期妇女；

② 患有重度贫血、感染、肿瘤、活动出血、有严重出血或出、凝血功能严重障碍（PTA≤20%）或血小板低于 $50×10^9$/L，以及严重的心、肾、肺脏疾病者；

③ 没有控制的肝性脑病患者；

④ 伴有严重高血压、全身循环功能衰竭、DIC 患者；

⑤ 非稳定性的心肌梗塞、脑梗塞患者；

⑥ 有精神性疾病或病史者、吸毒者；

⑦ 既往对体外循环管路、血液净化器械、所用药品如肝素、鱼精蛋白有过敏史者；

⑧ 诊断明确的梗阻性黄疸患者；

⑨ 三个月内参加过其他临床试验者；

⑩ 同时使用其他影响疗效观察的血液净化治疗手段，以及研究者认为不适合入组者。

3. 临床观察指标

（1）主要有效性评价指标

胆红素血浆吸附成功率，指血浆吸附治疗（治疗时间至少 2 小时）前后，即刻血清总胆红素（TBiL）下降比例达到预先设定数值（例如不小于 15%）患者数占全部治疗患者的比例。即刻血清总胆红素下降比例 =（治疗前浓度 − 治疗后浓度）÷（治疗前浓度）×100%。

（2）次要有效性评价指标

观察血浆吸附治疗前后，即刻血清中直接胆红素（DBiL）、间接胆红素（IBiL）和总胆汁酸（TBA）的下降比例。下降比例 =（治疗前浓度 − 治疗后浓度）÷（治疗前浓度）×100%。

（3）安全性评价指标

① 治疗前、治疗开始后 15 分钟、30 分钟、治疗结束时和治疗后 24 小时体温、心率、呼吸和血压等生命体征变化；

② 治疗前和治疗结束时血常规（白细胞、红细胞、血红蛋白、血小板等）、电解质（钾、钠、氯、钙等离子）、血生化（丙氨酸氨基转移酶、天冬氨酸氨基转移酶、总蛋白、白蛋白、球蛋白等）、凝血指标（凝血酶原活动度、活化部分凝血酶原时间、纤维蛋白原、国际标准化比值 InR 等）的变化；

③ 治疗过程中、治疗后不良反应（如心悸、畏寒、发热、皮疹、皮肤潮红、皮肤瘙痒等）的发生情况。

采血时间点包括治疗前和治疗结束时，于治疗管路动脉端采样口处采集血标本。治疗后 24 小时取静脉血检测总胆红素、直接胆红素、间接胆红素、总胆汁酸和上述凝血指标。所有临床试验机构的采血方式应相同。

记录临床试验中不良事件，并分析其原因、后果，以及与试验产品的关系。

4. 样本量

样本量根据受试产品的临床试验设计类型、主要评价指标等因素来确定。需详细写明样本量估算采用的软件或公式，以及公式中的所有参数及其估计值，还应结合临床实际情况考虑试验对象的可能脱落率等因素。对于非劣效试验设计，应由临床专家和统计学家事先给出具有临床意义的非劣效界值。如采用单组目标值设计，亦需明确给出目标值确定的合理依据。

以下举例内容仅供参考：

如果某产品采用非劣效试验设计，预计主要有效性评价指标"胆红素血浆吸附成功率"为90%。假定试验产品疗效与对照产品疗效相当，当非劣效界值取10%，等比例入组分配，统计学检验水准取 $\alpha = 0.025$（单侧），$\beta = 0.20$（把握度取80%）。每组所需样本量为142例，两组共计284例。如果考虑到试验过程中约5%的病例脱落（含因严重违背方案而剔除的情况），试验纳入病例数应不低于300例。

为了保证受试者的安全性和数据的完整性，建议采用基于互联网的中央随机系统，以备监管部门跟踪稽查全部参与试验病例。

5. 临床试验统计分析方法

数据分析时应考虑数据完整性，所有签署知情同意并使用了受试产品的试验对象必须纳入最终的统计分析。分析受试者退出或脱落的严重程度和产生原因。数据剔除或偏倚数据的处理必须有科学依据和详细说明，并应进行灵敏度分析，以评价其对研究结果的影响。

数据分析应采用国内外公认的统计分析方法。试验方案应明确统计检验的类型、检验假设、判定疗效有临床意义的界值（非劣效界值）等，界值的确定应有依据。

描述性分析：计数资料采用频数和构成比描述；计量资料采用均数、标准差、最大值、最小值、中位数、第25及第75分位数描述。

疗效分析时不能仅报告 p 值，还应给出组间疗效的差异及其95%置信区间的估计，并作统计学检验。

安全性评价：按试验组和对照组分别描述治疗前正常、治疗后异常例数及所占比例。不良事件用不良事件发生例数及发生率进行描述，并对此比例进行 χ^2 检验或 Fisher 精确概率法检验。应对所有试验过程中发生的不良事件进行评价，并描述其种类、发生频率以及与试验器械的关系。

6. 统计分析结果

统计分析应基于所有临床试验数据分析得出，并用于撰写临床试验总结报告。统计分析结果应至少包括但不限于临床试验完成情况、人群基线描述、疗效/效果评价及安全性评价等。对所有试验对象进行安全性评价分析，不能遗漏任何不良事件（包括试验前正常、试验后异常并有临床意义的实验室指标等）。脱落病例应列表逐例陈述脱落时间、原因等。主要疗效指标缺失时按最差值法（WOCF）进行填补。

7. 临床试验总结报告

提交各分中心临床试验小结。建议根据统计分析结果撰写并出具临床试验总结报告，其中应提供患者一般资料（性别、年龄、体重等）。临床总结报告内容包括：试验对象资料、试验方法、评价方法和标准、试验结果和结论、疗效分析、副反应、不良事件、并发症及其处理、适用范围、禁忌症和注意事项、存在问题及改进意见等。

临床试验总结报告应与研究方案保持一致。报告所有不良事件发生时间、原因、具体表现、后果及与试验用器械的关系，对于所采取的处理措施需予以明确。无论是预期还是非预期不良事件，都应如实记录和报告。对因不良事件而中止研究以及出现重度或严重不良事件的病例，加以特别的注明。

8. 境外临床试验数据的提交参考《接受医疗器械境外临床试验数据技术指导原则》（国家食品药品监督管理总局通告2018年第13号）相关规定。

（五）产品风险分析资料

应包含风险分析、风险评价、风险控制措施的实施和验证结果、剩余风险可接受性评定等文件。

可参考 YY/T 0316—2016《医疗器械 风险管理对医疗器械的应用》制订文件。生产企业要成立风险管理小组，主要负责人担任组长。风险管理活动要贯穿产品设计、试生产、量产、上市后使用及产品处理的整个生命周期。要体现生产企业风险管理活动计划的完整性，尤其是上市管理的风险分析与评价过程。对于上市前风险管理中尚未认知的风险，应在上市后开展信息收集，一旦发现异常及时进行风险评价，采取控制措施，更新风险管理文件。

剩余风险分析时，要注意风险控制措施新引入风险能转化为可接受风险，方能认为风险受控。胆红素血浆吸附器必须进行风险与收益分析，收益大于风险时方可接受。同时提供胆红素血浆吸附器产品上市前风险管理报告，此报告旨在说明并承诺：

– 风险管理计划已被正确地实施；
– 综合剩余风险是可接受的；
– 已建立产品上市后的追溯与临床应用信息收集制度。

应随风险管理报告一并附上包括风险分析、风险评价、风险控制概述管理资料。至少应包括：

1. 产品安全特征清单。
2. 产品可预见危险（源）及危险（源）分析清单［说明危险（源）、可预见事件序列、危险情况和可能发生的伤害之间的关系］。
3. 风险评价、风险控制措施以及剩余风险评价汇总表。

对于风险分析和管理概述，应包括一份风险总结，以及如何将风险控制在可接受程度的内容等。

（六）产品技术要求

应当按照《医疗器械产品技术要求编写指导原则》（国家食品药品监督管理总局通告2014年第9号）的规定编制产品技术要求，技术指标应当不低于国家标准、行业标准要求，引用标准应当为现行有效版本。对企业宣称的所有技术参数和功能，应在产品技术要求中予以规定。

胆红素血浆吸附器的产品技术要求应参照 YY 1290—2016等标准，以及产品设计验证结果、临床应用相关报告与文献来制定。申报产品型号、规格划分尽量采用国家标准、行业标准的表示方法，所有产品的组件、材料对应关系应明确，不用"系列""等"含糊用词。

1. 产品型号/规格及其划分说明

提供产品规格型号、结构组成示意图，列明各组件名称及制造材料（准确化学名称、金属牌号及常用名）、填充液、灭菌方法、有效期、包装材料等要求。应明确吸附剂类型、各规格产品之间区别（用湿态吸附剂体积来区分），建议明确最大使用压力。同时规定胆红素血浆吸附器原材料不得人为添加已列入相关法规及文件禁止的或未经毒理学评估的物质。

2. 性能指标

（1）物理特性

① 胆红素血浆吸附器各组件外观、尺寸、血室容量、血浆进出端与管路的连接、微粒脱落、密封性能、耐温性能等指标。所有组件应具有各自性能要求。如包含特殊组件、结构，应规定其尺寸、性能要求。如产品带有涂层，建议提供涂层成分、性能特性等规定。

② 使用特性　对胆红素的吸附性能、总蛋白吸附率等指标。如包含特殊功能，应规定相应功能要求。

（2）化学性能要求

还原物质（易氧化物）、金属离子、酸碱度、蒸发残渣、吸光度、化学物残留（如适用）等。

（3）其他性能

根据胆红素血浆吸附器与人体接触方式及时间等，规定无菌、细菌内毒素、热原等其他要求。

3. 检验方法

有关行业标准、国家标准规定各个性能技术指标的检测方法，应作为各条款对应的检测方法。

4. 术语（如适用）

三、注册单元划分原则和检测要求

注册单元划分依据《医疗器械注册单元划分指导原则》（国家食品药品监督管理总局通告 2017 年第 187 号）等文件进行，包括但不限于吸附剂材料不同、技术原理不同、主要性能指标不同、适用范围不同等情形时，建议区分不同注册单元，提供各自完整的注册申报资料。

典型性产品选择包含全部原材料和组件、结构最复杂、风险最高、使用性能可以覆盖本注册单元其他型号的产品，进行全项目注册检测。同一注册单元产品，建议至少对吸附剂装量最大型号进行全项目检测，同时再检测吸附剂装量最小型号的物理性能。所有组件均应进行注册检测，特别是具有特殊结构、性能的组件。完成典型性产品检测后，同一注册单元其他型号可进行差异性检测。

四、产品说明书和最小销售单元的标签样稿

胆红素血浆吸附器产品说明书、标签和包装标识应符合《医疗器械说明书和标签管理规定》（国家食品药品监督管理总局令第 6 号）、YY 1290—2016 等适用文件的要求。说明书注明适用范围，包含胆红素血浆吸附器适用人群的说明。此外，应注明预冲洗步骤、血浆流向、吸附性能、最大最小血浆流速、最大使用压力、禁忌症、注意事项、灭菌方式、有效期、配套使用的血浆分离器性能参数等。

所有信息应与临床评价文件结论和国家出台的规范性文件一致。

五、参考文献

1.《医疗器械监督管理条例》（中华人民共和国国务院令第 680 号）

2.《医疗器械注册管理办法》（国家食品药品监督管理总局令第 4 号）

3.《医疗器械说明书和标签管理规定》（国家食品药品监督管理总局令第 6 号）

4.《关于发布医疗器械临床评价技术指导原则的通告》（国家食品药品监督管理总局通告 2015 年第 14 号）

5.《关于发布医疗器械产品技术要求编写指导原则的通告》（国家食品药品监督管理总局通告 2014 年第 9 号）

6.《关于公布医疗器械注册申报资料要求和批准证明文件格式的公告》（国家食品药品监督管理总局公告 2014 年第 43 号）

7.《医疗器械通用名称命名规则》（国家食品药品监督管理总局令第 19 号）

8.《总局关于发布医疗器械分类目录的公告》（国家食品药品监督管理总局公告 2017 年第 104 号）

9. GB/T 16886.1—2016《医疗器械生物学评价第 1 部分：风险管理过程中的评价与试验》

10. YY 1290—2016《一次性使用胆红素血浆吸附器》

11. YY/T 0242—2007《医用输液、输血、注射器具用聚丙烯专用料》

12. YY/T 0114—2008《医用输液、输血、注射器具用聚乙烯专用料》

13. YY/T 0806—2010《医用输液、输血、注射及其他医疗器械用聚碳酸酯专用料》

14. ASTM F1980 – 16《Standard Guide for Accelerated Aging of Sterile Barrier Systems for Medical Devices》

15. YY/T 0681.1—2009《无菌医疗器械包装试验方法第 1 部分：加速老化试验指南》

16.《吸附型血液净化器质量标准》（日本人工脏器工业协会）

17.《接受医疗器械境外临床试验数据技术指导原则》（国家食品药品监督管理总局通告 2018 年第 13 号）

18. YY/T 0316—2016《医疗器械 风险管理对医疗器械的应用》

19.《医疗器械临床试验质量管理规范》（国家食品药品监督管理总局、中华人民共和国国家卫生和计生委员会令第 25 号）

20.《医疗器械注册单元划分指导原则的通告》（国家食品药品监督管理总局通告 2017 年第 187 号）

六、起草单位

国家药品监督管理局医疗器械技术审评中心

23 心肺转流系统 体外循环管道注册技术审评指导原则

（心肺转流系统 体外循环管道注册申报技术审查指导原则）

本指导原则旨在给出心肺转流系统 体外循环管道（以下简称体循管道）注册具有指导意义的指南性文件，一方面有利于监管部门对体循管道上市前的安全性和有效性进行准确、高效的评价，另一方面有利于指导企业规范产品的研究和生产。

本指导原则系对体循管道的一般要求，注册申请人应依据产品特性对注册申报资料的内容进行充实和细化。注册申请人还应依据具体产品的特性确定其中的具体内容是否适用，若不适用，需详细阐述其理由及相应的科学依据。

本指导原则是对注册申请人和审评人员的技术指导性文件，但不包括注册审批所涉及的行政事项，亦不作为法规强制执行。如果有能够满足相关法规要求的其他方法，也可以采用，但是需要提供详细的研究资料和验证资料。应在遵循相关法规的前提下使用本指导原则。

本指导原则是在现行法规和标准体系以及当前认知水平下制订的，随着法规和标准的不断完善，以及科学技术的不断发展，本指导原则相关内容也将进行适时的调整。

一、适用范围

本指导原则所涉及的体循管道，是指与心肺转流系统、氧合器等配套使用的体外循环管道。它通常由泵管、血液管道和其他必要的配件组成，可带有涂层，按照体外循环的临床操作规范用于需要开展体外循环转流的患者。本指导原则的体循管道不包含其他血管通路器械（如动静脉插管、一次性使用吸引管、动脉管路血液过滤器等），以及氧合血液、浓缩血液的医疗器械。

体循管道应保证体外循环的畅通及提供足够的血液流量，根据需要可设有必要的接头和分流管。管道须透明、光滑，且无折痕，避免血液渗漏及空气进入。各端口和连接插口必须保证牢靠，光滑无毛刺，应能与各配用装置的接口兼容，且易于排气。本指导原则适用于可持续使用 6 小时，以无菌、无热原状态提供的一次性使用体外循环管道。属于《医疗器械分类目录》（国家食品药品监督管理总局公告 2017 年第 104 号）中 10 输血、透析和体外循环器械项下 06 - 06 心肺转流用管路及接头。

二、注册申报资料要求

（一）综述资料

1. 概述

产品名称应符合《医疗器械通用名称命名规则》（国家

食品药品监督管理总局令第 19 号）及有关规定。按照第三类医疗器械管理。

2. 产品描述

描述体循管道工作原理、结构组成、原材料，以及区别于其他同类产品的特征等内容；必要时提供图示说明。

3. 型号规格

应当明确各型号规格的区别，对于各种型号规格的结构组成、功能、特征等方面内容应加以具体描述。

4. 包装说明

提供有关体循管道包装相关的信息，特别应当仔细说明与灭菌方法相适应的最初包装的信息与资料。

5. 适用范围和禁忌症

（1）适用范围；

（2）预期使用环境；

（3）适用人群：如对适用患者有特殊要求，应注明；

（4）禁忌症（如适用）。

6. 参考的同类产品或前代产品的情况（如有）

应详细说明同类或前代产品国内外研究及临床使用情况。描述本次申报器械与已上市器械（包括本企业已上市同类产品或其他企业已上市同类产品）的相同点和不同点，比较的项目宜包括产品设计、适用范围、工作原理、结构组成、原材料、灭菌方式、性能指标、有效期等内容，建议以列表方式列出。对于同类产品，应当说明选择其作为研发参考的原因。

7. 原材料控制

体循管道原材料不得人为添加已列入相关法规及指令禁止的或未经毒理学评估的物质（如荧光增白剂等），常规使用过程中不得对人体产生有害影响。

提交体循管道所有组件使用的全部组成材料的化学名称、商品名/材料代号、组成比例、供应商名称、符合的标准等基本信息。应明确每种原材料，包括增塑剂、特殊原材料的化学添加物、粘合剂等物质。建议提供原材料生物学性能符合 GB/T 16886.1《医疗器械生物学评价 第 1 部分：风险管理过程中的评价与试验》（注：本指导原则中标准适用于最新有效版本，下同）和 YY 1048《心肺转流系统 体外循环管道》等文件要求的评价报告。对于首次用于体循管道的新材料，应提供其适用人体预期使用部位的相关研究资料。

原材料（含外购组件）应具有稳定的供货渠道，提供原材料（含外购组件）生产厂家的资质证明及外购协议。对于生产企业自己研制生产的原材料粒料，应提供详细的配方研制报告，以及符合的相应标准。原材料常见标准如

YY/T 0242《医用输液、输血、注射器具用聚丙烯专用料》、YY/T 0114《医用输液、输血、注射器具用聚乙烯专用料》、YY/T 0806《医用输液、输血、注射及其他医疗器械用聚碳酸酯专用料》等。如果生产企业使用的是外购材料，则应要求提交该原材料标准和检测文件，如符合上述原材料标准的检测报告。同时提供生产企业原材料验收标准和报告。

（二）研究资料

从技术层面论述申报产品设计验证、工艺验证，以及技术特征、生产工艺、灭菌工艺研究、有效期和包装研究等内容。至少应包含但不限于以下内容：

1. 产品性能研究

（1）设计特征

应列明体循管道各部件的名称、材料、结构和功能，提供图样（单个部件与总装图），内容应足够详尽。提交各部件功能与实现功能的工作原理、途径与技术指标的制定与验证的详细描述。如产品具有特殊结构、组件、功能等，应提供相应结构特征、参数和性能分析，以及针对性设计和验证的内容。

体循管道设计验证建议包括对适用人群生理特点的分析与验证，以及针对性设计输出的内容。列出产品部件所使用全部材料（包括增塑剂、粘合剂等）名称，一般包括：每个材料的通用名称与准确的化学名称、选用材料商品名/材料代号、使用时材料组成比例。有机高分子材料还应列出其分子结构式、平均分子量，金属材料应列出其全部金属元素名称、比例及其牌号。

（2）物理特性

①体循管道各组件外观、尺寸、接头、无泄漏、可靠连接、微粒数量、耐温性能、使用寿命、流量等指标。所有组件应具有各自性能要求。如包含特殊组件、结构，应规定该组件、结构的尺寸、性能要求。

②涂层特性 如产品带有涂层，建议提供涂层成分、性能特性、稳定性和安全性评价等要求和支持性文件。

（3）化学性能要求

还原物质、重金属、酸碱度、蒸发残渣、紫外吸光度、色泽、化学物残留（如适用）等。

（4）其他性能

无菌、细菌内毒素、热原和有效期等。

（5）物质溶出检测

体循管道可能会包含增塑剂、特殊原材料的化学添加物、粘合剂等物质。这些物质具有一定潜在毒性或限量使用。为保证产品使用的安全性，建议选择上述物质用量最大的型号，采用适宜浸提溶液（如血液替代溶剂、血液等），模拟临床最严格使用条件（如参考 YY 1048《心肺转流系统 体外循环管道》化学性能检验液制备规定方法，说明书推荐的临床使用最大、最小血液流量下，37℃循环6小时），检测上述物质溶出总量。提供人体血液接触这些物质的毒性分析、安全限值和来源文件，并针对不同人群生理特点分别进行安全性评价。

2. 生物相容性评价研究

可参考 GB/T 16886.1 和 YY 1048 等文件要求，对包含全部原材料的典型性型号开展生物学评价。

3. 生物安全性研究

如体循管道含有动物源性材料或生物活性物质等成分，如生物涂层。参考《动物源性医疗器械产品注册申报资料指导原则》（国家食品药品监督管理总局通告 2017 年第 224 号）等文件的要求，提供相关材料及生物活性物质的生物安全性研究资料等文件。包括说明组织、细胞和材料的获取、加工、保存、测试和处理过程；阐述来源并描述生产过程中对病毒、其他病原体及免疫原性物质去除或灭活方法的验证试验；工艺验证等。

4. 灭菌工艺研究

明确产品灭菌方法的选择理由，明确灭菌工艺和无菌保证水平，并提供灭菌确认报告。灭菌过程还应开展以下方面的确认：产品与灭菌方法的适应性、包装与灭菌工艺适应性、灭菌有效期验证资料、毒性物质残留量研究资料。

5. 有效期和包装研究

有效期验证项目包括产品使用性能和包装完整性。可采用加速老化或实时老化的研究。实时老化的研究，应从产品定型后即开始进行。加速老化研究的具体要求可参考 ASTM F1980 – 16《Standard Guide for Accelerated Aging of Sterile Barrier Systems for Medical Devices》和 YY/T 0681.1《无菌医疗器械包装试验方法 第1部分：加速老化试验指南》。

提交包装验证报告，如：包装材料的物理化学、毒理学特性；包装材料与产品的适应性；包装材料与成型和密封过程的适应性；包装材料所能提供的物理、化学和微生物屏障保护；包装材料与使用者使用时的要求（如无菌开启）的适应性；包装材料与标签系统的适应性；包装材料与贮存运输过程的适应性等。

6. 临床前动物试验

如需要，建议提供动物试验的完整资料，应包括：

（1）动物试验目的、模型选择的依据；

（2）研究中使用的治疗参数与建议用于人体治疗参数的比较；

（3）试验单位和人员资质、试验方案、检验方法和设备；

（4）记录及结果（包括原始数据样本）；

（5）结论。

（三）生产制造信息

应包含产品设计过程和生产工艺过程资料，特别是上述体循管道的性能指标、指标的选择依据与验证资料。可采用流程图的形式概述设计过程和生产过程。

详细说明产品生产工艺过程及其确定的依据、质量控制标准及其可靠性论证；确认关键工艺点并阐明其对产品物理性能、化学性能、生物性能的影响；确认生产工艺的稳定性。对生产加工过程使用的所有助剂、粘合剂等添加剂均应说明使用剂量、对残留量的控制措施和接受标准，以及检验报告和安全性评价报告。有多个研制、生产场地，应当概述每个研制、生产场地的实际情况。

（四）临床评价文件

按照《医疗器械临床评价技术指导原则》（国家食品药品监督管理总局通告 2015 年第 14 号）规定格式和内容，提供相应临床评价文件。

如开展临床试验，应按照国家药品监督管理局相关规定，按照《医疗器械临床试验质量管理规范》（国家食品药品监督管理总局、中华人民共和国国家卫生和计划生育委员会令第 25 号）等文件的要求实施。申报资料中应提交伦理委员会批件、试验方案和临床试验报告等文件，建议提交统计分析报告。

临床试验根据产品申报用途、试验目的考虑纳入病种和严重程度，在试验方案中应详细说明入选/排除标准以及中止试验标准。

1. 临床试验基本要求

试验方案应明确研究目的、研究人群、观察指标、对照选择及研究设计类型等。多中心临床试验由多位研究者按照同一试验方案在不同的临床试验机构中同期进行。

试验品和对照品选择原则：

申报产品选择试验品时，建议选择包含全部原材料和组件、功能最复杂、经过全项目注册检测的典型性型号进行临床试验。如进行随机对照试验，应详细描述对照品的规格型号、生产厂家和批号、对照品选择依据等。对照品应选择已经获得有效医疗器械注册证、有确切疗效和安全性的产品。对照品的原材料、性能结构、适用范围和使用方式等应尽量与试验品一致。试验组和对照组的试验条件、方法步骤、临床观察项目、评价依据等应相同。

2. 受试者入选和排除标准

（1）入选标准

①适合进行体外循环的患者；

②年龄、性别不限；

③自愿参加并签署书面知情同意书。

（2）排除标准

①同时使用其他疗法，并对本试验评价有影响的患者；

②妊娠及哺乳期妇女；

③患有严重贫血、感染、肿瘤、急诊患者、活动出血或凝血功能异常，以及严重的肝、肾病患者；

④颅内出血或颅内压增高患者，以及难以控制的高血压/低血压患者；

⑤有精神性疾病或病史者，吸毒者，HIV、梅毒、乙肝、丙肝病毒阳性患者；

⑥1 个月内参加过其他临床试验者；

⑦过敏体质患者；

⑧研究者认为不适合入组者。

3. 临床观察指标

（1）主要有效性评价指标

体外循环成功率（成功完成体外循环过程的患者数占全部受试患者的比例）。成功完成体外循环过程定义为产品同时满足以下要求：

①体循管道中血液流动通畅无堵塞，血流量满足体外循环支持的要求；

②泵管弹性良好，碾压后可以复原，无明显变形；

③与配用器械连接牢固，各连接处无漏血、无漏气、无脱落。使用过程中管路无打折、无裂痕、无开裂。

（2）次要有效性评价指标

①体循管道外观（柔软度、透明度和光洁度，是否容易观察气泡）；

②其他组件性能是否满足使用要求。

如产品宣称具有特殊功能，或者包含特殊组件，建议将该功能或组件列入有效性评价中。

（3）安全性评价指标

①体外循环开始前、开始后 15 分钟、体外循环结束即刻、术后次日的血常规（白细胞、红细胞、血红蛋白、红细胞比容、血小板计数等）；

②体外循环开始前、开始后 15 分钟、体外循环结束即刻时血气项目，至少包括：乳酸、酸碱度、PO_2、PCO_2、碱剩余等；

③体外循环前、术后次日检测血液生化项目，至少包括：白蛋白、球蛋白、丙氨酸氨基转移酶（ALT）、天门冬氨酸氨基转移酶（AST）、血尿素氮和肌酐、C-反应蛋白；

④体外循环开始前、开始后 15 分钟、体外循环结束即刻时体温、呼吸、血压等生命体征变化；

⑤体外循环过程中及结束后不良反应（如皮疹、皮肤潮红等）的发生情况。

采血时间点为体外循环开始前、开始后 15 分钟、体外循环结束即刻、术后次日，按照体外循环操作规范对血标本留取的规定方法采集血样。测血气时，体外循环开始前于动脉测压管抽取（需排除抗凝液体）动脉血，开始后 15 分钟、体外循环结束即刻时于体循管道动脉端采样口处采集血标本。术后次日取静脉血检测血常规、生化肝、肾及凝血功能等。所有临床试验机构的采血方式应相同。

记录临床试验中不良事件，并分析其原因、后果，以及与试验产品的关系。

4. 样本量

样本量根据受试产品的临床试验设计类型、主要评价指标等因素来确定。需详细写明样本量估算采用的软件或公式，以及公式中的所有参数及其估计值，还应结合临床实际情况考虑试验对象的可能脱落率等因素。对于非劣效试验设计，应由临床专家和统计学家事先给出具有临床意义的非劣效界值。对于单组目标值设计，亦需明确给出目标值确定的合理依据。

以下举例内容仅供参考：

如果某产品采用非劣效试验设计，预计主要有效性评价指标"体外循环成功率"为 98%，假定被试产品疗效与对照产品疗效相当，当非劣效界值取 5%，等比例入组分配，统计学检验水准取 $\alpha = 0.025$（单侧），$\beta = 0.20$（把握度取 80%）。计算每组所需样本量为 124 例，两组共计 248 例。如果考虑到试验过程中约 5% 的病例脱落（含因严重违背方案而剔除的情况），试验纳入病例数应不低于 260 例。

如果采用单组目标值设计，假定受试产品主要有效性评价指标"体外循环成功率"为 98%，目标值为 95%，统计学检验水准取 $\alpha = 0.025$（单侧），$\beta = 0.20$（把握度取 80%）。计算所需样本量为 331 例。在此基础上考虑一定比例的脱落率，最终的入组规模确定为 335 例。

为了保证受试者的安全性和数据的完整性，建议有条件的采用基于互联网的中央随机系统或中央注册登记系统（单组目标值设计），以备监管部门跟踪稽查全部参与试验病例。

5. 临床试验统计分析方法

数据分析时应考虑数据完整性，所有签署知情同意并使用了受试产品的试验对象必须纳入最终的统计分析。分析受试者退出或脱落的严重程度和产生原因。数据剔除或偏倚数据的处理必须有科学依据和详细说明，并应进行灵敏度分析，以评价其对研究结果的影响。

数据分析应采用国内外公认的统计软件和分析方法。试验方案应明确统计检验的类型、检验假设、判定疗效有临床意义的界值（非劣效界值）等，界值的确定应有依据。

推断试验产品有效性是否满足临床应用需要时，不能仅将 p 值作为对主要研究终点进行评价的依据。对于随机对照试验设计，应计算组间达标率差双侧 95% 置信区间；对于单组目标值试验设计，应给出达标率及其单侧 97.5% 置信区间的估计，并明确置信区间的计算方法。

应对所有试验过程中发生的不良事件进行评价，并描述其种类、发生频率以及与被验证器械的关系。

6. 统计分析结果

统计分析应基于所有临床试验数据分析得出，并用于撰写临床试验报告。统计分析结果应至少包括但不限于临床试验完成情况、人群基线描述、疗效/效果评价及安全性评价等。对所有试验对象进行安全性评价分析，不能遗漏任何不良事件（包括试验前正常、试验后异常并有临床意义的实验室指标等）。脱落病例应列表逐例陈述脱落原因。单组目标值设计的试验，建议以意向性治疗原则进行主要分析，对于脱落病例主要疗效指标应按无效处理。主要疗效指标缺失时按最差值法（WOCF）进行填补。

7. 临床报告

提交各分中心临床试验小结。建议根据统计分析结果撰写并出具临床试验报告。其中应提供患者一般资料（性别、年龄、体重、病种等）。临床报告内容包括：试验对象资料、试验方法、试验和主要指标检测设备、评价方法和标准、试验结果和结论。试验结果应以表（或图）列出临床检测的主要的数据和统计分析结果。试验病例中出现的副反应、不良事件、并发症及其处理结果。试验结果的适用范围、禁忌证和注意事项、存在问题及改进意见等。

临床试验报告应与研究方案保持一致。报告所有不良事件发生时间、原因、具体表现、后果及与试验用器械的关系，对于所采取的处理措施需予以明确。无论是预期还是非预期不良事件，都应如实记录和报告。对因不良事件而中止研究以及出现重度或严重不良事件的病例，加以特别的注明。临床报告中的统计分析结果应经统计学专家审核。

8. 境外临床试验数据的提交参考《接受医疗器械境外临床试验数据技术指导原则》（国家食品药品监督管理总局通告 2018 年第 13 号）相关规定。

（五）产品风险分析资料

应包含风险分析、风险评价、风险控制措施的实施和验证结果、剩余风险可接受性评定等文件。

可参考 YY/T 0316《医疗器械 风险管理对医疗器械的应用》制订文件。生产企业要成立风险管理小组，主要负责人担任组长。风险管理活动要贯穿产品设计、试生产、量产、上市后使用及产品处理的整个生命周期。要体现生产企业风险管理活动计划的完整性，尤其是上市管理的风险分析与评价过程。对于上市前风险管理中尚未认知的风险，应在上市后开展信息收集，一旦发现异常及时进行风险评价，采取控制措施，更新风险管理文件。

剩余风险分析时，要注意风险控制措施新引入风险能转化为可接受风险，方能认为风险受控。体循管道必须进行风险与收益分析，收益大于风险时方可接受。同时提供体循管道产品上市前风险管理报告，此报告旨在说明并承诺：

- 风险管理计划已被正确地实施；
- 综合剩余风险是可接受的；
- 已建立产品上市后的追溯与临床应用信息收集制度。

应随风险管理报告一并附上包括风险分析、风险评价、风险控制概述管理资料。至少应包括：

1. 产品安全特征清单。

2. 产品可预见危险（源）及危险（源）分析清单〔说明危险（源）、可预见事件序列、危险情况和可能发生的伤害之间的关系〕。

3. 风险评价、风险控制措施以及剩余风险评价汇总表。

对于风险分析和管理概述，应包括一份风险总结，以及如何将风险控制在可接受程度的内容等。

（六）产品技术要求

应当按照《医疗器械产品技术要求编写指导原则》（国家食品药品监督管理总局通告 2014 年第 9 号）的规定编制产品技术要求，技术指标应当不低于国家标准、行业标准要求，引用标准应当为现行有效版本。对企业宣称的所有技术参数和功能，应在产品技术要求中予以规定。

体循管道的产品技术要求应参照 YY 1048 等标准，以及产品设计验证结果、临床应用相关报告与文献来制定。申报产品型号、规格划分尽量采用国家标准、行业标准的表示方法，所有产品的组件、材料对应关系应明确，不用"系列""等"含糊用词。

1. 产品型号/规格及其划分说明

提供产品规格型号、结构组成示意图，列明各组件名称及制造材料（准确化学名称、符合的标准或牌号）、灭菌方法、有效期、包装材料等要求。应明确各型号规格产品之间区别，建议明确最大使用压力和血流量。同时规定体循管道原材料不得人为添加已列入相关法规及文件禁止的或未经毒理学评估的物质。

2. 性能指标

（1）物理特性

体循管道各组件外观、尺寸、接头、无泄漏、可靠连接、微粒数量、耐温性能、使用寿命等指标。所有组件应具有各自性能要求。如包含特殊组件、结构，应规定该组件、结构的尺寸、性能要求。如产品带有涂层，建议提供涂层成分、性能特性、稳定性和安全性评价规定。

（2）化学性能要求

还原物质、重金属、酸碱度、蒸发残渣、紫外吸光度、色泽、化学物残留（如适用）等。

（3）其他性能

无菌、细菌内毒素、热原和有效期等。

3. 检验方法

有关行业标准、国家标准规定各个性能技术指标的检测方法，应作为各条款对应的检测方法。

4. 术语（如适用）

三、注册单元划分原则和检测要求

注册单元划分依据《医疗器械注册单元划分指导原则》（国家食品药品监督管理总局通告 2017 年第 187 号）等文件进行，包括但不限于管路原材料不同、技术原理不同、主要性能指标不同、适用范围不同等情形时，建议区分不同注册单元，提供各自完整的注册申报资料。

典型性产品选择包含全部原材料和组件、结构最复杂、风险最高、使用性能可以覆盖本注册单元其他型号的产品，进行符合法规要求的全项目检测。所有组件均应进行检测，特别是具有特殊结构、性能的组件。完成典型性产品检测后，同一注册单元其他型号可进行差异性检测。

四、产品说明书和最小销售单元的标签样稿

体循管道产品说明书、标签和包装标识应符合《医疗器械说明书和标签管理规定》（国家食品药品监督管理总局令第 6 号）、YY 1048 等适用文件的要求。说明书注明适用范围，包含体循管道适用人群的说明。此外，注明推荐使用的最大和最小血流量、最大使用压力、注意事项、灭菌方式、有效期、临床操作规范等。所有信息应与临床评价文件结论和国家出台的规范性文件一致。

五、参考文献

1. 《医疗器械监督管理条例》（中华人民共和国国务院令第 680 号）

2. 《医疗器械注册管理办法》（国家食品药品监督管理总局令第 4 号）

3. 《医疗器械说明书和标签管理规定》（国家食品药品监督管理总局令第 6 号）

4. 《关于发布医疗器械临床评价技术指导原则的通告》（国家食品药品监督管理总局通告 2015 年第 14 号）

5. 《关于发布医疗器械产品技术要求编写指导原则的通告》（国家食品药品监督管理总局通告 2014 年第 9 号）

6. 《关于公布医疗器械注册申报资料要求和批准证明文件格式的公告》（国家食品药品监督管理总局公告 2014 年第 43 号）

7. 《医疗器械通用名称命名规则》（国家食品药品监督管理总局令第 19 号）

8. 《总局关于发布医疗器械分类目录的公告》（国家食品药品监督管理总局公告 2017 年第 104 号）

9. GB/T 16886.1—2016《医疗器械生物学评价 第 1 部分：风险管理过程中的评价与试验》

10. YY 1048—2016《心肺转流系统 体外循环管道》

11. YY/T 0242—2007《医用输液、输血、注射器具用聚丙烯专用料》

12. YY/T 0114—2008《医用输液、输血、注射器具用聚乙烯专用料》

13. YY/T 0806—2010《医用输液、输血、注射及其他医疗器械用聚碳酸酯专用料》

14. 《动物源性医疗器械产品注册申报资料指导原则》（国家食品药品监督管理总局通告 2017 年第 224 号）

15. ASTM F1980 – 16《Standard Guide for Accelerated Aging of Sterile Barrier Systems for Medical Devices》

16. YY/T 0681.1—2009《无菌医疗器械包装试验方法 第 1 部分：加速老化试验指南》

17. YY/T 0316—2016《医疗器械 风险管理对医疗器械的应用》

18. 《医疗器械临床评价技术指导原则》（国家食品药品监督管理总局通告 2015 年第 14 号）

19. 《医疗器械临床试验质量管理规范》（国家食品药品监督管理总局、中华人民共和国国家卫生和计生委员会令第 25 号）

20. 《接受医疗器械境外临床试验数据技术指导原则》（国家食品药品监督管理总局通告 2018 年第 13 号）

21. 《医疗器械注册单元划分指导原则的通告》（国家食品药品监督管理总局通告 2017 年第 187 号）

六、起草单位

本指导原则由国家药品监督管理局医疗器械技术审评中心编写并负责解释。

24　一次性使用膜式氧合器注册技术审评指导原则

（一次性使用膜式氧合器注册技术审查指导原则）

一、前言

本指导原则旨在给出一次性使用膜式氧合器（以下简称"膜式氧合器"）产品注册具有指导意义的指南性文件，一方面有利于监管部门对膜式氧合器上市前的安全性和有效性进行准确、高效的评价，另一方面有利于指导企业规范产品的研究和生产。

本指导原则系对膜式氧合器的一般要求，生产企业应依据具体产品的特性对注册申报资料的内容进行充实和细化。生产企业还应依据具体产品的特性确定其中的具体内容是否适用，若不适用，需详细阐述其理由及相应的科学依据。

本指导原则是对生产企业和审查人员的指导性文件，但不包括注册审批所涉及的行政事项，亦不作为法规强制执行，如果有能够满足相关法规要求的其他方法，也可以采用，但是需要提供详细的研究资料和验证资料。应在遵循相关法规的前提下使用本指导原则。

本指导原则是在现行法规和标准体系以及当前认知水平下制订的，随着法规和标准的不断完善，以及科学技术的不断发展，本指导原则相关内容也将进行适时的调整。

二、适用范围

本指导原则所涉及的膜式氧合器产品，是指进行血液体外循环与人工心肺机配套使用的、具有氧合血液与排除血液中二氧化碳功能的消耗性器材。它可以由血气交换器（氧合器）配用热交换器和/或贮血器部分组成，其中血气交换器是利用中空纤维膜，向人体血液供氧并清除血液中二氧化碳。本指南适用于最多可持续使用 6 小时，以无菌、无热原状态提供的膜式氧合器产品。

三、注册申报资料要求

（一）综述资料

1. 概述

（1）申报产品管理类别：Ⅲ类。

（2）分类编码：6845。

（3）产品名称：申请人应根据医疗器械命名的有关规定进行命名，并详细描述产品名称的确定依据。

2. 产品描述

描述膜式氧合器工作原理、结构组成、原材料，以及区别于其他同类产品的特征等内容；必要时提供图示说明。

3. 型号规格

应当明确各型号规格的区别，对于各种型号规格的结构组成、功能、特征等方面加以描述。

4. 包装说明

有关膜式氧合器包装的信息，应当说明与灭菌方法相适应的最初包装的信息。

5. 适用范围和禁忌症

（1）适用范围。

（2）预期使用环境。

（3）适用人群：注明不同流量型号推荐的适用体重患者。

（4）禁忌症（如适用）。

6. 参考的同类产品或前代产品的情况（如有）

申请者应详细说明同类或前代产品国内外研究及临床使用情况。描述本次申报器械与已上市器械（包括本企业已上市同类产品或其他企业已上市同类产品）的相同点和不同点，比较的项目包括产品设计、适用范围、工作原理、结构组成、原材料、灭菌方式、性能指标、有效期等，建议以列表方式列出。对于同类产品，应当说明选择其作为研发参考的原因。宜提供相对于市场上同类常规产品在技术、设计和应用方面的创新性报告与相关资料。

7. 原材料控制

逐一列出产品部件全部组成材料（包括主辅材和助剂）的化学名称、供应商名称、符合的标准等基本信息。说明原材料的选择依据及其来源。原材料应具有稳定的供货渠道以保证产品质量，需提供原材料生产厂家的资质证明及外购协议或质量协议。对外购组件也应当提交供方名录、相关资质证书及外购协议或质量协议。应提供膜式氧合器所使用各种材料的质量标准、检测报告和企业验收标准。

原材料应进行质量控制，明确每种原材料，包括含量比例、添加剂、润滑剂、粘结剂或其他添加物的要求。原材料应符合相关材料标准如 YY/T 0242《医用输液、输血、注射器具用聚丙烯专用料》、YY/T 0114《医用输液、输血、注射器具用聚乙烯专用料》、YY/T 0806《医用输液、输血、注射及其他医疗器械用聚碳酸酯专用料》、GB/T 12672《丙烯腈 - 丁二烯 - 苯乙烯（ABS）树脂》等，提供满足上述标准项目的检测报告。

（二）研究资料

从技术层面论述申报产品技术特征、设计和生产工艺、灭菌工艺研究、有效期和包装研究等。至少应包含但不限于以下内容：

1. 产品性能研究

（1）设计特征

应列明膜式氧合器各部件的名称、结构和功能，提供图样（单个部件与总装图），内容应足够详尽。提交各部件功能与实现功能的工作原理、途径与技术指标的详细描述。膜式氧合器在各年龄段人群均有使用。设计特征应包括对不同体重适用人群生理特点的分析，以及针对性设计的内容。列出产品部件所使用全部材料（包括助剂、粘合剂、催化剂等）名称，一般包括：每个材料的通用名称与准确的化学名称、分子量及其分布、商品名/材料代号、组成比例。有机高分子材料应列出其分子结构式，金属材料应列出其全部金属名称、比例及其牌号，无机材料应列出其结构式、结晶状况等资料。

（2）物理特性

① 膜式氧合器各部件外观、尺寸（如血液容积、精度等）、最大血流量、密合性能、接头、预充容量、祛泡特性、滤除率、空气处理能力、容量校准、最低注入量等指标。

② 使用特性 膜式氧合器各部件连接部位的连接牢固性、热交换系数、氧气和二氧化碳转化率及其由时间决定的性能变化、血细胞破坏等。

③ 涂层特性 如产品带有涂层，应补充涂层相应要求，建议提供涂层成分、性能特性、覆盖度、稳定性和安全性评价等要求和支持性文件。

（3）化学性能要求

重金属离子、化学物残留、紫外吸光度、还原物质、酸碱度、蒸发残渣、色泽等，环氧乙烷灭菌产品需对环氧乙烷残留量进行监控；如生产工艺中使用粘合剂、溶剂等对人体有潜在毒性的物质，应提供残留量检测，针对不同体重适用人群的生理特点分别进行安全性评价。

2. 生物相容性评价研究

应对膜式氧合器与患者和使用者直接或间接接触材料的生物相容性进行评价。可参考 GB/T 16886.1《医疗器械生物学评价 第 1 部分：风险管理过程中的评价与试验》要求提供生物学评价报告。

3. 生物安全性研究

如膜式氧合器含有动物源性材料或生物活性物质等成分，如生物涂层，应提供动物源性材料及生物活性物质的生物安全性研究资料。

如氧合器包含药物成分物质，应提供药物在生产国或我国药品注册证明文件，明确药物来源和质量要求，以保证药物质量的稳定性。提供药物药理学、药学、毒理、临床不良反应等药械结合产品的研究资料，以证明产品安全性。

4. 灭菌工艺研究

明确产品灭菌方法的选择理由，明确灭菌工艺和无菌保证水平，并提供灭菌确认报告。灭菌过程还应开展以下方面的确认：产品与灭菌方法的适应性、包装与灭菌工艺适应性、灭菌有效期验证资料、残留毒性研究资料。

5. 有效期和包装研究

有效期验证项目包括产品使用性能和包装完整性。可采用加速老化或实时老化的研究。加速老化研究试验的具体要求可参考 ASTM F1980 和 YY/T 0681.1。提交包装验证报告，如：包装材料的物理化学、毒理学特性；包装材料与产品的适应性；包装材料与成型和密封过程的适应性；包装材料所能提供的物理、化学和微生物屏障保护；包装材料与使用者使用时的要求（如无菌开启）的适应性；包装材料与标签系统的适应性；包装材料与贮存运输过程的适应性。

6. 临床前动物试验

如需要，建议提供所有动物试验的完整资料。这应当包括：

（1）动物试验目的、模型选择的依据。

（2）研究中使用的治疗参数与建议用于人体治疗参数的比较。

（3）试验方案、检验方法和设备。

（4）记录及结果（包括原始数据样本）。

（5）结论。

（三）生产制造信息

应包含产品设计过程和生产工艺过程资料，特别是上述膜式氧合器性能指标、指标的选择依据与验证资料，建议针对不同体重适用人群的生理特点提供选择依据和验证资料。可采用流程图的形式概述设计过程和生产过程。

详细说明产品生产工艺过程及其确定的依据、质量控制标准及其可靠性论证；确认关键工艺点并阐明其对产品物理性能、化学性能、生物性能的影响；确认生产工艺的稳定性。对生产加工过程使用的所有辅剂、助剂、粘合剂等添加剂均应说明使用剂量、对残留量的控制措施和接受标准，以及检验报告和安全性评价报告。有多个研制、生产场地的，应当概述每个研制、生产场地的实际情况。

（四）临床试验资料

如开展临床试验，应在取得资质的临床试验机构内，按照医疗器械临床试验有关规定的要求实施，提交伦理委员会批件、试验方案和试验报告（含统计分析结果）等文件。

临床试验根据产品申报用途、试验目的考虑纳入病种和严重程度，在试验方案中应详细说明入选/排除标准以及中止试验标准。为保证在各年龄段使用者安全、有效地应用，建议根据膜式氧合器适用范围所规定使用者体重 > 10kg 和 ≤10kg 分别进行临床试验。对于申报上述不同使用者的膜式氧合器的生产企业，从安全有效性角度考虑，建议先完成使用者体重 > 10kg 的膜式氧合器申报注册。待使用者体重 > 10kg 产品上市以后，再研发使用者体重 ≤10kg 的膜式氧合器。在完成前述产品技术资料、风险管理资料、注册检测等工作的基础上，使用者体重 ≤10kg 的膜式氧合器产品临床验证病例数应不少于 80 例。在对体重 ≤10kg 的人群进行验证时，可采用单组目标值试验设计。入选和排除标准、临床观察指标、评价标准应符合第 2～4 条款规定。

1. 临床试验基本要求

试验方案应明确研究目的、研究人群、观察指标、检测设备信息及评价方法、对照选择及研究设计类型等。各参试单位应按照同一个试验方案完成临床试验。分中心报告以统计描述为主。分析受试者退出或脱落的严重程度和产生原因，并估计可能对结果造成的影响。

如进行随机对照试验，应详细描述试验用膜式氧合器及对照品的规格型号、生产厂家和批号、对照品选择依据等信息。对照品应选择已经获得医疗器械注册证的产品。对照品的原材料、血流量、适用范围和使用方式应尽量与申报产品一致。试验组和对照组的试验条件、方法步骤、临床观察项目、评价依据等应相同，两组试验对象应按随机原则分配。

2. 入选和排除标准

根据研究产品的预期功效确定目标人群，制定具体的入选排除标准。入选标准：各种病因引起需要进行体外循环手术患者。

排除标准：严重感染，同时已有癌症等恶性疾病者；有严重肝、肾功能不全者；血液疾病患者；精神疾病患者；体外循环转机时间少于 30 分钟的患者；研究者认为不适合入组者。

3. 临床观察指标

（1）一般观察指标

体外循环过程中监测参数：转机时间、阻断时间、最高流量、最高泵压、最低温度等。

（2）有效性观察指标

动脉血气的氧分压和二氧化碳分压、膜式氧合器变温能力。

（3）安全性指标

① 体外循环手术期间，贮血器血液表面是否有气泡。

② 血细胞破坏率（体外循环手术前、降温最低点、结束时）、游离血红蛋白增加率、白细胞上升率及血小板下降率。

③ 体外循环手术结束后 24 小时内应检测转氨酶（ALT、AST）、血尿素氮和肌酐。

④ 体外循环手术期间，是否出现变温装置渗漏致水血混合。

⑤ 体外循环手术期间，是否出现中空纤维破裂致气血混合。

⑥ 体外循环手术期间，是否出现管路或壳体破裂、接口漏液。

⑦ 体外循环手术期间，氧合器排气孔有无血浆渗漏。

⑧ 体外循环手术前、结束时血液生化项目至少包括：乳酸、酸碱度、碱剩余。

⑨ 受试者术后有无不良反应等。

4. 评价标准

（1）氧合性能评价标准：升主动脉阻断后降温最低点、体外循环结束时（麻醉恢复呼吸前）动脉血气 PaO_2 宜＞150mmHg。

（2）二氧化碳排出能力标准：升主动脉阻断后降温最低点、体外循环结束时（麻醉恢复呼吸前）动脉血气 $PaCO_2$ 宜≤45mmHg。

（3）变温能力评价标准：满足临床治疗需要。

主要有效性评价指标

定义为产品的达标率，达标率等于产品达标的患者数占全部患者的比例。其中，产品达标需满足：氧合性能、二氧化碳排除能力和变温能力达到前述评价标准要求。

5. 样本量确定依据

样本量根据受试产品的具体特性、评价指标及其估计值和临床试验比较类型等情况来确定。详细写明样本量估算采用的软件或公式，以及计算采用的所有参数及其估计值，还应考虑试验对象脱落率。对于非劣效临床试验，应由临床专家给出具有临床意义的非劣效界值。对于单组目标值试验，同样需要在方案中给出目标值的确定依据，并且不低于前述评价标准规定。

以下举例内容仅供参考：

非劣效试验设计时，在显著性水平 0.05（双侧）、80% 把握度的情况下，预期达标率估计值 95%，非劣效界值为 10%，考虑 5% 脱落率时，每组需要 80 例，两组合计应至少入组 160 例患者。

单组目标值设计时，在显著性水平 0.05（双侧）、80% 把握度的情况下，假设目标值应至少为 90%，预期达标率为 95% 时，考虑 5% 脱落率，试验共需入组 252 例患者。

以上样本量确定依据举例，均对应患者体重＞10kg 的试验。在该试验完成后，如申报使用者体重≤10kg 的膜式氧合器，建议开展扩大适应症的临床验证，验证病例数应不少于 80 例。

为了保证受试者的安全性和数据的完整性，建议采用基于网络的中央随机（随机对照试验）/中央注册（单组目标值试验）系统以备监管部门核查。

6. 临床试验统计处理方法

数据分析时应考虑数据完整性，所有签署知情同意并使用了受试产品的试验对象必须纳入分析。数据剔除或偏倚数据的处理必须有科学依据和详细说明。主要研究终点指标的分析应同时在全分析集和符合方案集上进行；对于基线情况描述和次要终点应在全分析集基础上进行；安全性指标分析应基于安全集。

试验数据分析应采用国内外公认的经典统计方法。试验方案应该明确统计检验的类型、检验假设、判定疗效有临床意义的界值（目标值/非劣效界值）等，界值的确定应有依据。

推断试验产品有效性是否满足临床应用需要时，不能仅将 p 值作为对主要研究终点进行评价的依据。对于随机对照试验设计，应计算组间达标率差的 95% 置信区间；对于单组目标值试验设计，应给出达标率及其 95% 置信区间的估计。应明确 95% 置信区间的计算方法。

在使用者体重 ≤10kg 的膜式氧合器临床验证中，建议除常规描述性分析外，还需提供达标率的 95% 置信区间。并与使用者体重 >10kg 膜式氧合器达标率的 95% 置信区间进行比较，据此评价两组病人疗效的一致性，以便为使用者体重 ≤10kg 的膜式氧合器达标率人群效果提供支持性证据。应在研究方案或统计分析计划书中明确上述具体操作方法。

7. 统计分析结果

统计分析应基于所有临床试验数据分析得出，并提供给主要研究者撰写临床试验报告。统计分析结果应至少包括但不限于临床试验完成情况描述、人群基线描述、疗效/效果评价及安全性评价等。对所有试验对象进行安全性评价分析，不能遗漏任何不良事件（包括试验前正常、试验后异常并有临床意义的实验室指标等）。同时，详细描述全部不良事件的具体表现、严重程度及其与研究产品的关系等。

8. 临床报告

建议由组长单位主要研究者根据统计分析结果撰写并出具临床试验报告。其中应提供患者一般资料（性别、年龄、体重、病种等）、各病例氧气浓度、血流量和气流量。临床报告内容包括：试验对象资料、试验方法、试验和主要指标检测设备、评价方法和标准、试验结果和结论、副反应、不良事件、并发症及其处理、适用范围、禁忌症和注意事项、存在问题及改进意见等。

临床报告应与研究方案保持一致。报告所有不良事件发生时间、原因、后果及与试验用器械的关系，对于所采取的处理措施需予以明确。无论是预期还是非预期不良事件，都应如实记录和报告。

（五）产品风险分析资料

应包含风险分析、风险评价、风险控制措施的实施和验证结果、剩余风险可接受性评定文件。

可参考 YY/T 0316—2008《医疗器械 风险管理对医疗器械的应用》制订文件。生产企业要成立风险管理小组，主要负责人担任组长。风险管理活动要贯穿产品设计、试生产、量产、上市后使用及产品处理的整个生命周期。要体现生产企业风险管理活动计划的完整性，尤其上市管理的风险分析与评价过程。对于上市前风险管理中尚未认知的风险，应在上市后开展信息收集，一旦发现异常及时进行风险评价，采取控制措施，更新风险管理文件。

剩余风险分析时，要注意风险控制措施新引入风险能转化为可接受风险，方能认为风险受控。膜式氧合器必须进行风险与收益分析，收益大于风险时方可接受。提供膜式氧合器产品上市前风险管理报告，此报告旨在说明并承诺：

－风险管理计划已被正确地实施；

－综合剩余风险是可接受的；

－已建立产品上市后的追溯与临床应用信息收集制度。

应随风险管理报告一并附上包括风险分析、风险评价、风险控制概述管理资料。至少应包括：

1. 产品安全特征清单。

2. 产品可预见危害及危害分析清单（说明危害、可预见事件序列、危害处境和可能发生的损害之间的关系）。

3. 风险评价、风险控制措施以及剩余风险评价汇总表。

对于风险分析和管理概述，应包括一份风险总结，以及如何将风险控制在可接受程度的内容。

（六）产品技术要求

应当按照《医疗器械产品技术要求编写指导原则》的规定编制产品技术要求，技术指标应当不低于国家标准、行业标准要求，引用标准应当为现行有效版本。对企业宣称的所有技术参数和功能，应在产品技术要求中予以规定。

膜式氧合器产品的产品技术要求应参照 YY 0603、YY 0604 等标准，以及产品设计验证结果与临床应用相关报告与文献来制定。申报产品型号、规格划分尽量采用国家标准、行业标准的表示方法，所有产品的组件、材料对应关系应明确，不用"系列"、"等"含糊用词。

1. 产品型号/规格及其划分说明

提供产品规格型号、结构组成示意图，列明各部件名称及制造材料（准确化学名称、金属牌号及常用名），外形、尺寸等。应明确各型号产品之间的区别。

2. 性能指标

（1）物理特性

① 膜式氧合器各部件外观、尺寸（如血液容积、精度等）、最大血流量、密合性能、接头、预充容量、祛泡特性、滤除率、空气处理能力、容量校准、最低注入量等指标。如产品带有涂层，建议补充涂层相应要求，如成分、性能特性、覆盖度、稳定性等规定。

② 使用特性

膜式氧合器热交换系数、氧气和二氧化碳转化率及其由时间决定的性能变化、血细胞破坏等。

热交换系数在最大血流量时宜 ≥0.4。

氧气和二氧化碳转化率及其由时间决定的性能变化均宜达到如下要求：在最大血流量时，血红蛋白（120 ± 10）g/L，血氧饱和度 65% ±5% 的血液进入膜式氧合器后，O_2 的结合量不低于 45ml/L。在最大血流量时，血液内二氧化碳分压小于 45mmHg 条件下，血液经过氧合器后二氧化碳排出量不低于 38ml/L。

血细胞破坏宜达到如下要求：游离血红蛋白增加量不大于每 100ml 血液 20mg/h。白细胞及血小板每小时下降率不超过 20%。

（2）化学性能要求

膜式氧合器可选择重金属离子、化学物残留、紫外吸光度、还原物质、酸碱度、蒸发残渣、色泽等项目，环氧乙烷灭菌产品应有环氧乙烷残留量规定。

（3）其他要求

根据膜式氧合器与人体接触方式及时间等，规定无菌、细菌内毒素、热原等其他要求。

3. 检验方法

有关行业标准、国家标准规定的方法，应作为各性能指标条款对应的检测方法

4. 术语（如适用）

四、注册单元划分原则和检测要求

注册单元划分原则至少包括：以膜式氧合器使用者体重 >10kg 和 ≤10kg 为界，分别提供注册申报资料。原材料不同的产品，分别提供注册申报资料。

相同原材料但产品结构组成不同，应当检测风险最高、结构最复杂、能够覆盖其他型号的产品。建议对血流量最小的型号进行全项目检测，同时再检测血流量最大型号的物理性能。同一注册单元检测时应考虑产品之间的差异性，如有应进行差异性相关检测。

五、产品说明书和最小销售单元的标签样稿

膜式氧合器产品说明书、标签和包装标识应符合《医疗器械说明书和标签管理规定》、YY 0604、YY 0603 等适用标准的要求。说明书中应包含膜式氧合器适用人群的说明，注明不同流量型号推荐的适用体重患者，并与临床研究结论一致。

六、参考文献

［1］《医疗器械监督管理条例》（中华人民共和国国务院令第 650 号）

［2］《医疗器械注册管理办法》（国家食品药品监督管理总局令第 4 号）

［3］《医疗器械说明书和标签管理规定》（国家食品药品监督管理总局令第 6 号）

［4］《医疗器械临床试验规定》（原国家食品药品监督管理局令第 5 号）

［5］《关于发布医疗器械临床评价技术指导原则的通告》（国家食品药品监督管理总局通告 2015 年第 14 号）

［6］《关于发布医疗器械产品技术要求编写指导原则的通告》（国家食品药品监督管理总局通告 2014 年第 9 号）

［7］《关于公布医疗器械注册申报资料要求和批准证明文件格式的公告》（国家食品药品监督管理总局公告 2014 年第 43 号）

［8］YY 0603—2007《心血管植入物及人工器官心脏手术硬壳贮血器/静脉贮血器系统（带或不带过滤器）和静脉贮血软袋》

［9］YY 0604—2007《心血管植入物及人工器官血气交换器（氧合器)》

［10］Premarket Assessment of Pediatric Medical Devices, FDA

25 血液浓缩器注册技术审评指导原则

（血液浓缩器注册技术审查指导原则）

本指导原则旨在给出血液浓缩器产品注册具有指导意义的指南性文件，一方面有利于监管部门对血液浓缩器上市前的安全性和有效性进行准确、高效的评价，另一方面有利于指导企业规范产品的研究和生产。

本指导原则系对血液浓缩器的一般要求，生产企业应依据具体产品的特性对注册申报资料的内容进行充实和细化。生产企业还应依据具体产品的特性确定其中的具体内容是否适用，若不适用，需详细阐述其理由及相应的科学依据。

本指导原则是对生产企业和审查人员的指导性文件，但不包括注册审批所涉及的行政事项，亦不作为法规强制执行，如果有能够满足相关法规要求的其他方法，也可以采用，但是需要提供详细的研究资料和验证资料。应在遵循相关法规的前提下使用本指导原则。

本指导原则是在现行法规和标准体系以及当前认知水平下制订的，随着法规和标准的不断完善，以及科学技术的不断发展，本指导原则相关内容也将进行适时的调整。

一、适用范围

本指导原则所涉及的是体外循环过程中使用的滤过型中空纤维制成的血液浓缩器，这种中空纤维膜上充满微孔，通常由合成高分子材料制成。血液通过中空纤维时，在两侧压力梯度作用下产生滤过作用，使血液中水分、电解质和可以通过微孔的中、小分子溶质经微孔输送至中空纤维外，从而提高血细胞及中大分子溶质在血液中的浓度，达到血液浓缩的效果。本指导原则适用于体外循环过程中使用的中空纤维制成的血液浓缩器，通过滤过性能发挥血液浓缩作用，以无菌、无热原状态提供，仅一次性使用。

二、注册申报资料要求

（一）综述资料

1. 概述

产品名称应符合《医疗器械通用名称命名规则》（国家食品药品监督管理总局令第 19 号）及有关规定。按照第三类医疗器械管理。

2. 产品描述

描述血液浓缩器工作原理、结构组成、原材料，以及区别于其他同类产品的特征等内容；必要时提供图示说明。

3. 型号规格

应当明确各型号规格的区别，对于各种型号规格的结构组成、功能、特征等方面内容应加以具体描述。

4. 包装说明

提供有关血液浓缩器包装相关的信息，特别应当仔细说明与灭菌方法相适应的最初包装的信息与资料。

5. 适用范围和禁忌症

（1）适用范围。

（2）预期使用环境。

（3）适用人群：注明不同型号产品推荐的适用患者体重范围。

（4）禁忌症（如适用）。

6. 参考的同类产品或前代产品的情况（如有）

申请人应详细说明同类或前代产品国内外研究及临床使用情况。描述本次申报器械与已上市器械（包括本企业已上市同类产品或其他企业已上市同类产品）的相同点和不同点，比较的项目宜包括产品设计、适用范围、工作原理、结构组成、原材料、灭菌方式、性能指标、有效期等内容，建议以列表方式列出。对于同类产品，应当说明选择其作为研发参考的原因。

7. 原材料控制

血液浓缩器原材料不得人为添加已列入相关法规及指令禁止的或未经毒理学评估的物质，常规使用过程中不得对人体产生有害影响。

提交血液浓缩器所有组件使用的全部组成材料（包括主材及其所有辅材）的化学名称、商品名/材料代号、组成比例、供应商名称、符合的标准等基本信息。应明确每种原材料，包括添加剂、粘结剂及其他成分、使用量等。建议提供原材料生物学性能符合 GB/T 16886.1《医疗器械生物学评价 第 1 部分：风险管理过程中的评价与试验》与循环血液接触要求的评价报告。对于首次用于血液浓缩器的新材料，应提供其适用人体预期使用部位的相关研究资料。

原材料（含外购组件）应具有稳定的供货渠道，提供原材料（含外购组件）生产厂家的资质证明及外购协议。对于生产企业自己研制生产的原材料粒料，应提供详细的配方研制报告，以及符合的相应标准。原材料常见标准如

YY/T 0242《医用输液、输血、注射器具用聚丙烯专用料》、YY/T 0114《医用输液、输血、注射器具用聚乙烯专用料》、YY/T 0806《医用输液、输血、注射及其他医疗器械用聚碳酸酯专用料》等。如果生产企业使用的是外购材料，则应要求供方提交原材料标准和检测文件，如符合上述原材料标准的检测报告。同时提供生产企业原材料验收标准和报告。

（二）研究资料

从技术层面论述申报产品技术特征、生产工艺、灭菌工艺研究、有效期和包装研究等内容。至少应包含但不限于以下内容：

1. 产品性能研究

（1）设计特征

应列明血液浓缩器各部件的名称，结构和功能，提供图样（单个部件与总装图），内容应足够详尽。提交各部件功能与实现功能的工作原理、途径与技术指标的制定与验证的详细描述。如产品具有特殊结构、组件、功能等，应提供相应结构特征、参数和性能分析，以及针对性设计和验证的内容。

血液浓缩器在各年龄段人群均需使用，因此它的设计验证建议包括对不同体重适用人群生理特点的分析与验证，以及针对性设计输出的内容。列出产品部件所使用全部材料（包括助剂、粘合剂、催化剂等）名称，一般包括：每个材料的通用名称与准确的化学名称、分子量及其分布、选用材料商品名/材料代号、使用时材料组成比例。有机高分子材料应列出其分子结构式，金属材料应列出其全部金属元素名称、比例及其牌号。无机材料列明结构式、结晶状况等信息。

（2）物理特性

① 血液浓缩器各部件外观、尺寸、机械性能、血液和滤过液接口、各部件连接牢固性等指标。所有组件应具有各自性能要求。如包含特殊组件、结构和功能等，应规定组件、结构的尺寸、性能要求。

② 使用特性　筛选系数、超滤率、血室容量、血室压力降，以及流量范围、跨膜压差等指标。建议观察血细胞破坏的情况。

③ 涂层特性　如产品带有涂层，应补充涂层相应要求，建议参考 YY/T 1492《心肺转流系统 表面涂层产品通用要求》提供涂层成分、性能特性、覆盖度、稳定性和安全性评价等要求和支持性文件。

（3）化学性能要求

金属离子、化学物残留（如适用）、紫外吸光度、还原物质、酸碱度、蒸发残渣等，环氧乙烷灭菌产品需对环氧乙烷及二氯乙醇残留量进行监控。

（4）物质溶出检测

血液浓缩器产品可能会包含各种助剂、溶剂、特殊原材料的化学添加物、粘合剂等物质。这些物质具有一定潜

在毒性或限量使用。为保证产品使用安全性，建议选择相应物质用量最大的型号，采用适宜浸提溶液（如血液替代溶剂、血液等），模拟临床最严格使用条件（如参考 YY 0053《血液透析及相关治疗 血液透析器、血液透析滤过器、血液滤过器和血液浓缩器》化学性能检验液制备规定方法，200ml/min 流速和产品宣称临床使用最大血液流速下，37℃循环 6 小时），检测上述物质溶出总量。提供人体血液接触这些物质的毒性分析、安全限值和来源文件，并对不同体重适用人群的生理特点分别进行安全性评价。

2. 生物相容性评价研究

应对血液浓缩器与人体直接或间接接触材料的生物相容性进行评价。可参考 GB/T 16886.1 要求提供生物学评价报告。

3. 生物安全性研究

如血液浓缩器含有动物源性材料或生物活性物质等成分，如生物涂层。应当提供相关材料及生物活性物质的生物安全性研究资料等文件。包括说明组织、细胞和材料的获取、加工、保存、测试和处理过程；阐述来源并描述生产过程中对病毒、其他病原体及免疫原性物质去除或灭活方法的验证试验；工艺验证的简要总结。

如血液浓缩器包含药物成分物质，应提供药物在生产国或我国药品注册证明文件，明确药物来源和质量要求，以保证药物质量的稳定性。提供药物药理学、药学、毒理学、临床不良反应、与高分子材料结合后对材料和药物双向影响等药械组合产品的研究资料，以证明产品安全性。

4. 灭菌工艺研究

明确产品灭菌方法的选择理由，明确灭菌工艺和无菌保证水平，并提供灭菌确认报告。灭菌过程还应开展以下方面的确认：产品与灭菌方法的适应性、包装与灭菌工艺适应性、灭菌有效期验证资料、毒性物质残留量研究资料。

5. 有效期和包装研究

有效期验证项目包括产品使用性能和包装完整性。可采用加速老化或实时老化的研究。实时老化的研究，应从产品定型后即开始进行。加速老化研究的具体要求可参考 ASTM F1980《医疗装置用无菌阻隔系统加速老化的标准指南》和 YY/T 0681.1《无菌医疗器械包装试验方法 第 1 部分：加速老化试验指南》。提交包装验证报告，如：包装材料的物理化学、毒理学特性；包装材料与产品的适应性；包装材料与成型和密封过程的适应性；包装材料所能提供的物理、化学和微生物屏障保护；包装材料与使用者使用时的要求（如无菌开启）的适应性；包装材料与标签系统的适应性；包装材料与贮存运输过程的适应性等。

6. 临床前动物试验

如需要，建议提供动物试验的完整资料，应包括：

（1）动物试验目的、模型选择的依据；

（2）研究中使用的治疗参数与建议用于人体治疗参数的比较；

（3）试验方案、检验方法和设备；

（4）记录及结果（包括原始数据样本）；

（5）结论。

（三）生产制造信息

应包含产品设计过程和生产工艺过程资料，特别是上述血液浓缩器的性能指标、指标的选择依据与验证资料，建议针对不同体重适用人群的生理特点提供选择依据和验证资料。可采用流程图的形式概述设计过程和生产过程。

详细说明产品生产工艺过程及其确定的依据、质量控制标准及其可靠性论证；确认关键工艺点并阐明其对产品物理性能、化学性能、生物性能的影响；确认生产工艺的稳定性。对生产加工过程使用的所有辅剂、助剂、粘合剂等添加剂均应说明使用剂量、对残留量的控制措施和接受标准，以及检验报告和安全性评价报告。有多个研制、生产场地，应当概述每个研制、生产场地的实际情况。

（四）临床试验资料

如开展临床试验，应按照国家食品药品监督管理总局相关规定，按照《医疗器械临床试验质量管理规范》（国家食品药品监督管理总局 中华人民共和国国家卫生和计生委员会令第 25 号）的要求实施。申报资料中应提交伦理委员会批件、试验方案和临床试验报告等文件，建议提交统计分析报告。

临床试验根据产品申报用途、试验目的考虑纳入病种和严重程度，在试验方案中应详细说明入选/排除标准以及中止试验标准。为保证在各年龄段使用者安全、有效地应用，建议根据血液浓缩器适用范围所规定使用者体重 > 40kg、≤40kg 分别进行临床试验。对于申报上述不同使用者血液浓缩器的生产企业，从安全有效性角度考虑，建议先完成使用者体重 > 40kg 的血液浓缩器申报注册。待使用者体重 > 40kg 产品上市以后，再验证使用者体重 ≤40kg 的血液浓缩器。使用者体重 > 40kg、≤40kg 产品临床试验入选和排除标准、临床观察指标、评价标准均应符合 2～3 条款规定。

1. 临床试验基本要求

试验方案应明确研究目的、研究人群、观察指标、对照选择及研究设计类型等。多中心临床试验由多位研究者按照同一试验方案在不同的临床试验机构中同期进行。

试验品和对照品选择原则

申报产品选择试验品时，建议选择原材料和组件最全，使用性能可以覆盖本注册单元其他产品，且经过全项目注册检测的型号进行临床试验。

进行随机对照试验，应详细描述对照品的规格型号、生产厂家和批号、对照品选择依据等。对照品应选择已经获得有效医疗器械注册证、有确切疗效和安全性的产品。对照品的原材料、性能结构、超滤性能参数、适用范围和使用方式等应尽量与试验品一致。试验组和对照组的试验条件、方法步骤、临床观察项目、评价依据等应相同。两组试验对象按随机原则分配。

2. 入选和排除标准

根据研究产品的预期功效确定目标人群，制定具体的入选排除标准。建议入选标准：各种病因引起需要进行体外循环手术且术中需使用血液浓缩器患者。

排除标准：体外循环手术中心脏不停搏者；遗传代谢病患者；严重感染，同时已有癌症等恶性疾病者；严重肝、肾功能不全者；血液疾病或精神疾病患者；研究者认为不适合入组者。

3. 临床观察指标

（1）一般观察指标

① 生命体征：收缩压、舒张压、体温、呼吸和心率。

② 术前血常规：红细胞比容、血红蛋白浓度、血小板计数、红细胞计数、白细胞计数。

③ 术前血生化：总胆固醇、肌酐、谷丙转氨酶、谷草转氨酶、尿素氮、总蛋白、白蛋白等。

④ 各时点血红蛋白浓度测定：麻醉给肝素后 5 分钟、CPB 中首次停搏液灌注后 5 分钟、鱼精蛋白中和后 5 分钟。

⑤ 血液浓缩器一般性能：外观透明度和光洁度，组件是否完整、与其他配用器械连接是否方便、有无接口漏液漏血、有无连接脱落、液体流动是否通畅等。如产品宣称具有特殊功能，或者包含特殊组件、结构，建议将其列入观察指标中。

⑥ 血液浓缩器基本性能：超滤性能等能否满足临床使用要求。

（2）主要有效性评价指标

超滤速率（ml/min）：表示在一定条件下，单位时间内由血液浓缩器滤出的滤液量。即是指超滤时流经血液浓缩器的血流速度、跨膜压差和红细胞比容等在一致的条件下，由滤出总液量（ml）除以超滤总时间（min）所得数值。超滤总时间指进行超滤的总时间；滤出总液量指超滤的总滤液量。

（3）安全性指标

① 超滤过程观察血液浓缩器排液端有无变红。

② 手术过程中观察壳体有无破裂、渗血、滤器堵塞等。

③ 体外循环前后分别测量血浆游离血红蛋白，手术前及术后 48 小时内分别检测患者肝肾功能（总胆固醇、肌酐、尿素氮、谷丙转氨酶、谷草转氨酶、总蛋白、白蛋白等）。

④ 受试者术后有无不良反应等。

4. 样本量确定依据

样本量根据受试产品特性、临床试验设计类型、主要有效性评价指标等因素来确定。需详细写明样本量估算采用的软件或公式、公式中所有参数、估计值及其来源，还应结合临床实际情况，考虑试验对象的可能脱落率等因素。对于非劣效试验设计，应由临床专家和统计学家事先给出具有临床意义的非劣效界值。本产品主要有效性评价指标为超滤速率。

以下举例内容仅供参考：如果某被试产品采用非劣效试验设计，由于超滤速率为高优指标，故试验对应的研究假设为：

$$H_0: \mu_T - \mu_C \leqslant -\Delta$$

$$H_1: \mu_T - \mu_C < -\Delta$$

所使用的样本量计算公式为：

$$n = \frac{2\left(Z_{1-\alpha} + Z_{1-\beta}\right)^2 \sigma^2}{\left[\Delta - \left(\mu_C - \mu_T\right)\right]^2}$$

其中：

（1）μ_T 和 μ_C 分别为试验组和对照组预期超滤速率，通常，$\mu_T \leqslant \mu_C$。

（2）Δ 为非劣效界值，且 $\Delta > 0$；

（3）σ 为两组疗效指标的合并标准差；

（4）$Z_{1-\alpha}$、$Z_{1-\beta}$ 代表标准正态分布分位数，α 取单侧 0.025，β 取 0.2；

以上样本量计算公式仅适用于试验组与对照组样本量比例为 1:1 的情况。

针对不同受试者体重进行样本量估计如下：

（1）受试者体重 >40kg 的血液浓缩器，根据前期探索性研究结果，假设对照组超滤速率为 110ml/min，试验组超滤速率水平与对照组相当，两组超滤速率的合并标准差为 22ml/min，两组产品超滤速率最大差距不超过 10ml/min 时认为试验组产品非劣于对照组产品，在检验显著性水平取单侧 0.025，把握度 80% 时，每组需要入选 76 例受试者（试验组和对照组共计 152 例）；考虑 10% 脱落率，每组需要入选 85 例受试者（试验组和对照组共计 170 例）。

（2）受试者体重 ≤40kg 的血液浓缩器，根据前期探索性研究结果，假设对照组超滤速率为 28ml/min，试验组超滤速率水平与对照组相当，两组超滤速率合并标准差为 10ml/min，两组产品超滤速率最大差距不超过 6ml/min 时认为试验组产品非劣于对照组产品，在检验显著性水平取单侧 0.025，把握度 80% 时，每组需要入选 45 例受试者（试验组和对照组共计 90 例）；考虑 10% 脱落率，每组应入选 50 例受试者（试验组和对照组共计 100 例）。

病例数应尽量在各体重组间（体重 <10kg，10kg≤体重 <20kg，20kg≤体重 <30kg，30kg≤体重 ≤40kg）均衡分布，建议每组不得少于 10 例受试者。

为了保证受试者的安全性和数据的完整性，建议采用中央随机系统，以备监管部门跟踪稽查全部参与试验病例。

5. 临床试验统计处理方法

数据分析时应考虑数据完整性，所有签署知情同意并使用了受试产品的试验对象必须纳入最终的统计分析。分析受试者退出或脱落的严重程度和产生原因。数据剔除或偏倚数据的处理必须有科学依据和详细说明，并应进行灵敏度分析，以评价其对研究结果的影响。

数据分析应采用国内外公认的统计分析方法。试验方案应明确统计检验的类型、检验假设、判定疗效有临床意义的界值（非劣效界值）等，界值的确定应有依据。

描述性分析：计数资料采用频数和构成比描述；计量资料采用均数、标准差、最大值、最小值、中位数、第25及第75分位数描述。

疗效分析时不能仅报告 p 值，还应给出组间疗效的差异及其95%置信区间的估计，并作统计学检验。

安全性评价：按试验组和对照组分别描述治疗前正常、治疗后异常例数及所占比例。不良事件用不良事件发生例数及发生率进行描述，并对此比例进行 χ^2 检验或 Fisher 精确概率法检验。应对所有试验过程中发生的不良事件进行评价，并描述其种类、发生频率以及与被验证器械的关系。

6. 统计分析结果

统计分析应基于所有临床试验数据分析得出，并用于撰写临床试验报告。统计分析结果应至少包括但不限于临床试验完成情况、人群基线描述、疗效/效果评价及安全性评价等。对所有试验对象进行安全性评价分析，不能遗漏任何不良事件（包括试验前正常、试验后异常并有临床意义的实验室指标等）。脱落病例应列表逐例陈述脱落时间、原因等。主要疗效指标缺失时按最差值法（WOCF）进行填补。

7. 临床报告

提交各分中心临床试验小结。建议根据统计分析结果撰写并出具临床试验报告。其中应提供患者一般资料（性别、年龄、体重等）。临床报告内容包括：试验对象资料、试验方法、评价方法和标准、试验结果和结论、副反应、不良事件、并发症及其处理、适用范围、禁忌症和注意事项、存在问题及改进意见等。

临床试验报告应与研究方案保持一致。报告所有不良事件发生时间、原因、具体表现、后果及与试验用器械的关系，对于所采取的处理措施需予以明确。无论是预期还是非预期不良事件，都应如实记录和报告。对因不良事件而中止研究以及出现重度或严重不良事件的病例，加以特别的注明。临床报告中的统计分析结果建议经统计学专家审核确认。

（五）产品风险分析资料

应包含风险分析、风险评价、风险控制措施的实施和验证结果、剩余风险可接受性评定等文件。

可参考 YY/T 0316《医疗器械 风险管理对医疗器械的应用》制订文件。生产企业要成立风险管理小组，主要负责人担任组长。风险管理活动要贯穿产品设计、试生产、量产、上市后使用及产品处理的整个生命周期。要体现生产企业风险管理活动计划的完整性，尤其上市管理的风险分析与评价过程。对于上市前风险管理中尚未认知的风险，应在上市后开展信息收集，一旦发现异常及时进行风险评价，采取控制措施，更新风险管理文件。

剩余风险分析时，要注意风险控制措施新引入风险能转化为可接受风险，方能认为风险受控。血液浓缩器必须

进行风险与收益分析，收益大于风险时方可接受。同时提供血液浓缩器产品上市前风险管理报告，此报告旨在说明并承诺：

– 风险管理计划已被正确地实施；

– 综合剩余风险是可接受的；

– 已建立产品上市后的追溯与临床应用信息收集制度。

应随风险管理报告一并附上包括风险分析、风险评价、风险控制概述管理资料。至少应包括：

1. 产品安全特征清单。

2. 产品可预见危险（源）及危险（源）分析清单〔说明危险（源）、可预见事件序列、危险情况和可能发生的伤害之间的关系〕。

3. 风险评价、风险控制措施以及剩余风险评价汇总表。

对于风险分析和管理概述，应包括一份风险总结，以及如何将风险控制在可接受程度的内容，同时附有相应的验证报告。

（六）产品技术要求

应当按照《医疗器械产品技术要求编写指导原则》（国家食品药品监督管理总局通告2014年第9号）的规定编制产品技术要求，技术指标应当不低于国家标准、行业标准要求，引用标准应当为现行有效版本。对企业宣称的所有技术参数和功能，应在产品技术要求中予以规定。

血液浓缩器产品的产品技术要求应参照 YY 0053 等标准，以及产品设计验证结果与临床应用相关报告与文献来制定。申报产品型号、规格划分尽量采用国家标准、行业标准的表示方法，所有产品的组件、材料对应关系应明确，不用"系列"、"等"含糊用词。

1. 产品型号/规格及其划分说明

提供产品规格型号、结构组成示意图，列明各部件名称及制造材料（准确化学名称、金属牌号及常用名）、最大使用正负压力、灭菌方法、有效期、包装材料等要求。应明确各型号产品之间的区别。同时规定血液浓缩器原材料不得人为添加已列入相关法规及指令禁止的或未经毒理学评估的物质。

2. 性能指标

（1）物理特性

① 血液浓缩器尺寸、外观、结构密合性、血室密合性、接头、有效期等指标。如产品带有涂层，建议补充涂层相应要求，如成分和比例信息、性能特性、覆盖度、稳定性等规定。如包含特殊组件、结构和功能，应规定组件、结构的尺寸、性能要求、特殊功能的规定和检测方法。

② 使用特性 筛选系数、超滤率、血室容量、血室压力降等。

（2）化学性能要求

血液浓缩器可选择金属离子、化学物残留（如适用）、紫外吸光度、还原物质、酸碱度、蒸发残渣等项目，环氧乙烷灭菌产品应有环氧乙烷残留量规定。

（3）其他要求

根据血液浓缩器与人体接触方式及时间等，规定无菌、细菌内毒素、热原等其他要求。

3. 检验方法

有关行业标准、国家标准规定各个性能技术指标的检测方法，应作为各性能指标条款对应的检测方法。

4. 术语（如适用）

三、注册单元划分原则和检测要求

注册单元划分原则至少包括：以血液浓缩器推荐使用者体重 >40kg、≤40kg 为界，区分不同注册单元，分别提供注册申报资料。产品原材料、使用性能、关键或特殊生产工艺（包括灭菌工艺）等方面有差异的产品，分为不同注册单元，提供各自完整的注册申报资料。

典型性产品选择包含全部原材料和组件、结构最复杂、风险最高、使用性能可以覆盖本注册单元其他型号的产品，进行全项目注册检测。同一注册单元产品，建议至少对膜面积最大的型号进行全项目检测，同时再检测膜面积最小型号的物理性能。所有组件均应进行注册检测，特别是具有特殊结构、性能的组件。完成典型性产品检测后，同一注册单元其他型号可进行差异性检测。

四、产品说明书和最小销售单元的标签样稿

血液浓缩器产品说明书、标签和包装标识应符合《医疗器械说明书和标签管理规定》（国家食品药品监督管理总局令第 6 号）、YY 0053 等适用标准的要求。说明书注明适用范围，包含血液浓缩器适用人群的说明，列出不同型号产品推荐的适用患者体重范围。此外，还应注明最大使用正负压力、禁忌症、注意事项、灭菌方式、有效期、血液流向标识等添加蓝色文字。所有信息与临床评价结论和国家出台的规范性文件一致。

五、参考文献

1.《医疗器械监督管理条例》（中华人民共和国国务院令第 680 号）

2.《医疗器械注册管理办法》（国家食品药品监督管理总局令第 4 号）

3.《医疗器械说明书和标签管理规定》（国家食品药品监督管理总局令第 6 号）

4.《关于发布医疗器械临床评价技术指导原则的通告》（国家食品药品监督管理总局通告 2015 年第 14 号）

5.《关于发布医疗器械产品技术要求编写指导原则的通告》（国家食品药品监督管理总局通告 2014 年第 9 号）

6.《关于公布医疗器械注册申报资料要求和批准证明文件格式的公告》（国家食品药品监督管理总局公告 2014 年第 43 号）

7.《医疗器械通用名称命名规则》（国家食品药品监督管理总局令第 19 号）

8. YY 0053—2016《血液透析及相关治疗 血液透析器、血液透析滤过器、血液滤过器和血液浓缩器》

9. JIS T3250：2013《血液透析器，血液透析过滤器，血液过滤器及血液浓缩器》（日本标准协会）

10.《血液浓缩器审批标准的技术标准》（日本厚生劳动省，药食发 0301 第 8 号，2013 年）

11. YY/T 0316—2016《医疗器械 风险管理对医疗器械的应用》

12.《医疗器械临床试验质量管理规范》（国家食品药品监督管理总局、中华人民共和国国家卫生和计生委员会令第 25 号）

六、起草单位

国家食品药品监督管理总局医疗器械技术审评中心

无源植入器械

26 脊柱后路内固定系统注册技术审评指导原则

（脊柱后路内固定系统注册技术审查指导原则）

一、前言

脊柱手术目的是矫正脊柱畸形、缓解疼痛、稳定脊柱和保护神经，脊柱后路内固定术是主要治疗的手段之一，其手术中使用的脊柱后路内固定系统产品的安全性和有效性直接影响着疾病的治疗效果。本指导原则旨在指导为注册申请人对脊柱后路内固定系统产品的注册申报资料的准备及撰写，同时也为技术审评部门审评注册申报资料提供参考。

本指导原则系对脊柱后路内固定系统的一般要求，申请人应依据具体产品特性确定其中内容是否适用，若不适用，需具体阐述理由及相应的科学依据，并依据产品的具体特性对注册申报资料的内容进行充实和细化。

本指导原则是对申请人和审查人员的指导性文件，不涉及注册审批等行政事项，亦不作为法规强制执行，如有能满足相关法规要求的其他方法，也可以采用，但应提供详细的研究资料和验证资料。应在遵循相关法规和标准的前提下使用本指导原则。

本指导原则是在现行法规和标准体系以及当前认知水平下制定的，随着法规、标准体系的不断完善和科学技术的不断发展，本指导原则相关内容也将适时进行调整。

二、适用范围

本指导原则适用于大多数以脊柱融合为目的的板、棒和螺钉的脊柱后路经椎弓根内固定系统，通常由矫形棒或固定板、椎弓根螺钉、横连器、椎板钩、紧固器、连接器、垫片等组成，如胸腰椎钉棒固定系统、枕骨固定系统、椎弓根钉固定系统等。

本指导原则不适用于椎间融合器、人工椎体、人工椎间盘、棘突间固定系统、椎板固定系统等用于融合或非融合的医疗器械，不适用于非融合动态弹性固定系统。

本指导原则所包含的产品为脊柱固定系统中常见的医疗器械，不包含特殊脊柱固定产品/系统，如变直径矫形棒、PEEK 材料制成的弹性矫形棒、弹性非融合固定系统等产品。

本指导原则涉及的产品所用材料为 00Cr18Ni14Mo3 不锈钢、Ti6Al4V 钛合金、Ti6Al7Nb 钛合金、CoCrMo 合金、纯钛及与上述材料实质等同的临床广泛应用的金属材料。

本指导原则适用于境内外产品注册申报，也适用于增加型号规格、改变适用范围的许可事项变更注册。申报时提交资料具体按照《关于公布医疗器械注册申报资料要求和批准证明文件格式的公告》（国家食品药品监督管理总局公告 2014 年第 43 号）执行。

对于本指导原则不包含的脊柱后路内固定系统，可根据产品的具体设计原理、结构特征、生物力学特性及临床使用要求，参考本指导原则中的相关内容。

三、注册单元划分

脊柱后路内固定系统可按照实现某种临床预期用途的产品组合划分注册单元，亦可以关键组件作为注册单元进行申报：

（一）若按照实现某种临床预期用途的产品组合进行申报，脊柱固定系统主要包括如下注册单元：

1. 颈椎后路钉棒内固定系统。
2. 颈椎后路钉板内固定系统。
3. 胸腰椎后路钉棒内固定系统。
4. 胸腰椎后路钉板内固定系统。
5. 枕颈胸椎板棒内固定系统。
6. 颈椎后路板夹内固定系统。

主要组成材料不同的产品原则上应划分为不同的注册单元。作为单一整体组合使用的产品可以同一注册单元申报。对于必须在同一系统中使用的产品，即使是不同材料制成也可在同一注册单元中申报，如 CoCrMo 的矫形棒、钛合金的椎弓根螺钉、纯钛的顶丝组成的系统可以申报在同一注册单元中。

（二）若以主要组件为注册单元进行申报，该类产品主要包括如下注册单元：

1. 脊柱矫形棒。
2. 脊柱矫形钉/椎弓根螺钉。
3. 脊柱矫形固定板。

以组件申报的项目需要说明与其配合使用的产品、组成系统后的预期适用范围、适应证。

（三）对于在不同系统中可通用的组件，建议按照如下方法进行申报：

1. 脊柱固定系统中的主要组件，如椎弓根螺钉、矫形棒、矫形板，可按照组件单独进行申报，或亦在不同的注册单元中与其他组件以系统进行申报（必须与其他组件构成不同的固定系统），该组件的编码、名称可在不同的注册单元保持相同。如该组件已在其他注册单元中通过了上市许可，可在本次申报资料中明确该注册证号。

2. 脊柱固定系统中的非主要组件，如垫片、连接器等，必须在不同的注册单元中与其他组件以系统进行申报（必须与其他组件构成不同的固定系统），该组件的编码、名称可在不同的注册单元保持相同，如该组件已在其他注册单元中通过了上市许可，可在本次申报资料中明确该注册证号。

四、适应证

根据当前临床手术的应用情况及现有的认知水平，认为脊柱后路内固定系统主要适用于：

（一）颈椎后路固定系统主要适用于颈椎的退行性疾病（椎间盘疾病、小关节退变）、颈椎不稳（前移、脱位、半脱位等）、颈椎创伤（骨折、脱位、陈旧性骨折假关节形成）、椎管狭窄、畸形（即脊柱侧凸、后凸前凸）、肿瘤、颈椎翻修术等。

（二）胸腰椎后路固定系统主要适用于胸腰椎的退行性疾病（椎间盘疾病、小关节退变）、不稳（前移、后移、侧方移位等）、滑脱、创伤（骨折、脱位、陈旧性骨折假关节形成等）、椎管狭窄、畸形（脊柱侧凸、后凸、前凸）、肿瘤、感染（结核、化脓性脊柱炎、布病等）、胸/腰椎翻修术等；上述脊柱后路内固定系统的适用范围和适应证主要基于当前常规的临床使用状况，也是临床医生的普遍认知，适用于常见脊柱后路内固定系统，但未囊括所有的临床应用。由于受到设计理念、结构差异、固定方式、手术入路等方面的影响，可能在不同生产企业、不同产品、不同的固定系统会有差异，申请人应根据临床评价具体情况合理制定与产品相适应的适用范围。

（三）各组成系统均需明确具体的适应证和适用范围；应明确具体的使用部位（包括节段）、适应证和手术方式。

（四）适用范围的表述要求语句通顺、精练，符合中文语言表达规范，词语使用需准确、专业，忌用口头用语或夸大有效性和安全性的词汇。

五、研究资料

（一）产品基本信息介绍

1. 明确产品及组件的名称。对于非常规命名或包含特定功能的名称，应提供名称确定的依据及理由，产品名称应符合《医疗器械通用名称命名规则》、《医疗器械说明书和标签管理规定》及相关法规文件的有关要求。

2. 提供国内外同类产品动态分析，包括国内外同类产品的上市情况及与申报产品在工作原理、原材料、结构特征、预期用途等方面的对比情况，列出两者之间所有的异同点，以便于全面了解同类产品的国内外发展状况。

3. 提供申报产品的系统/组件清单，其中应包含序号、型号规格/编码、组件描述、主要尺寸、材料信息、特殊表面工艺、交付状态等产品的基本信息，例如表1。

表1　脊柱后路内固定系统组件列表

序号	型号规格/编码	产品描述	主要结构、组成、尺寸	材料及符合标准	特殊表面处理	交付方式
1	00001	万向椎弓根钉	$\emptyset = 5.5mm$，$L = 50mm$	GB/T 13810　TC4 钛合金	阳极氧化	灭菌
2	ZXB01	矫形棒	$\emptyset = 6.0mm$，$L = 50mm$	ISO 5832 – 3Ti6Al4V 钛合金	无	非灭菌

（1）型号/规格编码需要说明其划分的原则、明确其中的数字、字母各表示的涵义。

（2）明确组成系统的所有组件描述/名称，其应与注册申报产品的名称应有所区别，且其表述需在所有申报资料中保持完全一致。

（3）组件所用的材料牌号（或成分）、代号、等级及其符合的标准要求一一对应。

（4）明确各组件的表面状态及表面改性工艺，如是否经过了阳极氧化处理、涂覆涂层或其他表面改性处理工艺等。

（5）组件的交付状态，灭菌或非灭菌包装。

4. 提供每种类型组件的结构图，标注主要尺寸及公差，如棒的直径、长度及其公差，椎弓根钉的内径、外径、长度尺寸及其公差等等。

5. 明确各组件组成系统/子系统的立体结构图，并标注每个部件的示例；建议提供脊柱固定系统固定在脊柱模型上的放大照片和/或实体图。

6. 明确不同子系统、不同型号、规格之间的区别，提供产品各型号规格的划分原则。产品的子系统、型号、规格应根据人体的生理解剖结构和实际临床需求进行科学的归并和合理的分档。

7. 明确每种系统组成过程中需要重点关注的事项或方法。

（二）产品的主要生产工艺及控制

1. 详述产品的生产过程，提供生产工艺流程图。

2. 明确关键工艺和特殊工序，提供相关的验证或确认资料。如阳极氧化工艺、研磨工艺、喷砂、涂层制备工艺、清洗工艺、灭菌及包装工艺、不锈钢钝化工艺等。

3. 明确产品生产加工过程中各种加工助剂（如切削液、冷却液、抛光剂等）的使用情况及质量控制标准。

4. 明确产品的清洗过程，提供经清洗过程后加工助剂残留控制的验证资料。

5. 对于灭菌包装的产品，需明确包装材料、包装结构、包装工艺、灭菌方式、灭菌剂量。

（三）原材料控制及性能要求

生产脊柱后路内固定系统所用的原材料要按照《无源

植入物生产质量管理规范》的要求进行管理和质量控制，明确质量和技术要求，材料的相关性能要求所依据的标准或规范必须符合医疗器械行业规定的外科植入物用国际标准、国家标准、行业标准。

脊柱后路内固定系统常用的原材料标准有：

GB/T 13810 外科植入物用钛及钛合金加工材

GB 4234 外科植入物用不锈钢

ISO 5832 – 1 外科植入物 金属材料 第 1 部分：锻造不锈钢

ISO 5832 – 2 外科植入物 金属材料 第 2 部分：纯钛

ISO 5832 – 3 外科植入物 金属材料 第 3 部分：钛 – 6 铝 – 4 钒合金加工材

ISO 5832 – 11 外科植入物 – 金属材料 – 第 11 部分：钛 6 铝 7 铌合金加工材

ISO 5832 – 12 外科植入物 – 金属材料 – 第 12 部分：锻造钴 – 铬 – 钼合金

（四）产品性能的设计验证

1. 基本性能要求

（1）明确所有组件的表面质量，包括外观、表面缺陷、表面粗糙度。

（2）不锈钢产品材料的耐腐蚀性能。

（3）规定所有组件的硬度。

（4）规定矫形棒的抗拉强度。

（5）对于表面经过阳极氧化处理的产品，要进行氧化层成分表征及细胞毒性检测。

（6）构成系统的组件之间的配合性能。

（7）EO 灭菌残留量的确定依据、辐照灭菌剂量确定的依据。

（8）各组件的材料应明确具体的表征/测试方法，并提供相关的测试报告。

2. 机械性能

（1）试验的基本原则

对于产品注册的脊柱后路固定系统，建议申请人按照 YY/T 0857、YY/T 0961 和/或 YY/T 0119.1 – 5 试验方法对系统或组件进行机械性能的测试。应详述选择试验项目的理由。

机械性能试验时，建议在最恶劣条件下（例如：容易引起松动、不稳定或失效的系统环境）对组装后的最终产品进行试验。试验组件应是在设计、机械连接、材料以及制造过程中最恶劣条件下的结构。同时应该在试验报告中明确脊柱固定系统组装后作为最恶劣条件的确定依据、试验数据处理合理性的依据。应当对试验结果是否可满足临床使用进行说明。对于许可事项变更注册中增加了组件的产品，如果申请人认为无需进行系统或组件机械性能测试的，需要说明充足理由。如，新增的组件就是原系统中的一部分、新增组件与其他的部件有着相同的机械连接机制、新增的部件没有减弱系统任何部分的生物力学、新增的部件不会导致系统容易松动或失效等。否则，新增组件的性

能应参照 YY/T 0857、YY/T 0961 和/或 YY/T 0119.1 – 5 进行测试。申请人应详述选择试验项目的理由。

（2）推荐的机械性能试验项目

① 颈椎后路固定系统

静态轴向压缩弯曲试验；

动态轴向压缩弯曲试验；

静态扭转试验；

动态扭转试验。

② 胸腰椎后路内固定系统

静态轴向压缩弯曲试验；

动态轴向压缩弯曲试验；

静态扭转试验。

（3）试验内容

① 为了能够保证试验数据的科学合理性，使其结果具有统计学意义，动态试验样本量不能低于 6 组（个）、静态试验样本量不能低于 5 组（个）。

② 试验样本应选择在最恶劣条件下的样品，试验报告中应说明试样选择、加载模式和试验参数与环境条件的理由。

③ 试验建议选用对比法，对比试样可选用已在中国上市使用的同类器械，产品的材料、性能、结构、组成及适用范围应具有可比性。

④ 脊柱后路固定系统的动态疲劳结构试验通常按照 YY/T 0857 椎体模型上脊柱植入系统的静态与疲劳试验标准试验方法来进行。组件的动态疲劳结构试验通常按照 YY/T 0961、YY/T 0119.1 – 5 进行。

对于动态试验，可以采用 YY/T 0857 推荐的方法，得到载荷与循环次数（F/N）半对数关系曲线，从而确定产品五百万次循环的疲劳强度，建议用两个或多个样品对得到的疲劳极限进行验证。动态试验也可采用与上市产品进行比较的方法。

（4）试验报告

机械性能试验结束后，应该提供完整的试验报告，其中应至少包括：

① 试验样品的型号、规格、结构或子结构的说明。

② 组件结构或子结构符合最恶劣条件的理由和依据。

③ 详细的试验方法、步骤及试验装载示意图。

④ 选择加载模式的理由（例如：轴向、弯曲、扭转）。

⑤ 试验参数与环境条件的说明，以及选择该参数与环境条件的理由。

⑥ 试验原始数据、试验数据处理方法、试验结果。

⑦ 如果申报系统与进行试验的系统不同（例如：在雏形样本上进行试验），需要对试验结果与申报系统之间的相关性进行说明。

（5）试验结果的评价

申请人应明确试验结果满足临床使用需要的确定依据。

对于机械性能试验，要从生物力学角度评价其载荷大小、强度、疲劳强度能否满足临床使用的要求，亦可采用与同类已上市产品性能进行对照比较，但其结果和试验方

法要具有可对照性。

若无同类已上市产品性能进行对照比较，申请人应该根据试验结果对组件在体内预期情况及临床性能方面的影响进行讨论，评价可接受性。

（6）最差情况选择的建议

最恶劣条件下的脊柱固定结构，通常取决于产品的设计和试验的项目。不同的试验类型中最薄弱、最容易失效的组件也各不相同。进行试验的固定系统可选用有限元模拟方法分析最恶劣条件下的结构，可分析同一结构内的不同互连机构或同一互连机构在不同结构中的受力模型。对于典型的脊柱后路钉棒钩固定系统，建议选择对最小直径的弯棒和与之配合的最小直径螺钉作为最恶劣条件，进行静态和疲劳试验。对于含有横向连接器的脊柱内固定系统，建议在进行静态和动态压缩弯曲试验时使用包含横向连接器的脊柱内固定系统，在静态扭转试验使用移除掉横向连接器的脊柱内固定系统。此外，进行静态和动态试验时是否使用横向连接器，建议申请人提供充分的理由和依据。

3. 磨损性能

常见脊柱固定系统而言，通常没有必要通过试验来评估这些器械的磨损性能。但是如果出现下列情况，建议其提供相关的磨损试验报告：

（1）新型的结构设计，其增加了连接装置之间的磨擦系数或增加了连接装置不同组件之间的相对运动。

（2）组件或系统采用了非常规的金属材料、高分子材料或经过改性处理的常见金属材料或高分子材料。

（3）临床使用过程中，磨损碎屑引起的局部或全身炎症反应增加，或导致其他的并发症或不良事件出现的。

（4）变更注册中，改变了部分组件的结构、材料、连接方式引起了上述（1）和（2）发生的情况。

磨损试验建议采用对照试验，选择与申报产品具有相同材料、相同结构、相同技术特性、相同适应证的已经合法上市销售的器械进行平行对照试验，比较磨损试验结果。建议在试验之前和试验之后对脊柱系统进行称重，以对试验过程中的质量损失进行评估。同时对磨损碎屑进行评估和分析，应说明磨损微粒的特性（例如：微粒大小与形状分布、微粒数目和微粒的化学性质），并分析组件磨损表面的磨痕、磨光、变形或腐蚀情况。

4. 生物学性能

对于使用了符合临床使用证明可接受 GB/YY 标准的外科植入物用金属材料，且在生产加工过程中没有引入或导致新的生物学风险，可不再通过生物学试验对该产品进行生物学风险评价，只需要明确生产过程中对生物学风险的控制，评价其对最终产品生物学风险的影响即可。生物学风险被临床所接受的外科植入物用材料具体详见 YY 0341 附录 B。

对于表面经过阳极氧化的钛合金、纯钛制成的产品，需要明确阳极氧化的类型（着色阳极氧化或微弧氧化），具体的阳极氧化工艺（具体包括电解液、电流、电压、氧化前后的具体工艺流程和组件的表面状态、清洗方法、残留

检测方法等），并对材料的基体和阳极氧化层的成分进行化学表征。此外，在体外试验中要对上述产品进行细胞毒性试验，结果应满足相应的要求。

5. 灭菌性能

灭菌产品应参照《无源植入性医疗器械货架寿命申报资料指导原则》提供产品有效期（货架寿命）的验证资料。鉴于本指导原则涉及的产品为金属材料产品，仅要求对包装系统的性能稳定性进行验证。不同包装、不同灭菌方式的产品应分别提供验证资料。灭菌验证资料中需要明确灭菌产品的包装材料、包装工艺及方法、加速老化试验或/和实时老化试验报告。加速老化试验中应明确试验温度、湿度、加速老化时间的确定依据；老化试验后需要对包装完整性和包装强度的评价试验，如染色液穿透试验、气泡试验、材料密封强度试验、模拟运输等；若申请人提供其他医疗器械产品的灭菌验证资料，则应提供其与本次申报产品在原材料、灭菌方法、灭菌剂量、包装材料、包装工艺、包装方式及其他影响阻菌性能的因素方面具有等同性的证明资料。

对于经辐照灭菌的产品，需明确辐照剂量及相关的验证报告，具体的剂量确定依据可参照国标 GB 18280 或 ISO 11137《医疗保健产品 - 灭菌确认和常规控制要求 - 辐射灭菌》。对于经环氧乙烷灭菌的产品，需提供灭菌结果确认和过程控制报告，具体可参照国标 GB 18279—2000 或 ISO 11135《医疗器械 - 环氧乙烷灭菌 - 确认和常规控制》。

非灭菌包装的终产品，应明确推荐采用的灭菌方法并提供确定依据，建议根据 WS310.2 医院消毒供应中心 - 第 2 部分 - 清洗消毒及灭菌技术操作规范。

6. 产品有效期（货架寿命）确定依据

产品有效期的确定应该建立在科学试验的基础上，如稳定性试验，其目的是考察产品在温度、湿度、光线的影响下随时间变化的规律，为产品的生产、包装、贮存、运输条件提供科学依据，同时通过试验建立产品的有效期。因此，生产者在申报产品注册时应提供产品有效期（包括产品性能稳定性和无菌状态持续性的保证期限）的验证报告及内包装材料信息；若产品无有效期要求，也应当阐述无有效期要求的理由。

7. 使用寿命的设计验证

对于脊柱内固定系统，建议在其实现预期的临床使用目的后，从人体内移除。当然，根据不同的患者的身体条件、生活要求、年龄范围、临床症状等实际情况，医生可决定脊柱后路内固定系统是否需要取出。如果产品在临床使用中存在永久植入人体，不再移除的情况，产品的使用寿命中应考虑上述情况，分析其所在的风险，并在说明书注意事项中明确其相关的注意事项及存在的风险。

8. MRI 相容性测试

如申请人对申报产品进行了 MRI 相容性的相关验证，应根据研究报告，列出 MRI 试验设备、磁场强度、比吸收率（SAR）等试验参数及温升、位移力及伪影评估结果。如申请人未对申报产品进行 MRI 相容性的相关验证，应重

点明确该产品尚未在磁共振（MRI）环境下对该产品的温升、移位状况及伪影进行测试评估。并在说明书的警示中注明相关内容，提示其存在的风险。

六、产品技术要求

脊柱后路内固定系统产品的技术要求应按照《医疗器械产品技术要求编写指导原则》《医疗器械注册管理办法》及相关的规范文件、产品相关标准进行编写，要包括产品名称、产品型号/规格及其划分说明、性能指标、检验方法、术语、附件等相关内容，具体格式详见《医疗器械产品技术要求编写指导原则》附件。

（一）产品名称

产品名称应使用中文，并与申请注册中文产品名称相一致，名称应能涵盖所申请的所有组件，名称要符合相关的法规和文件要求。对于固定系统申报产品的通用名称可在其中体现使用部位、手术入路、主要组件等通用信息，如胸腰椎后路椎弓根钉固定系统、胸腰椎后路板棒内固定系统等。对于以组件申报的产品直接使用该组件的通用名称即可，如矫形棒、椎弓根螺钉、矫形板等。

（二）规格及其划分说明

不同的系统、不同的组件、不同型号、不同规格之间都应体现出其彼此的差别。如其中包含字母、数字、字符，均应说明各自代表的含义。

（三）产品的基本信息

（1）明示产品的组成、各组成部分的材料牌号及符合的国家标准、行业标准、国际标准。

（2）提供各组件及系统的结构图并标识特征参数。

（3）提供矫形板长度、宽度、厚度的具体标称值及公差、接骨板的孔数；椎弓根螺钉、矫形棒的长度、直径的具体标称值及公差；其他组件的主要尺寸及公差。

（4）明确产品的交付状态，如为灭菌产品应明确灭菌方式及有效期。

（5）基本性能要求可参考 YY 0341。

（四）性能要求

脊柱后路内固定系统产品的性能指标是指最终产品的物理、化学、力学等临床前性能，可不包括原材料及其他产品研发过程中的评价性项目。脊柱后路内固定系统的性能要求制定应参考相关国家标准/行业标准并结合具体产品的设计特性、预期用途和质量控制水平且不应低于产品适用的强制性国家标准/行业标准。

相关的产品标准有：

YY 0340 外科植入物 基本原则

YY/T 0640 无源外科植入物 通用要求

YY 0341 骨结合无源外科金属植入物通用技术条件

YY/T 0857—2011 椎体切除模型中脊柱植入物试验

方法

YY/T 0119.1 脊柱内固定系统 第1部分 通用要求

YY/T 0119.2 脊柱内固定系统 第2部分 金属脊柱螺钉

YY/T 0119.3 脊柱内固定系统 第3部分 金属脊柱板

YY/T 0119.4 脊柱内固定系统 第4部分 金属脊柱棒

YY/T 0119.5 脊柱内固定系统 第5部分 金属脊柱螺钉静态和疲劳弯曲强度的测定试验方法

对于推荐性标准或强制性标准的推荐性条款，建议申请人在产品技术要求中参考使用，如选择其他性能要求及试验方法，需说明其等同性和合理性，并提供相关的支持性资料。如认为申报产品不适用于相关推荐性标准或强制性标准的推荐性条款，需说明理由并提供相关的支持性资料。对于变更注册的产品，如果产品未发生实质性变化或变化的部分未削弱脊柱后路内固定系统组件或整体的性能，且产品在上市期间未发生与产品质量相关的不良事件，可不采用推荐性标准或强制性标准的推荐性条款，其余情况建议参照注册产品执行。

脊柱内固定产品的基本技术要求有：

1. 产品的化学成分和显微组织，具体内容可参照外科植入物用材料标准，详见技术报告部分。

2. 基本理化性能，如：表面质量（外观、表面粗糙度、表面缺陷）、不锈钢产品耐腐蚀性能，具体内容可参见 YY 0341 标准。

3. 产品重要部位尺寸和公差。

4. 产品的力学性能，如：硬度、矫形棒的抗拉强度。

5. 组件之间的配合性能。

6. 灭菌产品的无菌性能，如是 EO 灭菌应规定残留量。

产品性能要求要具体明确，具有详细的内容。性能指标要与技术报告中保持一致，可接受标准的确定依据要充分、合理，既要考虑临床的使用要求，也要考虑同类已上市产品的对比情况。

（五）试验方法

试验方法的制定应与相应的性能指标相适应，应优先考虑采用公认的或已颁布的标准检验方法。对于申请人自行制定的试验方法内容应详实、步骤清晰，同时需保证具有可重现性和可操作性，必要时可附相应图示进行说明，文本较大的可以附录形式提供。

七、注册检验

在产品的注册检验之前，选择的样品要具有典型性，可以代表其他产品的安全性和有效性。产品的典型性选择要考虑产品使用的材质、生产加工工艺、技术性能要求、结构特征、配合使用产品、组件之间的连接方式、交付状态等产品的固有特性，也要考虑产品的预期用途、生物受力环境及检测的具体试验项目。通常需要综合考虑相关因素，确定产品的典型性，如利用有限元模拟分析。

按照产品技术要求规定的数值和试验方法，提供注册检验报告；提供检测机构出具的注册产品标准预评价表。

八、风险分析报告

提供产品上市前对其风险管理活动进行全面评审所形成的风险管理报告，此报告旨在说明并承诺风险管理计划已被适当地实施、综合剩余风险是可接受的、已有恰当的方法获得与本产品相关和出厂后的流通与临床应用的信息。

根据 YY/T 0316《医疗器械 风险管理对医疗器械的应用》，充分识别脊椎后路内固定系统的设计、原材料、生产加工过程、产品包装、灭菌、运输、贮存、使用等产品生命周期内各个环节的安全特征，从能量危害（若涉及）、生物学危害、环境危害、有关使用的危害、由功能失效、老化及存储不当引起的危害等方面，对产品进行全面的风险分析，并详述所采取的风险控制措施。

风险管理报告应包括风险分析、风险评价、风险控制等产品风险管理的相关资料。至少应包括产品安全特征清单、产品可预见的危害及危害分析清单〔说明危害、可预见事件序列（即危害成因分析）〕、危害处境和可能发生的损害之间的关系、风险评价、风险控制措施以及剩余风险评价汇总表。

风险管理报告及相关资料的要求可参考附录《脊柱后路内固定系统产品风险管理资料要求》。

建议申请人在风险分析过程中要考虑与手术工具配合使用风险、材料加工过程风险、产品结构设计风险、临床使用时植入物松动风险、断钉、断棒风险、灭菌风险等常见风险，确保受益的最大化，风险的最小化。

九、临床评价资料

脊柱后路内固定系统产品的临床评价可参考《医疗器械临床评价技术指导原则》具体进行。对于通过同品种医疗器械临床数据进行临床评价的，可参照《医疗器械临床评价技术指导原则》的第五项内容进行评价。

对于需要进行临床试验的，应当按照医疗器械临床试验质量管理规范的要求，在取得资质的临床试验机构内进行。提交的临床评价资料应当包括临床试验协议、临床试验方案和临床试验报告。开展临床试验研究时，在临床试验方案制定中建议考虑以下因素，包括但不限于：

（一）临床试验单元

根据申报产品的材质、手术入路、结构特征、使用部位、组件匹配的不同，具体参考临床注册单元的划分。

（二）入选、排除、退出标准

受试者应从需要进行脊柱后路内固定手术患者中选出。申请人及临床试验机构应根据申报产品的设计特征及适用范围制定受试者的入选/排除/退出标准，不符合所有入选标准或者符合任何一项排除标准的患者应被排除。通过入选标准确定临床验证的目标人群，需同时兼顾目标人群的

同质性及代表性。

1. 入选标准的考虑因素
（1）年龄范围；
（2）性别；
（3）骨骼情况；
（4）疾病原因；
（5）具体适应证。

2. 排除标准的考虑因素
（1）患者精神上无能力或者不能理解参与研究的要求；
（2）预计无依从性；
（3）已知患者对一种或多种植入的材料有过敏史；
（4）骨骼成熟度；
（5）局部部位或全身存在活动性感染病灶；
（6）妊娠或哺乳期妇女；
（7）受试者合并的其他疾病限制其参加研究，不能依从随访或影响研究的科学性完整性；
（8）拒绝签署知情同意书。

3. 退出标准
（1）受试者撤回知情同意书；
（2）研究者认为不再适合继续进行临床试验者；
（3）在临床验证期间妊娠的妇女；
（4）受试者死亡；
（5）受试者失访；
（6）申办者要求终止试验。

（三）退出受试者的处理

1. 记录最后一次生命体征、术后情况和局部体征检查、影像学资料和不良事件等。

2. 将终止试验的时间和原因详细记录在病例报告表上。

3. 对因不良事件而终止试验的受试者必须随访至不良事件得到解决或稳定。

4. 医疗器械临床试验质量管理规范规定的其他相关事宜。

（四）临床试验评价指标

1. 主要评价指标
主要评价指标：（1）术后 24 周（至少）观察正侧位、前屈后伸位 X 线片和矢状面重建 CT，评价受试产品变形、移位、松动、断裂情况；（2）通过动力位相评价固定节段的稳定性（椎间角差值不超过 3 度、水平滑移差值为 0）。

"有效"定义为同时满足上述（1）和（2）两部分内容。

2. 次要评价指标
（1）根据上述影像学资料判定固定节段融合或骨折愈合情况（有连续骨质通过）。
（2）术后 6 个月 JOA 评分改善率（即：JOA 评分达到优、良的比例）。具体评分参见颈椎和腰椎的 JOA 评分方法。
（3）SF – 36。

（4）ODI。

（5）SRS 脊柱畸形。

（五）临床试验设计类型

考虑产品为脊柱内固定系统，是长期植入物，属于较高风险医疗器械，为了保证试验结果的真实客观性和可比性，建议采用具有良好对照的前瞻性的随机对照临床试验。

如果采用非随机平行对照研究，在疗效评价时，有可能由于基线不均衡而导致无法客观的评价试验结果，申请人应提供充分的理由解释结果的客观性和真实性。

如有证据表明同类脊柱后路内固定系统在实际临床使用中表现良好，且本次申报产品在研发及生产过程中未发生实质变化，仅在外形设计、产品表面处理等方面进行少许改进或进行仿制，可在该类产品注册申报临床试验中应用单组目标值法，即该试验设计不设立对照组。当然，也可根据产品的特点及实际临床情况，选择随机平行对照试验。

（六）临床试验持续时间与随访时间点

临床试验的持续时间取决于所有安全性和有效性数据的获得，至少随访至 24 周以上。应在术后 7 天内、6 周、12 周、24 周进行临床随访评估，收集相关的临床研究数据，如术后即刻的 X 射线平片，每次随访包括患者主诉、体格检查、X 线平片、JOA 功能评分、ODI 评分、SF－36 评分、SRS 评分以及指导患者功能康复等内容。功能评分可在至少术前、12 周及 24 周以上时间点进行；正侧位 X 片影像学资料可在术前、1 周内、12 周及 24 周以上时间点进行；动力位相 X 线片及 CT 可在术前及 24 周以上时间点进行。

（七）对照产品的选择（如适用）

对照产品应选择目前临床正广泛使用的、对相应适应证的疗效已被证实并得到公认的来源于同一厂家生产的同一系统产品。对照产品的材料、设计、适应证与试验产品具有可比性。应提供对照产品的选择依据。

（八）样本量的估算

应提供样本量足以评价所申报产品安全性和有效性的统计学证据，包括以下内容：对照组与试验组主要评价指标相同试验条件（同样的适应人群、治疗时间、随访时间等）下的预期疗效、预期的组间差异、显著性水平（α）、把握度（β）、预期失访率、所用到的样本量计算公式、所有的计算过程及使用的统计学软件、引用的参考文献等。

若进行随机对照非劣效试验，则需明确对照产品预期疗效和临床认可的非劣效界值；申请人应根据各自产品的性能指标选择对照品，并采用经典的统计学方法及国内外公认的统计学软件计算样本量。例如：假设某随机对照非劣效临床试验，根据文献报道：其对照品的有效率为 95%、临床认可的非劣效界值为 10%，则在双侧显著性水平 0.05、把握度 80%、脱落率 20% 时，每组需要 89 例。

决定样本量的关键因素有：研究类型、主要评价指标、

对照组与试验组主要评价指标的预期疗效、非劣效界值或目标值、显著性水平（α）、把握度（β）、预期失访率等。

若进行单组目标值试验，则需明确试验产品预期疗效和临床认可的目标值。申请人应提供样本量足以评价该类产品安全性和有效性的统计学依据，包括以下内容：同类产品临床认可的主要评价指标的目标值、受试产品主要评价指标的预期疗效、Ⅰ型误差 α、Ⅱ型误差 β；所用到的样本量计算公式；失访率的合理估计；使用的统计软件；引用的参考文献等。例如：行业认可的该类产品的目标值为 85%，当双侧显著性水平 α 取 0.05，β 取 0.2，按照经典的统计学公式，若申报产品术后六个月的预期疗效假设为 95%，纳入临床试验的受试者病例数至少为 75 例，假设 20% 的失访率，则受试者病例数至少为 90 例。

（九）人口统计学和基线特征

1. 人口统计学资料：如性别、年龄、民族、身高、体重等。

2. 临床疗效相关的基线数据：考虑因素包括疾病的节段和程度、临床分类、疾病亚组等。

3. 既往病史：是否有骨质疏松、营养不良（钙、磷、蛋白质、铁）、贫血、激素缺乏（生长激素、甲状旁腺素等）、放射治疗、吸烟、嗜酒、手术史、糖尿病史等。

（十）统计分析方法

应明示具体的统计分析方法以及统计分析软件及版本。

数据分析时应考虑数据的完整性，所有签署知情同意并使用了受试产品的受试者必须纳入分析。数据的剔除或偏移数据的处理必须有科学依据和详细说明。

临床试验的数据分析应基于不同的分析集，通常包括全分析集（Full Analysis Set，FAS）、符合方案集（Per Protocol Set，PPS）和安全集（Safety Set，SS），研究方案中应明确各分析集的定义。全分析集中脱落病例，其主要研究终点的缺失值的填补方法等应在方案中事先予以说明，并进行不同分析策略的灵敏度分析，以评价缺失数据对研究结果稳定性的影响。

主要研究终点指标的分析应同时在全分析集和符合方案集上进行；安全性指标的分析应基于安全集。

临床试验数据的分析应采用国内外公认的经典统计分析方法。临床试验方案应该明确统计检验的类型、检验假设、判定疗效有临床意义的界值（非劣效界值）等，界值的确定应有依据。

对于主要研究终点，统计结果需采用点估计及相应的 95% 可信区间进行评价。不能仅将 p 值作为对主要研究终点进行评价的依据。

对验证期间发生的所有不良事件的种类、严重程度、发生频率及与验证产品的关系将列表描述。

申办者应提供基于所有临床试验数据的统计分析报告，以便临床试验牵头单位根据此报告撰写临床试验总结报告。

十、产品说明书、标签标识

1. 产品说明书、标签和包装标识应符合国家食品药品监督管理总局发布的《医疗器械说明书和标签管理规定》要求，还应符合相关国家标准、行业标准的要求。

2. 产品临床适用范围/适应证、禁忌证、注意事项应依据临床评价或临床试验/验证的结果进行确定。

3. 产品有效期、从人体取出的期限、灭菌产品采用的灭菌方法、非灭菌产品推荐采用的灭菌方法等信息应与研究资料所述一致。

4. 说明书的警示中注明 MRI 内容，明确相关的试验结果，提示其存在的风险。

十一、指导原则起草单位

国家食品药品监督管理总局医疗器械技术审评中心

附录1 脊柱后路内固定系统风险管理资料要求

一、总体要求

应提供产品上市前对其风险管理活动进行全面评审所形成的风险管理报告以及相关的产品风险管理资料。该风险管理报告应说明：（1）风险管理计划已被适当地实施；（2）综合剩余风险是可接受的；（3）已有恰当的方法获得与本产品相关和出厂后流通与临床应用的信息。

除此之外，风险管理报告还应扼要说明：（1）在产品研制的初期阶段，对风险管理活动的策划及所形成的风险管理计划；（2）说明已识别了产品有关的可能危害，并对其危害产生的风险进行了估计和评价；（3）在降低风险措施方面，考虑了相关安全标准和相关产品标准，并有针对性地实施了降低风险的技术和管理方面的措施；（4）通过产品的成分、性能等测试、生产工艺的确认及验证、相关文件的审查、试生产等活动对风险控制措施的有效性实施验证；（5）应对产品的安全性做出承诺。

风险管理报告应由最高管理者（法人）或其授权的代表签字批准。

二、风险管理报告及风险管理资料内容

（一）职责权限

应明确参与风险管理活动的成员，包括风险分析人员、风险评价人员、风险控制措施制定人员及验证人员、风险管理过程评审人员以及风险管理报告的编制及审批人员，他们可能是同一组人，应列出其姓名、职务及责任范围。其成员应具有与风险管理任务相适应的知识和经验。

（二）产品描述

（1）通过结构图、图表和文字描述等形式表征产品的型号规格、组件以及关键部位；

（2）各组件的材料牌号；

（3）各型号产品的具体适用部位（如颈椎、胸椎、腰椎等）；

（4）生产工艺流程；

（5）适用的国家标准、行业标准、国际标准。

（三）产品的安全特征判定

应按照 YY/T 0316《医疗器械 风险管理对医疗器械的应用》附录 C 提示的问题，针对实际情况对产品的安全特征作简明描述。产品如存在附录 C 提示以外的可能影响安全特征的情况，也应做出说明。最终形成一份《产品安全特征清单》。

（四）产品的可能危害判定

应在《产品安全特征清单》的基础上，系统地判定产品在正常和故障两种条件下的可预见危害。并对危害的成因及后果进行分析，即说明危害、可预见事件序列、危害处境和可能发生的损害之间的关系。形成一份产品可预见的危害及危害分析清单。

（五）对危害清单中每一危害处境下的风险进行风险估计和风险评价

应明确风险可接受准则，并对损害发生的概率和损害的严重程度予以明确定义；产品国家标准、行业标准中如涉及了相关风险的可接受准则，该准则应作为所确定的风险可接受准则之一，除非有证据证实其特定风险的可接受准则不必符合相关标准。应依据风险可接受准则对危害清单中每一危害处境下的风险进行风险估计和风险评价。

风险评价的结果可以记入《风险评价、风险控制措施以及剩余风险评价汇总表》中。

（六）降低风险的控制措施

应对经风险评价后不可接受的或考虑可进一步采取措施降低的风险实施降低风险的控制措施。在制定降低风险的控制措施方案时，应充分考虑产品国家标准、行业标准中有关降低风险的措施。应确保降低风险的控制措施在研制初期得到有效的输入，并应对措施的有效性实施验证。

（七）申请人应对采取降低风险的控制措施后的剩余风险以及是否会引发新的风险进行评价

以上降低风险的控制措施、控制措施的验证、剩余风险评价等信息可以记入《风险评价、风险控制措施以及剩余风险评价汇总表》中。

（八）结论

应对综合剩余风险是否可接受给出结论性意见，并对已有恰当的方法获得与本产品相关和出厂后流通与临床应用的信息进行阐述并做出承诺。

附录2　胸腰椎 JOA 评分表

评分项目		评分标准		得分
下腰痛	1	无任何疼痛	3	
	2	偶然稍微疼痛	2	
	3	频发的稍微疼痛或偶发严重疼痛	1	
	4	频发或持续的严重疼痛	0	
腿部的疼痛和/或者麻木感	1	无任何疼痛	3	
	2	偶然的稍微疼痛	2	
	3	偶然的稍微疼痛或偶发严重疼痛	1	
	4	频发或持续的严重疼痛	0	
步态	1	正常	3	
	2	即使感肌肉无力，也可步行超过 500 米	2	
	3	步行小于 500 米，即出现腿痛，刺痛，无力	1	
	4	步行小于 100 米，即出现腿痛，刺痛，无力	0	
直腿抬高试验	1	正常	2	
	2	30 度~70 度	1	
	3	<30 度	0	
感觉障碍	1	无	2	
	2	轻度障碍（非主观）	1	
	3	明显障碍	0	
运动障碍	1	正常（肌力 5 级）	2	
	2	轻度无力（肌力 4 级）	1	
	3	明显无力（肌力 0~3 级）	0	
膀胱功能	1	正常	0	
	2	轻度受限	−3	
	3	明显受限（尿失留，尿失禁）	−6	

	严重受限	中等受限	无受限	
平卧翻身	0	1	2	
站立	0	1	2	
洗漱	0	1	2	
前屈	0	1	2	
坐位	0	1	2	
举重物	0	1	2	
行走	0	1	2	
评分日期：	总分			
JOA 总评分最高为 29 分，最低 0 分。分数越低表明功能障碍越明显。改善指数 = 治疗后评分 − 治疗前评分，治疗后评分改善率 = ［（治疗后评分 − 治疗前评分）/（满分 29 分 − 治疗前评分）］×100%。通过改善指数可反映患者治疗前后腰椎功能的改善情况，通过改善率可了解临床治疗效果。改善率还可对应于通常采用的疗效判定标准：改善率为大于 75% 时为临床控制，改善率大于 50%—75% 为显效，25%—50% 为有效，小于 25% 为无效				

附录3 颈椎 JOA 评分表

颈椎 JOA 评分				
1. 运动（8分）				评分
	A. 上肢运动功能（4分）			
		自己不能持筷或勺进餐 能持勺，但不能持筷 虽手不灵活，但能持筷 能持筷及一般家务劳动，但手笨拙 正常	0 1 2 3 4	
	B. 下肢运动功能（4分）			
		不能行走 即使在平地行走也需用支持物 在平地行走可不用支持物，但上楼时需用 平地或上楼行走不用支持物，但下肢不灵活 正常	0 1 2 3 4	
2. 感觉（6分）				
	A. 上肢			
		有明显感觉障碍 有轻度感觉障碍或麻木 正常	0 1 2	
	B. 下肢			
		有明显感觉障碍 有轻度感觉障碍或麻木 正常	0 1 2	
	C. 躯干			
		有明显感觉障碍 有轻度感觉障碍或麻木 正常	0 1 2	
3. 膀胱功能（3分）				
		尿潴留 高度排尿困难，尿费力，尿失禁或淋漓 轻度排尿困难，尿频，尿踌躇 正常	0 1 2 3	
总分				

说明：

术后改善率 = [（术后平分 − 术前评分）/（17 − 术前评分）] × 100%

改善率还可对应于通常采用的疗效判定标准：改善率为100%时为治愈，改善率大于60%为显效，25%～60%为有效，小于25%为无效。

27 金属接骨板内固定系统产品注册技术审评指导原则

（金属接骨板内固定系统产品注册技术审查指导原则）

一、前言

金属接骨板内固定系统作为骨科植入性医疗器械，是治疗骨折的主要手段之一，其安全性和有效性直接影响骨折的治疗效果。本指导原则旨在为申请人/生产企业进行金属接骨板内固定系统的注册申报提供技术指导，同时也为食品药品监督管理部门对注册申报资料的审评提供技术参考。

本指导原则系对金属接骨板内固定系统注册申报资料的一般要求，申请人/生产企业应依据具体产品的特性对注册申报资料的内容进行充实和细化，并依据具体产品的特性确定其中的具体内容是否适用。

本指导原则是对申请人/生产企业和审查人员的指导性文件，但不包括注册审批所涉及的行政事项，亦不作为法规强制执行，如果有能够满足相关法规要求的其他方法，也可以采用，但是需要提供详细的研究资料和验证资料。应在遵循相关法规和标准的前提下使用本指导原则。

本指导原则是在现行法规和标准体系以及当前认知水平下制定的，随着法规和标准的不断完善，以及科学技术的不断发展，本指导原则相关内容也将进行适时的调整。

二、适用范围

本指导原则涵盖的金属接骨板内固定系统适用于四肢骨（包括上肢带骨：锁骨、肩胛骨，自由上肢骨：肱骨、桡骨、尺骨、腕骨、掌骨、指骨，下肢带骨：髋骨、坐骨、耻骨；自由下肢骨：股骨、髌骨、胫骨、腓骨、跗骨、跖骨、趾骨）骨折内固定；由非锁定金属接骨板、非锁定金属接骨螺钉、锁定金属接骨板、锁定金属接骨螺钉和空心螺钉组成；由外科植入物用金属材料制成，包括纯钛、Ti6Al4V 钛合金、TC4 钛合金、TC4ELI 钛合金、Ti6Al7Nb 钛合金、00Cr18Ni14Mo3 不锈钢、00Cr18Ni15Mo3N 不锈钢、高氮不锈钢、锻造钴铬钼合金。本指导原则不适用特殊设计及创新设计的产品。

三、基本要求

（一）注册单元的划分

金属接骨板内固定系统可按照实现某种临床预期用途的产品组合划分注册单元，亦可以组件作为注册单元进行申报：

1. 若按照实现某种临床预期用途的产品组合进行申报，

金属接骨板内固定系统包括如下注册单元：

（1）直型非锁定金属接骨板系统：由直型非锁定金属接骨板、非锁定金属接骨螺钉组成。

（2）解剖型非锁定金属接骨板系统：由解剖型非锁定金属接骨板、非锁定金属接骨螺钉组成。

（3）角度型非锁定金属接骨板系统：由非锁定金属角度固定器、非锁定金属接骨螺钉组成。

（4）锁定型金属接骨板系统：一般由锁定金属接骨板、锁定金属接骨螺钉组成。若锁定金属接骨板包含非锁定螺钉孔型设计，该系统亦可包括与锁定金属接骨板的非锁定螺钉孔配合使用的非锁定金属接骨螺钉。锁定金属接骨螺钉包含一体式和组合式两种结构。

注：上述条款中非锁定金属接骨螺钉包括与金属接骨板配合使用的深螺纹螺钉、浅螺纹螺钉、实心螺钉、空心螺钉等，锁定金属接骨螺钉包括实心螺钉、空心螺钉、杆状螺钉、螺塞等型式。

2. 若以组件为注册单元进行申报，金属接骨板内固定系统主要包括如下注册单元：

（1）直型非锁定金属接骨板。

（2）解剖型非锁定金属接骨板。

（3）非锁定金属角度固定器。

（4）锁定金属接骨板。

（5）非锁定金属接骨螺钉。

（6）锁定金属接骨螺钉。

（7）空心螺钉。

（二）产品的技术资料

1. 提供产品的基本信息，包括：

（1）产品各型号、各组件、各关键部位（如接骨板的各种孔型、接骨螺钉的头部及螺纹部分等）的结构图。

（2）产品各组件的材料牌号及其符合的国家标准、行业标准、国际标准，材料牌号的描述应与其符合的标准一致。进口产品的材料牌号及符合标准不应超过原产国上市证明文件/说明书批准的范围。

（3）接骨板螺钉孔孔径的具体标称值及公差，接骨板长度、宽度、厚度、角度的具体标称值，接骨板螺钉孔的孔数。

（4）接骨螺钉直径的具体标称值及公差和长度的具体标称值。

（5）各型号产品的具体适用部位（如股骨近端、胫骨平台、股骨干等）。

2. 提供产品各型号规格的划分原则。

3. 对于改进型产品，应在设计原理、结构型式、特征尺寸、力学性能和预期用途等方面与中国境内已上市同类产品进行对比，以证明其具有相同的安全有效性。

4. 提供产品力学性能确定依据的研究资料，如金属接骨板弯曲强度和等效弯曲刚度；金属接骨螺钉最大扭矩和最大断裂扭转角；金属角度固定器压弯性能（压弯刚度和压弯强度）、侧板弯曲性能（弯曲刚度、弯曲强度和等效弯曲刚度）、角度固定器及侧板弯曲疲劳性能等确定依据的研究资料。

5. 明确产品从人体取出期限及其确定依据。

6. 关于产品生产工艺和过程控制

（1）详述产品的生产过程，提供生产工艺流程图。

（2）明确特殊过程和关键工艺，提供特殊过程的确认资料以及关键工艺的验证资料。如阳极氧化工艺验证资料中，对于经着色阳极氧化处理的产品，可通过表面元素分析法验证其氧化层未引入与基体材料不一致的新元素；对于经微弧阳极氧化处理的产品，可通过表面元素分析法验证其氧化层元素组成，应对引入的新元素提供质量控制要求；应通过适当的生物学试验方法（至少包括细胞毒性）来评估该工艺下产品的生物安全性。

（3）明确产品的清洗过程，提供经清洗过程后加工助剂残留控制的验证资料。

（4）明确原材料及生产工艺中涉及的各种加工助剂（如切削液、抛光剂等）的质量控制标准。

7. 灭菌产品应参照《无源植入性医疗器械货架寿命申报资料指导原则》提供产品货架寿命的验证资料。鉴于本指导原则涵盖的产品为金属材料产品，仅要求对包装系统的性能稳定性进行验证。对于不同包装、不同灭菌方式的产品应分别提供验证资料。

8. 明确非灭菌产品推荐采用的灭菌方法并提供确定依据。

9. 对于经辐照灭菌的产品，明确辐照剂量并提供确定依据；对于经环氧乙烷灭菌的产品，提供关键工艺参数的确定依据。

（三）产品的风险管理资料

根据 YY/T 0316《医疗器械 风险管理对医疗器械的应用》，充分识别金属接骨板内固定系统的设计、原材料、生产加工、包装、灭菌、运输、贮存、使用等生命周期内各个环节的安全特征，从能量危害（若涉及）、生物学危害、环境危害、有关使用的危害、因功能失效、老化及存储不当引起的危害等方面，对产品进行全面的风险分析，并详述所采取的风险控制措施。

提供产品上市前对其风险管理活动进行全面评审所形成的风险管理报告，此报告旨在说明并承诺风险管理计划已被适当地实施，综合剩余风险是可接受的，已有恰当的方法获得产品相关、出厂后流通和临床应用的信息。

风险管理报告应包括风险分析、风险评价、风险控制等产品风险管理的相关资料，至少应包括产品安全特征清单、产品可预见的危害及危害分析清单［说明危害、可预见事件序列（即危害成因分析）］、危害处境和可能发生的损害之间的关系、风险评价、风险控制措施以及剩余风险评价汇总表。

风险管理报告可参照附录《金属接骨板内固定系统产品风险管理资料要求》进行编制。

（四）注册产品标准

注册产品标准应符合相关国家标准、行业标准和有关法律、法规的相应要求。在此基础上，生产企业应根据产品的特点，制定保证产品安全、有效、质量可控的技术要求。注册产品标准中试验方法应依据有关国家标准、行业标准、国际标准制订，或应经过验证。

1. 相关国家标准、行业标准、国际标准举例

YY 0340 外科植入物 基本原则；

YY/T 0640 无源外科植入物 通用要求；

YY 0341 骨结合用无源外科金属植入物通用技术条件；

YY 0017 骨接合植入物 金属接骨板；

YY 0018 骨接合植入物 金属接骨螺钉；

YY/T 0856 骨接合植入物 金属角度固定器；

GB/T 13810 外科植入物用钛及钛合金加工材；

GB 4234 外科植入物用不锈钢；

ISO 5832 - 1 外科植入物 金属材料 第 1 部分：锻造不锈钢；

ISO 5832 - 2 外科植入物 金属材料 第 2 部分：纯钛；

ISO 5832 - 3 外科植入物 金属材料 第 3 部分：钛 - 6 铝 - 4 钒合金加工材；

ISO 5832 - 11 外科植入物 - 金属材料 - 第 11 部分：钛 - 6 铝 - 7 铌合金加工材

ISO 5832 - 12 外科植入物 - 金属材料 - 第 12 部分：锻造钴 - 铬 - 钼合金；

GB/T 14233.2 医用输液、输血、注射器具检验方法 第 2 部分：生物学试验方法

2. 产品相关信息

（1）明示产品的组成、各组成部分的材料牌号及符合的国家标准、行业标准、国际标准。

（2）提供各型号产品的结构图并标识特征参数。

（3）提供接骨板螺钉孔孔径的具体标称值及公差、接骨板长度、宽度、厚度、角度的具体标称值、接骨板螺钉孔的孔数；以及接骨螺钉直径的具体标称值和公差、接骨螺钉长度的具体标称值。

（4）提供接骨板孔型的俯视图和剖面图、接骨螺钉头部和螺纹部分的剖面图并标识重要部位尺寸。

3. 技术要求

（1）产品的化学成分和显微组织。

（2）不锈钢产品的耐腐蚀性能。

（3）产品的表面质量，包括外观、表面缺陷和表面粗糙度。

（4）产品重要部位尺寸和公差：接骨螺钉顶径和底径，

接骨板螺钉孔的孔径。

（5）产品的力学性能，如：

① 硬度。

② 金属接骨板弯曲强度和等效弯曲刚度。

对于符合 YY/T 0342《外科植入物 接骨板弯曲强度和刚度的测定标准》规定的金属接骨板，即接骨板的直型部分长度≥50mm、螺钉孔的孔距≥10mm、螺钉孔的孔数≥4，当接骨板螺钉孔的孔数为 4 或 5 孔时，最外孔距离接骨板边缘的距离≥10 mm，横截面弯曲的接骨板距中心平面的偏离量不超过接骨板宽度的 1/6 时，应规定其弯曲强度和等效弯曲刚度。对于不符合 YY/T 0342 标准规定的金属接骨板，应在注册产品标准中明示接骨板直型部分的长度、螺钉孔的孔距、螺钉孔的孔数，当接骨板为 4 或 5 孔时，明示最外孔距离接骨板边缘的距离，横截面弯曲的接骨板距中心平面的偏离量。

③ 金属接骨螺钉最大扭矩和最大断裂扭转角。

对于不同材料、不同螺纹型式、不同标称直径、不同头部型式（如球形、锥形、锁定型等）螺钉的最大扭矩和最大断裂扭转角应分别规定。

④ 金属角度固定器压弯性能（压弯刚度和压弯强度）、侧板弯曲性能（弯曲刚度、弯曲强度和等效弯曲刚度）、角度固定器及侧板弯曲疲劳性能。

（6）锁定型金属接骨板系统中锁定接骨板与锁定接骨螺钉的配合性能。

（7）灭菌产品的无菌性能。

（五）产品的注册检验

典型性产品的选择：在不同材料牌号产品应分别进行注册检验的前提下，在同一注册单元内：

（1）接骨板及接骨螺钉应分别进行注册检验。

（2）锁定接骨螺钉与非锁定接骨螺钉应分别进行注册检验。

（3）深螺纹螺钉、浅螺纹螺钉应分别进行注册检验。

（4）实心螺钉和空心螺钉应分别进行注册检验。

（六）产品的临床试验资料

1. 临床试验评价指标及判定标准

除受试产品本身的性能外，金属接骨板内固定系统的临床疗效受多种因素影响，如损伤严重程度、手术操作技术、术后功能锻炼等。因此，该类产品的疗效指标考察骨折的愈合情况，可不考察骨折累及部位的功能评分（如关节活动度、肌力等）和骨密度等指标。

（1）主要评价指标

以"产品有效率"为主要评价指标，将"产品有效"定义为同时满足以下要求：（a）骨折愈合评价标准：局部无压痛及纵向叩击痛，局部无异常活动；术后 24 周骨折部位正侧位 X 线片上骨折间隙模糊或消失，或者正侧位 X 线片上可见连续性骨痂越过骨折线；（b）术后 24 周受试产品无变形或断裂。

（2）次要评价指标

有效性指标：（a）手术复位内固定后骨折愈合时间；（b）手术医生对产品术中操作性能的评价；

安全性指标：随访期间应观察接骨板、接骨螺钉的变形、断裂、松动，以及骨折不愈合、延迟愈合等不良事件的发生情况。

2. 临床试验设计类型

鉴于该类产品在实际临床应用中表现良好，且在研发及生产过程中没有发生本质改变，仅在结构设计、表面处理等方面进行改进或仅仅进行仿制，可在临床试验设计中应用单组目标值法，即临床试验不设立对照组。

3. 临床试验持续时间与随访时间点

临床试验的持续时间取决于所有安全性和有效性数据的获得，应随访至骨折的临床愈合，至少为 6 个月。应在术后 7 天内、6 周、12 周、24 周进行临床随访评估。

4. 样本量的估算

申请人/生产企业应提供样本量足以评价该类产品安全性和有效性的统计学依据，包括以下内容：同类产品临床认可的主要评价指标的目标值、受试产品主要评价指标的预期疗效、Ⅰ型误差 α、Ⅱ型误差 β；所用到的样本量计算公式；失访率的合理估计；使用的统计软件；引用的参考文献等。例如：行业认可的该类产品有效率的目标值为 80%，当双侧 α 取 0.05，β 取 0.2，按照经典的统计学公式，若申报产品术后 6 个月的预期有效率假设为 95%，纳入临床试验的受试者病例数至少为 42 例，假设 20% 的失访率，则受试者病例数至少为 53 例；若申报产品术后六个月的预期有效率假设为 90%，纳入临床试验的受试者病例数至少为 108 例，假设 20% 的失访率，则受试者病例数至少为 135 例。

5. 人口统计学和基线特征

（1）人口统计学资料

如性别、年龄、民族、身高、体重等。

（2）临床疗效相关的基线数据

考虑因素包括疾病的阶段和程度、临床分类、疾病亚组，如骨折原因、骨折后至手术时间、骨折的临床症状观察和局部体征检查、骨折部位正侧位 X 线检查，软组织损伤类型（开放性/闭合性）、AO 分型（组、亚组、限定）等。

（3）既往病史

是否有骨质疏松、营养不良（钙、磷、蛋白质、铁等）、贫血、激素缺乏（生长激素、甲状旁腺素等）、放射治疗、吸烟、嗜酒、手术史、糖尿病史等。

6. 病例选择

通过入排标准确定临床试验的目标人群，需同时兼顾目标人群的同质性及代表性。

（1）入选标准的考虑因素

如年龄；性别；软组织损伤情况；受伤原因；骨折的 AO 分型；自愿参加临床验证并签署知情同意书等。

（2）排除标准的考虑因素

如骨髓炎；病理性骨折；骨折伴有严重的软组织损伤；骨折合并血管损伤；骨折合并骨筋膜室综合征；严重骨缺损；严重多发伤；研究者通过病史与骨折部位 X 线片判断存在骨质疏松；全身系统性疾病；使用化疗药物；接受放射治疗；系统性使用皮质类固醇激素；使用生长因子；长期使用镇静催眠药（连续使用 3 个月以上）；长期使用非甾体类消炎药（连续使用 3 个月以上）；一年内有酗酒；不能保证在骨折愈合期间戒烟；药物滥用；研究者判断不适合入选的其他情况（如：代谢性骨病、小儿麻痹后遗症等）等。

（3）不同部位骨折病例的纳入比例

对于直型非锁定金属接骨板系统、解剖型非锁定金属接骨板系统、角度型非锁定金属接骨板系统临床试验单元，建议下肢骨折病例的比例不低于 50%。

对于锁定型金属接骨板系统临床试验单元，建议使用直型、解剖型、角度型接骨板系统的病例各占一定比例，最少病例比例不低于 10%，同时下肢骨折病例的比例不低于 50%。

7. 统计方法

数据分析时应考虑数据的完整性。所有签署知情同意书并使用了受试产品的受试者必须纳入最终的统计分析。数据的剔除或偏倚数据的处理必须有科学依据，并在研究方案中预先说明。

临床试验的数据分析应基于不同的分析集，通常包括全分析集、符合方案集和安全集，研究方案中应明确各分析集的定义。全分析集中脱落病例主要评价指标缺失值的填补方法（如最差值法等）应在方案中予以说明，并进行灵敏度分析，以评价缺失数据对研究结果稳定性的影响。主要评价指标的分析应同时在全分析集和符合方案集上进行；安全性指标的分析应基于安全集。

应在方案中预先写明具体的统计分析方法、统计分析软件及版本。

计算主要评价指标的 95% 置信区间。当受试产品主要评价指标的 95% 置信区间下限大于目标值，认为该临床验证成功，即受试产品达到行业认可的目标。

对于同一患者存在两处骨折的情况，应对试验结果进行灵敏度分析，即分别对病例（可以随机选择一处骨折，或选择两处骨折中疗效较差者）及例次（所有植入物）进行统计分析。

对验证期间发生的所有有害事件的种类、严重程度、发生频率及与验证产品的关系应列表描述。

（七）产品质量跟踪报告

参照《无源植入性医疗器械产品注册申报资料指导原则》中对产品质量跟踪报告的要求提交相关资料。

（八）产品说明书、标签和包装标识

1. 说明书、标签和包装标识应符合《医疗器械说明书、标签和包装标识管理规定》（国家食品药品监督管理局令第 10 号）要求，还应符合相关国家标准、行业标准的要求。

2. 产品临床适用范围/适应证、禁忌症、注意事项应与临床试验所验证的范围一致。

3. 产品有效期、从人体取出的期限、采用的灭菌方法、推荐采用的灭菌方法等信息应与产品技术报告所述一致。

四、参考文献

1.《医疗器械监督管理条例》（中华人民共和国国务院令第 276 号）

2.《医疗器械注册管理办法》（国家食品药品监督管理局令第 16 号）

3.《医疗器械临床试验规定》（国家食品药品监督管理局令第 5 号）

4.《医疗器械说明书、标签和包装标识管理规定》（国家食品药品监督管理局令第 10 号）

5. YY/T 0316《医疗器械 风险管理对医疗器械的应用》

6. YY/T 0342《外科植入物 接骨板弯曲强度和刚度的测定》

7.《无源植入性医疗器械产品注册申报资料指导原则》（食药监办械函〔2009〕519 号文）

8.《无源植入性医疗器械货架寿命申报资料指导原则》（食药监办械函〔2011〕116 号文）

附录　金属接骨板内固定系统产品风险管理资料要求

一、总体要求

应提供产品上市前对其风险管理活动进行全面评审所形成的风险管理报告。风险管理报告应由生产企业的最高管理者（法人）或其授权的代表签字批准。

风险管理报告应说明：风险管理计划已被适当地实施；综合剩余风险是可接受的；已有恰当的方法获得与产品相关、出厂后流通和临床应用的信息。风险管理报告还应说明：在产品研发初期阶段形成的风险管理计划；已识别了产品有关的可能危害，并对危害产生的风险进行了估计和评价；在降低风险的控制措施方面，考虑了相关标准，并有针对性地实施了技术和管理方面的措施；通过产品的性能测试、生产工艺的确认及验证、相关文件的审查、试生产等活动对风险控制措施的有效性进行验证；对产品的安全性作出承诺。

二、风险管理报告内容

（一）职责权限

应明确参与风险管理活动的成员，包括风险分析人员、风险评价人员、风险控制措施制定人员及验证人员、风险

管理过程评审人员以及风险管理报告的编制及审批人员，列出其姓名、职务及责任范围。上述人员应具有与风险管理任务相适应的知识和经验。

（二）产品描述

1. 通过结构图、列表和文字描述等形式表征产品的型号规格、组件、关键部位结构及尺寸；
2. 明示各组件的材料牌号；
3. 各型号产品的具体适用部位（如股骨近端、胫骨平台、股骨干等）；
4. 生产工艺流程；
5. 适用的国家标准、行业标准、国际标准。

（三）产品的安全特征判定

应按照 YY/T 0316《医疗器械 风险管理对医疗器械的应用》附录 C 提示的问题，按照实际情况对产品的安全特征作出描述；产品如存在附录 C 以外的可能影响安全特征的情况，也应作出说明。最终形成《产品安全特征清单》。

（四）产品的可能危害判定

应在《产品安全特征清单》的基础上，系统判定产品在正常和故障两种条件下的可预见危害。并对危害的成因及后果进行分析，即说明危害、可预见事件序列、危害处境和可能发生的损害之间的关系。形成一份产品可预见的危害及危害分析清单。

（五）对危害清单中危害处境下的风险进行风险估计和风险评价

应明确风险可接受准则，并对危害发生的概率和危害的严重程度予以明确定义。在确定风险可接受准则时，应充分考虑国家标准、行业标准中的有关规定。生产企业应依据风险可接受准则对危害清单中每一危害处境下的风险进行风险估计和风险评价。

（六）降低风险的控制措施

应对经风险评价后不可接受的或可进一步降低的风险实施控制措施。在制定控制措施方案时，应充分考虑国家标准、行业标准中的有关规定。应确保降低风险的控制措施在研发初期得到有效输入，并应对措施的有效性实施验证。

（七）应对采取控制措施后的剩余风险以及是否引发新的风险进行评价

上述风险评价结果、降低风险的控制措施、控制措施的验证、剩余风险评价等信息记入《风险评价、风险控制措施以及剩余风险评价汇总表》中。

（八）结论

应对综合剩余风险是否可接受作出结论，并对已有恰当的方法获得产品相关、出厂后流通和临床应用的信息进行阐述并作出承诺。

28　椎间融合器注册技术审评指导原则

（椎间融合器注册技术审查指导原则）

一、前言

椎间融合器作为骨科植入性医疗器械，是实现脊柱相邻椎间隙融合的主要植入物之一，其安全性和有效性直接影响相邻椎体骨性融合的效果。本指导原则旨在指导注册申请人对椎间融合器的产品注册申报资料的准备及撰写，同时也为技术审评部门审评注册申报资料提供参考。

本指导原则系对椎间融合器的一般要求，申请人应依据具体产品特性确定其中内容是否适用，若不适用，需具体阐述理由及相应的科学依据，并依据产品的具体特性对注册申报资料的内容进行充实和细化。

本指导原则是对申请人和审查人员的指导性文件，不涉及注册审批等行政事项，亦不作为法规强制执行，如有能满足相关法规要求的其他方法，也可以采用，但应提供详细的研究资料和验证资料。应在遵循相关法规和技术标准的前提下使用本指导原则。

本指导原则是在现行法规和标准体系以及当前认知水平下制定的，随着法规、标准体系的不断完善和科学技术的不断发展，本指导原则相关内容也将适时进行调整。

二、适用范围

本指导原则涵盖的产品系植入于椎间隙并联合脊柱内固定植入物使用的预定形的非可降解椎间融合器。椎体切除术（次全切及全切）中的椎体替代植入物，和特殊设计的产品如自稳定型、自撑开型、分体组合式、可吸收型等椎间融合器，可以参考本文的技术分析原理来制定适用的具体性能要求、试验方法、临床试验资料和使用说明书等相关注册资料。

三、技术审查要点

（一）注册单元的划分

椎间融合器临床预期用途较为统一，颈椎、胸腰椎产品可作为同一注册单元，不考虑微创、开放、前路、后路等脊柱减压手术术式区别。椎间融合器产品组件可包括主体、端盖（若有）、组件紧固螺钉（若有。不包括发挥脊柱内固定作用的椎弓根或椎体钉）等，各组件相互配套地使用于临床，且不同尺寸规格间配合关系较确定，故单一组件一般不作为独立注册单元进行申报。

（二）产品的研究资料

1. 产品的基本信息

（1）产品各型号规格、各组件、各关键部位的结构图和几何尺寸参数（包括允差）。例如终板接触面的弧度、倾角及咬合齿的高度，植骨区、涂层和显影区的边界及在融合器中位置，主体的长宽高度，端盖及紧固螺钉的直径，网孔结构的几何尺寸等。结构图应以产品 CAD 设计工程图为蓝本，从整体外观、各维度剖面及侧面、局部细节明确产品的设计特征。带多孔涂层的产品应运用 ASTM F1854 中的体视法明确其涂层厚度、孔隙率、平均截距。

（2）产品各组件及涂层的材料牌号及材料所符合的国家标准、行业标准、国际标准，材料牌号的描述应与其符合的标准一致。进口产品的材料牌号及符合标准同时不应超过原产国上市证明文件/说明书所批准/载明的范围。通常所涉及的材料相关标准包括但不限于：

GB/T 13810 外科植入物用钛及钛合金加工材

GB 23101.2 外科植入物 羟基磷灰石 第2部分：羟基磷灰石涂层

YY/T 0660 外科植入物用聚醚醚酮（PEEK）聚合物的标准规范

YY/T 0966 外科植入物 金属材料 纯钽

ASTM F1609 可植入物材料用磷酸钙涂层的标准规范

ASTM F1580 外科植入物涂层钛及钛6铝4钒合金粉末

（3）各型号产品的具体适用部位。即各型号所对应的具体椎间隙节段，体现不同型号几何参数与不同节段椎体终板形状大小及椎间隙高度的匹配性。

2. 各型号规格的划分原则

一般情况下除尺寸大小差异之外，外形相近的一系列产品归类为同一型号。外形的设计除与所使用节段的椎间隙几何特征相关外，还可能与植入融合器的手术入路相关。

3. 产品基体的力学性能研究资料

椎间融合器的力学性能对比测试方法较为统一，主要是按照 YY/T 0959 及 YY/T 0960 进行动静态力学测试，并按照两项行标出具详细的测试报告。以下为申报资料中需重点注意的部分内容。

按照 YY/T 0959 进行的动静态测试中，受测样本的放置方式（例如单件斜置式）及与力加载轴的相对位置应模仿临床植入后产品与椎体的相对位置。静态力学测试中，样品量应不小于 5 件，载荷－位移曲线的参数应至少包括屈服位移、屈服载荷/扭矩、刚度、最大位移、最大载荷/扭矩的平均值和标准差；动态力学测试除了在生理盐水环境中测试并与常温空气中的测试进行对比，还应考虑模拟体液环境对测试的影响，尤其可能面临较大体液腐蚀和体内磨损的设计，如多孔疏松等比表面积较大的产品及多组件式产品，多组件式包括自稳定型融合器还应考虑组件间微动腐蚀的影响。最大载荷－循环次数失效趋势图中，数据组应不小于 6 组，最大疲劳载荷精度应小于静态最大载荷或扭矩的 10%，使用回归分析方法应能建立载荷/扭矩与失效循环次数的关系，此关系曲线应为半对数曲线。轴向压缩、压缩剪切和扭转三种疲劳试验的初始失效和二次失效中的失效模式及组件形变情况均应记录，应明确失效（磨损、裂纹源及裂纹扩展情况）、失效区定位、组件结构的松弛及失效时的试验环境参数。从产品本质来讲，与失效有关的因素一般包括材料（例如不同刚度材料的组合）、载荷及其频率（例如颈椎扭转和腰椎压缩）、内部应力分布（例如应力集中区）、使用环境（例如腐蚀程度）、产品表面处理工艺及质量（例如喷砂后的残余应力及微裂纹源），等等。在选择最典型型号规格进行所申报产品代表性的力学测试时，例如所申报型号规格中最差情况的选择，应注意从以上方面进行分析论证，包括烧结、增材制造、气相沉积等工艺制成的多孔疏松结构的产品。具有合理边界条件设置的有限元分析可能会帮助分析，对分析结果的论证中应考虑到实际临床使用中内固定器械、相邻椎体作用力及在体的骨整合过程（包括骨长入及骨长上）对弹性模量、应力分布等有限元分析模型参数的影响。

按照 YY/T 0960 进行的试验中，应注意金属块及聚氨酯泡沫块条件下的载荷－位移曲线均应记录，应记录不少于 5 个融合器试验配置的失效模式、形变信息和相关数据。相关数据应包括屈服载荷的平均值和标准差、三项刚度数值——融合器刚度 K_d、系统刚度 K_s、聚氨酯泡沫块 K_p。尤其 K_p 值对于评价融合器可能引起的椎体沉降较为关键。同样应注意论证所测试样品是能代表所申报产品的最典型型号规格。具有合理边界条件设置的有限元分析可能会帮助分析，对分析结果的论证中应考虑到实际临床使用中内固定器械、相邻椎体作用力及在体的骨整合过程（包括骨长入及骨长上）对弹性模量、应力分布等有限元分析模型参数的影响。

力学测试报告中应包含与已上市同品种产品数据的详细对比论证（对比测试或与既有实验数据对比），结合所植入节段的力学特点和周围的辅助保护措施，以明确测试结果可接受限（如疲劳极限、极限载荷、屈服载荷等）的判定依据。

4. 产品涂层力学测试研究资料

对于有涂层的产品，应按照 ASTM F1044、F1147、F1160 分别进行剪切试验、拉伸试验、剪切和弯曲剥脱疲劳试验。一般情况下，剪切强度应不低于 20mPa，拉伸强度应不低于22mPa，疲劳试验应经历107正应力循环或持续到样件失效。剪切和拉伸试验报告中应注意包括最大、最小和平均失效载荷值，明确试样失效在涂层内部还是涂层与基体间还是两者均有；疲劳试验报告中除以上信息，还应注意包括R比（最小应力/最大应力）、试验频率、失效循环数、剪切疲劳试样尺寸、弯曲疲劳试验基准试样的基体表面粗糙度、涂层断裂位置。对于热喷涂于金属表面的金属涂层，还应注意按照ASTM F1978进行耐磨性能试验，明确2、5、10及100次循环累计质量损失的平均值及标准偏差，及研究过程中的磨损、掉色、脱落、腐蚀等发现。100个循环周期后，涂层质量损耗总值应小于65mg。

5. 产品生产工艺和过程控制

（1）详述产品的生产过程，提供生产工艺流程图。

（2）明确特殊过程和关键工艺，提供特殊过程的确认资料以及关键工艺的验证资料。例如表面涂层工艺过程中各类加工助剂的添加、去除和残留控制，包括闭孔中造孔剂。产品加工过程的常见助剂有切削液、冷却液、润滑剂、造孔剂、粘接剂、抛光剂、多孔支架材料、清洁剂等。对于有阳极氧化表面处理的钛及钛合金材质产品，尤其微弧阳极氧化，应明确氧化层引入的与基体材料不一致的新元素的质控措施，并通过适当的表面元素分析方法（如半定量定性分析）来评估该工艺的稳定性。

6. 灭菌确认

对于经辐照灭菌的产品，应明确辐照剂量并参考GB 18280、GB/T 19973等相关标准提供灭菌参数确定依据，至少包括初始平均生物负荷、VDmax剂量验证及最低剂量灭菌后无菌检测报告，完整的辐射灭菌确认报告还应包括产品及包装材料的选择、产品装载模式的确定、产品剂量分布图及确认过程中所负载的有抗力的微生物孢子信息；对于经环氧乙烷灭菌的产品，除依据GB 18279、GB 18281.2等相关标准提供关键参数的确定依据如预处理、处理、灭菌和通风4个过程中的温度、湿度、气体压力、EO浓度、灭菌作用时间等，完整的确认报告还应包括被灭菌品摆放方式与分隔形式、换气速度与气体压力、灭菌剂质量及体积、存活曲线法或部分阴性法鉴定的生物学性能等内容，此外还应提供终产品环氧乙烷残留量的质控验证数据；过氧化氢等离子体、气态过氧化氢等灭菌方法同样应提供关键灭菌参数的验证和确定依据包括灭菌时间、相对湿度、气体浓度、灭菌容积、生物指示剂灭菌动力学曲线、灭菌温度等。具有多孔结构和较大比表面积的产品，尤其应论证或验证灭菌工艺参数能够确保其无菌保证水平。

7. 无菌有效期验证

对于非灭菌产品，应明确推荐最终使用者采用的灭菌方法并提供验证资料。灭菌产品应参照《无源植入性医疗器械货架寿命申报资料指导原则》提供产品货架寿命尤其无菌效期的验证资料。鉴于本指导原则涵盖的产品为惰性材料产品，仅要求对其中包装系统的性能稳定性（至少包括包装完整性和包装强度）进行验证。对于不同包装、不同灭菌方式的产品应分别提供无菌效期验证资料。

8. 生物相容性评价

椎间融合器的生物相容性评价应按照GB/T 16886.1中的系统方法框图及原国家食品药品监督管理局《关于印发医疗器械生物学评价和审查指南的通知》（国食药监械〔2007〕345号）中的审查要点进行生物学风险评价，在缺乏相关数据时，补充进行必要的生物相容性测试。

（三）产品的风险管理资料

根据YY/T 0316《医疗器械 风险管理对医疗器械的应用》，充分识别椎间融合器的设计、原材料、生产加工、包装、灭菌、运输、贮存、使用等生命周期内各个环节的安全特征，从能量危害（若涉及）、生物学危害、环境危害、有关使用的危害、因功能失效、老化及存储不当引起的危害等方面，对产品进行全面的风险分析，并详述所采取的风险控制措施及验证结果，必要时引用检测和评价性报告。对于多孔结构的产品，应考虑金属离子释放对人体的危害及剩余风险。对于有阳极氧化处理的钛及钛合金材质产品，应通过适当的生物学试验方法（至少包括细胞毒性测试）进行生物学危害的风险分析。

提供产品上市前对其风险管理活动进行全面评审所形成的风险管理报告，此报告旨在说明并承诺风险管理计划已被适当地实施，并经过验证后判定综合剩余风险是可接受的，已有恰当的方法获得产品相关、出厂后流通和临床应用的信息。

风险管理报告应包括风险分析、风险评价、风险控制等产品风险管理的相关资料，至少应包括产品安全特征清单、产品可预见的危害及危害分析清单［说明危害、可预见事件序列（即危害成因分析）］、危害处境和可能发生的损害之间的关系、风险评价、风险控制措施以及剩余风险评价汇总表。

风险管理报告可参照附录《椎间融合器产品风险管理资料要求》进行编制。

（四）产品技术要求

应按照医疗器械产品技术要求编写指导原则进行编写。

对同一注册单元中存在多种型号和/或规格的产品，应明确各型号及各规格之间的所有区别，并附相应图示及数据表格对逐型号规格进行说明。

性能指标及检验方法的确定是技术要求的主要内容。性能指标的制定应参考相关国家标准/行业标准并结合具体产品的设计特性、预期用途和质量控制水平，且性能指标不应低于产品适用的强制性国家标准/行业标准，检验方法应优先考虑采用公认的或已颁布的标准检验方法，包括推荐性标准。若需要修改公认的标准检验方法以匹配产品的设计特点或具体使用方式，例如特殊工装及测试样品的制备方法，应在支持性资料中详细论证检验方法及测试结果可接受限的合理性。若原材料的化学成分、显微组织等技术要求经加工后仍适用于终产品，则可以列入性能指标。除非原材料的力学性能与成品的力学性能要求一致，否则产品技术要求中力学性能指标应针对终产品而不包括针对原材料的内容。建议椎间融合器的性能指标内容至少包括成品及涂层的静态力学性能测试，并且应与前述产品技术研究资料中相关内容一致。

（五）产品注册检验

注册检测的送检样品应符合抽样原则，在所有申报型号规格中具有代表性，包括力学性能方面的典型性，如 YY/T 0959 及 YY/T 0960 中颈椎、胸腰椎产品测试时位移偏移量、试验块高度、椎间盘高度等参数均有不同，颈、胸腰椎产品应分别选择典型型号进行力学性能的注册检测，应考虑产品（包括涂层）的力学性能最差情况。其他理化特性的典型性应考虑加工工艺与组件结构的复杂性。

（六）产品的临床评价

椎间融合器应按照《医疗器械临床评价技术指导原则》（以下简称《临床评价导则》）进行同品种产品的临床数据对比、分析、评价，并按照《临床评价导则》要求的项目和格式出具评价报告。按照《临床评价导则》附件 4 列明的分析评价路径，应首先选择通过所申报产品的非临床的实验室研究数据、所申报产品自身的临床历史数据（文献/经验/试验）进行评价，尤其对于仿制型和改进型产品的临床评价更有意义。事实上，同品种产品的筛选是在临床评价（包括非临床实验室研究数据的比对）过程中才逐步明确的，而不是完整临床评价之前能事先精确判定的。通过临床评价，最终所对比的同品种椎间融合器，相互之间存在一定的差异范围，却表现出实质相同的临床安全性及有效性，这就佐证了所申报产品在此差异范围内的设计变化带来的临床风险是可控的，安全有效性是可接受的。

（七）产品的临床试验

按照《临床评价导则》附件 4 的评价路径图，在与同品种的椎间融合器产品对比的临床评价之后或之前，都可能在中国境内进行所申报融合器的临床试验。前者是针对所申报产品与同品种产品对比出的差异性进行设计（包括评价指标的精细化）的临床试验，作为评价资料中自身临床数据的一部分，以证明差异之处不影响所申报融合器的安全有效；如果在通过本指导原则（六）部分中所述的针对临床历史数据的评价工作后，仍留有安全性/有效性盲点，且这些信息盲点必需开展新的临床试验、产生新的临床数据后方能完成风险评价，此时应当设计完成后者所述的临床试验，这可能是对既有的、针对差异性进行的临床试验的进一步研究（例如增加样本量或随访信息补充或挖掘），也可能针对所申报融合器进行了全新设计（如改变可降解产品主要评价指标为全身长期安全性指标而非常规的融合有效性指标），但绝不可能是对非临床实验室研究的替代，因为绝大部分风险控制通过非临床实验室数据能够更精确更有针对性地完成。这里要注意在所有科学合理的临床试验方案的建立之前，对已上市同品种产品的临床文献/

经验/试验数据的评价是临床试验前工作的重要环节，应符合相应数据搜集和分析的科学方法并关注相应审评要点，即使申请人选择直接针对融合器整体进行临床试验（而非针对与同品种的差异性）来完成所申报产品的临床评价工作。产品的临床评价中的关注点同样适用于良好的临床试验，因为临床试验是临床评价数据的重要来源，而对临床历史数据的良好评价是高质量临床试验的基础。

1. 临床试验设计类型

申请人针对所申报产品进行的临床试验是临床研究类型中的纵向研究，但并非仅仅指随机平行对照的实验性研究，基于与产品设计表征相关的临床先验信息的分析，其他具有对照组的临床试验类型也应当考虑，从法规层面来讲，这些试验类型往往能体现出相应的伦理学及减轻试验负担等研究价值。例如历史对照试验（如目标值法等非同期历史对照）、部分随机试验（如试验组随机而对照组不随机等）、回顾性病例 - 对照研究等等，即使是平行分组对照试验，也不应局限于传统的配对平行设计，还应考虑试验组与对照组不等量分配的平行分组设计等研究类型。不同类型临床试验（临床研究）的数据质量及证据级别水平请参见相关教科书的阐述。虽然更先进的统计学原理能够帮助医疗器械的临床试验更加符合伦理且科学严谨地减少样本量或缩短临床试验时间，但需要强调的是所遵循的统计学原则及运用的统计计算方法应与不同试验设计类型相适应，以控制由于对随机性和盲态的破坏而造成的系统性偏倚。例如，贝叶斯分层模型基于前代及同类产品的先验信息与参数后验分布，在运用其原理进行适应性设计时，应严密注意引入的操作误差，包括选择偏倚、评价方法偏倚、治疗修订偏倚、治疗效应相应的可信区间错误、资料收集偏倚、患者纳入标准与分组变化、假设与统计矛盾等，对采取的应对措施应在方案中有相应的详细描述和论证，包括揭盲程序、独立数据管理委员会、独立的中心实验室、独立终点评价、对后验概率和预测分布的中期分析计划、所应用统计软件参数的设定等等。不过，经典的 RCT 试验的样本量计算和随访时点的设定及最终统计计算都比其他试验类型更简单，混杂因素控制得也最好，因而在技术审评中更容易得出结论。

统计学类型方面，具有对照组的试验常见的检验类型有非劣效、等效及优效。非劣效检验最为常用，但仍然需根据申报产品在主要评价指标方面预期所具有及宣称的有效性及安全性进行合理选择，否则一味地减少样本量或减轻时间等试验成本，将可能出现试验结果与方案设定的假设检验及参数不一致，引发进一步临床试验，例如方案中非劣效界值设定较大但两组试验结果均为 100%，甚至试验组大大优于对照组，将可能挑战试验对假阳性的控制，或者挑战方案设定依据与试验执行之间的一致性，至少需要运用精确概率法对组间差异的点估计及可信区间做出计算，并严格考察实验设计的灵敏度。事实上如果在非劣效界值的论证中严格秉持高质量文献数据分析的原则，并确保与试验执行内容的一致性，则可确保假设检验的合理前提。

以下内容以经典频率学派的平行对照试验类型为例。

2. 临床评价指标

评价指标（观察终点）应从安全性与有效性两方面设定，有效性指标分主要评价指标与次要评价指标。

（1）主要评价指标

椎间融合器临床试验应以影像学终点为主要评价指标，观察椎间隙融合和融合器稳定性，即通过 X 线和 CT 三维重建来静态观察终板之间的骨小梁衔接，X 线动力位观察包括椎间平移运动与屈伸角度变化，以构成联合指标。该联合指标对椎间融合的判定标准一般是分级式评价标准，按优良中可差分为若干等级。骨融合的静态影像学评定标准众多，临床试验方案中应明确表述。例如经典的 Brantigan 和 Steffee 提出的评定标准。需要注意的是，在该标准中须将第 4、5 级别合并统计出病例组的融合率，方为临床试验中通常使用的病例组的"优良率"或"有效率"所指的静态影像学信息。

表1 Brantigan 和 Steffee 提出的融合结果
影像学分级（和描述）

融合分级	描述
1. 明显的影像学假关节	结构塌陷，椎间盘高度丢失，脊椎滑脱，螺钉断裂，融合器移位，或骨移植物的吸收
2. 可能的影像学假关节	骨移植物的显著吸收，或者融合区可见大的透亮带或空隙
3. 影像学状态不确定	融合区可见骨移植物，大致处于手术时所达到的密度。可见小的透亮带或空隙，包括部分融合区，至少移植区的一半显示在移植骨和椎体骨之间没有透亮带
4. 可能的影像学融合	骨组织桥接整个融合区，至少处于术中达到的密度。移植骨和椎体骨之间无透亮带
5. 影像学融合	融合区的骨从影像学来看较术中达到的状态有更高密度和成熟度。虽然理想状况下移植骨和椎体骨之间没有分界面，然而移植骨和椎体骨之间的硬化线提示着融合。其他实性融合的指征包括成熟的骨小梁桥接融合区，前方牵引性骨刺的吸收，骨移植物在椎间隙前方的生长，小关节融合，CT 或 3D 影像重建中的"环形"现象

鉴于联合终点考虑静态融合度、椎间活动度等多个终点，应注意根据高质量权威文献制定联合量表，以确保最终设定的病患评定标准（治疗有效率的优良等级划分）的信度、效度、灵敏度、统一性。

值得注意的是，若临床试验方案设定的随访终点时辅助的内固定器械仍未取出，则椎间平移运动应为 0mm，屈伸角度变化 < 2°，此类临床试验时颈椎与胸腰椎病患可以入组于同一临床试验，但对产品的应用会产生较大的约束

（详见后述"脊椎节段比例"部分的分析）。

影像学终点为主要评价指标的临床试验，通常会考虑使用独立的中央影像学评价中心，以此来减小评价中的偏倚。

（2）次要评价指标

脊柱功能评分与围手术期处理、术中操作及术后康复训练等临床治疗的综合因素相关，其评价内容并非针对所申报融合器与同品种已上市产品的差异之处，亦非单纯针对融合器应发挥的作用，混杂因素较多，故而应作为次要评价指标。当然，若临床前研究所确定的风险盲点无法仅通过单纯的椎间融合状况来评价，就可能考虑将综合的疗效评价量表纳入主要评价指标的联合终点中。例如某些新材料融合器，若必需通过融合节段附近及全身的免疫反应来评价与人体的相容性时，对病患的脊柱功能评价就应成为主要评价指标的要素之一。

JOA 评分、Oswestry 功能丧失指数 ODI、NDI、ODOM 量表、VAS 量表、SF－36 调查问卷等均为临床诊治中常用的功能评价表，在使用中不仅应记录治疗前后的分值，还应计算改善率，例如 JOA 评分的改善率计算公式：

JOA 评分改善率 =（术后分－术前分）/（总分－术前分）×100%

各类评价表的运用对于控制临床试验中入组病例的基线是很有意义的。

（3）安全性评价指标

除了融合器相关不良事件如融合器移位、沉陷等等失效事件，椎间隙高度丢失率的计算也同样应进行记录。不良事件及继发干预相关的信息都是记录的重点，尤其严重不良事件。

不良事件是临床数据中的重点内容，尤其严重不良事件。严重不良事件，是指临床试验过程中发生的导致：死亡；病人、使用者或者他人健康严重恶化，包括：致命的疾病或者伤害、身体结构或者身体功能的永久性缺陷、需住院治疗或者延长住院时间、需要进行医疗或者手术介入以避免对身体结构或者身体功能造成永久性缺陷；导致胎儿窘迫、胎儿死亡或者先天性异常/先天缺损等事件。

临床试验过程中的全部不良事件均应报告，并对不良事件发生率做出整体评价，应按照与器械的相关度进行分层分析，例如：从神经/功能/疼痛等并发症的术前/术中/术后与器械/手术部位/全身系统的关系进行分层。同时有多项不良事件发生的病例应着重描述。其中，与产品操作使用（而非产品失效）相关的不良事件会较多，且不同医疗地区所上报的情况会有所不同。各分层数据的原因分析中，要注意产品及植入操作本身对人体的作用模式本身会否产生数据评价中的不良事件，例如由于融合器存在而引起的疼痛、不适或感觉异常，由于手术操作引起的软组织或血管损伤，因神经根或硬膜的过度撑开牵引或损伤而导致的神经并发症（Horner 综合征、迷走神经损伤等）、脑脊液漏、术后颈肩痛、腰背肌损伤所致的术后难治性腰背痛、吞咽或呼吸困难、临近节段退变等。这些不良事件应与由

于融合器安全性较差而产生的不良事件相区别，如融合器下沉、松动、移位、脱落、碎裂，椎体骨折、骨裂、骨吸收、骨不连以及由之引发的神经压迫症状（包括疼痛、麻痹等）和病理体征，另外也应明示植入后诱发的过敏反应、局部肿瘤等不良反应。若不良事件体现出产品风险分析中未纳入分析防控的危害，应着重进行阐述，包括采取的改进措施如设计修改、植入操作改进或适应证（如具体的椎体滑脱 Meyerding 分型等）、禁忌证及注意事项的进一步细化。

在不良事件中，继发的外科干预要独立进行分析。这些外科干预包含翻修（包括去除、替换和重置融合器或组件）、移除融合器但不替换新产品而选择其他融合方式、再手术（如进一步解压操作）和补充植入其他固定物，等等。

3. 样本量设定

针对主要评价指标和临床历史数据，进行高质量数据分析和计算，确定试验组主要评价指标的预期有效率，结合所设定的统计学类型之后，方能合理设定样本量。样本量的计算公式及计算结果有诸多的统计学文献可供直接查询，例如历史数据支持的联合终点有效率（优良率）为 95%，双侧检验 α 取 0.05，β 取 0.1，非劣效界值 δ 取 0.15 时，每组病例数为 45 例，一般考虑 10% 脱落率后每组入组病例数为 50 例，其他参数不变而 δ 取 0.1 时每组入组病例数为 111 例；单组目标值试验时，双侧检验下若经文献等历史数据统计后的目标值设定为 85%，β 取 0.2 时，一般考虑 10% 脱落率后入组病例数为 87 例。这里要注意，较少的样本量通常情况下需要较多高质量文献数据集对各项参数取值进行支持，这在一定程度上也会增加申请人的负担。例如单侧检验、非劣效检验中预期有效率提高、目标值降低、β 扩大及 δ 扩大均会降低样本量，但必须经统计处理的、充分分析的文献数据支持。

4. 入排标准和脊椎节段比例

入排标准及病例结构关系到主要评价指标的观察是否建立在均衡的基线上，对于试验质量及试验结果对所宣称功效的支持力度很重要。

（1）入选标准

椎间融合器临床试验入选病例时首先应注意年龄和性别的分布，这两项因素关系到患者骨质代谢状况，从而影响着试验的均一性。鉴于脊柱融合术一般用于骨骼发育成熟患者，建议入组患者年龄 >18 岁并具有较集中的分布。中老年男性与女性在病因及骨代谢特点上有一定的统计学差别，因而建议试验组与对照组的组内男女病患比例一致。

入组病例治疗所涉及的脊柱节段应明示，如颈椎及胸腰椎的具体位置。尤其对于多节段治疗的患者，应将各节段的疾病信息表述清晰，这对入组病例基线均衡性的分析至关重要。

与主要评价指标相适应，病患节段的疾病信息主要包括影像学上判定的脊柱失稳的病理类型（如创伤还是退行性变引起的、脊髓型还是神经根型的脊椎病）、疾病分级分期分型（如脊柱滑脱的 Meyerding 分型、椎间盘退变的病理分型）等等，尤其对于特殊设计的椎间融合器产品。

与临床实践相符的是，入组患者一般都经历了至少 4—6 周的不成功的非手术保守治疗。

按照常规临床试验"意向性试验"的基本要求，入组患者必须是自愿参加试验，能够准确理解并签署知情同意书，能够遵守术后管理程序，能够配合试验计划完成术后随访。

（2）排除标准

排除标准的内容不仅仅关系到入组患者的基线均衡性、整体试验的质量及试验结果的意义，还关系到入组患者的安全性。以下是脊柱临床试验普遍的排除标准，常常与最终的禁忌症有一定相关性：

a）明显的局部或全身严重感染，如骨髓炎；

b）可能导致术后护理期间出现难以接受的固定失败或并发症风险的任何精神或神经肌肉及血管疾患；

c）妊娠；

d）手术部位没有足够软组织覆盖的患者；

e）明确的或怀疑对产品所用金属、高分子材料或对异物过敏；

f）骨质疏松症、骨软化症或类似的骨密度降低是手术的相对禁忌症，因为他们可能会降低已达到的校正程度和/或机械固定的效果，尤其是对于高龄严重骨质疏松症患者；

g）系统性或代谢性疾病；

h）患者的总体健康状况不良，如冠心病、高血压等常规全麻手术禁忌症；

i）会导致植入物固定失败或者植入物本身因负荷过重而损坏的肥胖症；

j）患者不愿意或无能力遵循术后疗法和/或康复方案的指示；

k）精神疾病、药物滥用或酗酒；不能保证在骨折愈合期间戒烟患者；

l）由于疾病、感染或以往的手术操作而影响现存骨量，使之不能给植入装置提供足够的支撑和/或固定，并影响骨性融合；

m）脊柱肿瘤，包括转移瘤；

n）长期服用影响骨、软组织愈合的药物（如化疗药物、皮质类固醇激素，除外甲泼尼龙）；

o）正在接受放射治疗者；

p）使用生长因子，长期使用镇静催眠药（连续使用 3 个月以上），长期使用非甾体类消炎药（连续使用 3 个月以上）；

q）研究者判断不适合入选的其他情况（如：小儿麻痹后遗症等）等；

r）患者精神上无能力或者不能理解参与研究的要求；

s）预计无依从性；

t）骨骼不成熟，正在发育中的患者；

u）受试者合并的其他疾病限制其参加研究，不能依从随访或影响研究的科学性完整性；

ⅴ）拒绝签署知情同意书者。

需明确指出的是，未纳入临床试验与不列入产品适应证是两个概念。研究者需要将试验所验证的适应证扩展到对最终宣称的适应证的支持，此部分分析论证也包括前述假关节病患及既往融合失败病患。通常外推出的适应证需要明确更多的注意事项及限制条件。

（3）脊椎节段比例

椎间融合器通常与脊柱内固定系统联合使用，脊柱内固定系统已可提供坚强的脊柱初始稳定性，这就使得辅助脊柱内固定的情况下，颈椎间和胸腰椎间的局部融合环境及对椎间融合器融合效果的影像学观察指标趋于同质化，临床试验中主要评价内容就集中为评价椎间融合器促进椎间骨性融合的能力。因此联合脊柱内固定的椎间融合器的病例，不论术式、手术入路或应用部位，在评价椎间骨性融合效果上具有同质性，可以招募入同一组进行试验并统一进行统计分析。

鉴于其他次要评价指标及安全性评价指标的需要，试验组与对照组间应有可比性，建议各组内均包含颈椎或胸腰椎病例，例如均不少于该组病例总数的1/3。

然而，颈胸腰椎入组的同质性是有严格前提的，即：直至随访时间终点，所治疗的病患节段的内固定系统仍未取出。这貌似减少了临床试验的成本，但对融合器的长期风险评价及使用方法会产生极大限制，例如，若产品宣称在一定时间后或一定情况下可移除内固定，则随访观察节点应包括取出内固定后椎间融合效果的观察，此时由于颈椎段与胸腰椎段脊柱的生理活动度差异，颈椎与胸腰椎融合的动力位X线平片的判定标准在椎间平移运动度及成角运动度方面有差异，故而可能造成颈椎与胸腰椎病例的异质性，最终需要分别进行临床试验或补充已有的临床试验。如果融合时的平移运动度及成角运动度的衡量能够统一，例如统一取脊柱融合判定的最严格标准即平移运动＝0mm、成角运动＜2°，则颈胸腰椎原则上仍可招募在同一试验内。但此时应注意，这可能使更多病例被判定为不融合，尤其对于生理活动度本身很大的颈椎部位的融合术，临床试验结果将可能不支持受试产品的安全有效。

5. 随访窗口及试验持续时间

为全面客观地体现入组病患的椎间融合效果，一般来讲椎间融合术后需经历6～12个月的随访期。缩短试验时间将可能仅仅观察到内固定辅助环境下的椎间活动度，对远期去除脊柱内固定后椎间融合效果的支持力度较弱。

每例病患的随访时间点至少包括术前、术后1周内、术后3月±2周、术后6月±2周，若方案中设定随访期为9或12个月，应相应包括术后9月±1月及术后12月±1月，鼓励根据患者安全性数据的表现相应地增加随访窗口数量并缩短各窗口期的跨度。

6. 数据呈现

各入组病例的信息清单中，患者术前及术后诊断结果（包括受累节段和疾病类别等）、所使用器械的型号规格数量等信息应详尽。临床试验过程中所有来源于CRF的随访信息均应列表汇总，而非笼统地描述。注意应按组别而非个体病患汇总各随访时间窗的各项观察终点的信息，例如术后3月±2周时试验组达到"优"级融合的比率及融合器移位率，术后6月±2周时对照组达到"优"级融合的比率及融合器移位率。这里"率"的呈现应以"达标病例数/随访病例数×100％＝比率"的方式在数据表格中给出，例如"10/50×100％＝20％"。建议各随访时点的各观察终点信息应列呈现在同一表格内。含有多个融合节段的病例应将各节段中最差表现作为该病例观察终点的信息。

对未遵守临床试验方案的病例应单独呈现，并最终分析这些病例对整体试验结果的统计学影响。

不良事件应按各随访时间点及各观察终点全面客观呈现，与前述"安全性评价指标"内容一致，应分层为器械、手术和全身系统相关的不良事件，并进行原因分析。术后的翻修、移除、再手术、补充固定及其他继发外科干预事件要独立于其他不良事件，单独进行呈现。"翻修"可包含去除、替代和重置一个组件，"移除"可能带有替换，"再手术"不包括移除、修正、替换或增加植入器械，"其他外科干预"是与所研究融合器无关的外科手术。值得注意的是继发外科干预事件的病例应与死亡等严重不良事件病例一同纳入失败病例。

7. 统计分析

人口统计学与基线特征方面，除了骨科医疗器械临床试验常见的共性信息，如性别、年龄、体重、骨质情况、既往病史、手术史（尤其脊柱手术）及伴随的内科疾病情况等，研究者还应对试验干预脊柱节段的病情基线（如各类评价得分）进行分析，具体方面与入选标准中考虑的因素一致。最终的分析结果应对入选病例基线不均衡之处，以及对试验偏倚的影响进行论证，必要时可考虑协方差分析等方法进行基线分析。对多中心效应、非随机化设计等带来的试验偏倚，可通过倾向评分法（包括变量调整法、分层分析法及配比法）和回归分析等统计方法进行控制。

数据分析时应考虑数据的完整性，受试产品及受试者数据的剔除条件或偏倚数据的处理必须在统计方案中预先界定并给出依据。

对于涉及多节段融合治疗的病例，应对试验结果进行灵敏度分析，以患者为单位和以植入融合器为单位分别进行统计分析并比较。

临床试验的数据分析应基于不同的分析集，通常包括全分析集、符合方案集和安全分析集，研究方案中应明确各分析集的定义。全分析集中脱落病例主要评价指标缺失值的填补方法（如最差值法等）应在临床试验方案中予以事先明确，并进行灵敏度分析，以评价缺失数据对研究结果稳定性的影响。主要评价指标的分析应同时在全分析集和符合方案集上进行；安全性指标的分析应基于安全分析集。

对于主要评价指标，统计结果需采用点估计及相应的95%可信区间进行分析与评价。对于非劣效检验，主要评价指标的组间差值必须与非劣效界值有统计学意义上的差异，并且其差异的95%可信区间下限须大于－δ（以影像学稳定性的优良率为主要评价指标时），若以假体的影像学移位率为主要评价指标则组间差值的95%可信区间下限须小于δ，此时方能使假设检验的备择假设 H1 成立，从而判定试验器械非劣于对照组产品。

统计方案中应预先明确具体的统计分析方法（例如平衡基线的协方差、分析多中心效应的 CMH、贝叶斯模型中马尔科夫链蒙特卡洛法等统计方法）、统计分析软件及其版本和相关计算过程中参数的设定，例如 EpiData 3.0、SAS 9.4、SPSS 19.0、WinBUGS 14 等软件及参数。

统计分析报告应纳入最终的临床试验总结报告中，各中心的数据应统一进行报告。

（八）延续注册时产品分析报告

延续注册时产品在注册证有效期内的产品分析报告应重点关注"（七）产品的临床试验"中第2条（3）中所述的融合器相关不良事件的审查要点。

（九）产品说明书、标签和包装标识

产品说明书、标签和包装标识应符合国家食品药品监督管理总局发布的《医疗器械说明书和标签管理规定》要求，还应符合相关国家标准、行业标准的要求，例如 YY/T 0466.1《用于医疗器械标签、标记和提供信息的符号》。

产品临床适用范围/适应症、禁忌症、并发症、注意事项应与临床试验所验证的范围一致，例如适用范围"适用于进行脊柱融合术时支撑椎体，提供即刻稳定性，支持正常的骨性融合过程。明确适用部位为颈椎（Cx～Cx）或胸腰骶椎（Tx～Lx/S1）。通常与内固定装置配合使用于脊柱节段退行性失稳、脊柱节段创伤性失稳、脊椎滑脱、椎间减压术后（脊柱节段医源性失稳）、脊柱侧凸矫正"，禁忌症包括临床试验方案中的排除标准内容；并发症和警告内容提示"骨不连（假关节形成）或延迟愈合；感染、无菌性炎症；由于植入物存在而引起的疼痛、不适或感觉异常；由于手术操作引起的神经、软组织或血管损伤；由于应力遮挡导致的骨密度降低及骨吸收；骨折及骨裂；因神经根或硬膜的过度撑开牵引或损伤而导致的神经并发症；对植入物的过敏反应；植入物下沉、椎间隙高度的降低；植入物松动、移位、脱落、碎裂；邻近节段退变；异位骨化；难治性颈、胸、腰痛综合征；椎旁韧带肌肉组织损伤"，等等内容。

作为脊柱内植入物，椎间融合器的 MR 兼容性很重要。鼓励企业按照 ASTM F2182、F2052、F2119 对核磁环境下椎间融合器的致热、位移及伪影进行测试与评估，并相应地在说明书中明确植入后临床核磁检查的限制条件，作为警示或注意事项内容的一部分。

产品有效期、植入后从人体取出的条件、采用的灭菌方法、非灭菌产品推荐采用的灭菌方法等信息应与产品研究资料所述一致。

四、参考资料

1.《医疗器械监督管理条例》（中华人民共和国国务院令第650号）

2.《医疗器械注册管理办法》（国家食品药品监督管理总局令第4号）

3.《医疗器械临床试验质量管理规范》（国家食品药品监督管理总局令第25号）

4.《医疗器械说明书和标签管理规定》（国家食品药品监督管理总局令第6号）

5.《医疗器械临床评价技术指导原则》（国家食品药品监督管理总局通告2015年第14号）

6.《关于公布医疗器械注册申报资料要求和批准证明文件格式的公告》（国家食品药品监督管理总局公告2014年第43号）

7. YY/T 0316《医疗器械 风险管理对医疗器械的应用》

8.《无源植入性医疗器械产品注册申报资料指导原则》（食药监办械函〔2009〕519号）

9.《无源植入性医疗器械货架寿命申报资料指导原则》（食药监办械函〔2011〕116号）

五、指导原则编写单位

国家食品药品监督管理总局医疗器械技术审评中心

附录 椎间融合器产品风险管理资料要求

一、总体要求

申请人应提供产品上市前对其风险管理活动进行全面评审所形成的风险管理报告以及相关的产品风险管理资料。该风险管理报告应说明：（1）风险管理计划已被适当地实施；（2）综合剩余风险是可接受的；（3）已有恰当的方法获得与本产品相关和出厂后流通与临床应用的信息。

除此之外，风险管理报告还应扼要说明：（1）在产品研制的初期阶段，对风险管理活动的策划及所形成的风险管理计划；（2）说明已识别了产品有关的可能危害，并对其危害产生的风险进行了估计和评价；（3）在降低风险措施方面，考虑了相关安全标准和相关产品标准，并有针对性地实施了降低风险的技术和管理方面的措施；（4）通过产品的成分、性能等测试、生产工艺的确认及验证、相关文件的审查、试生产等活动对风险控制措施的有效性实施验证；（5）应对产品的安全性做出承诺。

风险管理报告应由最高管理者（法人）或其授权的代

表签字批准。

二、风险管理报告及风险管理资料内容

1. 职责权限

应明确参与风险管理活动的成员，包括风险分析人员、风险评价人员、风险控制措施制定人员及验证人员、风险管理过程评审人员以及风险管理报告的编制及审批人员，他们可能是同一组人，应列出其姓名、职务及责任范围。其成员应具有与风险管理任务相适应的知识和经验。

2. 产品描述

（1）通过照片、结构图、图表和文字描述等形式表征产品的型号规格、组件以及关键部位；

（2）各组件的材料牌号；

（3）各型号产品的具体适用部位（如颈椎、胸椎、腰椎等）；

（4）生产工艺流程；

（5）适用的国家标准、行业标准、国际标准。

3. 产品的安全特征判定

应按照 YY/T 0316《医疗器械 风险管理对医疗器械的应用》附录 C 提示的问题，针对实际情况对产品的安全特征作简明描述。产品如存在附录 C 提示以外的可能影响安全特征的情况，也应做出说明。最终形成一份《产品安全特征清单》。

4. 产品的可能危害判定

应在《产品安全特征清单》的基础上，系统地判定产品在正常和故障两种条件下的可预见危害。并对危害的成因及后果进行分析，即说明危害、可预见事件序列、危害

处境和可能发生的损害之间的关系。形成一份产品可预见的危害及危害分析清单。

5. 对危害清单中每一危害处境下的风险进行风险估计和风险评价

应明确风险可接受准则，并对损害发生的概率和损害的严重程度予以明确定义；产品国家标准、行业标准中如涉及了相关风险的可接受准则，该准则应作为申请人所确定的风险可接受准则之一，除非有证据证实其特定风险的可接受准则不必符合相关标准。应依据风险可接受准则对危害清单中每一危害处境下的风险进行风险估计和风险评价。

风险评价的结果可以记入《风险评价、风险控制措施以及剩余风险评价汇总表》中。

6. 降低风险的控制措施

应对经风险评价后不可接受的或考虑可进一步采取措施降低的风险实施降低风险的控制措施。在制定降低风险的控制措施方案时，应充分考虑产品国家标准、行业标准中有关降低风险的措施。应确保降低风险的控制措施在研制初期得到有效的输入，并应对措施的有效性实施验证。

7. 应对采取降低风险的控制措施后的剩余风险以及是否会引发新的风险进行评价

以上降低风险的控制措施、控制措施的验证、剩余风险评价等信息可以记入《风险评价、风险控制措施以及剩余风险评价汇总表》中。

8. 结论

应对综合剩余风险是否可接受给出结论性意见，并对已有恰当的方法获得与本产品相关和出厂后流通与临床应用的信息进行阐述并做出承诺。

29　人工颈椎间盘假体注册技术审评指导原则

（人工颈椎间盘假体注册技术审查指导原则）

本指导原则旨在为申请人进行人工颈椎间盘假体的注册申报提供技术指导，同时也为食品药品监督管理部门对注册申报资料的审评提供技术参考。

本指导原则系对人工颈椎间盘假体注册申报资料的一般要求，申请人应依据具体产品的特性对注册申报资料的内容进行充实和细化，并依据具体产品的特性确定其中的具体内容是否适用，若不适用，需具体阐述其理由及相应的科学依据。

本指导原则是对申请人和审查人员的指导性文件，但不包括注册审批所涉及的行政事项，亦不作为法规强制执行，如果有能够满足相关法规要求的其他方法，也可以采用，但是需要提供详细的研究资料和验证资料。应在遵循相关法规和标准的前提下使用本指导原则。

本指导原则是在现行法规和标准体系以及当前认知水平下制定的，随着法规和标准的不断完善，以及科学技术的不断发展，本指导原则相关内容也将进行适时的调整。

一、适用范围

本指导原则涉及的产品适用于人工颈椎间盘假体置换，包括上终板、髓核假体、下终板，由金属及其合金、涂层材料、超高分子量聚乙烯或陶瓷等材料制成。本指导原则不适用于弹性人工髓核、个性化定制等的产品。

二、注册单元划分原则

人工颈椎间盘假体临床预期用途较为单一，各组件互相配套用于临床，且不同尺寸规格间配合关系较为确定，

故单一组件不作为独立单元进行申报。作为单一整体组配或组合使用的组件可以按同一注册单元申报，如：作为同一系统组件配合使用的、材质已确定且唯一的上终板、髓核假体、下终板，虽组件间材质不同，可作为同一注册单元申报。不同结构设计型式的产品，如运动保留型式、运动限制型式、固定结构型式、其关节面材料组配不同，均作为不同的注册单元进行申报；材质不同的同类组件应划分为不同的注册单元。

三、注册申报资料要求

（一）综述资料

1. 管理类别、分类编码及规范性命名

根据《医疗器械分类规则》、《医疗器械通用名称命名规则》等相关文件，按照申报产品的设计特征和适用范围，确定其管理类别、分类编码及规范性命名，并论述其确定依据。

2. 产品的基本信息

主要包括：

（1）产品组成、编号以及每个组件的名称、编号；提供产品各型号规格的划分原则。

（2）产品各组件及涂层的材料牌号及其符合的国家标准、国际标准、行业标准，材料牌号的描述应与符合的标准一致。进口产品材料牌号的描述及其符合的标准应与原产国上市证明文件/说明书一致，且不低于相关国家标准、行业标准的要求。

（3）产品的表面改性处理情况，例如表面涂层及其相关的制备工艺等；产品表面包括但不限于上下终板与椎体结合面以及产品内部的运动关节面，涂层包括但不限于生物活性涂层、耐磨改性涂层等，需要给出改性层或涂层的元素成分、组织结构、理化性能、力学性能、结合强度等信息及其相关的制备工艺。

（4）提供体现产品结构特征及技术特点的结构图，以及各组件的几何结构和每项设计特征的功能说明；产品典型结构示意图中明确重要尺寸的起止点以及可用尺寸范围的整体说明；明确产品的几何尺寸、公差及表面粗糙度，如产品高度、宽度、深度、终板接触面的弧度、倾角等外形尺寸，以及产品旋转中心高度、关节面直径等识别产品规格特征、结构和配伍的重要尺寸，结构图应以产品 CAD 设计工程图为蓝本，从整体外观、各维度剖面及侧面、局部细节明确产品的设计特征。

（5）提供产品的适用范围、禁忌证，并提供相应的文献资料等科学依据以论证其范围的合理性。

（二）研究资料

1. 产品性能研究

对于拟上市产品，申请人应在预期用途、部件材料、产品结构、尺寸范围、静/动态力学性能和磨损试验等方面与已上市同类产品进行对比，以证明其具有相同的安全有效性。

（1）人工颈椎间盘假体及其组件静态和动态力学性能试验资料

为了证明产品可以长期安全有效地应用于预期患者，申请人应根据产品的情况选择相应的试验项目进行验证，在申报的产品中针对每种测试选择最差情况的产品实施相应力学性能试验，最差情况的选择应说明理由，必要时采用有限元分析方法并给出分析报告。

颈椎间盘假体及其组件静态和动态力学测试项目包括但不限于：

静态轴向压缩测试；

静态剪切压缩测试；

静态全器械推出；

静态嵌件推出；

静态沉陷测试；

轴向压缩蠕变试验；

碰撞试验；

半脱位试验；

终板弯曲试验；

扭转试验；

动态轴向压缩测试；

动态剪切压缩测试；

申请人应根据产品特点选择相关试验，如不适用应说明不适用的理由。

（2）人工颈椎间盘假体磨损试验

申请人应对产品关节面的匹配合理性予以论证，如摩擦面选择依据、关节面尺寸对磨损量的影响等，并选取预期配合使用关节面的最差情形提供磨损试验，提供其结果可接受的依据。

磨损试验应依据 ISO 18192－1—2011（注：本指导原则中标准适用最新版本，下同）或 ASTMF2423—2011 标准进行。

申请人应依据 ISO 17853—2011 或 ASTM F1877—2016 或 ASTM F561—2013 标准对产品的磨损颗粒分析评估，如颗粒形状、粒径分布等；

如磨损颗粒未经全面评价，还应进行如下实验：

注射磨损试验所得不同粒径的磨损颗粒至家兔硬脊膜外腔试验，应评价磨损碎屑的局部反应和全身反应，如生物相容性、神经反应、组织反应和毒性。组织学观察应关注动物脊髓、硬脑膜和局部淋巴结，同时建议对其他的组织和器官进行评价，如心脏、肺、肝、脾、肾和胰腺等器官的变化，观察时间点应包含植入后 3 个月和 6 个月，但根据材料或器械的不同，必要时可能需要更长的时间进行观察。

（3）产品涂层力学测试研究资料

磷酸钙涂层应符合 ASTM F1609—2014 标准的规定。

羟基磷灰石涂层应符合 GB 23101.2—2008 的规定。

对于热喷涂于上、下终板表面的涂层，应规定涂层厚度、孔隙率和平均孔隙率截距的要求，可参考 ASTM

F1854—2015 标准进行，提供测试方法和评价标准，并按照 ASTM F1044—2011、F1147—2011、F1160—2014 分别进行剪切试验、拉伸试验、剪切和弯曲疲劳试验。一般情况下，剪切强度应不低于 20MPa，拉伸强度应不低于 22MPa，疲劳试验应经历 10^7 正应力循环或持续到样件失效。还应按照 ASTM F1978—2012 进行耐磨性能试验，涂层的磨损满足 100 个周期后，质量损耗总值小于 65mg。如果涂层不是永久性的，应通过动物实验及适当的组织学分析，说明其在体内的降解产物，并详述其降解机制、化学反应的类型、涂层或降解产物是否会引起周围组织的损伤。

（4）针对高交联超高分子量聚乙烯部件，应按 YY/T 0811—2010 要求列出材料各参数接受限及其确定的依据。

（5）市场未出现的新设计型式的产品，应选择相应动物试验模型对临床使用中预期的解剖结构、生理学、生物力学和体内载荷进行评估，建议针对产品选取山羊、绵羊、犬、灵长类动物中的一种进行颈椎间盘假体置换试验。

（6）陶瓷关节面的性能要求：应提供不同材质部件间结合强度，关节面的表面粗糙度确定依据。

（7）MRI 兼容性测试

申请人应对申报产品进行 MRI 兼容性的相关验证，需根据 ASTM F2052—2015、ASTM F2213—2011、ASTM F2182—2011a、ASTM F2119—2013 对产品在核磁环境下的磁致位移力、磁致扭矩、射频致热、伪影等项目进行评估。应根据研究报告，列出 MRI 试验设备、磁场强度、比吸收率（SAR）等试验参数及温升、位移力、扭矩及伪影评估结果，相关信息在说明书中予以明示。

2. 产品灭菌确认

对于经辐照灭菌的产品，需明确辐照剂量及相关的验证报告，具体的剂量确定依据可参照 GB 18280 系列标准。

对于经环氧乙烷灭菌的产品，需提供灭菌结果确认和过程控制报告，具体可参照 GB 18279 系列标准。

3. 产品有效期（货架寿命）的验证资料

灭菌产品应参照《无源植入性医疗器械货架寿命申报资料指导原则》提供产品有效期（货架寿命）的验证资料。不同包装的产品应分别提供验证资料。灭菌验证资料中需要明确灭菌产品的包装材料、包装工艺及方法、加速老化试验或/和实时老化试验报告。加速老化试验中应明确试验温度、湿度、加速老化时间的确定依据；老化试验后需要对包装完整性和包装强度的评价试验，如染色液穿透试验、气泡试验、材料密封强度试验、模拟运输等；若申请人提供其他医疗器械产品的灭菌验证资料，则应提供其与本次申报产品在原材料、灭菌方法、灭菌剂量、包装材料、包装工艺、包装方式及其他影响阻菌性能的因素方面具有等同性的证明资料。

4. 生物相容性评价

产品的生物学安全性评价应按照 GB/T 16886.1—2011《医疗器械生物学评价 第 1 部分：风险管理过程中的评价与试验》中的系统方法框图进行风险评价，在缺乏相关数据时，补充进行必要的生物相容性测试。

（三）生产制造信息

1. 详述产品的生产过程，提供生产工艺流程图；

2. 明确特殊过程和关键工艺（如关节面抛光、上下终板喷涂等），提供特殊过程的确认资料以及关键工艺的验证资料；

3. 明确表面处理工艺（如等离子喷涂等）；

4. 明确生产工艺中涉及的各种加工助剂（如切削液、粘结剂、抛光剂等）质量控制标准；

5. 明确产品的清洗过程，提供经清洗过程后加工助剂残留控制的验证资料。

（四）临床评价资料

人工颈椎间盘假体系统应在满足注册法规要求的前提下，可按照《医疗器械临床评价技术指导原则》进行同品种产品的临床数据对比、分析、评价，并按照《医疗器械临床评价技术指导原则》要求的项目和格式出具评价报告。

对于需要进行临床试验的，应当按照《医疗器械临床试验质量管理规范》的要求进行。提交的临床评价资料应当包括临床试验协议、临床试验方案和临床试验报告。开展临床试验研究时，在临床试验方案制定中建议考虑以下因素，包括但不限于：

1. 临床试验设计类型

考虑产品为永久性替代植入物，属于较高风险医疗器械，应进行符合《医疗器械临床试验质量管理规范》要求的多中心临床试验。对于设计型式和选材在国内市场已出现的产品，申请人可采用非随机平行对照研究，在疗效评价时，有可能由于基线不均衡而导致无法客观的评价试验结果，申请人应提供充分的理由解释结果的客观性和真实性；其他类型的产品，应采用具有良好对照的前瞻性的随机对照临床试验。

2. 入选、排除标准

人工颈椎间盘假体受试者应从脊髓型颈椎病、神经根型颈椎病、颈椎间盘突出症等需要进行前路减压的患者中选出。申请人及临床研究机构应根据申报产品的设计特征及其预期的适应证/禁忌证制定其临床试验的入选/排除/退出标准，不符合所有入选标准或者符合任何一项排除标准的研究对象应被排除。如下为 C3～C7 中单节段置换的举例：

人工颈椎间盘假体临床试验入选标准：

（1）患者年龄 18～60 岁，性别不限；

（2）患者骨骼已成熟；

（3）C3～C7 单一节段症状性颈椎病伴有颈部和（或）上肢疼痛和（或）神经功能缺失；

（4）非手术治疗 6 周无效；

（5）具有经 CT、MRI 或 X 线平片已经证实的神经根病、脊髓病、脊髓神经根病的临床诊断；

（6）伴有神经根症状的患者：颈椎功能障碍指数 NDI 评分≥15/50（30%）；伴有脊髓症状的患者，JOA 评分小于 17 分；

（7）术前受试者愿意并且能够签署知情同意书；术后能够并愿意配合坚持完整随访。

排除标准：

（1）多于一个节段需要治疗；

（2）椎间盘退变严重造成椎间盘高度丢失≥50%、该节段屈伸活动范围明显减小，活动度低于 2°；或已有骨桥形成；

（3）后纵韧带骨化症，巨大后骨赘，钩椎关节严重退变；发育性椎管狭窄、退变性椎管狭窄；

（4）骨质疏松症（骨密度检查 T≤−2.5）；

（5）置换节段严重节段性不稳定，尤其是过屈过伸侧位 X 线片显示椎体间前后滑移的总和 >3 毫米；

（6）屈曲位或仰伸位角度 >11°；

（7）创伤、急性骨折、肿瘤、感染等；

（8）艾滋病、肝炎等系统性疾病；

（9）胰岛素依赖型糖尿病；

（10）强直性脊柱炎、风湿性关节炎、弥散性骨肥厚症；

（11）病变节段曾接受手术治疗；

（12）服用已知可能影响骨或软组织愈合的药物（例如：类固醇、破骨细胞抑制剂等）；

（13）存在小关节病变而导致颈痛；

（14）病理性肥胖，BMI >40；

（15）骨代谢性疾病，如痛风、帕金森病，骨发育不良或软骨发育不良；

（16）患者精神上无能力或者不能理解参与研究的要求；

（17）酗酒者或吸毒者；

（18）预计无依从性，或难以完成随访；

（19）已知患者对一种或多种植入的材料有过敏史；

（20）妊娠或 3 年内可能妊娠，哺乳期妇女；

（21）体质虚弱或因全身其他疾病不能耐受手术者；

（22）神经肌肉性疾病；

（23）病因不明的颈肩痛，如单纯颈痛的患者；

（24）受试者合并的其他疾病限制其参加研究，不能依从随访或影响研究的科学性完整性；

（25）受试者正在参加其他临床试验。

以上为单一节段颈椎间盘置换的入选和排除标准，对于适用于两个节段的产品，申请人可根据产品特点及适应证自行制定，并说明理由。

3. 受试者退出标准及退出受试者的处理

退出标准：

（1）受试者撤回知情同意书；

（2）严重违反试验方案；

（3）研究者认为不再适合继续进行临床试验者；

（4）在临床试验期间妊娠的妇女；

（5）受试者死亡；

（6）受试者失访；

（7）申请人要求终止试验。

退出受试者的处理：

（1）记录最后一次生命体征、术后情况和局部体征检查，拍摄颈椎相关影像学资料，记录合并用药和不良事件、相关评分、肌力感觉、活动度等指标；

（2）将终止验证的时间和原因详细记录在病例报告表上；

（3）对因不良事件而终止试验的病人必须随访至不良事件得到解决或稳定；

（4）《医疗器械临床试验质量管理规范》规定的其他相关事宜。

4. 临床试验持续时间与窗口期

临床试验的持续时间取决于所有安全性和有效性数据的获得，研究病例至少随访至 12 个月以上。应在手术前、术后即刻、6 周、3 个月、6 个月、12 个月的人工颈椎间盘假体系统的临床研究数据都应该收集。如术后即刻的 X 线平片，每次随访包括患者主诉、体格检查、X 线平片、颈椎功能评分以及指导患者功能康复等内容。应详细介绍患者术后注意事项（如 6 周内避免颈椎过度屈伸侧弯等）及康复计划。

5. 临床试验评价指标及判定标准

（1）主要评价指标

术后 12 个月的治疗成功率，治疗成功的标准如下：

无器械移位；

无器械故障引起的二次手术；

神经功能得以保持或提高；

置换节段颈椎活动度 >2°，且无骨桥形成；

置换节段的 FSU 高度与术前相比丢失不超过 5%；

无严重不良事件。

（2）次要评价指标

① 临床疗效评估：推荐使用 JOA 评分评价患者脊髓神经功能恢复情况，采用颈椎功能残障指数量表 NDI 和视觉模拟 VAS 评分评价患者手术前后生活质量的变化，应分别记录术前和末次随访时的 JOA 评分、NDI 评分和 VAS 评分，并计算 JOA 改善率。

② 影像学指标

在术前和术后一年随访时进行放射学评估，包括颈椎正侧位 X 线片和过屈过伸位 X 线片；

测量手术节段和相邻节段椎间活动度 ROM 和椎间隙高度、脊柱功能单元（FSU）的角度、颈椎整体曲度；

上下终板与椎体间是否有透亮线存在；

相邻节段是否发生退变；

是否存在异位骨化。

③ 假体生存率：根据取出或者包括取出假体的任何一部分的病例来计算假体的生存率。发生 1 例与上述产品质量相关的严重不良事件，判定临床试验失败。

④ 不良事件发生率。

⑤ 并发症发生率

须对并发症发生的类型、数量、比例进行统计分析，并论证其与植入人工颈椎间盘假体的相关性。并发症类型：

植入物松动或下沉、假体破裂、假体磨损、假体对合欠佳、持续吞咽困难、浅表感染、深度感染、呼吸和发音障碍、新发的一过性症状如放射痛、麻木和主观感觉无力、脑脊液漏、喉上/喉返神经损伤、异位骨化、假体移位/半脱位等。

6. 对照产品的选择

对照产品应选择目前临床正广泛使用的、对相应适应证的疗效已被证实并得到公认的产品。申请人应提供对照产品的选择依据。

7. 样本量的估算

申请人应提供样本量足以评价所申报产品安全性和有效性的统计学证据，包括以下内容：对照组与试验组主要评价指标相同试验条件（同样的适应证人群、治疗时间、随访时间等）下的预期疗效、预期的组间差异、显著性水平（α）、把握度（β）、预期失访率、所用到的样本量计算公式、所有的计算过程及使用的统计学软件、引用的参考文献等。

申请人应根据产品的性能指标选择对照品，并采用经典的统计学方法及国内外公认的统计学软件计算样本量。

例如：

假设某随机对照非劣效临床试验，根据文献报道：同类产品的治疗成功率为95%、临床认可的非劣效界值为10%，则在双侧显著性水平0.05、把握度80%、须每组完成有效病例74例，考虑脱落率20%时，每组需要89例。

决定样本量的关键因素有：研究类型、主要评价指标、对照组与试验组主要评价指标的预期疗效、非劣效界值、显著性水平（α）、把握度（β）、预期失访率等。

若进行随机对照非劣效试验，则需明确对照产品预期疗效和临床认可的非劣效界值。

8. 人口统计学和基线特征

（1）人口统计学资料：如性别、年龄、民族、身高、体重等。

（2）临床疗效相关的基线数据：考虑因素包括疾病的诊断、分期、分级及影像学参数、血尿常规、肝肾功能、血沉、CRP等。

（3）合并症：是否有骨质疏松、营养不良（钙、磷、蛋白质、铁）、贫血、激素缺乏（生长激素、甲状旁腺素等）、放射治疗、手术史、糖尿病史、高血压、冠心病、肺功能情况、免疫学疾病等。

9. 统计分析方法

应明示具体的统计分析方法以及统计分析软件及版本。

数据分析时应考虑数据的完整性，所有签署知情同意并使用了受试产品的受试者必须纳入分析。数据的剔除或偏移数据的处理必须有科学依据和详细说明。

临床试验的数据分析应基于不同的分析集，通常包括全分析集（Full Analysis Set，FAS）、符合方案集（Per Protocol Set，PPS）和安全集（Safety Set，SS），研究方案中应明确各分析集的定义。全分析集中脱落病例，其主要研究终点的缺失值的填补方法等应在方案中事先予以说明，并

进行不同分析策略的灵敏度分析，以评价缺失数据对研究结果稳定性的影响。

主要研究终点指标的分析应同时在全分析集和符合方案集上进行；安全性指标的分析应基于安全集。

临床试验数据的分析应采用国内外公认的经典统计分析方法。临床试验方案应该明确统计检验的类型、检验假设、判定疗效有临床意义的界值（非劣效界值）等，界值的确定应有依据。

对于主要研究终点，统计结果需采用点估计及相应的95%可信区间进行评价。不能仅将p值作为对主要研究终点进行评价的依据。

对验证期间发生的所有有害事件的种类、严重程度、发生频率及与验证产品的关系将列表描述。

申请人应提供基于所有临床试验数据的统计分析报告，以便临床试验组长单位根据此报告撰写临床试验总结报告。

结论：成功率方面不劣于对照产品。

（五）产品风险分析资料

根据YY/T 0316—2016《医疗器械 风险管理对医疗器械的应用》，充分识别人工颈椎间盘假体的设计、原材料采购、生产加工过程、产品包装、灭菌、运输、贮存、使用等产品生命周期内各个环节的安全特征，从生物学危害、环境危害、有关使用的危害、由功能失效、能量危害（若涉及）、老化及存储不当引起的危害等方面，对产品进行全面的风险分析，并详述所采取的风险控制措施。

提供一份产品决定上市前，对其风险管理活动进行全面评审所形成的风险管理报告并在报告中说明和承诺：

风险管理计划已被适当地实施；

综合剩余风险是可接受的；

已有恰当的方法获得与本产品相关的包括出厂后流通与临床应用的信息。

风险管理报告应包括风险分析、风险评价、风险控制等产品风险管理的相关资料。至少应包括：

1. 产品安全特征清单；

2. 产品可预见的危害及危害分析清单［说明危害、可预见事件序列（即危害成因分析）、危害处境和可能发生的损害之间的关系］；

3. 风险评价、风险控制措施以及剩余风险评价汇总表。

风险管理报告及相关资料的要求可参考附1《人工颈椎间盘假体系统产品风险管理资料要求》。

（六）产品技术要求

产品技术要求应按照《医疗器械产品技术要求编写指导原则》进行编写。

产品技术要求应符合相关国家标准、国际标准、行业标准和有关法律、法规的相应要求。在此基础上，申请人应根据产品的特点，制定保证产品安全、有效、质量可控的技术要求。人工颈椎间盘假体技术要求中的性能指标及检验方法的确定是技术要求的主要内容，应根据现行有效

的相关国家标准、国际标准、行业标准制定，并注明相应标准的编号和年代号。产品技术要求中指标应针对终产品制定，且性能指标不应低于产品适用的强制性国家标准/行业标准，检验方法应优先考虑采用公认的或已颁布的标准检验方法，包括推荐性标准。相关标准列表见附2。

对同一注册单元中存在多种型号和/或规格的产品，应明确各型号及各规格之间的所有区别，并附相应图示及数据表格对逐型号规格进行说明。技术要求中包括但不限于如下项目：

产品涉及的材料化学成分、显微组织、力学性能、表面质量、产品尺寸和公差、涂层相关性能、关节面粗糙度、关节面的耐磨性能、无菌、高分子材料部件累计辐射剂量。

（七）产品注册检验

典型性产品的选择：产品应按不同材质分别选取典型性产品进行注册检测，在同一注册单元内，上终板、髓核假体、下终板等应分别检测。

（八）产品说明书和标签

1. 产品说明书、标签和包装标识应符合《医疗器械说明书和标签管理规定》的要求，还应符合相关国家标准、行业标准的要求，例如 YY/T 0466.1—2016《医疗器械 用于医疗器械标签、标记和提供信息的符号 第1部分：通用要求》。

2. 产品临床适用范围/适应证、禁忌证、注意事项应依据临床评价的结果进行确定。

3. 产品有效期、灭菌产品采用的灭菌方法等信息应与产品技术报告所述一致。

4. 说明书的警示中注明 MRI 内容，明确相关的试验结果，提示其存在的风险。

四、参考文献

1. 《医疗器械监督管理条例》（中华人民共和国国务院令第650号）

2. 《医疗器械注册管理办法》（国家食品药品监督管理总局令第4号）

3. 《医疗器械临床试验质量管理规范》（国家食品药品监督管理总局中华人民共和国国家卫生和计划生育委员会令第25号）

4. 《医疗器械说明书和标签管理规定》（国家食品药品监督管理总局令第6号）

5. 《国家食品药品监督管理总局关于发布医疗器械临床评价技术指导原则的通告》（2015年第14号）

6. 《国家食品药品监督管理总局关于公布医疗器械注册申报资料要求和批准证明文件格式的公告》（2014年第43号）

7. YY/T 0316—2016《医疗器械风险管理对医疗器械的应用》

8. 《无源植入性医疗器械产品注册申报资料指导原则》（食药监办械函〔2009〕519号）

9. 《无源植入性医疗器械货架寿命申报资料指导原则》（食药监办械函〔2011〕116号）

五、起草单位

国家食品药品监督管理总局医疗器械技术审评中心

附：1. 人工颈椎间盘假体产品风险管理资料要求
2. 相关国家标准、行业标准、国际标准举例

附1 人工颈椎间盘假体产品风险管理资料要求

一、总要求

申请人应提供产品上市前对其风险管理活动进行全面评审所形成的风险管理报告以及相关的产品风险管理资料。该风险管理报告应说明：

- 风险管理计划已被适当地实施；
- 综合剩余风险是可接受的；
- 已有恰当的方法获得与本产品相关的包括出厂后流通与临床应用的信息。

除此之外，风险管理报告还应扼要说明：

- 在产品研制的初期阶段，对风险管理活动的策划，和所形成的风险管理计划；
- 说明已识别了产品的有关可能的危害，并对其危害产生的风险进行了估计和评价；
- 在降低风险措施方面，考虑了相关安全标准和相关产品标准，并有针对性地实施了降低风险的技术和管理方面的措施；
- 通过产品性能、成分等测试、生产工艺检验、相关文件的审查、试生产等活动对风险控制措施的有效性实施验证；
- 申请人应对产品的安全性作出承诺。

二、风险管理报告及风险管理资料内容

（一）职责权限

申请人应明确参与风险管理活动的成员，包括风险分析人员、风险评价人员、风险控制措施制定人员及验证人员、风险管理过程评审人员以及风险管理报告的编制及审批人员，他们可能是同一组人，应列出其姓名、职务及责任范围。其成员应具有与风险管理任务相适应的知识和经验。

（二）产品描述

- 通过照片、结构图和文字等形式说明产品的各型号、各组件以及各关键部位；
- 产品各组件的材料牌号；
- 产品工艺流程。

（三）产品适用标准（见附2）

（四）产品的安全特征判定

申请人可参照 YY/T 0316—2016《医疗器械 风险管理 对医疗器械的应用》附录 C 提示的问题，对照产品的实际情况简明扼要的描述产品安全特征。产品如存在附录 C 提示以外的可能影响安全性的特征时，也应做出说明。最终形成一份《产品安全特征清单》。

（五）产品的可能危害判定

申请人应在《产品安全特征清单》的基础上，系统地识别产品在正常和故障两种条件下的可预见的危害，并对危害的成因及后果进行分析，即说明危害、可预见事件序列、危害处境和可能发生的损害之间的关系。形成一份产品可预见的危害及危害分析清单。

下表为人工颈椎间盘假体常见危害举例，申请人应考虑不同型号、不同材料等危害，并补充在危害清单之中：

可预见的危害	危害举例及形成因素
生物相容性方面的危害	人工颈椎间盘假体产品材料（包括如表面涂层处理后）生物不相容，如：毒性、致热源等
化学危害	化学成分不符
	金属腐蚀
	产品清洗后的酸碱性
	加工过程中使用的材料（清洁剂等）未能有效清除
	环氧乙烷灭菌后的环氧乙烷残留
生物学方面的危害	产品未能有效灭菌
	产品包装未能有效阻菌
	交叉感染
机械能方面的危害	疲劳性能
	磨损
	配合尺寸不符，松动、位移、脱位
	产品表面缺陷
产品使用错误的危害	操作者应经过何种培训
	手术时，选择了不适当的规格型号的产品
说明书、标签方面的危害	说明书不完整，不符合要求
	标签内容缺失、错误
	可追溯标记
……	

（六）对危害清单中每一危害处境下的风险进行风险估计和风险评价

申请人应明确风险可接受准则，并对损害发生的概率和损害的严重程度予以明确定义；产品国家标准、行业标

准中如涉及了相关风险的可接受准则，该准则应作为申请人所确定的风险可接受准则之一，除非有证据证实其特定风险的可接受准则不必符合相关标准。申请人应依据风险可接受准则对危害清单中每一危害处境下的风险进行风险估计和风险评价。

风险评价的结果可以记入《风险评价、风险控制措施以及剩余风险评价汇总表》中。

（七）降低风险的控制措施

申请人应对经风险评价后不可接受的、或考虑可进一步采取措施降低的风险实施降低风险的控制措施。在制定降低风险的控制措施方案时，应充分考虑产品国家标准、行业标准中有关降低风险的措施。应确保降低风险的控制措施在研制初期得到有效的输入，并应对措施的有效性实施验证。

申请人应对采取降低风险的控制措施后的剩余风险以及是否会引发新的风险进行评价。

以上降低风险的控制措施、控制措施的验证、剩余风险评价等信息可以记入《风险评价、风险控制措施以及剩余风险评价汇总表》中。

（八）结论

申请人应对综合剩余风险是否可接受给出结论性意见，并对已有恰当的方法获得与本产品相关的包括出厂后流通与临床应用的信息进行阐述并作出承诺。

风险管理报告应由申请人的最高管理者（法人）或其授权的代表签字批准。

附2 相关国家标准、行业标准、国际标准举例

相关国家标准、行业标准、国际标准举例，包含但不限于如下（本指导原则中所列标准适用最新版本）：

GB/T 10610—2009 产品几何技术规范（GPS）表面结构轮廓法评定表面结构的规则和方法

GB/T 16886 医疗器械生物学评价系列标准

GB 18278 医疗保健产品灭菌确认和常规控制要求工业湿热灭菌系列标准

GB 18279 医疗器械环氧乙烷灭菌确认和常规控制系列标准

GB 18280 医疗保健产品灭菌确认和常规控制要求辐射灭菌系列标准

GB/T 19701.1—2005 外科植入物 超高分子量聚乙烯 第1部分：粉料

GB/T 19701.2—2005 外科植入物 超高分子量聚乙烯 第2部分：模塑料

GB 23101.2—2008 外科植入物 羟基磷灰石 第2部分：羟基磷灰石涂层

YY 0117.1—2005 外科植入物 骨关节假体锻、铸件 Ti6Al4V 钛合金锻件

YY 0117.2—2005 外科植入物 骨关节假体锻、铸件 ZTi6Al4V 钛合金铸件

YY 0117.3—2005 外科植入物 骨关节假体锻、铸件钴铬钼合金铸件

YY/T 0343—2002 外科金属植入物液体渗透检验

YY/T 0772.3—2009 外科植入物 超高分子量聚乙烯 第3部分：加速老化方法

YY/T 0772.4—2009 外科植入物 超高分子量聚乙烯 第4部分：氧化指数测试方法

YY/T 0772.5—2009 外科植入物 超高分子量聚乙烯 第5部分：形态评价方法

YY/T 0811—2010 外科植入物用大剂量辐射交联超高分子量聚乙烯制品标准要求

ISO 4287—1997 产品几何技术规范（GPS）表面结构：轮廓法 术语、定义及表面结构参数

ISO 6474-1—2010 外科植入物 陶瓷材料 第1部分：高纯氧化铝基陶瓷材料

ISO 6474-2—2012 外科植入物 陶瓷材料 第2部分：氧化锆强化型高纯氧化铝基复合材料

ISO 14630—2012 无源外科植入物通用要求

ISO 21534—2007 无源外科植入物关节置换植入物特殊要求

ASTM F1044—2011 磷酸钙涂层和金属涂层的剪切试验方法

ASTM F1147—2011 磷酸钙涂层和金属涂层的拉伸试验方法

ASTM F1160—2014 磷酸钙涂层、金属涂层和磷酸钙/金属复合涂层的剪切疲劳试验与弯曲疲劳试验方法

ASTM F1580—2012 外科植入物涂层用钛及钛6铝4钒合金粉

ASTM F1854—2015 外科植入物用多孔涂层立体学评价的试验方法

ASTM F1978—2012 使用 Taber 研磨机测试金属热喷涂涂层耐磨性的试验方法

ASTM F2346—2011 椎间盘假体静态和动态性能试验方法

ASTM F2423—2011 全椎间盘假体功能、运动和磨损评价和试验方法

ASTM F2052—2015 测量磁共振环境中医疗设备磁感应位移力的标准试验方法

ASTM F2213—2006（2011）测量磁共振环境中无源植入物上磁感应扭矩的标准试验方法

ASTM F2182—2011a 测定磁共振成像中交变磁力线中植入物发热标准试验方法

ASTM F2119—2013 评定无源植入物磁共振图像伪影的试验方法

ASTM F2193—2014 脊柱植入物外固定用部件规格与试验方法

ASTM F2267—2011 测量融合器轴向压缩载荷的标准试验方法

ASTMF2077—2014 椎间融合装置的试验方法

ISO 18192 全椎间盘假体的磨损系列标准

ASTM F1609—2014 植入性磷酸钙涂层标准规范

ASTM F1877—2016 粒度特征标准实施规程

GB 23101.1—2008 外科植入物 羟基磷灰石 第1部分：羟基磷灰石陶瓷

GB 23101.2—2008 外科植入物 羟基磷灰石 第2部分：羟基磷灰石涂层

GB 23101.3—2010 外科植入物 羟基磷灰石 第3部分：结晶度和相纯度的化学分析和表征

GB 23101.4—2008 外科植入物 羟基磷灰石 第4部分：涂层粘结强度的测定

30 髋关节假体系统注册技术审评指导原则

（髋关节假体系统注册技术审查指导原则）

本指导原则旨在为申请人进行髋关节假体系统产品的注册申报提供技术指导，同时也为食品药品监督管理部门对注册申报资料的审评提供技术参考。

本指导原则系对髋关节假体系统产品注册申报资料的一般要求，申请人应依据具体产品的特性对注册申报资料的内容进行充实和细化，并依据具体产品的特性确定其中的具体内容是否适用。

本指导原则是对申请人和审查人员的指导性文件，但不包括注册审批所涉及的行政事项，亦不作为法规强制执行，如果有能够满足相关法规要求的其他方法，也可以采用，但是需要提供详细的研究资料和验证资料。应在遵循相关法规和标准的前提下使用本指导原则。

本指导原则是在现行法规和标准体系以及当前认知水平下制定的，随着法规和标准的不断完善，以及科学技术的不断发展，本指导原则相关内容也将进行适时的调整。

一、适用范围

本指导原则涉及的产品适用于人工髋关节假体置换，包括髋臼部件（髋臼外杯、紧固螺钉、髋臼内衬、整体式

髋臼）、股骨部件［股骨头（包含符合行标要求的单极头及双极头）、股骨颈、股骨柄］、中置器、骨水泥远端塞等，由 YY 0118《关节置换植入物髋关节假体》标准（注：本指导原则中所列标准适用最新版本，下同）中已认可的金属材料、高分子材料或陶瓷材料制成。本指导原则不包含表面置换型髋关节假体、特殊设计或个性化定制的髋关节假体。

二、注册单元划分

髋关节假体系统可按照系统划分注册单元，亦可以组件为注册单元进行申报：

（一）若按照系统进行申报，根据产品的固定方式、固定原理、适应证，将产品划分如下注册单元：

1. 骨水泥型髋关节假体

2. 非骨水泥型髋关节假体

3. 混合型髋关节假体

4. 短柄髋关节假体（通常 CT 值≤120mm，保留皮质环，近端固定）

（二）若以同一系统内单一组件或多个组件为注册单元进行申报，须明确与该产品配合的组件名称。

（三）材质（如有涂层时，包括涂层）不同的同类组件应划分为不同的注册单元，作为单一整体组配或组合使用的组件可以按同一注册单元申报。如：不同材质的股骨柄应作为不同的注册单元申报；作为同一系统组件配合使用的、材质已确定且唯一的组件，如股骨柄、球头、髋臼内衬、外杯，虽组件间材质不同，可作为同一注册单元申报。

（四）主要制造工艺方法不同（如锻造、铸造、不同热源的增材制造、烧结、喷涂等）的同类组件，应视为不同注册单元。

三、注册申报资料要求

（一）综述资料

1. 管理类别、分类编码及规范性命名

根据《医疗器械分类规则》、《医疗器械通用名称命名规则》等相关文件，按照申报产品的设计特征和适用范围，确定其管理类别、分类编码及规范性命名，并论述其确定依据。

2. 产品的基本信息

主要包括：

（1）产品组成以及每个组件的名称和型号；提供产品各型号规格的划分原则。

（2）产品各组件的材料牌号/成分及其符合的国家标准、行业标准、国际标准，材料牌号的描述应与符合的标准一致。进口产品材料牌号的描述及其符合的标准应与原产国上市证明文件/说明书一致，且不低于相关国家标准、行业标准的要求。

（3）产品的表面改性处理情况，例如涂层、喷砂粗化处理等及其相关的制备工艺。

（4）提供体现产品结构特征及技术特点的结构图，以及各组件的几何结构和每项设计特征的功能说明；产品典型结构示意图中明确重要尺寸的起止点以及可用尺寸范围的整体说明；明确产品的几何尺寸、公差及表面粗糙度，如股骨柄长、CT 值范围、颈干角、锥连接、球头直径、关节面表面粗糙度等识别产品规格特征、结构和配伍的重要尺寸，不少于 YY/T 0809.1—2010《外科植入物 部分和全髋关节假体 第 1 部分：分类和尺寸标注》的要求。

（5）提供产品的适用范围、禁忌证，并提供相应的文献资料以论证其范围的合理性。以部件进行申报的产品应明确与产品配合使用的部件，并对其匹配的合理性予以说明。

（二）研究资料

1. 产品性能研究

对于拟上市产品，申请人应将预期用途、部件材料、产品结构、尺寸范围、静/动态力学性能和磨损试验等方面的信息与已上市同类别产品信息进行对比，以证明其具有相同的安全有效性。

（1）股骨柄力学性能验证资料

为了证明产品可以长期安全有效的应用于预期患者，申请人应在申报的产品中选择最差情况的股骨柄和股骨颈实施动态疲劳试验，最差情况的选择建议采用有限元分析方法并给出分析报告。动态疲劳试验应包括：

带柄股骨部件的柄部疲劳性能应根据 ISO 7206-4—2010 进行试验并符合其要求，股骨柄疲劳次数应达 5×10^6 次；注意应按照产品 CT 值范围的不同（CT 值≤120mm、120mm＜CT 值＜250mm、CT≥250mm）选取对应的试验条件，分别通过有限元分析得出最差情况并进行疲劳试验。

带柄股骨部件的头颈部疲劳性能应根据 ISO 7206-6—2013 进行试验并符合其要求，股骨颈疲劳次数应达 10^7 次。

（2）产品涂层力学测试研究资料

磷酸钙涂层应符合 ASTM F1609—2014 的规定。

羟基磷灰石涂层应符合 GB 23101.2—2008 的规定。

对于等离子喷涂于基体表面的金属涂层，应规定涂层厚度、孔隙率和平均孔隙截距的要求，提供测试方法和评价标准。并按照 ASTM F1044—2011、F1147—2011、F1160—2014 分别进行剪切试验、拉伸试验、剪切疲劳试验，并考虑对涂层的弯曲疲劳性能进行评价。一般情况下，剪切强度应不低于 20MPa，拉伸强度应不低于 22MPa，疲劳试验应达到 10^7 正应力循环不失效，并提供载荷的确定依据。还应按照 ASTM F1978—2012 进行耐磨性能试验，涂层的磨损满足 100 个周期后，质量损耗总值小于 65mg。

（3）对于组装式的股骨柄，申请人应对组件之间连接、微动和腐蚀进行评估，并对结果的可接受性进行论证。

（4）髋关节磨损试验

申请人应对产品关节面的匹配合理性予以论证，如摩擦面选择依据、球头直径对磨损量的影响等，并选取预期配合使用关节面的最差情形提供磨损试验，提供其结果可接受的依据。髋关节的磨损试验应按照 YY/T 0651 系列标准、ISO 14242 系列标准、ISO 17853—2011 等标准进行。

（5）针对高交联超高分子量聚乙烯髋臼内衬，应按 YY/T 0811—2010《外科植入物用大剂量辐射交联超高分子量聚乙烯制品标准要求》要求列出材料各参数接受限及其确定的依据。

（6）陶瓷股骨头、陶瓷内衬的性能要求

对于陶瓷股骨头应提供：破碎实验（接触破坏实验）、疲劳实验、人体模拟破碎实验（通过疲劳实验后进行）、脱出实验、旋转稳定性实验等资料。

对于陶瓷内衬应提供：破碎实验（接触破坏实验）、疲劳实验、人体模拟破碎实验（通过疲劳实验后进行）、压出实验、旋转稳定性实验、撬出实验等资料。

（7）MRI 兼容性测试

如申请人对申报产品进行了 MRI 兼容性的相关验证，需根据 ASTM F2052—2015、ASTM F2213—2011、ASTM F2182—2011a、ASTM F2119—2013 对产品在核磁环境下的磁致位移力、磁致扭矩、射频致热、伪影等项目进行评估。应根据研究报告，列出 MRI 试验设备、磁场强度、比吸收率（SAR）等试验参数及温升、位移力、扭矩及伪影评估结果，相关信息在说明书中予以明示。

如申请人未对申报产品进行 MRI 兼容性的相关验证，应重点明确该产品尚未在 MRI 环境下对该产品的温升、移位状况及伪影进行测试评估。并在说明书的警示中注明相关内容，提示其存在的风险，应审慎使用。

2. 生物相容性评价

产品的生物相容性评价应按照 GB/T 16886.1—2011《医疗器械生物学评价 第1部分：风险管理过程中的评价与试验》中的系统方法框图及《国家食品药品监督管理局关于印发医疗器械生物学评价和审查指南的通知》（国食药监械〔2007〕345号）中的审查要点进行风险评价，在缺乏相关数据时，补充进行必要的生物相容性测试。

3. 产品灭菌确认

对于经辐照灭菌的产品，需明确辐照剂量及相关的验证报告，具体的剂量确定依据可参照 GB 18280 系列标准。

对于经环氧乙烷灭菌的产品，需提供灭菌结果确认和过程控制报告，具体可参照 GB 18279 系列标准。

非灭菌包装的终产品，应明确推荐采用的灭菌方法并提供确定依据，建议根据 WS 310.2—2009《医院消毒供应中心 第2部分：清洗消毒及灭菌技术操作规范》。

4. 产品有效期（货架寿命）的验证资料

灭菌产品应参照《无源植入性医疗器械货架寿命申报资料指导原则》提供产品有效期（货架寿命）的验证资料。不同包装、不同灭菌方式的产品应分别提供验证资料。灭菌验证资料中需要明确灭菌产品的包装材料、包装工艺及方法、加速老化试验或/和实时老化试验报告。加速老化试验中应明确试验温度、湿度、加速老化时间的确定依据；老化试验后需要对包装完整性和包装强度的评价试验，如染色液穿透试验、气泡试验、材料密封强度试验、模拟运输等；若申请人提供其他医疗器械产品的灭菌验证资料，则应提供其与本次申报产品在原材料、灭菌方法、灭菌剂量、包装材料、包装工艺、包装方式及其他影响阻菌性能的因素方面具有等同性的证明资料。

对于非灭菌产品，产品有效期的确定应该建立在科学试验的基础上，如稳定性试验，其目的是考察产品在温度、湿度、光线的影响下随时间变化的规律，为产品的生产、包装、贮存、运输条件提供科学依据，同时通过试验建立产品的有效期。因此，申请人在申报产品注册时应提供产品有效期（包括产品性能稳定性保证期限）的验证报告及内包装材料信息。

（三）生产制造信息

1. 详述产品的生产过程，提供生产工艺流程图；

2. 明确特殊过程和关键工艺（如烧结涂层等），提供特殊过程的确认资料以及关键工艺的验证资料；

3. 明确表面处理工艺（如喷砂、喷丸、等离子喷涂、烧结涂层、阳极氧化等）；

4. 明确生产工艺中涉及的各种加工助剂（如切削液、粘结剂、抛光剂等）质量控制标准；

5. 明确产品的清洗过程，提供经清洗过程后加工助剂残留控制的验证资料。

（四）临床评价资料

髋关节假体应在满足注册法规要求的前提下，可按照《医疗器械临床评价技术指导原则》进行同品种产品的临床数据对比、分析、评价，并按照《医疗器械临床评价技术指导原则》要求的项目和格式出具评价报告。

对于需要进行临床试验的，应当按照《医疗器械临床试验质量管理规范》的要求实施。提交的临床评价资料应当包括临床试验协议、临床试验方案和临床试验报告。开展临床试验研究时，在临床试验方案制定中建议考虑以下因素，包括但不限于：

1. 临床试验单元

一个注册单元内的产品，申请人应根据预期申报的适用范围不同（初次置换、假体翻修、肿瘤关节置换），划分为不同的临床试验单元进行试验。

2. 临床试验设计类型

考虑产品为髋关节永久性替代植入物，属于较高风险医疗器械，为了保证试验结果的真实客观性和可比性，建议采用具有良好对照的前瞻性的随机对照临床试验。

如果申请人采用非随机平行对照研究，在疗效评价时，有可能由于基线不均衡而导致无法客观的评价试验结果，申请人应提供充分的理由解释结果的客观性和真实性。

如有证据表明同类全髋关节假体在实际临床使用中表

现良好，且本次申报产品在设计及生产工艺未发生实质变化，可在临床试验设计中应用单组目标值法，即临床试验不设立对照组。

3. 入选、排除标准

受试者应从需要进行全髋关节置换术治疗的一般诊断人群中选出。申请人及临床研究机构应根据申报产品的设计特征及其适用范围制定其临床试验的入选/排除/退出标准，不符合所有入选标准或者符合任何一项排除标准的研究对象应被排除。举例如下：

初次置换用骨水泥型全髋关节假体临床试验入选标准：

（1）患者年龄在 18 ~ 80 岁，性别不限，低于 50 岁的患者应有手术的紧迫性诉求。

（2）患者骨骼已成熟。

（3）患者应具有全髋关节置换手术适应证。例如：原发性退变性髋关节骨关节炎、老年股骨颈头下型或头颈型骨折、股骨头缺血坏死进入第 IV 期、髋臼发育不良所致的髋关节骨关节炎、类风湿关节炎或强直性脊柱炎等全身疾病髋关节受累、发育性髋脱位患者髋部严重疼痛及活动障碍、髋部创伤后骨关节炎、陈旧性髋臼骨折、难以良好手术复位的髋关节内骨折。

（4）受试侧患肢为初次接受全髋关节置换。

（5）术前，受试者或监护人愿意并且能够签署知情同意书。

排除标准：

（1）患者神经肌肉功能不全（例如：麻痹、肌溶解或外展肌无力）会导致术后髋关节不稳定或步态异常。

（2）患者精神上无能力或者不能理解参与研究的要求。

（3）酗酒者或吸毒者、药物滥用者。

（4）预计依从性差。

（5）肥胖 BMI > 35。

（6）已知患者对一种或多种植入的材料有过敏史。

（7）髋关节或身体其他部位存在活动性感染病灶。

（8）髋关节周围具有严重的骨质疏松、代谢性骨病、放射性骨病、肿瘤。

（9）孕妇或哺乳期妇女。

（10）髋关节发育不良 CROWE 分级 3、4 级。

（11）体质虚弱或因全身其他疾病不能耐受手术者，预期寿命不足 2 年。

（12）受试者合并的其他疾病限制其参加研究，不能依从随访或影响研究的科学性完整性。

（13）受试者入选前曾参加过其他药物、生物制剂或医疗器械临床研究而未达到主要研究终点时限者。

对于翻修型髋关节假体、肿瘤型髋关节假体等产品，应根据产品特点制定入选标准和排除标准。

4. 受试者退出标准及退出受试者的处理

退出标准

（1）受试者撤回知情同意书。

（2）严重违反临床试验方案。

（3）研究者认为不再适合继续进行临床试验者。

（4）在临床试验期间妊娠的妇女。

（5）受试者死亡。

（6）受试者失访。

（7）申请人要求终止临床试验。

退出受试者的处理

（1）所有退出受试者均应保留全部源数据和源文件。当受试者退出后，研究者应采取多种形式如电话、邮件等尽可能与受试者联系，询问理由。

（2）将终止临床试验的时间和原因详细记录在病例报告表上。

（3）因不良事件而脱落者如经随访最终判断与试验器械存在因果关系，必须记录在 CRF 表中，并通知申请人。对因不良事件而终止试验的病人必须随访至不良事件得到解决或稳定。

（4）《医疗器械临床试验质量管理规范》规定的其他相关事宜。

5. 临床试验持续时间与窗口期

临床试验的持续时间取决于所有安全性和有效性数据的获得，研究病例至少随访至 12 个月以上。建议在手术前、术后、6 周、3 个月、6 个月、12 个月的髋关节置换假体系统的临床研究数据进行收集。如术后即刻的 X 线平片，每次随访建议包括患者主诉、体格检查、X 线平片、关节功能评分以及指导患者功能康复等内容。

6. 临床试验评价指标及判定标准

临床试验纳入病例一般应为单侧髋关节置换，如病患需行双侧置换，应在单侧植入至少 3 个月后，经过评价不会对另外一侧产生影响，方可施行髋关节置换。否则双侧置换病例应选取疗效相对差的一侧进行评价。

（1）主要评价指标

① 主要评价指标：术后 12 个月评分分数、术前术后 12 个月评分改变分数或术后 12 个月评分"优良率"（即：置换髋关节假体后评分达到优、良的比例。）

② 评分方法：初次置换型、翻修型髋关节可采用 Harris 评分（见附 3），Harris 评分满分 100 分，90 分以上为优，80 ~ 89 分为良，70 ~ 79 分为可，小于 70 分为差；肿瘤型髋关节可采用 MSTS 评分（见附 4），该系统满分 30 分，≥24 分定义为优，18 ~ 23 分定义为良，12 ~ 17 分定义为中，≤11 分定义为差。

（2）次要评价指标

① X 线平片参数：申请人应制定影像学成功的标准并进行评价。同时关注假体周围透亮线的形成（骨水泥质量、异位骨化、假体松动）、骨质溶解、假体位置变化（头颈假体下沉、髋臼假体的倾斜角度变化、髋臼假体的内移或上移、股骨柄颈干角的变化有无内翻或外翻等）、关节脱位等的发生率。

② 生存率：根据取出或者包括取出髋关节假体的任何一部分的病例来计算假体的生存率。发生 1 例与上述产品

质量相关的严重不良事件，判定临床试验失败。

③ 不良事件发生率。

④ 并发症发生率：须对并发症发生的类型、数量、比例进行统计分析，并论证其与植入髋关节假体的相关性。

7. 对照产品的选择

对照产品应选择目前临床正广泛使用的、对相应适应证的疗效已被证实并得到公认的来源于单一厂家生产的同一系统产品。对照产品的材料、设计、适应证与试验产品具有可比性。申请人应提供对照产品的选择依据。

8. 样本量的估算

申请人应提供样本量足以评价所申报产品安全性和有效性的统计学证据，包括以下内容：对照组与试验组主要评价指标相同试验条件（同样的适应证人群、治疗时间、随访时间等）下的预期疗效、预期的组间差异、显著性水平（α）、把握度（β）、预期失访率、所用到的样本量计算公式、所有的计算过程及使用的统计学软件、引用的参考文献等。

申请人应根据产品的性能指标选择对照品，并采用经典的统计学方法及国内外公认的统计学软件计算样本量。

例如：

假设某随机对照非劣效临床试验，根据文献报道：同类产品的优良率为95%、临床认可的非劣效界值为10%，则在双侧显著性水平0.05、把握度80%、脱落率10%时，每组需要84例。

该研究为随机对照非劣效临床试验，主要评价指标是术后12个月Harris评分。根据文献报道，对照产品的评分为90±10分，临床认可的非劣效界值为5，则在双侧显著性水平0.05、把握度80%、脱落率10%时，每组需70例。

该研究为单组目标值试验，主要评价指标是术后12个月Harris评分"优良率"。根据文献报道，研究产品的优良率为95%，临床认可的目标值为85%，则在双侧显著性水平0.05、把握度80%、脱落率10%时，需87例。

决定样本量的关键因素有：研究类型、主要评价指标、对照组与试验组主要评价指标的预期疗效、非劣效界值或目标值、显著性水平（α）、把握度（β）、预期失访率等。

若进行随机对照非劣效试验，则需明确对照产品预期疗效和临床认可的非劣效界值；若进行单组目标值试验，则需明确试验产品预期疗效和临床认可的目标值。

9. 人口统计学和基线特征

（1）人口统计学资料：如性别、年龄、民族、身高、体重等；

（2）临床疗效相关的基线数据：考虑因素包括疾病的诊断、分期、分级及影像学参数、伴随疾病、其他关节问题、风险因素、放射学描述（CCD、腿长、偏心距等）；

（3）合并症：是否有骨质疏松、营养不良（钙、磷、蛋白质、铁）、贫血、激素缺乏（生长激素、甲状旁腺素等）、放射治疗、手术史、糖尿病史、高血压、冠心病、肺功能情况、免疫学疾病等。

10. 统计分析方法

应明示具体的统计分析方法以及统计分析软件及版本。

数据分析时应考虑数据的完整性，所有签署知情同意并使用了受试产品的受试者必须纳入分析。数据的剔除或偏移数据的处理必须有科学依据和详细说明。

临床试验的数据分析应基于不同的分析集，通常包括全分析集（Full Analysis Set，FAS）、符合方案集（Per Protocol Set，PPS）和安全集（Safety Set，SS），研究方案中应明确各分析集的定义。全分析集中脱落病例，其主要研究终点的缺失值的填补方法等应在方案中事先予以说明，并进行不同分析策略的灵敏度分析，以评价缺失数据对研究结果稳定性的影响。

主要研究终点指标的分析应同时在全分析集和符合方案集上进行；安全性指标的分析应基于安全集。

临床试验数据的分析应采用国内外公认的经典统计分析方法。临床试验方案应该明确统计检验的类型、检验假设、判定疗效有临床意义的界值（非劣效界值）等，界值的确定应有依据。

对于主要研究终点，统计结果需采用点估计及相应的95%可信区间进行评价。不能仅将p值作为对主要研究终点进行评价的依据。

对试验期间发生的所有不良事件的种类、严重程度、发生频率及与试验产品的关系将列表描述。

申请人应提供基于所有临床试验数据的统计分析报告，以便临床试验组长单位根据此报告撰写临床试验总结报告。

11. 其他

已取得产品注册证，且适用范围为初次置换的产品，在新增产品与该注册证产品属于同一注册单元的情况下，增加适用于翻修的产品型号规格及适用范围，可在同时满足如下条件的情况下予以增加：取得注册证满2年、取得注册证后销售的产品随访数量至少达到100例且产品植入12个月后优良率不低于95%、完成相关功能性试验、备齐相关注册文件。

（五）产品风险分析资料

根据YY/T 0316—2016《医疗器械 风险管理对医疗器械的应用》，充分识别髋关节假体的设计、原材料采购、生产加工过程、产品包装、灭菌、运输、贮存、使用等产品生命周期内各个环节的安全特征，从生物学危害、环境危害、有关使用的危害、由功能失效、能量危害（若涉及）、老化及存储不当引起的危害等方面，对产品进行全面的风险分析，并详述所采取的风险控制措施。

提供一份产品决定上市前，对其风险管理活动进行全面评审所形成的风险管理报告并在报告中说明和承诺：

风险管理计划已被适当地实施；

综合剩余风险是可接受的；

已有恰当的方法获得与本产品相关的包括出厂后流通与临床应用的信息。

风险管理报告应包括风险分析、风险评价、风险控制等产品风险管理的相关资料。至少应包括：

1. 产品安全特征清单；

2. 产品可预见的危害及危害分析清单〔说明危害、可预见事件序列（即危害成因分析）、危害处境和可能发生的损害之间的关系〕；

3. 风险评价、风险控制措施以及剩余风险评价汇总表。

风险管理报告及相关资料的要求可参考附1《髋关节假体产品风险管理资料要求》。

（六）产品技术要求

产品技术要求应按照《医疗器械产品技术要求编写指导原则》进行编写。

注册产品技术要求应符合相关国家标准、行业标准和有关法律、法规的相应要求。在此基础上，申请人应根据产品的特点，制定保证产品安全、有效、质量可控的技术要求。髋关节假体技术要求中的性能指标及检验方法的确定是技术要求的主要内容，应根据现行有效的相关国家标准、行业标准制定，如 YY 0118 等，应注明相应标准的编号和年代号。产品技术要求中指标应针对终产品制定，且性能指标不应低于产品适用的强制性国家标准/行业标准，检验方法应优先考虑采用公认的或已颁布的标准检验方法，包括推荐性标准。相关标准列表见附2。

对同一注册单元中存在多种型号和/或规格的产品，应明确各型号及各规格之间的所有区别，并附相应图示及数据表格对逐型号规格进行说明。

（七）产品注册检验

典型性产品的选择：产品应按不同材质分别选取典型性产品进行注册检测，在同一注册单元内，髋臼外杯、紧固螺钉、髋臼内衬、股骨头、股骨颈、股骨柄、中置器、骨水泥远端塞等应分别检测。

（八）说明书和标签样稿

1. 产品说明书、标签和包装标识应符合《医疗器械说明书和标签管理规定》要求，还应符合相关国家标准、行业标准的要求，例如 YY/T 0466.1—2016《医疗器械 用于医疗器械标签、标记和提供信息的符号 第 1 部分：通用要求》。

2. 产品临床适用范围/适应证、禁忌证、注意事项应依据临床评价或临床试验的结果进行确定。

3. 产品有效期、灭菌产品采用的灭菌方法、非灭菌产品推荐采用的灭菌方法等信息应与产品技术报告所述一致。

4. 说明书的警示中注明 MRI 内容，明确相关的试验结果，提示其存在的风险。

四、参考文献

1. 《医疗器械监督管理条例》（中华人民共和国国务院令第 650 号）

2. 《医疗器械注册管理办法》（国家食品药品监督管理总局令第 4 号）

3. 《医疗器械临床试验质量管理规范》（国家食品药品监督管理总局中华人民共和国国家卫生和计划生育委员会令第 25 号）

4. 《医疗器械说明书和标签管理规定》（国家食品药品监督管理总局令第 6 号）

5. 《国家食品药品监督管理总局关于发布医疗器械临床评价技术指导原则的通告》（2015 年第 14 号）

6. 《国家食品药品监督管理总局关于公布医疗器械注册申报资料要求和批准证明文件格式的公告》（2014 年第 43 号）

7. YY/T 0316—2016《医疗器械 风险管理对医疗器械的应用》

8. 《无源植入性医疗器械产品注册申报资料指导原则》（食药监办械函〔2009〕519 号）

9. 《无源植入性医疗器械货架寿命申报资料指导原则》（食药监办械函〔2011〕116 号）

五、起草单位

国家食品药品监督管理总局医疗器械技术审评中心

附：1. 髋关节假体产品风险管理资料要求
　　2. 相关国家标准、行业标准、国际标准举例
　　3. 髋关节 Harris 评分
　　4. MSTS 评分

附1　髋关节假体产品风险管理资料要求

一、总要求

申请人应提供产品上市前对其风险管理活动进行全面评审所形成的风险管理报告以及相关的产品风险管理资料。该风险管理报告应说明：

－风险管理计划已被适当地实施；

－综合剩余风险是可接受的；

－已有恰当的方法获得与本产品相关的包括出厂后流通与临床应用的信息。

除此之外，风险管理报告还应摘要说明：

－在产品研制的初期阶段，对风险管理活动的策划，和所形成的风险管理计划；

－说明已识别了产品的有关可能的危害，并对其危害产生的风险进行了估计和评价；

－在降低风险措施方面，考虑了相关安全标准和相关产品标准，并有针对性地实施了降低风险的技术和管理方面的措施；

－通过产品性能、成分等测试、生产工艺检验、相关

文件的审查、试生产等活动对风险控制措施的有效性实施验证；

－申请人应对产品的安全性作出承诺。

二、风险管理报告及风险管理资料内容

（一）职责权限

申请人应明确参与风险管理活动的成员，包括风险分析人员、风险评价人员、风险控制措施制定人员及验证人员、风险管理过程评审人员以及风险管理报告的编制及审批人员，他们可能是同一组人，应列出其姓名、职务及责任范围。其成员应具有与风险管理任务相适应的知识和经验。

（二）产品描述

－通过照片、结构图和文字等形式说明产品的各型号、各组件以及各关键部位；

－产品各组件的材料牌号；

－产品工艺流程。

（三）产品适用标准

见附2。

（四）产品的安全特征判定

申请人可参照 YY/T 0316—2016《医疗器械 风险管理对医疗器械的应用》附录 C 提示的问题，对照产品的实际情况简明扼要的描述产品安全特征。产品如存在附录 C 提示以外的可能影响安全性的特征时，也应做出说明。最终形成一份《产品安全特征清单》。

（五）产品的可能危害判定

申请人应在《产品安全特征清单》的基础上，系统地识别产品在正常和故障两种条件下的可预见的危害。并对危害的成因及后果进行分析，即说明危害、可预见事件序列、危害处境和可能发生的损害之间的关系。形成一份产品可预见的危害及危害分析清单。

下表为髋关节假体常见危害举例，申请人应考虑不同型号、不同材料等危害，并补充危害清单之中：

可预见的危害	危害举例及形成因素
生物相容性方面的危害	髋关节假体产品材料（包括如表面涂层处理后）生物不相容，如：毒性、致热源等
化学危害	化学成分不符
	金属腐蚀
	产品清洗后的酸碱性
	加工过程中使用的材料（清洁剂等）未能有效清除
	环氧乙烷灭菌后的环氧乙烷残留

可预见的危害	危害举例及形成因素
生物学方面的危害	产品未能有效灭菌
	产品包装未能有效阻菌
	交叉感染
机械能方面的危害	疲劳性能
	磨损
	配合尺寸不符，松动、位移、脱位
	产品表面缺陷
产品使用错误的危害	操作者应经过何种培训
	手术时，选择了不适当的规格型号的产品
说明书、标签方面的危害	说明书不完整，不符合要求
	标签内容缺失、错误
	可追溯标记
……	

（六）对危害清单中每一危害处境下的风险进行风险估计和风险评价

申请人应明确风险可接受准则，并对损害发生的概率和损害的严重程度予以明确定义；产品国家标准、行业标准中如涉及了相关风险的可接受准则，该准则应作为申请人所确定的风险可接受准则之一，除非有证据证实其特定风险的可接受准则不必符合相关标准。申请人应依据风险可接受准则对危害清单中每一危害处境下的风险进行风险估计和风险评价。

风险评价的结果可以记入《风险评价、风险控制措施以及剩余风险评价汇总表》中。

（七）降低风险的控制措施

申请人应对经风险评价后不可接受的、或考虑可进一步采取措施降低的风险实施降低风险的控制措施。在制定降低风险的控制措施方案时，应充分考虑产品国家标准、行业标准中有关降低风险的措施。应确保降低风险的控制措施在研制初期得到有效的输入，并应对措施的有效性实施验证。

申请人应对采取降低风险的控制措施后的剩余风险以及是否会引发新的风险进行评价。

以上降低风险的控制措施、控制措施的验证、剩余风险评价等信息可以记入《风险评价、风险控制措施以及剩余风险评价汇总表》中。

（八）结论

申请人应对综合剩余风险是否可接受给出结论性意见，并对已有恰当的方法获得与本产品相关的包括出厂后流通与临床应用的信息进行阐述并作出承诺。

风险管理报告应由申请人的最高管理者（法人）或其授权的代表签字批准。

附2　相关国家标准、行业标准、国际标准举例

相关国家标准、行业标准、国际标准举例，包含但不限于如下（本指导原则中所列标准适用最新版本）：

YY 0118 髋关节假体

GB/T 10610—2009 产品几何技术规范（GPS）表面结构轮廓法评定表面结构的规则和方法

GB/T 14233.1—2008 医用输液、输血、注射器具检验方法 第1部分：化学分析方法

GB/T 14233.2—2005 医用输液、输血、注射器具检验方法 第2部分：生物学试验方法

GB/T 16886 医疗器械生物学评价系列标准

GB 18278 医疗保健产品灭菌确认和常规控制要求工业湿热灭菌系列标准

GB 18279 医疗器械环氧乙烷灭菌确认和常规控制系列标准

GB 18280 医疗保健产品灭菌确认和常规控制要求辐射灭菌系列标准

GB/T 19701.1—2005 外科植入物 超高分子量聚乙烯 第1部分：粉料

GB/T 19701.2—2005 外科植入物 超高分子量聚乙烯 第2部分：模塑料

GB 23101.2—2008 外科植入物 羟基磷灰石 第2部分：羟基磷灰石涂层（ISO 13779-2—2000）

YY 0117.1—2005 外科植入物 骨关节假体锻、铸件 Ti6Al4V 钛合金锻件

YY 0117.2—2005 外科植入物 骨关节假体锻、铸件 ZTi6Al4V 钛合金铸件

YY 0117.3—2005 外科植入物 骨关节假体锻、铸件钴铬钼合金铸件

YY/T 0343—2002 外科金属植入物液体渗透检验

YY/T 0772.3—2009 外科植入物 超高分子量聚乙烯 第3部分：加速老化方法

YY/T 0772.4—2009 外科植入物 超高分子量聚乙烯 第4部分：氧化指数测试方法

YY/T 0772.5—2009 外科植入物 超高分子量聚乙烯 第5部分：形态评价方法

YY/T 0811—2010 外科植入物用大剂量辐射交联超高分子量聚乙烯制品标准要求

ISO 4287—1997 产品几何技术规范（GPS）表面结构：轮廓法术语、定义及表面结构参数

ISO 6474-1—2010 外科植入物 陶瓷材料 第1部分：高纯氧化铝基陶瓷材料

ISO 6474-2—2012 外科植入物 陶瓷材料 第2部分：氧化锆强化型高纯氧化铝基复合材料

ISO 7206-1—2008 外科植入物部分和全髋关节假体第1部分：分类与尺寸标注

ISO 7206-2—2011 外科植入物部分和全髋关节假体第2部分：金属、陶瓷及塑料材料关节面

ISO 7206-4—2010 外科植入物部分和全髋关节假体第4部分：带柄股骨部件疲劳性能的测定

ISO 7206-6—2013 外科植入物部分和全髋关节假体第6部分：带柄股骨部件头部和颈部疲劳性能的测定

ISO 7206-10—2003 外科植入物部分和全髋关节假体第10部分：组合式股骨头抗静载力测定

ISO 13356—2015 外科植入物氧化钇稳定的面心立方氧化锆陶瓷材料（Y-TZP）

YY/T 0651 外科植入物全髋关节假体的磨损系列标准

ISO 14242-1—2014 外科植入物全髋关节假体磨损 第1部分：磨损试验机的载荷和位移参数及相应的试验环境条件

ISO 14242-2—2016 外科植入物全髋关节假体磨损 第2部分：测试方法

ISO 14242-3—2009 外科植入物全髋关节假体磨损 第3部分：轨道支撑型磨损试验机的载荷和位移参数及相应的试验环境条件

ISO 14630—2012 无源外科植入物通用要求

ISO 21534—2007 无源外科植入物 关节置换植入物 特殊要求

ISO 21535—2007 无源外科植入物 关节置换植入物 髋关节置换植入物的专用要求

ASTM F1609—2014 磷酸钙涂层性能要求

ASTM F1044—2011 磷酸钙涂层和金属涂层的剪切试验方法

ASTM F1147—2011 磷酸钙涂层和金属涂层的拉伸试验方法

ASTM F1160—2014 磷酸钙涂层、金属涂层和磷酸钙/金属复合涂层的剪切疲劳试验与弯曲疲劳试验方法

ASTM F1377—2013 外科植入物涂层用钴28铬6钼合金粉

ASTM F1580—2012 外科植入物涂层用钛及钛6铝4钒合金粉

ASTM F1854—2015 外科植入物用多孔涂层立体学评价的试验方法

ASTM F1978—2012 使用 Taber 研磨机测试金属热喷涂涂层耐磨性的试验方法

附3 髋关节 Harris 评分

关于主诉疼痛(44分)			无痛或可以忽略					44	
			时有隐痛,不影响活动					40	
			轻度疼痛,日常生活不受影响,过量活动可有中度疼痛可服 NSAI] 中度疼痛,可忍受,但常因此废弃一些活动,日常活动稍受限,但能正常工作,常服 NSAID 类止痛药					20	
			剧痛,活动严重受限					10	
			病废,卧床仍剧痛,因疼痛被迫长期卧床					0	
功能(47分)	步态(33分)	步态跛行	无	11		轻度	8		
			中度	5		重度	0		
		行走距离	无限制	11		600 米	8		
			200 至 300 米	5		限于室内	2		
			卧床和坐椅	0					
		助行装置	无	11		长距离行走需单手杖	7		
			需单拐	3		大多时间需单手杖	5		
			需双手杖	2		需双拐或无法行走	0		
	日常生活(14分)	上下楼梯	一步一阶不需扶手	4		上下楼需人辅助	1		
			一步一阶需扶栏杆	2		无法上下楼	0		
		穿鞋袜	轻松	4		不能穿鞋袜	0		
			困难	2					
		坐	能舒适的坐任何椅子 1 小时				5		
			能舒适的坐高椅子半小时				3		
			在任何椅子上坐都不舒服				0		
		乘车	能	1		不能	0		
体征表现			固定屈曲挛缩小于 30 度					1	
			固定内收畸形小于 10 度					1	
			伸直位固定内旋畸形小于 10 度					1	
			两侧肢体长度相差 3.2cm 以内					1	
查体结果		A. 屈曲	0 ~ 45 度以内		×1.0 = (A)			得分结果 = A、B、C、D 之和除以 20	
			45 ~ 90 度以内		×0.6 = (A)				
			90 ~ 110 度以内		×0.3 = (A)				
		B. 外展	0 ~ 15 度以内		×0.8 = (B)				
			15 ~ 20 度以内		×0.3 = (B)				
		C. 外旋	0 ~ 15 度以内		×0.4 = (C)				
		D. 内收	0 ~ 15 度以内		×0.2 = (D)				
特征表现			Trendelenburg 试验		阳性 ( )			阴性 ( )	
□左□右 Harris 评分 ( )									

附4 MSTS 评分

1，MSTS（The Musculoskeletal Tumor Society，世界骨与软组织肿瘤协会）骨肿瘤保肢术后肢体功能评分。

（1）肢体疼痛

以口头询问和查看病历的方式进行，了解病人受访当时的疼痛感受、近一个月疼痛影响活动和止疼用药情况。

评分	状态	参考
5	无疼痛	不用任何止疼药物
4	轻度痛	有轻微疼痛感，不用药物止疼，或偶用非麻醉镇痛药物
3	中轻痛	疼痛，不致残，应用非麻醉镇痛药物，不用麻醉剂
2	中度痛	有较强烈疼痛感，持续大量使用非麻醉镇痛药物或偶用麻醉剂
1	中重痛	强烈疼痛，疼痛致残，间断性活动障碍，间断使用麻醉剂
0	严重痛	难忍疼痛，疼痛致残，持续性活动障碍，持续使用麻醉剂

（2）活动功能

活动功能指患者因活动受限使病前的职业功能丧失的程度，但应考虑职业活动量特征，一般情况下职业活动量和肢体功能应用程度应小于娱乐中的。评价以询问和活动观察为主。

评分	状态	参考
5	无限制	无活动受限，娱乐和职业与病前一样
4	轻度限制	娱乐和职业与病前一样，但长时间娱乐有不舒服感或力不从心
3	娱乐限制	小部分功能残疾，部分活动功能受限，娱乐活动受到限制，只能选择性或短时间参与，职业轻微影响
2	中度功能受限	一半功能残疾，活动功能受限，职业受到明显影响，如工作时间缩短，工作量下降或效率降低，或更换了病前职业
1	部分职业限制	大部分功能残疾，活动功能明显受限，职业受到很大限制，已不能从事正常活动的职业
0	所有职业受限	完全残疾，活动功能完全受限，不能从事任何职业

（3）自我感受

询问病人自我感受，主要是满意度和情感接受程度。

评分	状态	参考
5	非常满意	非常热心接受手术，有感激之情，并将此手术介绍给其他人
4	很满意	热心接受手术
3	满意	还可以，假设重新选择，还选择接受该手术
2	基本满意	凑合吧
1	接受	不太满意，但是再次选择的话，勉强可以接受同样的手术
0	厌恶	后悔选择这种手术，宁可去截肢

（4）支具使用

调查病人支具使用情况，本研究中需在随访现场准备拐棍和拐杖实际考察，中间分值的病人可在上下两种支撑状态下测试，选择更符合生活情况的一种状态，并录像记录。

评分	状态	参考
5	不用	不用任何支具
4	偶尔用支撑	偶尔或累了用拐棍（手拄）
3	经常用支撑	大多数时候要拄拐棍
2	偶尔用拐杖	偶尔用拐杖（腋下支撑）
1	一个拐杖	大多数时候要用拐杖，不用拐杖勉强只能少量挪动步伐或单腿跳
0	两个拐杖	若要行走，必须使用两个拐杖，否则不能行走

（5）行走能力

不用支具，在室内往返约5米距离测试，室外往返25米距离测试，并录像记录。

评分	状态	参考
5	无限制	行走如病前
4	偶有限制	限制较少，外出不受影响
3	有限制	可以外出，但行走能力明显降低，不宜行走过远，如1站地
2	明显受限	不宜外出行走，比较危险
1	仅能室内行走	只能在扶助固定物情况下挪步，无法外出
0	不能单独行走	要位移只能坐轮椅或完全依靠外力

（6）步态改变

在行走能力测试的同时观察步态变化，并录像记录。

评分	状态	参考
5	正常	无改变，不需要掩饰
4	略微有变化	不易察觉，步态不会令人感到诧异

续表

评分	状态	参考
3	轻度变化	步态轻度外观改变，需要掩饰
2	中度变化	步态不正常，需要努力掩饰

续表

评分	状态	参考
1	明显变化	步态明显不正常，一部分功能缺失
0	严重残疾	步态严重障碍，严重功能缺失

31 钙磷/硅类骨填充材料注册技术审评指导原则

（钙磷/硅类骨填充材料注册技术审查指导原则）

本指导原则旨在为申请人进行钙磷/硅类骨填充材料的注册申报提供技术指导，同时也为食品药品监督管理部门对注册申报资料的审评提供技术参考。

本指导原则系对钙磷/硅类骨填充材料注册申报资料的一般要求，申请人应依据具体产品的特性对注册申报资料的内容进行充实和细化，并依据具体产品的特性确定其中的具体内容是否适用。

本指导原则是对申请人和审查人员的指导性文件，但不包括注册审批所涉及的行政事项，亦不作为法规强制执行。如果有能够满足相关法规要求的其他方法，也可以采用，但是需要提供详细的研究资料和验证资料。应在遵循相关法规和标准的前提下使用本指导原则。

本指导原则是在现行法规和标准体系以及当前认知水平下制定的，随着法规和标准的不断完善，以及科学技术的不断发展，本指导原则相关内容也将进行适时的调整。

一、适用范围

本指导原则中的钙磷/硅类骨填充材料包括人工合成的磷酸钙类生物陶瓷、钙硅类生物活性玻璃、磷酸钙类骨水泥，适用于骨科创伤以及手术引起的不影响骨结构稳定性的骨缺损的填充，即四肢和脊柱的非结构性植骨。本指导原则中的钙磷/硅类骨填充材料涵盖植入后部分降解、植入材料长期原位留存的钙磷/硅类骨填充材料，以及植入后可完全降解、缺损部位实现自体骨修复的钙磷/硅类骨修复材料两种情形。该指导原则未涵盖含生长因子（如骨形成蛋白）的钙磷/硅类骨填充材料、与胶原复合的钙磷/硅类骨填充材料、含有纳米级材料和/或纳米工艺制成的钙磷/硅类骨填充材料、复合可降解高分子材料（如聚乳酸类）的钙磷/硅类骨填充材料、新型钙磷/硅类骨填充材料等的全部申报要求。

二、注册单元划分原则

主要组成材料、制备工艺原理、关键性能指标（如主要组分含量、固相液相配比、结晶度、孔径分布、孔隙率、颗粒度等）不同的产品应划分为不同的注册单元。

三、注册申报资料要求

（一）综述资料

1. 管理类别、分类编码及规范性命名

根据《医疗器械分类规则》、《医疗器械通用名称命名规则》等相关文件，按照申报产品的设计特征和适用范围，确定其管理类别、分类编码及规范性命名，并论述其确定依据。

2. 产品描述

描述申报产品的设计原理（如实现骨传导的原理、各组分的作用原理、磷酸钙类骨水泥水化反应的原理等）、制造原理（如合成原理、造孔原理等）、降解原理和性能（如适用），明确申报产品与已在中国上市的钙磷/硅类骨填充材料相比，其属于仿制型产品、改进型产品或新设计产品。

描述申报产品各组成成分、含量、初级包装的形式和材料。明确申报产品所有原材料通用名称、材料牌号（如有）、分子式、符合的相关标准（包括国家标准、行业标准、国际标准等）。对于尚无相应标准的原材料，需提供其质量控制标准和验收报告，并明示原材料供应商和供应商牌号。建议上述信息以列表形式提供，原材料质量控制标准和验收报告以附件形式提供。

以照片、结构图和文字说明相结合的形式描述不同型号产品的外形结构特征，定义并标示关键尺寸。

对于多孔结构的产品或者固化后为多孔结构的产品，描述产品内部多孔结构几何特征，包括总孔隙率、开孔孔隙率和/或孔连通率、平均孔径、孔径分布等。对于块状、柱状等具有一定形状的产品，描述其基本力学性能，如抗压强度、各向异性等。

3. 型号规格

在同一注册单元内，建议将外形结构、灭菌方法和包装材料不同的产品划分为不同型号，外形结构、灭菌方法和包装材料相同而尺寸和装量不同的产品划分为不同规格。对于申报产品存在多种型号规格的情形，以列表形式描述各型号规格产品的所有特征性区分信息。

4. 包装说明

以包装结构解析图的形式明示申报产品的包装信息，以列表形式明示所有包装内容物和包装材料的信息。对于多组件组成的产品，如磷酸钙类骨水泥的固相和液相部分，需明示各组件的包装信息。提供与灭菌方法相适应的初级包装（无菌屏障）材料的质量控制标准。

5. 适用范围和禁忌证

钙磷/硅类骨填充材料适用于骨科创伤以及手术引起的不影响骨结构稳定性的骨缺损的填充。申请人需根据申报产品的设计特征，进一步说明其具体的适用人群、使用部位、最大可填充的缺损体积、配合使用的内固定和/或外固定器械、是否与骨髓、血液等配合使用、使用注意事项等信息。

描述产品的禁忌证，包括绝对禁忌证、相对禁忌证，如不适宜使用的人群、疾病等情形。

6. 参考的同类产品或前代产品

申请人应当提供同类产品（国内外已上市）或前代产品（如有）的信息，阐述申报产品的研发背景和目的。对于同类产品，应当说明选择其作为研发参考的原因。

同时列表比较说明申报产品与参考产品（同类产品或前代产品）在工作原理、结构组成、制造材料、性能指标、作用方式，以及适用范围等方面的异同。

7. 其他需说明的内容

对于已获得批准的部件或配合使用的附件，应当提供批准文号和批准文件复印件。若申报产品预期需与其他医疗器械组合使用，应当予以说明。

（二）研究资料

1. 产品性能研究

（1）磷酸钙类生物陶瓷

磷酸钙类生物陶瓷主要包括羟基磷灰石、β-磷酸三钙及其组成的双相磷酸钙陶瓷。该类产品一般由磷酸钙粉体和粘结剂混合制成浆料，经不同的造孔方法（如造孔剂法、气体造孔法、化学发泡法等）制造出多孔结构，成型后经高温烧制而成。

申请人需提交的研究资料包括但不限于下列内容：

① 由于粉体的性能（如钙磷比、结晶度等）和粒度分布对于生物陶瓷的性能有较大影响，需提交粉体制备和质量控制的研究资料；

② 需明确选择的造孔剂及其选择依据，提供造孔剂的质量控制标准和用量，描述造孔剂去除的原理和过程，提交造孔剂及其反应产物（如碳化物）残留的控制和验证资料；

③ 提供生物陶瓷多孔结构（如孔隙率、开孔孔隙率和/或孔连通率、平均孔径、孔径分布等）、相成分、结晶度的研究资料；

④ 提供生物陶瓷显微结构的电子显微镜图，表征其形貌；

⑤ 对于预期可降解的产品，提供降解性能的研究资料，

可参照 GB/T 16886.14—2003《医疗器械生物学评价 第14部分：陶瓷降解产物的定性与定量》（注：本指导原则中标准适用最新版本，下同）进行降解性能的体外研究；

⑥ 对于块状、柱状等具有一定形状的产品，提供力学性能（如抗压强度、各向异性等）的研究资料；

⑦ 对于双相磷酸钙陶瓷，提供两相配比优选的研究资料（配比的确定依据）；

⑧ 提供列入产品技术要求的性能指标及其接受标准和试验方法的确定依据。

（2）钙硅类生物活性玻璃

常见的生物活性玻璃有 $Na_2O-CaO-SiO_2-P_2O_5$ 四元系统，包括网络形成体 SiO_2、玻璃网络外体 Na_2O、CaO 和磷氧四面体，如 45S5 系列等，是由高温熔制而成的无规则网络结构的非晶态固体物质，一般为粉体或颗粒状，在体内其表面通过与体液离子交换而沉积为低结晶度的碳酸羟基磷灰石层。

申请人需提交的研究资料包括但不限于下列内容：

① 明示各原材料的配比并提供其优选的研究资料（配比的确定依据）；

② 提供终产品中各成分含量的研究资料；

③ 提交生物活性玻璃显微结构的电子显微镜图，表征其形貌；

④ 提供表明其处于玻璃态的研究资料；

⑤ 提供产品粒度大小和分布的研究资料；

⑥ 对于预期可降解的产品，提供降解性能的研究资料，可参照 GB/T 16886.14 进行降解性能的体外研究；

⑦ 提供列入产品技术要求的性能指标及其接受标准和试验方法的确定依据。

（3）磷酸钙类骨水泥

磷酸钙类骨水泥一般由固相成分、液相成分和添加剂组成，固相成分一般由两种及以上的粉末状磷酸钙盐（含偏酸性的磷酸钙盐和偏碱性的磷酸钙盐）混合而成；液相成分可为生理盐水、稀磷酸等；添加剂为促进凝固、提高强度、改善抗溃散性能、调节降解性能等目的而添加。固相和液相按照规定比例混合均匀后，得到可塑形的糊状物，通过一系列水化反应生成弱结晶的羟基磷灰石晶体，在体内环境下逐渐固化。水化反应副产物之间的酸碱反应保证水化反应的持续进行。常规的磷酸钙类骨水泥固化后仅形成微孔，吸收过程由表及里逐层进行。

申请人需提交的研究资料包括但不限于下列内容：

① 明确固相、液相配比、固相部分各组分配比、固相部分颗粒大小和分布、添加剂的添加目的、种类、剂量，提供上述配比和剂量优化的研究资料（上述参数的确定依据）；

② 提供磷酸钙类骨水泥固化过程中凝固时间（包括初凝时间和终凝时间）、pH 值变化和温度变化的研究资料；

③ 提供磷酸钙类骨水泥固化后产物显微结构的电子显微镜图，表征其微观形貌；

④ 提供固相和液相混合后，糊状物抗溃散性能、流变

性能和可注射性能的研究资料；

⑤ 提供磷酸钙类骨水泥固化后反应产物、固化后产物钙磷比、结晶度、力学性能（如抗压强度、各向异性等）、固化后孔隙率的研究资料；

⑥ 对于预期可降解的产品，提供降解性能的研究资料，可参照GB/T 16886.14进行降解性能的体外研究；

⑦ 提供列入产品技术要求的性能指标及其接受标准和试验方法的确定依据。

2. 生物相容性研究

根据GB/T 16886系列标准选择生物学评价路径并实施生物学评价。生物学评价资料应当包括：生物相容性评价的依据和方法，产品所用材料的描述及与人体接触的性质，实施或豁免生物学试验的理由和论证，对于现有数据或试验结果的评价。

申请人如通过生物学试验进行生物学评价，根据GB/T 16886.1—2011《医疗器械生物学评价 第1部分：风险管理过程中的评价与试验》，钙磷/硅类骨填充材料通常需选择的生物学试验项目至少包括细胞毒性试验、致敏试验、刺激或皮内反应试验、全身毒性试验、亚慢性毒性试验、遗传毒性试验、骨植入试验（观察时间至少为26周，多时间点观察，参照GB/T 16886.6—2015《医疗器械生物学评价 第6部分：植入后局部反应试验》进行）等。采用浸提液法进行生物学试验时，对于刺激或皮内反应试验、致敏试验、全身毒性试验、Ames试验等，应同时考虑极性浸提和非极性浸提两种情形。生物学试验应在化学表征的基础上进行。

对于磷酸钙类骨水泥，应按照临床实际操作方法制作成使用状态后进行生物学试验。

3. 产品的灭菌、包装和有效期研究

论述申报产品灭菌方式的选择依据，包括灭菌方式对产品性能的影响及其控制，灭菌方式与包装材料的相适应性。明确产品的无菌保障水平并提供相应的确认资料。

提供产品有效期的研究资料，包括老化试验后产品性能和包装性能的研究资料，可参照《无源植入性医疗器械货架寿命申报资料指导原则》的要求提交。

4. 临床前动物实验

（1）实验设计原则

除非有充分的证据证明申报产品的关键性能指标（如理化性能、结晶度、多孔结构特征、降解性能等）、适用范围与境内已上市产品具有一致性，否则，为观察该类产品的体内降解性能和骨长入效果等，推荐使用适当的动物模型对产品性能进行临床前评价。临床前动物实验的设计应考虑如下几个方面：

① 动物模型的选择：选择的动物模型应能代表该产品的适用范围/适应证、推荐使用的解剖部位、与内固定和/或外固定器械配合使用、产品特有的使用方法（如需与血液混合使用等）、可填充的最大缺损尺寸。动物模型的设计需考虑动物骨骼自身修复能力对实验结果的影响。动物模型应选择骨骼成熟的动物。

② 实验分组：实验设计应进行合理分组，注意设置全面的对照组，以确保结果的科学性。建议至少包括实验组、同类产品对照组、假手术组。

③ 对照样品的选择：可选用境内已上市同类产品作为同类产品对照组的样品，建议对照样品的形状、尺寸、适用范围与实验样品一致。假手术组动物模型的骨缺损部位不进行处理。

④ 观察期的选择：观察期或者长于产品的降解时间，或者直至相应的组织反应达到稳定状态，通常需设置多个观察时间点。对于可降解产品，可根据体外降解试验评估产品的降解时间，以确定观察期，其观察期通常设置三个时间点：没有或仅有少量降解、降解过程中、组织反应达到稳定状态或产品几乎完全降解。

⑤ 观察指标的选择：根据实验目的和产品设计特征，在各观察时间点选择合理的影像学、组织学、组织形态学指标以及新生骨生物力学性能指标等对产品植入后降解性能、骨缺损部位的骨形成情况进行评价。

（2）实验报告应包含的项目和内容

① 实验目的

申请人根据产品的设计特征和预期适用范围，确定实验目的。对于可降解产品，证明材料降解与新骨形成的速率基本匹配。对于非降解产品，证明骨缺损部位填充的产品可与周围骨形成骨整合。

② 植入样品

提供实验样品和对照样品在理化表征、加工过程、灭菌方法等方面的比较信息，论述对照样品的选择理由。

③ 实验动物

提供动物的种属、品系、来源、年龄、性别、体重、饲养环境和条件、动物饮食、动物健康状况（包括意外死亡）等信息。综合考虑观察时间点、各时间点观察指标、各观察指标所需样本量，计算所需的实验动物数量。

④ 动物模型

提供建模方法和过程，动物模型需涵盖疾病模型、解剖部位、缺损尺寸、产品使用方法等信息。论述动物模型的选择理由。

⑤ 观察时间点

以列表的形式描述各观察时间点的观察指标。

⑥ 取样与样品制备

描述取样方法，记录每一观察时间点的取样动物数量、取出植入物数量。说明采用的组织学切片制备技术，图像分析软件的名称和版本号。

⑦ 实验结果

包括肉眼和显微镜观察。肉眼观察主要是植入物及其周围组织的大体外观。通过显微镜观察分别报告实验样品和对照样品的植入物降解率、新骨生成率及新骨成熟度。

⑧ 结果评价

报告应包括对实验样品和对照样品植入后新骨形成、降解性能、局部组织反应的综合评价及比较。

5. 可参考的国家标准、行业标准举例

GB 23101.1—2008《外科植入物 羟基磷灰石 第 1 部分：羟基磷灰石陶瓷》

YY 0303—1998《医用羟基磷灰石粉料》

YY 0305—1998《羟基磷灰石生物陶瓷》

YY/T 0683—2008《外科植入物用 β - 磷酸三钙》

YY/T 0511—2009《生物陶瓷体内降解和成骨性能评价试验方法》

YY/T 0964—2014《外科植入物 生物玻璃和玻璃陶瓷材料》

GB/T 1966—1996《多孔陶瓷显气孔率、容重试验方法》

GB/T 16886《医疗器械生物学评价》系列标准

（三）生产制造信息

描述生产工艺流程，注明关键工艺和特殊过程，说明过程控制点及控制标准。当某一生产过程的输出不能由后续的监视或测量加以验证时，需对这样的过程实施确认并提供相应的过程确认报告。明确生产过程中使用的各种加工助剂，提供其质量控制标准，详述对加工助剂残留的控制方法和结果。

对于磷酸钙类生物陶瓷，生产工艺流程至少需涵盖磷酸钙粉体的合成、产品成型、干燥、烧成（压力、温度、时间）等过程要素。以磷酸钙粉体的合成为例，需包括合成原理（前体物质、反应条件、反应原理等）、制备过程、重要影响因素及其控制、磷酸钙粉体的质量控制标准（包括粒径分布）等。

对于钙硅类生物活性玻璃，生产工艺流程至少需涵盖熔制（压力、温度、时间）、成型等过程要素。

对于磷酸钙类骨水泥，生产工艺流程中需明示各固相成分的合成原理（前体物质、反应条件、反应原理等）、制备过程、重要影响因素及其控制、磷酸钙粉体的质量控制标准（包括粒径分布）、液相成分质量控制标准等。

（四）临床评价资料

临床评价需对产品的适用范围（如适用人群、使用部位、适应证）、禁忌证、使用方法（如打压植骨、注射植骨、需与血液配合使用、与内固定和/或外固定器械配合使用等）、使用注意事项（如可填充的最大缺损体积等）、警告等临床使用信息进行确认。钙磷/硅类骨填充材料适用于骨科创伤以及手术引起的不影响骨结构稳定性的骨缺损的填充时，主要包括两种情形，即适用于脊柱椎间及椎体植骨、四肢骨缺损填充两种情形。申请人通过临床试验进行临床评价时，上述两种情形需分别进行临床试验。

1. 临床试验设计类型

申请人根据产品的设计特征和临床试验目的，选择合适的临床试验设计类型，如随机对照试验（包括优效设计、等效设计、非劣效设计）等。申请人需提交临床试验设计类型的选择依据。

2. 评价指标和判定标准

（1）适用于脊柱椎间和椎体植骨时

① 有效性评价指标

a. 主要评价指标

一般以影像学终点"融合率"为主要评价指标，建议采用学术界公认的判定标准判断手术部位是否融合成功，如 Brantigan 和 Steffee 提出的脊柱植骨融合影像学分级标准。使用该类影像学分级标准时，需明确定义融合和未融合的对应级别。可采用 X 线静态平片、X 线动力位片、CT 三维重建观察植骨融合情况，不同的检查手段具有不同的优势和观察侧重点，需根据临床实际情况进行合理选择并提供选择依据。为减小影像学终点评价中的偏倚，可使用独立的中央影像学评价中心。

b. 次要评价指标

一般需考虑的次要评价指标包括骨缺损愈合时间、骨填充材料吸收率、新骨形成率、骨密度、用于脊柱退行性病变时神经功能评价的 ODI 评分和 JOA 评分、用于脊髓损伤时神经功能评价的 ASIA 标准、用于患者生活质量评价的 SF - 36 量表、手术医生对产品术中操作性能的评价等。

② 安全性评价指标

一般需考虑的安全性评价指标包括随访时间内切口愈合情况、排斥反应发生情况、患者主观不适感受、生化指标异常、植骨吸收、椎间隙高度丢失等不良反应。

（2）适用于四肢骨缺损的填充时

① 有效性评价指标

a. 主要评价指标

一般以"植骨融合率"为主要评价指标，将"植骨融合"定义为填充区域正侧位 X 线和/或 CT 片上显示有骨融合的证据（如有连续骨痂通过填充边界等）。

b. 次要评价指标

一般需考虑的次要评价指标包括骨缺损愈合时间、骨植入物吸收率、新骨形成率、骨密度、用于患者生活质量评价的 SF - 36 量表、手术医生对产品术中操作性能的评价等。

② 安全性评价指标

一般需考虑的安全性指标包括随访时间内观察切口愈合情况、排斥反应发生情况、患者主观不适感受、生化指标异常、植骨吸收等不良反应。

3. 样本量的估算

临床试验采用的样本量需能满足试验目的的要求，申请人需提供样本量确定的统计学依据。以随机对照试验设计为例，需提供的样本量确定依据包括以下方面：同类产品临床认可的平均融合率、疗效有临床意义的界值、I 型误差 α、II 型误差 β；所用到的样本量计算公式；失访率的合理估计；使用的统计软件；引用的参考文献等。

4. 入选标准和排除标准

通过入选标准和排除标准确定临床试验的目标人群，需同时兼顾目标人群的同质性和代表性。

（1）当适用于脊柱椎间及椎体植骨时

纳入标准的考虑因素可包括年龄因素（骨骼成熟患者）、性别、脊柱椎间及椎体植骨的手术指征（如术前影像学诊断、临床表现、保守治疗情况等）、自愿参加临床试验并签署知情同意书等。

排除标准的考虑因素可包括全身或手术部位局部感染、神经、肌肉及血管疾病、手术部位没有足够软组织覆盖、系统性或代谢性疾病、使用化疗药物、接受放射治疗、系统性使用皮质类固醇激素、使用生长因子、长期使用镇静催眠药（连续使用 3 个月以上）、长期使用非甾体类消炎药（连续使用 3 个月以上）、脊柱恶性肿瘤、结构性植骨、对产品所用材料过敏、妊娠、精神疾病、药物滥用、酗酒、不能保证在骨折愈合期间戒烟的患者、骨缺损体积较小可实现自身愈合的情形、研究者判断不适合入选的其他情形等。

（2）当适用于四肢骨缺损的填充时

入选标准的考虑因素可包括年龄（骨骼成熟患者）、性别、软组织损伤情况、自愿参加临床试验并签署知情同意书等。

排除标准的考虑因素可包括全身或手术部位局部感染、缺损部位骨病、缺损部位恶性肿瘤（包括转移瘤）、缺损部位骨坏死、缺损部位神经损伤、严重的软组织损伤、缺损部位血管损伤、骨筋膜室综合征、大范围骨缺损、结构性植骨、严重多发伤、系统性或代谢性疾病、使用化疗药物、接受放射治疗、系统性使用皮质类固醇激素、使用生长因子、长期使用镇静催眠药（连续使用 3 个月以上）、长期使用非甾体类消炎药（连续使用 3 个月以上）、对产品所用材料过敏；妊娠；精神疾病、药物滥用、酗酒、不能保证在骨折愈合期间戒烟患者、骨缺损体积较小可实现自身愈合的情形、研究者判断不适合入选的其他情形等。

5. 临床试验持续时间与随访时间点

为获得钙磷/硅类骨填充材料所有的安全性和有效性数据，临床试验的随访持续时间或者长于产品的降解时间，或者直至产品植入后的组织反应达到稳定状态。如随访持续时间为 6 个月，随访时间点至少包括术后 1 周内、12 周 ±2 周、24 周 ±4 周。

6. 人口统计学和基线特征

（1）人口统计学资料

如性别、年龄、民族、身高、体重等。

（2）临床疗效相关的基线数据

考虑因素包括疾病的阶段和程度、临床分类、分型、骨缺损体积、临床症状观察和局部体征检查、影像学检查、软组织、血管、神经损伤类型及程度等。

（3）既往病史

是否有骨质疏松、营养不良（钙、磷、蛋白质、铁等）、贫血、激素缺乏（生长激素、甲状旁腺素等）、放射治疗、吸烟、嗜酒、手术史、糖尿病史等。

7. 统计方法

临床试验的数据分析应基于不同的分析集，通常包括全分析集、符合方案集和安全集，研究方案中需明确各分析集的定义。数据分析时需考虑数据的完整性，所有签署知情同意书并使用了受试产品的受试者必须纳入最终的统计分析。全分析集中脱落病例主要评价指标缺失值的填补方法（如末次随访结果转结等）需在方案中予以说明，并进行灵敏度分析，以评价缺失数据对研究结果稳定性的影响。主要评价指标的分析需同时在全分析集和符合方案集上进行。安全性指标的分析应基于安全集。数据的剔除或偏倚数据的处理必须有科学依据，并在研究方案中预先说明。

需在方案中预先写明具体的统计检验类型、检验假设、判定疗效有临床意义的界值、统计分析方法、统计分析软件及版本。对于随机对照试验的非劣效设计，主要评价指标达标率的组间差值与非劣效界值（δ）的差异须有统计学意义，并且其差异的 95% 可信区间下限须大于 $-\delta$。

对于同一受试者存在多处/多节段植骨的情况，需对试验结果进行灵敏度分析，即分别对病例（选择多处/多节段植骨中疗效较差者）及例次（所有植入物）进行统计分析。

建议对试验期间发生的所有不良反应的种类、严重程度、发生频率及与试验产品的关系进行列表描述。

（五）产品风险管理资料

根据 YY/T 0316—2016《医疗器械 风险管理对医疗器械的应用》，充分识别钙磷/硅类骨填充材料的设计、原材料、生产加工、包装、灭菌、运输、贮存、使用等生命周期内各个环节的安全特征，从生物学危害、环境危害、有关使用的危害、因功能失效、老化及存储不当引起的危害等方面，对产品进行全面的风险分析，并详述所采取的风险控制措施及验证结果，必要时应引用检测和评价性报告。

提供产品上市前对其风险管理活动进行全面评审所形成的风险管理报告，此报告旨在说明并承诺风险管理计划已被恰当地实施，并经过验证后判定综合剩余风险是可接受的，已有恰当的方法获得产品相关、出厂后流通和临床应用的信息。

风险管理报告应包括风险分析、风险评价、风险控制等产品风险管理的相关资料，至少应包括产品安全特征清单、产品可预见的危害及危害分析清单［说明危害、可预见事件序列（即危害成因分析）］、危害处境和可能发生的损害之间的关系、风险评价、风险控制措施以及剩余风险评价汇总表。

风险管理报告可参照《钙磷/硅类骨填充材料风险管理资料要求》进行编写。

（六）产品技术要求

对于磷酸钙类生物陶瓷，产品技术要求中性能指标至少应考虑各成分含量、钙磷比、晶相分析、红外吸收谱图、结晶度、总孔隙率、开孔孔隙率和/或孔连通率、孔径范围和分布、微量元素极限含量（如以铅计的重金属总量、砷、镉、汞、铅等元素含量）、外观、尺寸（颗粒型产品的粒度分布）、容重、力学性能（如抗压强度、各向异性等）、浸提液 pH 值（考虑不同时间点）、无菌等。

对于钙硅类生物活性玻璃，产品技术要求中性能指标至少应考虑各成分含量、晶相分析、红外吸收谱图、体外沉积羟基磷灰石的测定、微量元素极限含量（如以铅计的重金属总量、砷、镉、汞、铅等元素含量）、外观、尺寸（颗粒型产品的粒度分布）、浸提液 pH 值（考虑不同时间点）、无菌等。

对于磷酸钙类骨水泥，产品技术要求中性能指标至少应考虑固相、液相和添加剂各组分的定性、定量指标、磷酸钙类骨水泥初凝时间和终凝时间、固化过程的温度升高、固化后产物的孔隙率、钙磷比、力学性能（如抗压强度、各向异性等）、浸提液 pH 值（考虑不同时间点）、固相和液相微量元素极限含量（如以铅计的重金属总量、砷、镉、汞、铅等元素含量）、无菌等。如组成部分为《中华人民共和国药典》所涵盖的品目，应符合其适用部分。

以上列举的性能指标仅针对常规产品举例，申请人应根据产品的设计特征和适用范围规定产品的性能指标和试验方法。

（七）产品注册检验报告

申请人需选取能够代表本注册单元内其他产品安全性和有效性的典型性产品进行注册检验。典型性产品的考虑因素包括组成材料、结构、制备工艺、主要性能指标的最复杂情形和最差情形等。同一注册单元的典型性产品可以是多个产品。

（八）说明书和标签样稿

产品说明书和标签样稿应符合《医疗器械说明书和标签管理规定》的相关规定，还应符合相关国家标准、行业标准的相关要求。

产品说明书中适用范围、适应证、禁忌证、警告、注意事项等信息应与临床评价资料中确认的相关内容一致。若通过临床试验路径进行临床评价，上述信息应综合考虑临床试验的入选标准、排除标准、试验结果和不良反应等因素后制定。产品说明书中产品组成、结构、性能、使用期限等信息应与研究资料一致。

说明书中需提供申报产品在各种使用情形下与内固定和/或外固定装置联合使用的指导。当产品在临床使用时需与其他产品配合，应在说明书予以明确，研究资料中需有可配合使用的支持性资料。说明书中需提示，不应过度填充或注射材料，以避免在填充部位产生张力。对于块状填充材料，说明书中需说明手术时是否可以进行切割，以及切割时保护产品多孔结构的方法。对于磷酸钙类骨水泥，说明书中需明确产品的工作时间和凝固时间。

四、参考资料

1.《医疗器械监督管理条例》（中华人民共和国国务院令第650号）

2.《医疗器械注册管理办法》（国家食品药品监督管理

总局令第4号）

3.《医疗器械说明书和标签管理规定》（国家食品药品监督管理总局令第6号）

4.《医疗器械分类规则》（国家食品药品监督管理总局令第15号）

5.《医疗器械通用名称命名规则》（国家食品药品监督管理总局令第19号）

6.《医疗器械临床试验质量管理规范》（国家食品药品监督管理总局中华人民共和国国家卫生和计划生育委员会令第25号）

7.《国家食品药品监督管理总局关于公布医疗器械注册申报资料要求和批准证明文件格式的公告》（2014年第43号）

8.《国家食品药品监督管理总局关于发布医疗器械临床评价技术指导原则的通告》（2015年第14号）

9.《无源植入性医疗器械货架寿命申报资料指导原则》（《关于印发接触镜护理产品注册技术审查等9项指导原则的通知》食药监办械函〔2011〕116号）

10. YY/T 0316—2016《医疗器械 风险管理对医疗器械的应用》

五、起草单位

国家食品药品监督管理总局医疗器械技术审评中心

附：钙磷/硅类骨填充材料风险管理资料要求

附　钙磷/硅类骨填充材料风险管理资料要求

一、总体要求

需提供产品上市前对其风险管理活动进行全面评审所形成的风险管理报告。风险管理报告应由生产企业的最高管理者（法人）或其授权的代表签字批准。

风险管理报告需说明：风险管理计划已被适当地实施，综合剩余风险是可接受的，已有恰当的方法获得与产品相关、出厂后流通和临床应用的信息。风险管理报告还需说明：在产品研发初期阶段形成的风险管理计划；已识别了产品有关的可能危害，并对危害产生的风险进行了估计和评价；在降低风险的控制措施方面，考虑了相关标准，并有针对性地实施了技术和管理方面的措施；通过产品的性能测试、生产工艺的确认及验证、相关文件的审查、试生产等活动对风险控制措施的有效性进行了验证；对产品的安全性作出承诺。

二、风险管理报告内容

（一）职责权限

需明确参与风险管理活动的成员，包括风险分析人员、风险评价人员、风险控制措施制定人员及验证人员、风险管理过程评审人员以及风险管理报告的编制及审批人员，列出其姓名、职务及责任范围。上述人员应具有与风险管理任务相适应的知识和经验。

（二）产品描述

描述产品的设计原理、制造原理、降解原理和性能（如适用），各组成成分、含量、初级包装的形式和材料、不同型号产品的外形结构特征、适用范围和禁忌证。对于多孔结构的产品或者固化后为多孔结构的产品，描述产品内部多孔结构几何特征，包括总孔隙率、开孔孔隙率和/或孔连通率、平均孔径、孔径分布等。

（三）产品的安全特征判定

需按照 YY/T 0316—2016《医疗器械 风险管理对医疗器械的应用》附录 C 提示的问题，结合实际情况对产品的安全特征做出描述；产品如存在附录 C 以外的可能影响安全特征的情况，也应作出说明。最终形成《产品安全特征清单》。

（四）产品的可能危害判定

需在《产品安全特征清单》的基础上，系统判定产品在正常和故障两种条件下的可预见危害。并对危害的成因及后果进行分析，即说明危害、可预见事件序列、危害处境和可能发生的损害之间的关系。形成一份产品可预见的危害及危害分析清单。

（五）对危害清单中危害处境下的风险进行风险估计和风险评价

需明确风险可接受准则，并对危害发生的概率和危害的严重程度予以明确定义。在确定风险可接受准则时，需充分考虑国家标准、行业标准中的有关规定。生产企业需依据风险可接受准则对危害清单中每一危害处境下的风险进行风险估计和风险评价。

（六）降低风险的控制措施

需对经风险评价后不可接受的或可进一步降低的风险实施控制措施。在制定控制措施方案时，需充分考虑国家标准、行业标准中的有关规定。需确保降低风险的控制措施在研发初期得到有效输入，并应对措施的有效性实施验证。

（七）对采取控制措施后的剩余风险以及是否引发新的风险进行评价

上述风险评价结果、降低风险的控制措施、控制措施的验证、剩余风险评价等信息记入《风险评价、风险控制措施以及剩余风险评价汇总表》中。

（八）结论

需对综合剩余风险是否可接受做出结论，并对已有恰当的方法获得产品相关、出厂后流通和临床应用的信息进行阐述并做出承诺。

32　一次性使用脑积水分流器注册技术审评指导原则

（一次性使用脑积水分流器注册技术审查指导原则）

一、前言

本指导原则旨在指导注册申请人/生产企业对一次性使用脑积水分流器注册申报资料的准备及撰写，同时也为技术审评部门审评注册申报资料提供参考。

本指导原则是对一次性使用脑积水分流器注册申报资料的一般要求，申请人/生产企业应依据具体产品特性确定其中内容是否适用，若不适用，需具体阐述理由及相应的科学依据，并依据产品的具体特性对注册申报资料的内容进行充实和细化。

本指导原则是对申请人/生产企业和审查人员的指导性文件，不涉及注册审批等行政事项，亦不作为法规强制执行，如有能满足相关法规要求的其他方法，也可以采用，但是需要应提供详细的研究资料和验证资料。应在遵循相关法规的前提下使用本指导原则。

本指导原则是在现行法规和标准体系以及当前认知水平下制定的，随着法规、标准体系的不断完善和科学技术的不断发展，本指导原则相关内容也将适时进行调整。

二、适用范围

本指导原则适用于无源一次性使用脑积水分流器注册、延续注册和注册变更。

一次性使用脑积水分流器是一种包含单向压力激活装置或流量控制装置，或两者组合的管路系统，预期通过外科手术植入脑积水患者体内，旨在将脑脊液从中枢神经系统（CNS）的液腔（脑室或含有脑脊液的其他部位）的液腔引向身体另一部分的内部输送部位，以降低颅内或脊髓内压力，或减少脑脊液的量的医疗器械。目前该产品常见的腔室连接型式有：脑室－腹腔分流、腰－腹腔分流、脑室－心房分流、脊髓中央管－腹腔分流等。

本指导原则适用范围不包括用于植入一次性使用脑积

水分流器辅助器械，如穿刺针、导引器械等；以及与一次性使用脑积水分流器适配的体外调节器。

三、注册申报资料要求

（一）产品注册单元的划分

按照一次性使用脑积水分流器产品的主要原材料、主要工作原理、主要部件生产工艺、腔室连接型式划分为不同注册单元。

（二）综述资料

综述资料应详细论述产品的设计开发、生产控制、货架寿命，以及相关验证内容，所提交的资料应完整、标题明确、目录清晰并具有系统性，至少应包括以下内容：

1. 概述

应概述一次性使用脑积水分流器境内及原产国（适用于进口产品）的管理类别、分类编码、名称的确定依据等信息。

2. 产品描述

应包括产品的腔室连接型式、结构组成、图示（标明各组成名称）、工作原理、制造原材料（使用国际通用规范化学名称）、产品及其关键组件的主要功能、交付状态等内容。产品如有区别于其他同类产品的特征也应加以描述。

应阐明产品的开启压力及其设定理由或依据，提供压力－流量特性图，包括体位、皮下压力对装置特性影响的数据或图示。若产品整个系统（管路、储液器和其他装置）会引起压力－流量特性产生较大变化，应给出整个分流器及其组件的压力－流量特性图。产品若设计为可调压产品，应详细阐述压力/流量的分档情况及产品植入后的体外调节方式，特别应说明压力/流量调节阀的档位调节原理，提供调压阀的剖面图或工程图，说明各组件的设计原理和功能。产品若带有其他流量控制部件（如防虹吸装置、流量控制装置等），也应提供其结构组成、设计原理以及对产品整体系统的影响等资料。

3. 规格型号

应从结构组成、原材料、功能、产品特征、性能指标、包装等方面详细列表说明各型号规格间的区别。应采用对比表及带有说明性文字的图片、图表对各种规格型号的不同之处加以区别。

4. 包装说明

应说明包装的相关信息，至少包括初包装材料、包装方法、产品在包装中的形态（如各组件及一起销售的配件分别放置或包装的情况）、初包装与灭菌方法相适应的特点等内容。

5. 预期用途和禁忌症

预期用途的表述应客观、清晰，使用有明确定义或有行业内公认的术语或名词。描述内容应包括产品适用的人体分流腔室、用于治疗或缓解的病症名称、适用人群（如成人、儿童和新生儿）、产品为一次性使用、与预期组合使

用的器械名称和规格型号。

禁忌症应包括该器械不适用的疾病、情况及特定的人群，如新生儿、儿童、老年人、孕妇及哺乳期妇女、肝肾功能不全者等。

6. 与参考产品的对比

应综述参考产品国内外研究及临床使用现状及发展趋势。描述本次申报器械与国内外参考产品的相似点和不同点，建议以列表方式表述，比较的项目应包括产品名称、腔室连接型式、结构组成、工作原理（如适用，包括产品的可调压原理、防虹吸原理、流量控制原理等）、预期用途、产品设计、原材料信息、生产工艺、灭菌方式、性能指标、植入方式、有效期、已上市国家等。参考产品应符合本指导原则的定义范畴，可包括本企业或其他企业已上市同类产品，建议采用目前应用较为广泛的产品。

7. 配合使用附件的信息

该产品若预期与手术器械、体外调节工具等器械配合使用，且配合使用器械已获得批准，应提交批准文号和批准文件复印件，并提供与这些器械的配合使用说明。

（三）研究资料

产品的研究资料应当从技术层面论述所申报产品的预期用途、设计、技术特征、产品性能指标及制订依据、生物安全性、产品灭菌验证、产品包装验证、产品有效期验证等，对产品所应达到的安全性及有效性给予资料支持。该部分资料应标题明确，目录清晰。至少应包含如下内容：

1. 产品性能研究

应提交产品性能的研究资料以及产品技术要求的研究和编制说明，主要包括产品技术要求内容和说明书中所宣称的物理性能、化学性能、生物性能以及与质量控制相关的其他方面的指标要求、采用标准及试验方法的理论基础或实施依据。产品的性能要求及试验方法可参考 YY/T 0487《一次性使用无菌脑积水分流器及其组件》进行制定。若未采用 YY/T 0487 中给出的试验方法，应提供所使用的试验方法的来源依据或方法学验证资料。

产品若带有涂层，阐明涂层物质的基本信息，如化学组成、配方、涂层工艺及辅料、挥发物及迁移物等。明确涂层的添加目的和研发背景，包括涂层物质的选用理由或依据，添加涂层的临床意义等内容。对涂层的预期使用性能、对产品的影响、临床上可能带来的风险进行分析，并对上述问题进行研究并逐一验证。

产品若含有药物，应明确药物的名称、剂量、剂型，提供药物在生产国或我国的药品注册证书，阐明与药物的说明书相比，药物的临床适用范围、使用剂量、给药途径以及贮存条件是否发生改变，若发生改变，应评价该给药方式用于人体的安全性和有效性，尤其是对靶器官的影响。同时，还应考虑药物与高分子材料结合后是否对任何一方产生性质改变或其他影响，应有相应的检验或论证资料。

对于采用新材料制造的产品以及具有其他特殊性能的产品，需根据产品特点制定相应的性能指标和试验方法，

应提供性能要求的制定依据或理由、试验方法的来源或方法学验证资料。

产品技术要求编制说明还包括以下内容：

植入人体的材料是否已在临床上应用过，其安全性、可靠性是否得到证明；

引用或参考的相关标准及资料；

产品概述及主要技术条款确定的依据；

其他需要说明的内容。

2. 生物相容性评价研究

一次性使用脑积水分流器应根据与人体的接触部位、接触方式及接触时间，依据 GB/T 16886.1 进行生物相容性评价。该产品接触类型为与组织（分流入心血管系统则为组织和血液）持久接触（>30 天）的植入器械。若有其他接触方式的产品，应详细描述产品所用的材料及与人体接触的性质。

研究资料还应包括：生物相容性评价的依据和方法，实施或豁免生物学试验的理由和论证，以及对现有数据或试验结果的评价。

3. 生物安全性研究

若产品带有包含动物源性成分物质的涂层或其他组成，应按照《关于公布医疗器械注册申报资料要求和批准证明文件格式的公告》（国家食品药品监督管理总局公告 2014 年第 43 号）附件 4 第五条第（三）款规定提供相应资料。产品若涉及其他生物安全性研究项目，应在该项中补充具体内容。

4. 灭菌工艺研究

提交产品灭菌方法的选择依据及验证报告。器械的灭菌应通过 GB 18278、GB 18279 或 GB 18280 确认并进行常规控制，无菌保证水平应保证（SAL）达到 1×10^{-6}。灭菌过程的选择应考虑以下因素：产品与灭菌过程间的适应性；包装材料与灭菌过程的适应性。若灭菌使用的方法易出现残留，应明确残留物的名称、限量及其确定依据、采取的处理措施及相应的残留量检测报告。

5. 产品有效期和包装研究

产品货架有效期是指产品在一定的温度、湿度、光线等条件的影响下保持其物理、化学、生物学和微生物学性质的期限。有效期的研究应贯穿于产品研究与开发的全过程，在产品上市后还应继续进行有效期的研究。

货架有效期包括产品有效期和包装有效期。产品有效期验证可采用加速老化或实时老化的研究，实时老化的研究是唯一能够反映产品在规定储存条件下实际稳定性要求的方法。对于包装的有效期验证，建议提交在选择恰当的材料和包装形式，并检测合格后的最终成品包装的初始完整性和维持完整性的检测结果。

在进行加速老化试验研究时应注意：产品选择的环境条件的老化机制应与宣称的贮存、运输环境条件下产品老化的机制相匹配，不应相背离。加速老化研究试验的具体要求可参考 YY/T 0681.1。

产品包装验证可依据有关国内、国际标准进行（如

GB/T 19633、ISO 11607、ASTM D-4169 等），提交产品的包装验证报告。包装材料的选择应至少考虑以下因素：包装材料的物理化学性能；包装材料的毒理学特性；包装材料与产品的适应性；包装材料与成型和密封过程的适应性；包装材料与灭菌过程的适应性；包装材料所能提供的物理、化学和微生物屏障保护；包装材料与使用者使用时的要求（如无菌开启）的适应性；包装材料与标签系统的适应性；包装材料与贮存运输过程的适合性。其包装验证的资料内容应与包装说明中给出的信息相符。

6. 临床前动物实验

对需要进行临床前动物实验的产品，应选取适宜的动物种类，并尽可能根据产品的实际临床使用情况进行原位植入实验。至少应考虑：

所选实验动物的种类、数量、年龄及其选取理由；

实验过程中选用的仪器、设备、试剂、制备品等；

对照产品及对照组类型的选取理由（如有）；

实验方法及步骤，包含产品的具体使用方法；

观察指标及时间；

结果判定标准及实验结论。

对于申请人自行制定的实验方法，应给出实验方法的来源依据或方法学的实验资料。

7. 原材料控制资料

应逐一列明产品生产过程中由起始物质至终产品过程中所需全部材料的化学名称、商品名/材料代号、CAS 号、化学结构式/分子式、分子量及分子量分布、使用量、供应商名称、符合的标准等基本信息，建议以列表的形式提供。

说明原材料的选择理由，原材料应具有稳定的供货渠道以保证产品质量，需提供原材料生产厂家的资质证明及外购协议。应明确所用原材料的质控标准，提交原材料符合相应标准的全性能验证报告。国内常用的原材料标准包括 YY 0334《硅橡胶外科植入物通用要求》、GB 15593《输血（液）器具用软聚氯乙烯塑料》、GB 4234《外科植入物用不锈钢》、YY/T 0242《医用输液、输血、注射器具用聚丙烯专用料》、YY/T 0114《医用输液、输血、注射器具用聚乙烯专用料》等。对于首次应用于该产品的新材料，应提供该材料适合用于人体预期使用部位、预期使用方式的相关研究资料。对于自行研制生产的原材料粒料，应提供详细的配方及研制报告。

对于调节阀所采用的关键原材料（如换挡拨片、弹簧）应进行耐疲劳试验，试验次数应不小于 100 万次。试验方法应模拟临床实际使用情况。

（四）生产制造信息

应详细描述该产品的设计过程及生产工艺过程，建议采用流程图的形式表述。对于压差阀组件，应从临床应用角度说明对该组件的精度要求，详细阐述产品生产工艺过程及其确定依据、质量控制标准及控制措施，标明特殊工艺过程及关键工艺过程的质量控制参数及其对产品物理、化学、机械、生物性能的影响。提交产品工艺稳定性的验

证报告。对生产加工过程中所使用的添加剂（辅剂、助剂、粘合剂等）的使用剂量、迁移物的控制措施和标准，提供验证性资料。对含有涂层、药物浸渍的产品，应详细说明涂层和药物的制备、涂层或浸渍工艺和原理。

若申报产品有多个研制、生产场地，应概述每个研制、生产场地的概况。

（五）临床评价资料

临床评价资料应按照《医疗器械注册管理办法》（国家食品药品监督管理总局令第 4 号）要求提交，并可参考《医疗器械临床评价技术指导原则》（国家食品药品监督管理总局通告 2015 年第 14 号）选择适合的评价方法。若产品需要进行临床试验，应按照《医疗器械临床试验质量管理规范》（国家食品药品监督管理总局令第 25 号）提交临床试验方案、临床试验报告、分中心小结、统计分析总报告及伦理委员会批件。临床试验的设计应紧密围绕产品的适用范围进行，从预期临床效果、应用病种、适用人群等方面充分验证产品的安全性及有效性。对于腔室连接型式不同的分流器，应分别进行临床试验。

1. 试验的基本设计

建议选择前瞻性、双中心或多中心、随机、对照研究设计。应选用已上市的同类产品作为对照产品进行对比，对照产品建议考虑目前主流的、有效的产品。比较类型可采用等效性、非劣效性或优效性检验。对照产品应在材料化学组成、产品结构、产品工作原理、适用范围等方面与拟申报产品相同或近似，试验组与对照组应采用统一的入选标准、排除标准和随访时间。进行多中心研究时，各个中心应采用同一试验方案，完成试验后，将各中心试验数据整合后进行统计分析，提交统计分析总报告，并最终根据统计分析总报告出具临床试验总报告，总报告中应有临床试验的最终结论。根据要求，各中心根据本中心临床试验情况出具分中心小结。

2. 病例选择

入选病例：建议优先选择病情较稳定、病种较单一、首次进行分流器植入手术、预期生存期大于 1 年的脑积水患者。

3. 人口统计学和基线特征

应收集但不限于以下人口统计学和基线特征信息，包括：

受试者人口统计学：受试者年龄、性别、体重、身高情况等。

受试者基线特征：脑积水病因、病情严重程度、临床分类、既往病史、术前用药情况、脑脊液检测指标等。

4. 临床评价指标

（1）有效性评价项目

①主要评价指标

适用于脑室 - 腹腔分流和脑室 - 心房分流的一次性使用脑积水分流器主要评价指标：

术后 30 天内颅内压或椎管内压力的达标率，同一试验应判定方法统一。达标是指患者术后实测的颅内压或椎管内压力水平不超过预设值的正负 $5mmH_2O$，试验组或对照组的达标率等于对应分组中达标患者所占的比例。

首次植入分流后 1 年时分流器存留率（即植入后未经过任何修正手术或移除受试品的情况的比例）。对于 1 年存留率，试验组与对照组间应进行组间比较，同时要求试验组 1 年的存留率应不小于 90%。

适用于腰 - 腹腔分流的一次性使用脑积水分流器主要评价指标：

术后 30 天内颅内压或椎管内压力的达标率，同一试验应判定方法统一。达标是指患者术后实测的颅内压或椎管内压力水平不超过预设值的正负 $5mmH_2O$，试验组或对照组的达标率等于对应分组中达标患者所占的比例。

首次植入分流器后 1 年时分流器存留率（即植入后未经过任何修正手术或移除受试品的情况的比例），对于 1 年存留率，试验组与对照组间应进行组间比较，同时要求试验组 1 年的存留率应不小于 90%。

适用于脊髓中央管 - 腹腔分流的一次性使用脑积水分流器主要评价指标：

术后 30 天内经 CT 检查脊髓空洞缩小患者所占比例。

首次植入分流器后 1 年时分流器存留率（即植入后未经过任何修正手术或移除受试品的情况的比例），对于 1 年存留率，试验组与对照组间应进行组间比较，同时要求试验组 1 年的存留率应不小于 90%。

②次要评价指标

受试者症状、体征的改善。

影像学指标。其中适用于脑室 - 腹腔分流和脑室 - 心房分流的一次性使用脑积水分流器应提供头部影像学指标；适用于腰 - 腹腔的一次性使用脑积水分流器治疗脊髓空洞受试者时需评价其脊髓影响指标。

术后抗生素使用剂量及时间。

产品操作顺应性。

压力设定的读数是否准确清晰。

阀门结构及引流方向判定是否清晰。

体外阀门调节的可靠性和便利性。

安全性评价指标。

（2）并发症

无论受试者是否完成 1 年的植入观察时间，或并发症是否与器械直接相关，都应收集以下数据：

所有并发症的发生率、发生部位、发生时间及判定其与产品的关系，如：分流器阻塞、感染（包括颅内、体腔、脏器和心血管系统等，其中用于脑室 - 心房分流的一次性使用脑积水分流器还应特别观察是否发生细菌性心内膜炎、血液感染）、出血、缝隙样脑室综合征、导水管闭塞、颅内积气、癫痫、组织损伤以及其他可能出现的并发症。

所记录的并发症应记录其诊断的方法和依据，建议采用临床标准诊断方法，详细描述并发症的严重程度和发生频率。

（3）临床及生理、生化指标

应记录受试者术后一周之内的临床及生理、生化指标包括：生命体征、血生化、血常规、感染指标（如 C - 反应蛋白、CRT、降钙素原、白介素 6）等。适用于脑室 - 心房分流的一次性使用脑积水分流器还应补充心肺功能指标；适用于脊髓中央管 - 腹腔和腰 - 腹腔的一次性使用脑积水分流器还应观察感觉运动功能、大小便功能指标。

（4）其他不良反应

应记录受试者术后的其他不良反应，需注明发生的时间、严重程度、发生频率和处理措施。

（5）MRI 环境下的安全性

若受试者术后需进行 MRI 检查，应记录产品在 MRI 环境下的使用安全性的评价内容。

5. 评价时间点

需定期对并发症进行评价，应提交不少于 1 年的随访记录。评价时间点为术后一周内、1 个月、3 个月、6 个月及 12 个月。

对于术后 1 年内进行了修正手术（如更换受试品或受试品组件）的受试者，或移除分流器后不能再次植入的受试者，应按临床方案的规定继续采集这些受试者的安全性指标数据直至试验结束。

6. 样本量的计算

在临床试验中纳入的样本量应满足统计学要求，在主要评价指标上，使试验产品与相应对照产品的对比结果具有统计学意义。样本量应基于对主要评价指标预期疗效的假设、以及所设定的评价标准（非劣效界值、目标值）来计算，并应结合实际情况考虑可能的脱落率。应提供样本量计算中所选用的参数和过程的依据，至少包括：

主要评价指标的效应大小；

临床上认可的非劣效界值或等效性界值（如适用）；

主要评价指标的总体变异；

显著性水平 α 和把握度（Power）；

采用的假设和样本量计算公式；

脱落率（失访率）；

样本量计算参数的参考文献。

对腔室连接型式不同的分流器，应分别进行独立的临床试验。以适用于脑室 - 腹腔分流和脑室 - 心房分流的一次性使用脑积水分流器为例，在验证该类产品时，因为有两个主要指标：30 天颅内压达标率和 1 年时的产品存留率，且对 1 年存留率有两个对应的假设，那么在样本量设计时须考虑：

（1）验证试验组 30 天颅内压达标率非劣效于对照组：假设某对照产品 30 天颅内压达标率为 95%，假设试验产品与对照产品性能相当，非劣效界值设为 8%，在双侧显著性水平 0.05（双侧），把握度 80% 时，按统计学原则计算的样本量为 117 例每组。

（2）验证试验组 1 年的存留率非劣效于对照组：假设某对照产品 1 年存留率为 95%，假设试验产品与对照产品性能相当，非劣效界值设为 8%，在双侧显著性水平 0.05（双侧），把握度 80% 时，计算得到每组的样本量为 117 例。

（3）验证试验组 1 年的存留率达到目标值要求：假设

试验产品 1 年随访时存留率为 97.5%，临床上所要求达到的存留率最低为 90%（即目标值为 90%），在双侧显著性水平 0.05（双侧），把握度 80% 时，计算得到至少需入选试验组 93 例。

待验证的分流器必须同时满足上述三项要求，因此试验样本量要覆盖（1）~（3）中的最低例数要求，同时若考虑 10% 的脱落率，将试验规模设定在每组 130 例患者。其中对可调压产品，临床试验应覆盖调压范围两端的极限数值，每一端极限数值应纳入不少于 10 例。

7. 临床试验统计处理方法

（1）数据分析

数据分析时应考虑数据的完整性，所有签署知情同意并使用了受试产品的受试者必须纳入最终的统计分析。数据的剔除或偏离方案数据的处理必须有科学依据和详细说明。

临床试验的数据分析应基于不同的分析集，通常包括全分析集（Full Analysis Set，FAS）、符合方案集（Per Protocol Set，PPS）和安全集（Safety Set，SS），研究方案中应明确各分析集的定义。全分析集中脱落病例，其主要研究终点的缺失值的填补方法应在方案中予以说明，并进行灵敏度分析，以评价缺失数据对研究结果稳定性的影响，如末次数据结转法（Last Observation Carried Forward，LOCF）、最差值法（Worst Scenario Analyses）等。

主要评价指标的分析应同时在全分析集和符合方案集上进行；对于基线组间均衡性比较和次要评价指标应在全分析集上进行；安全性指标的分析应基于安全集。

临床试验数据的分析应采用国内外公认的经典统计方法。临床试验方案应该明确检验假设、统计检验的类型、判定疗效有临床意义的界值（如非劣效界值）等，界值的确定应有依据。

对于主要评价指标，统计结果需采用点估计及相应的 95% 可信区间进行评价，不能仅将 p 值作为对主要评价指标进行评价的依据。

试验组与对照组基线变量间应该是均衡可比的，如果基线变量存在组间差异，应该分析基线不均衡可能对结果造成的影响；分析时还必须考虑中心效应，以及可能存在的中心和治疗组别间的交互效应对结果造成的影响。

（2）临床试验实施与管理

①不良事件的监测及应当采取的措施

临床试验实施过程中出现的任何不良事件应如实记录并判断与试验器械的关系，分析原因。对于严重不良事件应按照法规要求及时上报；同时临床试验人员应当及时做出临床判断，采取措施，保护受试者利益；必要时中止临床试验。

无论是预期还是非预期不良事件，都应如实记录和报告。不良事件应作为结果变量参加临床试验的统计分析。

②为了保证受试者的安全性和数据的完整性，建议采用基于互联网/电话/传真等的中央随机系统分配随机号，所有随机号不得二次使用。该措施主要为了将所有入组受

试者的基本信息记录在中央计算机系统内，以备今后对其进行跟踪、核查。

8. 临床试验报告

临床试验报告应能够体现临床试验是严格按照临床方案进行的。临床试验总报告应将各中心的原始数据进行汇总后进行统计分析，报告中应有统计分析的结果，并最终出具临床结论。

（1）临床试验概况（各中心受试者入选、脱落及治疗情况等）

（2）受试者基线特征

（3）有效性分析

（4）伴随治疗

（5）安全性评价

应提交每种并发症在每个时间点的累计发生率，包括进行修正术和移除手术的数据。在同一受试者相同的并发症报告超过一次，且从第一次报告该并发症至随访结束时间内未能解决该症状，则计为 1 例次并发症；若一个受试者出现一个并发症，解决后在后续的另一时间点再次发生，应计为 2 例次并发症。

若同一受试者出现两种及以上的并发症，应将每种并发症分别计为 1 例次并发症。

（6）不良事件分析

临床试验报告中应对所有试验中出现的不良事件进行汇总，详细说明不良事件发生的时间、发生原因、与器械相关性、严重程度、处理措施及转归等。

（六）产品风险分析资料

按照 YY 0316《医疗器械 风险管理对医疗器械的应用》标准的要求，对产品生命周期全过程实施风险管理。申请人在产品准备注册上市前，应对风险管理过程进行评审。评审应至少确保：产品的风险已被全面地分析；风险管理计划已被适当地实施；综合剩余风险是可接受的；已有适当方法获得相关生产和生产后信息。评审结果应形成风险管理报告。风险管理资料应至少包括以下信息：

1. 可能影响产品安全性的特征问题清单

应参考 YY 0316 附录 C 的要求判定医疗器械与安全性有关特征的问题，但识别风险的来源并不局限于此。应对该类产品进行充分的风险识别，风险识别的信息来源需要具体列出，可包括但不局限于以下途径：类似产品的投诉/抱怨数据、医学文献、实验室检测、产品标签标识、专家观点等。对于风险识别信息的来源企业应具体说明，并提交有关支持文件或文献。

2. 产品有关危害的清单

应详细列出与产品有关的已知和可预见危害的清单，以及对每个危害如何造成损害的分析（包括可预见的事件序列、危害处境和可能发生的损害）。

应指出拟申报产品所特有的任何额外风险，说明风险分析的方法。已识别的风险应至少包括但不局限于以下方面：

（1）材料的生物学和化学危害

材料的化学结构及来源；

材料的生物相容性。

（2）生产加工过程可能产生的危害

污染；

添加剂、助剂、辅剂的残留；

工艺用水；

生产环境洁净度；

细菌内毒素。

（3）产品使用风险因素

阻塞；

引流量过度或引流不足；

折断、断开或移位；

功能失效。

（4）灭菌过程可能产生的危害

灭菌方式对产品不适宜；

灭菌不完全。

（5）不正确使用产生的危害

植入产品时未按照说明书中操作方法操作；

忽视说明书中禁忌症、警示信息内容；

患者使用或维护时错误操作。

（6）产品包装可能产生的危害

包装破损；

标识不清；

与贮存和运输过程不适宜；

应对所识别的风险提出具体的降低风险的措施。降低所申报产品的风险应依据 YY 0316 要求依次从设计、保护、说明书进行考虑；

应在产品生命全周期中对风险进行管理控制，以使剩余风险在可接受范围内。可通过产品设计控制、产品原材料选择、产品技术性能指标的制定、临床试验、正确的标签标识、灭菌等多项措施以降低风险至可接受水平，但不局限于以上所述。

（七）产品技术要求

产品技术要求应符合总局发布的《医疗器械产品技术要求编写指导原则》中的相关要求。产品的性能指标应不低于相关的强制性国家标准和行业标准，产品技术要求中的试验方法应有制定依据或为已经过验证的方法。应根据所申报产品特点制定产品技术要求，对宣称的所有技术参数和功能，在产品技术要求中予以规定。

产品技术要求中应标明产品的规格型号并说明规格型号划分的依据，不使用"主要"、"等"之类模糊词语。产品的性能指标及试验方法，可参考引用 YY/T 0487《一次性使用无菌脑积水分流器及组件》作为性能指标和试验方法的选择依据，性能指标一般应至少包括以下内容：

物理性能：外观、尺寸、不透射线、抗泄漏性、分流器在体内识别、压力 - 流量特性、抗过压性能、动态断裂强度、破坏压力、回流性能、长期稳定性、调节阀的调压稳定性等。若产品带有可穿刺的储液囊，还应包括穿刺限位、穿刺泄漏等内容。

化学性能：干燥失重、微量元素、蒸发残渣、酸碱度、过氧化物、还原物质、紫外吸收、重金属、环氧乙烷残留量等。

生物性能：产品应无菌无热原，细菌内毒素应小于2.15EU/件。

产品若带有涂层，应明确涂层的相关性能指标要求，包括涂层的化学成分、比例、定性、定量、使用性能、脱落率和其他安全性指标。产品若含有药物，还应包括药物的通用名称、性状、含量、释放曲线及其他安全性指标。

对于采用新材料制造的产品以及具有其他特殊性能的产品，应根据产品特点制定相应的物理、化学、生物性能要求，设计验证该项特殊性能的试验方法，指标的制定依据、试验方法的来源及方法学验证资料应在产品性能研究资料中阐明。

应注意：在说明书中所宣称的可客观判定产品功能性、安全性及与质量控制相关的指标，应在产品技术要求中列出对应的性能要求项目和试验方法。

（八）产品注册检验报告

注册检验资料应包括注册检验报告及预评价意见。注册检验报告应由具有医疗器械检验资质的检验机构出具，产品在检验机构承检范围内。

所检测型号产品应当是本注册单元内能够代表申报的其他型号产品安全性和有效性的典型产品。应选择结构组成最复杂、所使用的原材料最全面、功能最完全的产品作为典型样品。若型号间的差异可能导致对产品性能和技术特征的影响，应分别选作典型样品。

（九）产品说明书和最小销售单元的标签样稿

产品说明书和标签应符合《医疗器械说明书和标签管理规定》（国家食品药品监督管理总局令第6号）的要求及YY/T 0487《一次性使用无菌脑积水分流器及其组件》中的相关要求。所提交的文本和标签样图应内容清晰、完整。说明书中所描述的临床适用范围、禁忌症、注意事项应与产品的临床资料保持一致。产品的描述、灭菌方式、货架有效期应与综述资料和研究资料中所描述及验证的内容一致。此外，还应特别注意以下内容：

应列明所有相关的禁忌症，可能包括绝对禁忌症和相对禁忌症。

所有相关的警示信息，至少包括：

适宜的植入部位及放置位置/角度，阀门应放置于易于感知的部位；

已知的潜在并发症列表；

与环境的兼容性（如暴露于磁场、微波、高电压等环境的影响）；

与患者携带的其他器械的兼容性（如携带起搏器的患者，产品是否与起搏器有相互影响）；

频繁的抽吸操作可能导致过度引流；

患者体位的变化可能导致的影响；

储液囊的穿刺次数限定及所使用穿刺针的规格；

当产品组成或组分为已知或疑似致敏原时，应警告过敏者；

所有列入警示信息内容，须得到相应研究资料支持。

操作信息，至少包括：

产品及患者的术前准备，包括产品植入前的性能测试和植入前调压操作内容；

植入说明，包括手术方法和与产品特点相关的操作内容；

植入后的调压操作及调压读数方法；

通过X光检查植入后产品情况的方法；

故障处理及措施。

（十）注册证有效期内产品分析报告（适用于延续注册）

产品分析报告应能够体现产品在上市期间的市场情况和临床使用情况，应提供以下信息：

所建立的不良事件监测机制及产品随访机制；

产品临床应用情况，用户投诉情况及采取的措施；

医疗器械不良事件汇总分析评价报告，包括产品上市后发生的可疑不良事件列表、说明每一种情况下采取的处理和解决方案，并对上述不良事件进行分析评价，阐明不良事件发生的原因及其对产品安全性、有效性的影响；

在所有国家和地区的产品市场销售情况说明，如销售量，销售单位等。产品型号间差别较大时，应分别提交；

产品监督抽查情况（如有）；

若产品上市后发生了召回，应当说明召回的原因、过程和处理结果；

原医疗器械注册证中载明要求继续完成工作的，应提供相关总结报告，并附相应资料；

建议提供上市以来各型号产品的临床回顾分析资料，尤其是随访时间超过1年的临床使用数据。

四、名词解释

一次性使用脑积水分流器是一种包含单向压力激活装置或流量控制装置，或两者组合的管路系统，预期通过外科手术植入脑积水患者体内，旨在将脑脊液从中枢神经系统（CNS，脑室或含有脑脊液的其他部位）的液腔引向身体另一部分的内部输送部位，以降低颅内或脊髓内压力，或减少脑脊液的量的医疗器械。

五、参考文献

1.《医疗器械监督管理条例》（中华人民共和国国务院令第650号）

2.《医疗器械注册管理办法》（国家食品药品监督管理总局令第4号）

3.《医疗器械临床试验质量管理规范》（国家食品药品监督管理总局第 25 号）

4.《医疗器械说明书和标签管理规定》（国家食品药品监督管理总局令第 6 号）

5.《关于公布医疗器械注册申报资料要求和批准证明文件格式的公告》（国家食品药品监督管理总局公告 2014 年第 43 号）

6. Standard Practice for Evaluating and Specifying Implantable Shunt Assemblies for Neurosurgical Application1；F674 - 94（Reapproved 2000）；ASTM.

六、起草单位

国家食品药品监督管理总局医疗器械技术审评中心

33 冠状动脉药物洗脱支架临床前研究注册技术审评指导原则

（冠状动脉药物洗脱支架临床前研究指导原则）

为进一步规范冠状动脉药物洗脱支架产品临床前研究，制订本指导原则。

本指导原则系对冠状动脉药物洗脱支架产品临床前产品性能研究及动物实验研究的一般要求，申请人可依据具体产品的特性对研究内容进行充实和细化。本指导原则虽然为该类产品的上述研究提供了初步指导和建议，但不会限制医疗器械相关管理部门及该类产品的技术审评、行政审批，以及申请人对该类产品临床前研究工作。

本指导原则是在现行法规以及当前认知水平下制订的，随着法规的不断完善，以及冠状动脉药物洗脱支架技术、研究方法的发展、提高，本指导原则相关内容也将进行适时地调整。

一、适用范围

本指导原则适用于所含药物属于以降低植入支架后新生内膜增殖引起的再狭窄率为目的的化学药物，以非吸收性金属支架为支架平台的冠状动脉药物洗脱支架的临床前研究。对于含有生物技术成分（如细胞或基因治疗、单克隆抗体等）以及其他生物材料支架平台（如医用高分子材料、生物陶瓷材料和生物复合材料支架，或生物可降解和吸收材料支架）制成的支架（或模架 Scaffold），可参考本指导原则的适用部分。

本指导原则主要是为产品性能研究及动物实验提供指导。

二、性能研究

（一）性能研究报告中需至少包含的事项

申请人需在实验报告中提供产品基本信息，包括产品描述、规格型号矩阵、药物剂量密度、设计改变历史，提供典型性样品及验证样本数量的确定依据以及各项测试指标接受值的确定依据。采用非标准规定的方法时，应提供方法学研究资料。

（二）性能研究影响因素

冠状动脉药物洗脱支架一般由预装支架及输送系统组成，支架一般包含金属支架平台、药物、载体聚合物。申请人在开展临床前研究时，应特别对支架平台及药物涂层分别进行研究。

1. 支架平台设计

支架平台是冠状动脉药物洗脱支架的组成部分，用于在血管中扩张后提供机械支撑，一般由金属材料如钴铬合金、不锈钢等制成，通常为球囊扩张式。由于支架平台材料、平台花纹设计（包括厚度）对终产品性能有很大影响，因此在产品研发初期应选择合适的平台材料和花纹设计。可以通过实验室验证和有限元分析相结合的方式获得更好的支架平台设计，选择实验条件时需考虑生理条件。

支架平台研究实验报告中应提供支架平台的设计参数如支架厚度，冠的数量、高度、宽度、角度，连接杆数、宽度、角度等；如不同规格型号支架平台设计参数不同，应分别明确。

2. 药物涂层设计

（1）药物

目前，冠状动脉药物洗脱支架中常用的药物包括紫杉醇、雷帕霉素及其衍生物，其作为药品使用时的安全性和有效性研究数据，对于药物洗脱支架中备选药物的筛选十分重要，但由于药物洗脱支架中药物是在靶血管部位释放、吸收，单纯作为药品使用的毒理学研究资料并不足以支持其安全性，因此药物剂量密度选择、单支架中所含药物总剂量选择、药物与载体聚合物配方选择、药物的体外/体内释放特征及体内外相关性评价都是十分必要的。虽然通常药物洗脱支架植入后的血药浓度远远低于系统性使用后的浓度，但靶血管壁中的局部组织浓度会远远高于系统使用后的血药浓度，因此应开展必要的组织病理学研究，评估靶血管、远端心肌等组织的毒理学风险。

当病变累及血管长度较长时，如申请人预期将支架进行重叠使用，那么毒理学风险也会明显提高。

（2）载体聚合物

药物同载体聚合物混合形成涂层，部分产品设计包含底涂层以改善同支架平台界面结合情况，设计开发时应对载体聚合物的材料选择进行论证，如聚合物的平均分子量（特性粘数）、分子量分布、旋光度（如适用）、聚合物同支架材料弹性模量关系、可降解聚合物涂层的降解特征、聚合物与动脉组织的生物相容性等。

聚合物载体将足够的药物涂覆在支架平台上，并影响药物从支架表面的释放动力学，因此对于涂层外观（包括肉眼及显微条件下）、涂层厚度、涂层均匀性、涂层牢固度、涂层完整性等研究十分重要。

为更合理保障药物涂层在支架平台上稳定性，应对涂层牢固度进行评价，如涂层的粘结强度；另一方面，应对即刻和远期涂层完整性进行评价。对于即刻涂层完整性，应评估涂层在模拟使用、支架扩张至标称直径、扩张至最大直径条件下涂层完整性，应评估$\geq 10\ \mu m$ 和$\geq 25\ \mu m$ 颗粒的数量，对不能出现的微粒的粒径上限进行评估，同时可通过扫描电子显微镜等技术评估涂层的外观。对于远期涂层完整性，可结合疲劳试验进行，由于可降解涂层随时间推移会失去完整性，因此可结合其降解特性设定研究的观察时间点。

载体聚合物材料以及药物涂层配方，对终产品的性能具有重要意义，如材料发生老化、配方比例或载体聚合物对药物稳定性产生影响，则可能对终产品性能产生显著的影响，因此申请人应对载体聚合物材料稳定性、药物涂层配方及药物同载体聚合物相互作用进行评价。

需要注意的是，灭菌工艺可能会对药物涂层产生不可逆的影响，因此需考虑灭菌工艺的影响。

对于载体聚合物材料，建议提供以下信息：

1）物理化学基本信息，如平均分子量（特性粘数）、分子量分布、玻璃转化温度（Tg）、熔化温度（Tm，如适用）、密度等。

2）化学结构，共聚物应明确不同结构单元比例。

3）载体聚合物在涂层中作用机理。

4）聚合物鉴别，如红外光谱或任何其他表征及分析方法。

5）聚合物中催化剂、溶剂、单体等杂质的残留水平。

6）混合物应明确各成分的重量百分比。

3. 其他

在产品性能研究时，建议包括但不限于以下项目：

序号	研究项目	序号	研究项目	序号	研究项目
1	支架相变温度 Af（如适用）	21	适用导丝的最大直径	41	追踪性
2	支架外表面	22	球囊的有效长度	42	轮廓效应/喇叭口
3	支架的标称内径/外径	23	球囊的直径	43	移除力
4	支架的标称扩张长度	24	导管断裂力	44	狗骨头效应
5	球囊扩张支架装载后最大截面尺寸	25	尖端构型	45	止血性
6	支架支撑单元和桥筋厚度	26	射线可探测性	46	药物定性鉴别及药物含量
7	支架径向回缩率	27	无泄漏	47	药物剂量密度
8	支架轴向短缩率/伸长率	28	耐腐蚀性	48	体外药物释放
9	支架可视性	29	座	49	可降解涂层的降解特征
10	支架的抗挤压性能/径向支撑力	30	水合性判定	50	涂层牢固度
11	支架的疲劳性能	31	球囊充压时间	51	涂层完整性
12	支架空白表面积	32	球囊泄压时间	52	溶剂残留
13	支架 MRI 相容性	33	最大推荐充盈压力	53	化学性能
14	支架耐腐蚀性	34	球囊额定疲劳		
15	支架的化学成分	35	模拟使用/贴壁性		
16	支架的显微组织（如适用）	36	输送系统抗折性		
17	支架的应力应变分析	37	扭转结合强度		
18	输送系统外表面	38	柔顺性		
19	输送系统的有效长度	39	扭转性		
20	输送系统的外径	40	推送性		

三、动物实验研究

动物实验研究是为了评价产品的安全性和初步可行性。

申请人应对是否进行动物实验研究进行论证。一般情况下，冠状动脉药物洗脱支架的动物实验包括动物实验安全性研究、体内药物释放动力学和体内药代动力学研究三个部分，开展动物实验前，需制定合理的研究方案。

（一）动物实验安全性研究

动物实验安全性研究是使用合适的、公认的健康动物模型，对产品的输送性能（输送、扩张和回撤过程）、系统毒性、局部毒性、可行性等进行评价。

由于冠状动脉药物洗脱支架产品中药物与其作为药品应用时具有较大差异，因此建议通过动物实验结合已有的文献资料来确定药物剂量密度、单支架中所含药物总剂量及药物与载体聚合物配方、涂层厚度，同时对安全范围进行评估。

首次应用于支架产品的药物，建议在进行系统的动物实验安全性研究之前，对支架中药物的全身性暴露水平、植入血管和心肌暴露水平进行评估。

动物实验安全性研究中，在评估终产品导致的安全性问题时，建议选择裸支架、聚合物涂层支架、药物涂层支架三组进行安全性研究，从而确认病理学改变的影响因素。在研究中建议同时选择已上市冠状动脉药物洗脱支架产品作为对照，以更好地评估申报产品在新生内膜生长、内皮化、纤维蛋白沉积、炎症反应、血栓形成等方面的情况。

目前，支架重叠使用的情形在临床上是较普遍的，因此对于重叠使用条件下的安全性研究是十分必要的。

关于动物实验，建议从以下几个方面进行考虑：

1. 动物模型

猪的冠状动脉尺寸、解剖结构以及支架植入之后内膜生长随着时间变化的特征方面与人类具有较好的相似性，因此长期被用于冠状动脉血管内器械研究和评价的模型动物，但由于实验动物和人类血管对支架植入后的反应存在固有差异，所以动物实验主要用于评价产品的安全性，而非长期有效性。在药物剂量密度初步选择及产品作用机理研究方面可考虑采用较小的动物模型（例如兔子髂动脉）。

2. 动物数量

建议在每个随访时间点上至少使用 3～4 只实验动物进行评价。如果有实验动物过早死亡的情况，建议应补充相应数量的动物。

3. 评价指标

动物实验应在预设的随访时间点对方案中规定的评价指标进行评估。

建议对支架植入动脉和心脏进行影像学评估、大体解剖评价和组织病理学评价，评价的指标建议包括但不限于血管壁和支架结构完整性、支架贴壁不良情况、新生内膜形态学、管腔面积、新生内膜面积、内弹力板面积、面积狭窄百分比、每个支柱的新生内膜厚度、内皮化程度、损伤评分、炎症评分、血栓形成、纤维蛋白位置和数量、纤维化情况、肉芽肿等。

建议对每个支架至少分三段进行评价，同时报告不同段的组织病理学切片结果，而不是仅提供一张切片图。组织病理学切片图均应为彩色且可辨识。如涉及重叠支架应

用时，应对重叠部位重点评估。

除了靶血管位置，支架两端（近端或远端 5mm）血管、心肌及其他重要器官或组织，也应进行详细的组织病理学评价，特别是支架中药物可能会对远端心肌组织产生毒性反应，需对远端心肌组织进行完整的大体和组织病理学评估，评价支架相关性病理学改变。

在动物实验过程中，出现任何非预期动物死亡情况，都应对死亡原因进行深入调查。应进行尸检，包括对所有植入支架的动脉进行评价，确认动物死亡原因，同时应记录动物出现的任何临床症状（诸如发热、过敏、肾功能或肝功能损伤）。

4. 观察时间

建议在动物实验过程中设置多个随访点，一般需至少随访 6 个月。随访时间点设置，应结合产品的设计属性进行设定。

（二）体内药物释放动力学和体内药代动力学研究

1. 体内药物释放动力学研究

体内药物释放动力学研究常用方法包括两种类型：

（1）直接测定扩张支架中残留药物量来评价药物释放情况，直至完成药物洗脱曲线的测定。该方法建立的体内释放曲线表征了支架中药物释放至周围组织和全身循环的情况。

（2）通过测定靶血管组织中药物浓度来评价药物释放水平。该方法建立的体内释放曲线主要反映靶血管组织中药物浓度随时间变化的情况。

体内药物释放动力学研究中应设置合理的取样时间点，且应完全覆盖支架植入后到至少释放 80% 标称药物量或达到平台期的洗脱曲线。体内药物释放研究每个取样点至少 6 个样品。以药物释放累计百分比与时间的关系报告释放曲线，建议报告个体值、平均值、标准差。

2. 体内药代动力学研究

合理情况下，该研究可与体内药物释放动力学研究同时开展，但取样时间点可能不同。建议对血液、动脉组织以及支架植入近端和远端心肌组织中的药物浓度进行评价，并对远端组织，例如肝脏、肺和肾脏中的药物浓度进行分析。对于支架周围的组织，应持续进行监测，直至药物浓度低于检测限。

对于血药浓度数据，相关参数包括血药浓度－时间曲线下面积（AUC）、峰值血药浓度（C_{max}）、达峰时间（T_{max}）、消除半衰期（$T_{1/2}$）以及总体清除率（CL_t）等。

如果药物的代谢产物具有一定的治疗作用或毒性作用，也应该对代谢产物进行分析。

3. 需注意的问题

（1）药代动力学研究中，需考虑支架重叠使用以及药物剂量安全范围上限，以评估最高药物暴露剂量水平下的药代动力学信息。

（2）建立合理、科学的生物分析方法，并对方法学进行研究。

（3）获取体内药物释放数据后，建议进一步开展体内－

体外相关性分析，评估产品体内外药物释放间有意义的相关性，并确认体外释放研究方法的合理性。更改体外释放方法时，需重新进行体内－体外相关性分析。

四、参考文献

1. 《医疗器械监督管理条例》（中华人民共和国国务院令第 680 号）

2. 《医疗器械注册管理办法》（国家食品药品监督管理

总局令第 4 号）

3. 《Coronary Drug – Eluting Stents – Nonclinical and Clinical Studies》（Draft，美国 FDA）

4. 《Coronary Drug – Eluting Stents – Nonclinical and Clinical Studies Companion Document》（Draft，美国 FDA）

五、起草单位

国家食品药品监督管理总局医疗器械技术审评中心

34　冠状动脉药物洗脱支架临床试验注册技术审评指导原则

（冠状动脉药物洗脱支架临床试验指导原则）

为了进一步规范冠状动脉药物洗脱支架产品上市前的临床试验，并指导该类产品申请人在申请产品注册时临床试验资料的准备，制订本指导原则。

本指导原则系对冠状动脉药物洗脱支架产品临床试验的一般要求，申请人可依据具体产品的特性对临床试验方案的内容进行充实和细化。本指导原则虽然为该类产品的临床试验及申请人在申请产品注册时临床试验资料的准备提供了初步指导和建议，但不会限制医疗器械相关管理部门及该类产品的技术审评、行政审批，以及申请人对该类产品临床试验资料的准备工作。

本指导原则是在现行法规以及当前认知水平下制订的，随着法规的不断完善，以及冠状动脉药物洗脱支架技术以及介入、诊治技术的发展、提高，本指导原则相关内容也将进行适时调整。

一、适用范围

本指导原则适用于《医疗器械注册管理办法》规定需在中国境内进行临床试验的冠状动脉药物洗脱支架。

本指导原则适用于所含药物属化学药物，以金属支架为支架平台的冠状动脉药物洗脱支架的临床试验。对于其他产品，如支架中含有生物技术成分（如细胞或基因治疗、单克隆抗体等）以及其他生物材料支架平台（如医用高分子材料、生物陶瓷材料和生物复合材料支架，或生物可降解和吸收材料支架）制成的支架（或模架 Scaffold），可参考本指导原则中适用的内容开展临床试验。

二、基本原则

冠状动脉药物洗脱支架的临床试验应符合《医疗器械临床试验质量管理规范》及其他相关法律、法规的规定。进行上市前临床试验的冠状动脉药物洗脱支架应已完成必要的、科学的实验室研究和动物实验验证，且研究结果可基本证明产品的安全性和初步可行性。

三、临床试验方案

（一）临床试验目的

冠状动脉药物洗脱支架临床试验的目的是评价试验用药物支架是否具有预期的安全性和有效性。由于不同的药物支架，其临床治疗目的可能不同，临床试验中选择的安全性和有效性评价指标也可能不同，因此申办者应在临床试验方案中详细说明试验目的，并应有公认的医学文献资料支持。

（二）临床试验总体设计

冠状动脉药物洗脱支架产品的临床试验分为可行性试验和确证性试验。

1. 可行性试验

临床试验方案的设计应以保证受试者的安全为目的，强调以科学的严谨性为原则。冠状动脉药物洗脱支架应首先进行可行性试验研究，以便根据逐渐积累的结果对后期的确证性试验设计提供相应的信息。

可行性试验应有清晰和明确的研究目标。

申办者在设计临床试验方案前应对是否需进行可行性试验做充分论证。

可行性试验适用性示例：

（1）申请人尚无冠状动脉药物洗脱支架批准上市，申报产品为企业首次拟申请上市的药物支架产品，应进行可行性试验。

（2）申请人已有冠状动脉药物洗脱支架批准上市，申报新的药物支架产品上市时：

① 产品中药物（包括采用新的衍生物）、涂层（成分、比例等）与已批准产品相比发生改变时，应进行可行性试验。

② 支架金属平台材料在中国境内首次应用于冠状动脉

药物洗脱支架产品，应进行可行性试验。

③ 支架金属平台材料在中国境内非首次应用于冠状动脉药物洗脱支架产品，申请人拟申请此类金属平台材料制成的药物支架产品上市时，若申请人对支架平台原材料的主要性能、支架加工工艺以及终产品主要性能等方面进行了评价（附录 I），证明了申报产品金属平台原材料的主要性能、加工工艺及终产品性能等方面等同或优于中国境内已批准的冠状动脉药物洗脱支架产品，可考虑不进行可行性试验。此种情况，建议申办者在设计临床试验方案前应对是否需进行可行性试验做充分论证，并将相关论证资料在申报产品注册或申报临床试验方案备案时一并提交。

设计可行性试验方案时建议注意以下几点：

① 可行性试验可为单个或系列试验；

② 可不设立对照组；

③ 受试者的选择，建议选择适应证目标人群中临床症状简单、耐受能力强、临床操作安全的人群；

④ 首次应用于人体试验研究的可行性试验的样本量一般不应少于 30 例，初步观察产品的安全性和可行性；

⑤ 可行性试验应以安全性评价为主要目的，建议特别关注 30 天主要心脏不良事件（Major Adverse Cardiac Event，MACE）和至少 4 个月的晚期管腔丢失（Late Loss）。

可行性试验结束后，应对数据进行统计分析后进一步设计临床试验方案（确证性试验或重新开展可行性试验）。

2. 确证性试验

经过可行性试验研究后，安全性和可行性得到初步证实的产品可继续进行确证性试验，以进一步证实其安全性和有效性。确证性试验是一种事先提出假设并对其进行检验的随机对照试验，应采用前瞻性的多中心试验。

确证性试验方案设计应以科学性和安全、有效为基本原则，试验方案设计时建议注意以下几点：

（1）以申请医疗器械注册上市为目的的确证性试验应是前瞻性、多中心、随机对照临床试验。对照用医疗器械应选择中国已经批准上市的同种或同类产品，其主要功能原理必须与受试产品一致，不建议采用历史对照或非平行对照。该试验主要研究终点应选择具有临床意义的主要评价指标，并根据对照用医疗器械的该指标循证医学资料做出检验假设并计算样本量。

（2）以扩大适应证为目的的确证性试验应是前瞻性、多中心、随机对照临床试验，对照用医疗器械应选择中国已经批准上市的同种或同类产品，其主要功能原理应与受试产品一致。该试验主要研究终点应选择具有临床意义的主要评价指标，并根据对照用医疗器械的该指标循证医学资料做出检验假设并计算样本量。如没有相同适应证的产品作为对照用医疗器械，可以采用最接近受试产品的治疗方法作为对照。

（3）试验组一般应包含申报注册的所有规格产品。如产品的规格较多，则应选择具有代表性的规格产品进行临床试验，同时应说明选择的原因。特殊规格产品，如附录 II 表 1 中网格区域中高风险组的试验样本量各不应少于 30 例，灰色区域中高风险组的试验样本量各不应少于 20 例。

（4）已上市产品拟增加规格或产品设计改变时，申请人应分别对变化情况引入的临床使用风险/受益进行分析，若临床使用受益大于风险，可考虑是否需要进行确证性试验以考察产品的安全性和有效性。临床试验要求示例见附录 II。如需开展确证性临床试验，申请人应对确证性临床试验数据进行分析，同已上市产品临床随访数据以及已上市同类产品中同规格产品的临床随访数据进行对比分析，以对拟增加规格的安全性和有效性进行评价。

（三）临床试验评价指标及评价方法

临床试验评价指标是指能反映临床试验中冠状动脉药物洗脱支架安全性和有效性的观察项目。不同的产品，其临床试验评价指标不同，因此临床试验评价指标的选择应具有医学文献资料支持，并有医学共识。冠状动脉药物洗脱支架的评价指标一般包括手术成功指标、术后安全性指标、术后有效性指标及同时反映术后安全性和有效性的复合指标。

手术成功指标是用于评价手术完成后达到满意的即刻治疗结果的指标。由于支架及其输送系统的基本设计思想旨在保证手术成功，因此该指标是手术期间的一个主要观察指标，它可以作为一个总体目标来观察，也可以分解成具体的项目来观察。

术后安全性指标是用于评价现有医学水平共识下的产品安全性的指标。冠状动脉药物洗脱支架临床试验的安全性指标包括死亡、心肌梗死和支架内血栓形成等。安全性指标是临床试验中的强制性观察项目，也是冠状动脉药物洗脱支架批准上市的否决项。当主要不良心脏事件发生率和并发症明显高于现有指标，应按照相关法规要求及时上报报告；同时研究者应当及时做出临床判断，采取措施，保护受试者利益；必要时中止临床试验。

术后有效性指标是植入物的主要观察指标，用于评价冠状动脉药物洗脱支架维持血管持续畅通的能力。影响有效性的主要因素有支架再狭窄、支架致血栓性和支架结构失效等。临床试验中有效性指标的选择应依据产品申报上市的理由，即临床意义而定。有效性评价指标包括靶病变血运重建（Target Lesion Revascularization，TLR）和靶血管血运重建（Target Vessel Revascularization，TVR）等，影像学评价指标中的支架内或节段内晚期管腔丢失（Late Loss）、直径狭窄百分比可作为有效性的替代评价指标。

复合指标是由反映产品安全性和有效性的指标组合而成的综合性指标，如靶病变失败率（Target Lesion Failure，TLF），包括心脏死亡、靶血管心肌梗死以及靶病变血运重建。

申请人应在临床试验方案中解释主要研究终点和次要研究终点确定的理由，并提供相关支持性资料。目前，建议以靶病变失败率这一复合指标作为上市前临床试验的主要研究终点，而不是仅仅采用晚期管腔丢失（Late Loss）作为主要研究终点。

临床试验中一般设定一个主要研究终点，当涉及多个主要研究终点时，应考虑到Ⅰ类错误（α）消耗。

（四）临床试验样本量

样本量的确定与选择的假设检验类型（优效、非劣效、等效性检验）及Ⅰ、Ⅱ类错误和具有临床意义的界值（疗效差）有关，同时还应考虑预计排除及临床失访的病例数。临床试验样本量的确定应当符合临床试验的目的和统计学要求，并不少于本原则中规定的最低样本量。

目前，建议冠状动脉药物洗脱支架确证性试验由两个临床试验组成，其中一个临床试验为随机对照试验，另一个临床试验为单组目标值试验。其中随机对照试验为与对照产品进行的以晚期管腔丢失（Late Loss）为主要研究终点的1∶1的不少于200对的试验；单组目标值试验以靶病变失败率（TLF）为主要研究终点，样本量应不少于800例，其中部分病例可来源于随机对照试验的试验组。试验总样本量应在具有统计学意义基础上不少于1000例。两个临床试验的研究假设均需成立。

（五）临床试验随访时间

所有入选病例均应进行随访，取得主要终点指标。

不同产品的临床试验随访时间是不一样的，随访时间的确定应该具有医学文献资料支持，要有医学共识。

冠状动脉药物洗脱支架的临床试验持续时间应以植入物的主要研究终点事件达到稳态的时间为依据。

冠状动脉药物洗脱支架产品的临床试验随访时间一般为五年，注册申报时应提供至少9个月的临床影像学观察数据和至少12个月的临床随访数据。申请人可在技术审评过程中更新提交的产品临床随访数据资料。同时，申请人应特别关注患者停止抗栓治疗后的不良事件发生情况。申请人应在临床试验方案中说明申请注册产品的临床试验持续时间的确定依据。

产品获准上市后，申请人应继续完成全部临床试验。

（六）临床试验统计处理方法

1. 目标适应证

建议申请人在冠状动脉药物洗脱支架首次注册时首先选择相对简单的适应证。

建议临床试验方案设计的适应证应考虑以下内容：

（1）病变类型；

（2）目标人群；

（3）临床使用的条件；

（4）产品的应用部位、病变长度以及血管直径的范围；

（5）预期的临床结果。

2. 入选/排除标准

临床试验方案设计中应有明确的入选/排除标准，并严格遵守临床试验方案的入选/排除标准。在试验开始后连续入选符合入选/排除标准的病例对于数据的科学完整性十分重要。

3. 数据集

数据分析时应考虑数据的完整性，所有签署知情同意并使用了受试产品的受试者必须纳入分析。数据的剔除或偏倚数据的处理必须有科学依据和详细说明。

由于冠状动脉药物洗脱支架临床试验的特殊性（含有两个主要终点：晚期管腔丢失和靶病变失败率），该类产品临床试验的主要研究终点和次要终点指标的分析方法不同于其他产品临床试验的数据分析。

对于晚期管腔丢失结果的分析，应基于不同分析集中的病人资料进行分析。通常包括全分析集（Full Analysis Set，FAS）和符合方案集（Per Protocol Set，PPS），临床试验方案中应明确各分析集的定义。全分析集中应包括所有进行了临床影像学随访检查的病人，不管其是否违背入选/排除标准。

对于靶病变失败率结果的分析，与晚期管腔丢失结果的分析类似，也应包括全分析集（FAS）和符合方案集（PPS），临床试验方案中应明确各分析集的定义。全分析集中应包括所有入选并使用了支架的病人，不管其是否违背入选/排除标准。

应在方案中说明主要研究终点缺失值的不同填补方法，并进行灵敏度分析，以评价缺失数据对研究结果稳定性的影响。

基线组间均衡性比较应在全分析集的基础上进行；安全性指标的分析应基于安全集（Safety Set，SS），安全集中应包括所有入选并至少有一次安全性评价的病人。

如在临床试验中，每个病人的病变数多于一个，对以晚期管腔丢失为主要研究终点进行分析时，需要分别提供以病例数和以病变数为基础的研究结果；在以病例数为基础进行分析时，对于病变数大于一个的受试者，可根据不同的策略（如取受试者所有病变的算术平均值、随机选取一个病变、取最大病变等），并进行灵敏度分析。

4. 统计方法及结果评价

临床试验数据的分析应采用国内外公认的统计方法。临床试验方案应该明确统计检验的类型、检验假设、判定疗效有临床意义的界值（优效、非劣效、等效界值或目标值）等，界值的确定应有客观依据。

对于主要研究终点，统计结果需采用点估计及相应的95%可信区间进行评价。通过将组间疗效差的95%可信区间与方案中预先指明的具有临床意义的界值进行比较，从而判断受试产品是否满足方案提出的假设。不能仅将p值作为对主要研究终点进行评价的依据。

试验组与对照组基线变量间应该是均衡可比的，如果基线变量存在组间差异，应该分析基线的不均衡可能对结果造成的影响；分析时还必须考虑中心效应，以及可能存在的中心和治疗组别间的交互效应对结果造成的影响。

四、其他应注意的问题

（一）建议申请人在临床试验前考虑以下问题：

1. 所评价的治疗问题是否是当前临床上需解决的治疗问题；

2. 问题的提出有无充分的实践基础和科学依据；

3. 是否具有明确的临床意义；

4. 拟进行的试验研究在原有的基础上是否有改进与创新；

5. 试验设计是否明确、具体，能否反映试验的主要内容或方法。

（二）如冠状动脉药物洗脱支架中所含药物未有中国大陆人群的临床应用史，申请人应提供所含药物在中国大陆人群中的安全性和有效性研究资料和药代动力学研究资料。

（三）境外已上市产品如已经在境外完成设计良好的、前瞻性的临床试验，同一试验方案下试验组样本量不少于600例且符合我国对于该类产品的临床试验要求，除应按相关规定提供产品境外的临床资料外，还应提供产品在中国境内开展的随机对照试验研究资料；境外已上市产品在境外的临床试验资料如未达到上述要求，应参照境内产品的临床试验要求开展研究。

五、名词解释

裸支架：未被覆膜或无涂层的支架。

冠状动脉药物洗脱支架：用于支撑冠状动脉管腔的可植入管状结构，支架中包含了药理学活性物质（药物），用于降低植入支架后新生内膜增殖引起的再狭窄率。

同类产品：指药物、聚合物、药物释放动力学以及支架平台材料无实质性区别的产品。

六、参考文献

1. 《医疗器械监督管理条例》（中华人民共和国国务院令第680号）

2. 《医疗器械注册管理办法》（国家食品药品监督管理总局令第4号）

3. 《医疗器械临床试验质量管理规范》（国家食品药品监督管理总局、国家卫生和计划生育委员会令第25号）

4. 《Guidance for Industry：Coronary Drug – Eluting Stents – Nonclinical and Clinical Studies》（Draft，美国FDA）

5. 《Guidance for Industry：Coronary Drug – Eluting Stents – Nonclinical and Clinical Studies，Companion Document》（Draft，美国FDA）

6. 《Guideline On The Clinical And Nonclinical Evaluation During The Consultation Procedure On Medicinal Substances Contained In Drug – eluting（Medicinal Substance – eluting）Coronary Stents》（European Medicines Agency）

七、起草单位

国家食品药品监督管理总局医疗器械技术审评中心

附录 I　评价原则

申请人已有冠状动脉药物洗脱支架批准上市，申报新的药物支架产品上市时，若申请人拟不进行可行性试验，应对支架平台原材料的主要性能、支架加工工艺以及终产品主要性能等方面进行评价，以证明申报产品金属平台原材料的主要性能、加工工艺及终产品性能等方面等同或优于中国境内已批准的冠状动脉药物洗脱支架产品。

一、支架平台原材料主要性能

（一）对于使用国家标准/行业标准或国际标准化组织（ISO）发布的标准如ISO 5832 – 1、ISO 5832 – 7中规定的金属材料，申请人应提交文件说明采用原材料与已批准产品是否符合相同标准、相同牌号，并且提供证明性资料（供应商资质证明性文件、采购合同及质检报告）；

（二）对于使用非国家标准/行业标准或国际标准化组织（ISO）发布的标准中规定的金属材料，申请人应证明支架平台原材料等同或优于已批准产品中平台原材料。原材料主要性能评价项目一般包括化学成分、显微组织（微观组织和相组成、夹杂物含量、晶粒度等）、材料状态、耐腐蚀性能、力学性能等。申请人应同时提供原材料的供应商资质证明性文件、采购合同及质检报告。

二、支架加工工艺

三、终产品的性能评价

附录 II　已上市产品拟增加规格或产品设计改变时临床试验要求示例

一、拟增加产品规格临床试验要求

（一）如新增产品直径和长度在原批准产品范围内，且新增产品为表1中白色区域产品，不需提供新的临床试验资料。

（二）如新增产品直径和长度在原批准产品范围内，且新增产品为表1中非白色区域产品，应提供已批准产品中较新增规格产品风险更高产品的临床评价资料，如证明其安全性可接受，可不再提供临床试验资料。

（三）如新增产品直径或长度在原批准产品范围外，且新增产品为表1中白色区域产品，应提供支持新增产品上市的临床试验资料。临床试验应在两或三个临床试验机构进行，每个临床试验机构的病例数不应少于5例，可不设立对照组，试验样本量不应少于30例。应提交至少9个月的晚期管腔丢失（Late loss）结果和至少1年的临床随访资料。

（四）如新增产品直径或长度在原批准产品范围外，且新增产品为表1中网格区域产品，应提供支持新增产品上市的临床试验资料。临床试验应在两或三个临床试验机构进行，每个临床试验机构的病例数不应少于5例，可不设立对照组，新增产品中高风险组的试验样本量各不应少于30例。应提交至少9个月的晚期管腔丢失（Late loss）结果和至少1年的临床随访资料。

（五）如新增产品直径或长度在原批准产品范围外，且新增产品为表1中灰色区域产品，应提供支持新增产品上市的临床试验资料。临床试验应在两或三个临床试验机构进行，每个临床试验机构的病例数不应少于5例，可不设立对照组，新增产品中高风险组的试验样本量各不应少于20例。应提交至少9个月的晚期管腔丢失（Late loss）结果和至少1年的临床随访资料。

（六）如新增产品直径或长度在原批准产品范围外，且新增产品为表1中黑色区域产品，应提供支持新增产品上市的临床试验资料。临床试验应以临床终点作为主要观察指标，样本量应符合统计学要求。

表1　冠状动脉药物洗脱支架规格矩阵示例

		长度（mm）						
		8	15	24	≤30	≤33	≤38	≤40	>40
直径（mm）	2.0								
	2.25								
	2.5								
	3.0								
	3.5								
	4.0								
	4.5								
	5.0								

二、产品设计改变时临床试验要求

（一）支架平台花纹设计（包括厚度）发生改变

如支架平台花纹设计（包括厚度）发生改变，申请人应对设计改变引入的临床使用风险/受益进行分析，并提供相关研究资料，包括实验室试验数据、动物试验数据（如适用）。如改变部分影响支架植入物的远期安全性及有效性，则应提供产品在中国境内进行的临床试验资料；临床试验方案设计应确保可充分验证变化部分对产品性能的影响，并对改变前后产品的相关数据进行科学分析；基于目前认识，建议上述临床试验的样本量不少于200例，以至少9个月的晚期管腔丢失（Late loss）为主要研究终点，可不设立对照组，同时应提供至少1年的临床随访资料。如改变部分不影响支架植入物的远期安全性及有效性，则应对此进行充分论证并提供与支架花纹设计（包括厚度）改变相适应的临床试验资料。

（二）输送系统设计改变

如输送系统的设计改变，申请人应对输送系统设计改变引入的临床使用风险/受益进行分析，提供改变前后产品性能的对比验证资料（与输送系统设计改变相关的性能，改变后性能应优于变化前产品；对于与设计改变非相关的性能，改变前后应至少相当）、动物试验资料（如适用）和是否需要进一步临床试验的论证资料（可参照《医疗器械临床评价技术指导原则》提供），必要时，应提供临床试验资料。

三、境外产品临床试验要求

如申请人已有境外临床试验资料并符合中国对于上述（1、2）变化情况的临床试验要求，提供产品境外临床试验资料；否则，应参照中国对于该类变化情况的要求提供临床试验资料。

35　主动脉覆膜支架系统临床试验注册技术审评指导原则

（主动脉覆膜支架系统临床试验指导原则）

为了进一步规范主动脉覆膜支架系统产品上市前的临床试验，并指导该类产品申请人在申请产品注册时临床试验资料的准备，制订本指导原则。

本指导原则系对主动脉覆膜支架系统临床试验的一般要求，申请人应依据具体产品的特性对临床试验方案的内容进行充实和细化。本指导原则虽然为该类产品的临床试验及申请人在申请产品注册时临床试验资料的准备提供了初步指导和建议，但不会限制医疗器械相关管理部门对该类产品的技术审评、行政审批，以及申请人对该类产品临床试验资料的准备工作。

本指导原则是在现行法规以及当前认知水平下制订的，随着法规的不断完善，以及血管腔内修复技术的发展、提高，本指导原则相关内容也将进行适时地调整。

一、适用范围

本指导原则适用于《医疗器械注册管理办法》（国家食品药品监督管理总局令第4号）规定需在中国境内进行临床试验的主动脉覆膜支架系统。

本指导原则适用于直管型和腹主动脉分叉型主动脉覆膜支架，带主动脉弓分支、肾动脉分支的分支型主动脉覆膜支架除外。

二、基本原则

主动脉覆膜支架系统的临床试验应符合《医疗器械临

床试验质量管理规范》（国家食品药品监督管理总局 中华人民共和国国家卫生和计划生育委员会令第 25 号）及其他相关法律、法规的规定。主动脉覆膜支架系统产品在开展临床试验研究前，应完成必要的、科学的临床前研究（如性能验证、体外试验、生物学评价、动物实验研究等），且研究结果可基本证明产品的安全性和初步可行性。

三、临床试验方案

对于在市场上尚未出现的全新设计的主动脉覆膜支架，在开展确证性临床试验前应先进行可行性临床试验研究。可行性试验应有清晰和明确的研究目标，建议为前瞻性的小样本研究〔样本量不少于 10 例，重点观察围手术期（30 天）的主要不良事件，以对产品设计的安全性、有效性进行初步评估〕，并根据其逐渐积累的结果对后期的确证性试验设计提供相应的信息。

申办者在开展确证性试验研究时，在临床试验方案制定中建议考虑以下因素，包括但不限于：

（一）临床适用范围

产品的临床适用范围建议从以下几个方面进行考虑。

1. 适用疾病（必要时，还应明确病程分期或分型）

应明确该产品的具体临床适用疾病（如主动脉瘤、主动脉夹层等）。对于主动脉夹层疾病，还应进一步明确其分型（如 DeBakey 分型的 Ⅰ/Ⅱ/Ⅲa/Ⅲb 型或 Stanford 分型的 A 型/B 型）。在考虑纳入多个临床适用疾病时，应充分考虑主动脉覆膜支架植入对自然病程的影响及疗效评价是否一致，能否纳入一并分析。

2. 适用部位

用于血管腔内修复的主动脉覆膜支架在进行临床试验时应考虑适用的主动脉部位，建议根据主动脉受累部位，对腹主动脉疾病和胸主动脉疾病分别开展临床试验验证。

3. 适用人群

由于患者是否适合应用主动脉覆膜支架植入决定于多个临床和解剖因素。临床因素如合并症会影响早期和晚期的并发症和死亡率，解剖因素可直接影响主动脉覆膜支架的技术结局和长期耐久性，因此在开展临床试验时，对入组患者的选择应基于风险受益评估，建议对以下因素进行充分评估：

（1）是否有合适的血管入路；

（2）主动脉疾病的大小和形态学（例如评估动脉瘤颈的长度、角度、形状以及近端、远端锚定区等）；

（3）患者年龄、预期寿命、是否适合外科手术；

（4）患者的短期和长期受益和风险（包括动脉瘤相关死亡率及手术死亡率的风险）。

（二）临床试验中的研究终点

主动脉覆膜支架长期的安全性和有效性尚未完全明确，因此在进行临床试验设计的时候，研究假设要同时考虑主要安全性终点和主要有效性终点。

1. 安全性终点

（1）主要安全性终点

对于主动脉瘤或主动脉夹层疾病，主要安全性终点建议为术后 30 天内的主要不良事件（Major Adverse Event，MAE）的发生情况。

（2）次要安全性终点

对于主动脉瘤或主动脉夹层疾病，其他安全性终点还可以考虑全因死亡、主动脉瘤（或主动脉夹层）相关死亡、输送安全性（并发症）等。

2. 有效性终点

（1）主要有效性终点

① 主动脉瘤疾病：对于针对主动脉瘤疾病的临床试验，建议主要有效性终点选择复合终点，建议至少应考虑 12 个月的动脉瘤治疗成功率。动脉瘤的治疗成功率为复合终点，至少应当包括主动脉覆膜支架的输送和展开成功、动脉瘤的生长速度、内漏、支架移植物移位发生情况等方面。

② 主动脉夹层疾病：主要有效性终点建议为 12 个月的复合终点，结合考虑临床结果（如即刻技术成功率、内漏、支架移植物移位、主动脉破裂等发生情况）和主动脉重塑结果（如完全/不完全/无假腔血栓形成，真腔大小、假腔大小以及环主动脉直径的变化等）。

（2）次要有效性终点

对于主动脉瘤或主动脉夹层疾病，其他有效性终点还可以考虑术后即刻技术成功率以及内漏发生率、动脉瘤无继续生长（或主动脉夹层真腔、假腔大小变化）、动脉瘤破裂（或主动脉破裂）、转到手术组等情况。

如果主动脉夹层和主动脉瘤纳入同一研究中，应考虑两者有效性终点和安全性终点的差异，建议两组人群分别分析，均需符合统计学要求。

（三）随访

随访时间和随访方式：需进行长期的影像学随访来评估主动脉覆膜支架的有效性。建议在术后 30 天、6 个月、12 月进行随访，在 6 个月、12 个月时进行一次影像学评估；一年后应进行每年一次的随访，至少连续 5 年。完成主要终点评估后可申请上市前注册。

（四）试验设计

如条件许可，建议进行有良好设计的前瞻性、对照的多中心临床试验。对照组建议采用已在中国上市，且国际公认疗效较好的同类器械。申办者应科学地确定试验设计类型，合理地计算样本量并提供样本量计算过程中相关参数的确定依据。对于非劣效试验设计，一般建议 α 取双侧 0.05，β 不大于 0.20，按 1∶1 的比例入组，在符合统计学的基础上可评价病例不少于 75 对（总样本量 150 例），申请人可根据实际情况合理考虑脱落率，计算出最终样本量。

如有合适的理由，也可采用单臂试验，但应进行合理设计，目标值的设定应依据当前充分、科学、合理的同类产品循证医学证据，同时需考虑该类产品技术的发展，目标值的设定应有前瞻性。单臂试验的样本量在符合统计学原则的基础上应不少于 120 例可评价病例，申请人可根据实际情况合理考虑脱落率，计算出最终样本量。

对于平行研究或单臂研究，建议连续入选所有符合入选/排除标准的病人，并采用基于互联网（IWRS）/电话（IVRS）/传真等计算机系统分配病例登记号，所有病例登记号不得二次使用。

四、参考文献

1. 《医疗器械监督管理条例》（中华人民共和国国务院令第 680 号）

2. 《医疗器械注册管理办法》（国家食品药品监督管理总局令第 4 号）

3. Endovascular stent – graft placement in thoracic aortic aneurysms and dissections. （Interventional Procedure Guidance 127，NHS）

4. Stent – graft placement in abdominal aortic aneurysm. （Interventional Procedure Guidance 163，NHS）

5. Endovascular stent – grafts for the treatment of abdominal aortic aneurysms. （NICE technology appraisal guidance 167，NHS）

6. Thoracic Endovascular Aortic Repair （TEVAR） for the treatment of aortic diseases：a position statement from the European Association for Cardio – Thoracic Surgery （EACTS） and the European Society of Cardiology （ESC），in collaboration with the European Association of Percutaneous Cardiovascular Interventions （EAPCI）. ［European Heart Journal （2012）33，1558 – 1563］

7. Expert Consensus Document on the Treatment of Descending Thoracic Aortic Disease Using Endovascular Stent – Grafts. （Ann Thorac Surg，2008；85：S1 – 41）

五、编写单位

本指导原则由国家药品监督管理局医疗器械技术审评中心编写并负责解释。

36 生物可吸收冠状动脉药物洗脱支架临床试验注册技术审评指导原则

（生物可吸收冠状动脉药物洗脱支架临床试验指导原则）

为了进一步规范生物可吸收冠状动脉药物洗脱支架产品上市前的临床试验，并指导该类产品申请人在申请产品注册时临床试验资料的准备，制订本指导原则。

本指导原则系对生物可吸收冠状动脉药物洗脱支架产品临床试验的一般要求，申请人可依据具体产品的特性对临床试验方案的内容进行充实和细化。本指导原则虽然为该类产品的临床试验及申请人在申请产品注册时临床试验资料的准备提供了初步指导和建议，但不会限制医疗器械相关管理部门及该类产品的技术审评、行政审批，以及申请人对该类产品临床试验资料的准备工作。

本指导原则是在现行法规以及当前认知水平下制订的，随着法规的不断完善，以及生物可吸收冠状动脉药物洗脱支架技术和介入、诊治技术的发展、提高，本指导原则相关内容也将进行适时地调整。

一、适用范围

本指导原则适用于《医疗器械注册管理办法》（国家食品药品监督管理总局令第 4 号）规定需在中国境内进行上市前临床试验的生物可吸收冠状动脉药物洗脱支架。

本指导原则适用于平台为生物高分子材料的生物可吸收冠状动脉药物洗脱支架的临床试验。对于其他产品，如支架中含有生物技术成分（如细胞或基因治疗、单克隆抗体等）以及其他生物材料支架平台（如可降解金属镁或铁等）制成的支架，可参考本指导原则中适用的内容开展临床试验。

二、基本原则

生物可吸收冠状动脉药物洗脱支架的临床试验应符合《医疗器械临床试验质量管理规范》（国家食品药品监督管理总局、中华人民共和国国家卫生和计划生育委员会令第 25 号）及其他相关法律、法规的规定。进行上市前临床试验的生物可吸收冠状动脉药物洗脱支架应已完成必要的、科学的实验室研究和动物实验验证，需重点关注产品在体内外的吸收特征。临床前研究结果应可基本证明产品的安全性和初步可行性。

三、临床试验方案

（一）临床试验目的

生物可吸收冠状动脉药物洗脱支架临床试验的目的是评价试验用可吸收药物支架是否具有预期的安全性和有效性。由于不同的产品，其临床治疗目的可能不同，临床试验中选择的安全性和有效性评价指标也可能不同，因此申请人应在临床试验方案中详细说明试验目的，并应有公认的医学文献资料支持。

（二）临床试验总体设计

生物可吸收冠状动脉药物洗脱支架产品的临床试验分为可行性试验和确证性试验。

1. 可行性试验

临床试验方案的设计应以保证受试者的安全为目的，强调以科学的严谨性为原则。生物可吸收冠状动脉药物洗脱支架应首先进行可行性试验研究，以便根据逐渐积累的结果对后期的确证性试验设计提供相应的信息。

申请人在设计临床试验方案前应对是否需进行可行性试验做充分论证。

以下情况需要进行可行性试验：

（1）申请人尚无生物可吸收冠状动脉药物洗脱支架批准上市，申报产品为企业首次拟申请上市的生物可吸收药物支架产品。

（2）申请人已有生物可吸收冠状动脉药物洗脱支架批准上市，申报新的生物可吸收药物支架产品上市，但产品中药物（包括采用新的衍生物）、涂层（成分、比例等）、高分子聚合物支架平台（成分、比例等）与已批准产品相比发生改变时。

设计可行性试验方案时建议注意以下几点。

（1）可行性试验可为单个或系列试验。

（2）可在一或两个临床试验机构进行，可不设立对照组。

（3）受试人群的选择应是适应证目标人群中临床症状轻微、耐受能力强、临床操作安全的人群。

（4）首次应用于人体试验研究的可行性试验的样本量一般不应少于30例，初步观察产品的安全性和可行性。

（5）可行性试验应以安全性评价为主要目的，建议特别关注30天和180天靶病变失败率（Target Lesion Failure，TLF）、器械相关的复合终点（Device oriented Composite Endpoints，DoCE）和至少6个月的晚期管腔丢失（Late Loss）。

（6）可行性试验中建议对产品在人体内吸收特性以及内皮覆盖情况进行评价，如采用光学相干断层扫描（OCT）进行评估，产品注册时提供长期研究数据。

（7）可行性试验中出现的任何不良事件均应如实记录，对于严重不良事件应按照法规要求及时上报；同时研究者应当及时做出临床判断，采取措施，保护受试者利益；必要时中止临床试验。

可行性试验结束后，申请人决定是否开展确证性试验或重新开展可行性试验。

2. 确证性试验

经过可行性试验研究后，安全性和可行性得到初步证实的产品可继续进行确证性试验，以进一步证实其安全性和有效性。确证性试验是一种事先提出假设并对其进行检验的试验，应采用前瞻性的多中心试验。

确证性试验方案设计应以科学性和安全、有效为基本原则，主要研究终点应选择具有临床意义的主要评价指标，并根据对照用医疗器械的该指标循证医学资料做出检验假设并计算样本量。

目前建议确证性试验由两部分组成，其中一部分为随机对照试验，另一部分为单臂试验。

随机对照试验为与对照用医疗器械进行的以至少12个月晚期管腔丢失为主要研究终点的1:1的不少于200对的试验，对照用医疗器械应选择公认疗效较好的对照用医疗器械。目前可采用平台为金属的冠状动脉药物洗脱支架作为对照用医疗器械。随着生物可吸收冠状动脉药物洗脱支架技术的发展，建议选用与受试产品主要功能原理一致的生物可吸收冠状动脉药物洗脱支架作为对照用医疗器械。

单臂试验以至少12个月靶病变失败率为主要研究终点，样本量应不少于1000例，其中部分病例可来源于随机对照试验的试验组。试验总样本量应在具有统计学意义基础上不少于1200例。两个临床试验的研究假设均需成立。

境内产品注册申报时，申请人应提交随机对照部分受试者36个月临床随访结果。

确证性临床试验设计中应考虑入选血管直径、操作技术（如预扩张、准确评估血管直径、后扩张）以及适当延长双联抗血小板治疗时间等因素。

境外产品已在原产国/生产国获准上市情况下申请进入中国市场，若在境外已完成了设计良好的、前瞻性的临床试验，且在同一试验方案下试验组样本量不少于800例，则提供产品在中国境内开展的随机对照试验研究资料，该研究为与对照用医疗器械进行的，以至少12个月晚期管腔丢失为主要研究终点的1:1的不少于200对的试验；境内、外的临床试验方案设计应基本一致（如入组/排除标准、随访时间及事件定义等）。产品注册时需提供境外临床试验12个月的靶病变失败率结果及境内临床试验36个月的临床随访结果（含至少12个月晚期管腔丢失）。若境外临床试验资料未能达到上述要求，应参照境内同类产品的临床试验要求开展研究。

除设定上述已提及的主要研究终点外，建议考虑设定以下次要研究终点，如即刻器械/手术成功率、死亡、心肌梗死、靶血管血运重建（Target Vessel Revascularization，TVR）、支架内血栓、心绞痛、血管舒缩功能等。不同的产品，其临床试验评价指标不同，因此临床试验评价指标的选择应具有医学文献资料支持，并有医学共识。

四、参考文献

1.《医疗器械监督管理条例》（中华人民共和国国务院令第680号）

2.《医疗器械注册管理办法》（国家食品药品监督管理总局令第4号）

3.《医疗器械临床试验质量管理规范》（国家食品药品监督管理总局、中华人民共和国国家卫生和计划生育委员会令第25号）

五、编写单位

本指导原则由国家药品监督管理局医疗器械技术审评中心编写并负责解释。

37　经导管植入式人工主动脉瓣膜临床试验注册技术审评指导原则

（经导管植入式人工主动脉瓣膜临床试验指导原则）

为了进一步规范经导管植入式人工主动脉瓣膜（Transcatheter Aortic Valve Implantation，TAVI）产品上市前的临床试验，并指导该类产品申请人在申请产品注册时临床试验资料的准备，制订本指导原则。

本指导原则系对经导管植入式人工主动脉瓣膜临床试验的一般要求，申请人应依据具体产品的特性对临床试验方案的内容进行充实和细化。本指导原则虽然为该类产品的临床试验及申请人在申请产品注册时临床试验资料的准备提供了初步指导和建议，但不会限制医疗器械相关管理部门对该类产品的技术审评、行政审批，以及申请人对该类产品临床试验资料的准备工作。

本指导原则是在现行法规以及当前认知水平下制订的，随着法规的不断完善，以及 TAVI 技术的发展、提高，本指导原则相关内容也将进行适时地调整。

一、适用范围

本指导原则适用于《医疗器械注册管理办法》（国家食品药品监督管理总局令第 4 号）规定需在中国境内进行临床试验的经导管植入式人工主动脉瓣膜。

本指导原则适用于治疗有症状的重度主动脉瓣狭窄的经导管植入式人工主动脉瓣膜的上市前境内临床试验研究。

二、基本原则

经导管植入式人工主动脉瓣膜的临床试验应符合《医疗器械临床试验质量管理规范》（国家食品药品监督管理总局中华人民共和国国家卫生和计划生育委员会令第 25 号）及其他相关法律、法规的规定。经导管植入式人工主动脉瓣膜产品在开展临床试验研究前，应完成必要的、科学的临床前研究（如性能验证、体外试验、生物学评价、动物实验研究等），且研究结果可基本证明产品的安全性和初步可行性。

三、临床试验方案

经导管植入式人工主动脉瓣膜产品的临床试验分为可行性试验和确证性试验。

（一）可行性试验

对于首次临床应用的新产品，在开展确证性临床试验前应首先开展可行性试验研究，该研究建议是前瞻性的小样本研究，对产品设计的安全性和性能进行初步评估，然后根据逐渐积累的结果对后期的确证性试验设计提供相应的信息。

可行性试验应有清晰和明确的研究目标。可行性试验可为系列试验。单个可行性试验研究时病例数应不少于 10 例，观察时间应不短于 30 天。观察指标为即刻器械成功率及手术成功率，以及 30 天的全因死亡。在可行性研究过程中，出现失败病例时应即时进行分析，以确认是否可继续研究；可行性试验结束后，应对数据进行分析评估，为进一步设计临床试验方案（确证性试验或重新开展可行性试验）提供依据。可行性试验中如出现不良事件时需按相关规定处理。

（二）确认性试验

申办者在开展确证性试验研究时，在临床试验方案制定中建议考虑以下因素，包括但不限于：

1. 患者人群的选择

在开展 TAVI 产品临床试验时，对入组患者的选择应特别注重风险评估，建议建立由心血管内科和心血管外科专家、影像学专家、麻醉专家等组成的多学科心脏团队（心血管外科专家至少两名），对入组患者的风险进行充分评估。应确保有足够数量且符合试验方案中入选标准的受试者进入临床试验。

（1）不适合常规外科手术有症状的重度主动脉瓣狭窄患者

对于经心脏团队评估后认为患有有症状的重度主动脉瓣狭窄，不适合接受常规外科手术置换瓣膜，TAVI 术后预期能够提高生活质量的患者，使用 TAVI 技术的预期风险/受益是可接受的，建议优先选择该类患者作为受试者开展临床试验研究。

开展临床试验时建议采用与已上市同类产品进行对照的前瞻性、多中心、随机临床试验设计。如有充分的、科学合理证据，采用单臂研究也是合理的；目标值的设定应依据当前充分、科学、合理的同类产品循证医学证据，同时需考虑该类产品技术的发展，目标值的设定应有前瞻性，现阶段可接受的 12 个月的累积全因死亡率为 30%。临床试验样本应符合统计学原则。如采用单臂研究，建议连续入选所有符合入选/排除标准的病人，并采用基于互联网（IWRS）/电话（IVRS）/传真等计算机系统分配病例登记号，所有病例登记号不得二次使用。

（2）手术高风险但可进行常规外科手术有症状的重度主动脉瓣狭窄患者

建议开展与有相同适用范围的已上市同类产品作为对

照的前瞻性、多中心、随机对照临床试验。如尚无相同适用范围的已上市同类产品，可开展与标准手术治疗方法（外科主动脉瓣置换手术）的平行对照临床试验。临床试验样本应符合统计学原则。

（3）其他

患者入组前应由心脏团队进行严谨地评估，选择合适的人群开展临床试验研究，同时建议注意以下问题：

① 确定主动脉瓣膜狭窄程度

可采用超声心动技术如经食道/胸超声，结合瓣口面积及血流依赖指数（flow-dependent indices）对瓣膜狭窄程度进行评估。

② 对于临床症状进行评估

目前建议用于明确的症状性严重主动脉瓣膜狭窄患者。

③ 分析外科手术风险并评估患者的生存期

心脏团队应对入组患者的外科手术风险进行评估，可结合不同的评分系统，如 EuroScore、STS score 或 Ambler score、虚弱指数等，但由于评分系统具有局限性，因此心脏团队也应结合临床判断对于外科手术风险进行评估，如30天死亡率。

由于共患疾病严重影响生存期，因此应对患者生存期进行严谨、仔细评估，对预期生存期小于1年的患者需谨慎选择。考虑经导管生物瓣膜的长期使用寿命，建议患者年龄应不低于70岁，如降低年龄下限需非常慎重。

2. 临床试验中的研究终点

无论采用何种临床设计，在临床方案中均应对研究终点进行明确的定义，提供确定依据。建议对发生的主要心脑血管不良事件（MACCE，包括死亡率、卒中、心肌梗死、再手术、心律失常、传导阻滞）及预期的和非预期的不良事件均进行记录，并详细分析原因。

临床试验主要研究终点应选择具有临床意义的主要评价指标，目前建议以12个月的累积全因死亡率作为主要研究终点并估计样本量，同时应对以下次要终点进行评估，包括但不限于：

（1）器械成功率和手术成功率

（2）死亡率

① 即刻死亡率，用于评估导致即刻或术后72h内死亡的术中事件；

② 术后30天及以后随访中的死亡事件；

③ 对于所有的死亡原因应进行分析并记录，非心源性死亡和心源性死亡的原因都应进行分析，并判定同器械相关性。

（3）心肌梗死

（4）卒中

分级包括缺血性卒中（包括短暂性缺血发作，TIA）和出血性卒中；定义包括致残性卒中和非致残性卒中。应对发生的卒中事件进行记录，并详细分析原因。

（5）出血

（6）急性肾损伤

（7）永久起搏器植入

（8）血管并发症

（9）传导阻滞和心律失常

（10）其他 TAVI 相关并发症

包括转变为外科手术、意外的心肺机械性辅助、冠脉闭塞、室间隔穿孔、二尖瓣损坏或失功、心包填塞、心内膜炎、瓣膜血栓、瓣膜异位（移位、栓塞、错误释放）等。

（11）瓣膜功能

包括瓣膜狭窄、瓣膜返流、瓣膜功能（如开口面积、压力梯度）、瓣周漏等。

（12）患者术后生活质量

3. 临床随访时间

临床试验方案中应定义临床随访时间，一般建议术后即刻、出院前、术后30天、术后6个月和12个月。为了评价长期安全性和有效性，建议长期随访。建议随访时间至少持续五年。

根据临床试验设计不同，为了收集额外的临床数据而增加临床随访时间点也是合适的，如评估瓣膜结构性或非结构性功能障碍。

4. 境外已上市产品临床资料要求

境外已上市产品如已经在境外完成设计良好的、前瞻性的临床试验，且符合我国对于该类产品的临床试验要求，除应按相关规定提供产品境外的临床资料外，还应提供产品在中国境内开展的前瞻性临床试验资料；对于不适合常规外科手术、有症状的重度主动脉瓣狭窄患者和手术高风险但可进行常规外科手术、有症状的重度主动脉瓣狭窄患者人群，应分别进行临床试验，临床样本量各不应少于50例。

境外已上市产品在境外的临床试验资料如未符合我国临床试验要求，应参照境内产品的临床试验要求开展研究。

已在中国境内进行的临床手术病例的回顾性临床数据可作为参考资料提供。

四、其他

本指导原则中涉及的临床研究终点，其定义建议采用 VARC（Valve Academic Research Consortium）的定义。

五、参考文献

1.《医疗器械监督管理条例》（中华人民共和国国务院令第680号）

2.《医疗器械注册管理办法》（国家食品药品监督管理总局令第4号）

3.《医疗器械临床试验质量管理规范》（国家食品药品监督管理总局 中华人民共和国国家卫生和计划生育委员会令第25号）

4. Standardized endpoint definitions for transcatheter aortic valve implantation clinical trials: a consensus report from the Valve Academic Research Consortium. Leon M. B., et al. European Heart Journal, 2011, 32 (2): 205-217

5. Updated standardized endpoint definitions for transcathe-

ter aortic valve implantation: the Valve Academic Research Consortium – 2 consensus document. Kappetein A. P., et al. EuroIntervention, 2012, 8 (7): 782 – 795

6. Transcatheter valve implantation for patients with aortic stenosis: a position statement from the European association of cardio – thoracic surgery (EACTS) and the European Society of Cardiology (ESC), in collaboration with the European Association of Percutaneous Cardiovascular Interventions (EAPCI).

Vahanian A., et al. European Heart Journal (2008) 29, 1463 – 1470

7. Transcatheter aortic valve implantation for aortic stenosis. (NICE interventional procedure guidance 586)

六、编写单位

本指导原则由国家药品监督管理局医疗器械技术审评中心编写并负责解释。

38　乳房植入体产品注册技术审评指导原则

（乳房植入体产品注册技术审查指导原则）

一、前言

乳房植入体作为植入性整形医疗器械，其安全性和有效性直接影响着受术者的生活质量。本指导原则旨在为申请人/生产企业进行乳房植入体的注册申报提供技术指导，同时也为食品药品监管部门对注册申报资料的审评提供参考。

本指导原则系对乳房植入体的一般要求，申请人/生产企业应依据具体产品的特性对注册申报资料的内容进行充实和细化，并依据具体产品的特性确定其中的具体内容是否适用。

本指导原则是对申请人/生产企业和审查人员的指导性文件，但不包括注册审批所涉及的行政事项，亦不作为法规强制执行，如果有能够满足相关法规要求的其他方法，也可以采用，但是需要提供详细的研究资料和验证资料。应在遵循相关法规和标准的前提下使用本指导原则。

本指导原则是在现行法规和标准体系以及当前认知水平下制定的，随着法规和标准的不断完善，以及科学技术的不断发展，本指导原则相关内容也将进行适时的调整。

二、适用范围

本指导原则适用于乳房植入体产品首次注册和重新注册时注册申报资料的准备及产品技术审评的参考。

本指导原则所适用的乳房植入体是指在乳房再造、乳房修复和隆乳中所用到的乳房植入体（不包括不带有硅橡胶壳体的充填材料），主要包括以下三种乳房植入体：

（一）生理盐水填充乳房植入体：生理盐水填充乳房植入体的外面是一层主要由聚硅氧烷（例如聚二甲基硅氧烷、聚二苯硅氧烷）制成的硅橡胶壳体，可以用无菌等渗生理盐水填充到理想尺寸。某些用生理盐水填充人工乳房有闭锁的阀门。

（二）硅凝胶填充乳房植入体：硅凝胶填充乳房植入体的外面是一层主要由聚硅氧烷（例如聚二甲基硅氧烷、聚二苯硅氧烷）制成的硅橡胶壳体，里面填充一定量的硅凝胶。

（三）其他填充乳房植入体：这类乳房植入体都有一层硅橡胶壳体，但里面填充物不是生理盐水或硅凝胶，而是其他物质。

三、注册申报资料要求

（一）产品的技术资料（适用于首次注册及变更重新注册中的相关部分）

1. 基本信息的提供

（1）乳房植入体的总体外型及尺寸描述及相应图示：外壳表面、形状、容积（或可调节）、单腔填充/双腔填充、宽度、高度、凸度、壳体厚度（对于双腔的分别标识内外腔）。按照下表格式分别列出所有规格，表中的容积、宽度、高度、凸度和壳体厚度范围为常见的范围，如果超出该范围或有特殊的设计，需提交相关的风险/收益分析资料。

型号	外壳表面	形状	单腔/双腔	容积（mL）	宽度（mm）	高度（mm）	凸度（mm）	壳体厚度（mm）
××××	光滑	圆锥形	单腔	60 ~ 650	60 ~ 160	60 ~ 160	12 ~ 57	0.38 ~ 1.02

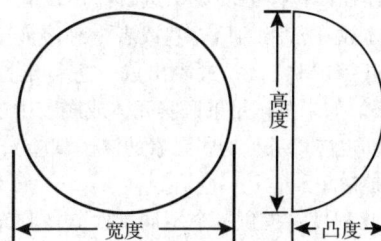

（2）乳房植入体每一组成部分的描述及相应图示（例如壳体、凝胶、表面结构、阀门、联接系统、填充管、注射件等）。

2. 各组成部分的材料

（1）应明确乳房植入体各组成部分的所有组成材料的基本信息，如：通用化学名称、化学结构式/分子式、硫化前分子量、分子量分布（如适用）、硫化程度、商品名/材料代号（牌号）等。应提交硅橡胶、硅凝胶符合长期植入要求的支持性资料，填充的生理盐水应符合中国药典对注射用生理盐水要求，对于其他植入人体的各种材料应提供可用于人体的支持性资料。

（2）应明确各种原料的来源、成分及质量标准。对所选用的每种、每批次进料原材料都应当能够实施验证，并提供每一种原料的验证报告。若原材料外购，应具有固定的供货渠道以保证产品质量，提供原料供货方名录、相关资质证书及购销合同与发票。若硅橡胶、硅凝胶等材料为自行合成，应阐述材料生产过程中的质量控制标准并论证其可靠性，同时提交相关的验证报告。

（3）明确原材料所采用的硫化形式（如双组分加成硫化、热硫化等）。对于采用双组分加成硫化的硅橡胶乳房植入体产品，应提供原材料符合 YY 0484《外科植入物 双组分加成型硫化硅橡胶》的验证资料。

3. 生产工艺及质量控制标准

（1）应提供乳房植入体生产过程中使用到的除原材料以外的每一种化学物质（包括交联剂、抗氧化剂、脱模剂、稀释剂、色素等添加剂或填料）的通用化学名称、材料商品名和材料安全数据（主要包括理化性能、生物相容性、人体接触许可限量等），并明确在生产过程和/或最终产品中的具体作用。

（2）阐述乳房植入体成品的生产过程，包括生产工艺，对残留单体或小分子残留物的控制情况等。

（3）提供乳房植入体生产过程中的质量控制标准并论证其可靠性，并提供相应的验证报告。

（4）描述灭菌工艺，提供乳房植入体对该灭菌工艺耐受性的支持性资料。

4. 乳房植入体性能研究的技术资料

（1）渗出试验：渗出试验只针对硅凝胶填充乳房植入体或其他非生理盐水填充物乳房植入体，是指硅凝胶的低分子量组分或其他低分子量物质从完整无损的壳体中扩散出来。除参照 YY 0647《无源外科植入物 乳房植入物的专用要求》在标准中制定该项目要求外，还应提供如下资料：对乳房植入体在模拟体内环境中进行渗出试验（例如：先把乳房植入体放在富脂的培养基或者生理溶液中培养，在生理环境下进行试验），并对渗出成分进行定性定量分析（包括硅元素，如果测试结果证实壳体或凝胶中还有较大量的其他元素，也应该进行这些元素的渗出试验），并确定随时间变化的扩散率。

（2）硫化程度：提供三个不同批次硅橡胶壳体（填充硅凝胶）的硫化程度，以考查不同批次的硫化程度的均匀

一致性。测定硫化程度的方法有：测量低应变下的杨氏模量（与硫化程度成正比），或在良溶剂中测量聚合成分的平衡溶胀率，或测定总浸提物中未反应的硫化剂。

（3）浸提试验：在 37 ± 2℃下对硅橡胶壳体进行一种极性溶剂（例如水浸提）和一种非极性溶剂（例如正己烷）的浸提试验，对浸提物质进行定性和定量分析（可使用傅立叶红外光谱、紫外分光光度仪等），残留单体（环状或线性低聚硅氧烷）分析等。

（4）挥发物：对硅橡胶壳体挥发物进行分析（建议使用顶空的气相色谱仪或气质联用仪）。

（5）重金属：明确制备硅橡胶所用的金属催化剂的价态，并测定其残留量。

（6）硅凝胶填充物：对硅凝胶的粘度和硫化程度进行测定（如果可能）；采用与硅橡胶壳体类似的方法对硅凝胶进行浸提试验，对浸出物进行定量分析；对硅凝胶挥发物进行分析（建议使用顶空的气相色谱仪或气质联用仪）；明确制备硅凝胶所用的金属催化剂的价态，并测定其残留量。

（7）其他填充物

① 若使用非硅凝胶或生理盐水的填充物，应提供壳体性能和完整性的长期资料，以说明填充材料与壳体材料之间的相容性。

② 填充物为聚合物：应提供聚合物名称、配方、纯化方法、完整的物理和化学性能（包括结构分析、分子量、交联度、黏度等）以及浸提试验，对痕量金属、重金属和浸出物进行定量分析。

③ 填充物为非聚合物：应给出填充物名称、成分、纯化方法、完整的物理和化学特性。

④ 稳定性试验：尽管聚硅氧烷（如硅凝胶）被认为是高度稳定的，但其他聚合物或非聚合物的稳定性可能未知。因此含有其他聚合物或非聚合物的乳房植入体应提供实时稳定性试验资料。在试验报告中应显示时间或温度对填充材料的物理性能和化学成分的影响，这些影响包括（不限于）壳体和凝胶的力学性能稳定性、化学性能稳定性（浸提试验、红外、凝胶的分子量分布等）。若不能提供充分的实时稳定性试验资料，且已完成了该医疗器械的加速稳定性试验，试验结果可初步证明其稳定性，则在该植入体首次注册时可提供实时稳定性试验的方案和中期的验证报告，以及加速稳定性试验的试验方案和试验报告，生产企业应承诺在医疗器械上市后继续开展并完成实时稳定性试验，并在重新注册时补充提交该试验报告。

5. 建议提供乳房植入体的毒代动力学资料（GB/T 16886.16—2004）

6. 乳房植入体有效期验证报告（包括产品性能稳定性试验和无菌持续状态的保证期限）

（二）产品的风险管理资料（适用于首次注册及变更重新注册中的相关部分）

根据 YY/T 0316《医疗器械 风险管理对医疗器械的应用》，对乳房植入体产品的原材料、生产加工过程、产品包

装、灭菌、运输、贮存、使用等产品寿命周期的各个环节，从能量危害（若涉及）、生物学危害、环境危害、有关使用的危害、由功能失效、维护及老化引起的危害等方面，进行风险分析，详述所采取的风险控制措施。

（三）产品的标准

1. 主要相关国家标准及行业标准举例（未标明年代号表示应参照最新标准）

YY 0647《无源外科植入物 乳房植入物的专用要求》

YY 0334《硅橡胶外科植入物通用要求》

YY/T 0640《外科植入物 通用要求》

GB/T 16886《医疗器械生物学评价》系列标准

GB/T 16175《医用有机硅材料生物学评价试验方法》

《中华人民共和国药典》

2. 产品相关信息

（1）乳房植入体的总体外型、尺寸描述及相应图示：外壳表面、形状、容积（或可调节）、单腔填充/双腔填充、宽度、高度、凸度、壳体厚度。（对于双腔的分别标识内外腔）。按照下表格式分别列出所有规格：

型号	外壳表面	形状	单腔/双腔	容积（mL）	宽度（mm）	高度（mm）	凸度（mm）	壳体厚度（mm）
××××	光滑	圆锥形	单腔	60～650	60～160	60～160	12～57	0.38～1.02

（2）乳房植入体每一组成部分的描述及相应图示（例如壳体、凝胶、表面结构、阀门、联接系统、填充管、注射件等）。

（3）明确乳房植入体各组成部分的所有组成材料的基本信息，如：通用化学名称、化学结构式/分子式、硫化前分子量、分子量分布（如适用）、硫化程度、商品名/材料代号（牌号）等。明确原材料硅橡胶（硅凝胶）所采用的硫化形式（如双组分加成硫化、热硫化等）。

3. 原材料要求

（1）应符合 YY/T 0640—2007《外科植入物 通用要求》。

（2）用于制备产品的硅橡胶材料应符合 YY 0334《硅橡胶外科植入物通用要求》的规定。

（3）采用双组分加成硫化的硅橡胶，应符合 YY 0484《外科植入物 双组分加成型硫化硅橡胶》。

（4）如果采用生理盐水为填充物，生理盐水应符合中国药典对注射用生理盐水的要求。

（5）若采用其他材料为充填物，这些材料应尽量使用已经在国内批准植入人体的材料，否则应提供充分的资料以支持其植入人体的安全性。

4. 技术要求

（1）外观及尺寸：容积、基底尺寸、凸度及允差。

（2）表面特性：对于为了形成特定质地而对表面进行了特殊加工或处理的乳房植入体，应给出表面形态描述的测试方法、定量数据和允差。

（3）力学性能

① 壳体：扯断伸长率，拉伸永久形变，抗撕裂性能，连接、接缝或封口的强度，耐磨性能。

② 硅凝胶或其他凝胶类填充物：内聚力。

③ 植入体整体：抗冲击性能，静态破裂性能（应该确定出合理的静态破裂压力限值），疲劳性能。

④ 阀泄漏。

⑤ 注射部位泄漏。

⑥ 附件联接强度。

（4）化学性能

如果植入体有两种以上可分离的不同类型的材料，应分别对每种材料进行测定。

① 硅橡胶壳体：干燥失重、微量元素（铅 Pb、镉 Cd、砷 As、铬 Cr、铁 Fe、铂 Pt、锡 Sn、锌 Zn、锑 Sb、镍 Ni、铜 Cu）、溶出物要求［蒸发残渣、酸碱度、过氧化物（适用于热硫化硅橡胶）、还原物质易氧化物（适用于加成硫化硅橡胶）、紫外吸收、重金属总量］、浸提物质和挥发物质（特别是低分子量物质）的定性定量分析。

② 硅凝胶填充物：详细的化学表征（如红外吸收光谱等）、微量元素（铅 Pb、镉 Cd、砷 As、铬 Cr、铁 Fe、铂 Pt、锡 Sn、锌 Zn、锑 Sb、镍 Ni、铜 Cu）、浸提物质和挥发物质（特别是低分子量物质）的定性定量分析。

③ 生理盐水填充物：应符合中国药典对注射用生理盐水的要求。

④ 其他填充物：应建立详细的化学表征；低分子量物质的定性定量分析；参照 GB/T 14233.1《医用输液、输血、注射器具检验方法 第1部分：化学分析方法》或相应材料标准制定化学性能。

（5）渗出（扩散）试验：对于非生理盐水填充乳房植入体，应对填充物的渗出（扩散）进行评价。

（6）老化性能：一定温度和时间老化后产品（包括壳体和填充物）的物理机械性能和化学性能。

（7）生物学评价：应按照 GB/T 16886《医疗器械生物学评价》和 YY 0647《无源外科植入物 乳房植入物的专用要求》进行生物学评价或试验（如果植入体有两种以上可分离的不同类型的材料，应分别对每种材料进行评价或试验）。

（8）无菌。

（四）产品的注册检测

1. 不同化学组成的硅橡胶/硅凝胶材料应分别进行检测。若材料具有相同的化学结构式，但设计为不同的分子量或硫化程度（凝度），则检测时应考虑不同的分子量或硫化程度对所检测性能的影响，选择最不易达到标准的样品，若无法判断达到标准的难易程度，则应对不同分子量或硫化程度材料分别进行检测。

2. 对于尺寸（如容积、宽度、高度、凸度、壳体厚度等）差异可能影响到的相关性能，应检测最小尺寸、最大尺寸和中间常用尺寸的样品。

3. 不同表面结构/整体结构的产品，如毛面/光面、单腔/双腔等，应分别检测表面结构/整体结构的差异所影响到的相关性能。若表面结构/整体结构的差异过于微小不足以影响产品的性能，则选择表面结构/整体结构最为复杂的样品进行检测。

（五）产品的临床资料（适用于按照《医疗器械注册管理办法》规定需进行临床试验的情况）

对于按照《医疗器械注册管理办法》规定需要在国内进行临床试验的乳房植入体注册项目，临床试验应符合国家食品药品监督管理局颁布的《医疗器械临床试验规定》及其他相关法律、法规的规定，并参考《无源植入性医疗器械产品注册申报资料指导原则》及本指导原则制定临床试验方案并实施试验。

1. 临床试验方案

（1）预期用途

乳房植入体一般具有四种预期用途：隆乳、乳房再造、隆乳后植入体更换、再造后植入体更换。四种预期用途应分别采集临床数据。

由于存在单个受试者由于两种不同的原因接受两种不同预期用途乳房植入体的情况，因此应对每个受试者和每个乳房植入体都应记录并分析数据。

应在临床试验开始时按最初的预期用途对受试者和乳房植入体进行如下分类：

• 如果乳房再造的受试者做了健侧的隆乳，则应将此受试者归为乳房再造。而乳房植入体则应归为一个隆乳，一个乳房再造。

• 如果隆乳后植入体更换的受试者做了健侧的隆乳，则应将此受试者归为隆乳后植入体更换受试者。而乳房植入体则应归为一个隆乳后植入体更换，一个隆乳。

• 即使乳房植入体在临床试验过程中被取出和更换（即在最初植入后），也应将此受试者和乳房植入体归入最初的适应症（即隆乳、乳房再造、隆乳后植入体更换、再造后植入体更换）。

（2）临床试验持续时间

临床试验的持续时间将依赖于乳房植入体的设计以及所有可得到的安全和有效性数据，包括但不限于临床试验数据。

乳房植入体产品的临床试验随访时间一般应在 5 年以上。其中已有同类产品在境内上市的硅凝胶或生理盐水充填乳房植入体产品，申请人/生产企业在注册申报时应至少提交 1 年以上的临床试验资料，以支持其首次注册批准。并且申请人/生产企业可在申报过程中更新所提交的产品临床随访数据资料，同时继续按照临床试验方案完成临床试验，在产品重新注册时提交临床试验资料。对于其他充填物或特殊设计的乳房植入体产品，则需根据风险评估确定

上市前临床试验的时间。

（3）评价的时间点

定期对并发症进行评价，随访时间为 6 - 10 周、1 年及每年随访。应进行每年的评价以减少在随访过程中丢失的受试者数。

对于磁共振筛查无症状的破裂、结缔组织疾病评价和受试者报告的结果评价（PRO），应进行两年一次的随访评价。

对于做过乳房植入体摘除并换用受试的乳房植入体，或摘除后不更换的受试者，应按照临床方案的规定继续采集这些受试者的安全性数据。

（4）对照组

① 如果采用随机平行对照，则对照组应选择已获准在境内上市的类似的乳房植入体。试验组和对照组应采用统一的入选标准和排除标准，应按统一的方案进行试验。试验组和对照组的临床观察及随访时间应相同。

② 如果不采用随机平行对照，则应提供不采用随机平行对照的原因，此时应采用单组目标值法进行统计，即以大量文献报道的公认的安全性和有效性数据作为对照组。

（5）样本量的估计

申请人/生产企业应该使受试者数足够满足统计学要求，以支持试验组在临床主要评价指标上与合适对照组（包括大量文献报道的公认的安全性和有效性数据）的对比结果（等效、非劣效或优效）具有统计学意义。样本量的计算可以基于试验组与对照组的具有临床意义的显著性差异来确定，也可基于达到目标值的精度来确定，同时应考虑整个随访时间的失访率。

申请人/生产企业应提供样本量足以评价乳房植入体安全性和有效性的统计论证，包括以下内容：

• 临床效果的界值（即要评价的反应变量的临床显著性差异）；

• α 和 β 值（如适用）；

• 对率进行估计的所需精度（如：定义为可信区间的一半）；

• 反应变量的预期方差（如果已知）；

• 所用到的假设或统计公式，列出所用的参考文献；

• 失访率的合理估计；

• 所有用到的计算过程或统计软件（应采用公认的统计软件如：SAS、SPSS、SYSTAT）。

对于采用目标值法进行设计的用于隆乳预期用途的非随机临床试验，鉴于乳房植入体临床主要评价指标为破裂率和包膜挛缩率（Baker 分级 Ⅲ、Ⅳ级），而隆乳手术植入 5 年的平均破裂率为 2%，其 95% 单侧可信区间界限值（目标值）为 10%，植入 5 年的平均包膜挛缩率（Baker 分级 Ⅲ、Ⅳ级）为 14%（鉴于 15 年和 5 年的包膜挛缩率相近，借鉴 15 年包膜挛缩率数据），其 95% 单侧可信区间界限值（目标值）为 24%，因此临床试验需要的最低样本量应为 188 名受试者。该样本量是最终完成 5 年随访的受试者例数。假设从术后 1 年到术后 5 年之间的失访率是 20%，则申请人/生产企业应保证在术后 1 年的随访受试者数至少为

235 名。鉴于从术后 1 年到术后 5 年之间保持随访率高于 80% 非常困难，因此申请人/生产企业在首次注册申报时提交的临床试验资料中，术后 1 年随访的样本量应不低于 235 名随访的受试者。为保证该随访数据的获得，建议在受试者入组时适当增加初始样本量。上述样本量是基于隆乳手术的文献数据计算得出，故入选的预期用途应仅限于隆乳，且所得数据进行统计得出的临床结论也仅支持隆乳预期用途。

对于采用随机平行对照设计的临床试验，四种预期用途（隆乳、乳房再造、隆乳后植入体更换、再造后植入体更换）可合并进行统计，统计的结果可支持四种预期用途。

为了对乳房植入体的安全性和有效性评价提供有意义的数据，无论是采用随机平行对照设计还是单组目标值法设计，均应保证每个时间点的受试者人群相对于初始受试人群的随访率不低于 80%。

（6）人口统计学和基线特征

临床方案中应规定收集以下关于人口统计学和基线特征的信息。

① 受试者人口统计学（以受试者为基础）：受试者年龄、身高、体重、月经情况；

② 受试者基线特征（以受试者为基础）：预期用途（即隆乳、乳房再造、隆乳后植入体更换、再造后植入体更换）；

③ 植入体基线特征（以植入体为基础）：植入体的物理性能（表面张力、断裂伸长率、拉伸强度、拉伸永久形变、抗撕裂性能、连接、接缝或封口的强度、静态抗破裂强度、抗冲击强度）、植入体的化学性能（材料的耐老化性能）、植入体的生物性能（细胞毒性、致敏、急性全身毒性、溶血、遗传毒性、植入后反应、生殖毒性、免疫毒性、致癌、慢性毒性）、植入体表面类型（如光面、普通毛面、开孔毛面、植绒毛面）、植入体形状（如圆型或解剖型）、植入体结构（如单腔、双腔）、植入体尺寸、阀的类型（如适用）；

④ 手术基线特征：切口位置（如乳晕切口、乳房下皱襞切口和腋窝切口）、切开大小、植入体植入位置（胸大肌下，乳腺下，或经皮肤扩张后的皮下）、乳房再造的时机（即刻植入或延迟植入）、术中灌洗袋及灌洗液的使用和类型（如适用）。

（7）主要评价指标

对于乳房植入体来说，破裂和包膜挛缩（Baker 分级 Ⅲ、Ⅳ级）为临床主要评价指标。

（8）安全性评价指标——并发症

下面描述的信息对于确定乳房植入体的安全性很重要。无论并发症是否与乳房植入体管这些有关，都应收集：

• 所有并发症的发生率、发生时间和判定，如破裂、包膜挛缩（包括 Baker 分级）、感染、钙化、错位、挤出、皮肤侵蚀、坏死、淋巴结病、伤口愈合迟缓、乳房/胸/腺的团块形成、血肿、血清肿、疼痛、皱纹、不对称、瘢痕

形成、乳房植入体可摸到/可见、医源性损伤等；

• 乳头或乳房感觉改变的发生率、发生时间和严重程度；

• 对哺乳的干扰和/或哺乳困难的发生率、发生时间和严重性，以及尝试哺乳不成功的频率；

• 怀孕困难的发生率、发生时间和性质；

• 受试者死亡的发生率、发生时间和原因（死亡原因须从尸检中获得）；

• 植入后新诊断的乳腺癌的发生率、发生时间和类型，包括所有由于乳房植入导致的乳房成像困难/干扰；

• 新结缔组织病（CTD）的诊断、体征和症状的发生率、发生时间和程度。

（9）安全性评价指标——破裂

乳房植入体破裂是填充硅凝胶的乳房植入体的主要安全因素。当填充硅凝胶的乳房植入体破裂时，受试者和医生通常都不知情。破裂可能是囊内的（这时凝胶仍然保持在植入体周围的瘢痕组织囊内），可能是囊外的（这时凝胶扩散出瘢痕组织囊，但仍位于乳房组织内），也可能涉及凝胶的游走（这时凝胶扩散到乳房之外）。

建议在临床方案中采用磁共振成像（MRI）作为目前探测填充硅凝胶的乳房植入体安静破裂的首选方法。事实上，探查填充硅凝胶乳房植入体破裂的物理检查法的灵敏度只有 30%，相比之下 MRI 的灵敏度为 89%。要使用专用的乳房线圈来进行乳房的 MRI，磁体需 1.5 特斯拉，并且最好能在有进行这类检查经验和阅片经验的医院进行乳房 MRI。临床方案中应规定 MRI 片子由进行该检查的医院的放射医生和一名在乳房植入体 MRI 方面很有经验的放射医生（即合格的 MRI 评价员）共同阅片。规定向放射医生隐瞒临床试验人员对是否破裂的判断（如适用），每个放射医生都应对每份 MRI 检查进行独立的评价，并按照确定的、疑似的/不确定的，或无/完好来给破裂的存在与否定级。

临床方案应规定对于取出的乳房植入体，应在取出时做出最终的破裂判定。如果经 MRI 报告为确定或不确定破裂的乳房植入体未进行取出，那么破裂的判定应基于合格 MRI 评价员或当地放射医生最坏的阅片结果。

规定所有受试者应在第 1、第 3、第 5 年时接受 MRI 评价，确保充分观察患者以确认无症状破裂是否与已批准上市的硅凝胶填充乳房植入体的标签中所列的推荐方法和发生频度一致。此外，这可让企业确定每个组的破裂率，在患者记录中标记。

如果由于申请注册乳房植入体的力学或化学性质使得破裂无法通过 MRI 来观察，建议采用一种灵敏度和特异性与 MRI 可比的替代有效方法。

为了对破裂进行评价，临床方案中应规定收集如下数据：

• 用影像诊断或其他具有相当的灵敏度和特异性的手段对受试人群进行前瞻性、连续的筛查，以获得在临床试验整个过程中的破裂发生率（某些临床试验数据可能是上

市前的，某些可能是批准后的）。

• 所观察到的囊内凝胶、囊外凝胶和凝胶游走的发生频度，以及所有有症状或无症状破裂乳房植入体的受试者的凝胶游走去向。

• 所有有症状或无症状破裂乳房植入体的受试者的局部和全身健康状况的详细描述，包括这些健康状况的严重程度和这些受试者的临床过程。全身健康状况可包含结缔组织病（CTD）的筛查。

此外，应规定收集如下破裂事件中每个的发生率、患病率和 Kaplan - Meier 率：

• 确定或不确定破裂的 MRI 诊断，不管是否通过摘除加以确认。如果在合格的 MRI 评价员与当地放射医生的 MRI 阅片之间有不一致，那么应按照最坏的阅片结果计入无症状破裂发生率。

• 摘除时记录的破裂，不管 MRI 作何诊断。

• 基于前三项来源的破裂数据的总破裂发生率。

对每件疑似破裂或确定为破裂的乳房植入体，应规定收集与破裂有关的所有诊断操作的日期和结果的总结。收集这些诊断操作的实际报告（如 MRI 报告，乳腺影像报告），并收集有更换或无更换的乳房植入体的手术取出报告，以及每件疑似或确定为破裂的乳房植入体的最终状态。

对于填充其他非生理盐水物质的乳房植入体，也应规定按照上述步骤收集相关信息。

（10）安全性评价指标—结缔组织病（CTD）

临床方案中应规定在术前的时间点以及在术后第 1、第 3、第 5 年的时间点对所有受试者进行 CTD 评价。如果表明有 CTD，应由风湿病医生或别的合适的专家对受试者进行随访评价，收集血清学信息［如抗核抗体（ANA）、类风湿因子（RF）、红细胞沉降率（ESR）、免疫球蛋白浓度、C 反应蛋白（CRP）、抗心磷脂抗体（IgG 和 IgM）、单克隆蛋白的评价、补体浓度］。

由于当患者出现与基线时不同的体征和症状时，应考虑让受试者接受相关专家的诊断和治疗，因此临床方案中应规定需要转诊的标准（比如响应的出现的数量和类型），并记录根据该标准接受专家治疗的受试者比例。

临床方案中还应规定如下内容：

① CTD 诊断

CTD 诊断包括：

• 风湿病——如类风湿性关节炎、全身性红斑狼疮、盘状狼疮、硬皮病、血管炎、多发性肌炎和皮肤肌炎。

• 风湿性综合征——如雷诺（氏）现象、斯耶格伦（氏）综合征、一型全身性硬皮病、硬斑病、腕管综合征、类多发性硬化症、类多发性骨髓瘤综合征、慢性疲劳综合征和纤维肌痛。

应收集每个组每个受试者的如下信息：

• 每个 CTD 诊断单独的以及具有一个或更多 CTD 诊断的 Kaplan - Meier 分析（如 1 减去无全身性红斑狼疮的时间生存率）。

• 对每个 CTD 诊断以及对具有一个或更多 CTD 诊断，在每个时间点上单独统计的累计 CTD 发生率。应给出所用的分子和分母，并描述这些数值是如何获得的。分母应为该时间点的受试者数。

② CTD 体征/症状分类

体征/症状分类是指解剖或身体功能区域（如皮肤、肌肉、关节、消化道、呼吸系统、神经系统、全身）。例如：

• 皮肤包括脱发、面部皮疹、瘙痒和瘀斑；

• 肌肉包括肌痛、肌无力和 CRP 升高；

• 关节包括关节痛、关节炎和晨僵；

• 神经系统包括认知机能障碍、记忆问题、周围神经病和类似多发性硬化的症状；

• 全身包括疲劳、全身痛、发热和抑郁。

应收集每个组每个受试者的如下数据：

• 每个症状类别的 Kaplan - Meier 分析。

• 描述无一种或多种阳性症状的受试者的 Kaplan - Meier 分析。

• 每个时间点上至少一个 CTD 体征/症状类别的累计发生率。应给出所用的分子和分母，并描述这些数值是如何获得的。分母应为该时间点的受试者数。

③ 单个的 CTD 体征和症状

单个 CTD 体征和症状的例子包括脱发、面部皮疹、光过敏、干眼、口干燥、关节痛、肌痛、神经痛、吞咽困难、超过 30 分钟的晨僵、眼睛发炎/视网膜炎视神经炎、肌无力、超过六星期的关节肿胀、胸膜炎、呼吸困难、皮疹、淋巴结病、认知机能障碍、疲劳、感觉异常、头晕、异常挫伤或出血、紫癜、不明原因的发热、荨麻疹、毛细管扩张和瘀点。

应收集每个组每个受试者的如下数据：

• 每个时间点每单个 CTD 体征和症状的累计发生率。应给出所用的分子和分母，并描述这些数值是如何获得的。分母应为该时间点的受试者数。

• 乳房植入体破裂的情况、报告的并发症以及报告在乳房植入体植入前无 CTD 体征和症状的受试者的满意度。

• 报告的新 CTD 体征和症状类型和发生率与发表文献或其他可比来源（如其他类型乳房植入体的受试者的数据、寻求其他类型整形手术的受试者数据）信息的比较。

（11）再手术、附加手术操作

① 再手术的主要原因

再手术定义为在一个给定时间点上对受试者进行的单次手术，不管涉及一个还是两个植入体。如果受试者在更晚的时间点做了另一个手术，那么应计为不同的再手术。医生可以报告单次再手术的一个或多个原因。

临床报告中应规定如果单次再手术报告的原因超过一个，建议考虑如下情况以确定主要原因：

• 破裂/缩小；

• 感染；

• 包膜挛缩；

• 坏死/挤出；

- 血肿/血清肿；
- 伤口愈合迟缓；
- 乳房疼痛；
- 植入体错位；
- 皱纹；
- 可触摸到/可见；
- 不对称；
- 下垂；
- 形成瘢痕；
- 乳头并发症；
- 乳房植入体损伤/医源性；
- 乳腺癌团块；
- 活检；
- 受试者请求改变样式/尺寸。

应规定记录每个时间点每组的再手术的累积主要原因。分母应是从初次植入到该时间点的再手术总数。由于记录的是主要原因，因此分子之和应等于分母。

② 附加外科操作的类型

在一次再手术中可进行多个外科操作。附加外科操作类型的例子有：囊切开术、囊切除术、更换乳房植入体的摘除、不做更换的乳房植入体摘除、盐水容积调节、乳房植入体的再定位、脓肿/血肿/血清肿的排出、植入乳房同侧腋区或手臂团块/淋巴结的切除以及活检/囊肿的摘除。

应规定记录每个时间点每组的附加外科操作的累积类型。分母应是从初次植入到该时间点的附加外科操作总数。如果一个再手术报告的操作类型超过一种，应报告所有执行的操作。

（12）安全性评价指标——乳房影像数据

临床方案中应规定对于在研究中接受乳房影像筛查的受试者，收集乳房影像疑似肿瘤的单独分析：

- 不管活检结果如何
- 恶性肿瘤活检阳性
- 恶性肿瘤活检阴性

每种事件的分析应包含：

- 每组在每个时间点的各个受试者和各种乳房植入体的非累计性时点患病率。应给出所用的分子和分母，并描述这些数值是如何获得的。分母应为该时间点的受试者数或乳房植入体数。
- 每组在每个时间点的各个受试者和各种乳房植入体的累计发生率。应给出所用的分子和分母，并描述这些数值是如何获得的。分母应为该时间点的受试者数或乳房植入体数。
- 该数据与文献中报道的年龄匹配组的数据之比较。

（13）有效性评价指标

① 受试者报告的结果（PRO）

临床方案中应规定收集 PRO 评价的结果，以评价该乳房植入体的良好效果。这些评价包括，但不限于：

- 自尊心的评价（如罗森伯格自尊量表或田纳西州自

我观念量表）；
- 身体形象的评价（如身体自尊量表）；
- 一般健康状况的评价［如 SF‐36 量表，医学结果研究（MOS）20 项健康调查表］。

应在术前的时间点以及在术后第 1、第 3、第 5 年的时间点对所有受试者进行 PRO 评价。对乳房再造受试者，应描述植入手术的时间（延迟植入或即刻植入）。

② 满意度

临床方案中应规定收集受试者满意度的数据。受试者报告的满意度度量应包括以下几方面的满意度：

- 术前预期；
- 初次手术操作；
- 辅助手术和医学操作；
- 并发症；
- 乳房植入体的摘除，不管该植入体是否被替换；
- 是否达到了乳房植入体预期的效果；
- 受试者是否需要重新手术。

对于植入手术后反映不满意的受试者，应规定记录如下信息：

- 不满意的详细原因；
- 并发症的存在与否、严重程度、状态（即解决或未解决），以及解决的办法；
- CTD 诊断、体征和症状的报告。

③ 解剖效果

临床方案中应规定收集隆乳和隆乳后植入体更换组的乳房植入体解剖效果数据，可通过比较前后乳罩和罩杯大小、胸围、对称性或其他标准化测量的配对分析来完成。例如，收集每个受试者的如下信息：

- 基线处、临床试验结束时乳罩杯大小的频度分布，以及与基线相比发生的变化；
- 基线处、临床试验结束时的平均胸围（±标准偏差），以及与基线相比发生的变化。

2. 临床试验报告

（1）应严格按照临床试验方案进行临床试验，并在临床试验报告中提供安全性和有效性数据。注意可能其中有个别内容（如无症状破裂的信息）不适用于填充生理盐水的乳房植入体。

（2）失访分析

临床试验报告应明确所有病例是否全部完成随访，完成的随访病例是否均纳入统计。失访病例应明确失访原因。

较高的失访率会影响临床试验的说服力，因此应提供一项具有完整数据受试者与无完整数据受试者的基线特征的对比，以查明是否存在非应答性偏差。应在临床试验结束时联络在随访中丢失的受试者，以确定这些受试者的结果是否与那些配合随访的受试者一致。

（3）安全性分析

① 并发症累计发生率

应提供每种并发症在每个时间点的累计发生率，应对每组的逐个受试者和逐个乳房植入体进行统计。数据集应包括有或无更换的再次手术和摘除。

应给出所用的分子和分母，并描述这些数值是如何获得的。分母应为该时间点的受试者数或乳房植入体数。

如果在同一受试者或乳房中相同的并发症报告了超过一次，而且如果该并发症在整个随访期间未解决，那么其应在分子中计为一次。如果一个受试者或乳房出现了一个并发症，并解决，然后又在后续的一个时间点在同一受试者或乳房中再次发生，那么其应在分子中计为两次。

如果在同一受试者或乳房累计起来有超过一个不同的或新的并发症，那么每次都应在分子中计入，并在总体（整体）数据陈述的报告中，在每个受试者和每个乳房植入体的分母中计为一次。

每个包膜挛缩级别都应考虑为一种新的或不同的并发症，植入后新诊断的乳腺癌也应算作一种新的并发症。

对于申报注册的乳房植入体，其在临床试验中植入 1 年的破裂率应不大于 2%，植入 3 年的破裂率应不大于 6%，植入 5 年的破裂率应不大于 10%。

② 并发症的 Kaplan – Meier 分析

应对每种并发症提供各组按逐个受试者和逐个乳房植入体的方式所进行的 Kaplan – Meier 分析（即 1 减去无并发症的时间生存率），不管这些并发症是否与该乳房植入体有关。Kaplan – Meier 分析应包括有植入体更换或无植入体更换的再手术和摘除。对于包膜挛缩，企业应对包膜挛缩 Ⅱ级、Ⅲ级和Ⅳ级分别进行分析，同时对包膜挛缩 Ⅲ级和 Ⅳ级进行合并分析。

（4）有效性分析

应提供每个有效 PRO 度量平均值（±标准偏差）的变化（从术前到每次就诊）。对每个组都应逐个受试者地报告这些结果。分母应为每个就诊间隔内评价的受试者数。应把得到的结果与的公开的正常 PRO 数据进行比较。

（5）不良事件分析

临床试验报告应报告所有不良事件发生的时间、发生的原因、结果及与试验器械的关系。对于所采取的措施应予以明确。

（六）产品质量跟踪报告（适用于重新注册）

1. 应参考《无源植入性医疗器械产品注册申报资料指导原则》中产品质量跟踪报告的相关内容提交相关资料。

2. 应尽可能提供上市以来销售的所有产品的临床随访资料，随访内容参见填写《医疗器械临床安全监测随访记录单》（见附录）。

（七）产品说明书、标签和包装标识

1. 说明书、标签和包装标识应符合国家食品药品监督管理局发布的《医疗器械说明书、标签和包装标识管理规定》要求，还应符合 YY/T 0640《无源外科植入物 通用要求》和 YY 0647《无源外科植入物 乳房植入物的专用要求》中的相关要求。

2. 对于提供给医生的说明书还应包括以下内容：

（1）任何相关的禁忌症（包括由于影响乳房植入体完整性或性能而禁忌的外科操作）。

（2）任何有关的警告，包括但不限于：

• 警告不得行植入体包膜切开术，因为存在导致乳房植入体破裂的潜在风险；

• 警告不得向填充物加入除了所推荐物质外的其他物质，因为这些物质会使外壳分层和/或加速其分层；

• 警告乳房植入体若过度膨胀或过度填充所造成的后果，即使是暂时性的，也要做出描述。

（3）任何有关的预防措施。

（4）潜在并发症的列表。

（5）术前患者操作（如预防性抗生素）、手术室操作（如手中应准备什么器材），以及问题处理程序。

（6）植入说明，包括手术方法和与乳房植入体有关的特定信息（依赖于乳房植入体的类型）。

（7）术中测试程序，以确保乳房植入体的完整性和正确放置（如有必要）。

（8）术后患者护理的说明，包括如何监测乳房植入体的完整性和位置。

（9）基于破裂模式/原因的研究，关于如何降低与外科操作有关的失败的说明。

3. 对于向患者出具的说明书，还应包括以下内容：

（1）潜在的并发症，包括可能的解决方法。

（2）术后治疗说明（例如，手术后的预期、术后应向医生立即报告的症状、恢复期的时间长度、体力限制、如何监测其乳房）。

（3）决定是否要接受乳房植入体植入时考虑的各种因素（例如，可能不是一辈子都用的乳房植入体，或不是一次性手术，植入后乳房的许多改变都不可逆，乳房植入体可能会影响哺乳功能，常规的乳房影像筛查可能会更困难，可能会有健康保险覆盖范围的问题）。

（4）其他要考虑的因素（如：选择医生、乳房植入体尺寸和形状、表面纹理、可触摸性、乳房植入体的位置、切口部位，告知患者乳房植入体若过度膨胀或过度填充所造成的后果，即使是暂时性的，也要做出描述）。

四、名词解释

1. 隆乳：是指通过手术置入乳房植入体以增加乳房体积的一种手术方法。

2. 乳房再造：是指通过手术置入乳房植入体而代替因癌症、创伤或严重乳房异常等原因被切除的乳房组织。

五、参考文献

1. FDA，Guidance for Industry and FDA Staff Saline, Silicone Gel, and Alternative Breast Implants，2006.11

2.《关于硅橡胶充填式人工乳房产品注册有关问题的通知》（国食药监械〔2007〕203号）

3. YY 0647—2008/ISO 14607：2007《无源外科植入物 乳房植入物的专用要求》

4. Handel etc., silicone gel implants in breast augmenta-tion and reconstruction, Annals of plastic surgery, volume 59, November 2007, p584

5. "Guideline for using breast magnetic resonance imaging to evaluate implant integrity", Annals of plastic surgery, volume 62, April 2009, p355

附录　医疗器械临床使用安全监测随访记录单

患者信息：

姓名*		性别*		年龄*		患者亲属姓名		与患者关系	
详细地址*			省/市		县/市		乡/区		
邮政编码*			联系电话*			E-mail			

就医信息：

医院名称*			患者病案号*		
术前诊断*			实施手术*		
手术医生姓名*		手术日期*		术后诊断*	
医疗器械名称*		商品名称		产品序号*	
医疗器械生产企业名称*					
产品注册证号*			型号、规格*		

随访信息：

随访日期*	随访方法*	随访结果*	随访人*	备注

注：该表格为推荐格式，生产者可根据产品的实际情况修改表格的部分内容，但带有*的填写项目为必填内容。该记录单应由组织随访的生产企业/代理人进行签章。该表格内容中的个人信息除用于存档和上报主管部门外不得用于其他用途。

39 疝修补补片产品注册技术审评指导原则

（疝修补补片产品注册技术审查指导原则）

一、前言

本指导原则旨在为食品药品监管部门对注册申报资料的技术审评提供技术指导，同时也为申请人/生产企业进行疝修补补片的注册申报提供参考。

本指导原则系对疝修补补片的一般要求，申请人/生产企业应依据具体产品的特性对注册申报资料的内容进行充实和细化，并依据具体产品的特性确定其中的具体内容是否适用。

本指导原则是对申请人/生产企业和审查人员的指导性文件，但不包括注册审批所涉及的行政事项，亦不作为法规强制执行，如果有能够满足相关法规要求的其他方法，也可以采用，但是需要提供详细的研究资料和验证资料。应在遵循相关法规和标准的前提下使用本指导原则。

本指导原则是在现行法规和标准体系以及当前认知水平下制定的，随着法规和标准的不断完善，以及科学技术的不断发展，本指导原则相关内容也将进行适时的调整。

二、适用范围

本指导原则所涉及的疝修补补片是指植入体内以修补疝的补片类产品，材质涵盖聚丙烯/聚酯/聚四氟乙烯/聚偏二氟乙烯等不可吸收合成材料、聚乳酸/聚己内酯等可吸收合成材料、动物源性材料、同种异体材料、复合材料等。

三、注册申报资料要求

（一）产品的技术资料（适用于首次注册及变更重新注册中的相关部分）

1. 产品名称：产品通用名称一般为"疝修补补片"。

2. 注册单元划分，可考虑划分不同注册单元的情况举例：

（1）不同的材质或化学成分；

（2）不同的适用范围，如：按照补片放置在腹腔内或腹腔外。

下列情况适合补片放置在腹腔内：补片置入腹腔内的腹壁疝（手术切口疝、造口疝、脐疝、白线疝、半月线疝等）、食管裂孔疝、膈疝、盆底疝等。

下列情况适合补片放置在腹腔外：补片不置入腹腔内的腹壁疝（手术切口疝、造口疝、脐疝、白线疝、半月线疝等）、腹股沟疝、股疝等。

3. 产品适用范围：申请人应根据临床资料规范申报产品的适用范围，如描述为"该产品适用于腹腔外修补腹壁疝"，或者直接描述其诊断名称，如："该产品适用于腹腔

外修补脐疝"。

4. 产品基本信息

（1）材质：申报产品各部件对应材质的标准化学名称（列表详述）。

（2）外型结构描述及相应图示：产品整体结构示意图、局部细节示意图（如编织方式、孔隙结构、分层结构图示）。对于由多个部件组成的产品，应提供每一组成部分的结构描述及相应图示（例如支撑环、提拉带、置入工具等）。

图示举例一：

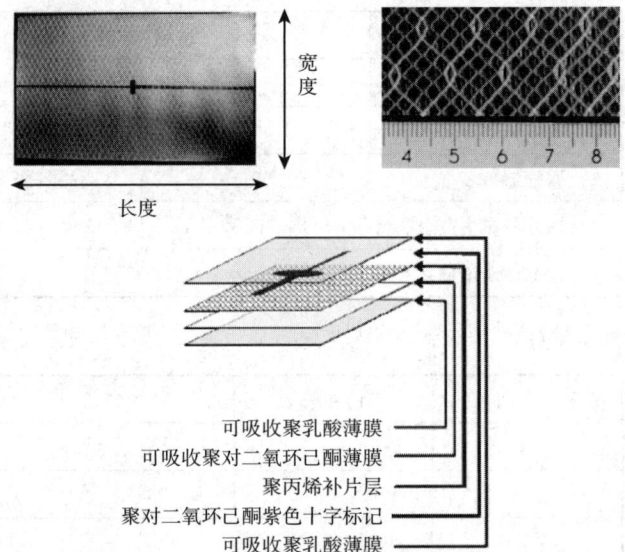

可吸收聚乳酸薄膜
可吸收聚对二氧环己酮薄膜
聚丙烯补片层
聚对二氧环己酮紫色十字标记
可吸收聚乳酸薄膜

图示举例二：

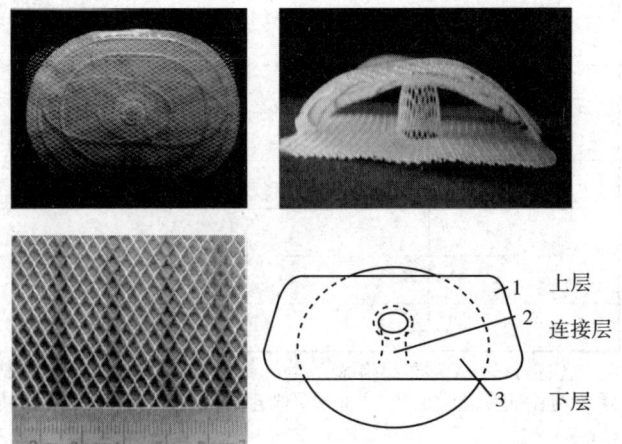

1 上层
2 连接层
3 下层

（3）产品基本信息示例：形状（矩形平片、椭圆形平片、立体三维结构等）；尺寸（长度、宽度、厚度、单丝直

径、孔尺寸、网孔密度/网孔比例/孔隙率等）；编织与加工技术描述（双纤维交替编织等）；多层补片各层间连接方式描述（超声热合、缝合等）；单位面积重量（g/m²），对于部分可吸收产品还应明确不可吸收部分的单位面积重量（g/m²）。

按照下表格式形式分别列出产品的基本信息（可根据具体情况增减项目）：

型号规格	形状	长度（mm）	宽度（mm）	厚度（mm）	孔尺寸（mm）	网孔密度（个/mm²）	单位面积重量（g/m²）
××××							

5. 提供同类产品的国内外动态分析情况，包括国内外同类产品的上市情况以及与申报产品在原材料、结构、性能、作用原理、适用范围等涉及临床应用安全性和有效性方面的对比，建议以表格形式逐一列出相同点和不同点。

6. 提供产品各型号规格的划分依据，明确各型号间的异同点（同一型号的产品应具有材料、特性、结构上的同一性）。

7. 产品组成材料

（1）应明确疝修补补片各部件组成材料的基本信息，如：标准化学名称、化学结构式/分子式（必要时）、材料商品名（若有）、材料代号/牌号（若有）等。（上述基本信息对于由动物或人体组织材料经处理制成的产品可能不适用）

（2）若申报产品中的材料从未在国内已上市的长期植入性医疗器械中使用，需明确该材料中是否存在潜在毒性、致癌性、免疫原性物质，并应对材料的长期生物相容性进行评价，如长期植入反应、慢性毒性、致癌性等，并对其植入人体后的稳定性进行评价。

8. 若原材料外购，应明确原材料供应商，提交原材料的质控标准及检测报告。若原材料为自行合成，应阐述材料生产过程中的质量控制标准并提交相关的检测报告。

9. 提供与临床应用相关的产品结构、组成及性能方面的设计验证资料，如立体结构设计、多层复合设计、刚度性能设计等。

10. 详述产品生产加工过程，包括各种加工工艺及各种加工助剂的使用情况，对残留单体等有害小分子残留物的控制情况等。提供涉及产品安全性的加工工艺的确定依据以及涉及到的研究性资料、文献资料等。

11. 提供产品对灭菌工艺耐受性的支持性资料。对于经辐照灭菌的产品，明确辐照剂量并提供其确定依据。

12. 参照《无源植入性医疗器械货架寿命申报资料指导原则》提供产品有效期（货架寿命）的验证资料，一般包括产品稳定性和包装密封稳定性两个方面。对于不同包装形式的产品应考虑分别提供验证资料。

13. 对于含有可降解/可吸收成分的产品，提供降解周期、降解产物的研究资料，提供产品在体内代谢情况的相关资料，提供产品降解速率和产品主要性能（例如拉伸强度等产品性能）随着时间而变化的研究资料。该类研究可进行体内试验或体外试验，若进行体外试验还应提供体内－体外试验相关性的支持性资料。

14. 测试最终产品中任何有潜在毒性、致癌性的化学成分含量，如有机溶剂、重金属、交联剂等，并提供以上物质的人体限量/阈值及其依据。

15. 对于含有动物源性材料成分的产品，应明确动物地理来源、动物种类、年龄、取材部位、组织性质，参照《动物源性医疗器械产品注册申报资料指导原则》完善产品技术报告。主要涉及原材料来源控制的安全性资料，病毒和/或传染性病原体的风险分析、相应控制措施的描述及验证性资料，涉及产品免疫原性（免疫反应）的风险分析、控制工艺描述及验证性资料。

16. 对于含有同种异体材料成分的产品，考虑到可能引发的伦理问题，企业应提供与组织供应单位签署的长期协议及供体志愿捐赠书。在志愿捐赠书中，应明确供者所献组织的实际用途，并由供者本人/其法定代理人/其直系亲属签名同意。生产企业还应提供对保存供体可追溯性文件的承诺。提供供者可能感染的病毒和/或传染性病原体（如艾滋病、乙肝、丙肝、梅毒等）的检验资料［包括供体血清学检测报告、检测所用的具体方法及依据等，其中艾滋病应采用聚合酶链式反应（PCR）方法检测］。应提供病毒和/或传染性病原体的风险分析并详述相应的控制措施，参照《同种异体植入性医疗器械病毒灭活工艺验证技术审查指导原则》提供灭活和去除病毒和/或传染性病原体工艺有效性的验证试验数据。提供涉及产品免疫原性（免疫反应）的风险分析、控制工艺描述及验证性资料。

17. 对于腹腔内置入的疝修补补片，应提供产品植入动物腹腔内的试验资料，记录并分析补片与腔内组织的粘连情况，以验证产品可用于腹腔内疝修补。

18. 详述产品标准中保证产品安全有效的性能要求、性能指标及检验方法的确定依据，提供涉及到的研究性资料、文献资料和/或标准文本。

（二）产品的风险管理资料（一般适用于首次注册）

根据 YY/T 0316《医疗器械 风险管理对医疗器械的应用》，对疝修补补片的原材料、生产加工过程、产品包装、灭菌、运输、贮存、使用等产品寿命周期的各个环节，从能量危害（若涉及）、生物学危害、环境危害、有关使用的危害、由功能失效/维护/老化引起的危害等方面进行风险分析，详述所采取的风险控制措施。

（三）产品的标准

1. 可参照的国家标准及行业标准举例（未标明年代号表示应参照最新版本）

YY 0167《非吸收性外科缝线》

YY 1116《可吸收性外科缝线》

YY/T 0661《外科植入物用聚（L－乳酸）树脂的标准规范》

YY/T 0510《外科植入物用无定形聚丙交酯树脂和丙交酯－乙交酯共聚树脂》

YY/T 0640《无源外科植入物 通用要求》

GB/T 16886《医疗器械生物学评价》系列标准

GB/T 14233.1《医用输液、输血、注射器具检验方法 第1部分：化学分析方法》

GB/T 14233.2《医用输液、输血、注射器具检验方法 第2部分：生物学试验方法》

《中华人民共和国药典》

2. 产品相关信息

（1）疝修补补片的总体外型描述（平片/立体、单层/多层）及图示（参照技术资料部分）；尺寸（长度、宽度、厚度、单丝直径、孔尺寸、网孔密度/网孔比例/孔隙率等）；编织特性描述（双纤维交替编织等）及图示（参照技术资料部分）；多层补片各层间连接方式（超声热合、缝合等）；单位面积重量（g/m^2），对于部分可吸收产品还应明确不可吸收部分的单位面积重量（g/m^2）。

（2）疝修补补片每一组成部件的描述及相应图示（参照技术资料部分）：例如多种纤维混合编织、特殊功能的膜层、加强环等。

（3）明确疝修补补片各部件所有组成材料的基本信息，如：标准化学名称、化学结构式/分子式、商品名、材料代号/牌号等。（上述基本信息对于由动物或人体组织材料经处理制成的产品可能不适用）

（4）对于动物源性材料，应明确动物种类及取材部位。

（5）对于同种异体材料，应明确需对供体进行艾滋病、乙肝、丙肝、梅毒等病毒和/或传染性病原体的检测，并概述检测方法（其中艾滋病应采用PCR方法检测）。

3. 技术要求

申请人/生产企业应依据具体产品的特性确定以下技术要求是否适用，若不适用需详细说明理由并提供支持性资料。

（1）外观及尺寸：长度、宽度、厚度、孔尺寸、适用的孔隙项目要求（如网孔密度/网孔比例/孔隙率）、特殊形状或结构所涉及的其他尺寸，包括允差。

（2）物理性能。

① 单位面积重量；

② 拉伸强度；

③ 顶破强度；

④ 缝合强度；

⑤ 若是多层结构或由不同部件连接的产品，要求制定连接强度；

⑥ 拉伸伸长率；

⑦ 撕裂强度。

（3）化学性能。

① 对于人工合成的不可吸收材料（如聚丙烯、聚四氟乙烯、聚酯等）制成的产品，应包括红外鉴别、酸碱度、还原物质、蒸发残渣、紫外吸光度、重金属总量、微量元素、终产品中有害小分子物质的残留量要求等。

② 对于人工合成的可吸收材料（如聚乳酸等）制成的产品，应包括红外或核磁鉴别、特性粘度或平均分子量、分子量分布（如适用）、旋光度（如适用）、单体残留、催化剂残留、溶剂残留、水分残留、重金属含量、终产品中其他有害小分子物质的残留量要求等。若材料为共聚物，还应要求共聚物中各单体形成结构单元的摩尔分数。

③ 对于由天然材料提取制备而成的可吸收材料，如胶原、纤维素等制成的产品，至少应包括材料定性要求、材料纯度要求、环境污染可能造成的重金属残留、终产品中有害小分子及大分子物质的残留量要求等。

④ 对于由动物或人体组织材料经处理制成的产品，如以真皮、小肠粘膜、肌腱、心包膜等组织为原料的产品，至少应包括环境污染可能造成的重金属残留、终产品中有害小分子及大分子物质的残留量要求等。

⑤ 对于经环氧乙烷（EO）灭菌的产品，应制定EO残留量要求。

⑥ 对于染色的补片，应制定褪色试验要求。

（除上述要求外，还需参照相关材料的国家标准/行业标准增加适用的化学性能要求；化学性能试验浸提介质和浸提条件的选择应有充分的依据）

（4）无菌。

（5）细菌内毒素。

（6）若产品中含有致热性的材料成分，则需在产品标准中增加热原检测项目。

（7）对含有可降解/可吸收成分的产品，制定降解性能要求。

（8）对于动物源性材料制成的产品，应参照《动物源性医疗器械产品注册申报资料指导原则》制定适用的技术要求。如免疫原性控制要求，可通过生物化学方法直接测定免疫原性指标，也可通过物理或化学方法测定某些指标来间接反映产品免疫原性。注册产品标准的编制说明中应给出制定这些具体指标及检测方法的科学依据，以证明产品的免疫原性被控制在可接受范围内。同种异体材料制成的产品也可参照上述要求。

（9）生物学评价。

应按照GB/T 16886《医疗器械生物学评价》进行生物学评价或试验，涉及项目如下（以现行有效的GB/T 16886.1为准）：

① 细胞毒性；

② 迟发型超敏反应；

③ 遗传毒性；

④ 植入反应；

⑤ 全身急性毒性；

⑥ 刺激或皮内反应；

⑦ 亚慢性毒性；等。

（10）对于除补片外还包含其他部件及工具的产品，申请人/生产企业应制定相应部件或工具的项目要求。

（四）产品的注册检测

一般情况下，若注册申报各型号的材质及化学成分完全相同时，对采用不同编织形式的型号，例如不同的编织方法、单丝直径、纤维数量、孔径等，应分别检测编织形式的差异所影响到的相关产品性能。必要时应提交受检型号典型性分析资料。

（五）产品的临床资料（适用于首次注册及变更重新注册中的相关部分）

对于按照医疗器械注册法规规定需要在国内进行临床试验的疝修补补片，临床试验应符合国家食品药品监督管理部门发布的医疗器械临床试验相关文件规定，并参考《无源植入性医疗器械产品注册申报资料指导原则》制定临床试验方案并实施试验。

对于按照医疗器械注册法规规定无需在国内进行临床试验的进口疝修补补片，申请人除提供境外政府医疗器械主管部门批准该产品注册上市时的临床相关资料外，还需要提供申报产品在境外上市后的临床评价资料及质量跟踪报告。

（六）产品质量跟踪报告（适用于重新注册）

应参考《无源植入性医疗器械产品注册申报资料指导原则》中产品质量跟踪报告的相关内容提交相关资料。

对于腹腔内使用的疝修补补片，重点关注补片与组织粘连相关的并发症/不良事件情况，如肠瘘、肠梗阻等。企业应详述以上并发症/不良事件的原因、处理措施及结果，并对并发症/不良事件的发生率进行统计分析及评价。

（七）产品说明书、标签和包装标识

1. 说明书、标签和包装标识应符合《医疗器械说明书、标签和包装标识管理规定》（国家食品药品监督管理局令第10号）要求，还应符合 YY/T 0640《无源外科植入物 通用要求》中的相关规定。

2. 性能特征描述应以企业提交的技术资料及注册产品标准为准。

3. 适用范围及禁忌症描述应以企业提交的临床资料为准。对于不能置于腹腔内的疝修补补片，应在禁忌症或警示部分予以说明。

禁忌症举例：疝修补补片不能用于妊娠患者、婴幼儿及生长发育期儿童；不能用于未处理的感染部位等。

4. 对于腹腔内使用的疝修补补片，说明书中不使用"防粘连"等绝对化文字和表述。

四、参考文献

1. GB/T 16886《医疗器械生物学评价》系列标准

2. GB/T 14233.1《医用输液、输血、注射器具检验方法 第1部分：化学分析方法》

3. GB/T 14233.2《医用输液、输血、注射器具检验方法 第2部分：生物学试验方法》

4. 《中华人民共和国药典》

5. YY/T 0316《医疗器械 风险管理对医疗器械的应用》

6. YY/T 0640《无源外科植入物 通用要求》

7. YY 0167《非吸收性外科缝线》

8. YY 1116《可吸收性外科缝线》

9. YY/T 0661《外科植入物用聚（L-乳酸）树脂的标准规范》

10. YY/T 0510《外科植入物用无定形聚丙交酯树脂和丙交酯-乙交酯共聚树脂》

11. FDA-Guidance for the Preparation of a Premarket Notification Application for a Surgical Mesh，1999.3

12. 《无源植入性医疗器械产品注册申报资料指导原则》

13. 《动物源性医疗器械产品注册申报资料指导原则》

14. 《无源植入性医疗器械货架寿命申报资料指导原则》

15. 《同种异体植入性医疗器械病毒灭活工艺验证技术审查指导原则》

40 透明质酸钠类面部注射填充材料注册技术审评指导原则

（透明质酸钠类面部注射填充材料注册技术审查指导原则）

一、前言

本指导原则旨在为食品药品监管部门对注册申报资料的技术审评提供技术指导，同时也为注册申请人/生产企业进行透明质酸钠类面部注射填充材料的产品注册申报提供参考。

本指导原则系对透明质酸钠类面部注射填充材料的一般要求，注册申请人/生产企业应依据具体产品的特性对注册申报资料的内容进行充实和细化，并依据具体产品的特性确定其中的具体内容是否适用。

本指导原则是对注册申请人/生产企业和审评人员的技术指导性文件，不包括注册审批所涉及的行政事项，亦不作为法规强制执行。如果有其他科学合理的替代方法，也

可以采用，但是需要提供详细的研究资料和验证资料。应在遵循相关法规和标准的前提下使用本指导原则。

本指导原则是在现行法规和标准体系以及当前认知水平下制订的，随着法规和标准的不断完善，以及科学技术的不断发展，本指导原则相关内容也将进行适时的调整。

二、适用范围

本指导原则所涉及的透明质酸钠类面部注射填充材料是指用于面部组织注射填充以纠正皱纹的产品（具体产品的适用范围根据各自性能特点及临床数据进行确定）。该类产品的主要组成是经化学交联或未经化学交联的透明质酸钠与水形成的均一相凝胶或凝胶微粒混悬液，可能添加起辅助作用的药物成分，或者由不可吸收材料制成的微粒。

三、注册申报资料要求

注册申报资料按照国家食品药品监督管理总局 2014 年第 43 号公告《医疗器械注册申报资料要求及说明》进行提供，尤其注意以下几方面内容：

（一）综述资料

1. 详述产品作用原理，预期与人体接触部位（解剖部位）、接触方式、作用时间。

2. 详述产品所用原材料（包括交联剂等任何生产过程中加入的成分及预装器材等）的公认的材料化学名称、化学结构式/分子式、材料理化特性信息、材料商品名（若有）、材料代号（若有）、质量标准及相关的安全性研究资料等。明确其是否医用材料，若是，则需提供相应的证明性文件或支持性资料；若否，则需说明采用非医用材料的理由。若原材料外购，需明确原材料供应商并附其资质证明文件、供销协议、采购标准及验证报告。若半成品、预装器材外购，需明确半成品、预装器材供应商并附其资质证明文件、供销协议、采购标准及验证报告。提供注射用水的质量标准和验证报告，宜符合现行的《中华人民共和国药典》。

3. 详述产品性能、结构（提供相应图示）与组成；明确预期与人体接触的产品组成部分和材料；明确产品型号规格间的异同点（同一型号的产品需具有材料、性质、结构上的同一性）。明确列出终产品中所有成分以及交联剂的化学名称（聚合物和交联剂需列出化学结构式）及其含量（注意微粒和溶液需分别列出）。明确注射器、注射针的规格、数量、组成材料（牌号），以及其他无菌包装的组成材料。明确无菌包装和产品各部分所采用的灭菌方式。分别明确各级包装的交付状态（无菌/非无菌）。明确产品的具体有效期限。提供产品结构（包括注射器等推注工具）图示。明确针头的规格，并给出针头局部细节图示。

4. 提供产品的国内外动态分析情况（包括国内外同类产品的上市情况及与申报产品作用原理、结构组成、制造材料、性能指标、适用范围等情况的对比）。

（二）研究资料

1. 产品性能研究

（1）详述产品技术要求中性能指标及检验方法的确定依据，提供采用的原因及理论基础，提供涉及到的研究性资料、文献资料和/或标准文本。

（2）提供降解周期和降解产物及体内代谢情况的相关研究资料。

（3）提供透明质酸钠（对于交联透明质酸钠提供交联前的）分子量和分子量分布的研究资料。

（4）提供产品粘弹性能（包括粘性模量和弹性模量）的研究资料，以及产品粘弹性能与推注力关系的研究资料。

（5）对于进行化学交联的透明质酸钠，至少提供：

① 交联原理、交联程度的研究资料和质控资料（包括交联程度的均一性）；

② 残留交联剂的人体代谢途径，证明交联剂残留量可接受的支持性资料；

③ 对于交联剂去除工艺的描述及其质控资料；

④ 终产品中凝胶粒径分布的研究资料和质控资料；

⑤ 凝胶达到膨胀平衡状态的显微镜照片；

⑥ 交联前透明质酸钠中间品的质控资料；

⑦ 凝胶与添加用于润滑的非交联透明质酸钠溶液比例的研究资料。

（6）对于添加由不可吸收材料制成的微粒的产品，至少提供：

① 微粒尺寸分布及均匀性的研究资料和质控资料；

② 在体内稳定存在（包括尺寸、物理性能和化学性能的稳定）的支持性资料；

③ 提供产品注射植入人体后分散或位移的研究资料，以及需要取出时难以取出的风险分析、风险控制资料及相关支持性资料。

（7）提供产品使用剂量/频率的研究资料（从安全性和有效性两方面考虑），包括单次单处最大用量、单次个体最大用量和两次注射的最短间隔时间的确定依据及相关的研究资料。

2. 生物相容性评价研究

需对成品中与患者和使用者直接或间接接触的材料的生物相容性进行评价。

生物相容性评价研究资料需包括：

（1）生物相容性评价的依据和方法。

（2）产品所用材料的描述及与人体接触的性质。

（3）实施或豁免生物学试验的理由和论证。

（4）对于现有数据或试验结果的评价。

目前根据 GB/T 16886.1—2011，填充在注射器中的凝胶（溶液）需考虑的生物相容性评价项目包括：细胞毒性、皮内刺激、致敏、遗传毒性、皮下植入、急性全身毒性试验、亚慢性毒性、热原（提供对产品中预期植入人体的材料含材料性热原的风险分析、控制资料及相关支持性资料。

若无充分证据证明无材料性热原，则宜考虑进行热原试验）。注射针需考虑的生物相容性评价项目包括：细胞毒性、皮内刺激、致敏。如果 GB/T 16886.1 进行了更新，需按照有效的标准版本重新考虑生物学评价项目。

若申报产品中含有全新植入人体的材料成分，需提供该材料适合用于人体使用的相关支持性资料，包括对长期的生物相容性进行评价，如长期植入后反应、慢性毒性、致癌性等。

若涉及生物相容性试验，各项生物相容性试验宜采用样品原液进行。若采用原液进行试验不可操作，则进行适当稀释/浸提，并提供不使用原液的理由以及稀释/浸提比例的依据。

3. 生物安全性研究

明确透明质酸钠制备工艺（动物组织提取法/微生物发酵法）。对于微生物发酵法制备的透明质酸钠，需明确所用菌株的类型、来源和其他相关信息（包括发酵过程是否使用了动物源性材料），提供菌株相关的安全性资料，提供涉及产品免疫原性/免疫反应的风险分析及控制工艺的描述和验证性资料。对于发酵过程中使用动物源性材料或由动物组织提取的透明质酸钠，需按照《动物源性医疗器械产品注册申报资料指导原则》提交相关资料。

对于含有其他同种异体材料、动物源性材料或生物活性物质的产品，生物安全性研究资料还包括以下内容：说明组织、细胞和材料的获取、加工、保存、测试和处理过程；阐述来源（包括捐献者筛选细节），并描述生产过程中对病毒、其他病原体及免疫原性物质去除或灭活方法的验证试验；工艺验证的简要总结。

4. 灭菌/消毒工艺研究

产品需经最终灭菌，明确灭菌工艺（方法和参数）和无菌保证水平（SAL），SAL 需达到 10^{-6}，提供灭菌确认报告。如灭菌使用的方法容易出现残留，需明确残留物信息及采取的处理方法，并提供研究资料。

5. 产品有效期和包装研究

提供产品有效期的验证报告（包括产品物理、化学稳定性和包装密封稳定性的验证资料）。不同包装或容器的产品需分别提供验证资料。对于进行化学交联的透明质酸钠，产品有效期验证资料中还需包括在不同储存时间点的交联程度、推挤力等数据。

6. 临床前动物试验

如适用，需包括动物试验研究的目的、结果及记录。

7. 其他资料

对于添加药品成分的产品，首先需判断产品是以药品作用为主还是以医疗器械作用为主。若产品以药品作用为主，则宜申报药品注册，不在本文讨论的范围之内。若产品以医疗器械作用为主，则需按照药械组合产品的相关法规文件提供相应资料。

注：文中的"研究资料"是指设计依据（包括公认的理论支持及由其得出的推论）及试验资料（研究成果的试验验证是否达到预期）。注意需考虑试验样本的代表性和试

验方法的可靠性。也可采用提供引用文献的方式提供试验资料，但需对文献数据的可信度及引用文献的适用性进行评价。

"质控资料"包括能够保证生产出的产品可以达到设计要求的控制标准和/或规范操作，以及验证报告（为了验证各批次间产品质量的稳定性，需提供至少连续三批的验证结果）。

"支持性资料"是指可以支持某一理论或宣称的研究资料或证明性文件。

（三）生产制造信息

1. 详述产品生产加工过程，包括各种加工工艺、各种加工助剂的使用情况，对残留单体或小分子残留物的控制情况及相应的验证资料等。

2. 有多个研制、生产场地的，需概述每个研制、生产场地的实际情况。

（四）临床评价资料

按照《医疗器械临床评价技术指导原则》提交临床评价资料。进口医疗器械还应提供境外政府医疗器械主管部门批准该产品上市时的临床评价资料。关于该类产品临床评价及临床试验的具体原则将另行制定技术指导原则。

（五）产品技术要求

1. 性能指标宜根据产品特性及透明质酸钠通用要求制定，包括但不限于：

（1）理化性能：外观、装量、鉴别（化学法）、红外光谱、透明质酸钠含量、pH 值、渗透压、剪切粘度/动力粘度（需有上下限并注明剪切速率，如适用）、特性粘数（需有上下限，如适用）、重均分子量（需有上下限，如适用）、分子量分布系数（需有上下限，如适用）、紫外吸收、重金属含量、乙醇残留量、生产过程中引入的有害化学助剂残留量。

（2）免疫原性相关控制：蛋白质含量（发酵法制备的透明质酸钠 0.1%，组织法制备的透明质酸钠 0.15%）。

（3）交联相关性能：对于经交联的透明质酸钠，需对交联的相关性能进行要求，如交联程度（上下限）、交联剂残留量、粒径分布。交联程度可用其他性能指标（如溶胀度）来表征，但需在研究资料中提供该性能指标与交联程度关系的支持性资料。

（4）使用性能：推挤力（上下限）。

（5）体外降解性能：体外降解速率的控制指标（如不同降解时间的产品质量损失）。

（6）无菌、细菌内毒素、溶血性链球菌溶血素（适用于生物发酵法制备的透明质酸钠）。

（7）对于添加不可降解成分的产品，需对微粒的性能进行要求（如粒径分布、亲水性材料微粒的吸水性等）。

（8）添加其他材料成分的需制定相关要求。例如：在生产过程中加入添加剂、润滑剂（如游离透明质酸钠）等

助剂，需提供其含量要求及检测方法。

（9）注射针的物理、化学性能（参见 GB 15811）。

2. 若注射器作为内包装材料，且为已在境内上市的药品包装材料，可提交药品包装材料注册证书和采购协议，否则需在产品技术要求中制订相关理化性能指标和检验方法（可参照 GB 15810 或相关国家/行业标准制定）。

3. 对于以医疗器械作用为主的药械组合产品，除符合医疗器械的有关规定外，还需在产品技术要求中制订药物定性、定量的技术指标及检验方法，并在研究资料中明确上述技术指标及检验方法的确定依据。

4. 若有不适用的项目需在研究资料中详细说明理由。对于无法在终产品中测定的项目需提供充分理由并在研究资料中提供中间品相关性能的质控资料。

注1：以上技术性能指标主要参考 YY/T 0308—2015《医用透明质酸钠凝胶》（该标准适用于眼科手术填充剂、关节腔内注射的润滑剂和外科手术的阻隔剂）和 YY/T 0962—2014《整形手术用交联透明质酸钠凝胶》制定。若有新的适用的行业标准或国家标准发布实施，需满足行业标准和国家标准的要求。

注2：YY/T 0308—2015 适用于未经交联的透明质酸钠，因此对于交联的透明质酸钠，可能无法对终产品进行某些性能（如动力粘度、特性粘数、重均分子量及分子量分布系数）的测定。

（六）产品说明书

产品说明书需按照《医疗器械说明书和标签管理规定》（国家食品药品监督管理总局令第6号）的要求制订，此外需注意：

1. 需注明"该产品仅限于在国家正式批准的医疗机构中由具有相关专业医师资格的人员，经生产厂家或其委托/指定机构的专业培训并获得培训合格证书后，严格按照产品使用说明书的要求进行使用"。

2. 产品适用范围需与临床验证过的范围一致，需明确注射填充的具体解剖部位和适应症。需根据临床资料对适应症进行申请（如：若临床试验入选标准仅为纠正鼻唇沟，则需按照纠正鼻唇沟申请而不是鼻唇部皱纹）。填充的解剖部位需与申请的适应症相对应。产品适用范围示例：该产品用

于面部真皮组织中层至深层注射以纠正中重度鼻唇部皱纹。

3. 产品建议使用剂量/频率需与技术支持性资料和临床资料一致。如果缺乏产品多次注射的支持性资料，则在说明书中明确"本产品进行多次注射的安全性未经验证"。

4. 对于含有微粒的产品，需在产品说明书中说明该产品微粒大小（需与技术支持性资料一致）。对于最终可吸收产品，需说明多数患者维持有效的时间（需与临床试验中主要有效性指标一致）。对于含不可降解成分的产品，提示潜在的远期风险。

5. 需提供临床所有可能产生的并发症及副作用信息，宜包括但不限于：硬结、瘙痒、疼痛、红肿、瘀青、淤血、瘀斑、感染、局部炎症反应、形成瘢痕、皮肤侵蚀、坏死、皮肤色素沉着、植入物移位或膨出、结节、肉芽肿、形成针眼、不对称、未达到预期纠正效果、过敏等，包括因注射不当而可能发生的面部神经损伤、晕厥、致盲等严重并发症，甚至死亡。对于临床试验中涉及的禁忌症或注意事项需在说明书中给予提示。

6. 建议增加警示性文字"本产品不得用于乳房部位注射"。

7. 产品有效期、保存运输条件需与技术支持性资料一致。特别对于以医疗器械作用为主的药械组合产品，宜考虑所含药品成分对保存运输条件的特殊要求。

8. 说明书中不应含有宣传性文字或未提供充分资料支持的内容。

9. 对于动物组织提取的产品需在说明书中明确取材动物类型和取材部位。

四、参考文献

[1] GB/T 16886《医疗器械生物学评价》系列标准
[2]《中华人民共和国药典》
[3] YY/T 0308—2015《医用透明质酸钠凝胶》
[4] YY/T 0962—2014《整形手术用交联透明质酸钠凝胶》
[5]《无源植入性医疗器械产品注册申报资料指导原则》
[6]《动物源性医疗器械产品注册申报资料指导原则》
[7]《无源植入性医疗器械货架寿命申报资料指导原则》

41 透明质酸钠类面部注射填充材料临床试验注册技术审评指导原则

（透明质酸钠类面部注射填充材料临床试验指导原则）

随着科学技术的不断发展，透明质酸钠类面部注射填充材料产品日益增多。为了进一步规范该类产品上市前的临床试验，并指导该类产品注册申请人在申请产品注册时

临床试验资料的准备，特制订本指导原则。

本指导原则虽然为该类产品的临床试验及注册申请人在申请产品注册时临床试验资料的准备提供了初步指导和

建议，但是不会限制医疗器械相关管理部门对该类产品的技术审评、行政审批以及注册申请人对该类产品临床试验资料的准备工作。

本指导原则系对透明质酸钠类面部注射填充材料临床试验的一般要求，注册申请人应依据具体产品的特性对临床试验资料的内容进行充实和细化，并依据具体产品的特性确定其中的具体内容是否适用。

本指导原则是对注册申请人和审查人员的指导性文件，但不包括注册审批所涉及的行政事项，亦不作为法规强制执行，如果有能够满足相关法规要求的其他方法，也可以采用，但是需要提供详细的研究资料和验证资料。应在遵循相关法规和标准的前提下使用本指导原则。

本指导原则是在现行法规和标准体系以及当前认知水平下制定的。随着透明质酸钠类面部注射填充材料相关技术的进步、临床医学相关诊疗技术的发展、法规和标准的不断更新，本指导原则还会不断地进行完善和修订。

一、适用范围

本指导原则适用于以透明质酸钠为主要原材料（通常需要进行化学交联）制成的，最终可被人体完全吸收的面部注射填充材料。其他成分或具有特殊设计（如添加不可降解成分等）的面部注射填充材料需参考本指导原则适用的部分，并结合产品自身特点另行设计其临床试验。

在本指导原则中，临床试验的设计是以纠正鼻唇沟皱纹为预期用途的产品作为范例进行的。对于拟用于其他预期用途的产品，临床试验需单独设计，适用的部分需遵循本指导原则。

本指导原则适用于为产品申报注册而按照相关法规要求开展的完整的上市前临床试验。若申请人以境外临床试验资料申报注册，则需按照《接受医疗器械境外临床试验数据技术指导原则》的要求提交注册资料，例如考虑受试人群与境内人群的人种差异对产品临床使用安全有效性的影响等，并且相关境外临床试验原则上不应低于本指导原则的要求。

二、临床试验

（一）概述

本部分内容仅提到了临床试验中需要注意的几个方面，而非提供一个完整临床试验方案或报告的模板。在境内进行的临床试验需按照《医疗器械临床试验质量管理规范》的要求，在具有资质的临床试验机构内开展，在申报注册时按照相关法规提交临床试验方案、临床试验报告等资料。

（二）临床试验总体设计

以申请首次注册上市为目的的该类产品临床试验需是前瞻性、随机对照临床试验。需采用已上市同类产品作为

对照医疗器械，优先选择与试验医疗器械成分、性能相似的对照医疗器械。根据设计预期的临床意义及试验医疗器械的性能选择合适的试验类型（优效/等效/非劣效）。

需考虑采用适当的对照方式以保证试验组和对照组基线的一致性，如受试者随机分组对照等。

需尽可能地采用盲法以避免主观影响因素，如对受试者设盲及对第三方评价者设盲。如果可行，建议还应对注射操作者设盲。

（三）产品适用范围

本部分仅对于预期用途为纠正鼻唇沟皱纹的产品进行讨论。在产品的适用范围中还需明确具体的注射层次（如：真皮组织浅层、真皮组织中层至深层、真皮组织深层至皮下浅层等）。

（四）临床评价标准

1. 主要有效性评价指标

建议将所宣称的效果持续时间点上的对皱纹纠正的有效率设为主要有效性评价指标，若采用其他指标作为主要有效性评价指标需提供充分依据。上述"有效率"一般定义为由独立于注射操作者的专业人员评价的，皱纹严重程度的5分制分级（如WSRS）较术前至少减轻一个等级的受试者例数百分比。对于同一受试者的双侧数据，需明确取舍规则。表1提供了一个评价鼻唇沟皱纹严重程度的量表示例。采用其他评价皱纹严重程度参考量表的应经过验证并建议向临床机构提供各分级相对应的皱纹图片以方便进行参考判断分级。试验方案中需明确采集数据的方法（如现场评判还是根据照片评判），需采取措施尽量减小其他因素（如环境光线、观察或拍照角度等）对评判结果造成的影响。

表1　评价鼻唇沟皱纹严重程度参考量表（示例）

分级	评价	特征描述
1	无	没有可见的折纹；只见连续的皮肤纹线
2	轻度	皱褶浅，但可见，呈轻微的凹痕；面部折纹细小
3	中度	比较深的皱褶；面部折纹清晰；在一般情况下折纹可见。但当伸展时折纹消失
4	重度	非常长而深的皱褶；面部折纹显著；伸展时有小于2mm的可见折纹
5	极度	极其深而长的皱褶，严重损害面容；伸展时有2~4mm的清晰可见的V形折纹

2. 次要有效性评价指标

次要有效性评价指标建议包括研究者对全局美容效果的评价、受试者对全局美容效果的评价、除主要有效性评价观察时间点外其他时间点的皱纹严重程度的评价等。

表2提供了全局美容效果评价分级的一个示例。

表2 全局美容效果分级参考量表（示例）

分级	全局美容效果
1	改善非常明显
2	改善明显
3	有一定程度改善
4	没有变化
5	比以前更糟

3. 安全性评价指标

安全性评价指标建议包括副反应（如硬结、瘙痒、疼痛、红肿、瘀青、淤血、瘀斑、感染、局部炎症反应、形成瘢痕、结节、肉芽肿、过敏等）、不良事件、基本生命体征、注射前和注射后主要有效性评价时间点的实验室检查（如血、尿常规检查、肝功能检查、肾功能检查）等。

4. 其他功能性评价指标

对于产品中添加药物成分或功能性成分与已上市器械中的有关成分种类、含量存在差异的，需在临床试验中设置相应的功能性指标进行评价。

（五）临床试验持续时间及观察时间点

临床试验的注射后观察时间需根据产品维持有效性的时间和观察产品安全性所需的时间确定。观察时间点的设定应至少包括注射前、注射后即刻、观察短期安全性的时间点（注射后1周或2周）、观察疗效随时间变化情况的时间点，以及观察长期安全性的时间点。建议收集受试者在注射后14天内的局部反应日志。若存在补充注射的情况（按照产品说明书中的使用方法），应从补充注射之日起开始计算观察时间点。一般，未经交联的透明质酸钠产品临床试验注射后的持续观察时间需不短于6个月。经交联的透明质酸钠凝胶产品临床试验注射后的持续观察时间需不短于1年。如果申请人所宣称的效果保持时间长于上述时间，则需观察到所宣称的效果保持时间。如果申请人所宣称的效果保持时间短于上述时间，则超过所宣称的效果保持时间后主要进行安全性评价。

（六）试验样本量

样本量的确定需按照试验目的、试验类型（优效、非劣效、等效）、主要有效性评价指标、对照组的情况确定并符合统计学要求。此外，还需考虑受试者在临床试验过程中的脱落/失访，按照预估的脱落/失访率进一步扩大初始样本量。

临床方案中需明确样本量统计计算公式涉及参数的确定依据及具体计算过程。计算样本量时的参数选择建议：

1. I 类错误概率 α 值不超过双侧 0.05（即单侧 0.025）；

2. II 类错误概率 β 值不超过 0.2（即把握度至少达到 80%）；

3. 若采用有效率作为主要有效性评价指标，当试验产品与对照产品的设计相似，预期具有相似的有效性时，非

劣效界值建议不低于 -10%。

需要注意的是，以上样本量的计算是基于纠正鼻唇沟皱纹的预期用途。若申报产品的预期用途超出以上范围，则需另外考虑样本量的计算。另外，对于产品中添加药物成分或其他功能性成分的，需以相应的功能性指标计算样本量，并与以主要有效性评价指标计算的样本量进行比较，取两者之中较大的样本量以保证主要有效性评价指标和功能性指标的临床试验数据均具有统计学意义。

在确定样本量时，还需考虑要有充足的临床证据支持产品说明书中所描述的多数患者注射该产品后可维持有效的时间。

（七）入选/排除标准

临床试验方案中需有明确的入选/排除标准。入选标准需针对产品预期用途制订。试验组和对照组的入选/排除标准需统一。

（八）数据的分析和评价

1. 基本信息的描述

需在临床试验报告中明确各研究组入选的受试者数和各分析数据集的例数，明确所有受试者是否全部完成随访，完成随访的受试者是否均纳入统计。对于因违背研究方案而被剔除的以及没能完成研究中途脱落/失访的受试者需明确剔除或脱落/失访的具体原因。

需在临床试验报告中提供注射用量、产品型号规格、注射针规格等信息。若存在补充注射的情况（按照产品说明书中的使用方法），需在报告中体现相关受试者比例及两次注射时间间隔等相关信息。

2. 分析数据集

全分析集（FAS）：需包括所有入组实施了注射并至少进行过一次有效性评价的受试者，无论其是否违背方案。FAS集对于缺失的数据建议采用保守的填补方法并论证其保守性，不建议采用末次观测值结转法（LOCF）。

符合方案集（PP）：需包括所有入组实施了注射、完成主要指标的随访并无严重违背方案的受试者。

安全集（SS）：需包括所有入组并至少进行过一次安全性评价的受试者。

3. 数据处理方法

需采用经典的、公认的统计方法、计算公式、统计软件（如：SAS、SPSS、SYSTAT）对试验数据进行统计。

4. 基线的均衡性分析

需进行试验组与对照组基线的均衡性分析。如果基线变量存在组间差异，需分析基线的不均衡可能对结果造成的影响；基线组间均衡性分析一般在FAS集的基础上进行。基线数据一般包括受试者年龄、性别、体重、皱纹严重程度分级值等变量。

5. 有效性评价

需按照临床方案中的统计处理方法对主要评价指标分别在FAS集和PP集检验预先设立的假设（优效/等效/非劣

效）是否成立。建议通过计算试验组与对照组差值的双侧 95% 可信区间完成相应的统计比较（例如：对于非劣效检验，应将上述可信区间的下限与非劣效界值进行比较，而不是仅对两组数据进行统计学差异性的检验）。需有充足的临床证据支持产品说明书中所描述的多数患者注射该产品后可维持有效的时间。

对于产品中添加药物成分或功能性成分与已上市器械中的有关成分种类、含量存在差异的，需在临床试验中对相应的功能性指标进行假设检验。

对于次要评价指标也需进行相应的统计分析。另外，考虑到此类产品的可吸收性，建议依据各观察时间点上的皱纹严重程度分级数值绘制曲线图以评价产品临床效果随时间变化的规律性。

6. 安全性评价

对于安全性指标的统计分析需基于 SS 集，一般采用描述性统计分析和两组之间的统计学差异性检验。需要对存在统计学显著性差异的变量进行讨论，无论是使用器械前后的差异，还是实验组与对照组之间的差异，均需分析其临床意义以及与所使用器械的相关性。

需在临床试验报告中报告所有注射后发生的副反应/并发症（无论是否预期发生）和不良事件（无论是否认为与试验器械有关）。报告不良事件发生的时间、发生的原因、详细内容和严重程度，并分析其与产品的关系。对于所采取的措施、持续时间和最终结果需予以明确。

三、辅助支持性临床资料

如适用，建议申请人在申请注册时提交申报产品在境外其他国家或地区上市后的临床研究资料、临床随访资料/文献以及到目前的销量、抱怨、投诉及不良事件的记录、原因分析、处理方式及处理结果等，以作为辅助支持性的临床资料。

四、参考文献

1.《医疗器械注册管理办法》（国家食品药品监督管理总局令第 4 号）

2.《医疗器械临床试验质量管理规范》（国家食品药品监督管理总局 中华人民共和国国家卫生和计划生育委员会令第 25 号）

3.《关于公布医疗器械注册申报资料要求和批准证明文件格式的公告》（国家食品药品监督管理总局公告 2014 年 43 号）

4.《无源植入性医疗器械产品注册申报资料指导原则》（食药监办械函〔2009〕519 号）

5.《医疗器械临床评价技术指导原则》（国家食品药品监督管理总局通告 2015 年第 14 号）

6.《医疗器械临床试验设计指导原则》（国家食品药品监督管理总局通告 2018 年第 6 号）

7.《接受医疗器械境外临床试验数据技术指导原则》（国家食品药品监督管理总局通告 2018 年第 13 号）

五、编写单位

本指导原则由国家药品监督管理局医疗器械技术审评中心编写并负责解释。

42　腹腔内置疝修补补片动物实验注册技术审评指导原则

（腹腔内置疝修补补片动物实验技术审查指导原则）

为了进一步规范腹腔内置疝修补补片动物实验，并指导该类产品申请人在申请产品注册时动物实验资料的准备，制定本指导原则。

本指导原则系对腹腔内置疝修补补片动物实验的一般要求，注册申请人需依据具体产品的特性对注册申报资料的内容进行充实和细化，并确定其中的具体内容是否适用。

本指导原则是对注册申请人和审评人员的指导性文件，但不包括注册审批所涉及的行政事项，亦不强制执行，如果有能够满足相关法规要求且更为科学的其他方法，也可以采用，但是需要提供详细的研究资料和验证资料。需在遵循相关法规和标准的前提下使用本指导原则。

本指导原则是在现行法规和标准体系以及当前认知水平下制订的，随着法规和标准的不断完善，以及科学技术的不断发展，本指导原则相关内容也将进行适时的调整。

一、适用范围

任何异物置入人体腹腔都有可能与腔内组织器官发生粘连[1]，进而可能引起严重的并发症，因此，考察疝修补补片置入腹腔后发生粘连的可能性及粘连程度是评价产品安全性的重要因素。在产品进行临床研究前，一方面需要开展动物实验以保护临床受试者的安全，另一方面考虑到临床试验中很难直接观察到补片在人体内的粘连情况，所以必须开展相关动物实验，对补片与腔内组织器官的粘连情况、新生腹膜的情况进行评价，以控制产品上市后肠瘘、肠梗阻、肠粘连等相关并发症的风险。

本指导原则主要适用于腹腔内置的不可吸收补片、不可吸收材料与预期可降低粘连的材料层复合制备而成的补片。其他类型的腹腔内置补片产品，可根据产品具体情况参考执行本指导原则。

本指导原则主要是对补片与腔内组织间粘连情况有关动物实验研究的基本要求。对于新材料、新设计的腹腔内置疝补片，申请人宜根据产品特性开展更深入的动物实验研究，如需选择多个种属的实验动物、增加观察时间点、选择相应的统计学方法等。另外需注意，当注册人考虑同时对产品有效性和安全性相关的多个项目进行综合性评价时，例如对修补组织的机械性能、腹壁的组织学、补片皱缩情况、移位情况、生物相容性等项目进行评价，动物实验设计要素可能会与本指导原则存在差异。

二、动物实验的考虑因素

（一）动物种类及模型

选择适用的实验动物进行补片粘连情况的动物实验研究。申请人需对动物实验中所采用动物的适用性进行分析，提供动物种类选择及模型建立的确定依据，如参考文献或前期探索性动物实验资料等。

考虑到实验动物与人体在腹壁解剖结构、新生腹膜化程度等方面的可比性，建议选择一定数量的某种成年大型动物（如小型猪、比格犬）进行动物实验研究。动物实验最终采用病理解剖的方式进行评价。若实验过程中采用腹腔镜方法进行连续观察，则不应对粘连位置进行操作，避免对后续结果的评价造成影响。实验中使用的补片尺寸建议至少为 5cm×5cm。

动物实验中宜对补片进行固定，并保证补片完全贴合腹壁。

（二）对照的选择

宜选择材质、结构设计方面最相似的境内已上市产品作为动物实验的对照器械。在开展新生腹膜的组织学观察结果评价时建议与自然腹膜进行比较。考虑随机化的设计并予以描述。

（三）评价指标的选择

1. 评价粘连情况的指标

评价补片与腹腔内组织器官的粘连情况时建议对粘连强度、粘连面积分别评价，并对两个量化指标进行综合评价。

表1　补片与腹腔内组织器官的粘连情况评价表

评分	粘连强度[2,3]	评分	粘连面积[4,5]
0分	补片与组织接触位置无粘连发生		
1分	有1~2处轻微粘连，一拉即开	1分	粘连面积占补片与组织接触总面积25%以下
2分	2处以上粘连，尚能分离，分离后无痕迹	2分	粘连面积占补片与组织接触总面积25%~49%

续表

评分	粘连强度[2,3]	评分	粘连面积[4,5]
3分	多处粘连，较难分离；或粘连不多但需要锐性器械或电热分离	3分	粘连面积占补片与组织接触总面积50%~74%
4分	粘连成团，需要锐性器械或电热分离	4分	粘连面积占补片与组织接触总面积75%以上

表2　粘连情况综合评价表

粘连强度评分	粘连面积评分				
	0	1	2	3	4
0	优	NA	NA	NA	NA
1	NA	优	优	良	NA
2	NA	优	良	中	中
3	NA	中	中	差	差
4	NA	差	差	差	差

综合评价的复合指标为粘连情况的优良率，粘连情况优良即为临床可接受的粘连情况，公式如下：

$$\text{粘连情况优良率} = \frac{\text{粘连情况复合评分为优或良的例数}}{\text{总例数}} \times 100\%$$

2. 评价新生腹膜情况的指标

以组织学分析手段进行新生腹膜情况的评价，推荐的评价方法如下：取材范围包括整个植入区连同周围1cm正常腹壁，取材深度包括整个植入区组织连同其覆盖的腹膜，将取材标本沿同一对角线方向切开后取连续组织块依次分别切片后做病理检查[6,7]。通过鉴定间皮细胞层形成评价新生腹膜的情况，需对连续切片中的"修复区表面间皮细胞层长度/修复区长度"比值进行统计分析。

注：对于膨体聚四氟乙烯等合成材料制备的致密补片，该项指标不适用。

3. 动物实验中与产品安全性及有效性相关的其他指标

如并发症及不良反应情况、生物组织学反应等。

（四）观察时间点的选择

制定动物实验观察点时需考虑选择的动物模型种类、产品的降解/吸收周期、粘连及新生腹膜形成的关键时期[8]等因素，并提供合理的确定依据。

对于产品腹腔一侧为不可吸收材料的产品，观察时间点宜选择至少28天[9]。对于产品腹腔侧为可吸收材料的产品，根据产品预期完全降解的时间确定观察时间点[10,11]。

（五）实验样本量及结果分析

1. 样本量

一般情况下，动物实验样本量需结合实验目的、设计类型、评价指标及评价方法的准确性、试验器械及对照器械的情况、实验用动物的变异性、外科手术操作的一致性、实验中动物的预期损耗率、分析数据所用的统计学方法等因素来综合确定，并需有统计学考虑。可将现有的实验数据作为确定样本量的参考，包括文献报道的动物实验或申报产品的预实验情况。申请人应在注册资料中提交动物实验样本量的确定依据，鉴于实验动物的变异性较小，建议完成有效实验的植入试验器械及对照器械的动物样本量均不少于 10 只。

2. 结果分析

定量指标的统计描述将计算均值、标准差、中位数、最小值、最大值，下四分位数（Q1），上四分位数（Q3）；分类指标的统计描述各类的例数、发生率及构成比。

动物实验若采用单只动物双侧分别植入实验产品及对照产品的设计，要分析实验组比对照组结果更好或者相当的比率和可信区间（可用精确概率法得出），另外可分别报告实验组比对照组结果更好的比率及两组结果相当的比率。提供实验组与对照组的优良率差值及其可信区间并考虑组间相关性。

动物实验若采用单只动物分别植入实验产品或对照产品的设计，对两组一般情况的比较将根据指标的类型采用适当的方法进行分析，定量资料的组间比较采用成组 t 检验或 Wilcoxon 秩和检验，分类数据采用卡方检验或精确概率法；等级资料采用 Wilcoxon 秩和检验。提供实验组与对照组的优良率差值及其可信区间。

动物实验结论需包括统计学分析与生物学数据分析的综合评价结果。

三、其他应注意的问题

为保证动物实验结果真实、可靠，应使用质量合格的实验动物或检疫合格的实验用动物。建议在具备动物实验资质（如：有关部门颁发的动物实验资格证明文件）的机构开展动物实验。申请人需与动物实验实施单位签订合同并共同设计、制订动物实验方案，上述资料作为产品质量体系管理文件存档。注册时提交申请人与动物实验实施单位共同确认并签章的动物实验报告，另外建议提供动物实验实施单位的资质文件。

为保证动物实验的研究质量，应尽量避免不同术者手术操作差异、动物麻醉死亡、手术死亡、术后感染及其他意外情况对产品评价产生影响。建议申请人邀请有经验的经过培训的专业人员进行评价。申请人需保存详细的实验情况记录及分析资料，包括以下适用的内容：所有受试品及对照品信息、动物饲养记录、镇痛麻醉记录、手术过程记录、原始病理照片、手术切片、手术录像等实验原始资料、对动物麻醉死亡等非预期事件的有关证据及分析资料等。为了保证数据的溯源性，上述资料需作为产品质量管理体系文件存档。

四、参考文献

［1］Divilio LT. Surgical Adhesion Developmentand Prevention［J］. Int Surg, 2005, 90（90）：6 - 9.

［2］Vlahos A, Yu PY, Lucas CE, et al. Effect of a composite membrane of chitosan and poloxamer gel on postoperative adhesive interactions［J］. Am Surg, 2001, 67（1）：15 - 21.

［3］NovotnyT, JerabekJ, Vesely K, et al. Evaluation of a knitted polytetrafluoroethylene mesh placed intraperitoneally in a New Zealand white rabbit model［J］. Surg Endosc, 2012, 26（7）：1884 - 1891.

［4］Diamond MP, Linsky CB, CUNNINGHAM T, et al. A model for sidewall adhesions in therabbit：reduction by an absorbable barrier［J］. Microsurg, 1987, 8：197 - 200.

［5］HollinskyC, Kolbe T, Walter I, et al. Tensile strength and adhesion formation of mesh fixation systems used in laparoscopic incisional hernia repair［J］. Surg Endosc, 2010, 24：1318 - 1324.

［6］Valentin JE, Turner NJ, Gilbert TW, et al. Functional skelet al muscle formation with a biologic scaffold［J］. Biomaterials, 2010, 31（29）：7475 - 84.

［7］Zhang J, Hu ZQ, Turner NJ, etal. Perfusion - decellularized skeletal muscle as a three - dimensional scaffold with a vascular network template［J］. Biomaterials, 2016, 89：114 - 126.

［8］S. diZeregaG, Campeau JD. Peritoneal repair and post - surgical adhesion formation［J］. Hum Reprod Update, 2001, 7（6）：547 - 555.

［9］Emans PJ, Schreinemacher MH, Gijbels MJ, et al. Polypropylene meshes to prevent abdominal herniation. Can stable coatings prevent adhesions in the long term？［J］. Ann Biomed Eng. 2009, 37（2）：410 - 8.

［10］Hsieh SR, Chang CJ, Way TD, et al. Preparation and non - invasive in - vivo imaging of anti - adhesion barriers with fluorescent polymeric marks［J］. J Fluoresc. 2009, 19（4）：733 - 40.

［11］Way TD, Hsieh SR, Chang CJ, et al. Preparation and characterization of branched polymers as postoperative anti - adhesion barriers［J］. Appl Surf Sci. 2010, 256（10）：3330 - 3336.

五、编写单位

本指导原则由国家药品监督管理局医疗器械技术审评中心编写并负责解释。

输注、护理和防护器械

43 一次性使用活检针注册技术审评指导原则

（一次性使用活检针注册技术审查指导原则）

本指导原则旨在指导一次性使用活检针的产品注册申报资料准备和撰写，同时也为技术审评部门审评注册申报资料提供参考。

本指导原则是对一次性使用活检针的一般要求，注册申请人应依据具体产品的特性对注册申报资料的内容进行充分说明和细化。注册申请人还应依据具体产品的特性确定其中的具体内容是否适用，若不适用，需详细阐述理由及相应的科学依据。

本指导原则是对注册申请人和审评人员的技术指导性文件，但不包括注册审批所涉及的行政事项，亦不作为法规强制执行，如果有能满足相关法规要求的其他方法，也可以采用，但是需要提供详细的研究资料和验证资料。应在遵循相关法规的前提下使用本指导原则。

本指导原则是在现行法规和标准体系以及当前认知水平下制订的，随着法规和标准的不断完善，以及科学技术的不断发展，本指导原则相关内容也将进行适时的调整。

一、适用范围

本指导原则适用于：

1. 符合《医疗器械分类目录》中 14 注输、护理和防护器械目录下 01 注射、穿刺器械项下 09 活检针条目描述和预期用途的一次性使用活检针。产品通常由针座、芯针、内针管、内外针定位鞘、外针管、保护套组成。针管一般采用不锈钢材料制成。无菌提供。可单独使用，或与活检枪配合使用，用于对人体活体组织进行样本采集，供临床使用。

2. 符合《医疗器械分类目录》中 02 无源手术器械目录下 07 手术器械 - 针项下 04 内窥镜取样针条目描述和预期用途的一次性使用内窥镜活检针。产品通常由头部、杆部或软性导管和手柄组成，头部为针形，通过手柄操作传递、控制头部工作。一般头部采用不锈钢材料制成。无菌提供。手术中在内窥镜下操作，用于探查组织、取样。

本指导原则不适用于可重复使用的活检针，以及可用于注射药物、硬化剂、醇化剂等进行治疗，或用于输送骨水泥等功能的活检针。

对于含有特殊材料、特定部件，以实现特定功能的一次性使用活检针，还应遵循其他相关标准或指导原则等的要求，必要时需申请产品的属性界定，本指导原则不再赘述。

二、注册申报资料要求

（一）综述资料

1. 概述

描述申报产品的管理类别、分类编码及名称的确定依据。申报产品应符合《医疗器械分类目录》中 14 注输、护理和防护器械目录下 01 注射、穿刺器械项下 09 活检针；或者 02 无源手术器械目录下 07 手术器械 - 针项下 04 内窥镜取样针。管理类别为第二类。

2. 产品描述

产品描述应全面、详细，至少应包括申报产品名称、结构性状及相应图示、作用机理、取样原理、各部件所用原材料、各部件在产品中的功能、规格型号及划分依据、尺寸、灭菌方式、技术性能指标、使用方法、适用部位、预期用途等。

3. 规格型号

说明产品的规格型号及划分依据，明确各规格型号的区别。可采用对比表对不同规格型号的结构组成、性能指标加以描述。

4. 产品注册单元划分

产品注册单元划分应依据总局颁布的《医疗器械注册单元划分指导原则》（国家食品药品监督管理总局通告 2017 年第 187 号）进行。如结构设计和取样原理不同，建议申请人划分不同注册单元。例如：手动式活检针、机动一体式活检针、机动装配式活检针，因其产品结构组成不同，而导致产品性能指标不同，建议划为不同注册单元。如接触人体的主要原材料不同，例如取样针材料为医用不锈钢、镍钛合金，建议划为不同注册单元。骨活检针和用于软组织的活检针，因其产品使用方式、作用部位不同而导致适用范围不同，建议划为不同注册单元。

5. 包装说明

综述资料应包括有关产品包装信息，应当说明与灭菌方法相适应的初包装信息。产品初包装材料应选择化学稳定性良好、生物相容性良好、密封性良好的材料。

6. 适用范围和禁忌症

可根据申报产品的具体预期用途及研究资料，参考本指导原则相关内容要求，进一步确认申报产品具体的适用范围及禁忌症。

7. 与已上市产品的比较

应综述同品种/类似产品国内外研究及临床使用现状、发展趋势。描述本次申报器械与已上市同品种/类似器械的相似点和不同点，建议以列表方式表述，比较的项目建议包括产品名称、结构组成、适用部位、预期用途、产品设计、原材料选择、生产工艺、灭菌方式、性能指标、有效期、已上市国家等。已上市产品应符合本指导原则的定义范畴，可包括本企业或其他企业已上市同品种/类似产品。

（二）研究资料

至少应包含如下内容：

1. 原材料控制

说明原材料的选择依据，明确产品的起始材料，列明产品生产过程中由起始材料至终产品所需全部材料的化学名称、商品名/材料代号、CAS 号、化学结构式/分子式、纯度、不锈钢牌号、使用量或组成比例、供应商名称、符合的标准等基本信息，建议以列表的形式提供。

原材料应具有稳定的供货渠道以保证产品质量，需提供原材料生产厂家的资质证明及外购协议。应明确所用原材料的标准/技术要求及检验方法，如 GB/T 18457—2015《制造医疗器械用不锈钢针管》（注：本指导原则中标准适用于最新版本，下同）、YY/T 0114—2008《医用输液、输血、注射器具用聚乙烯专用料》、YY/T 0242—2007《医用输液、输血、注射器具用聚丙烯专用料》、YY/T 0806—2010《医用输液、输血、注射及其他医疗器械用聚碳酸酯专用料》、YY/T 1557—2017《医用输液、输血、注射器具用热塑性聚氨酯专用料》、GB/T 2965—2007《钛及钛合金棒材》和 YY/T 0294.1—2016《外科器械 金属材料 第 1 部分：不锈钢》等标准。应提交原材料符合相应标准的全性能检测报告。对于首次用于医疗器械方面的新材料，应提供该材料适合用于人体的预期使用部位的相关研究资料。

2. 产品性能研究

应当提供产品性能研究资料，包括有效性、安全性指标以及与质量控制相关的其他指标的确定依据，所采用的标准或方法、采用的理由及理论基础。应根据产品的性能特点，制定适合产品的技术指标并说明依据。如对于预期经医学影像引导下使用的产品，建议根据其特点和在临床上所需达到的性能，进行相应的研究和验证工作。对于针尖形状/斜面角对活检针穿刺/切削力的影响，可进行数学建模、理论计算，或提供可证明穿刺/切削力安全和有效的试验验证及其他数据/研究资料。

应对产品的样本采集空间和畅通性进行研究，阐明样本采集空间的控制范围，使其满足所需的样本采集量及保持其畅通性的关系，提交有关研究资料。

应对产品的采样形式进行研究，使其满足不同的临床使用需求。在说明书和/或标签中予以明示，并提供针尖图示/示意图。

应对产品的配合性进行研究，使活检针及机械动力装置配合良好，易于安装及拆分，并避免误装配。

还应对产品的触发装置、安全锁扣进行研究（如适用）。确保其使用安全，并避免误击发。并在说明书和/或标签中予以明示。

3. 生物相容性评价研究

生物相容性评价资料应当包括：生物相容性评价的依据、项目和方法；产品所用材料的描述及与人体接触的性质；实施或豁免生物学试验的理由和论证；对于现有数据或试验结果的评价。

应按照 GB/T 16886《医疗器械生物学评价》系列标准进行生物学评价或试验，在评价项目选择时应考虑产品累积使用的接触时间。

4. 灭菌工艺研究

参考 GB 18280《医疗保健产品灭菌 辐射》系列标准、GB 18279《医疗保健产品灭菌 环氧乙烷》系列标准和 GB/T 16886.7—2015《医疗器械生物学评价 第 7 部分：环氧乙烷灭菌残留量》等相应标准规定，提交产品包装及灭菌方法选择的依据，经过确认并进行常规控制，并应开展以下方面的确认：

（1）产品与灭菌过程的适应性：应考察灭菌工艺过程对于一次性使用活检针的影响。

（2）包装与灭菌过程的适应性。

（3）应明确灭菌工艺（方法和参数）和无菌保证水平（SAL），并提供灭菌确认报告。无菌保证水平（SAL）应达到 1×10^{-6}。

（4）残留毒性：若灭菌使用的方法容易出现残留，如环氧乙烷灭菌，应当明确残留物信息及采取的处理方法，并提供研究资料。

5. 产品有效期和包装研究

应提供产品有效期的验证资料。在稳定性研究中应监测整个有效期内确保产品安全性和有效性的关键参数，如在产品技术要求中所描述的参数，并提交所选择测试方法的验证资料。考虑加速/实时老化对于终产品的影响，以及产品的稳定性和批间可重复性。还应通过无菌检测或包装完整性检测证明产品在有效期内保持无菌状态。

产品包装验证可根据有关国内、国际标准进行，如 GB/T 19633《最终灭菌医疗器械包装》系列标准、YY/T 0681 系列标准、YY/T 0698 系列标准、ISO 11607 系列标准、ASTM D4169-16 等，提交产品的包装验证报告。

6. 其他资料

结合申报产品的特点，证明产品安全性、有效性的其他研究资料。

（三）生产制造信息

提交产品的生产工艺管理控制文件，详细说明产品的生产工艺和步骤，列出工艺图表，对生产工艺的可控性、稳定性应进行确认。对生产加工过程中所使用的添加剂、助剂等（如二甲硅油等针尖润滑剂，光固化胶等粘合剂）均应说明起始浓度、去除措施、对残留量的控制标准、毒性信息以及安全性验证报告。应提供产品加工过程中以及终产品的质量控制要求。

若产品有多个研制、生产场地，应当概述每个研制、生产场地的实际情况。

（四）产品风险分析

按照 YY/T 0316—2016《医疗器械 风险管理对医疗器械的应用》的要求，对产品生命周期全过程实施风险管理。在产品准备注册上市前，应对风险管理过程进行评审。评审应至少确保：风险管理计划已被适当地实施；综合剩余风险是可接受的；已建立产品上市后的追溯与临床应用信息收集制度。

产品风险管理报告包括风险分析、风险评价、风险控制概述的产品风险管理资料。至少应包括：

（1）产品安全特征清单；

（2）产品可预见的危害及危害分析清单（说明危害、可预见事件序列、危害处境和可能发生的损害之间的关系）；

（3）风险评价、风险控制措施以及剩余风险评价汇总表。

对于风险管理报告及提交的风险管理资料的要求可参考 YY/T 0316—2016 附件。

（五）产品技术要求

产品技术要求的制定应符合《医疗器械产品技术要求编写指导原则》（国家食品药品监督管理总局通告 2014 年第 9 号）的要求。应根据产品的技术特征和临床使用情况来确定产品安全有效、质量可控的技术要求与检验方法。对宣称的产品的所有技术参数和功能，应在产品技术要求中予以规定。技术指标应不低于相关的国家标准和行业标准，产品技术要求中的试验方法均应为已验证的方法。若对公认标准中的试验方法有所修改，应说明修改的内容及原因，并提交验证资料。对于相关国家标准、行业标准中不适用的推荐要求条款，应说明不适用的原因。

常见的活检针通用技术指标包括以下几点（不限于此）：

活检针采样结构

尺寸公差

外观与清洁度

针尖

样本采集空间和畅通性

连接牢固度

刚性和弹性

韧性

针座圆锥接头

无菌

细菌内毒素

酸碱度

重金属总含量

环氧乙烷残留量（适用于经环氧乙烷灭菌的一次性使用活检针）

对于手动式活检针，除满足通用要求外，技术指标还应包括以下几点（不限于此）：

针尖结构

内孔清洁度

内针连接牢固度

扭矩

刻度标识

定位器

护套

对于机动装配式活检针，除满足通用要求外，技术指标还应包括以下几点（不限于此）：

切割取样型式

内针杆连接牢固度

刻度标识

活检针的配合性

固定件

护套

对于机动一体式活检针，除满足通用要求外，技术指标还应包括以下几点（不限于此）：

切割取样型式

内针杆连接牢固度

刻度标识

机械动力装置（触发装置、安全锁扣、取样长度定位装置）

护套

如有不适用的项目，应予以说明。

产品技术要求中应明确产品规格型号并阐明各规格型号之间的区别和划分依据，并明确各规格型号产品所适用的组织/器官，或采样方式，列明产品结构并提供产品示意图，产品各组成部分的材料、组成比例及所符合的标准等内容。申请人应考虑添加剂、助剂等物质的残留（如用于针尖润滑的二甲硅油，或光固化胶等粘合剂等）问题，必要时在产品技术要求中加以控制。对于预期经医学影像引导下使用的产品，建议根据其特点和在临床上所需达到的性能，增加相应的技术指标要求。若产品标示为无热原，应在产品技术要求中单独规定，不应与细菌内毒素混淆。如注册产品带有其他组件，应制定相应性能指标要求及检验方法。

列明产品灭菌方法、有效期、初包装等信息。

（六）产品检验报告

产品检验资料应包括产品检验报告及相关的说明文件。检验报告应由具有医疗器械检验资质的检验机构出具，产品在检验机构承检范围内，检验机构出具产品技术要求预评价意见表。若申报的产品包括多个型号，选取检验的典型性型号应当能代表本注册单元内其他产品的安全性和有效性。如被检型号产品无法覆盖其他型号产品全部性能指标，应进行差异性检验。

（七）产品临床评价

申请人应按照《医疗器械临床评价技术指导原则》（国家食品药品监督管理总局通告 2015 年第 14 号）提交临床评价资料。一次性使用活检针的临床评价应遵循医疗器械产品研究和开发的基本规律，通过科学的过程来评估产品临床效果和潜在风险，最终确定产品的安全性和有效性，并为产品使用说明书的撰写提供依据。在进行临床评价之前，应明确一次性使用活检针的临床作用机理、对活检器官或组织的预期作用效果，可能带来的风险和可能出现的不良事件，并在临床评价时予以充分考虑。

根据《关于公布新修订免于进行临床试验医疗器械目录的通告》（国家药品监督管理局通告 2018 年第 94 号），分类编码为 02 - 07 - 04 的一次性内窥镜超声吸引活检针，通常由头部、杆部或软性导管和手柄组成，头部为针形，通过手柄操作传递、控制头部工作。一般头部采用不锈钢材料制成。无菌提供。以及分类编码为 14 - 01 - 09 的一次性使用活检针，组成仅限于包括穿刺针和针芯的活检针，材料符合 GB/T 18457—2015 的要求，通过直接进行人体组织器官穿刺以获取病理组织，不包括与内窥镜系统、负压吸引装置等配合使用或需超声、X 线等影像设备引导下操作的活检针。如产品基本原理、适用范围、性能和组成结构与已经上市产品相同。可免于进行临床试验，但豁免情况不包括以下情况。

对于不符合豁免条件，如（1）使用了新材料、活性成分、新技术、新设计、新作用机理、新功能的产品；（2）用于注射、定位、治疗的产品，申请人应按照《医疗器械临床评价技术指导原则》（国家食品药品监督管理总局通告 2015 年第 14 号）的其他途径论证产品临床应用的安全有效性。如开展临床试验，应符合《医疗器械临床试验质量管理规范》（国家食品药品监督管理总局、中华人民共和国国家卫生和计划生育委员会令第 25 号）要求，如提交境外临床试验数据，应符合《接受医疗器械境外临床试验数据技术指导原则》（国家食品药品监督管理总局通告 2018 年第 13 号）相关要求。如提交同品种产品的临床数据，应按照该指导原则要求的项目和格式出具评价报告。

（八）产品说明书、标签

产品说明书、标签应符合《医疗器械说明书和标签管理规定》（国家食品药品监督管理总局令第 6 号）及 YY/T 0980 系列标准等相关的要求，同时还应注意以下几点（不限于此）：

1. 进口产品说明书中内容应忠实于原文，提交完整版的原文说明书、标签及中文翻译件；

2. 产品适用范围及相关性能介绍所宣称内容应有充分的支持资料，不能夸大；

3. 使用说明应详细阐明所申报产品应用于患者时具体的操作步骤，如影像学引导方式、患者体位、采样方式、针号选择、活检针入路、进针方式等，以及是否需要配合其他产品使用。对于影像引导下使用的活检针，建议申请人增加提示性信息；为提高穿刺的精准性，推荐使用相应的一次性穿刺支架；

4. 在说明书中明确产品的禁忌症、针对产品特点的注意事项、警示信息、可能的不良事件及处理措施等，如对

产品中所含成分过敏的患者不能使用等。应根据活检针部位/术式等列明并发症，如经皮肺穿刺活检中针道出血、感染、气胸、血胸、肿瘤针道转移/种植、气体栓塞等风险；经皮肾穿刺活检中出血、血尿、肾周血肿、疼痛等风险；经皮肝胆穿刺活检中急性胰腺炎、胆汁型腹膜炎、肿瘤针道转移/种植等风险；

5. 说明书中列出的特殊性能测试或试验研究结果，应注明是来自体外试验、动物实验，还是人体试验；

6. 产品的储存、运输要求；

7. 其他应载明的内容。

三、参考文献

1. 《医疗器械监督管理条例》（中华人民共和国国务院令第 680 号）

2. 《医疗器械注册管理办法》（国家食品药品监督管理总局令第 4 号）

3. 《医疗器械说明书和标签管理规定》（国家食品药品监督管理总局令第 6 号）

4. 《医疗器械临床试验质量管理规范》（国家食品药品监督管理总局、中华人民共和国国家卫生和计划生育委员会令第 25 号）

5. 《关于公布新修订免于进行临床试验医疗器械目录的通告》（国家药品监督管理局通告 2018 年第 94 号）

6. 《关于发布医疗器械临床评价技术指导原则的通告》（国家食品药品监督管理总局通告 2015 年第 14 号）

7. 《总局关于发布医疗器械分类目录的公告》（国家食品药品监督管理总局公告 2017 年第 104 号）

8. GB/T 16886《医疗器械生物学评价》系列标准

9. YY/T 0980《一次性使用活组织检查针》系列标准

10. YY/T 0316—2016《医疗器械 风险管理对医疗器械的应用》

11. 《总局关于发布医疗器械注册单元划分指导原则的通告》（国家食品药品监督管理总局通告 2017 年第 187 号）

12. YY/T 0681《无菌医疗器械包装试验方法》系列标准

13. YY/T 0698《最终灭菌医疗器械包装材料》系列标准

14. GB 18280《医疗保健产品灭菌 辐射》系列标准

15. GB 18279《医疗器械灭菌 环氧乙烷》系列标准

16. GB/T 18457—2015《制造医疗器械用不锈钢针管》

17. YY/T 0114—2008《医用输液、输血、注射器具用聚乙烯专用料》

18. YY/T 0242—2007《医用输液、输血、注射器具用聚丙烯专用料》

19. YY/T 0806—2010《医用输液、输血、注射及其他医疗器械用聚碳酸酯专用料》

20. YY/T 1557—2017《医用输液、输血、注射器具用热塑性聚氨酯专用料》

21. GB/T 2965—2007《钛及钛合金棒材》

22. YY/T 0294.1—2016《外科器械 金属材料 第 1 部分：不锈钢》

23. GB/T 14233.1—2008《医用输液、输血、注射器具检验方法 第 1 部分：化学分析方法》

24.《接受医疗器械境外临床试验数据技术指导原则》

（国家食品药品监督管理总局通告 2018 年第 13 号）

四、起草单位

国家药品监督管理局医疗器械技术审评中心

44 一次性使用配药用注射器产品注册技术审评指导原则

（一次性使用配药用注射器产品注册技术审查指导原则）

本指导原则旨在为申请人进行一次性使用配药用注射器注册申报提供技术指导，同时也为药品监督管理部门对注册申报资料的审评提供技术参考。

本指导原则是对一次性使用配药用注射器注册申报资料的一般要求，申请人应依据具体产品的特性对注册申报资料的内容进行充实和细化，并依据具体产品的特性确定其中的具体内容是否适用，若不适用，需具体阐述其理由及相应的科学依据。

本指导原则是对申请人和审查人员的指导性文件，但不包括注册审批所涉及的行政事项，亦不作为法规强制执行，如果有能够满足相关法规要求的其他方法，也可以采用，但是需要提供详细的研究资料和验证资料。应在遵循相关法规和标准的前提下使用本指导原则。

本指导原则是在现行法规和标准体系以及当前认知水平下制定的，随着法规和标准的不断完善，以及科学技术的不断发展，本指导原则相关内容也将进行适时的调整。

一、适用范围

本指导原则的适用于《医疗器械分类目录》中按照第二类医疗器械管理的配药用注射器。

本指导原则所适用的一次性使用配药用注射器是指临床用于配制药品时所用到的普通型配药用注射器（不包括带有各种过滤器或直接连接粉针瓶与输液软袋的配药装置）。

二、技术审查要点

（一）产品名称要求

产品名称应符合《医疗器械通用名称命名规则》（国家食品药品监督管理总局令第 19 号）等相关法规、规范性文件的要求。产品名称应以体现产品的工作原理、技术结构特征、功能属性为基本准则，如"一次性使用配药用注射器"。

（二）产品的结构和组成

一次性使用配药用注射器由配药器配药针组成。

典型的配药器结构为二件、三件；型式为中头式、偏

头式；容量有 10mL、20mL、30mL、50mL、100mL 等。一般由标尺、零刻度线、分度容量线、公称容量刻度线、外套卷边、锥头、外套、活塞、芯杆、按手组成。

典型的配药针型式为侧孔针、斜面针；规格有 0.9mm、1.2mm、1.4mm、1.6mm、1.8mm、2.1mm、2.4mm 等；一般由针座、针管、护套组成。

一次性使用配药用注射器结构如图 1 所示。

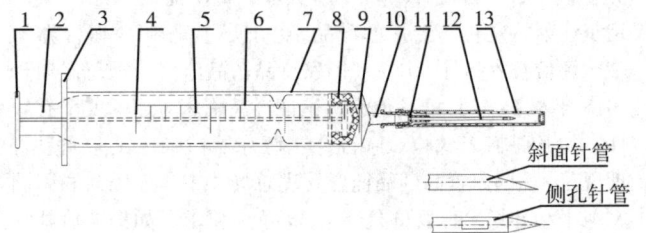

图 1

1 - 按手；2 - 芯杆；3 - 外套卷边；4 - 公称容量刻度线；
5 - 分度容量线；6 - 标尺；7 - 外套；8 - 活塞；9 - 零刻度线；
10 - 锥头；11 - 针座；12 - 针管；13 - 护套

注：本示意图仅说明配药器的结构，并非为标准规定的唯一型式。

产品图示举例如图 2。

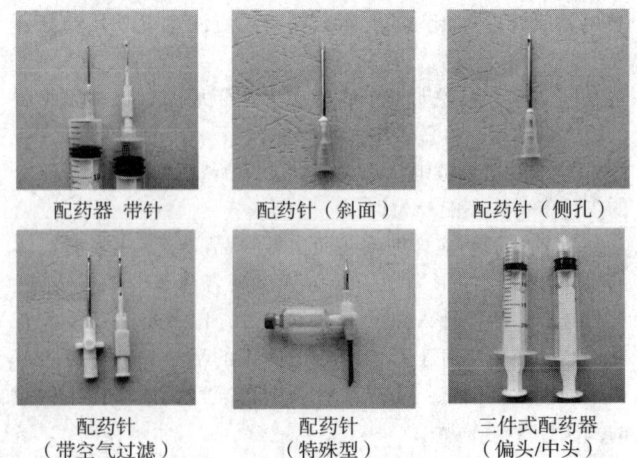

配药器 带针　　　　配药针（斜面）　　　　配药针（侧孔）

配药针
（带空气过滤）　　　配药针
（特殊型）　　　　三件式配药器
（偏头/中头）

图 2

（三）产品工作原理/作用机理

一次性使用配药用注射器临床使用时是借助外力推（拉）配药器芯杆带动活塞抽吸药液注入输液容器内；或先吸取稀释剂，将稀释剂注射进入粉针瓶中使粉针剂溶解，再将稀释好的药液注入输液容器内，供患者输液用。

因该产品为非直接治疗类医疗器械，故本指导原则不包含产品作用机理的内容。

（四）注册单元划分的原则和实例

一次性使用配药用注射器注册单元原则上以产品的技术原理、结构组成、性能指标和适用范围为划分依据。

如产品结构、功能特殊应另行划分注册单元。

（五）产品适用的相关标准

表1　相关产品标准

标准编号	标准名称
GB 15810—2001	《一次性使用无菌注射器》
GB 15811—2016	《一次性使用无菌注射针》
GB 18279.1—2015	《医疗保健产品灭菌 环氧乙烷 第1部分：医疗器械灭菌过程的开发、确认和常规控制的要求》
GB/T 18279.2—2015	《医疗保健产品灭菌 环氧乙烷 第2部分：GB 18279.1应用指南》
GB/T 191—2008	《包装储运图示标志》
GB/T 1962.1—2015	《注射器、注射针及其他医疗器械用6%（鲁尔）圆锥接头 第1部分：通用要求》
GB/T 2828.1—2012	《计数抽样检验程序 第1部分：按接收质量限（AQL）检索的逐批检验抽样计划》
GB/T 2829—2002	《周期检验计数抽样程序及表（适用于对过程稳定性的检验）》
GB/T 14233.1—2008	《医用输液、输血、注射器具检验方法 第1部分：化学分析方法》
GB/T 14233.2—2005	《医用输液、输血、注射器具检验方法 第2部分：生物学试验方法》
GB/T 16886.1—2011	《医疗器械生物学评价 第1部分：风险管理过程中的评价与试验》
GB/T 16886.5—2017	《医疗器械生物学评价 第5部分：体外细胞毒性试验》
GB/T 16886.10—2017	《医疗器械生物学评价 第10部分：刺激与皮肤致敏试验》
GB/T 16886.11—2011	《医疗器械生物学评价 第11部分：全身毒性试验》
GB/T 18457—2015	《制造医疗器械用不锈钢针管》
GB/T 19633.1—2015	《最终灭菌医疗器械包装 第1部分：材料、无菌屏障系统和包装系统的要求》

续表

标准编号	标准名称
GB/T 19633.2—2015	《最终灭菌医疗器械包装 第2部分：成形、密封和装配过程确认的要求》
YY/T 0114—2008	《医用输液、输血、注射器具用聚乙烯专用料》
YY/T 0242—2007	《医用输液、输血、注射器具用聚丙烯专用料》
YY/T 0243—2016	《一次性使用注射器用活塞》
YY/T 0296—2013	《一次性使用注射针 识别色标》
YY/T 0313—2014	《医用高分子产品 包装和制造商提供信息的要求》
YY/T 0316—2016	《医疗器械 风险管理对医疗器械的应用》
YY/T 0466.1—2016	《医疗器械 用于医疗器械标签、标记和提供信息的符号 第1部分：通用要求》
YY/T 0821—2010	《一次性使用配药用注射器》

（注：本指导原则中标准适用最新版本，下同）

上述标准包括了注册申报资料中涉及到的标准。有的注册申请人还会根据产品的特点引用一些行业外的标准和一些较为特殊的标准。

产品适用及引用标准的审查可以分两步来进行。首先对引用标准的齐全性和适宜性进行审查，也就是在编写注册申报资料时是否引用与产品相关的国家标准、行业标准，以及引用是否准确。可以通过对注册申报资料中引用文件是否引用了相关标准，以及所引用的标准是否适宜来进行审查。此时，应注意标准编号、标准名称是否完整规范，年代号是否有效。

其次对引用标准的采纳情况进行审查。即所引用的标准中的条款要求，是否在产品技术要求中进行了实质性的条款引用。这种引用通常采用两种方式，文字表述繁多内容复杂的可以直接引用标准及条文号，比较简单的也可以直接引述具体要求。

如有新版强制性国家标准、行业标准发布实施，产品性能指标等要求应执行最新版本的国家标准、行业标准。

（六）产品的适用范围/预期用途/禁忌症

产品供临床抽取、溶解、配制药液使用。应该当明确说明该器械不适宜运用的某些疾病、情况或特定人群（如儿童、老年人、孕妇及哺乳器妇女、肝肾功能不全者）。

（七）产品的主要风险

1. 风险分析方法

（1）在对风险的判定及分析中，要考虑合理的可预见的情况，包括：正常使用条件下和非正常使用条件下；

（2）风险判定及分析应包括：对于患者的危害、对于操作者的危害、对于环境的危害；

（3）风险形成的初始原因应包括：人为因素包括不合

理的操作，产品结构的危害，原材料危害，综合危害，环境条件；

（4）风险判定及分析考虑的问题包括：产品原材料生物学危害；产品质量是否会导致使用中出现不正常结果；操作信息，包括警示性语言、注意事项以及使用方法的准确性；留置使用可能存在的危害等。

2. 风险分析清单

一次性使用配药用注射器的风险管理报告应符合 YY/T 0316—2016《医疗器械 风险管理对医疗器械的应用》的有关要求，审查要点包括：

（1）产品安全性特征判定是否准确（依据 YY/T 0316—

2016 附录 C）；

（2）危害分析是否全面（依据 YY/T 0316—2016 附录 E）；

（3）风险可接收准则，降低风险的措施及采取措施后风险的可接收程度，是否有新的风险产生。

根据 YY/T 0316—2016《医疗器械 风险管理对医疗器械的应用》附录 E 对"一次性使用配药用注射器"已知或可预见的风险进行判定，产品在进行风险分析时至少应包括以下的主要危害，注册申请人还应根据自身产品特点确定其他危害。针对产品的各项风险，注册申请人应采取应对措施，确保风险降到可接受的程度。

表 2　产品主要危害

危害的分类		可预见的事件序列	损害
生物学危害	生物污染	生产环境控制不好。 无菌操作不规范。 包装破损	产品带菌，引起患者用药感染、细菌栓塞
	生物不相容性	原、辅料不符合要求。 PE 或 PP：抗氧剂、化学助剂量过大。 硅（橡）胶：硫化剂分解不完全，加工助剂残留量大	导致患者感染。 产生毒性或刺激、溶血、紫外吸光超标或引起不良反应
	不正确的配方（化学成分）	未按照工艺要求配料。 添加剂或助剂使用比例不正确	有可能引起小分子物质残留量过大，造成毒性危害
	毒性	不正确的配方、不合格的原材料。 加工工艺控制不严格	生物相容性不符合要求
	再感染和/或交叉感染	使用不当、标识不清、被二次甚至多次使用。	引起感染、交叉感染
环境危害	储存或运行偏离预订的环境条件	储运条件（如温度、湿度）不符合要求。 包装不能保证产品质量	产品老化无法使用或者危害患者健康。 产品有效期缩短
	意外的机械破坏	储运、使用过程中发生意外的机械性破坏。	产品使用性能无法得到保证。
	由于废物和（或）医疗器械处置的污染	使用后的产品随意丢弃，没有按照要求集中销毁	造成环境污染或者细菌的交叉感染。 意外使用或扎伤他人
化学成分毒性	产品中的环氧乙烷残留量不符合要求	环氧乙烷进入患者体内，累积效应导致病变	病人致癌
与医疗器械使用有关的危害	不适当的标记	标记不清晰、错误。 没有按照要求进行标记	产品辨别错误导致误用
	不适当的操作说明如： （1）和医疗器械一起使用的附件规范不适当 （2）预先检查规范不适当 （3）操作说明书过于复杂	允许使用的药品及与药品同时保存的时间。 包装破损无法识别。 操作要点不突出	不良事件的发生。 导致误用。 导致操作失误
	合理可预见的误用	规格型号选用错误	无法达到满意的使用效果或资源的浪费
	对副作用的警告不充分	对操作人员警示不足。 将配药用注射器 带针用于人体注射。 重复使用。 二次灭菌。 未明示易吸附的药物种类，导致药物浓度达不到要求	不良事件的发生。 患者的不适。 患者感染。 患者用药不合理
	对一次性使用医疗器械很可能再次使用的危害警告不适当	造成重复使用	患者感染。 患者用药不当

续表

危害的分类		可预见的事件序列	损害
功能性失效、维修和老化引起的危害	工艺控制不严	外套、活塞不光滑。 活塞、芯杆脆弱易断裂。 接触部位不紧密。 针尖不符合要求	损伤操作者。 药液被污染。 药液外漏导致患者用药量不准或污染。 产生落屑
	对医疗器械寿命终止缺少适当的决定	没有标识产品有效期	产品超期使用造成细菌感染。 或因材料老化而导致产品性能不符合要求
	不适当的包装（医疗器械的污染和/或变质）	没有进行包装确认	不能确保产品无菌，从而导致出现细菌感染
	再次使用和/或不适当的再次使用	产品标识没有明确	导致药物不良反应。 出现细菌感染等
信息危害	产品说明书信息内容不完整	造成操作或处理错误	不合格产品被误用。 重复使用，危害患者健康
	说明书注意事项、禁忌描述不完整	影响正常使用，甚至危及患者健康。 产品被用于正确使用范围之外，如用于人体注射	产生交叉感染或影响使用造成患者疼痛
	标尺印刷不清晰	无法判断药液剂量	影响治疗效果

（八）产品的研究要求

1. 生物相容性研究

按 GB/T 16886.1—2011《医疗器械生物学评价 第1部分：风险管理过程中的评价与试验》、GB/T 16886.5—2017《医疗器械生物学评价 第5部分：体外细胞毒性试验》、GB/T 16886.10—2017《医疗器械生物学评价 第10部分：刺激与皮肤致敏试验》、GB/T 16886.11—2011《医疗器械生物学评价 第11部分：全身毒性试验》等要求提交材料的生物相容性研究资料。

2. 灭菌工艺研究

按 GB 18278.1—2015《医疗保健品灭菌 湿热 第1部分：医疗器械灭菌过程的开发、确认和常规控制要求》、GB 18279.1—2015《医疗保健产品灭菌 环氧乙烷 第1部分：医疗器械灭菌过程的开发、确认和常规控制的要求》、GB/T 18279.2《医疗保健产品的灭菌 环氧乙烷 第2部分：GB 18279.1 应用指南》、GB 18280.1—2015《医疗器械保健产品灭菌 辐射 第1部分：医疗器械灭菌过程的开发、确认和常规控制要求》、GB 18280.2—2015《医疗保健产品灭菌 辐射 第2部分：建立灭菌剂量》、GB/T 18280.3—2015《医疗保健产品灭菌 辐射 第3部分：剂量测量指南》、GB 18281.2—2015《医疗保健产品灭菌 生物指示物 第2部分：环氧乙烷灭菌用生物指示物》、GB/T 19633.1—2015《最终灭菌医疗器械包装 第1部分：材料、无菌屏障系统和包装系统的要求》、GB/T 19633.2—2015《最终灭菌医疗器械包装 第2部分：成形、密封和装配过程确认的要求》、YY/T 1267—2015《适用于环氧乙烷灭菌的医疗器械的材料评价》、YY/T 0698 系列标准等要求提交环氧乙烷灭菌研究资料。

3. 效期和包装研究

按 YY/T 0681.1—2009《无菌医疗器械包装试验方法 第1部分：加速老化试验指南》、YY/T 0681.2—2010《无菌医疗器械包装试验方法 第2部分：软性屏障材料的密封强度》、YY/T 0681.3—2010《无菌医疗器械包装试验方法 第3部分：无约束包装抗内压破坏》、YY/T 0681.4—2010《无菌医疗器械包装试验方法 第4部分：染色液穿透法测定透气包装的密封泄漏》等要求提交效期和包装研究资料。

4. 药物相容性研究

增加对配药前后药液接触的部件与配置药物的相容性研究（主要包括物理相容性、化学相容性等），建议选择预期拟配置的药物分别进行研究。

（九）产品技术要求的主要性能指标

本条款给出一次性使用配药用注射器的基本技术性能指标，但并未给出定量要求，注册申请人可参考相应的国家标准、行业标准，根据注册申请人自身产品的技术特点制定相应的产品技术要求，但不得低于相关强制性国家标准、行业标准的有关要求。以下如有不适用条款（包括国家标准、行业标准要求），注册申请人在产品性能研究中必须说明理由。

1. 物理性能

配药器执行 YY/T 0821—2010 规定，具体项目包括：外观、标尺、标尺的数字、公称容量线的标尺总长、标尺位置、外套、按手间距、活塞、锥头、器身密合性、容量允差、残留容量。

配药针执行 YY/T 0821—2010 的规定。具体项目包括：材料（只需明确牌号，无需检测）、外观、尺寸、侧孔针管的畅通性、微粒污染、穿刺落屑、连接牢固度、耐腐蚀性、针座。

针管刚性、韧性与产品的使用性能密切相关，但 YY/T 0821—2010 无相关技术要求。需要增加针管材料的要求，以保证临床使用的安全性、有效性。

2. 化学性能

一次性使用配药用注射器参考执行 YY/T 0821—2010 的相关要求，具体项目包括：可萃取金属含量、酸碱度、易氧化物；而根据不同材料特性，由注册申请人决定是否对化学性能提出其他特别要求。

用环氧乙烷灭菌的产品应规定环氧乙烷残留量的要求。

3. 生物性能

一次性使用配药用注射器产品参照执行 YY/T 0821—2010，进行无菌、热原检查。

4. 未包含在产品技术要求中的主要性能指标还应包含依据 GB/T 16886.1—2011《医疗器械生物学评价 第 1 部分：评价与试验》进行的生物学评价，具体项目包括细胞毒性、致敏、刺激、溶血、急性全身毒性试验等生物学评价，或按《关于印发医疗器械生物学评价和审查指南的通知》（国食药监械〔2007〕345 号）文件的规定提交相关的证明文件。

（十）同一注册单元内注册检验典型性产品的确定原则和实例

1. 同一注册单元中的典型产品是指能够代表本注册单元内其他产品安全性和有效性的产品。其功能最齐全、结构最复杂、风险最高。

2. 典型产品的确定可以通过比较同一注册单元内所有产品的技术结构、性能指标和预期用途等相应资料，说明其能够代表本注册单元内其他产品的安全性和有效性。

3. 例如申报产品（同种材料的情况下）配药器结构为二件、三件；型式为中头式、偏头式；容量有 10mL、20mL、30mL、50mL、100mL 等。配药针型式为侧孔针、斜面针；规格有 φ1.2、φ1.4、φ1.6、φ1.8、φ2.1、φ2.4。可选择：三件中头式 10mL 配药器、φ1.2 斜面配药针及二件偏头式 100mL 配药器、φ2.4 侧孔配药针为典型产品。两种型号只需全检一个型号，另一型号选择未覆盖项目检验。

（十一）产品生产制造相关要求

详细说明产品生产工艺过程及其确定的依据、过程控制点；确认关键工艺点并阐明其对产品物理性能、化学性能、机械性能、生物性能的影响；确认生产工艺的稳定性。有多个研制、生产场所，应详细说明每个研制、生产场所的实际情况。

（十二）产品的临床评价要求

一次性使用配药用注射器产品已经列入《关于公布新修订免于进行临床试验医疗器械目录的通告》（国家药品监督管理局通告 2018 年第 94 号，以下简称《目录》）中，应按《医疗器械临床评价技术指导原则》（国家食品药品监督

管理总局通告 2015 年第 14 号）要求，对免于进行临床试验的医疗器械产品进行临床评价。

1. 提交申报产品相关信息与《目录》所述内容的对比资料；

2. 提交申报产品与《目录》中已获准境内注册医疗器械的对比说明，对比说明应当包括《申报产品与目录中已获准境内注册医疗器械对比表》和相应支持性资料。

提交的上述资料应能证明申报产品与《目录》所述的产品具有等同性。若无法证明申报产品与《目录》产品具有等同性，则应按照《医疗器械临床评价技术指导原则》的其他要求开展相应工作。

（十三）产品的不良事件历史记录

暂未见相关报道。

（十四）产品说明书和标签要求

产品说明书、标签和包装标识的编写要求应符合《医疗器械说明书和标签管理规定》（国家食品药品监督管理总局令第 6 号）和《医疗器械用于医疗器械标签、标记和提供信息的符号 第 1 部分：通用要求》（YY/T 0466.1—2016）的要求。同时应注意以下要求：

1. 产品型号规格、适用范围应与注册申请表、产品技术要求保持一致；

2. 有"使用前请阅读使用说明书"的文字说明；

3. 应明确产品灭菌方式及产品有效期；产品无菌、无热原的文字说明或图示；

4. 提示对产品材料过敏者禁用；

5. 包装破损、包装内有异物、保护套脱落严禁使用；

6. 针对产品特点的特殊注意事项与警示说明。

（1）严禁用于人体注射；

（2）即配即用，不得留置，用后销毁；

（3）操作时禁止用手或未消毒物品接触药液或配药针管；

（4）侧孔针使用时应多次抽吸稀释剂以保证药液全部用于患者，配制微量药品时建议使用斜面针；

（5）提示产品适合的药物范围。

7. 其他内容，如医疗器械注册证书编号、产品技术要求编号、生产注册申请人、注册地址、生产地址、售后服务单位、说明书的编制或者修订日期、生产日期，使用期限或者失效日期。

三、审查关注点

（一）一次性使用配药用注射器产品技术要求编写的规范性，引用标准的适用性、准确性，内容是否符合 YY/T 0821—2010《一次性使用配药用注射器》及有关标准的要求，是否齐全，是否为现行有效版本；

（二）注册申报资料应按照《医疗器械注册申报资料要求和批准证明文件格式》（国家食品药品监督管理总局公告 2014 年第 43 号）编写。重点关注材料、工艺及与所配制药

物的相容性研究报告；

（三）安全风险管理报告要审查产品的主要风险是否已经列举，控制措施是否有效，风险是否降到可接受的程度之内；

（四）产品型式检验报告的完整性，应检项目不得缺项，检验结论及意见等；

（五）关注注册检测报告应能覆盖所有不同材料、结构的产品所有性能检验。所检测型号产品应当是本注册单元内能够代表申报的其他型号产品安全性和有效性的典型产品；

（六）产品预期用途，从医疗器械注册申请表、技术报告、安全风险管理报告、产品使用说明书等方面叙述的是否一致；

（七）对特殊结构、功能产品（如过滤功能）应制定相应的技术要求保证产品具有声称的功能，如产品允许药液留置或使用了特殊材料，应提供相关验证资料保证能安全使用。

四、编写单位

本指导原则由江西省药品监督管理局编写并负责解释。

45　一次性使用避光输液器产品注册技术审评指导原则

（一次性使用避光输液器产品注册技术审查指导原则）

一、前言

本指导原则旨在帮助和指导申请人/生产企业对一次性使用避光输液器产品的注册申报资料进行准备。在临床治疗过程中，某些药物需要在避光条件下进行输注，一次性使用避光输液器即是针对输注过程需避光的药物而设计制造的专用输液器。注册申报一次性使用避光输液器产品，需要提交相关技术资料。

本指导原则是在注册申报资料满足常规一次性使用输液器基本要求的基础上，针对一次性使用避光输液器产品特点提出的一些要求。常规一次性使用输液器的基本要求，参见《一次性使用输注器具产品注册技术审查指导原则》。同时，本指导原则是对一次性使用避光输液器注册申报资料的通用要求，申请人/生产企业应依据具体产品的特性对注册申报资料的内容进行充实和细化。生产企业还应依据具体产品的特性确定其中的具体内容是否适用，若不适用，需具体阐述其理由及相应的科学依据。

本指导原则是对生产企业和审查人员的指导性文件，但不包括注册审批所涉及的行政事项，亦不作为法规强制执行，如果有能够满足相关法规要求的其他方法，也可以采用，但是需要提供详细的研究资料和验证资料。应在遵循相关法规的前提下使用本指导原则。

本指导原则是在现行法规和标准体系以及当前认知水平下制定的，随着法规和标准的不断完善，以及科学技术的不断发展，本指导原则相关内容也将进行适时的调整。

二、适用范围

本指导原则适用于一次性使用避光输液器产品的注册申报。

三、注册申报资料要求

（一）产品的技术资料

1. 产品描述

产品描述应全面、详细，至少应包括申报产品名称、预期用途、原材料、工作原理、结构组成（相应图示）、尺寸、技术指标、特殊性能及规格型号划分说明。

2. 与已上市产品比较

一次性使用避光输液器的结构形式目前主要有：

2.1 可避光的管材多层结构，如内层为常规输液器材料，外层为含色母粒的材料，采用共挤工艺形成双层避光输液器。

2.2 以含避光色母粒的高分子材料为原料挤塑成型加工成可避光的均质管材，用此种管材再加工成一次性使用避光输液器。

如果设计了其他结构形式的避光输液器，亦可采用。应详细说明同类产品国内外研究及临床使用情况。对于首创的与已上市产品结构形式不同的产品，需提交产品特性及关键设计点的说明。对于仿制产品，需提交与已上市产品的比较资料，描述本次申报产品与已上市产品的相似点和不同点，比较的项目包括产品设计、预期用途、工作原理、结构组成、原材料、灭菌方式、性能指标、货架有效期等，建议以列表方式列出。

3. 产品名称

产品通用名应以发布的国家标准、行业标准以及《医疗器械产品分类目录》中的产品名称和产品的技术性能为依据，宜命名为"一次性使用避光输液器"。

4. 原材料

提交各组件全部组成材料（包括主材、所有辅材、着色剂）的基本信息，如：化学名称、商品名/材料代号、化学结构式/分子式、分子量及分布、密度、单体、起始物质、光学数据、材料热分析图谱、组成比例、供应商、符合的标准等基本信息。

应明确所使用的高分子原材料和添加的着色剂是否已有用于制造与血液直接或间接接触的医疗器械的应用史，提供原材料生产厂家的资质证明及外购协议。对外购组件也应当提交供方名录、相关资质证书及外购协议。

5. 产品设计验证

对于一次性使用避光输液器，由于产品具有避光性能，设计验证的重点建议放在产品是否具有避光性能、与产品避光性能相关的成分与结构是否给人体带来新的风险上。产品设计验证应包括但不限于以下验证：

5.1 色母粒中各成分应和管壁的原材料有很好的相容性。申请人需提交试验数据或研究报告来阐明加入着色剂后对高分子材料性能的影响，包括物理机械性能、透明度等。申请人需提交相同材质的避光与非避光产品物理性能评估报告。通过验证确定着色剂最佳用量。

5.2 产品应进行溶出物试验，明确产品的溶出物物质名称及溶出量，必要时需进行生物学评价。对于材料中溶出物的分析应明确前处理条件，建议模拟临床使用条件或临床使用恶劣条件，验证着色剂在管壁中的迁移溶出情况。迁移实验的条件建议至少考虑产品的工艺加工条件和临床使用条件。双层结构中外层避光剂向内层的溶出迁移情况也需经过验证。

5.3 应验证所宣称的避光作用，至少应包括可遮蔽的光谱范围和透光率。由于不同的药物输注时需要避光的光谱不同，所以不同避光产品的避光光谱范围和透光率可能不同。产品的有效避光光谱范围应涵盖预期拟输注药品所需的避光光谱范围。详细试验方法可参考6.2节内容。

5.4 企业在提交验证报告中涉及试验部分的同时，应提供方法学验证资料。

6. 产品的药物相容性评价

避光输液器与药物的相容性试验应考察输液器与药物之间是否会引起相互的或单方面的迁移和吸附、质量的变化以及避光效果。本试验应在较恶劣的或模拟临床使用条件下进行，以探讨药物与输液器之间的影响。

避光输液器与药物的相容性试验应包括一般相容性试验和避光性能试验。

6.1 一般性相容性试验（与药物的相互作用）

6.1.1 药物相容性试验是研究药物通过输液器后，药物与输液器之间产生的吸附、迁移和产生其他变化或相互作用的实验研究，包括物理相容性、化学相容性等多方面内容。

6.1.2 一般相容性试验应考虑以下方面

a）生产所用材料；

b）添加剂、加工过程的残留物、单体、起始物质；

c）降解产物；

d）其他成分以及它们在输液器上的相互作用；

e）输液器的性能和特点；

f）药物与输液器的相互作用；

g）试验用药物的物理和化学性质。

6.1.3 一般相容性试验的要求

a）药物试验

本实验考察药物通过避光输液器前后质量的变化情况和输液器对药物的吸附作用。

（1）建议选择预期拟输注的药物分别进行研究。试验用药物溶液的浓度应采用与临床使用浓度一致或使用更高浓度的药物溶液，并保证药物溶液与输液器有足够的接触时间。按照试验药物的质量标准检测通过避光输液器前后药物溶液理化指标，综合考察药物通过避光输液器前后的质量变化。

（2）药物吸附试验应考察相同体积的药物溶液持续通过输液器或停留在输液器内的药物溶液在不同时间周期被输液器的吸附情况；也可以考虑与其他材料类输液器进行对比。

b）添加剂、降解产物等的溶出和迁移

除使用第a）款中药物进行试验外，还应选用酸、碱以及低极性溶液进行试验，如0.1mol/L盐酸溶液、0.1mol/L氢氧化钠溶液及65%乙醇溶液等。建议通过考察在不同温度条件下，模拟临床实际使用状况，经过一定的时间周期接触后，通过光谱法、色谱法等可行的测定方法测定样品中添加剂、降解产物等的溶出和迁移情况；测定方法需要进行方法学验证。同时考察模拟临床使用的药物溶液中的添加剂的溶出和迁移情况。

c）温度

由于物质在高温状态下的迁移速度要高于常温或低温状态，药物试验和迁移试验应考虑考察不同温度情况下药物溶液与输液器接触后的相互变化及输液器添加剂的迁移情况，通常考虑在常温（25℃±1℃）及40℃±1℃温度条件下，采用前面经过方法学验证过的方法进行。

d）样本

应选用不少于三批的输液器进行试验。

6.1.4 一般相容性试验应不仅限于上述内容，鼓励研究者开展新的研究。

6.2 避光性能试验

6.2.1 避光性能试验是研究避光输液器对有避光输注要求药物的保护作用和影响。

6.2.2 避光性能试验应考虑以下方面

a）着色剂的遮光机理；

b）光敏药物的光降解特性；

c）药物在避光输液器内停留时间；

d）避光输液器的容积；

e）避光物质的组成和化学成分；

f）避光物质在最终产品中的比例；

g）避光输液器性能的改变：参照产品标准，考察药物经过避光输液器后，输液器性能的改变情况。

6.2.3 避光试验的要求

a）避光范围：可采用适宜的方法（如分光光度法或其

他经过方法学验证的方法）测定避光输液器对光线的阻隔范围，从而推断产品的避光范围，避光输液器应能在尽可能宽的波长范围内对光线有阻隔作用；而且要分析被避光的药物是否在本品的避光范围内。

b）避光物质的溶出和脱落：避光物质的溶出和脱落试验可参照 6.1.3b、6.1.3c 的条件进行。若企业采用其他方法测定避光物质的溶出和脱落，应对方法的科学适用性进行论证。避光/遮光物质溶出试验应选择适当的溶剂进行，通过采用适当的检测方法（如比色或重量法等，应该进行方法学验证）测定溶出物含量；采用适当的测定方法（测定方法需要经过方法学验证）考察不同溶剂中避光物质的脱落情况。

c）光源的选择：照度或辐照量应能量化，光源的波长范围应与日光接近，如有需要可选用日光作为照射光源。

d）试验时间周期：应有足够的试验时间，分别考察试验周期内和单位时间输液器对药物的保护作用、药物在光的作用下的分解曲线。

e）试验方法：按试验药物质量标准规定的检测方法模拟临床实际使用状况检测药物在光照条件下通过避光输液器前后的理化指标的变化。

f）温度的选择：考察避光输液器对药物的保护作用，通常考虑在室温（25℃±1℃）及 40℃±1℃下试验。

g）样本：应选用不少于三批的避光输液器进行试验。

6.2.4 避光性能试验应不仅限于上述内容，鼓励研究者开展新的研究。

6.3 试验结果的评估

6.3.1 生产商应能详细提供使用材料的配方、工艺流程及说明和安全性资料。

6.3.2 应选用经过有效性验证的产品对以上结果进行评估。

6.3.3 避光输液器对于药物的影响是否在可接受的范围内。

6.3.4 添加剂、降解产物等的溶出量是否在可以耐受的暴露限量以下；添加剂、降解产物等迁移是否带给药物不良影响。

6.3.5 避光输液器的避光范围是否可以对拟输注的药物起到保护作用。

6.3.6 避光物质的溶出和脱落是否会造成临床使用风险。

7. 生产工艺

详细说明产品生产工艺过程、质量控制标准及其可靠性论证；确认关键工艺点并阐明其对产品物理性能、化学性能、机械性能、生物性能的影响；确认生产工艺的稳定性。例如：对于双层结构的一次性使用避光输液器要详细描述双层结构的制备工艺、质控标准及可靠性论证。详细描述与验证设计输出的参数如何通过工艺过程保证实施和符合要求。

8. 一般性能要求

主要包括物理性能、化学性能、生物性能等方面的要求及其制定依据。应包括但不限于以下内容：

8.1 物理性能

避光性、脱色，其余应符合 GB 8368 要求

8.2 化学性能

主要包括酸碱度、还原物质（易氧化物）、金属离子、蒸发残渣、紫外吸光度、环氧乙烷残留量等。

8.3 生物性能

生物学性能应符合 GB/T 16886.1 对相关用途、使用部位及接触时间的具体要求。产品接触时间是该产品在人体的最大累积作用时间，生物学评价项目一般应包括：无菌、热原、细胞毒性、致敏、刺激或皮内反应、急性全身毒性、血液相容性等。

9. 其他性能要求

对于生产企业采用新材料制造的产品以及具有其他特殊性能的产品，企业应根据产品特点制定相应的物理、化学、生物性能要求。

（二）产品标准

由于不同产品的拟输注药物、着色剂、避光形式可能均不相同，产品的避光范围和避光效果也会不同，建议申请人依据所申报产品制订注册产品标准。技术指标应当不低于国家标准、行业标准要求，对企业宣称的技术参数和功能，应在注册产品标准中予以规定。注册产品标准中应明确规格型号及各规格型号的区别、适用范围、产品结构及其示意图，产品各组件的材料，产品性能指标及试验方法，产品灭菌方法、有效期，产品包装方法、标志、运输和储存要求。

（三）产品说明书、标签和包装标识

按照《医疗器械说明书、标签和包装标识管理规定》（国家食品药品监督管理局令第 10 号）的要求提供产品说明书。同时应注意：

1. 说明书中应客观描述产品对波长范围的透过率试验数据。

2. 清楚地标明器械的产品名称、预期用途、禁忌症和目标人群。

3. 标示药物相容性相关警示信息。

四、其他需要注意的事项

1. 该类产品应依据《医疗器械生产质量管理规范无菌医疗器械实施细则（试行）》（国食药监械〔2009〕835号）进行质量体系考核，提交体系考核报告。带针产品考核报告应当包含输液针，有外购输液针的须提交外购协议及医疗器械产品注册证。

2. 质量跟踪报告至少应包括以下内容：产品的销售情况；企业对产品的质量控制措施以及内部审核中对产品质量的审查情况的说明；产品周期检验、日常检验及质量监督抽验情况；在产品使用过程中，用户对产品质量的反馈情况；产品上市后企业执行不良事件监测制度

及不良事件监测情况报告；企业收集的关于产品的相关质量信息。

五、参考文献

1. YBB00142002 药品包装材料与药物相容性试验指导原则（试行）（国药监注〔2002〕239号）

2. 一次性使用输注器具产品注册技术审查指导原则（食药监办械函〔2011〕116号）

3. Use of International Standard ISO－10993，'Biological Evaluation of Medical Devices Part 1：Evaluation and Testing'（Replaces #G87－1 #8294）；May 1，1995 CDRH FDA

46 一次性使用输注泵(非电驱动)注册技术审评指导原则

［一次性使用输注泵(非电驱动)注册技术审查指导原则］

本指导原则旨在帮助和指导申请人对一次性使用输注泵(非电驱动)产品注册申报资料进行准备，以满足技术审评的基本要求。同时有助于审评机构对该类产品进行科学规范的审评，提高审评工作的质量和效率。

本指导原则是对一次性使用输注泵(非电驱动)产品注册申报资料的一般要求，申请人应依据具体产品的特性对注册申报资料的内容进行充实和细化。申请人还应依据具体产品的特性确定其中的具体内容是否适用，若不适用，需具体阐述其理由及相应的科学依据。

本指导原则是对申请人和审查人员的指导性文件，但不包括注册审批所涉及的行政事项，亦不作为法规强制执行，如果有能够满足相关法规要求的其他方法，也可以采用，但是需要提供详细的研究资料和验证资料。应在遵循相关法规的前提下使用本指导原则。

本指导原则是在现行法规和标准体系以及当前认知水平下制定的，随着法规和标准的不断完善，以及科学技术的不断发展，本指导原则相关内容也将进行适时的调整。

一、适用范围

本指导原则适用于一次性使用输注泵(非电驱动)产品注册申报资料的准备及产品技术审评的参考。

一次性使用输注泵(非电驱动)是指在医疗机构使用的，以受控方式将药品或生物制品以泵注的形式输入人体的医疗器械，泵的动力是由器械自身机械动力驱动，而不是由其他动力驱动。该类产品大多由以下结构组成：提供动力的组件(非电驱动)、限流装置、用以容纳所输注药液的贮液囊、贮液囊保护件、药液输注通道上的药液过滤器、流量调节系统、止流夹、自控给液控制系统、输注管路等。

本指导原则不适用于电能驱动或电能控制的输液泵、植入式给药装置、肠内营养输注泵、经皮给液装置、输液不是由装置自身提供动力，而是通过患者主动干预来获得动力的输液装置。

二、注册申报资料要求

（一）综述资料

1. 概述

产品名称应符合《医疗器械通用名称命名规则》（国家食品药品监督管理总局令第19号）及有关规定。按照第三类医疗器械管理。

2. 产品描述

产品描述应全面、详细，至少应包括申报产品名称、预期用途、各组件所用的全部原材料、工作原理、结构组成（相应图示）、限流控制方式、技术指标、流量参数、流量精度、药物相容性、特殊性能（PCA等）、规格型号划分的依据以及是否符合相关标准，是否适用本指导原则。

3. 型号规格

对于存在多种型号规格的产品，应当明确各型号规格的区别。应当采用对比表及带有说明性文字的图片、图表，对各种型号规格的结构组成、配置（限流管数量，位置等）、功能、产品特征和运行模式、性能指标，限流控制模式等方面加以描述。

4. 包装说明

有关产品包装的信息（包装形式，材料，尺寸），以及与该产品一起销售的配件包装情况；应当说明与灭菌方法相适应的最初包装的信息。

5. 适用范围和禁忌症

应当明确产品所提供的治疗、诊断等符合《医疗器械监督管理条例》（中华人民共和国国务院令第680号）第七十六条定义的目的，并可描述其适用的医疗阶段［包括预期使用环境、预期输注药液的途径、任何特定的用途（PCA等）、预期治疗人群等］，说明预期与其组合使用的器械。应当结合产品的临床评价资料明确说明该器械适宜应用的医疗用途。

产品的适用范围应与产品的流量控制特性具有临床匹配性。

6. 与同类产品或前代产品的比较信息

申请人应综述同类/类似产品国内外研究及临床使用现状及发展趋势。描述本次申报器械与已上市同类/类似器械或前代产品的相似点和不同点，建议以列表方式表述，比较的项目建议包括产品名称、结构组成、贮液囊原材料、输注管路原材料、输注途径、流量参数、流量精度、药物相容性、预期用途、产品设计、原材料选择、生产工艺、灭菌方式、性能指标、有效期、已上市国家等。已上市器械应至少选择 2 个，应符合本指导原则的定义范畴，可包括本申请已上市同类/类似产品或其他申请人已上市同类产品。

（二）研究资料

产品的研究资料应当从技术层面论述所申报产品的工作原理、流量控制精度、预期用途、设计、技术特征、原材料选择及控制、生产工艺控制及验证、产品性能指标及制定依据、产品包装验证、产品灭菌验证、产品有效期验证等。应制订目录，并建议根据不同的专题分册提交。至少应包含但不局限于如下内容：

1. 产品作用机理

提交能够有效证明或阐述该申报产品输注泵作用原理的技术或证明性资料。申请人应详细阐明申报产品的工作原理，即该器械如何达到其预期用途的科学原理。应描述产品的何种部件如何提供机械动力，如何达到提供机械动力的持续性和稳定性，限流装置通过何种机理达到精确控制流量的作用，确认在产品的工作机理下产品的流量精度如何得到控制。对支持该工作机理的国内外研究文献进行综述，并提交具体支持该工作机理的相关科学文献原文及中文翻译件。阐明是否已有应用相同工作机理的产品在境内外上市，并研究所申报产品是否可能引起过量输注、输注量不足等相关的不良反应。

2. 原材料控制

申请人应说明产品各组件全部组成材料（包括主材及所有辅材）的化学名称、化学结构式/分子式、分子量及其分布（如适用）、商品名/材料代号、使用量/组成比例、供应商名称、符合的标准等基本信息。

申请人应说明原材料的选择依据及其来源。原材料不得人为添加已列入相关法规及指令禁止的或未经毒理学评估的物质，常规使用过程中不得对人体产生有害影响。原材料应具有稳定的供货渠道以保证产品质量，需提供原材料生产厂家的资质证明及外购协议。对外购组件也应当提交供方名录、相关资质证书及外购协议。

产品组件以聚氯乙烯（PVC）作为原料的，需说明聚氯乙烯所含有的增塑剂的化学名称和含量，提交产品中增塑剂释放量范围的研究报告以及人体可接受的剂量范围和依据。用于检测增塑剂释放量的测试液、试验条件、检测方法等应当采用经过科学验证的方法。如采用了可降低增塑剂释放的技术，应当进行相关的验证。

应明确材料中的金属成分，因为金属成分可能会影响器械在核磁环境中的安全性。当材料中含有可能影响器械在核磁环境中的安全性的金属成分时，申请人应提供器械在核磁环境中的安全性的验证资料，若无法证明产品在核磁使用环境中的安全性，需在说明书及标签中明示相关风险。

申请人应对原材料进行质量控制并符合相关材料标准要求。应对主要原材料的力学性能进行研究，提供数据证明原材料的选择可满足产品流量控制稳定性的需求。例如，对于提供机械动力的组件来讲，应对原材料的弹性模量、硬度、形变进行研究，提交原材料的控制标准和验证报告。对于限流装置的材料，应说明在预期使用环境（温度、湿度、大气压力）下，材料的硬度、弹性等特性是否会影响流量精度，提供相关的研究资料。原材料的生物学性能应符合 GB/T 16886.1《医疗器械生物学评价 第 1 部分：风险管理过程中的评价与试验》相关用途及使用部位的具体要求并提交生物学评价报告。

对于申请人自己研制生产的原材料粒料，申请人应提供详细的配方研制报告，其中包括符合 GB 15593《输血（液）器具用软聚氯乙烯塑料》、YY/T 0242《医用输液、输血、注射器具用聚丙烯专用料》、YY/T 0114《医用输液、输血、注射器具用聚乙烯专用料》、YY/T 0031《输液、输血用硅橡胶管路及弹性件》等相关标准要求的验证报告。如果器具申请人使用的是外购粒料，则应要求供方提交原材料符合 GB 15593、YY/T 0242、YY/T 0114、YY/T 0031 等相关标准的验证报告或适用于申请产品预期医疗用途的评估支持资料。对不同批次进料，供方都应提供符合 GB 15593 标准、YY/T 0242 标准、YY/T 0114 标准，YY/T 0031 标准中物理性能、化学性能和生物性能要求的出厂检验报告，申请人应对每批进料按上述条款进行进货检验。

对于首次用于医疗器械方面的新材料，应提供该材料适合用于人体的预期使用部位的相关研究资料。

3. 产品性能指标

应当提供产品性能研究资料以及产品技术要求的研究和编制说明，产品技术要求的编制说明应说明产品性能指标及试验方法制订的依据，主要包括物理性能、化学性能等方面的要求及其制定依据。

申请人应对产品的充注压力进行研究，阐明充注压力的控制范围，充注压力与流量控制精度、稳定性的关系，提交有关研究资料。

申请人应对产品的流量控制精度、流量精度经时变化、流量参数进行研究。若适用，还应对自控给液参数进行研究。申请人应根据预期拟输注的药物对流量的偏差范围进行控制，并根据流量大小制定科学合理的允差范围。测试流量精度的条件（如：药液类型、测试温度、大气压力、输注途径等），测试条件应能模拟该产品临床使用时所面临的实际条件，例如输注途径要考虑静脉途径还是神经阻滞途径等。应对温度与产品流量变化的对应关系参数进行研究，并在说明书和标签中予以明示。

申请人还应对产品的残留量、输注管路的抗扭结性能进行研究。提交相关验证报告。

4. 生物相容性评价研究

生物相容性评价研究应符合 GB/T 16886.1《医疗器械生物学评价 第1部分：风险管理过程中的评价与试验》对相关用途、使用部位及接触时间的具体要求。产品接触时间是该产品对人体的最大累积作用时间。

建议根据 GB/T 16886.1《医疗器械生物学评价 第1部分：风险管理过程中的评价与试验》，按照器械与人体的不同接触时间和接触方式来选择合适的生物学试验方法。

生物相容性评价研究资料应当包括：

（1）生物相容性评价的依据和方法；

（2）产品所用材料的描述及与人体接触的性质；

（3）实施或豁免生物学试验的理由和论证；

（4）对于现有数据或试验结果的评价。

5. 产品灭菌

提交产品灭菌方法的选择依据及验证报告。器械的灭菌应通过 GB 18278.1、GB 18279.1、GB 18280.1、GB 18280.2 或 GB/T 18280.3 确认并进行常规控制，无菌保证水平（SAL）应保证达到 1×10^{-6}。灭菌过程的选择应至少考虑以下因素：产品与灭菌过程间的适应性；包装材料与灭菌过程的适应性、灭菌对产品安全有效性的影响。

6. 产品包装

产品包装验证可依据有关国内、国际标准进行（如 GB/T 19633.1、GB/T 19633.2、ISO 11607、ASTM D 4169、YY/T 0681.1 等），提交产品的包装验证报告。包装材料的选择应至少考虑以下因素：包装材料的物理化学性能；包装材料的毒理学特性；包装材料与产品的适应性；包装材料与成型和密封过程的适应性；包装材料与灭菌过程的适应性；包装材料所能提供的物理、化学和微生物屏障保护；包装材料与使用者使用时的要求（如无菌开启）的适应性；包装材料与标签系统的适应性；包装材料与正常贮存运输途径和过程的适合性。

7. 产品货架有效期

产品货架有效期是指产品在一定的温度、湿度、光线等条件的影响下保持其物理、化学、生物学和微生物学性质的期限。有效期的研究应贯穿于产品研究与开发的全过程，在产品上市后还应继续进行有效期的研究。

货架有效期涉及产品有效期和包装有效期两方面。产品有效期的验证可采用加速老化或实时老化的研究，实时老化的研究是唯一能够反映产品在规定储存条件下实际稳定性要求的方法，应遵循极限试验和过载试验原则，加速老化研究试验的具体要求可参考 YY/T 0681.1、ASTM F1980。

对于包装有效期的验证，建议申请人提交在选择恰当的材料和包装结构合格后的最终成品包装的初始完整性和维持完整性的检测结果。在进行加速老化试验研究时应注意：产品选择的环境条件的老化机制应与在实时正常使用环境老化条件下真实发生产品老化的机制一致。

对于在加速老化研究中可能导致产品变性而不适于选择加速老化试验方法研究其包装的有效期验证，可以以实时老化方法进行测定和验证。

8. 药物相容性试验

对于该类产品，申请人需提交所申报产品与药物的相容性研究报告，应考虑临床实际使用时药物组合输注对药物相容性的可能影响（如：两种麻醉镇痛药物同时输注）。

8.1 药物吸附研究

应包括所申报的器具对所输注药物的吸附情况的实验研究数据与结论。还应对在最长输注储存期内所输注药物或生物制品的稳定性进行研究。提交国内外关于所申报器具对药物吸附情况的综述报告。

8.2 可提取物和可沥滤物研究

申请人应在充分利用与药液直接接触的原材料及组件添加剂信息和加工助剂信息、器械加工助剂信息、灭菌剂信息（若适用）等信息资料基础上，开展可提取物和可沥滤物研究。

进行可提取物研究时申请人所用替代溶剂和可沥滤物研究所选择的典型药物应进行论述，并采用临床最坏参数条件进行试验。对可沥滤物定性定量研究结果宜参照 GB/T 16886.17 及国内外其他相关评价标准进行适宜的毒理学风险评估。

申请人需根据药物相容性结果，在说明书及标签中给出产品临床应用范围的相关信息。

（三）生产制造信息

1. 生产工艺及控制

提交产品的生产工艺管理控制文件，详细说明产品的生产工艺和步骤，列出工艺图表。

申请人应对产品的整个加工过程中加工助剂、小分子的溶出进行研究。

申请人应提交产品生产工艺确定的依据、生产工艺过程中需要进行控制和测试的环节及相关证明性资料。确认关键工艺点（如：对储液囊初始回缩压力的检测、限流管的切割、限流管的内径和长度控制、储液囊和限流管相互配置工艺等）及控制指标并阐明其对产品物理性能、化学性能、机械性能、生物性能的影响。

申请人应说明产品的生产过程如何受控、如何放行以保证产品性能的稳定性。

2. 生产场地

有多个研制、生产场地，应当概述每个研制、生产场地的实际情况。

（四）临床评价资料

按照《医疗器械临床评价技术指导原则》（国家食品药品监督管理总局通告 2015 年第 14 号）的相应规定提交临床评价资料。进口医疗器械还需提供境外政府医疗器械主管部门批准该产品上市时的临床评价资料。

对需要进行临床试验的产品，应按照国家食品药品监督管理总局关于医疗器械临床试验的有关规定提交临床试验方案、临床试验报告、分中心小结、统计分析总报告及伦理委员会批件，同时，当监管部门认为必要时，申请人应能提供临床试验原始数据光盘（以 Excel、ACCESS 或 SAS 格式等）。临床试验时应注意如下几方面：

1. 研究设计和研究假设

建议申请人采用对照、前瞻、随机性研究设计，将拟申报器械与已获准上市器械进行对比。对照器械应与拟申报器械采用同类的材料制成且具有相同的预期用途。

2. 比较的类型

如优效性检验、非劣效性检验、等效性检验，申请人应说明选择的依据。若以上市同类产品作为对照，建议优先选择等效性检验或优效性检验。

3. 临床适应证的选择

详细说明试验对象的选择范围、输注药液的途径、入选标准、排除标准和对照组的设置情况。

若拟申报产品的适应证为普遍应用于输注各种药液，建议申请人选择代表性的药液对产品的临床输注药液的稳定性、精确度进行评估，并结合临床试验中与器械有关的不良事件的发生情况在说明书中增加相应的警示信息。

若拟申报产品的适应证为专用于特定的药液，则在临床试验中需选择特定药液进行临床试验。

4. 评价指标

明确临床性能评价指标，评价的指标应合理并便于临床观察，评价指标应至少包括安全性（包括不良反应）指标和有效性指标（如：流量的精确度等），对不良反应和禁忌症应有处理和预防措施，以减少患者的风险。

5. 样本量确定依据

试验例数应具有统计学意义，应足以确保所申报器械将能在临床使用条件下充分发挥作用。

样本量的大小应根据受试产品的具体特性、主要疗效（或安全性）评价指标及其估计值、显著性水平、研究把握度以及临床试验比较的类型来确定。应在临床试验方案中明确给出具体的样本量计算公式及其来源出处，说明计算过程中所采用的所有参数及其估计值。建议根据下列五个方面确定所需要的样本量，即：（1）拟采取的试验设计类型（常分为单组设计、配对设计、成组设计、单因素多水平设计、交叉设计、析因设计、重复测量设计等）；（2）拟采取的比较类型［常分为差异性检验（又分为单、双侧检验）、等效性检验、优效性检验和非劣效性检验］；（3）允许犯假阳性错误的概率 α（α 通常不超过 0.05）和犯假阴性错误的概率 β（β 通常不超过 0.2，$1-\beta$ 被称为检验效能）；（4）主要评价指标的性质［通常分为定量的、定性的（又分为二值的和多值有序的）］和有关的基础数据及有临床意义的界值；（5）应考虑 20% 以内的脱落率。对于非劣效和等效性试验，还应给出具有临床意义的非劣效界值和/或等效性界值，若为优效性试验，需要给出优效性界值。

6. 试验样品信息

应具体说明临床试验样品的详细信息：产品规格型号、批号、使用方法，对照品的详细信息（生产厂家、产品材料、预期用途、使用方法、产品规格型号、批号、医疗器械注册证号等）。对照产品应选择预期用途一致的产品作为对照产品。

7. 临床试验的质量控制

为了全面、公正、客观、真实地评价参与临床试验的每一受试者的有效性及安全性，建议在临床试验进行过程中，采用严格的质量控制措施。

（1）如采用随机对照设计：建议采用基于互联网（IWR）/电话（IVR）/传真等中央随机系统分配随机号，所有随机号不得二次使用；

（2）如采用单组目标值设计：建议连续入选所有符合入选/排除标准的受试者，并采用基于互联网（IWR）/电话（IVR）/传真等计算机系统分配病例登记号，所有病例登记号不得二次使用。

上述措施主要是出于保证研究质量及受试者的安全性的考虑，将所有入组受试者的基本信息记录在中央计算机系统内，以备今后对数据进行跟踪、核查。

8. 统计分析方法

应在方案中明确写出将要采用的统计分析方法。所有统计分析均应在 ITT（意向性治疗）分析集进行，对于未能观察到安全性或有效性终点的受试者，必须进行灵敏度分析，并按照失败或者无效计算。

（1）描述性分析

计数资料采用频数和百分比描述，计量资料采用均数、标准差、最大值、最小值、中位数、第25及第75分位数描述。

（2）基线人口统计学分析

基线统计除按上述描述性分析外，对计数资料组间比较采用卡方检验或 Fisher 精确概率法，正态分布的计量资料组间比较采用成组 t 检验，非正态分布的计量资料组间比较采用 Wilcoxon 秩和（Wilcoxon Rank Sum）检验。

（3）临床终点选择及分析

随机对照设计的试验，其主要终点有效率的组间比较，采用调整中心效应的 CMH（Cochran Mantel - Haenszel）卡方检验，需给出试验组与对照组有效率的差值及其 95% 可信区间，其余终点指标参照基线分析进行。

（4）安全性评价

为评估器械的安全性，建议申请人提交使用该器械时观察到的所有不良事件和受试者手术恢复期的全面评价，直到受试者退出临床研究。

不良事件：报告不良事件发生例数及所占比例，并进行组间比较。同时，详细描述各组病例出现的全部不良事件的具体表现、程度及其与所使用的研究产品的关系。

9. 受试者随访

建议申请人对临床试验中纳入的受试者进行随访。

（五）产品风险分析资料

按照 YY/T 0316《医疗器械 风险管理对医疗器械的应用》标准的要求，对产品生命周期全过程实施风险管理。申请人在产品准备注册上市前，应对风险管理过程进行评审。评审应至少确保：风险管理计划已被适当地实施；综合剩余风险是可接受的；已有适当方法获得相关生产和生产后信息。评审结果应形成风险管理报告。风险管理资料应至少包括以下信息：

1. 可能影响产品安全性的特征问题清单

建议申请人参考 YY/T 0316 附录 C 的要求判定医疗器械与安全性有关特征的问题，但识别风险的来源并不局限于此。申请人应对该类产品进行充分的风险识别，风险识别的信息来源需要具体列出，可包括但不局限于以下途径：类似产品的投诉/抱怨数据、医学文献、实验室检测、动物试验数据、产品标签标识、专家观点等。对于风险识别信息的来源申请人应具体说明，并提交有关支持文件或文献。

2. 产品有关识别的危险的清单

申请人应详细列出与产品有关的已知和可预见危害的清单，以及对每个危害如何造成损害的分析（包括可预见的事件序列、危害处境和可能发生的损害）。

申请人应指出拟申报产品所特有的任何额外风险，说明风险分析的方法。已识别的风险应至少包括但不局限于以下方面：

（1）原材料的生物学和理化危害

• 外壳破裂

• 材料的弹性模量

• 材料的硬度

• 材料的生物相容性

• 材料与预期输注药物的相容性

（2）生产加工过程可能产生的危害

• 污染

• 添加剂、助剂、辅剂、灭菌剂的残留量，加工过程中化学反应的影响

• 限流装置生产工艺不稳定，如限流管的裁切不精确

• 器械清洗不足

• 工艺用水

• 生产环境洁净度

• 漏液

• 热原

（3）产品使用风险因素

• 流量不精确

• 管路扭结

• 管路阻塞

• 输注逆流

• 输注提前完成

• 输注延时

• 输注停止

• 单位时间过量输注

• 输注流量不均匀

• 输注过程中渗漏

（4）灭菌过程可能产生的危害

• 灭菌方式对产品不适宜、灭菌不完全、灭菌方法导致产品失效、灭菌不彻底等。

（5）不正确使用产生的危害

• 未按照说明书中操作方法操作、输注管路中有空气、管路阻塞、用量不正确、使用过期产品等。

（6）产品包装可能产生的危害

• 包装破损、标识不清等。

申请人应对所识别的风险提出具体的降低风险的措施。降低所申报产品的风险应依据 YY/T 0316 要求依次从设计、保护、说明书等方面进行考虑。

申请人应在产品生命全周期中对风险进行管理控制，以使剩余风险在可接受范围内。申请人可通过产品设计控制、产品原材料选择、产品技术性能指标的制定、性能测试、临床试验、正确的标签标识、灭菌等多项措施以降低风险至可接受水平，但不局限于以上所述。

（六）产品技术要求

申请人应按照《医疗器械产品技术要求编写指导原则》（国家食品药品监督管理总局通告 2014 年第 9 号）中的规定，根据产品的技术特征和临床使用情况来确定产品安全、有效、质量可控的技术要求与试验方法。产品技术指标应不低于相关的国家标准或行业标准，产品技术要求中的试验方法均应为已验证的方法。建议申请人根据所申报产品特点制定产品技术要求，对申请人宣称的所有技术参数和功能，应在产品技术要求中予以规定。

产品技术要求中应列明规格型号并阐明各规格型号之间的区别和划分依据，写明产品具体结构，给出所申报产品的结构图，给出产品各组件的材料及其所符合的标准（聚氯乙烯材料应写明所用的增塑剂），同时规定原材料不得人为添加已列入相关法规及指令禁止的或未经毒理学评估的物质。产品技术要求中还应写明产品灭菌方法、有效期，产品各层次的包装材料及运输和储存要求。

产品技术要求中应制定产品性能指标及试验方法，至少包括产品的透明度、输注参数［如标称容量、标称流量、自控给药剂量（如适用）、自控给液间隔时间（如适用）等］、输注流量准确度（如：平均流量、瞬间流量等）、输注流量的稳定性、产品的密闭性能、输注管路的抗扭结性能等。

必要时，申请人应在药物相容性研究的基础上在技术要求中对有毒理学风险或对药物稳定性造成影响的可沥滤物进行控制。

应注意热原与细菌内毒素的要求不应混淆。

（七）产品的注册检测

注册检测资料应包括注册检测报告及相关的说明文件。注册检测报告应由国家食品药品监督管理总局认可的检测机构出具，产品应在检测机构承检范围内，分包项目优先委托具有受检目录的检测机构进行检测。此外还应注意如下几点：

1. 典型样品的选择

所检测型号产品应当是本注册单元内能够代表申报的其他型号产品安全性和有效性的典型产品。

选择典型产品时的考虑因素包括流量限定装置的类型、长度、直径、数量，还应包括流量参数。

具有不同流量参数的产品均应进行检测以证明产品的输注流量精确度。

2. 检测条件的选择

应说明检测时所使用的液体，液体的粘度、性质应能代表所申报产品在预期用途使用时的最恶劣条件，应能模拟产品在输注药液时的动力学特点。

应明确说明检测时的环境温度、湿度、大气压力，输注途径，输注液体、输注方式、输注末端的压力（如模拟临床静脉压）等。

（八）产品说明书、标签

产品说明书、标签和包装标识应符合《医疗器械说明书和标签管理规定》（国家食品药品监督管理总局令第 6 号）、相关国家标准、行业标准的要求，同时，还应至少满足以下要求：

1. 进口产品说明书中内容首先应忠实于原文，提交完整版的原文说明书中文翻译件。

2. 使用说明应详细说明所申报产品的技术特征、技术参数（如：标称容量、标称流量、准确性、残留容量等）及产品应用于患者时的具体操作步骤。

3. 可追溯性标签要求。

4. 说明产品的使用环境（温度、压力、药液粘度等）

5. 说明适用输注的药物或药物类型。应确认所输注的药物是否已被批准可通过输注泵进行输注。

6. 写明产品的输注给药途径。

7. 说明可能影响流量准确度的任何因素，如环境温度、液体温度、压力（如大气压）、液体流速、流量变化等。

8. 确定自控给液参数（若适用）。

9. 明确可选流量和自控给药量（若适用）范围的准确度规格。

10. 在警告或禁忌症部分，列出已知的与所申报产品不相容的药物信息、产品的残留量。

11. 单包装或标签应至少写明以下信息：标称容量、标称流量、对输注精度可能造成影响的主要因素。

12. 应提交标签、单包装、零售包装的印刷版示意图。

三、名词解释

一次性使用输注泵（非电驱动）：一次性使用输注泵（非电驱动）是指在医疗机构使用的，以受控方式将药品或生物制品以泵注的形式输入人体的医疗器械，泵的动力是由器械自身机械动力驱动，而不是由其他动力驱动。器械通过施加一个持续的力推动药液通过限流装置前进发挥作用。

四、参考文献

1.《医疗器械监督管理条例》（中华人民共和国国务院令第 680 号）

2.《医疗器械注册管理办法》（国家食品药品监督管理总局令第 4 号）

3.《关于发布医疗器械临床评价技术指导原则的通告》（国家食品药品监督管理总局通告 2015 年第 14 号）

4.《医疗器械说明书和标签管理规定》（国家食品药品监督管理总局令第 6 号）

5. Guidance for Industry and FDA Staff：Infusion Pumps Total Product Life Cycle；December 2，2014；CDRH FDA.

6. Guidance on the content ofPremarket Notification［510（k）］Submissions for External Infusion Pumps（Text Only）；March，1993；CDRH FDA.

五、起草单位

国家食品药品监督管理总局医疗器械技术审评中心

47 植入式给药装置注册技术审评指导原则

（植入式给药装置注册技术审查指导原则）

本指导原则旨在帮助和指导注册申请人对植入式给药装置注册申报资料进行准备，以满足技术审评的基本要求。同时有助于审评机构对该类产品进行科学规范的审评，提高审评工作的质量和效率。

本指导原则是对植入式给药装置注册申报资料的一般要求，注册申请人应依据具体产品的特性对注册申报资料的内容进行充实和细化。注册申请人还应依据具体产品的特性确定其中的具体内容是否适用，若不适用，需具体阐述其理由及相应的科学依据。

本指导原则是对注册申请人和审评人员的指导性文件，但不包括注册审批所涉及的行政事项，亦不作为法规强制执行，应在遵循相关法规的前提下使用本指导原则。如果有能够满足相关法规要求的其他方法，也可以采用，但是需要提供详细的研究资料和验证资料。

本指导原则是在现行法规和标准体系以及当前认知水平下制定的，随着法规和标准的不断完善，以及科学技术的不断发展，本指导原则相关内容也将进行适时的调整。

一、适用范围

本指导原则所适用的产品为下文中定义的植入式给药装置，不包括与植入式给药装置配合使用的专用针，及辅助放置植入式给药装置其他手术器械或用具，如手术刀、导管鞘、导丝、穿刺针等。

植入式给药装置或称完全植入式输液港（TIAP）（简称"输液港"）是一种长期留置于人体内的输液装置，一般由皮下植入式输液港（以下简称"港体"）、导管两部分组成，部分产品带有独立的连接件。其中港体与连接件植入皮下，导管可植入静脉、动脉、腹膜内或椎管内（鞘内/硬膜外）等部位，为患者建立长期液体通路，可经皮反复穿刺港体的注射座向人体内输注药物或抽吸体液，适用于需要进行化疗、营养支持、腹水或胸腔积液抽吸引流、疼痛管理、采血及其他临床需反复输注或抽吸的患者。

二、注册申报资料要求

（一）综述资料

1. 概述

（1）依据医疗器械分类目录，输液港产品管理类别为三类医疗器械，分类编码14－02－10。

（2）产品名称：注册申请人应依据《医疗器械通用名称命名规则》（国家食品药品监督管理总局令第19号），在通用名中使用一个核心词，建议使用"输液港"或"给药装置"作为核心词。通用名中的特征词应不超过三个，一般包括如"一次性使用"等，对于具有特殊功能的，可适当增加前缀关键词，但不应使用存在歧义或误导性、商业性的描述内容。

2. 产品描述

产品描述应全面、详细，至少应包括申报产品名称、组件名称、工作原理、植入部位、预期用途、技术性能指标及其制定依据，以及区别于其他同类产品的特征等内容。

描述产品工作原理时，应说明产品在正常条件下的作用机理，通常结合产品的结构组成进行阐述，对于有特殊设计的产品，例如导管末端植入动脉中防止逆流的三向瓣膜/三向阀设计，应特别说明其防止逆流的作用机理；带有涂层或药物浸渍导管的产品应说明其涂层或药物的预期用途。

描述产品结构组成时，应说明输液港港体、导管的分腔情况，如单腔、双腔或多腔，阐明各腔体的特征及用途（如适用），两腔及以上的产品建议提供剖面图以说明各腔的分布状况。说明所配导管的数量、导管与港体是否为预连接。如为非预连接导管，需要说明连接件的结构、组成和固定方式。

描述产品植入部位时，可分别说明港体和导管的植入部位，若产品可放置于多个植入位点，应结合其临床预期用途分别描述。

描述产品原材料时，应列出产品各组件所使用全部材料（包括涂层、粘合剂、着色剂、增塑剂等）名称，建议将材料信息与产品组件相对应，以列表形式给出。

3. 规格型号

说明产品的规格型号及划分依据，明确各规格型号的区别。可采用对比表对不同规格型号的结构组成、性能指标等加以描述，也可采用示意图进行描述。产品间的任何区别，如结构、材料、尺寸、预期植入部位（如适用）、临床适应证（如适用）等（适用范围与申请表一致），应结合规格型号上予以说明。

4. 包装说明

标明无菌初包装的信息，包括初包装原材料、包装形式、包装原材料供应商信息等。

5. 适用范围和禁忌症

（1）适用范围：可包括产品的适应证（如营养支持、疼痛管理等）；预期的植入部位（尤其是导管末端预期植入部位）；与人体接触方式；适用人群（如成人、儿童、新生儿）；适用的疾病的阶段和程度；使用环境。

（2）禁忌症（如适用）：应当明确说明不适用该器械的某些疾病、情况、人群、部位等。

6. 参考的同类产品或前代产品

应当提供同类产品（国内外已上市）或前代产品（如有）的信息，阐述申请注册产品的研发背景和目的。对于同类产品，应当说明选择其作为研发参考的原因。

注册申请人需综述该类产品国内外研究及临床使用现状及发展趋势。列表比较说明本次申报产品与已上市同类或前代产品（如有）的相同点和不同点，比较的项目应包括产品名称、原材料、涂层（如适用）、结构、性能指标、适用范围、生产工艺、灭菌方式、有效期、已上市国家，以及相对于市场上同类产品在技术、设计和应用方面的比较资料等。

7. 与其他器械或产品的配合使用情况

输液港一般需与其他器械配合使用以实现临床预期用途，注册申请人应提供输液港预期与其他产品共同使用的情况说明、使用方式等信息。

（二）研究资料

至少应包含如下内容：

1. 产品性能研究

应当提供产品性能研究资料以及产品技术要求的研究和编制说明，包括有效性、安全性指标以及与质量控制相关的其他指标的确定依据、所采用的标准或方法等。性能要求应能够完全覆盖强制性国家标准及行业标准，同时可参考推荐性标准和国际标准，如ISO 10555－6等（如有参考标准可列出）。

（1）物理性能研究

物理性能的研究项目首先应符合适用的现行强制性标

准内容，并根据产品的设计及使用特性对其适用项目展开研究，可能包括：港体尺寸和穿刺有效表面积、导管直径和长度、距离标识、流速、耐腐蚀性、注射件的穿刺后自密封性能、针的穿刺力及拔出力、穿刺落屑、无泄漏、爆破压力、导管及各连接部分峰值拉力、耐弯曲性、动态断裂强度、MRI 兼容性、产品连接件在干性/湿性环境下连接可靠性、冲洗体积、射线可探测性等。其中用于高压输液的输液港应分别研究其承压力、流速及破裂压力。

（2）化学性能研究

应包括还原物质、可萃取金属含量、酸碱度、蒸发残渣、紫外吸光度和环氧乙烷残留量（如适用）等要求。

（3）无菌

（4）热原、细菌内毒素

（5）涂层特性或药物浸渍特性

如产品带有涂层，应补充涂层相应要求，列明涂层化学成分、纯度和比例信息。提供涂层定性、定量分析（如适用）、释放性能（适用于含有药物的产品）、使用性能评价（如亲水性涂层润滑性能）、脱落率（如适用）和安全性评价等文件。若涂层中包含药物，需提供所添加药物的安全有效性研究报告，应至少包括：药物名称、剂量；药物与器械材料的相容性；给药途径、给药剂量、药物贮存条件若发生改变，对人体所产生的影响等。若涂层中包含生物活性物质，还需提供生物活性物质的生物安全性研究资料等。

对于注册申请人采用新材料制造的产品、具有其他特殊性能的产品以及有功能性宣称的产品，企业应根据产品特点制定相应的性能要求，设计相关性能的试验方法，阐明试验方法的来源或提供方法学验证资料。

2. 生物相容性评价研究

应根据产品与人体接触部位、接触方式及接触时间，按 GB/T 16886 系列标准的规定要求进行评价并提交资料，本产品导管和港体依据 GB/T 16886 系列标准分类为持久植入器械，由于导管与人体接触方式可为组织或血液，注册申请人需加以明确。根据其接触时间、接触部位提交相应的生物学评价资料。

3. 生物安全性研究

如产品中含有动物源性材料，应按照动物源产品提交相关材料的生物安全性研究资料。应提供生产过程中灭活和去除病毒和/或传染性病原体工艺过程的描述及有效性验证数据或相关资料，提供清除或降低动物源性材料免疫原性工艺过程的描述、质量控制指标与验证性实验数据和/或相关资料等。

4. 灭菌工艺研究

（1）应明确灭菌工艺（方法和参数）及其选择依据和无菌保证水平（SAL），并提供灭菌确认报告。产品的无菌保证水平（SAL）应达到 1×10^{-6}。

（2）残留毒性：若灭菌使用的方法容易出现残留，如环氧乙烷灭菌，应当明确残留物信息及采取的处理方法，并提供研究资料。

5. 产品货架有效期和包装研究

（1）货架有效期

货架有效期包括产品有效期和包装有效期。产品有效期验证可采用实时老化或加速老化的研究。实时老化的研究是唯一能够反映产品在规定储存条件下实际稳定性要求的方法，应遵循极限试验和过载试验原则。加速老化研究试验的具体要求可参考 YY/T 0681 系列标准或 ASTM F 1980。

（2）包装及包装完整性：在宣称的有效期内以及运输储存条件下，保持包装完整性的依据。

产品包装验证可依据有关国内、国际标准进行（如 GB/T 19633 系列标准、ISO 11607 系列标准、ASTM D - 4169 等），提交产品的包装验证报告。包装的有效期验证，建议注册申请人首先选择恰当的材料和包装结构，之后检测最终成品包装的初始完整性和维持完整性。在进行加速老化试验研究时应注意：产品选择的环境条件的老化机制应与宣称的运输储存条件下真实发生的产品老化的机制相匹配一致。对于在加速老化研究中可能导致产品变性而不适于选择加速老化试验方法研究其包装的有效期验证，应以实时老化方法测定和验证。

6. 可沥滤物安全性研究

如产品中含有对人体有潜在毒性的可溶出物，例如着色剂、增塑剂、单体（如聚氨酯材料中的异氰酸酯类单体）、降解产物等，应提供其毒性分析及残留量检测，以及相应的安全性评价资料。

安全性评价可参考 GB/T 16886.17—2005《医疗器械生物学评价 第17部分：可沥滤物允许限量的建立》（注：本指导原则中标准适用最新版本，下同）建立可允许限量。残留量检测应提供方法学的验证报告，方法学验证内容可参考《中华人民共和国药典》（以下简称《中国药典》）中《药品质量标准分析方法验证指导原则》。

7. 原材料控制

应说明终产品各部分组成的原材料的基本信息，原材料基本信息应包括：化学通用名、商品名或材料型号/牌号、化学结构式或分子式、纯度（如适用）、组成比例（如适用）。说明材料所符合的标准或要求，建议以列表的形式提供。

说明原材料的选择依据，建议选用已有相关人类临床应用史的原材料。原材料不得人为添加已列入相关法规及指令禁止的或未经毒理学评估的物质，常规使用过程中不得对人体产生有害影响。原材料应具有稳定的供货渠道以保证产品质量，需提供原材料生产厂家的资质证明及购销协议。应明确所用原材料的质控标准，提交原材料符合相应标准的性能验证报告。

原材料应进行质量控制，明确每种原材料组分（包括添加剂、润滑剂、粘结剂或其他添加物，如着色剂、标记物等）及含量信息。原材料应符合相关材料标准。例如，产品硅橡胶弹性件应符合 YY 0334—2002《硅橡胶外科植入物通用要求》，与组织直接或间接接触的金属件应采用符合

ISO 5832 系列标准的材料制造。其他材料应符合其相适用的标准如 YY/T 1557—2017《医用输液、输血、注射器具用热塑性聚氨酯专用料》和 YY/T 0660—2008《外科植入物用聚醚醚酮（PEEK）聚合物的标准规范》等，并提供满足上述标准项目的检测报告。

对于非首次用于植入式医疗器械，但首次应用于本产品的原材料，注册申请人应提供该材料在医疗器械领域的应用史、选择理由、适用于本产品的研究资料等。对于首次用于植入式医疗器械的新材料，应提供该材料适合用于人体预期使用用途、使用部位及安全性的相关研究资料。

如产品中含有动物源性材料，应根据《动物源性医疗器械注册技术审查指导原则（2017 年修订版）》（国家食品药品监督管理总局通告 2017 年第 224 号）提交资料。

（三）生产制造信息

应当明确产品生产加工工艺，注明关键工艺和特殊工艺，并阐明其过程控制点及控制参数。对生产工艺的可控性、稳定性应进行确认。明确生产过程中加工助剂、粘合剂等添加物质的使用情况及对杂质（如残留单体、小分子残留物、同分异构体等）的控制情况，若对外购原材料进行改性，应提供工艺的详细过程和参数，以及相应的研究依据。

（四）产品的风险分析资料

按照 YY/T 0316—2016《医疗器械 风险管理对医疗器械的应用》标准的要求，对产品生命周期全过程实施风险管理。注册申请人在产品注册上市前，应对风险管理过程进行评审。评审应至少确保：风险管理计划已被适当地实施；综合剩余风险是可接受的；已有适当方法获得相关生产和生产后信息。评审结果应形成风险管理报告。风险管理资料应至少包括以下信息：

1. 可能影响产品安全性的特征问题清单

企业应参考 YY/T 0316—2016 附录 C 的要求判定医疗器械与安全性有关特征的问题，但识别风险的来源并不局限于此。申请者应对该类产品进行充分的风险识别，风险识别的信息来源需要具体列出，可包括但不局限于以下途径：类似产品的投诉/抱怨数据、医学文献、实验室检测、动物试验数据、产品标签标识、专家观点等。对于风险识别信息的来源企业应具体说明，并提交有关支持文件或文献。

2. 产品有关危害的清单

注册申请人应详细列出与产品有关的已知和可预见危害的清单，以及对每个危害如何造成损害的分析（包括可预见的事件序列、危害处境和可能发生的损害）。

注册申请人应指出拟申报产品所特有的任何额外风险，说明风险分析的方法。已识别的风险应至少包括但不局限于以下方面：

a. 原材料的生物学和化学危害

材料或材料来源变化

原材料纯度

材料的生物相容性和可降解性能

b. 生产

加工过程可能产生的危害

污染

添加剂、助剂、辅剂的残留

病毒灭活（如适用）

工艺用水

生产环境洁净度

热原

内毒素

c. 产品使用风险因素

规格型号选择不当

术中并发症如穿刺损伤、气体栓塞等

护理

感染

导管血栓

纤维蛋白鞘

导管脱落、断裂

夹闭综合征

d. 灭菌过程可能产生的危害

灭菌方式对产品不适宜，灭菌不完全等

e. 不正确使用产生的危害

未按照说明书中操作方法操作，使用过程中损伤导管等

f. 产品包装可能产生的危害

包装破损、标识不清等

注册申请人应对所识别的风险提出具体的降低风险的措施。降低所申报产品的风险应依据 YY/T 0316—2016 要求从设计方法、防护措施、安全性信息等进行考虑。注册申请人应在产品全生命周期中对风险进行管理控制，以使剩余风险在可接受范围内。

（五）产品技术要求

注册申请人应结合产品的技术特征和临床使用情况来编制技术要求。产品技术要求中应明确规格型号及其划分的说明、产品性能指标及试验方法等，建议提供产品示意图。产品技术要求中的内容引用国家标准、行业标准或中国药典的，应保证其适用性，并注明相应标准的编号、年号及《中国药典》的版本号，其中强制性标准需全面执行。随着标准的起草修订工作，适用的标准应随之更新。

对宣称的所有其他技术参数和功能，适用条款应在产品技术要求中予以规定。

产品技术要求应包括但不局限于以下内容：

1. 产品型号规格划分说明及产品规格型号。

2. 产品基本信息，包括：

（1）产品各组件与原材料化学名称对应列表

（2）产品灭菌方式、有效期、无菌初包装材料信息。

3. 性能要求及试验方法

（1）物理、化学性能

技术要求中的列出的物理、化学性能要求项目应参考现行有效的标准，具有特殊设计或性能的产品，注册申请人应针对产品特性，参考研究资料中内容，并将有针对性的性能指标列入技术要求中。

（2）无菌

（3）热原、细菌内毒素

（4）其他

若产品带有涂层或药物，应提供相关定性、涂布均匀度、功能性要求，其中药物还需提供定量（如适用）、释放性能及其他根据产品特性而制定的要求。

上述性能要求应有明确对应的试验方法。试验方法可采用国内外标准中给出的方法，也可采用注册申请人自行制定的方法。若采用后者，应在研究资料中补充方法学验证报告。

（六）产品检测报告

注册申请人应提供具有医疗器械检验资质的医疗器械检验机构出具的检测报告，并应附该机构出具的预评价意见。

注册申请人应提供典型性检验样品的选择说明，所检验型号产品应当是本注册单元内能够代表申报的其他型号产品安全性和有效性的典型产品，若一个型号不能覆盖，除选择典型型号进行全性能检验外，还应选择其他型号进行差异性检验。

（七）临床评价资料

临床评价资料应按照《医疗器械注册管理办法》（国家食品药品监督管理总局令第4号）要求提交，并参考医疗器械临床评价相关指导原则，如《医疗器械临床评价技术指导原则》（国家食品药品监督管理总局通告2015年第14号）选择适合的评价方法。建议注册申请人先对已有的境内外临床数据（包括文献数据、临床经验数据、临床研究数据）进行收集、归纳、评估和分析，并结合风险管理确认是否需要产生新的临床数据。若使用在境外产生的临床数据，注册申请人应确保其符合《接受医疗器械境外临床试验数据技术指导原则》（国家食品药品监督管理总局通告2018年第13号）中的要求；若使用同品种产品的临床数据，注册申请人应保证数据来源的合法性，并需建立申报产品与对比产品的等同性。

若在中国境内进行临床试验，应按照《医疗器械临床试验质量管理规范》（国家食品药品监督管理总局 中华人民共和国国家卫生和计生委员会令第25号）提交伦理委员会批件、临床试验方案、临床试验报告、分中心小结及统计分析总报告。若在中国境外开展临床试验，应参考《接受医疗器械境外临床试验数据技术指导原则》提交伦理意见、临床试验方案及临床试验报告。临床试验应充分考虑临床试验目的、产品的适用范围及技术特征，建议参考《医疗器械临床试验设计指导原则》（国家食品药品监督管理总局通告2018年第6号）开展试验设计。

注册申请人应提交临床试验典型性型号的选取说明，充分考虑各型号产品适用范围及技术特征。由于输液港植入部位不同可能导致其预期用途不同，产品在临床评价指标、临床操作过程、可能发生的不良事件等方面均有差异，因此输液港所连接或配用的导管末端植入硬膜外、蛛网膜下腔、动脉、静脉的产品应分别进行临床评价，其中导管末端植入胸腹腔的产品可与植入静脉的产品共同评价。输液港港体为双腔或多腔设计的产品，在适用范围一致的前提下，可依据上述规则与单腔产品共同评价。

1. 试验的基本设计

临床试验设计应充分考虑其试验目的及器械特性。建议优先考虑选择随机、对照研究设计。应选用已上市的同类产品作为对照产品进行对比，对照产品建议考虑目前主流的、共识性较高的产品。比较类型可采用等效性、非劣效性或优效性检验。对照产品应在材料化学组成、产品结构设计、产品工作原理、适用范围等方面与拟申报产品相同或近似，试验组与对照组应采用统一的入选标准、排除标准和随访时间。进行双中心或多中心研究时，各个中心应采用同一试验方案，完成试验后，将各中心试验数据整合后进行统计分析，提交统计分析总报告，并最终根据统计分析总报告出具临床试验总报告，总报告中应有临床试验的最终结论。建议提交各中心出具的分中心小结。

2. 病例选择

入选病例：建议优先选择病情相对稳定、病种较单一、需要长期反复输液、间断性引流或注射药物、植入部位皮肤无感染、首次进行输液港植入手术、植入位点不与放射治疗部位重合、预期生存期大于10个月的受试者，其中用于椎管的产品（导管末端植入蛛网膜下腔或硬膜外腔），受试者预期生存期大于6个月，并不对该产品过敏。

3. 人口统计学和基线特征

应收集但不限于以下人口统计学和基线特征信息，包括：受试者人口统计学：受试者年龄、性别、体重、身高情况等。受试者基线特征：病种、病情严重程度、受试者体型、既往病史、术前用药情况、术前感染指标、出/凝血指标等，植入蛛网膜下腔的产品还应包括脑脊液检测指标。

4. 临床评价指标

（1）有效性评价项目

有效存留率。指产品在正常使用条件下植入后第1个月观察期内正常操作下输注流速可达到临床需求，同时可顺畅回抽体液（适用于需要回抽血液、腹水、脑脊液等体液的病例）；1个月后的观察期内至少每个月有冲管或输注的使用过程，首次植入输液港直至观察期结束，未经过任何修正手术或移除受试品的情况的比例。

（2）次要评价指标

①港体与导管连接便利性（适用于非预连接的产品）；

②港体的稳定性。即港体是否发生移位、扭转等；

③定位性能。即港体与导管不透射线标记应在X光下清晰可见，便于定位；

④抗回流能力（适用于导管末端植入动脉的产品）；

⑤输液港持针力。即使用植入式给药装置专用针穿刺后，留置时间内，针体在输液港中无明显位移；

⑥操作便利性。包括术中评价和使用中评价两部分。术中评价为植入过程中产品是否易于放置，使用中评价主要为皮下港体轮廓是否清晰，输注、采样是否方便；

⑦受试者舒适度。即植入产品后受试者是否感觉舒适，行动是否受影响，护理是否方便等。

（3）安全性评价项目

①不良事件

并发症：

无论受试者是否完成临床试验，或并发症是否与器械直接相关，术中及术后所观察到的并发症数据都应被收集，包括并发症的发生部位、发生时间、发生频次。

植入输液港常见并发症包括术中并发症及使用中并发症。术中并发症包括：气胸、血气胸、气体栓塞、心律失常、心包或血管穿透伤、神经损伤、胸导管损伤、心包填塞等。使用中并发症包括：感染、血栓、纤维蛋白鞘、夹闭综合征、发热等；港体植入位点为上臂的产品，可能的并发症还包括手臂活动障碍。

所记录的并发症应记录其诊断的方法和依据，建议采用临床标准诊断方法，详细描述并发症的严重程度和发生频次。

其他不良事件：

应观察和记录发生的其他不良事件，如导管堵塞、导管断裂、泄漏（包括港体渗漏、导管渗漏、连接处渗漏、穿刺位点渗漏）、港体移位、术后出血、皮肤压迫性坏死、过敏以及受试者其他不适症状等。所观察的不良事件均需注明发生的时间、严重程度、发生频次和处理措施。

②临床及生理、生化指标应记录受试者术后一周之内的临床及生理、生化指标包括：生命体征、常规生化指标、血常规、感染指标（如 C 反应蛋白、降钙素原、白介素 -6）等。

③MRI 环境下的兼容性评价

若受试者术后需进行 MRI 检查，应记录产品在 MRI 环境下的使用兼容性的评价内容。

5. 评价时间点

需定期对输液港的输液通畅指标和不良事件进行观察和评价。用于椎管的输液港需提交不少于 3 个月的评价记录；用于其他部位的输液港需提交不少于 6 个月的评价记录。评价时间点：用于椎管的产品为术后 1 天、7 天、15 天、1 个月、2 个月、3 个月；用于动脉、静脉、胸腹腔的产品为术后 1 天、3 天、5 天、7 天、14 天、1 个月、2 个月、3 个月、4 个月、5 个月、6 个月。

对于试验期限内进行了修正手术（如更换产品或产品组件）的受试者，或移除输液港后不能再次植入的受试者，应按临床方案的规定继续采集这些受试者的安全性指标数据直至试验结束。

6. 样本量的计算

试验例数应具有统计学意义。样本量根据受试产品特性、临床试验设计类型、主要有效性评价指标等因素来确定。需详细写明样本量估算采用的软件或公式、公式中所有参数、估计值，并说明其来源或理由，还应结合临床实际情况，考虑试验对象的可能脱落率等因素。一般情况下，用于椎管内的产品脱落率考虑为 25%，用于其他部位的产品可考虑为 15%～20%。

例如：非劣效试验设计时假设对照产品有效存留率为 95%，预计试验产品与对照产品的有效存留率相当，临床认可非劣效界值为 8%，则在显著性水平 0.05（双侧）、80% 把握度、考虑 20% 脱落率的情况下，每组需要 147 例试验对象，两组共需要 294 例试验对象。

（八）产品说明书和标签

产品说明书和标签应符合《医疗器械说明书和标签管理规定》（国家食品药品监督管理总局令第 6 号）的要求，同时，还应满足以下要求：

1. 适应证（适用范围）

应列出具体的适用范围，并明确是否可以高压注射。

2. 说明书中应包含以下内容：

产品描述；

植入式给药装置及附件中各组件的图示；

导管的放置；

植入方法。根据植入路径不同，各路径的说明及相应操作说明；

港体和导管的使用说明；

植入式给药装置的维护；

植入式给药装置的植入持续时间及拆除说明；

高压注射/动力注射信息；

MRI 兼容信息。

3. 禁忌症

应列出适用于输液港的禁忌症。禁忌症中应包含不适用于所申报产品的手术类型、身体部位和人群。

4. 警示信息

应列出适用于输液港的警告。警告中包括器械相关的严重不良事件或潜在的安全危害，并且还应包含可能的后果。

5. 注意事项

应列出适用于输液港的注意事项。如避免或减少器械使用时的可能不良事件，或发生安全危害时的处理措施等。与警告事项相同，注意事项中也应说明可能的后果情况。

6. 已知不良事件

应列出使用输液港的已知的不良事件或潜在并发症。

7. 灭菌方式

应标明输液港的灭菌方式，其中射线灭菌应标明射线种类。

8. 可追溯性标签

应通过适当方法提供产品可追溯性信息，如使用可追溯性标签，信息应至少包括：产品和制造商名称、标记和型号、批号或序列号。

三、名词解释

皮下植入式输液港（港体）：一般由注射件、储液腔、连接管和外壳组成。

导管：单腔或多腔管路，允许其末端进入身体内的某个点。

连接件：用于固定皮下植入式输液港和导管的装置。

四、参考文献

1.《医疗器械监督管理条例》（中华人民共和国国务院令第 680 号）

2.《医疗器械注册管理办法》（国家食品药品监督管理总局令第 4 号）

3.《医疗器械临床试验质量管理规范》（国家食品药品监督管理总局、中华人民共和国国家卫生和计划生育委员会令第 25 号）

4.《医疗器械说明书和标签管理规定》（国家食品药品监督管理总局令第 6 号）

5.《关于公布医疗器械注册申报资料要求和批准证明文件格式的公告》（国家食品药品监督管理总局公告 2014 年第 43 号）

6.《接受医疗器械境外临床试验数据技术指导原则》（国家食品药品监督管理总局通告 2018 年第 13 号）

7.《医疗器械临床试验设计指导原则》（国家食品药品监督管理总局通告 2018 年第 6 号）

8. 中心静脉通路上海协作组. 完全植入式输液港上海专家共识［J］. 介入放射学杂志，2015，24（12）：1029－1033

9. ISO 10555－6：2015 Intravascular catheters—Sterile and single－use catheters—Part 6：Subcutaneous implanted ports

10. Guidance on 510（k）Submissions for Implanted Infusion Ports. Center for Devices and Radiological Health Office of Device Evaluation, Division of Gastroenterology/Urology and General Use Devices, October 1990

五、起草单位

本指导原则由国家药品监督管理局医疗器械技术审评中心起草并负责解释。

48 胃管产品注册技术审评指导原则
（胃管产品注册技术审查指导原则）

本指导原则旨在指导和规范胃管产品的技术审评工作，帮助审评人员理解和掌握该类产品原理/机理、结构、性能、预期用途等内容，把握技术审评工作基本要求和尺度，对产品安全性、有效性作出系统评价。

本指导原则所确定的核心内容是在目前的科技认识水平和现有产品技术基础上形成的，因此，审评人员应注意其适宜性，密切关注适用标准及相关技术的最新进展，考虑产品的更新和变化。

本指导原则不作为法规强制执行，不包括行政审批要求。但是，审评人员需密切关注相关法规的变化，以确认申报产品是否符合法规要求。

一、适用范围

本指导原则的适用范围为《医疗器械分类目录》中第二类胃管产品，类代号现为 6866。

二、技术审查要点

（一）产品名称的要求

胃管产品的命名应采用《医疗器械分类目录》或国家标准、行业标准上的通用名称，或以产品结构和应用范围为依据命名。产品名称中可带有表示材质的描述性词语等；如"硅橡胶"。可带有"一次性使用"等字样。

（二）产品的结构和组成

产品所用材料有硅橡胶和 PVC（聚氯乙烯）等。典型产品外形结构见图1。

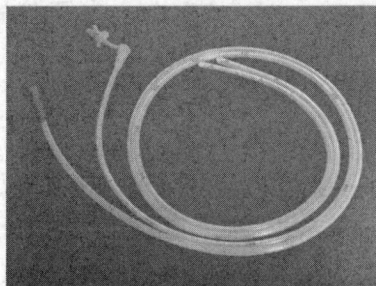

图1 胃管

（三）产品的工作原理

本产品工作原理与作用机理基本相同，在作用机理中描述。

（四）产品的作用机理

胃管与相关的肠胃给药器配合或靠液体重力，在导管内形成正压或负压。胃管经食道插入胃部后，可用于液体或流质营养的输入、排（吸）液等，双腔型硅橡胶胃管还可用于胃部冲洗。漏斗状连接件后部接口有扣盖，有利于保持清洁。外壁带有数字刻度或管壁带有可 X 光显影标记线，两者均可有效控制产品的使用长度。

（五）产品适用的相关标准

表1　相关产品标准

GB/T 191—2008	《包装储运图示标志》
GB/T 1962.1—2001	《注射器、注射针及其他医疗器械用 6%（鲁尔）圆锥接头 第 1 部分：通用要求》
GB/T 1962.2—2001	《注射器、注射针及其他医疗器械用 6%（鲁尔）圆锥接头 第 2 部分：锁定接头》
GB/T 2828.1—2003	《计数抽样检验程序 第 1 部分：按接受质量限（AQL）检索的逐批检验抽样计划》
GB/T 14233.1—1998	《医用输液、输血、注射器具检验方法 第 1 部分：化学分析方法》
GB/T 14233.2—2005	《医用输液、输血、注射器具检验方法 第 2 部分：生物学试验方法》
GB/T 16886.1—2001	《医疗器械生物学评价 第 1 部分：评价与试验》
GB/T 16886.3—2008	《医疗器械生物学评价 第 3 部分：遗传毒性、致癌性和生殖毒性试验》
GB/T 16886.5—2003	《医疗器械生物学评价 第 5 部分：体外细胞毒性试验》
GB/T 16886.61997	《医疗器械生物学评价 第 6 部分：植入后局部反应试验》
GB/T 16886.10—2005	《医疗器械生物学评价 第 10 部分：刺激与迟发型超敏反应试验》
GB/T 16886.11—1997	《医疗器械生物学评价 第 11 部分：全身毒性试验》
YY/T 0313—1998	《医用高分子制品包装、标志、运输和贮存》
YY 0466—2003	《医疗器械 用于医疗器械标签、标记和提供信息的符号》
YY 0483—2004	《一次性使用肠营养导管、肠给养器及其连接件 设计与试验方法》

上述标准（表 1）包括了注册产品标准中经常涉及到的标准。有的企业还会根据产品的特点引用一些行业外的标准和一些较为特殊的标准。

产品适用及引用标准的审查可以分两步来进行。首先对引用标准的齐全性和适宜性进行审查，也就是在编写注册产品标准时与产品相关的国家、行业标准是否进行了引用，以及引用是否准确。可以通过对注册产品标准中"规范性引用文件"是否引用了相关标准，以及所引用的标准是否适宜来进行审查。此时，应注意标准编号、标准名称是否完整规范，年代号是否有效。

其次对引用标准的采纳情况进行审查。即，所引用的标准中的条款要求，是否在注册产品标准中进行了实质性的条款引用。这种引用通常采用两种方式，文字表述繁多内容复杂的可以直接引用标准及条文号，比较简单的也可以直接引述具体要求。

注意"规范性应用文件"和编制说明的区别，通常不宜直接引用或全面引用的标准不纳入规范性引用文件，而仅仅以参考文件在编制说明中出现。

如有新版强制性国家标准、行业标准发布实施，产品性能指标等要求应执行最新版本的国家标准、行业标准。

（六）产品的预期用途

用于肠胃减压，液体或流质营养的输入、排（吸）液等。

（七）产品的主要风险

1. 风险分析方法

（1）在对风险的判定及分析中，要考虑合理的可预见的情况，它们包括：正常使用条件下；非正常使用条件下。

（2）风险判定及分析应包括：对于患者的危害；对于操作者的危害；对于环境的危害。

（3）风险形成的初始原因应包括：人为因素包括不合理的操作；产品结构的危害；原材料危害；综合危害；环境条件。

（4）风险判定及分析考虑的问题包括：产品原材料生物学危害；产品质量是否会导致使用中出现不正常结果；操作信息，包括警示性语言、注意事项以及使用方法的准确性；留置使用可能存在的危害等。

2. 风险分析清单

胃管产品的风险管理报告应符合 YY/T 0316—2003《医疗器械 风险管理对医疗器械的应用》的有关要求，审查要点包括：

（1）产品定性定量分析是否准确（依据 YY/T 0316—2003 附录 A）；

（2）危害分析是否全面（依据 YY/T 0316—2003 附录 D）；

（3）风险可接收准则，降低风险的措施及采取措施后风险的可接收程度，是否有新的风险产生。

根据 YY/T 0316—2003《医疗器械 风险管理对医疗器械的应用》附录 D 对"胃管"已知或可预见的风险进行判定，产品在进行风险分析时至少应包括以下的主要危害，企业还应根据自身产品特点确定其他危害（表 2）。针对产品的各项风险，企业应采取应对措施，确保风险降到可接受的程度。

表2　产品主要危害

危害的分类		危害的形成因素	可能的后果
生物学危害	生物污染	生产环境控制不好 灭菌操作不严格 包装破损 使用时操作不正规	产品带菌，引起患者使用时局部感染
	生物不相容性	残留物过多	PVC：氯乙烷超标、增塑剂量过大，产生毒性或刺激 硅橡胶：硫化剂分解不完全，紫外吸光度超标，可能产生刺激
	不正确的配方（化学成分）	未按照工艺要求配料 添加剂或助剂使用比例不正确	有可能引起小分子物质残留量过大，造成毒性危害
	毒性	不正确的配方 加工工艺控制不严格 后处理工艺控制不严格	生物相容性不符合要求
	再感染和/或交叉感染	使用不当、标识不清	引起局部或者交叉感染
环境危害	储存或运行偏离预订的环境条件	储运条件（如温度、湿度）不符合要求	产品老化 无菌有效期缩短
	意外的机械破坏	储运、使用过程中发生意外的机械性破坏	产品使用性能无法得到保证
	由于废物和/或医疗器械处置的污染	使用后的产品没有按照要求集中销毁	造成环境污染或者细菌的交叉感染
与医疗器械使用有关的危害	不适当的标记	标记不清晰、错误、没有按照要求进行标记	错误使用 储存错误 产品辨别错误
	不适当的操作说明，如： （1）器械一起使用的附件规范不适当 （2）规范不适当 （3）明书过于复杂 （4）维修规范不适当	包装破损无法识别 操作要点不突出	无法保证使用安全性 导致操作失误
	由不熟练/未经培训的人员使用	操作不熟练、操作失误	造成粘膜摩擦性损伤 肠胃营养管放置位置不合适，营养液输送效果受影响
	合理可预见的误用	规格型号选用错误	导致无法达到满意的营养输送效果
	对副作用的警告不充分	对操作人员警示不足	重复使用 二次灭菌后使用 使用者出现刺激反应
	对一次性使用医疗器械很可能再次使用的危害警告不适当	造成重复使用	交叉感染
不适当不合适或过于复杂的使用者接口	违反或缩减说明书、程序等	操作方法、注意事项、储存方法、警示事项等表述不清	重复使用引起感染 没有集中销毁造成环境危害等
功能性失效、维修和老化引起的危害	对医疗器械寿命终止缺少适当的决定	没有标识产品有效期	超出有效期的产品被使用，造成细菌感染
	不适当的包装（医疗器械的污染和/或变质）	没有进行包装确认	不能确保产品无菌，从而导致出现细菌感染
	再次使用和/或不适当的再次使用	产品标识没有明确只限一次性使用	出现细菌感染、交叉感染以及粘膜损伤等现象

（八）产品的主要技术指标

本条款给出胃管需要考虑的基本技术性能指标，但并未给出定量要求，企业可参考相应的国家标准、行业标准，根据企业自身产品的技术特点制定相应的要求。以下如有不适用条款（包括国家标准、行业标准要求），企业在标准的编制说明中必须说明理由。

1. 外观。
2. 尺寸。
3. 连接件

连接件应是符合 GB/T 1962.1 或 GB/T 1962.2 所规定的 6%（鲁尔）外圆锥接头的要求，或设计成能与肠给养器上所提供的连接件配合。

4. 拉伸性能

导管应能承受一定线性拉力而不断裂或分离。

5. 液体泄漏。
6. 耐腐蚀性。
7. 化学性能

根据不同材料特性，由企业决定是否对化学性能提出要求。用环氧乙烷灭菌的产品应规定环氧乙烷残留量的要求。

8. 生物性能

至少应进行无菌（若以无菌形式提供）、细胞毒性、粘膜刺激、致敏的生物学评价。

9. X 显影线（若有）。

（九）产品的检测要求

产品的检测包括出厂检验和型式检验。

出厂检验至少包括环氧乙烷残留量（若采用环氧乙烷灭菌）、无菌（若以无菌形式提供）的检验。

型式检验报告是证实生产过程有效性的文件之一。型式检验由有资质的检验机构进行。型式检验时，若标准中无特殊规定，按相应的标准要求进行，应全部合格。

（十）产品的临床要求

临床试验机构应为国家食品药品监督管理局认定公布的临床试验基地。临床试验应按照《医疗器械临床试验规定》及《医疗器械注册管理办法》附件 12 的要求进行，同时应注意以下要求：

1. 确保受试人群具有代表性，充分考虑成人、小儿的差别。
2. 明确产品种类、规格以及在临床试验中的用途。
3. 临床试验例数为受试者人数，而不是使用产品的数量。
4. 试验持续时间应根据受试者的状况和产品预期用途以及统计学的要求确定，例如：受试者的需要应用的时间、产品允许留置人体的时间等。
5. 临床对照一般采取随机同期对照的方式，即受试者随机分配至试验组和对照组，同期进行临床试验，最后将结果进行比较。应明确对照产品注册证号、生产厂家等信息。
6. 应明确进行临床研究的科室、临床负责人、参与者等信息。
7. 若提交同类产品临床试验资料或临床文献资料的医疗器械，则应满足：

（1）如果提交其他企业已上市的同类产品临床试验报告或临床文献资料，则应提供详细的对比说明，包括产品基本原理、结构组成、材料、主要技术性能指标、适用范围、禁忌症等方面的比对；

（2）如果两种产品的材料不一致，如硅橡胶、PVC 等，则应提供材料安全性等同的证明文件；

（3）临床文献资料是指"两篇省级以上核心医学刊物公开发表的能够充分说明产品预期临床使用效果的学术论文、专著以及文献综述"。

8. 对临床试验中如何正确使用产品，产品制造商应提供必要的培训。

（十一）产品的不良事件历史记录

胃管产品在临床中出现的问题主要有：折断、不通畅、脱落等。

（十二）产品说明书、标签和包装标识

产品说明书、标签和包装标识的编写要求应符合《医疗器械说明书、标签和包装标识管理规定》和《医疗器械用于医疗器械标签、标记和提供信息的符号》（YY 0466—2003）的要求。同时应注意以下要求：

1. 根据临床试验资料、专家审评意见等有关技术文件，明确产品的适用人群（成人、小儿等）；
2. 对产品允许留置人体的时间进行说明；
3. 对应用长时间留置产品的患者如何监护进行说明；
4. 应提示对产品材料过敏者禁用；
5. 应提示一次性使用（若是），用后销毁，包装如有破损，严禁使用；
6. 应提示灭菌方式（若以无菌形式提供）。

（十三）注册单元划分的原则和实例

1. 医疗器械产品的注册单元以技术结构、性能指标和预期用途为划分依据。
2. 注册单元划分是以品种相同与否进行划分，同品种的不同技术结构，同品种的不同型号为一注册单元。
3. 申报同一注册单元的产品，上市产品应采用同一名称，并用于同一用途。

例：胃管

经过审查申报材料知：（1）产品材料为 PVC；（2）产品用途为临床手术前减压；（3）产品主要由管道、刻度线、引流管和接头等组成。

则由以上信息可知该产品为"肠道插管"，属于 6866 医用高分子材料及制品。

（十四）同一注册单元中典型产品的确定原则和实例

1. 同一注册单元中的典型产品是指能够代表本注册单元内其他产品安全性和有效性的产品。其功能最齐全、结构最复杂、风险最高。

2. 典型产品的确定可以通过比较同一注册单元内所有产品的技术结构、性能指标和预期用途等相应资料，说明其能够代表本注册单元内其他产品的安全性和有效性。

例：胃肠导管有胃管、十二指肠管、鼻饲管等多种技术结构。产品的作用机理是在导管内形成正压或负压，使食物或胃液通过导管进出胃肠道。如果通过申报资料发现胃管的生物、化学、物理等性能指标基本涵盖其他产品的指标，能够代表其他产品的安全性、有效性，则由此可以确定胃管为典型产品。

胃管产品注册技术审查指导原则编写说明

一、指导原则编写的原则

（一）本指导原则编写的目的是用于指导和规范第二类胃管产品注册申报过程中审查人员对注册材料的技术审评。

（二）本指导原则旨在让初次接触该类产品的注册审查人员对产品机理、结构、主要性能、预期用途等各个方面有个基本了解，同时让技术审查人员在产品注册技术审评时把握基本的尺度，对产品安全性、有效性作出系统评价。

二、指导原则编写的依据

（一）《医疗器械监督管理条例》；
（二）《医疗器械注册管理办法》（局令第16号）；
（三）《医疗器械临床试验规定》（局令第5号）；
（四）《医疗器械说明书、标签和包装标识管理规定》（局令第10号）；

（五）《医疗器械标准管理办法》（局令第31号）；
（六）关于印发《境内第一类医疗器械注册审批操作规范（试行）》和《境内第二类医疗器械注册审批操作规范（试行）》的通知（国食药监械〔2005〕73号）；
（七）国家食品药品监督管理局发布的其他规范性文件。

三、指导原则中部分具体内容的编写考虑

（一）产品的主要技术指标及工作原理的制定征求了全国医用输液器具和医疗器械生物学评价标准化技术委员会的意见，主要参考行业标准 YY 0483—2004《一次性使用肠营养导管、肠给养器及其连接件 设计与试验方法》，应按照最新版本标准的要求执行。

（二）产品应适用的相关标准中给出了现行的国家标准、行业标准（包括产品标准、基础标准）。

（三）产品的预期用途综合了已批准上市产品的核准范围及临床专家的意见。

（四）产品的主要风险参照 YY/T 0316—2003 中附录 D 进行。

（五）产品的不良事件历史记录主要从山东省药品不良反应监测中心数据库中查找。

四、其他产品

2002 年版《医疗器械分类目录》6866 医用高分子材料及制品中的其他肠胃插管产品可参照本指导原则。

五、指导原则编写人员

本指导原则的编写成员由山东省食品药品监督管理局医疗器械产品注册技术审评人员、行政审批人员、国家食品药品监督管理局济南医疗器械质量监督检验中心专家、专业厂家代表、临床专家共同组成，以充分利用各方面的信息和资源，综合考虑指导原则中各个方面的内容，尽量保证指导原则正确、全面、实用。

49 一次性使用引流管产品注册技术审评指导原则

（一次性使用引流管产品注册技术审查指导原则）

本指导原则旨在指导和规范一次性使用引流管产品的技术审评工作，帮助审评人员理解和掌握该类产品原理/机理、结构、性能、预期用途等内容，把握技术审评工作基本要求和尺度，对产品安全性、有效性作出系统评价。

本指导原则所确定的核心内容是在目前的科技认识水平和现有产品技术基础上形成的，因此，审评人员应注意其适宜性，密切关注适用标准及相关技术的最新进展，考虑产品的更新和变化。

本指导原则不作为法规强制执行，不包括行政审批要求。但是，审评人员需密切关注相关法规的变化，以确认申报产品是否符合法规要求。

一、适用范围

本指导原则的适用范围为《医疗器械分类目录》中第Ⅱ类一次性使用引流管产品，分类代号为6866。

目前临床使用的带引流功能的产品种类繁多，按其结构和功能不同分类管理。本指导原则适用于按照Ⅱ类管理的，主要用于外科做手术区域体液引流的产品。而按照Ⅲ类管理的脑室和胸腔引流管以及用途完全不同的Ⅱ类产品如导尿管、胃管和泪道引流管等不在本原则中描述。

二、技术审查要点

（一）产品名称的要求

一次性使用引流管产品的命名应采用《医疗器械分类目录》或国家标准、行业标准上的通用名称，或以产品结构和应用范围为依据命名。产品名称在通用名称基础上可带有表示材质、用途或结构等描述性词语，举例如下：

1. 一次性使用硅橡胶引流管（材质）；
2. 一次性使用三腔引流管（结构）；
3. 一次性使用负压引流管（预置负压）。

（二）产品的结构和组成

一次性使用引流管通常由管体和接头组成，有的根据需要会配有穿透针、负压球（或预置负压装置）。管体远端（病人端）可带有一个或数个侧孔，病人端也可以是"T"形、"蘑菇头"形、Y型或潘氏型（管腔内设计有数条纵向突起的脊）等。产品所用材料有天然乳胶、硅橡胶、TPU［热塑性聚氨酯弹性体（Thermoplastic polyurethane）］和PVC（聚氯乙烯）等。典型产品外形结构见图1。

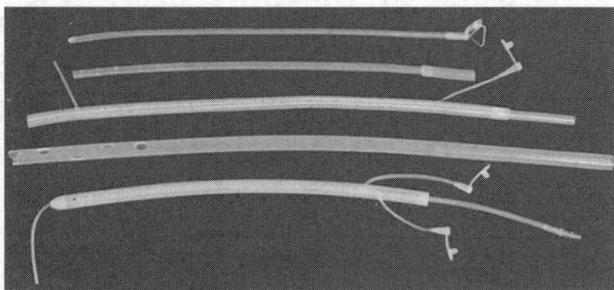

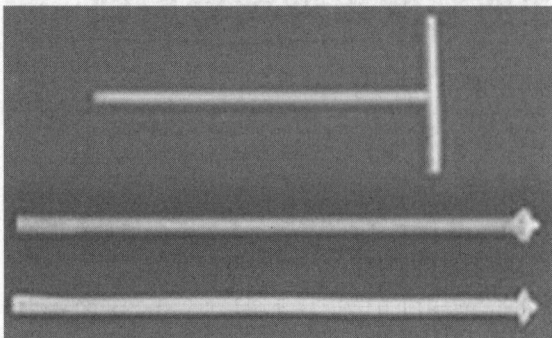

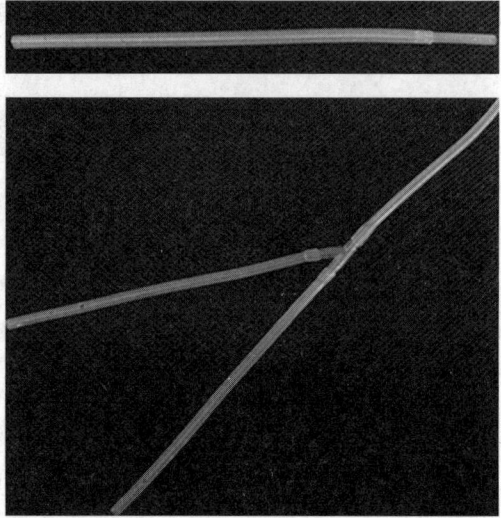

图1 引流管种类举例

（三）产品的工作原理

本产品工作原理与作用机理基本相同，在作用机理中描述。

（四）产品的作用机理

一次性使用引流管是利用虹吸或负压吸引原理，放置在人体手术区或体腔并经过皮肤切口穿出体外，将人体组织间或体腔中积聚的脓、渗出血液、组织液及其他液体导引至体外，防止液体淤积导致术后感染。

（五）产品适用的相关标准

表1 相关产品标准

GB/T 191—2008	《包装储运图示标志》
GB/T 2828.1—2012	《计数抽样检验程序 第1部分：按接受质量限（AQL）检索的逐批检验抽样计划》
GB/T 14233.1—2008	《医用输液、输血、注射器具检验方法 第1部分：化学分析方法》
GB/T 14233.2—2005	《医用输液、输血、注射器具检验方法 第2部分：生物学试验方法》
GB/T 15812.1—2005	《非血管内导管 第1部分：一般性能试验方法》
GB/T 16886.1—2011	《医疗器械生物学评价 第1部分：风险管理过程中的评价与试验》
GB/T 16886.3—2008	《医疗器械生物学评价 第3部分：遗传毒性、致癌性和生殖毒性试验》
GB/T 16886.5—2003	《医疗器械生物学评价 第5部分：体外细胞毒性试验》

续表

GB/T 16886.6—1997	《医疗器械生物学评价 第6部分：植入后局部反应试验》
GB/T 16886.10—2005	《医疗器械生物学评价 第10部分：刺激与迟发型超敏反应试验》
GB/T 16886.11—2011	《医疗器械生物学评价 第11部分：全身毒性试验》
YY/T 0313—1998	《医用高分子制品包装、标志、运输和贮存》
YY/T 0466.1—2009（部分代替）	《医疗器械 用于医疗器械标签、标记和提供信息的符号 第1部分：通用要求》
YY 0489—2004	《一次性使用无菌引流导管及辅助器械》

上述标准（表1）包括了注册产品标准中经常涉及到的标准。有的生产企业还会根据产品的特点引用一些行业外的标准和一些较为特殊的标准。

产品适用及引用标准的审查可以分两步来进行。首先对引用标准的齐全性和适宜性进行审查，也就是在编写注册产品标准时是否引用了与产品相关的国家标准、行业标准，以及引用是否准确。可以通过对注册产品标准中"规范性引用文件"是否引用了相关标准，以及所引用的标准是否适宜来进行审查。此时，应注意标准编号、标准名称是否完整规范，年代号是否有效。

其次对引用标准的采纳情况进行审查。即所引用的标准中的条款要求，是否在注册产品标准中进行了实质性的条款引用。这种引用通常采用两种方式，文字表述繁多内容复杂的可以直接引用标准及条文号，比较简单的也可以直接引述具体要求。

注意"规范性引用文件"和编制说明的区别，通常不宜直接引用或全面引用的标准不纳入规范性引用文件，而仅仅以参考文件在编制说明中出现。

如有新版强制性国家标准、行业标准发布实施，产品性能指标等要求应执行最新版本的国家标准、行业标准。

（六）产品的预期用途

供临床外科引流用。

（七）产品的主要风险

1. 风险分析方法

（1）在对风险的判定及分析中，要考虑合理的可预见的情况，它们包括：正常使用条件下和非正常使用条件下。

（2）风险判定及分析应包括：对于患者的危害、对于操作者的危害和对于环境的危害。

（3）风险形成的初始原因应包括：人为因素（包括不合理的操作）、产品结构的危害、原材料危害、综合危害和环境条件。

（4）风险判定及分析考虑的问题包括：引流管原材料生物学危害；产品质量是否会导致使用中出现不正常结果；操作信息，包括警示性语言、注意事项以及使用方法的准确性；留置使用可能存在的危害等。

2. 风险分析清单

引流管产品的风险管理报告应符合 YY/T 0316—2008《医疗器械 风险管理对医疗器械的应用》的有关要求，审查要点包括：

（1）产品定性定量分析是否准确（依据 YY/T 0316—2008）；

（2）危害分析是否全面（依据 YY/T 0316—2008）；

（3）风险可接收准则，降低风险的措施及采取措施后风险的可接收程度，是否有新的风险产生。

根据 YY/T 0316—2008《医疗器械 风险管理对医疗器械的应用》附录D对该产品已知或可预见的风险进行判定，引流管产品在进行风险分析时至少应包括对以下的主要危害，生产企业还应根据自身产品特点确定其他危害（表2）。针对产品的各项风险，生产企业应采取应对措施，确保风险降到可接受的程度。

表2　产品主要危害

	危害的分类	危害的形成因素	可能的后果
生物学危害	生物污染	生产环境控制不好 灭菌操作不严格 包装破损 使用时操作不正规	产品带菌，引起患者感染
	生物不相容性	残留物过多	PVC：氯乙烷超标、增塑剂量过大，产生毒性或刺激 乳胶：可溶性蛋白质、加工助剂残留量大，产生细胞毒性、致敏反应 硅橡胶：硫化剂分解不完全，紫外吸光超标，可能产生刺激 TPU：产生毒性或刺激

续表

危害的分类		危害的形成因素	可能的后果
生物学危害	不正确的配方（化学成分）	未按照工艺要求配料 添加剂或助剂使用比例不正确	有可能引起小分子物质残留量过大，造成毒性危害
	毒性	不正确的配方 加工工艺控制不严格 后处理工艺控制不严格	生物相容性不符合要求
	再感染和/或交叉感染	使用不当、标识不清	引起感染、交叉感染
环境危害	储存或运行偏离预订的环境条件	储运条件（如温度、湿度）不符合要求	产品老化、无菌有效期缩短
	意外的机械破坏	储运、使用过程中发生意外的机械性破坏	产品使用性能无法得到保证
	由于废物和（或）医疗器械处置的污染	使用后的产品没有按照要求集中销毁	造成环境污染或者细菌的交叉感染
与医疗器械使用有关的危害	不适当的标记	标记不清晰、错误、没有按照要求进行标记	错误使用 储存错误 产品辨别错误
	不适当的操作说明，如： （1）和医疗器械一起使用的附件规范不适当； （2）预先检查规范不适当； （3）操作说明书过于复杂； （4）维修规范不适当	包装破损无法识别 操作要点不突出	无法保证使用安全性 导致操作失误
	由不熟练/未经培训的人员使用	操作不熟练、操作失误	造成粘膜摩擦性损伤 引流管放置位置不合适引流效果受影响 引流管拔出困难
	合理可预见的误用	规格型号选用错误	导致无法达到满意的引流效果
	对副作用的警告不充分	对操作人员警示不足	重复使用 二次灭菌 使用者出现过敏、刺激反应 深部引流时管体打折或扭结弯曲
	对一次性使用医疗器械很可能再次使用的危害警告不适当	造成重复使用	交叉感染 引流管破损、断裂
不适当不合适或过于复杂的使用者接口	违反或缩减说明书、程序等	操作方法、注意事项、储存方法、警示事项等表述不清	引流失败、重复使用引起感染、没有集中销毁造成环境危害等
功能性失效、维修和老化引起的危害	对医疗器械寿命终止缺少适当的决定	没有标识产品有效期	超出有效期的产品被使用，造成细菌感染或因材料老化产生而导致产品性能不符合要求（如球囊破裂、管子断裂等）
	不适当的包装（医疗器械的污染和/或变质）	没有进行包装确认	不能确保产品无菌，从而导致出现细菌感染
	再次使用和/或不适当的再次使用	产品标识没有明确	出现细菌感染、交叉感染以及粘膜损伤、气囊破裂等现象

（八）产品的主要技术指标

本条款给出需要考虑的产品基本技术性能指标，但并未给出定量要求，生产企业可参考相应的国家标准、行业标准，根据生产企业自身产品的技术特点制定相应的标准。涉及材料内容的应说明选用材料满足的国家标准或行业标准。以下如有不适用条款（包括国家标准、行业标准要求），生产企业在标准的编制说明中必须说明理由。

1. 外观。

2. 尺寸

本项指标由行业标准规定。应用引流管的公称外径表示其规格，用 mm 表示。标准中注明可同时用其他单位，对外径，国内外最常用的是法国规格，这是以导管的周长表示的规格系列。导管周长 $=\pi D \approx 3D$，法国规格除以 3 即为导管的外径（mm）。法国规格前面需加注 FG、Ch 或 Fr。

3. 强度

引流管管体和接头各连接处的强度，引流管管身强度（生产企业自行制定）。

4. 密封性

引流管管体和与接头的连接处密封性要求。

5. 耐负压性

在一定吸引负压下引流管的管体可靠性的要求（生产企业自行制定）。

6. 耐弯曲性（抗扭结）

引流管的管体在弯曲状态下是否可靠支撑引流的完成（待相关行业标准发布后参照执行）。

7. 畅通性

也可以用流量来表示。

8. X 射线不透性（如有）。

9. 化学性能

根据不同材料特性，参照 GB/T 14233.1—2008 由企业决定对化学性能提出要求项目，至少应包括浊度、还原物质、酸碱度和重金属总含量等内容。用环氧乙烷灭菌的产品应规定环氧乙烷残留量的要求。

10. 生物性能

根据留置时间长短按照 GB/T 16886.1—2011 要求制定。至少应进行无菌、细胞毒性、刺激（粘膜刺激）/皮内反应、致敏性等评价。

11. 其他

如果带有附件如穿刺针（穿透皮肤）或预置负压者应对针的性能和负压值等提出要求。

（九）产品的检测要求

产品的检测包括出厂检验和型式检验。

出厂检验至少包括外观、尺寸、畅通性、密封性、无菌和环氧乙烷残留量（若采用环氧乙烷灭菌）的内容。

型式检验报告是证实生产过程有效性的文件之一。型式检验由有资质的检验机构进行。型式检验时，按相应的标准要求进行，应全部合格。

（十）产品的临床要求

临床试验机构应为国家食品药品监督管理局认定公布的临床试验基地。临床试验应按照《医疗器械临床试验规定》及《医疗器械注册管理办法》附件 12 的要求进行，同时应注意以下要求：

1. 确保受试人群具有代表性，充分考虑成人、小儿的差别。

2. 明确产品种类、规格以及在临床试验中的用途。

3. 临床试验例数为受试者人数，而不是使用产品的数量。

4. 试验持续时间应根据受试者的状况和产品预期用途以及统计学的要求确定，例如：受试者的需要应用的时间、产品允许留置人体的时间等。

5. 临床对照一般采取随机同期对照的方式，即受试者随机分配至试验组和对照组，同期进行临床试验，最后将结果进行比较。应明确对照产品注册证号、生产厂家等信息。

6. 应明确进行临床研究的科室、临床负责人、参与者等信息。

7. 若提交同类产品临床试验资料或临床文献资料的医疗器械，则应满足：

（1）如果提交其他企业已上市的同类产品临床试验报告或临床文献资料，则应提供详细的对比说明，包括产品基本原理、结构组成、材料、主要技术性能指标、适用范围、禁忌症等方面的比对。

（2）如果两种产品的材料不一致，如硅橡胶、塑料等，则应提供材料安全性等同的证明文件。

（3）临床文献资料是指"两篇省级以上核心医学刊物公开发表的能够充分说明产品预期临床使用效果的学术论文、专著以及文献综述"。

8. 对临床试验中如何正确使用产品，产品生产企业应提供必要的培训。

（十一）产品的不良事件历史记录

引流管在临床中出现的问题主要有：不通畅、渗漏、脱落和断裂等。

（十二）产品说明书、标签和包装标识

产品说明书、标签和包装标识的编写要求应符合《医疗器械说明书、标签和包装标识管理规定》（国家食品药品监督管理局令第 10 号）和《医疗器械 用于医疗器械标签、标记和提供信息的符号》（YY/T 0466.1—2009）的要求。同时应注意以下要求：

1. 根据临床试验资料、专家审评意见等有关技术文件，明确产品的适用范围。

2. 对产品允许留置人体的时间进行说明。

3. 对应用长时间留置产品的患者如何监护进行说明。

4. 应提示对产品材料过敏者禁用。

5. 应提示一次性使用，用后销毁，包装如有破损，严禁使用。

6. 应提示灭菌方式。

（十三）注册单元划分的原则和实例

1. 医疗器械产品的注册单元以技术结构、性能指标和

预期用途为划分依据。

2. 同功能的不同结构,同结构的不同规格型号为一注册单元;不同功能的(如带冲洗)不能放在一个单元。

3. 申报同一注册单元的产品,上市产品应采用同一名称,并用于同一用途,该注册单元中不同型号应具有相同结构及用途。

(十四)注册检测和同一注册单元中典型产品的确定原则和实例

1. 同一注册单元中的典型产品是指能够代表本注册单元内其他产品安全性和有效性的产品。其功能最齐全、或结构最复杂、或风险最高。

2. 典型产品的确定可以通过比较同一注册单元内所有产品的技术结构、性能指标和预期用途等相应资料,说明其能够代表本注册单元内其他产品的安全性和有效性。

例:引流管有单腔、双腔、三腔等多种技术结构。在上述三种类型产品预期用途一致的情况下,如果三腔引流管结构最复杂,生物、化学、物理等性能指标涵盖其他两种产品的指标,能够代表其他产品的安全性、有效性,则可以确定三腔引流管为这三种产品的典型产品。

一次性使用引流管产品注册技术审查指导原则编制说明

一、指导原则编写的原则

(一)本指导原则编写的目的是用于指导和规范第二类一次性使用引流管产品注册申报过程中审查人员对注册材料的技术审评。

(二)本指导原则旨在让初次接触该类产品的注册审查人员对产品机理、结构、主要性能、预期用途等各个方面有个基本了解,同时让技术审查人员在产品注册技术审评时把握基本的尺度,对产品安全性、有效性作出系统评价。

二、指导原则编写的依据

(一)《医疗器械监督管理条例》

(二)《医疗器械注册管理办法》(国家食品药品监督

管理局令第16号)

(三)《医疗器械临床试验规定》(国家食品药品监督管理局令第5号)

(四)《医疗器械说明书、标签和包装标识管理规定》(国家食品药品监督管理局令第10号)

(五)《医疗器械标准管理办法》(国家药品监督管理局令第31号)

(六)关于印发《境内第一类医疗器械注册审批操作规范(试行)》和《境内第二类医疗器械注册审批操作规范(试行)》的通知(国食药监械〔2005〕73号)

(七)国家食品药品监督管理部门发布的其他规范性文件

三、指导原则中部分具体内容的编写考虑

(一)产品的主要技术指标及工作原理的制定主要依据行业标准YY 0489—2004《一次性使用无菌引流导管及辅助器械》,应按照最新版本标准的要求执行。

(二)产品应适用的相关标准中给出了现行的国家标准、行业标准(包括产品标准、基础标准)。

(三)产品的预期用途综合了已批准上市产品的核准范围及临床专家的意见。

(四)产品的主要风险参照YY/T 0316—2008中附录D进行。

(五)产品的不良事件历史记录主要从江苏省药品不良反应监测中心数据库中查找。

四、其他产品

2002年版《医疗器械分类目录》6866医用高分子材料及制品中的其他引流管产品可参照本指导原则进行审查。

五、指导原则编写人员

本指导原则的编写成员由江苏省食品药品监督管理局医疗器械产品注册技术审评人员、行政审批人员、江苏省医疗器械检验所专家、专业厂家代表、临床专家共同组成,以充分利用各方面的信息和资源,综合考虑指导原则中各个方面的内容,尽量保证指导原则正确、全面、实用。

50 一次性使用无菌导尿管注册技术审评指导原则

(一次性使用无菌导尿管注册技术审查指导原则)

本指导原则旨在为申请人进行一次性使用无菌导尿管的注册申报提供技术指导,同时也为食品药品监督管理部门对注册申报资料的审评提供技术参考。

本指导原则是对一次性使用无菌导尿管注册申报资料的一般要求,申请人应依据具体产品的特性对注册申报资料的内容进行充实和细化,并依据具体产品的特性确定其

中的具体内容是否适用，若不适用，需具体阐述其理由及相应的科学依据。

本指导原则是对申请人和审查人员的指导性文件，但不包括注册审批所涉及的行政事项，亦不作为法规强制执行，如果有能够满足相关法规要求的其他方法，也可以采用，但是需要提供详细的研究资料和验证资料。应在遵循相关法规和标准的前提下使用本指导原则。

本指导原则是在现行法规和标准体系以及当前认知水平下制定的，随着法规和标准的不断完善，以及科学技术的不断发展，本指导原则相关内容也将进行适时的调整。

一、适用范围

本指导原则适用于一次性使用无菌有球囊和无球囊导尿管，按第二类医疗器械管理。

二、技术审查要点

（一）产品名称要求

产品名称应符合《医疗器械通用名称命名规则》（国家食品药品监督管理总局令第 19 号）的要求，可采用相关国家标准、行业标准上的通用名称，或以产品结构和适用范围为依据命名。产品名称中可带有表示材质或管腔数等描述性词语，例如"硅橡胶""三腔"等。

（二）产品的结构和组成

产品所用材料有天然胶乳、硅橡胶和 PVC（聚氯乙烯）等。典型产品外形结构见图 1（三腔导尿管）。

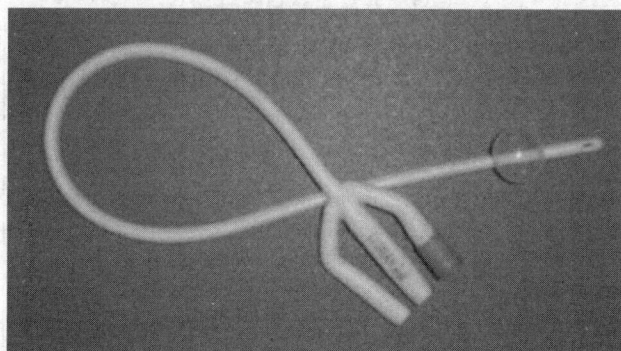

图 1　典型有球囊三腔导尿管

（三）产品的工作原理/作用机理

一次性使用无菌导尿管利用膀胱的压力使尿液通过导尿管排出体外，双腔和三腔导尿管的球囊在注入水后可以膨起，在留置导尿时用于固定导尿管。三腔导尿管还可用于膀胱的冲洗。

使用时首先润滑导尿管管身部分，将润滑后的导管小心插到膀胱（此时有尿液排出）然后再插入一定距离，使球囊完全进入膀胱。握住阀门外套，用不带针头的注射器插入单向阀内，按照产品标识球囊容量注入额定的注射用水或 0.9% 氯化钠溶液，使球囊膨胀卡住膀胱。握住阀门的外套，缓慢地拔出注射器，此时单向阀自动关闭，保持球囊膨胀。取出导管时，用不带针头的空注射器插入单向阀内，抽吸球囊内的无菌水，当注射器中水的容量与产品标识球囊容量接近时即可缓慢地拔出导尿管。也可将管身剪断，以便快速排出球囊内无菌水，取出导管。

留置时间视临床需要和产品材质而定，如：乳胶导尿管一般不超过 7 天，硅橡胶导尿管一般不超过 30 天。

（四）注册单元划分的原则和实例

1. 医疗器械产品的注册单元以技术结构、性能指标和预期用途为划分依据。

2. 申报同一注册单元的产品，上市后应采用同一产品名称。

3. 所用原材料不同、技术结构不同应划分为不同注册单元。

例：PVC 导尿管、硅橡胶导尿管，划分为两个注册单元。

（五）产品适用的相关标准

表 1　相关产品标准

标准编号	标准名称
GB/T 1962.1—2015	《注射器、注射针及其他医疗器械用 6%（鲁尔）圆锥接头 第 1 部分：通用要求》
GB/T 14233.1—2008	《医用输液、输血、注射器具检验方法 第 1 部分：化学分析方法》
GB/T 14233.2—2005	《医用输液、输血、注射器具检验方法 第 2 部分：生物学试验方法》
GB/T 15812.1—2005	《非血管内导管 第 1 部分：一般性能试验方法》
GB/T 16886.1—2011	《医疗器械生物学评价 第 1 部分：风险管理过程中的评价与试验》
GB/T 16886.3—2008	《医疗器械生物学评价 第 3 部分：遗传毒性、致癌性和生殖毒性试验》
GB/T 16886.5—2017	《医疗器械生物学评价 第 5 部分：体外细胞毒性试验》
GB/T 16886.6—2015	《医疗器械生物学评价 第 6 部分：植入后局部反应试验》
GB/T 16886.10—2017	《医疗器械生物学评价 第 10 部分：刺激与皮肤致敏试验》
GB/T 16886.11—2011	《医疗器械生物学评价 第 11 部分：全身毒性试验》
GB 18278.1—2015	《医疗保健产品灭菌 湿热 第 1 部分：医疗器械灭菌过程的开发、确认和常规控制要求》
GB 18279.1—2015	《医疗保健产品灭菌 环氧乙烷 第 1 部分：医疗器械灭菌过程的开发、确认和常规控制的要求》
GB/T 18279.2—2015	《医疗保健产品灭菌 环氧乙烷 第 2 部分：GB 18279.1 应用指南》

续表

标准编号	标准名称
GB 18280.1—2015	《医疗保健产品灭菌 辐射 第1部分：医疗器械灭菌过程的开发、确认和常规控制要求》
GB 18280.2—2015	《医疗保健产品灭菌 辐射 第2部分：建立灭菌剂量》
GB/T 18280.3—2015	《医疗保健产品灭菌 辐射 第3部分：剂量测量指南》
GB/T 19633.1—2015	《最终灭菌医疗器械包装 第1部分：材料、无菌屏障系统和包装系统的要求》
GB/T 19633.2—2015	《最终灭菌医疗器械包装 第2部分：成形、密封和装配过程确认的要求》
YY/T 0313—2014	《医用高分子产品 包装和制造商提供信息的要求》
YY 0325—2016	《一次性使用无菌导尿管》
YY/T 0466.1—2016	《医疗器械 用于医疗器械标签、标记和提供信息的符号 第1部分：通用要求》
YY/T 0681.1—2009	《无菌医疗器械包装试验方法 第1部分：加速老化试验指南》
YY/T 0698.1—2011	《最终灭菌医疗器械包装材料 第1部分：吸塑包装共挤塑料膜 要求和试验方法》
YY/T 0316—2016	《医疗器械 风险管理对医疗器械的应用》
YY/T 0615.1—2007	《标示"无菌"医疗器械的要求 第1部分：最终灭菌医疗器械的要求》

注：本指导原则中标准适用最新版本，下同。

上述标准（表1）包括了一次性使用无菌导尿管涉及的常用标准。申请人根据产品的特点可能引用涉及到的行业外标准和其他特殊标准。

产品适用及引用的标准应适宜且齐全，在产品技术要求中所引用的相关国家、行业标准应完整并准确。对所引用的标准中的具体条款，应在产品技术要求中予以实质性采纳，文字表述繁多内容复杂的可以直接引用标准及条文号，比较简单的可直接引述具体内容。

产品应符合现行有效的国家、行业标准，如涉及强制性国家、行业标准发布或修订，产品性能指标等要求应符合最新的强制性国家、行业标准。

（六）产品的适用范围/预期用途/禁忌症

供临床常规导尿用。

禁忌症：产品材料过敏者、尿道炎症严重者禁用。

（七）产品的主要风险

1. 风险分析方法

（1）风险分析过程：要考虑合理的可预见的情况，包括：正常使用条件下和非正常使用条件下。

（2）危险（源）的识别包括：对于患者的危险（源）；对于操作者的危险（源）；对于环境的危险（源）。

（3）风险形成的初始原因应包括：人为因素（包括不合理的操作）；产品结构的因素；原材料因素；综合因素；环境条件。

（4）风险判定及分析考虑的问题包括：导尿管原材料生物学危险（源）；产品质量是否会导致使用中出现不正常结果；操作信息，包括警示性语言、注意事项以及使用方法的准确性；留置使用可能存在的危险（源）等。

2. 风险分析清单

导尿管产品的风险分析资料应符合 YY/T 0316—2016《医疗器械 风险管理对医疗器械的应用》的有关要求，审查要点包括：

（1）风险分析过程：包括医疗器械预期用途和与安全性有关特征的判定、危险（源）的识别、估计每个危险情况的风险。

（2）风险评价：对于每个已判定的危险情况，评价和决定是否需要降低风险。

（3）风险控制措施的实施：实施已经识别的适宜风险控制措施，并进行必要的剩余风险评价和风险/受益分析。

（4）综合剩余风险的可接受性评价：在所有的风险控制措施已经实施并验证后，利用风险管理计划中的准则，决定综合剩余风险是否可以接受。

根据 YY/T 0316—2016《医疗器械 风险管理对医疗器械的应用》对该产品已知或可预见的风险进行判定，导尿管产品在进行风险分析时至少应包括对以下的主要危险（源），企业还应根据自身产品特点确定其他危险（源）（表2）。针对产品的各项风险，企业应采取应对措施，确保风险降到可接受的程度，或经风险分析，收益大于风险。

表2　产品主要危险（源）

危险（源）的分类	危险（源）的形成因素	可能的后果
生物学危险（源）	天然胶乳材料本身含有对人体致敏性蛋白	导致过敏
	生产环境控制不好；灭菌操作不严格；包装破损；使用时操作不规范	产品带菌，引起患者尿路感染
	原材料控制不严；生产工艺控制不严；后处理未达到要求	造成毒性危害；生物相容性不符合要求
	使用不当、标识不清	引起感染、交叉感染
	未按照工艺要求配料；添加剂或助剂使用比例不正确	生物相容性不符合要求
环境危险（源）	储运条件（如温度、湿度）不符合要求	产品老化；无菌有效期缩短
	储运、使用过程中发生意外的机械性破坏	产品使用性能无法得到保证
	使用后的产品没有按照要求集中销毁	造成环境污染或交叉感染

续表

危险（源）的分类	危险（源）的形成因素	可能的后果
与医疗器械使用有关的危险（源）	标记不清晰、错误；没有按照要求进行标记	错误使用；储存错误；产品辨别错误
	包装破损无法识别；操作要点不突出；不适当的操作说明，如： （1）和医疗器械一起使用的附件规范不适当 （2）预先检查规范不适当 （3）操作说明书过于复杂 （4）服务和维修规范不适当	无法保证使用安全性；导致操作失误
	操作不熟练、操作失误；因尿道狭窄造成的插管困难；气囊无法排空	造成粘膜摩擦性损伤；导尿管放置位置不合适导尿效果受影响；气囊充起超出设计要求而引起气囊破损；无法导尿；导尿管拔出困难
	规格型号选用错误；超出使用时间的误用	导致无法达到满意的导尿效果；产品在尿路和膀胱中留置超出规定的使用时间，可能导致（1）尿路感染，（2）头端尿碱沉积引起导尿孔闭塞或拔管困难
	对操作人员警示不足	重复使用；二次灭菌；使用者出现过敏、刺激反应
	重复使用	交叉感染；气囊破裂
不适当不合适或过于复杂的使用者接口	操作方法、注意事项、储存方法、警示事项等表述不清	导尿失败
功能性失效、维修和老化引起的危险（源）	没有标识产品有效期	超出有效期的产品被使用，造成细菌感染或因材料老化而导致产品性能不符合要求
	没有进行包装确认	不能确保产品无菌，从而导致出现细菌感染
	产品标识没有明确	出现细菌感染、交叉感染以及粘膜损伤等现象

（八）产品的研究要求

应至少以下方面开展研究。

1. 产品性能研究

应当提供产品性能研究资料以及产品技术要求的研究和编制说明，包括功能性、安全性指标以及与质量控制相关的其他指标的确定依据，所采用的标准或方法、采用的原因及理论基础。

2. 生物相容性评价研究

产品首次注册时应根据产品所用材料及与人体的接触性质，按照 GB/T 16886.1—2011《医疗器械生物学评价 第1部分：风险管理过程中的评价与试验》标准进行评价，至少进行细胞毒性、粘膜刺激、致敏的生物学评价研究。

3. 灭菌/消毒工艺研究

应明确灭菌工艺（方法和参数）和无菌保证水平（SAL），并提供灭菌确认报告。并对残留毒性提供研究报告。可根据适用情况，按照 GB 18278.1—2015《医疗保健产品灭菌 湿热 第1部分：医疗器械灭菌过程的开发、确认和常规控制要求》、GB 18279.1—2015《医疗保健产品灭菌 环氧乙烷 第1部分：医疗器械灭菌过程的开发、确认和常规控制的要求》、GB/T 18279.2—2015《医疗保健产品灭菌 环氧乙烷 第2部分：GB 18279.1 应用指南》、GB 18280.1—2015《医疗保健产品灭菌 辐射 第1部分：医疗器械灭菌过程的开发、确认和常规控制要求》、GB 18280.2—2015《医疗保健产品灭菌 辐射 第2部分：建立灭菌剂量》、GB/T 18280.3—2015《医疗保健产品灭菌 辐射 第3部分：剂量测量指南》等标准的要求开展研究。

4. 产品有效期和包装研究

产品有效期和包装研究情况可通过加速老化试验获得，可参照 YY/T 0681.1—2009《无菌医疗器械包装试验方法 第1部分：加速老化试验指南》系列标准、GB/T 19633.1—2015《最终灭菌医疗器械包装 第1部分：材料、无菌屏障系统和包装系统的要求》、GB/T 19633.2—2015《最终灭菌医疗器械包装 第2部分：成形、密封和装配过程的确认的要求》、YY/T 0698.1—2011《最终灭菌医疗器械包装材料 第1部分：吸塑包装共挤塑料膜要求和试验方法》系列标准等进行。

5. 其他研究

证明产品安全性、有效性的其他研究资料，如该产品预期与药液接触，应对可能与药液接触的部件与药物的相容性进行研究。

（九）产品技术要求的主要性能指标

一次性使用无菌导尿管的基本技术性能指标包括但不限于以下内容，申请人可根据产品自身特点，参考相应的国家、行业标准制定产品技术要求，如有不适用条款（包括国家标准、行业标准要求），申请人应在申报资料中说明理由。

1. 外观

2. 尺寸

本项指标应符合行业标准的要求。应采用导尿管的公称外径表示其规格，用 mm 表示。球囊容积应以 mL 表示。技术要求中注明可同时用其他单位，对外径，国内外最常用的是法国规格，这是以导管的周长表示的规格系列。导管周长 = $\pi D \approx 3D$，法国规格除以 3 即为导管的外径（mm）。法国规格前面需加注 FG、Ch 或 Fr。

对球囊体积（应包括充起腔的容积），可同时采用的其他单位为：mL、cm³ 或 cc（立方厘米的英文缩写）。不可用非米制的计量单位。

3. 强度

4. 连接器分离力

5. 球囊可靠性

行业标准对球囊的可靠性提出以下要求：

（1）导尿管球囊充水至制造商标称的最大容积，浸入模拟尿液中 14 天，施加一拉力，目力检验导尿管球囊是否影响排泄孔（如果有）和球囊泄漏状况。行标中规定充起后的球囊应不影响排泄孔，是指在试验条件下，球囊不堵塞或部分堵塞排泄孔。

（2）回收率主要考核两点性能：在正常使用状态下球囊应能有效缩回，以便以从体内拔出导尿管；测量充起腔的单向阀的可靠性，单向阀泄漏也会影响回收率。

6. 流量

7. 耐弯曲性

8. 耐腐蚀性（如适用）

9. 化学性能

根据不同材料的特性，申请人应对产品材料的化学性能提出相应要求，如酸碱度、重金属等。环氧乙烷灭菌的产品应规定环氧乙烷残留量不得大于 10μg/g。

10. 无菌要求

11. 根据产品宣称的技术特点制定的其他性能要求，如抑菌、超滑等。

（十）同一注册单元内注册检验典型性产品确定原则和实例

1. 同一注册单元中所检验产品应能够代表本注册单元内其他产品安全性和有效性的产品，其功能最齐全、结构最复杂、风险最高。

2. 代表产品的确定可以通过比较同一注册单元内所有产品的技术结构、性能指标和预期用途等相应资料，说明其能够代表本注册单元内其他产品的安全性和有效性。

例：导尿管有单腔、双腔、三腔等多种形式。如果通过申报资料三种类型产品预期用途一致，三腔导尿管结构最复杂，生物、化学、物理等性能指标涵盖其他两种产品的指标，能够代表其他产品的安全性、有效性。由此可以确定三腔导尿管为这三种产品的典型产品。

（十一）产品生产制造相关要求

应当明确产品生产工艺过程，可采用流程图的形式，并说明其过程控制点。

生产工艺应已通过验证，能够生产出质量稳定、安全有效的产品，在注册质量管理体系核查中，对此项内容进行核查。关键工序、特殊过程应编制并执行工艺规程或作业指导书。

（十二）产品的临床评价要求

1. 对列入免于进行临床试验医疗器械目录（国家食品药品监督管理总局通告 2014 年第 12 号，以下统称《目录》）的一次性使用无菌导尿管产品，注册申请时根据《医疗器械临床评价技术指导原则》（国家食品药品监督管理总局通告 2015 年第 14 号）提交临床评价资料：

（1）提交申报产品相关信息与《目录》所述内容的比对资料，证明两者具有等同性。

（2）提交申报产品与国内已上市同品种医疗器械的比对说明，比对内容包括基本原理、所用材料、结构组成、性能指标、灭菌方式、适用范围、使用方法等，并提供必要的支持性资料。

2. 对不属于《目录》的产品，应按照《医疗器械注册管理办法》（国家食品药品监督管理总局令第 4 号）、《医疗器械临床试验质量管理规范》（国家食品药品监督管理总局、中华人民共和国国家卫生和计生委员会令第 25 号）、《医疗器械临床评价技术指导原则》（国家食品药品监督管理总局通告 2015 年第 14 号）等法规的相关规定开展临床试验或临床评价。开展临床试验的，申请人应当提交临床试验协议、伦理委员会批件、临床试验方案和临床试验报告。同时应注意以下要求：

（1）确保受试人群具有代表性。

（2）明确产品种类、规格以及在临床试验中的用途。

（3）临床试验例数为受试者人数，而不是使用产品的数量。

（4）试验持续时间应根据受试者的状况和产品预期用途确定，例如：受试者的需要应用的时间、产品允许留置人体的时间等。

（5）临床对照一般采取随机同期对照的方式，即受试者随机分配至试验组和对照组，同期进行临床试验，最后将结果进行比较。应明确对照产品注册证号、生产厂家等信息。

（6）应明确进行临床研究的科室、临床负责人、参与者等信息。

（7）对临床试验中如何正确使用产品，产品申请人应提供必要的培训。

（十三）产品的不良事件历史记录

导尿管产品在临床中出现的问题主要有：不通畅；渗漏；球囊破裂；脱落；拔出困难；损伤尿道等。

（十四）产品说明书和标签要求

产品说明书和标签的编写应符合《医疗器械说明书和标签管理规定》（国家食品药品监督管理总局令第 6 号）及相关标准的要求。同时应注意以下内容：

1. 根据临床评价资料等有关技术文件，明确产品的适用人群。

2. 对产品允许留置人体的时间进行说明。

3. 对应用长时间留置产品的患者如何监护进行说明。

4. 应提示对产品材料过敏者、尿道炎症严重者禁用。

5. 应提示一次性使用，用后销毁，包装如有破损，严禁使用。

6. 应提示灭菌方式。

7. 产品有效期若是通过加速老化试验获得，应标明。

三、审查关注点

（一）产品主要性能指标是否执行了国家/行业的强制性标准，性能指标的确定能否满足产品的安全有效。

（二）说明书中关于产品的允许留置时间是否明确。注册申报资料中是否有充分的研究资料。

（三）生物学评价内容是否完整，是否符合 GB/T 16886.1—2011《医疗器械生物学评价 第 1 部分：风险管理过程中的评价与试验》的要求。可接受准则是否合理。且开展临床试验前企业应完成对生物学评价的研究。

（四）灭菌和包装验证资料是否根据适用情况，按照 GB 18278.1—2015《医疗保健产品灭菌 湿热 第 1 部分：医疗器械灭菌过程的开发、确认和常规控制要求》、GB 18279.1—2015《医疗保健产品灭菌 环氧乙烷 第 1 部分：医疗器械灭菌过程的开发、确认和常规控制的要求》、GB/T 18279.2—2015《医疗保健产品的灭菌 环氧乙烷 第 2 部分：GB 18279.1 应用指南》、GB 18280.1—2015《医疗保健产品灭菌 辐射 第 1 部分：医疗器械灭菌过程的开发、确认和常规控制要求》、GB 18280.2—2015《医疗保健产品灭菌 辐射 第 2 部分：建立灭菌剂量》、GB/T 18280.3—2015《医疗保健产品灭菌 辐射 第 3 部分：剂量测量指南》等系列标准等进行。

四、编写单位

山东省食品药品监督管理局审评认证中心

51　鼻饲营养导管注册技术审评指导原则

（鼻饲营养导管注册技术审查指导原则）

本指导原则旨在为申请人进行鼻饲营养导管注册申报提供技术指导，同时也为食品药品监督管理部门对注册申报资料的审评提供技术参考。

本指导原则是对鼻饲营养导管注册申报资料的一般要求，申请人应依据具体产品的特性对注册申报资料的内容进行充实和细化，并依据具体产品的特性确定其中的具体内容是否适用，若不适用，需具体阐述其理由及相应的科学依据。

本指导原则是对申请人和审查人员的指导性文件，但不包括注册审批所涉及的行政事项，亦不作为法规强制执行，如果有能够满足相关法规要求的其他方法，也可以采用，但是需要提供详细的研究资料和验证资料。应在遵循相关法规和标准的前提下使用本指导原则。

本指导原则是在现行法规和标准体系以及当前认知水平下制定的，随着法规和标准的不断完善，以及科学技术的不断发展，本指导原则相关内容也将进行适时的调整。

一、适用范围

本指导原则适用于《医疗器械分类目录》中第二类鼻饲营养导管产品。

二、技术审查要点

（一）产品名称要求

产品名称应符合《医疗器械通用名称命名规则》（国家食品药品监督管理总局令第 19 号）的要求，可采用相关国家标准、行业标准上的通用名称，或以产品结构和适用范围为依据命名。产品名称中可带有表示材质的描述性词语等，如"硅橡胶"。可带有"一次性使用"等字样，如"一次性使用聚氯乙烯鼻饲管"等。

（二）产品的结构和组成

一次性使用鼻饲管可采用聚氯乙烯、硅橡胶、天然胶乳、橡胶等材料制成，由导管和锥形接头等组成。典型产品外形结构见图 1。

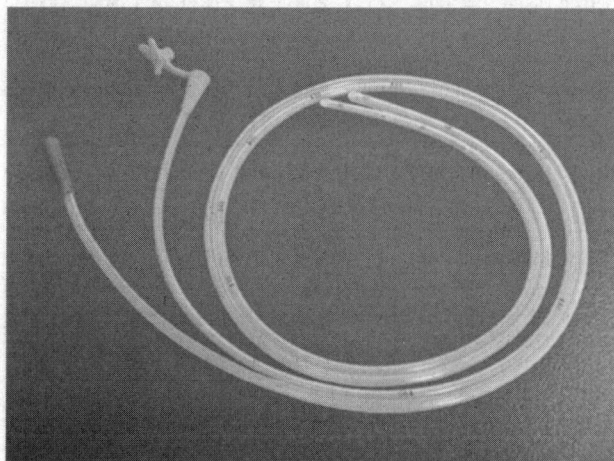

图 1　鼻饲营养导管

（三）产品工作原理/作用机理

鼻饲营养导管通常由鼻腔经食道插入胃内，与相关给营养器械配合，用于液体或流质营养的输入等，双腔型硅橡胶鼻饲营养导管还可用于胃部冲洗、胃肠减压。锥形接头接口有扣盖，有利于保持清洁。外壁带有数字刻度或管壁带有可 X 光显影标记线，两者均可有效控制产品在体内的使用长度。

（四）注册单元划分的原则和实例

1. 医疗器械产品的注册单元以产品的技术原理、结构组成、性能指标和适用范围为划分依据。

2. 申报同一注册单元的产品，上市后应采用同一产品名称。

3. 所用原材料不同、技术结构不同应划分为不同注册单元。

例：PVC 鼻饲营养导管、硅橡胶鼻饲营养导管，划分为两个注册单元。

（五）产品适用的相关标准

表 1　相关产品标准

标准编号	标准名称
GB/T 1962.1—2015	《注射器、注射针及其他医疗器械用 6%（鲁尔）圆锥接头 第 1 部分：通用要求》
GB/T 1962.2—2001	《注射器、注射针及其他医疗器械用 6%（鲁尔）圆锥接头 第 2 部分：锁定接头》
GB/T 14233.1—2008	《医用输液、输血、注射器具检验方法 第 1 部分：化学分析方法》
GB/T 14233.2—2005	《医用输液、输血、注射器具检验方法 第 2 部分：生物学试验方法》
GB/T 16886.1—2011	《医疗器械生物学评价 第 1 部分：风险管理过程中的评价与试验》
GB/T 16886.3—2008	《医疗器械生物学评价 第 3 部分：遗传毒性、致癌性和生殖毒性试验》
GB/T 16886.5—2017	《医疗器械生物学评价 第 5 部分：体外细胞毒性试验》
GB/T 16886.10—2017	《医疗器械生物学评价 第 10 部分：刺激与皮肤致敏试验》
GB/T 16886.11—2011	《医疗器械生物学评价 第 11 部分：全身毒性试验》
GB 18278.1—2015	《医疗保健产品灭菌 湿热 第 1 部分：医疗器械灭菌过程的开发、确认和常规控制要求》
GB 18279.1—2015	《医疗保健产品灭菌 环氧乙烷 第 1 部分：医疗器械灭菌过程的开发、确认和常规控制的要求》
GB/T 18279.2—2015	《医疗保健产品灭菌 环氧乙烷 第 2 部分：GB 18279.1 应用指南》
GB 18280.1—2015	《医疗保健产品灭菌 辐射 第 1 部分：医疗器械灭菌过程的开发、确认和常规控制的要求》

续表

标准编号	标准名称
GB 18280.2—2015	《医疗保健产品灭菌 辐射 第 2 部分：建立灭菌剂量》
GB/T 18280.3—2015	《医疗保健产品灭菌 辐射 第 3 部分：剂量测量指南》
GB/T 19633.1—2015	《最终灭菌医疗器械包装 第 1 部分：材料、无菌屏障系统和包装系统的要求》
GB/T 19633.2—2015	《最终灭菌医疗器械包装 第 2 部分：成形、密封和装配过程确认的要求》
YY/T 0313—2014	《医用高分子产品 包装和制造商提供信息的要求》
YY/T 0316—2016	《医疗器械 风险管理对医疗器械的应用》
YY 0450.1—2003	《一次性使用无菌血管内导管辅件 第 1 部分：导引器械》
YY/T 0466.1—2016	《医疗器械 用于医疗器械标签、标记和提供信息的符号 第 1 部分：通用要求》
YY 0483—2004	《一次性使用肠营养导管、肠给养器及其连接件 设计与试验方法》
YY/T 0615.1—2007	《标示"无菌"医疗器械的要求 第 1 部分：最终灭菌医疗器械的要求》
YY/T 0681.1—2009	《无菌医疗器械包装试验方法 第 1 部分：加速老化试验指南》
YY/T 0698.1—2011	《最终灭菌医疗器械包装材料 第 1 部分：吸塑包装共挤塑料膜 要求和试验方法》

注：本指导原则中标准适用最新版本，下同。

上述标准（表 1）包括了鼻饲营养导管涉及的常用标准。申请人根据产品的特点可能引用涉及到的行业外标准和其他特殊标准。

产品适用及引用的标准应适宜且齐全，在产品技术要求中所引用的相关国家、行业标准应完整并准确。对所引用的标准中的具体条款，应在产品技术要求中予以实质性采纳，文字表述繁多内容复杂的可以直接引用标准及条文号，比较简单的可直接引述具体内容。

产品应符合现行有效的国家、行业标准，如涉及强制性国家、行业标准发布或修订，产品性能指标等要求应符合最新的强制性国家、行业标准。

（六）产品的适用范围/预期用途/禁忌症

通常由鼻腔插至胃内，供临床鼻饲用。

禁忌症：产品材料有过敏史者禁用，食道下段静脉曲张、食道梗阻等鼻饲术禁忌症禁用。

（七）产品的主要风险

1. 风险分析方法

（1）风险分析过程：要考虑合理的可预见的情况，包括正常使用条件下和非正常使用条件下。

（2）危险（源）的识别应包括：对于患者的危险

（源）；对于操作者的危险（源）；对于环境的危险（源）。

（3）风险形成的初始原因应包括：人为因素（包括不合理的操作）；产品结构的因素；原材料因素；综合因素；环境条件。

（4）风险判定及分析考虑的问题包括：产品原材料生物学危险（源）；产品质量是否会导致使用中出现不正常结果；操作信息，包括警示性语言、注意事项以及使用方法的准确性；留置使用可能存在的危险（源）等。

2. 风险分析清单

鼻饲营养导管产品的风险分析资料应符合 YY/T 0316—2016《医疗器械 风险管理对医疗器械的应用》的有关要求，审查要点包括：

（1）风险分析过程：包括医疗器械预期用途和与安全性有关特征的判定、危险（源）的识别、估计每个危险情况的风险。

（2）风险评价：对于每个已判定的危险情况，评价和决定是否需要降低风险。

（3）风险控制措施的实施：实施已经识别的适宜风险控制措施，并进行必要的剩余风险评价和风险/受益分析。

（4）综合剩余风险的可接受性评价：在所有的风险控制措施已经实施并验证后，利用风险管理计划中的准则，决定综合剩余风险是否可以接受。

根据 YY/T 0316—2016《医疗器械 风险管理对医疗器械的应用》对"鼻饲营养导管"已知或可预见的风险进行判定，产品在进行风险分析时至少应包括以下的主要危险（源），企业还应根据自身产品特点确定其他危险（源）（表2）。针对产品的各项风险，企业应采取应对措施，确保风险降到可接受的程度。

表2　产品主要危险（源）

危险（源）的分类	危险（源）的形成因素	可能的后果
生物学危险（源）	生产环境控制不好；灭菌操作不严格；包装破损；使用时操作不规范；微生物污染	产品带菌，引起患者气道或者肺部感染
	原材料控制不严；生产工艺控制不严；后处理未达到要求	造成毒性危害；生物相容性不符合要求
	不正确的配方（化学成分） 未按照工艺要求配料； 添加剂或助剂使用比例不正确	造成毒性危害，生物相容性不符合要求
	使用不当、标识不清 再感染和/或交叉感染	引起感染、交叉感染
环境危险（源）	储运条件（如温度、湿度）不符合要求	产品老化；无菌有效期缩短
	储运、使用过程中发生意外的机械性破坏	产品使用性能无法得到保证
	使用后的产品没有按照要求集中销毁	造成环境污染或者细菌的交叉感染
与医疗器械使用有关的危险（源）	标记不清晰、错误 没有按照要求进行标记	错误使用；储存错误； 产品辨别错误
	包装破损无法识别；操作要点不突出；不适当的操作说明，如： （1）和医疗器械一起使用的附件规范不适当；（2）预先检查规范不适当；（3）操作说明书过于复杂；（4）服务和维修规范不适当	无法保证使用安全性 导致操作失误
	由不熟练/未经培训的人员使用；操作不熟练、操作失误	造成粘膜摩擦性损伤；鼻饲营养导管放置位置不合适营养液输送效果受影响
	规格型号选用错误	导致无法达到满意的鼻饲效果
	对操作人员警示不足	重复使用；二次灭菌；使用者出现过敏、刺激反应
	造成重复使用	交叉感染；气囊破裂
不适当不合适或过于复杂的使用者接口	操作方法、注意事项、储存方法、警示事项等表述不清、连接件可以反向使用	插管失败、连接件接错
功能性失效、维修和老化引起的危险（源）	没有标识产品有效期。	超出有效期的产品被使用，造成细菌感染或因材料老化而导致产品性能不符合要求
	没有进行包装确认	不能确保产品无菌，从而导致出现细菌感染
	产品标识没有明确	出现细菌感染、交叉感染以及粘膜损伤等现象

（八）产品的研究要求

应至少包括以下几个方面。

1. 产品性能研究

应当提供产品性能研究资料以及产品技术要求的研究和编制说明，包括功能性、安全性指标以及与质量控制相关的其他指标的确定依据，所采用的标准或方法、采用的原因及理论基础。

2. 生物相容性评价研究

产品注册时应根据产品所用材料及与人体的接触性质，按照 GB/T 16886.1—2011《医疗器械生物学评价 第 1 部分：风险管理过程中的评价与试验》标准进行评价，至少进行细胞毒性、粘膜刺激、致敏的生物学评价研究。

3. 灭菌/消毒工艺研究

应明确灭菌工艺（方法和参数）和无菌保证水平（SAL），并提供灭菌确认报告。并对残留毒性提供研究报告。可根据适用情况，按照 GB 18278.1—2015《医疗保健品灭菌 湿热 第 1 部分：医疗器械灭菌过程的开发、确认和常规控制要求》、GB 18279.1—2015《医疗保健产品灭菌 环氧乙烷 第 1 部分：医疗器械灭菌过程的开发、确认和常规控制的要求》、GB/T 18279.2《医疗保健产品灭菌 环氧乙烷 第 2 部分：GB 18279.1 应用指南》、GB 18280.1—2015《医疗保健产品灭菌 辐射 第 1 部分：医疗器械灭菌过程的开发、确认和常规控制要求》、GB 18280.2—2015《医疗保健产品灭菌 辐射 第 2 部分：建立灭菌剂量》、GB/T 18280.3—2015《医疗保健产品灭菌 辐射 第 3 部分：剂量测量指南》等标准的要求开展研究。

若为非无菌提供，须终端用户灭菌，应当明确推荐的灭菌工艺（方法和参数）及所推荐的灭菌方法确定的依据，对可耐受多次灭菌的产品，应当提供产品相关推荐的灭菌方法耐受性的研究资料。

4. 产品有效期和包装研究

产品有效期和包装研究情况可通过加速老化试验获得，可参照 YY/T 0681.1—2009《无菌医疗器械包装试验方法 第 1 部分：加速老化试验指南》、GB/T 19633.1—2015《最终灭菌医疗器械包装 第 1 部分：材料、无菌屏障系统和包装系统的要求》、GB/T 19633.2—2015《最终灭菌医疗器械包装 第 2 部分：成形、密封和装配过程确认的要求》、YY/T 0698.1—2011《最终灭菌医疗器械包装材料 第 1 部分：吸塑包装共挤塑料膜要求和试验方法》等进行。

5. 药物相容性研究

应对可能与药液接触的部件与药物的相容性进行研究。

6. 其他研究

证明产品安全性、有效性的其他研究资料。

（九）产品技术要求的主要性能指标

鼻饲营养导管基本技术性能指标包括但不限于以下内容，申请人可根据产品自身特点，参考相应的国家、行业标准制定产品技术要求，如有不适用条款（包括国家标准、行业标准要求），申请人应在申报资料中说明理由。

1. 外观。

2. 尺寸。

3. 连接件

连接件应是符合 GB/T 1962.1—2015《注射器、注射针及其他医疗器械 6%（鲁尔）圆锥接头 第 1 部分：通用要求》或 GB/T 1962.2—2001《注射器、注射针及其他医疗器械 6%（鲁尔）圆锥接头 第 2 部分：锁定接头》所规定的 6%（鲁尔）外圆锥接头的要求，或设计成能与给养器上所提供的连接件配合，且不能反向连接。

4. 拉伸性能

导管应能承受一定线性拉力而不断裂或分离。

5. 液体泄漏。

6. 耐腐蚀性（若适用）。

7. 管身刻度的要求。

8. 导丝的性能。

9. 化学性能

明确材料为医用级材料。根据不同材料特性，由企业决定具体的化学性能要求，（如：酸碱度、紫外吸光度、还原物质、蒸发残渣、重金属含量等，具体指标的选择可以参照相应的国家、行业标准及已上市同类产品情况）。用环氧乙烷灭菌的产品应规定环氧乙烷残留量的要求。

10. 可 X 光显影标记线的显影性（若适用）。

11. 无菌要求（若以无菌形式提供）。

12. 根据产品宣称的技术特点制定的其他性能要求。

（十）同一注册单元内注册检验典型性产品确定原则和实例

1. 同一注册单元中所检验产品应能够代表本注册单元内其他产品安全性和有效性的产品，其功能最齐全、结构最复杂、风险最高。

2. 代表产品的确定可以通过比较同一注册单元内所有产品的技术结构、性能指标和预期用途等相应资料，说明其能够代表本注册单元内其他产品的安全性和有效性。

例：鼻饲营养导管有多种技术结构。产品的作用机理是在导管内形成正压或负压，使食物或胃液通过导管进出。如果通过申报资料发现某种型号产品的生物、化学、物理等性能指标基本涵盖其他型号的指标，能够代表其他产品的安全性、有效性，则由此可以确定其典型产品。

（十一）产品生产制造相关要求

应当明确产品生产工艺过程，可采用流程图的形式，并说明其过程控制点。

生产工艺应已通过验证，能够生产出质量稳定、安全有效的产品，在注册质量管理体系核查中，对此项内容进行核查。关键工序、特殊过程应编制并执行工艺规程或作业指导书。

（十二）产品的临床评价要求

1. 对列入免于进行临床试验医疗器械目录（国家食品药品监督管理总局通告 2014 年第 12 号，以下统称《目录》）的一次性使用鼻饲营养导管产品，注册申请时根据《医疗器械临床评价技术指导原则》（国家食品药品监督管理总局通告 2015 年第 14 号）的要求提交临床评价资料：

（1）提交申报产品相关信息与《目录》所述内容的比对资料，证明两者具有等同性。

（2）提交申报产品与国内已上市同品种医疗器械的比对说明，比对内容包括基本原理、所用材料、结构组成、性能指标、灭菌方式、适用范围、使用方法等，并提供必要的支持性资料。

2. 对不属于《目录》的产品，应按照《医疗器械注册管理办法》（国家食品药品监督管理总局令第 4 号）、《医疗器械临床试验质量管理规范》（国家食品药品监督管理总局、中华人民共和国国家卫生和计生委员会令第 25 号）、《医疗器械临床评价技术指导原则》（国家食品药品监督管理总局通告 2015 年第 14 号）等法规的相关规定开展临床试验或临床评价。开展临床试验的，申请人应当提交临床试验协议、伦理委员会批件、临床试验方案和临床试验报告。同时应注意以下要求：

（1）确保受试人群具有代表性。

（2）明确产品种类、规格以及在临床试验中的用途。

（3）临床试验例数为受试者人数，而不是使用产品的数量。

（4）试验持续时间应根据受试者的状况和产品预期用途确定，例如：受试者的需要应用的时间、产品允许留置人体的时间等。

（5）临床对照一般采取随机同期对照的方式，即受试者随机分配至试验组和对照组，同期进行临床试验，最后将结果进行比较。应明确对照产品注册证号、生产厂家等信息。

（6）应明确进行临床研究的科室、临床负责人、参与者等信息。

（7）对临床试验中如何正确使用产品，产品注册申请人应提供必要的培训。

（十三）产品的不良事件历史记录

鼻饲营养导管产品在临床中出现的问题主要有：断裂；不通畅；脱落；标记不清、错误；末端开裂；拔出困难。

（十四）产品说明书和标签要求

产品说明书和标签的编写应符合《医疗器械说明书和标签管理规定》（国家食品药品监督管理总局令第 6 号）及相关标准的要求。同时应注意以下要求：

1. 根据临床评价资料等有关技术文件，明确产品的适用人群。

2. 对产品允许留置人体的时间进行说明。

3. 对应用长时间留置产品的患者如何监护进行说明。

4. 应提示对产品材料有过敏史者禁用，以及可能产生过敏的情况。

5. 应提示一次性使用（若适用），用后销毁，包装如有破损，严禁使用。

6. 应提示灭菌方式（若以无菌形式提供）。

7. 产品有效期若是通过加速老化试验获得，应标明。

三、审查关注点

（一）产品主要性能指标是否执行了国家/行业的强制性标准，性能指标的确定能否满足产品的安全有效。

（二）说明书中关于产品的允许留置时间是否明确。注册申报资料中是否有充分的研究资料。

（三）生物学评价内容是否完整，是否符合 GB/T 16886.1—2011《医疗器械生物学评价 第 1 部分：风险管理过程中的评价与试验》的要求，可接受准则是否合理，且开展临床试验前企业应完成对生物学评价的研究。

（四）灭菌和包装验证资料是否根据适用情况，按照、GB 18278.1—2015《医疗保健产品灭菌 湿热 第 1 部分：医疗器械灭菌过程的开发、确认和常规控制要求》、GB 18279.1—2015《医疗保健产品灭菌 环氧乙烷 第 1 部分：医疗器械灭菌过程的开发、确认和常规控制的要求》、GB/T 18279.2《医疗保健产品灭菌 环氧乙烷 第 2 部分：GB 18279.1 应用指南》、GB 18280.1—2015《医疗保健产品灭菌 辐射 第 1 部分：医疗器械灭菌过程的开发、确认和常规控制要求》、GB 18280.2—2015《医疗保健产品灭菌 辐射 第 2 部分：建立灭菌剂量》、GB/T 18280.3—2015《医疗保健产品灭菌 辐射 第 3 部分：剂量测量指南》GB/T 19633.1—2015《最终灭菌医疗器械包装 第 1 部分：材料、无菌屏障系统和包装系统的要求》、GB/T 19633.2—2015《最终灭菌医疗器械包装 第 2 部分：成形、密封和装配过程确认的要求》、YY/T 0698.1—2011《最终灭菌医疗器械包装材料 第 1 部分：吸塑包装共挤塑料膜要求和试验方法》系列标准、YY/T 0681.1—2009《无菌医疗器械包装试验方法 第 1 部分：加速老化试验指南》系列标准等进行。

四、编写单位

山东省食品药品监督管理局审评认证中心

52 负压引流装置产品注册技术审评指导原则

（负压引流装置产品注册技术审查指导原则）

本指导原则旨在指导和规范负压引流装置的技术审评工作，帮助审评人员理解和掌握该类产品原理/机理、结构、性能、预期用途等内容，把握技术审评工作基本要求和尺度，对产品安全性、有效性作出系统评价。

本指导原则所确定的核心内容是在目前的科技认识水平和现有产品技术基础上形成的，因此，审评人员应注意其适宜性，密切关注适用标准及相关技术的最新进展，考虑产品的更新和变化。

本指导原则不作为法规强制执行，不包括行政审批要求。但是，审评人员需密切关注相关法规的变化，以确认申报产品是否符合法规要求。

一、适用范围

负压引流装置从其功能、原理上可划分为封闭式创伤负压引流/治疗系统和普通伤口负压引流装置两类产品。封闭式创伤负压引流/治疗系统一般指将纱布辅料、非功能性海绵等放入需引流治疗部位，封闭创口并实施负压引流治疗的产品。普通伤口负压引流装置一般指采用多孔引流管等置于创口处并连接负压源实施引流的产品。

本指导原则适用于负压引流装置中以非功能性海绵性材料作为引流/治疗端的封闭式创伤负压引流/治疗系统。产品类代号为：6866。

非功能性海绵是指不含任何药物及可吸收性材料等[包括抗菌、消炎药物、可吸收性水胶体粘胶（如：羟甲基纤维素钠）等]成分的海绵，当前市场上主要以聚氨酯海绵或聚乙烯醇海绵为主。

二、技术审查要点

（一）产品名称

以非功能性海绵作为引流/治疗端的封闭式创伤负压引流/治疗系统可根据实际审查产品命名，但必须体现出产品的引流方式，如：封闭式负压引流；同时宜反映出制造创口表面引流用海绵的主要材料并明确"非功能性"，并适当考虑临床的习惯称谓。一般采用"非功能性 + 引流/治疗端海绵材料 + 引流方式"的命名方法。如：非功能性聚乙烯醇封闭式负压引流系统、非功能性聚氨酯封闭式负压引流系统等。

（二）产品结构组成

本产品一般由引流管、贴膜、非功能性海绵、吸引连接管、Y 型接头、阻水过滤器、止流夹等组成。（本指导原则所指产品不含任何负压源）

审查时应根据具体产品情况确定产品的结构组成。

（三）产品工作原理

该产品主要是利用负压吸引原理，将非功能性海绵放入患者创口部位，利用贴膜使开放创面封闭，通过与负压源连接产生一定的负压，通过引流管和海绵作用于清创后的创面，从而实现引流/治疗。

（四）产品作用机理

通过非功能性海绵具有吸水性强、与创口整个创腔接触紧密、压力分布均匀等特点，可实现对创口实施长时间持续高负压引流。相对于负压引流方式，其充分的封闭式负压可使创口长期置于干燥、洁净状态，有效抑制细菌生长，控制感染速度。由于封闭式引流方法引流充分并可抑制细菌生长，从而可实现创口愈合效果良好，在较短时间内生长出质地紧密、血运丰富的肉芽组织。

（五）产品适用的相关标准

GB/T 191—2008	《包装储运图示标志》
YY 0489—2004	《一次性使用无菌引流导管及辅助器械》
GB/T 16886.1—2011	《医疗器械生物学评价 第 1 部分：风险管理过程中的评价与试验》
GB/T 16886.3—2008	《医疗器械生物学评价 第 3 部分：遗传毒性、致癌性和生殖毒性试验》
GB/T 16886.5—2003	《医疗器械生物学评价 第 5 部分：体外细胞毒性试验》
GB/T 16886.6—1997	《医疗器械生物学评价 第 6 部分：植入后局部反应试验》
GB/T 16886.10—2005	《医疗器械生物学评价 第 10 部分：刺激与迟发型超敏反应试验》
GB/T 16886.11—2011	《医疗器械生物学评价 第 11 部分：全身毒性试验》
GB/T 15812.1—2005	《非血管内导管 第 1 部分：一般性能试验方法》
YY/T 0313—1998	《医用高分子制品包装、标志、运输和贮存》
YY/T 0466.1—2009	《医疗器械 用于医疗器械标签、标记和提供信息的符号 第 1 部分：通用要求》
YY/T 0148—2006	《医用胶带通用要求》

续表

YY/T 0471.1—2004	《接触性创面敷料试验方法 第1部分：液体吸收性》
YY/T 0471.2—2004	《接触性创面敷料试验方法 第2部分：透气膜敷料的水蒸气透过率》
YY/T 0471.3—2004	《接触性创面敷料试验方法 第3部分：阻水性》
YY/T 0471.4—2004	《接触性创面敷料试验方法 第4部分：舒适性》

上述标准包括了注册产品标准中经常涉及到的标准。有的企业还会根据产品的特点引用一些行业外的标准和一些较为特殊的标准。

产品适用及引用标准的审查可以分两步来进行。首先对引用标准的齐全性和适宜性进行审查，也就是在编写注册产品标准时与产品相关的国家、行业标准是否进行了引用，以及引用是否准确。可以通过对注册产品标准中"规范性引用文件"是否引用了相关标准，以及所引用的标准是否适宜来进行审查。此时，应注意标准编号、标准名称是否完整规范，年代号是否有效。

其次对引用标准的采纳情况进行审查。即所引用的标准中的条款要求，是否在注册产品标准中进行了实质性的条款引用。这种引用通常采用两种方式，文字表述繁多内容复杂的可以直接引用标准及条文号，比较简单的也可以直接引述具体要求。

（六）产品的预期用途

该产品适用于患者体表创面的引流，促进其愈合。

此预期用途仅供参考，在具体审查中应根据产品临床情况确定其预期用途。

（七）产品的主要风险

负压引流装置应按照 YY/T 0316—2008《医疗器械 风险管理对医疗器械的应用》进行风险分析。在进行风险分析时至少应包括以下的主要危害，企业还应根据自身产品特点确定其他危害。（见表1）

表1　负压引流装置产品的主要危害

危害类型	可能的危害
生物学危害	对患者造成刺激、致敏、毒性等不良反应，严重的甚至会导致局部组织坏死，甚至致癌
材料降解危害	超有效期使用本产品，产品无菌包装失效，造成产品带菌使用，致使患者感染非预期疾病
产品性能低下所引发的危害	产品连接性能、海绵孔隙度、贴膜密封性等达不到要求，造成负压环境不良，液体不能顺利引出体外等危害
使用危害	对使用者培训不足，说明书和标签提示性不强，造成误用或误操作，致使患者交叉感染等危害

（八）产品的主要技术指标

本条款给出需要考虑的典型组成部件的基本技术性能指标，但并未给出定量要求，企业可参考相应的国家标准、行业标准，根据企业自身产品的技术特点制定相应的标准。以下如有不适用条款（包括国家标准、行业标准要求），企业在标准的编制说明中必须说明理由。

1. 非功能性海绵敷料

（1）红外图谱符合性

（2）物理性能

a. 外观；

b. 尺寸（长×宽×厚）；

c. 孔径；

d. 拉伸强度及压缩变形；

e. 非功能性海绵内部包含引流管路，则应考虑管路引流、给药通畅度；且应注意引流管路和非功能性海绵连接应为纯物理性连接，不应添加粘合剂、添加剂等物质。

（3）化学性能

a）酸碱度；

b）可溶出物；

c）重金属含量；

d）经环氧乙烷灭菌的产品应规定出环氧乙烷残留量的要求。

（4）生物性能

a）无菌

b）生物相容性

应按照 GB/T 16886.1—2011 的要求，对非功能性海绵的生物相容性进行至少如下评价：细胞毒性、致敏、皮肤刺激或皮内反应。

在审查时应根据产品情况，考虑产品的使用期限和使用部位，具体规定产品生物性能要求。

c）细菌内毒素

2. 创口封闭保护膜

创口封闭保护膜的相关性能要求建议参考 YY/T 0148—2006 中的相关规定，主要考察以下性能参数：

（1）尺寸

（2）持粘性

按照 YY/T 0148—2006 附录 B 中 B.2 试验时，在烘箱内试验期间，贴于不锈钢板上贴膜的顶端下滑不应超过 2.5mm。

（3）剥离强度

按照 YY/T 0148—2006 附录 B 中 B.3 试验时，剥离强度应不小于 1.0N/cm。

（4）环氧乙烷残留量（若适用）

（5）无菌

（6）生物相容性

应按照 GB/T 16886.1—2011 的要求，对非功能性海绵的生物相容性进行至少如下评价：细胞毒性、致敏、皮肤刺激或皮内反应。

在审查时应根据产品情况，考虑产品的使用期限和使用部位，具体规定产品生物性能要求。

（7）创口封闭保护膜应具有良好的阻水性，不应有水透过。

3. 引流管路系统

引流管路系统的相关性能要求建议参考 YY 0489—2004《一次性使用无菌引流导管及辅助器械》的相关规定。该行业标准充分考虑到引流系统内可能涉及的各种主要组件，如自贴式吸引管、引流导管、采集装置、连接管路及套管针等，标准对各组件及组配后的性能做出了明确规定，为负压引流系统的审评提供了参考依据，可从以下方面进行考察：

（1）抗变形性能

引流系统或任何组件在器械制造商标称的最大负压下应无明显影响其功能的变形。

（2）断裂力

按照 GB/T 15812.1 规定的方法进行试验。

a. 连接器

公称外径为 2～4（mm）时，断裂力应≥5N。

公称外径 >4mm 时，断裂力应≥15N。

b. 引流导管和系统其他所有部分

公称外径为 2～4（mm）时，断裂力应≥10N。

公称外径 >4mm 时，断裂力应≥20N。

（3）射线可探测性（若适用）

（4）无泄漏

按照 GB/T 15812.1 附录 D 试验时，引流系统或任何组件器械制造商标称的最大负压下应无泄漏。

（5）抗冲击性能

按照 YY 0489—2004 附录 B 试验时，任何部件连接件均应无泄漏。

（6）耐腐蚀性

套管针等金属材料组件按 GB/T 15812.1 附录 A 试验时，试验样品应无任何腐蚀现象。

（7）环氧乙烷残留量（若适用）

（8）无菌

（9）生物相容性

应按照 GB/T 16886.1—2011 的要求，对非功能性海绵的生物相容性进行至少如下评价：细胞毒性、致敏、皮肤刺激或皮内反应。

在审查时应根据产品情况，考虑产品的使用期限和使用部位，具体规定产品生物性能要求。

4. 关于上述技术指标的说明

（1）生物相容性

上述技术指标中仅给出了最低生物相容性要求，在注册审查时应根据 GB/T 16886.1—2011 中的要求和产品实际情况进行要求，根据美国 FDA 关于此类产品指导原则要求，建议此类产品采用永久性接触等级要求。

（2）有效期及产品寿命

上述技术指标中并未规定明确产品有效期，鉴于本产品所用的材料存在不稳定和降解的可能，应要求申报单位在产品说明书和包装标签上明确产品寿命和建议的贮存环境。对于灭菌包装有效期，应开展无菌效期试验加以证明。

（3）产品使用性能

a. 除上述技术指标外，参照美国 FDA 要求，建议企业提供对于不同类型伤口的动物试验测试。

b. 建议企业明确出配套使用的负压源情况，给出产品能够承受的最大负压值。同时还应给出在配套使用的负压源条件下，模拟实际引流情况液体时，产品的引流能力。

（九）产品的检测要求

产品的检测包括出厂检验和型式检验。

出厂检验至少包括非功能性海绵的红外图谱符合性、物理性能、化学性能、无菌及细菌内毒素；创口封闭保护膜的尺寸、持粘性、剥离强度、无菌、环氧乙烷残留量（若适用）；引流管路系统的抗变形性能、断裂力、无泄漏、抗冲击性能、耐腐蚀性、环氧乙烷残留量（若适用）、无菌等指标。

型式检验报告是证实生产过程有效性的文件之一。型式检验由有资质的检验机构进行。型式检验时，若标准中无特殊规定，按相应的标准要求进行，应全部合格。

（十）产品的临床要求

根据此类产品风险情况及预期用途，申报产品一般都应具有促进创口愈合的作用，故建议此类产品审评过程中应严格按照《医疗器械临床试验规定》的要求审查，应在两家以上临床试验基地开展临床试验。

临床试验中除证明申报产品与同类已上市产品一致性外，建议参照美国食品药品管理局要求，提出临床试验中发现的申报产品与同类已上市产品，在使用、设计等方面的不一致性，并通过临床试验证明此种不一致所带来的临床风险是否可接受。

（十一）产品的不良事件历史记录

我国暂未查到。

（十二）产品说明书、标志、包装、运输和贮存

说明书、标签和包装标识应符合《医疗器械说明书、标签和包装标识管理规定》及相关标准的规定。

1. 说明书的内容

说明书中至少应包含以下内容：

（1）产品名称：参照（一）审查。

（2）产品预期用途：参照（六）审查。

（3）产品组成及型号、规格。

（4）产品的主要结构及性能指标：审查产品性能指标是否被注册产品标准所涵盖；主要性能是否明确等。

（5）产品有效期：审查产品自灭菌日期起的有效期。

（6）说明书中至少应有以下注意事项、警示以及提示性内容：

a. 一次性使用的产品应当注明"不得二次使用"字样或符号，禁止重复使用；

b. 产品应当注明灭菌方式、"无菌"、"无菌失效年月"等字样或者符号，如发现包装破损，严禁使用；

c. 产品使用后需要处理的，应当注明相应的处理方法；

d. 使用前检查包装是否完好，并对包装标志、生产日期、灭菌有效期进行确认，并在灭菌有效期内使用。

（7）产品禁忌证至少应包含如下内容：

a. 坏死组织结痂；

b. 非治愈性骨髓炎；

c. 非管状和不可探测的瘘管；

d. 伤口处存在恶性肿瘤；

e. 暴露脉管、神经、吻合部位、骨组织及肌腱。

（8）运输及贮存：审查运输工具及方法、贮存条件等。

（9）生产企业名称。

（10）注册地址、生产地址。

（11）联系方式及售后服务单位。

（12）《医疗器械注册证》及《医疗器械生产企业许可证》编号。

（13）产品标准编号。

2. 说明书、包装标识不得有以下内容：

（1）含有"最高技术"、"最先进"等绝对化的语言。

（2）与其他企业产品的功效和安全性能相比的语言。

（3）含有"保险公司保险"等承诺性的语言。

（4）利用任何单位或个人名义、形象作证明或者推荐的。

（5）法律、法规规定禁止的其他内容。

3. 标签和包装标识

负压引流装置产品的包装标识应符合 YY/T 0313—1998《医用高分子制品包装、标志、运输和贮存》、YY/T 0466.1—2009《医疗器械 用于医疗器械标签、标记和提供信息的符号 第1部分：通用要求》等标准的要求。

（1）标签中应注明产品禁忌证。

（2）标签中应给出足够的风险警示内容：如明确适合的患者、伤口感染情况下使用的风险、核磁共振条件使用风险、高压氧舱条件下使用风险、交感神经周边使用风险、脊柱损伤患者使用风险等内容。

（3）应给出如何降低交叉感染风险的说明。

（4）建议企业给出患者标签，主要用于指导在家中使用的患者。患者标签建议包含：预期用途、使用方法、预期不良反应等内容。此处使用方法应充分考虑患者和医生之间操作差距，且此种使用方法建议在临床试验中由患者操作进行，以论证建议使用方法的可靠性。如不能提供患者自行操作的合理使用方法，则必须提示患者在医生指导下使用。

（十三）注册单元划分的原则

按照医疗器械注册管理办法第二十七条要求，"医疗器械产品的注册单元原则上以技术结构、性能指标和预期用途为划分依据"。

以聚乙烯醇海绵为引流端的产品和以聚氨酯海绵为引流端的产品不应划分为一个注册单元。

（十四）同一注册单元中典型产品的确定原则、抽样原则

1. 同一注册单元中典型产品是指能够代表本注册单元内其他产品安全性和有效性的产品，其功能最齐全，结构最复杂，风险最高。

2. 典型产品的确定可以通过比较同一注册单元内所有产品的技术结构、性能指标和预期用途等相应资料，说明能够代表本注册单元内其他产品的安全性和有效性。

3. 举例：因产品结构组成不尽相同，非功能性海绵内带有引流管路的产品不能涵盖不带有引流管路的产品，如同时生产此两种产品，则应分别进行检测。

三、审查关注点

一、首先应了解产品结构组成，因本类产品组成形式不尽相同，细微差别较多，在审查时首先应了解产品结构组成。

二、明确产品预期用途，是否预期用于深度创口引流或具有治疗效果。

三、根据产品结构和预期用途，分析产品风险，确定技术指标，本指导原则中所列技术指标仅供审查员参考，具体应根据实际申报产品情况予以考虑。

四、在审查过程中应重点关注非功能性海绵的性能指标，特别是生物性能和化学性能。

五、关注海绵中是否含有功能性成分，包含功能性成分则应重新考虑该产品的医疗器械管理类别。

负压引流装置产品注册技术审查指导原则编制说明

一、指导原则编写的原则

（一）本指导原则编写的目的是用于指导和规范负压引流装置产品注册申报过程中审查人员对注册材料的技术审评。

（二）本指导原则旨在让初次接触该类产品的注册审查人员对产品机理、结构、主要性能、预期用途等各个方面有个基本了解，同时让技术审查人员在产品注册技术审评时把握基本的尺度，对产品安全性、有效性作出系统评价。

二、指导原则编写的依据

（一）《医疗器械监督管理条例》；

（二）《医疗器械注册管理办法》（国家食品药品监督管理局令第16号）；

（三）《医疗器械临床试验规定》（国家食品药品监督

管理局令第 5 号）；

（四）《医疗器械说明书、标签和包装标识管理规定》（国家食品药品监督管理局令第 10 号）；

（五）关于印发《境内第一类医疗器械注册审批操作规范（试行）》和《境内第二类医疗器械注册审批操作规范（试行）》的通知（国食药监械〔2005〕73 号）；

（六）国家食品药品监督管理部门发布的其他规范性文件；

（七）现行的国家标准和行业标准。

三、指导原则的编写格式

指导原则正文的层次和目录遵从国家食品药品监督管理部门的统一要求，语言表述采取提示方式，以利于审评人员直入审查内容。

四、指导原则中部分具体内容的编写考虑

（一）充分考虑本产品实际情况，编写中明确本指导原则具体使用范围，仅适用于以非功能性海绵为终端的负压引流产品。

功能性海绵在审查中应根据其实际情况，判断产品医疗器械管理类别。

（二）经查阅临床相关资料及同临床专家探讨，初步判断本产品可具有对创口的治疗作用及防止感染的作用，审查一般应注意申报产品预期用途是否与临床试验情况相符。

（三）产品主要技术指标参考了山东省医疗器械质量监督检验中心、天津市医疗器械质量监督检验中心意见，并参考相关企业情况，结合当前行业发展状态给出的。具体审查时，不仅限于本指导原则中的技术指标，审查人员可根据产品实际情况及生产企业工艺情况对技术指标进行调整。

（四）关于指导原则中"负压引流装置"产品类别的说明

《负压引流装置产品注册技术审查指导原则》在编写和征求意见过程中，部分省食品药品监督管理局提出《国家食品药品监督管理局关于囊袋扩张环等 158 个产品分类界定的通知》（国食药监械〔2012〕241 号）中已将"封闭创伤负压引流套件"产品作为第三类医疗器械管理。提出本指导原则中的产品与"封闭创伤负压引流套件"极为相近，"负压引流装置"产品按照第二类医疗器械产品编写指导原则是否与国食药监械〔2012〕241 号要求相违背。

针对上述问题，国家食品药品监督管理局医疗器械标准管理中心认为，国食药监械〔2012〕241 号中将"封闭创伤负压引流套件"产品作为三类医疗器械管理，是由于此类产品中存在含有功能性成分的海绵等高风险组件，故按照本类产品可能出现的最高类别进行分类。若产品结构组成中仅包括用于体表引流和物理性促进伤口愈合的聚乙烯醇海绵或聚氨酯海绵等，不包括含有功能性成分的海绵，则此类产品应作为第二类医疗器械管理。不存在《负压引流装置产品注册技术审查指导原则》与国食药监械〔2012〕241 号要求相违背的情况。

五、指导原则编写人员

本指导原则的编写成员由天津市医疗器械技术审评人员、行政审批人员、天津市医疗器械质量监督检验中心检验人员、临床专家及相关企业技术人员共同组成，同时编写组还走访了山东省医疗器械技术审评中心、江苏省医疗器械技术审评中心及负压引流装置产品生产企业，以充分利用各方面的信息和资源，综合考虑指导原则中各个方面的内容，尽量保证指导原则正确、全面、实用。

53 可吸收止血产品注册技术审评指导原则

（可吸收止血产品注册技术审查指导原则）

一、前言

本指导原则旨在帮助和指导申请者/生产企业对可吸收止血产品注册申报资料进行准备，以满足技术审评的基本要求。同时有助于审评机构对该类产品进行科学规范的审评，提高审评工作的质量和效率。

本指导原则是对可吸收止血产品注册申报资料的一般要求，申请者/生产企业应依据具体产品的特性对注册申报资料的内容进行充实和细化。生产企业还应依据具体产品的特性确定其中的具体内容是否适用，若不适用，需具体阐述其理由及相应的科学依据。

本指导原则是对生产企业和审查人员的指导性文件，但不包括注册审批所涉及的行政事项，亦不作为法规强制执行，如果有能够满足相关法规要求的其他方法，也可以采用，但是需要提供详细的研究资料和验证资料。应在遵循相关法规的前提下使用本指导原则。

本指导原则是在现行法规和标准体系以及当前认知水平下制定的，随着法规和标准的不断完善，以及科学技术的不断发展，本指导原则相关内容也将进行适时的调整。

二、适用范围

本指导原则适用于可吸收止血医疗器械产品注册申报资料的准备及产品技术审评的参考。

可吸收止血类医疗器械是指在常规止血技术无效的情况下，在手术过程中放置于人体内的可被人体吸收的医疗器械产品，该类产品可通过加速创面局部血液的凝固过程产生止血作用。目前该类产品大多由以下材质制成：氧化纤维素、再生氧化纤维素、淀粉等植物多糖，可吸收性明胶、胶原等。

本指导原则不适用于控制血管吻合处出血的器械（如：聚合物基封闭剂）、暂时闭合血管的器械（如：血管钳/夹）、含有凝血酶和/或其他药品、生物制剂的可吸收止血器械。

三、注册申报资料要求

（一）综述资料

1. 概述

（1）申报产品管理类别：Ⅲ类。

（2）分类编码：6864。

（3）产品名称：应符合医疗器械命名的有关规定。

2. 产品描述

产品描述应全面、详细，至少应包括申报产品名称、产品性状、产品组成成分及比例（一一列明，并使用国际通用规范化学名称）、结构（相应图示）、尺寸、原材料（国际通用规范化学名称）、适用部位、预期用途、止血机理、技术性能指标、关键性能指标、体内吸收及降解特性、降解产物、规格型号划分的依据以及是否符合相关标准。

3. 型号规格

对于存在多种型号规格的产品，应当明确各型号规格的区别。应当采用对比表及带有说明性文字的图片、图表，对于各种型号规格的结构组成（或配置）、功能、产品特征和运行模式、性能指标等方面加以描述。

4. 包装说明

有关产品包装的信息，以及与该产品一起销售的配件包装情况；对于无菌医疗器械，应当说明与灭菌方法相适应的最初包装的信息。

5. 适用范围和禁忌症

应当明确产品所提供的治疗、诊断等符合《医疗器械监督管理条例》（国务院令第650号）第七十六条定义的目的，并可描述其适用的医疗阶段（如常规止血方法无效时的止血等），说明预期与其组合使用的器械。应当结合产品的临床评价资料明确说明该器械不适宜应用的某些手术类型（如：眼科手术、泌尿外科手术、神经外科手术除外）。

6. 与同类产品或前代产品的比较信息

申请者应综述同类/类似产品国内外研究及临床使用现状及发展趋势。描述本次申报器械与已上市同类/类似器械的相似点和不同点，建议以列表方式表述，比较的项目建议包括产品名称、结构组成、止血原理、适用部位、预期用途、产品设计、原材料选择、生产工艺、灭菌方式、性能指标、有效期、已上市国家等。已上市器械应至少选择2个，应符合本指导原则的定义范畴，可包括本企业已上市同类/类似产品或其他企业已上市同类产品。

（二）研究资料

产品的研究资料应当从技术层面论述所申报产品的止血原理、生物吸收及降解特性、预期用途、设计、技术特征、原材料控制、生产工艺控制及验证、产品性能指标及制定依据、产品包装验证、产品灭菌验证、产品有效期验证等，应制订目录，并建议根据不同的专题分册提交。至少应包含如下内容但不局限于此：

1. 产品止血作用机理

提交能够有效证明或阐述该申报产品的止血作用原理的技术或证明性资料。申请者应详细阐明申报产品的止血机理，描述产品如何影响止血过程，产品在止血过程中的优势作用，确认该止血机理结合所申报产品应用是否科学合理。对支持该止血原理的国内外研究文献进行综述，并提交具体支持该止血原理的相关科学文献原文及中文翻译件。阐明是否已有应用相同止血原理的产品在境内外上市，并研究所申报产品是否会可能引起血栓形成、凝血障碍等与其使用相关的不良反应。

2. 产品可被人体吸收的作用机理

（1）生物降解研究

申请者应阐明产品的降解机理，提交支持降解机理的试验资料或文献资料。申请者应提交所申报产品的体外降解试验和体内降解试验研究结果。

体外降解研究建议模拟体内条件（例如：37℃的环境下，蛋白水解），研究产品完全吸收降解所需时间及所有的降解产物。建议结合产品特性及临床应用建立合理的体外降解研究方法。建议参照已有的标准方法并与已上市的同类产品进行比较。体外降解研究建议观察指标包括：产品溶解性、降解周期、降解所需的条件及降解速度与降解条件之间的关系，降解的主要产物及含量、形态改变（崩解过程、是否有碎片掉落、碎片溶胀等）。

体内降解研究建议根据体内或预期使用方法、使用部位来研究产品的降解和吸收。建议申请者阐明影响产品降解的因素，如材料的植入量、植入形状、所选择的动物种类、植入部位、参与反应的生物因子等。研究所申报产品是否会引起异物反应、感染等不良反应。受试动物的种类选择、植入部位选择应当提供选择依据。

体内降解研究建议根据产品降解周期选取多个中间时间点进行观察，并根据该器械在临床使用时患者可能接触到的一次性最大用量（应当提供用量确定的依据），在动物体内植入时进行科学的换算，降解研究报告应说明组成材料、材料来源、研究设备、试验方案、试验步骤、支持性科学文献等。体内降解研究应根据初始植入物尺寸、植入物的量、植入物物理机械性能、残留植入物尺寸、植入部位组织学反应、镜下切片、局部炎症反应、周围组织长入或修复情况等观察指标对器械的降解程度进行评价。

对体内、体外降解的相关性应进行评价。

（2）体内吸收、分布、代谢过程研究

应对所申报产品及其降解产物在体内的吸收、分布、代谢、排泄途径等进行研究，可考虑但并不局限于以下内容：产品及其降解产物的吸收途径、体内分布状态、代谢途径、代谢终产物。如提交文献资料，需提交合理的桥接性资料。

3. 原材料控制

明确产品的起始物质，一一列明产品生产过程中由起始物质至终产品过程中所需全部材料的化学名称、商品名/材料代号、CAS 号、化学结构式/分子式、分子量、分子量范围及分子量分布、纯度、使用量或组成比例、供应商名称、符合的标准等基本信息，建议以列表的形式提供。

产品有效成分的结构、分子量、分子量分布、含量均应用科学有效的方法进行表征，配方应有公认的确定性。

说明原材料的选择依据，起始材料及来源，建议尽量选用已有相关人类临床应用史的原材料。原材料应具有稳定的供货渠道以保证产品质量，需提供原材料生产厂家的资质证明、外购协议及合格检验报告。应明确所用原材料的质控标准及生产过程中的检验指标和控制要求，提交原材料符合相应标准的全性能验证报告。

对于动物源性原材料，如：明胶、胶原等，需要提交涉及控制病毒和/或其他病原体感染以及免疫原性风险的有关技术文件。至少应包括动物的种类、地理来源、年龄、取材部位及取材部位的组织性质的具体描述。对于常规定点饲养的动物种类，需提供与动物定点饲养单位签订的长期供货协议及饲养单位的资质证明，如果涉及第三方，应提供所有相关方的有关供货协议及资质证明。对于常规定点屠宰的动物种类，需提供制造商与屠宰单位签订的合同及屠宰单位的资格证明；对所执行的检疫标准需进行描述，提交所取材动物的检疫/防疫证明性资料，一般包括动物检疫合格证、动物防疫合格证、对动物进行防疫接种的兽医卫生合格证等。要求申请者保存每一批动物可追溯性文件（该文件中至少应包括：该产品所用动物的地理来源、取材部位、动物的可追溯性标识、动物饲养、检疫、屠宰及加工方面的情况）进行承诺。

对于首次应用于医疗器械的新材料，还应提供该材料适合用于人体预期使用部位、预期使用方式的相关研究资料及新材料筛选时的安全性评价资料。

4. 产品性能指标

应当提供产品性能研究资料以及产品技术要求的研究和编制说明，产品技术要求的编制说明应说明产品性能指标及试验方法制订的依据，主要包括物理性能、化学性能等方面的要求及其制定依据。

申请者应明确与止血效能有关的直接技术指标，提交有关研究资料，阐明性能指标制订的必要性和科学性。

降解性能指标应制订具体，要求应明确说明降解周期及降解形式。

可吸收止血产品为植入器械，应对热原进行控制，致热反应采用家兔法。若申报企业正常出厂检验时以内毒素水平控制，申报企业应对内毒素检测方法进行验证，并与家兔法测定致热性进行关联性评估，以论证出厂检验项目以内毒素水平替代的科学性和可靠性。

特殊性能要求，如：杀菌或抑菌性能评价。

根据产品材料的不断发展，部分可吸收止血医疗器械产品可能宣称具有杀菌或抑菌性能（限于材料本身），申请者应对此开展研究，对这类器械进行体外试验和体内试验，该试验可对产品的杀菌或抑菌作用机理、安全性、有效性（杀菌/抑菌谱）进行初步评价。由于不同产品的材料、组成、作用机理可能不同，申请者应依据不同产品的特点进行试验设计。

体外试验应当在模拟临床使用的状态下进行试验，如：试验中所使用的微生物的种类和数量应当和临床上所使用器械植入部位可能感染微生物的状态相似。制定试验方案过程中，应至少考虑以下内容：

（1）试验步骤

（2）试验所选用微生物的种类、数量及该种类作为接种物的合理性解释

（3）试验用微生物的准备（说明是否包含血浆）

（4）微生物接种方法

（5）对照组和/或对照产品的类型和选取依据

（6）产品的使用步骤及时间

（7）微生物培养步骤

（8）试验样品量

（9）结果判定标准（如需要）

体内试验应选取适宜的动物种类及伤口模型，其中伤口模型应涵盖所申报的产品适用范围。制定试验方案过程中，应至少考虑以下内容：

（1）试验步骤

（2）对照组类型和/或对照产品的类型和选取依据

（3）动物的种类、数量及该种类作为受试动物的合理性解释

（4）伤口模型的描述及制备方法

（5）产品的使用步骤及时间

（6）观察指标及时间

（7）结果判定标准（如需要）

其他特殊性能

对于生产企业采用新材料制造的产品以及具有其他特殊性能的产品，企业应根据产品特点制定相应的物理、化学、生物性能要求，设计验证该项特殊性能的试验方法，阐明试验方法的来源或提供方法学验证资料。

5. 生物相容性评价研究

生物相容性评价研究应符合 GB/T 16886.1《医疗器械生物学评价 第1部分：评价与试验》对相关用途、使用部位及接触时间的具体要求。产品接触时间是该产品对人体的最大累积作用时间。

建议根据 GB/T 16886.1，按照器械与人体的不同接触时间和接触方式来选择合适的生物学试验方法。符合《关于印发医疗器械生物学评价和审查指南的通知》（国食药监械〔2007〕345 号）的应提交相关的证明文件。

生物相容性评价研究资料应当包括：

（1）生物相容性评价的依据和方法

（2）产品所用材料的描述及与人体接触的性质

（3）实施或豁免生物学试验的理由和论证

（4）对于现有数据或试验结果的评价

6. 生物安全性评价研究

对于含有同种异体材料、动物源性材料或生物活性物质等具有生物安全风险类产品，应当提供相关材料及生物活性物质的生物安全性研究资料。包括说明组织、细胞和材料的获取、加工、保存、测试和处理过程；阐述来源（包括捐献者筛选细节）。

若生产过程涉及动物源性成分，应对生产过程中灭活和去除病毒和/或传染性病原体工艺过程进行描述并提交有效性验证数据或相关资料。对清除（或降低）动物源性材料免疫原性工艺过程应进行描述，提交质量控制指标及验证性实验数据或相关资料，如原料为动物源材料，建议增加对材料的免疫原性清除或降低效果进行具体的研究和论述，以确定工艺的有效性。

7. 产品灭菌

提交产品灭菌方法的选择依据及验证报告。器械的灭菌应通过 GB 18278、GB 18279 或 GB 18280 确认并进行常规控制，无菌保证水平（SAL）应保证达到 1×10^{-6}。灭菌过程的选择应至少考虑以下因素：产品与灭菌过程间的适应性；包装材料与灭菌过程的适应性、灭菌对产品安全有效性的影响。

8. 产品包装

产品包装验证可依据有关国内、国际标准进行（如 GB/T 19633、ISO 11607、ASTM D4169 等），提交产品的包装验证报告。包装材料的选择应至少考虑以下因素：包装材料的物理化学性能；包装材料的毒理学特性；包装材料与产品的适应性；包装材料与成型和密封过程的适应性；包装材料与灭菌过程的适应性；包装材料所能提供的物理、化学和微生物屏障保护；包装材料与使用者使用时的要求（如无菌开启）的适应性；包装材料与标签系统的适应性；包装材料与贮存运输过程的适合性。

9. 产品货架有效期

产品货架有效期是指产品在一定的温度、湿度、光线等条件的影响下保持其物理、化学、生物学和微生物学性质的期限。有效期的研究应贯穿于产品研究与开发的全过程，在产品上市后还应继续进行有效期的研究。

货架有效期包括产品有效期和包装有效期。产品有效期验证可采用加速老化或实时老化的研究，实时老化的研究是唯一能够反映产品在规定储存条件下实际稳定性要求的方法，应遵循极限试验和过载试验原则，加速老化研究试验的具体要求可参考 ASTM F1980。

对于包装的有效期验证，建议申请者提交在选择恰当的材料和包装结构合格后的最终成品包装的初始完整性和维持完整性的检测结果。在进行加速老化试验研究时应注意：产品选择的环境条件的老化机制应与在实时正常使用环境老化条件下真实发生产品老化的机制一致。

该类产品首次注册申报时建议可以提交加速老化试验研究资料，重新注册则需要提交实时老化验证资料。对于在加速老化研究中可能导致产品变性而不适于选择加速老化试验方法研究其包装的有效期验证，可以以实时老化方法测定和验证。

10. 临床前动物研究

临床前动物试验的目的主要是通过动物来考察产品的安全性，包括对免疫器官和其他毒性靶器官的影响、毒性的可逆性，以及与临床相关的参数，预测其在相关人群中使用时可能出现的不良反应，降低临床试验受试者和临床使用者承担的风险，并为临床试验方案的制定提供依据。

可吸收止血类医疗器械进行人体临床试验前应进行动物试验。

建议申请者建立与拟申报器械预期用途相对应的各个外科应用的动物模型。例如，如预期用途为适用于普遍手术止血应用，建议动物试验应包括动脉、静脉以及各种组织和器官的毛细血管出血的情况。若申请者预期申报一个特定的动脉出血适应症，应设计试验研究以支持这项特定的适应症。对于应用于神经外科、眼科、泌尿外科止血的预期用途，应设计相应特定的动物试验。

建议动物试验应至少评估以下指标：

（1）有效性指标

建议动物实验方案严格按照产品适用范围制定。有效性评价指标应包括有效止血时间、伤口愈合时间、产品降解吸收时间、吸收量与时间关系、残留物检测、与组织的黏附性等相关内容。

（2）安全性指标

针对产品临床适应症、临床使用人群、临床使用方法开展相关的动物安全性试验研究。安全性指标一般包括动物的生理状态及不良事件，如动物外观体征、行为活动、体温、局部刺激性、腺体分泌、粪便性状、摄食量、体重、血液学和血液生化学指标（如白细胞分类及绝对和相对计数、白蛋白/球蛋白比例、相关酶类等）、大体解剖和组织病理学检查、与降解吸收有关的并发症、是否影响遗传、生殖、发育过程等。

申请者还应在动物试验过程中监测其他并发症，根据目前已确认的风险与已知的不良事件，应进行观察的并发症有：过敏、感染、血肿、凝血障碍、伤口愈合时间延长、伤口裂开、粘连形成等。企业应对动物试验中有关并发症进行完整的记录，分析原因并判定与器械的关联性，为产品风险分析和下一步的临床试验奠定理论基础。

为保证人类受试者的合法权益，只有在获得充分动物试验数据，且能证明产品对受试者无潜在安全性担忧时才可考虑进行临床试验。

动物试验研究中拟申报器械一般应与一个已合法上市的类似组分和生产工艺的器械进行对比，对照组的选择、动物例数的选择应当具有统计学意义。应设立空白对照组，观察周期的确定应有一定的科学依据。

申请者应提交详细的动物试验研究方案和研究报告。应至少包括但不局限于以下内容：

- 试验目的
- 试验器材或试剂
- 动物的种类、数量及该种类作为受试动物的合理性解释及选择依据
- 试验方法（样品准备、动物准备、手术方法）、术前准备、目标器官、手术切口控制等
- 对照组类型和/或对照产品的类型和选取依据
- 伤口模型的种类及建立方法
- 产品的使用步骤及时间
- 观察方法、观察指标与观察周期
- 数据统计学分析过程
- 结果判定标准与试验结论
- 有效性标准（如：止血时间等）
- 安全性指标
- 试验研究的结论

（三）生产制造信息

1. 生产工艺及控制

提交产品的生产工艺管理控制文件，详细说明产品的生产工艺和步骤，列出工艺图表。提交产品生产工艺确定的依据、生产工艺过程中需要进行控制和测试的环节及相关证明性资料。确认关键工艺点及控制指标（如使产品具有可降解特性、控制产品纯度等）并阐明其对产品物理性能、化学性能、机械性能、生物性能的影响；对生产工艺的可控性、稳定性应进行确认。对生产加工过程中所使用的所有助剂（如交联剂等）均应说明起始浓度、去除措施、残留浓度、对残留量的控制标准、毒性信息，以及安全性分析验证报告。建议申报企业提供能够证明助剂或交联剂的添加量的证据支持或国内外文献资料或验证性资料。

由于制备具有可降解特性的生物材料多需经过化学反应过程，有可能生成非单一预期产物，申请者需写明主要反应过程、反应试剂、反应条件、催化剂、生成物、中间产物、纯化过程等，提交非预期产物的质控标准、对人体安全性的评估资料等。

2. 生产场地

有多个研制、生产场地，应当概述每个研制、生产场地的实际情况。

（四）临床评价资料

按照《医疗器械临床评价技术指导原则》的相应规定提交临床评价资料。进口医疗器械应提供境外政府医疗器械主管部门批准该产品上市时的临床评价资料。

对需要进行临床试验的产品，应按照国家食品药品监督管理总局关于医疗器械临床试验的有关规定提交临床试验方案、临床试验报告、分中心小结、统计分析总报告及伦理委员会批件，同时，当监管部门认为必要时，申请者应能提供临床试验原始数据光盘（以 Excel、ACCESS 或 SAS 格式等）。临床试验时应注意如下几方面：

1. 关于探索性试验的考虑

可吸收止血产品的临床试验应分为探索性试验和确证性试验。探索性试验的设计应以保证受试者的安全为目的，强调以科学的严谨性为原则。对于全新的（首次应用于人体）可吸收止血产品，首先应进行探索性试验研究，以便根据逐渐积累的结果对后期的确证性试验设计提供相应的信息。探索性试验应有清晰和明确的研究目标。虽然探索性试验对有效性的确证有参考价值，但不能作为证明有效性的正式依据，需经过确证性试验证实医疗器械产品的有效性和安全性。

申请者/生产企业在设计临床试验方案前应对是否进行探索性试验做充分论证。产品材料在中国境内首次应用于可吸收止血产品，应进行探索性试验。

设计探索性试验方案时建议注意以下几点：

① 探索性试验可为单个或系列试验；

② 可在一或两个临床试验单位进行，可不设立对照组；

③ 受试人群的选择应是适应症目标人群中临床症状简单、耐受能力强、临床操作安全的人群；

④ 首次应用于人体试验研究的探索性试验的样本量一般不应少于30例，初步观察产品的安全性和可行性；

⑤ 探索性试验应以安全性评价为主要目的，同时也建议关注与有效性相关的指标，以便为确证性试验提供参考；

⑥ 探索性试验中出现的任何不良事件应如实记录，对于严重不良事件应按照法规要求及时上报；同时临床试验人员应当及时做出临床判断，采取措施，保护受试者利益；必要时中止临床试验。

探索性试验结束后，申请者/生产企业应对数据进行统计分析后，进一步设计临床试验方案（确证性试验或重新开展探索性试验）。

2. 研究设计和研究假设

建议申请者采用对照、前瞻、随机性研究设计，将拟申报器械与已获准上市器械进行对比。对照器械应与拟申报器械采用类似的材料制成且具有相似的预期用途。

3. 比较的类型

如优效性检验、非劣效性检验、等效性检验，申请者应说明选择的依据。若以传统纱布按压作为对照，应选择优效性检验。

4. 临床适应症的选择

详细说明试验对象的选择范围、入选标准、排除标准和对照组的设置情况。

若拟申报产品的适应症为普遍应用，建议申请者评估产品在3~4个不同外科手术中的使用。若产品选择在妇产科进行临床试验，入组患者时应考虑患者是否有妊娠生育

要求。结合入组患者的入组条件，临床试验时应对产品是否影响患者的妊娠生育进行评估，并结合评估情况在说明书中增加相应的警示信息。

若拟申报产品标示有专业外科（如眼科、神经外科、泌尿外科）的适应症，建议申请者进行更多的对应研究以评估产品的性能，应选择特定的临床适应症患者进行临床试验。

5. 评价指标

明确临床性能评价指标，评价的指标应合理并便于临床观察，评价指标应至少包括安全性（包括不良反应和禁忌症）指标和有效性指标（如：有效止血时间），对不良反应和禁忌症应有处理和预防措施，以减少患者的风险。

6. 样本量确定依据

试验例数应具有统计学意义，应足以确保所申报器械将能在临床使用条件下充分发挥作用。

样本量的大小应根据受试产品的具体特性、主要疗效（或安全性）评价指标及其估计值、显著性水平、研究把握度以及临床试验比较的类型来确定。应在临床试验方案中明确给出具体的样本量计算公式及其来源出处，说明计算过程中所采用的所有参数及其估计值。建议根据下列五个方面确定所需要的样本量，即：（1）拟采取的试验设计类型（常分为单组设计、配对设计、成组设计、单因素多水平设计、交叉设计、析因设计、重复测量设计等）；（2）拟采取的比较类型［常分为差异性检验（又分为单、双侧检验）、等效性检验、优效性检验和非劣效性检验］；（3）允许犯假阳性错误的概率 α（α 通常不超过 0.05）和犯假阴性错误的概率 β（β 通常不超过 0.2，$1-\beta$ 被称为检验效能）；（4）主要评价指标的性质［通常分为定量的、定性的（又分为二值的和多值有序的）］和有关的基础数据及有临床意义的界值；（5）应考虑 20% 以内的脱落率。对于非劣效和等效性试验，还应给出具有临床意义的非劣效界值和/或等效性界值，若为优效性试验，需要给出优效性界值。

如上所述，在可吸收止血产品的确证性试验阶段，应结合研究设计、主要指标、假设检验、预期疗效估计，按照统计学原则进行样本量计算，各参数的确定依据须在方案中予以具体说明。除此之外，为更好的评价可吸收止血产品的安全性，假设与产品相关的不良事件发生率处于较低水平时，是否能在临床试验阶段将其检出，成为充分验证产品性能、保障患者安全的关键。下表给出了不良反应发生率在不同水平时，特定的样本量所能够提供的检验能力（至少发现一例的可能性）。

AE 率	N = 100		N = 150		N = 200	
	二项	泊松	二项	泊松	二项	泊松
0.001	9.5%	9.5%	13.9%	13.9%	18.1%	18.1%
0.002	18.1%	18.1%	25.9%	25.9%	33.0%	33.0%
0.005	39.4%	39.3%	52.9%	52.8%	63.3%	63.2%
0.008	55.2%	55.1%	70.0%	69.9%	79.9%	79.8%
0.01	63.4%	63.2%	77.9%	77.7%	86.6%	86.5%

如果以预期的事件发生率和期望达到的最小检出能力作为设计的基础，可考虑通过计算 $N = \text{Ln}$（检出能力）/事件率。例：以 80% 的检出率发现至少 1 例发生率 1% 的 AE，$N = 161$。

对各临床试验中心的入选受试者进行分组时，应尽可能基于重要的非试验因素进行分层随机化，不同病种病例应平均分配。

7. 试验样品信息

应具体说明临床试验样品的详细信息：产品规格型号、批号、使用方法，对照品的详细信息（生产厂家、产品材料、止血原理、预期用途、使用方法、产品规格型号、批号、医疗器械注册证号等）。对照产品应尽量选择预期用途、物理性状一致的产品作为对照产品。

8. 临床试验的质量控制

为了全面、公正、客观、真实地评价参与临床试验的每一病人的有效性及安全性，建议在临床试验进行过程中，采用严格的质量控制措施。

（1）如采用随机对照设计：建议采用基于互联网（IWR）/电话（IVR）/传真等中央随机系统分配随机号，所有随机号不得二次使用；

（2）如采用单组目标值设计：建议连续入选所有符合入选/排除标准的病人，并采用基于互联网（IWR）/电话（IVR）/传真等计算机系统分配病例登记号，所有病例登记号不得二次使用。

上述措施主要是出于保证研究质量及病人的安全性的考虑，将所有入组病人的基本信息记录在中央计算机系统内，以备今后对数据进行跟踪、核查。

9. 统计分析方法

应在方案中明确写出将要采用的统计分析方法。所有统计分析均应在 ITT（意向性治疗）分析集进行，对于未能观察到安全性或有效性终点的受试者，必须进行灵敏度分析，并按照失败或者无效计算。

（1）描述性分析

计数资料采用频数和百分比描述，计量资料采用均数、标准差、最大值、最小值、中位数、第 25 及第 75 分位数描述。

（2）基线人口统计学分析

基线统计除按上述描述性分析外，对计数资料组间比较采用卡方检验或 Fisher 精确概率法，正态分布的计量资料组间比较采用成组 t 检验，非正态分布的计量资料组间比较采用 Wilcoxon 秩和（Wilcoxon Rank Sum）检验。

（3）临床终点选择及分析

随机对照设计的试验，其主要终点有效率的组间比较，采用调整中心效应的 CMH（Cochran Mantel - Haenszel）卡方检验，需给出试验组与对照组有效率的差值及其 95% 可信区间，其余终点指标参照基线分析进行。临床研究中有效性评价的临床终点应为一定时间内是否达到止血作用或达到止血作用所需的时间（如：5 分钟止血时间）。

（4）安全性评价

为评估器械的安全性，建议申请者提交使用该器械时观察到的所有不良事件和患者手术恢复期的全面评价，直到患者退出临床研究。

实验室指标：报告实验室指标治疗前正常、治疗后异常的例数及所占比例，并进行组间比较。

不良事件：报告不良事件发生例数及所占比例，并进行组间比较。同时，详细描述各组病例出现的全部不良事件的具体表现、程度及其与所使用的研究产品的关系。

10. 临床操作方式

建议具体说明试验中使用器械的具体方法和有效性的判定标准，包括出血创面的选择、压迫时间、去除时间等。

11. 患者随访

建议申请者对临床试验中纳入的患者进行随访，随访时限为拟申报器械被完全吸收的所需时间。此外，建议在器械的应用前和应用后评估机体血液系统的情况。随访应有客观依据。

（五）产品风险分析资料

按照 YY/T 0316《医疗器械 风险管理对医疗器械的应用》标准的要求，对产品生命周期全过程实施风险管理。企业在产品准备注册上市前，应对风险管理过程进行评审。评审应至少确保：风险管理计划已被适当地实施；综合剩余风险是可接受的；已有适当方法获得相关生产和生产后信息。评审结果应形成风险管理报告。风险管理资料应至少包括以下信息：

1. 可能影响产品安全性的特征问题清单

建议申请者参考 YY/T 0316 附录 C 的要求判定医疗器械与安全性有关特征的问题，但识别风险的来源并不局限于此。申请者应对该类产品进行充分的风险识别，风险识别的信息来源需要具体列出，可包括但不局限于以下途径：类似产品的投诉/抱怨数据、医学文献、实验室检测、动物试验数据、产品标签标识、专家观点等。对于风险识别信息的来源企业应具体说明，并提交有关支持文件或文献。

2. 产品有关危害的清单

申请者应详细列出与产品有关的已知和可预见危害的清单，以及对每个危害如何造成损害的分析（包括可预见的事件序列、危害处境和可能发生的损害）。

申请者应指出拟申报产品所特有的任何额外风险，说明风险分析的方法。已识别的风险应至少包括但不局限于以下方面：

（1）原材料的生物学和化学危害

- 材料或材料来源变化
- 纯度
- 材料的生物相容性和可降解性能
- 动物源性材料的来源、取材、加工、储运、使用环节

（2）生产加工过程可能产生的危害

- 污染
- 添加剂、助剂、辅剂的残留
- 病毒灭活
- 异种蛋白的去除
- 工艺用水
- 生产环境洁净度
- 热原

（3）产品使用风险因素

- 止血失败
- 血肿
- 血栓形成
- 感染
- 伤口裂开
- 异物反应
- 免疫反应
- 粘连形成
- 吸收降解不完全
- 临床实际使用时与其他可能同时使用的物质（如：聚甲基丙烯酸甲酯）的相互影响
- 自体血回输时抽吸入血液过滤器
- 栓塞形成
- 神经损伤或组织坏死

（4）灭菌过程可能产生的危害

灭菌方式对产品不适宜，灭菌不完全、灭菌方法导致产品失效、灭菌不彻底等。

（5）不正确使用产生的危害

未按照说明书中操作方法操作，用量不正确、使用过期产品等。

（6）产品包装可能产生的危害

包装破损、标识不清等。

企业应对所识别的风险提出具体的降低风险的措施。降低所申报产品的风险应依据 YY/T 0316 要求依次从设计、保护、说明书等方面进行考虑。

申请者应在产品生命全周期中对风险进行管理控制，以使剩余风险在可接受范围内。申请者可通过产品设计控制、产品原材料选择、产品技术性能指标的制定、动物试验、临床试验、正确的标签标识、灭菌等多项措施以降低风险至可接受水平，但不局限于以上所述。

（六）产品技术要求

申请者应按照《医疗器械产品技术要求编写指导原则》中的规定，根据产品的技术特征和临床使用情况来确定产品安全有效、质量可控的技术要求与试验方法。产品技术指标应不低于相关的国家标准或行业标准，产品技术要求中的试验方法均应为已验证的方法。建议申请者根据所申报产品特点制定产品技术要求，对企业宣称的所有技术参数和功能，应在产品技术要求中予以规定。

产品技术要求中应明确适用范围，列明规格型号并阐明各规格型号之间的区别和划分依据、写明产品结构及其示意图，产品各组件的材料及所符合的标准，产品定性、定量、表征要求，止血性能（如：孔隙率、吸水率等）要求、产品性能指标及试验方法，产品灭菌方法、有效期，产品包装方法、标识、运输和储存要求等。引用标准应当为现行有效版本。

申请者应考虑在产品技术要求中增加对生产过程中添加剂的残留、非预期产物等进行控制。

应注意热原与细菌内毒素的要求不应混淆。

若为动物源性原材料，应明确规定动物种属、年龄、产地、取材组织部位，还应考虑在成品技术要求中制定杂蛋白、纯度、残留 DNA 等控制指标。

（七）产品的注册检测

注册检测资料应包括注册检测报告及相关的说明文件。注册检测报告应由国家食品药品监督管理总局认可的检测机构出具，产品应在检测机构承检范围内，分包项目优先委托具有受检目录的检测机构进行检测。此外还应注意如下几点：

1. 典型样品的选择

所检测型号产品应当是本注册单元内能够代表申报的其他型号产品安全性和有效性的典型产品。

2. 热原与细菌内毒素的要求不应混淆

可吸收止血剂为植入医疗器械产品，并预期与血液接触，故建议申请者应检测产品的致热原性。

（八）产品说明书、标签

产品说明书、标签和包装标识应符合《医疗器械说明书和标签管理规定》（总局令第 6 号）的要求，同时，还应满足以下要求：

1. 进口产品说明书中内容首先应忠实于原文，提交完整版的原文说明书中文翻译件。

2. 使用说明应详细说明所申报产品的技术特征及产品应用于患者时具体的操作步骤。

3. 可追溯性标签要求。

4. 警示信息建议至少包括以下内容：

（1）血液回收系统

可吸收止血器械的碎片可能会经过血液回收系统的过滤器，堵塞血液回收系统或患者的脉管系统。说明书中应警告可吸收止血器械不能与血液回收系统联合使用。

（2）甲基丙烯酸甲酯粘接剂

已有文献报道，某些类型的可吸收性止血器械降低了用于假肢矫形器械固定的甲基丙烯酸甲酯粘接剂的强度。

因此，建议说明书中应警告可吸收止血器械不能与这类产品联合使用。

5. 注意事项建议根据申报产品具体特性可考虑包括以下内容：

（1）栓塞

在中～大血管附近使用可吸收止血器械，可能导致血管栓塞。这种栓塞伴随着严重的副作用，包括发烧、十二指肠和胰腺梗死、下肢末端血管栓塞、肺动脉栓塞、脾脓肿、脾坏死、扑翼样震颤，甚至死亡。因此，建议说明书中提醒临床医师注意确保可吸收止血器械的碎片不要进入脉管系统。

（2）器械膨胀

可吸收止血器械吸收液体，会产生不同程度的膨胀。这种液体吸收伴随着器械的膨胀。因此，建议标签提醒医生注意仅使用该器械达到止血作用的最低用量，一旦达到止血目的，小心地去除所用剩余的器械材料。

有时需要在狭窄体腔中使用可吸收止血器械。因此，建议标签提醒医生注意使用预期会膨胀的这类器械时应留有允许的空间大小。并建议指出在涉及脊髓和骨孔的手术操作中使用这类器械，一旦达到止血目的，立即去除器械。这有助于避免瘫痪、疼痛、神经损伤、邻近血管收缩及组织坏死。

（3）过敏反应

建议标签提醒医生避免对器械中含有的任何动物或植物成分过敏的患者使用该器械。

6. 应提交标签、单包装、零售包装的印刷版示意图。

四、名词解释

可吸收止血产品：是指在常规止血技术无效的情况下，在手术过程中放置于人体内的可被人体吸收的医疗器械产品，该类产品可通过加速创面局部血液的凝固过程产生止血作用。

五、参考文献

［1］《医疗器械监督管理条例》（中华人民共和国国务院令第 650 号）

［2］《医疗器械注册管理办法》（国家食品药品监督管理总局令第 4 号）

［3］《医疗器械临床评价技术指导原则》（国家食品药品监督管理局通告 2015 年第 14 号）

［4］《医疗器械说明书和标签管理规定》（国家食品药品监督管理总局令第 6 号）

［5］Class II Special Controls Guidance Document：Absorbable Hemostatic Device；October 31，2006；CDRH FDA.

54 腹腔、盆腔外科手术用可吸收防粘连产品注册技术审评指导原则

（腹腔、盆腔外科手术用可吸收防粘连产品注册技术审查指导原则）

一、前言

腹腔、盆腔外科手术用可吸收防粘连产品为植入性高风险医疗器械。本指导原则旨在为申请人进行腹腔、盆腔外科手术用可吸收防粘连产品的研发及注册申报提供技术指导，同时也为食品药品监管部门对注册申报资料的审评提供参考。

本指导原则系对腹腔、盆腔外科手术用可吸收防粘连产品的一般要求。申请人应根据具体产品的特性对注册申报资料的内容进行充实和细化，并依据具体产品的特性确定其中的具体内容是否适用。若不适用，应详细阐述理由及相应的科学依据。

本指导原则系对申请人和审查人员的指导性文件，但不包括注册审批所涉及的行政事项，亦不作为法规强制执行。如果有能够满足相关法规要求的其他方法，也可以采用，但是应提供详细的研究资料和验证资料。应在遵循相关法规的前提下使用本指导原则。

本指导原则是在现行法规和标准体系以及当前认知水平下制订的，随着法规和标准的不断完善，以及科学技术的不断发展，本指导原则相关内容也将进行适时的调整。

二、适用范围

本指导原则适用于腹腔、盆腔外科手术用可吸收防粘连产品。同时包括与该产品配套使用的器械与工具（如有）。

三、注册申报资料要求

（一）综述资料

1. 概述

（1）申报产品管理类别：Ⅲ类。

（2）分类编码：6864。

（3）产品名称：申报企业应根据医疗器械命名的有关规定进行命名，并详细说明确定依据。

2. 产品描述

产品描述应全面、详细，至少应包括申报产品名称、产品性状（薄膜、凝胶或溶液等）、规格尺寸（说明所有尺寸大小，如适用）、产品组成成分［主体成分、改性剂及全部辅料（包括溶剂）］及组成比例、各组分的化学名称、分子结构式、原材料（国际通用规范化学名称）、各组分在产品中的功能、产品作用原理、适用部位、预期用途、技术

性能指标、规格型号划分的依据等。与产品配套使用的器械（如有）应说明其结构组成、尺寸及原材料信息、与产品在临床应用中的配合使用情况。

3. 注册单元及型号规格

（1）注册单元划分原则

① 不同性状的产品（如薄膜、凝胶或溶液等），不能划为同一注册单元。

② 产品配方不同不能划为同一注册单元。

（2）规格型号的划分

对于存在多种型号规格的产品，应当明确各型号规格的区别。应当采用对比表及带有说明性文字的图片、图表，对各种型号规格的结构组成、功能、产品特征、性能指标等方面进行描述。同一注册单元检测时应考虑产品之间的差异性，如有必要应进行相关差异性检测。

4. 包装说明

综述资料应包括有关产品包装信息，以及与该产品一起销售的配件包装情况；应当说明与灭菌方法相适应的最初包装信息。

5. 适用范围和禁忌症

申请人可根据申报产品的具体预期用途及研究资料，参考本指导原则相关内容要求进一步确认申报产品具体的适用范围及禁忌症。

6. 与同类产品的比较信息

应当提供同类产品（国内外已上市）信息，阐述申请注册产品的研发背景和目的。对于参考的同类产品，应当说明选择其作为研发参考的原因。申请人应综述同类产品国内外研究及临床使用现状及发展趋势。提交申报产品与已批准上市的同类产品等同性的对比资料，同时列表比较说明产品与同类产品在工作原理、结构组成、制造材料、性能指标以及适用范围等方面的异同。

（二）研究资料

1. 原材料控制

应明确产品的起始物质，列明产品生产过程中由起始物质至终产品过程中所需全部材料（主体成分、改性剂及全部辅料）的化学名称、商品名/材料代号、CAS 号、MSDS、化学结构式/分子式、分子量、来源和纯度、使用量或组成比例、供应商名称、符合的标准等基本信息，建议以列表的形式提供。如果材料为某种聚合物，应提供分子式、平均分子量以及分子量分布的测定值（如果能够测定），推荐使用凝胶渗透色谱法测定。如果材料为固体，应

提供单位重量和尺寸信息。如果材料是液体，应提供粘度、颜色和 pH 值等信息。

若产品的成分中含有胶原或其他动物源性材料，申请材料中应明确动物源性材料的种属和组织，以及胶原或其他材料的特定类型。含动物来源材料产品的材料要求应符合《动物源性医疗器械产品注册申报资料指导原则》的相关要求。

应说明原材料的选择依据，起始材料及来源和纯度。原材料应具有稳定的供货渠道以保证产品质量，需提供原材料生产厂家的资质证明及外购协议。应明确所用原材料（主体成分、改性剂及全部辅料）的性能标准和验收标准及相关的安全性评价报告，上述材料应以列表的形式逐一列出。

2. 生产工艺

提交产品的生产工艺管理控制文件，详细说明产品的生产工艺和步骤，列出工艺图表。应包括产品制备及配套使用的器械的工艺路线、关键工序、质量控制指标及相关的验证报告。对生产工艺的可控性、稳定性应进行确认。对生产加工过程中所使用的所有助剂（如：溶剂等）均应说明起始浓度、去除措施、残留浓度、对残留量的控制标准、毒性信息以及安全性验证报告。应对生产、加工和包装步骤进行确认。应给出每个过程或步骤的目的、每个过程或步骤中所使用的成分和材料、质量控制措施和所使用的设备。应提供产品加工过程中以及终产品的质量控制要求（包括检测方法、手段）。确证终产品的放行质量控制要求、检测方法、抽样原则及可接收标准。

3. 产品性能研究

（1）如果产品中含某种聚合物，应提供分子式、平均分子量以及分子量分布的测定值（如果能够测定），推荐使用凝胶渗透色谱法测定。如果产品为固体，应提供单位重量和尺寸信息。如果产品是液体，应提供装量、粘度、颜色和 pH 值等信息。

（2）应对每种材料（组分）进行检测，以评价其性质。应控制材料（组分）的质量如：外观、粘度（如适用）、平均分子量、pH 值、有机挥发性杂质含量，以及微粒物质等。应明确所使用原材料的质量控制要求（标准）、检测方法。应提供选材和质控标准（质量控制要求）确定的依据。

（3）提供从原材料至成品的全部制备过程（包括生产过程）。说明产品的化学配方和生产工艺。说明制备产品所使用的非参与化学反应成分、反应成分（包括催化剂、固化剂和反应中间体）。应当对共聚体（如适用）进行分析，以确定（评价）产品的均一性。

（4）说明对产品的单一组分、复合组分（如适用）以及终产品的灭菌方式，应提交灭菌验证资料。

（5）无论是原材料中残留物、产品制备（生产）过程产生的化学残留物、或者是产品制备（生产）过程中引入的化学物质（不期望物质），应进行分析和控制。应对已灭菌终产品通过极性和非极性溶液进行浸提萃取，应采用具有足够灵敏度的方法如高效液相色谱法检测潜在的毒性污染物。此外，还应检测挥发性和非挥发性残留物质。

（6）应使用客观（定量）的测定方法详细并充分的表征产品的独有、显著特性，以便使审评人员能对这些特性有一个清楚的认识。

（7）应描述产品的关键物理性质。根据产品性质制定检测项目。固体、凝胶和液体防粘连产品可分别检测其撕裂强度、粘性和粘度。

确证产品的组成成分和结构信息是产品能否进行临床前和临床研究的关键。因此需对产品进行全面研究确认，包括产品的物理尺寸、材料和性能。

（8）有效性研究

应在适当的动物模型上进行产品有效性研究，通过这些研究能合理的推论出对人体的有效性。动物研究也可以作为参考以更好地设计临床研究方案。动物研究应尽可能体现手术方法（开放性手术、腔镜下手术）、特定手术部位（如：在体壁和内脏之间、肠袢周围）、粘连的类型（如：新生粘连形成、原有粘连的再粘连）、粘连的评价方式（如：评分、发生率、广泛程度、严重程度），以及拟在人体临床研究中的产品使用方法。

这些研究应进行良好设计并设立对照组，以便显示产品治疗组与对照组之间具有显著的统计学差异。植入后发生的任何感染都应报告并对结果进行统计处理。应对预期用于人体的各不同剂量组进行比较。还应提供对所使用动物模型的基本原理及其局限性的简要讨论。

申请人应阐明试验中选择的有效性终点观察时间与粘连形成的临床匹配性。

（9）应对产品可以防粘连的作用机理进行阐明，并提供支持性科学文献。应考虑不同组织解剖部位粘连形成的机制可能不同。应考虑产品降解的时间与临床粘连形成关键时间是否匹配。

（10）申请人应对产品进行体外降解试验研究，降解研究报告应说明所用材料、材料来源、研究设备、试验方案、试验步骤、支持文献等。

4. 生物相容性评价及安全性研究

（1）生物相容性

本指导原则所涉及的产品是植入人体的，产品材料对人体应安全，不能对人体组织、血液、免疫等系统产生不良反应。产品所使用材料的生物相容性优劣是防粘连产品研究设计中首先考虑的重要问题，申请人应提供有关研究评价技术资料，以便于审评人员全面掌握其对产品安全性进行研究及评价的情况。生物相容性研究应遵循 GB/T 16886.1《医疗器械生物学评价 第 1 部分：风险管理过程中的评价与试验》相关要求，与组织接触 24 小时 ~30 天的产品建议进行以下试验：

- 细胞毒性
- 致敏性
- 刺激性或皮内反应
- 急性全身毒性

- 溶血试验
- 遗传毒性（Ames 回复突变、染色体畸变、小鼠淋巴瘤突变）
- 热原试验
- 植入试验
- 降解试验
- 亚慢性毒性

应根据材料的预期用途制定植入、亚慢性毒性试验方案，材料的植入部位、植入时间应模拟临床使用的实际情况。应根据产品特性设计试验方案，试验剂量应高于在体内可检测水平。试验材料应植入到预期使用部位或其附近，评价时间应截止到材料被动物体完全吸收为止，须监测动物的全身毒性和植入部位的局部反应以及宏观病理学和组织病理学结果。

若接触时间大于 30 天，建议进行慢性毒性和致癌性研究（如大鼠 2 年植入试验）。

对于某些材料，如某些生物相容性项目没有必要进行测试，应提供足够的理由或证据说明。但对其他一些材料，根据材料性质，可能需要增加测试项目。在进行临床研究之前，应完成所有的临床前安全性研究，致癌性、生殖系统和发育毒性试验可能除外。这些除外的项目取决于遗传毒性试验的结果、是否有可能发生生殖和发育毒性以及产品的预期用途。知情同意书应披露任何一项悬而未决的安全性研究（结果）。如果预期用途是提高生育能力，应进行生殖毒性试验。

（2）安全剂量范围

在所有生物相容性和毒性测试中，试验中的产品剂量都应反映用于人体预期使用剂量合理的安全范围。通常，应选择一系列剂量进行动物试验，直至剂量达到人体最高用量的 10 倍。如达不到上述安全剂量范围，应证明人体暴露量大于十分之一的动物试验观察中无不良反应剂量的合理性。

（3）阻碍或延迟愈合试验

减少粘连形成可能延迟和阻碍期望的愈合过程，动物试验研究时应评价这种情况。在缝线拆除后，位于缝合或吻合部位的防粘连产品不应降低组织支持强度。本试验可以在有效性研究中设计并增加专门观察指标。

（4）感染试验

应测试防粘连材料接种细菌后对败血症的发生是否有促进作用，发生这种情况的原因可能是防粘连材料刺激细菌生长、抑制抗生素扩散到感染部位、与产品相关的感染性微生物由手术部位进入血液循环途径增多或其他未知机理导致的败血症。因此应在防粘连材料存在和不存在的情况下分别给动物接种多种消化道微生物的混合物，针对死亡率和脓肿形成进行评分，这一试验需达到一定的样本量，并采用恰当的试验方案，以确保试验结果具有统计学意义。

（5）生殖/发育毒性研究

当需进行生殖/发育毒性试验时，应使用两个种属的动物进行生殖/发育毒理学（畸型学）研究，评价防粘连材料对排卵/精子形成、受孕、胚胎－胎儿毒性和致畸的潜在影响。应对该类实验进行实验设计，以便保证产品在预期时点（排卵/受孕、妊娠早期和晚期）下能达到最大接触量，该最大接触量是按照 ADME（吸收、分布、代谢和清除）得出的（见下文的代谢动力学）。

（6）致癌作用/转移效应

产品材料可能对恶性肿瘤的生长或转移有局部和全身影响。如果产品的组成成分之前未在腹腔或盆腔中植入过，或者有理由怀疑其中一种材料可能影响恶性肿瘤细胞的生长或转移，则应进行适当的试验。如果产品预期可用于癌症病人，则在临床前研究中应进行肿瘤学试验。否则，产品应禁用于已知或疑似恶性肿瘤病人。

（7）代谢动力学研究

应进行代谢动力学研究以确定产品的吸收、分布、代谢、清除的途径和机理及清除时间。如果产品能被代谢，或者转化成可引起毒性的分子实体，代谢动力学研究应明确每一种毒性成分随时间变化和清除情况。研究应一直进行到不再能检测到任何毒性成分为止。研究应清楚地表明毒性成分的最终去向。在进行临床研究前，代谢动力学或其他数据应证实任何潜在毒性物质都不会引起安全性担忧。

（8）热原

热原物质引起的人体发热反应可能增加粘连发生率。用兔法或鲎法进行热原测试（应提供选择依据）有助于测定产品中致热原物质的含量水平，从而确保产品植入体内后避免患者产生发热反应。由于医学界针对防粘连产品尚无公认的内毒素水平上限要求"金标准"，因此申请人应研究并建立热原检测方法，确定限度要求，确保生产操作控制要求，这些对保证产品的安全性与有效性至关重要。

5. 灭菌验证

应提供产品灭菌信息：

灭菌方法（如：环氧乙烷、辐射灭菌、过滤灭菌）；灭菌周期的验证方法；无菌保证水平（SAL）（通常，对所有无菌产品均要求达到 10^{-6} 的 SAL 水平，除非有不需要达到该水平的充分理由）；监测每个批次无菌保证水平的方法；完整的包装说明，包括密封方法。

如果灭菌方法是辐射，应该确定剂量。如果用环氧乙烷（EtO）灭菌，应制定环氧乙烷残留量的指标并进行检测（参考 GB/T 16886.7）。

应详细说明用于验证防粘连产品灭菌周期的分析方法。应包括方案和支持灭菌周期验证结果的原始数据及与无菌保证水平相关的计算步骤。

应确认产品的生物负荷，并提供在产品生产过程中控制生物负荷的数据。应明确灭菌常规再验证的时间，及有必要对灭菌周期进行再验证的条件（超过生物负荷的限定范围，或对产品及包装的变动等）。

6. 有效期验证

应提供产品有效期的验证资料。在稳定性研究中应监测整个有效期内确保产品安全性和有效性的关键参数，如在成品技术要求中所描述的参数，并提交所选择测试方法的验证资料。还应通过无菌检测或包装完整性检测证明产品在有效期内保持无菌状态。

在有效期验证试验中，应至少包括三个连续批号的产品，每一批号的产品应平均分配到各试验组。在验证资料中，将所选参数具有至少95%可信区间位于有效期可接受限度内的时间作为最终有效期。

若选择加速老化有效期验证试验，应说明所用加速条件的合理性。例如，在标准温度和升高温度情况下的降解机制应该是等效的，即温度改变而 Arrhenius 曲线的斜率保持不变。在不能证实等效性时，即不同温度下可由不同机制引起产品失效。应提交额外的合理性说明。应将加速老化研究结果和实时研究结果进行对比验证。

7. 包装

产品包装验证可根据有关国内、国际标准进行（如 GB/T 19633、ISO 11607、ASTM D4169 等），提交产品的包装验证报告。直接接触产品的包装材料的选择应至少考虑以下因素：包装材料的物理化学性能；包装材料的毒理学特性；包装材料与产品的适应性；包装材料与成型和密封过程的适应性；包装材料与灭菌过程的适应性；包装材料所能提供的物理、化学和微生物屏障保护；包装材料与使用者使用时的要求（如无菌开启）的适应性；包装材料与标签系统的适应性；包装材料与贮存运输过程的适合性。

• 直接接触产品的包装容器的技术要求，建议参考《直接接触药品的包装材料和容器标准》提供注册或证明文件，还应包括：包装材料的配方信息

• 包装容器的质量标准，包括符合国家标准的证明文件、包装容器的验收标准

• 包装容器的全性能检验报告

如使用新型包装材料可以参考原国家食品药品监督管理局印发的《化学药品注射剂与塑料包装材料相容性研究技术指导原则（试行）》、YBB 00142002《药品包装材料与药物相容性试验指导原则（试行）》中规定选择合适项目进行验证，提供相容性试验研究数据。

（三）临床研究

由于腹腔、盆腔防粘连产品临床评价涉及的因素非常复杂，目前尚无这类医疗器械公认一致的临床研究方案，但生产者仍需在产品上市前提供科学有效的证据来证明器械的安全性和有效性。下文提供了一些临床研究方案设计时需要考量的原则及关键点，供临床研究方案设计者参考。

临床研究计划

（1）临床研究方案

临床研究方案应包括：

• 对产品预期用途的明确描述

• 支持预期用途所需数据的临床研究计划

• 研究假设

• 安全性和有效性研究的评价终点

• 在安全性评价方案中应界定并分析所有不良事件

• 建立在意向治疗人群以及可评价人群基础上的安全

性和有效性评估计划

• 评价手段、方法（如：粘连评分标准、二次探查程序、视频、功能测试、影像学评价等）

• 纳入和排除标准

• 病例报告表

• 统计学方法

• 风险/受益分析

• 知情同意书

• 临床终点观察时间点的选择依据

（2）预期用途

准确地表述防粘连产品的预期用途。产品适应症应包括以下内容：

• 适用的粘连情况，如对新形成的粘连、对已经存在的粘连、手术部位、非手术部位等

• 目标人群

• 使用条件

• 预期使用的解剖部位

• 预期结果

预期用途决定临床研究目的，临床研究应证明产品在特定的使用情况下对目标人群的安全性和有效性。

腹腔、盆腔防粘连产品可分为两类。一类是应用于腹腔、盆腔局部，只以改变腹腔、盆腔术后局部粘连为目标适应症，不以（不宜称）改善最终临床结局（肠梗阻、妇女不孕症及由粘连引起的术后疼痛）为目标适应症的防粘连产品。一类是以（宣称）改善最终临床结局（肠梗阻、妇女不孕症及由粘连引起的术后疼痛）为目标适应症的防粘连产品。前者在临床上可以在适当条件下选择适当的部位用超声、核磁共振等无创方法评价产品的有效性（仅适用于在适当条件下腹壁切口下），但应进行无创方法对粘连结果判定与实际粘连情况的关联性研究。后者在临床上可行的情况下，推荐使用腹腔镜探查或二次开腹探查评价产品的有效性，也可以直接评价是否最终改善临床结局（肠梗阻、妇女不孕症及由粘连引起的术后疼痛），以评价产品的有效性。

预期用途应有明确的临床数据支持。对于防粘连产品，如何使用临床研究中获得的数据来推断出产品的相关用途，取决于临床研究中手术模型的选择以及申请人提供的合理科学证据。

（3）可行性临床研究

可行性临床研究的目的是评估临床研究方法以及对产品安全性和有效性进行初步临床研究。这种小型的、通常非随机的、一个或两个中心的可行性临床研究是为了评价将在后续主要临床研究中应用的试验程序，为完善产品设计和使用方法提供依据，并为将来的研究人员提供原始经验。可行性研究数据用于设计临床研究方案和预估在临床研究中的疗效及样本量。在防粘连产品可行性临床研究中应该明确下列事项：

• 所申报器械的放置方法和位置

• 在人体内的吸收和清除的研究资料（如适用）

- 在人体内各解剖部位之间的差异性（如适用）
- 对不同类型粘连的有效性
- 产品的操作特点
- 目标人群
- 使用条件
- 初步安全性研究：发病率和死亡率，增加感染和改变伤口愈合
- 临床终点和临床疗效评价方法的灵敏度和特异性

产品可行性临床研究阶段对产品预期用途和适应症的确定非常关键，建议在此研究阶段其研究应明确聚焦在清晰明确（非广泛）的适应症上，因为产品最终的适应症是从可行性研究分析中得出。

并非所有临床研究在进行前均需要可行性研究，申请人应根据产品和已有的历史数据和产品类型来决定。如果临床前研究和/或临床经验足以解决可行性研究中要研究的问题，则可行性研究可以豁免。

（4）临床研究

① 研究目的

临床研究的目的是获得安全性和有效性数据以支持预期用途。研究目的中应明确预期用途的各个要素：目的、目标人群和使用情况。如有多种预期用途，应分别进行明确阐述。

原则上，临床研究必须对试验产品在所声称的预期用途或适应症范围的有效性和安全性进行科学且充分的验证。评价方法和指标应与适应症对应。

② 研究假设

研究假设是统计分析的基础。临床研究应具有一个或多个研究目标及相应明确的研究假设。包括：

- 明确试验假设为非劣效检验还是优效性检验，如何判定有效性
- 在安全性方面，试验应能证明所申报产品比另一种治疗方法更安全或同样安全，以及如何评价产品的安全性
- 该产品应用的目标人群，具体使用情况及使用方法

所有统计学假设检验应当建立在有临床显著性差异的基础上。

③ 研究终点

提供有效性科学证据的最直接方法是选择恰当的临床结局，设计相关试验研究，评价（试验结果）在统计学上和临床上对粘连的相关发病率有显著性的并且有临床意义的影响或改变。然而，由于术后粘连导致的临床结局如妇女不孕、由粘连引起的术后疼痛、总体发病率较低且具有时间关联性的肠梗阻发生率具有多元性，因此由粘连导致的临床结局在产品上市前就完成评价可能既不现实也较困难，而某些能立即测得且不易混淆的指标（参数）能更合理地评价与粘连相关的临床结局。

临床研究终点应该是：

- 客观的
- 可重复的

- 能够对目标人群的临床受益提供临床合理的或生物学推断合理的评估

临床合理的或生物学推断合理的评估包括：

- 经验证的多因子评分系统
- 有临床意义的粘连发生率
- 基线无粘连的病人的术后粘连广泛程度和严重程度
- 具有临床意义的粘连数量减少
- 基线有粘连的病人的术后粘连广泛程度和严重程度
- 可采用多种方式报告所观察到的粘连发生率，如无粘连患者的百分比、预期手术部位粘连的数量

对于粘连广泛程度和严重程度的评分和报告可采用不同的方式及术语。预定部位预定等级粘连标准化复合评分法目前不断被完善和应用，这种方法能提高每个研究内部以及各个研究之间的可再现性。对于任何一种评分标准都必须指明所评分的解剖部位。如果采用的评分系统中使用了以下方法，也需要给出说明：

- 评价粘连广泛程度的方法，如用尺直接测量或者评估脏器被覆盖的百分比
- 评价粘连严重程度的方法
- 将粘连发生率、严重程度和广泛程度评分纳入有意义的复合评分的方法。

目前，对于具有临床显著意义的粘连减轻程度还没有一致的标准。另外，对于特定解剖部位的粘连减轻、粘连广泛程度和严重程度的减轻是否具有显著临床意义的信息还非常有限。在设计临床研究时，应仔细考虑所有这些因素（粘连减轻的程度和部位）。应根据研究终点所表明的粘连减轻程度讨论其临床相关性。

④ 评价方法

以下用于评价粘连减轻的方法中，有些是目前正在使用的，有些还需要进一步测试和完善。不同的方法都有各自的优缺点。申请人应对所选择的评价方法是否适用于此项临床研究进行阐述。

a. 二次探查手术

对于以（宣称）改善最终临床结局（肠梗阻、妇女不孕症及由粘连引起的术后疼痛）为目标适应症的防粘连产品，通过开腹手术或腹腔镜进行二次探查是目前评价腹腔、盆腔中粘连形成或减少的主要方法。它的优点是直接目视检查，手术操作能完全探查腹腔、盆腔并评价其粘连严重程度。如，膜状、较牢固、坚固，并提供可同时进行干预治疗的机会。但使用二次探查手术时需要解决以下问题：

- 二次手术过程引起的潜在的非预见性的疾病
- 此类手术对个体受试者的潜在受益（或非受益）相关伦理学问题
- 盲法问题
- 与研究人员偏倚有关的问题

b. 视频记录

二次探查手术评价经常附加要求视频记录，以提供对手术过程的永久记录，并为独立第三方对盲法的审查提供工具。随着技术的进步，这种方法的使用高度依赖于记录

的质量和可靠性。视频记录应是完整的，并具有足够好的视觉质量，从而能够准确地评价粘连的数量和质量，以及评价手术对这些粘连可能产生何种影响。使用视频记录时需要考虑的一个重要事项是，病人与病人之间腹部评价的方法必须是一致的（如：以同样的顺序评价手术部位，评价的时间相同），以减少可能产生的偏倚。

c. 影像学评价

对于应用于腹腔、盆腔局部，只以改变腹腔、盆腔术后局部粘连为目标适应症，不以（不宣称）改善最终临床结局（肠梗阻、妇女不孕症及由粘连引起的术后疼痛）为目标适应症的防粘连产品，临床上可以在适当条件下选择适当的部位用超声、核磁共振等无创的影像学评价方法评价防粘连产品的有效性。但应进行无创方法对粘连结果判定与实际粘连情况的关联性研究。

d. 功能性评价

当防粘连产品用于骨骼肌时，功能测试在评价粘连程度减轻中显示出巨大的潜力。然而，目前在腹腔—盆腔中的应用还比较少。将来可能开发出测定肠道活动性的新方法和测试胃肠道和妇科器官系统功能的其他方法，从而提供非创伤性的替代评价方法，但这些方法还需要进一步研究和验证。

e. 评价临床结局

对于以（宣称）改善最终临床结局（肠梗阻、妇女不孕症及由粘连引起的术后疼痛）为目标适应症的防粘连产品，也可以对临床结局（肠梗阻、妇女不孕症及由粘连引起的术后疼痛的发病率）进行评价。

⑤ 注意事项

临床研究方案中应有以下方面的详细描述：
- 所评价的解剖部位
- 进行粘连评分的时间点
- 粘连的特性（发生率、严重程度、广泛程度）、分级方法和计量方法
- 每个解剖部位的评价粘连的每个评分项的方法，如：腹腔镜手术、开腹手术、视频记录、超声、核磁共振
- 如果对于特定病人某些需要评价的解剖部位在解剖学上不存在或无法评价时，对解剖位置的计数
- 对每个病人或每个治疗组，其每个解剖部位的组合粘连特性评价方法
- 建立一种有效、可靠的粘连或粘连导致的发病情况的复合评分（适用时）方法

⑥ 临床试验设计

a. 对照

原则上，对于可吸收防粘连产品均需进行随机对照试验，选择同类已上市产品作为平行的对照组。应利用最新的同行评议的文献来证明对照方法的选择是正确的。

b. 随机

随机应在病人通过评估满足术前及术中纳入/排除标准之后及产品使用之前立即进行。随机的时间应记录在病例报告表上。建议通过中央随机系统对病人进行随机分组，

以确保病人的安全性和数据的完整性。

c. 盲法

应该尽可能将来自于研究人员和患者的偏倚降到最低程度。对于使用安慰剂或阳性对照来说，由于测试组和对照组受试者之间的差异通常是比较明显的，且通常情况下，从病人接受治疗的角度来看，病人更愿意由同一名外科医生来进行首次手术和二次探查手术，所以研究者的盲法处理是存在问题的。可以选择一些方案来控制偏倚，包括经盲法处理的独立审查者来记录手术视频，或由不参与粘连评分的助手来取用产品/对照品。第三方盲法评价是一种被推荐的、普遍适用的方法，其概念是：由不参与手术的医生（或研究者），通过影像等检查结果，在不知道病人分组的前提下，在盲态下对粘连程度或其他终点指标进行客观评价的过程。应在可行性研究阶段评价上述或其他可能的方法。

d. 病人选择标准

目标人群应由在特定使用情况下预期从产品的使用中受益的病人组成。临床研究的纳入和排除标准，应确定能代表目标群体的相关重要变量，如：
- 年龄
- 性别
- 生育状态
- 怀孕史
- 由粘连引起的腹腔－盆腔病史，如复发性肠梗阻、不育、疼痛
- 基线粘连水平，如无、轻微、中等、严重，以及轻微、中等、严重的定义
- 手术史
- 炎症疾病史
- 重要器官功能障碍病史
- 手术伤口分类：清洁、清洁－污染、污染、感染

应预先建立手术中的纳入/排除标准。某些排除条款，如活动性盆腔感染、粪便污染、非预期的恶性肿瘤以及广泛的粘连等，可能直到手术才能获知。应考虑排除正在接受某些非预期手术的病人，如输卵管或卵巢摘除手术，因为此类手术可能使粘连评估复杂化，直到产品或对照品放置前才能随机化分组。

e. 手术操作程序

描述使用防粘连产品的临床操作时应包括以下信息：
- 何时、何地以及如何使用
- 每位病人的最小和最大使用剂量
- 手术持续的时间
- 分离方法
- 可能的相关变量，如，失血量、手套使用等

f. 随访

应预先确定随访的期限、频率和评价内容。随访内容应适用于产品、手术过程和所要评价的终点。

g. 统计学方法

研究方案中，必须包括按照统计学原则确定的样本量

计算依据。样本量的确定应该与研究方案中规定的主要终点指标相对应，对于预期疗效的估计要有文献支持。在方案中应该明确写出与试验目的对应的统计学假设检验，应明确给出所有涉及样本量计算的参数，例如，预期的疗效水平、有临床意义的非劣效（优效）界值、检验的显著性水平和把握度等。同时，提供样本量的计算公式，并对公式中对应的参数进行说明。方案中应提供相应的统计学分析方案，包括预先制定的对以下问题的定义及方法。

a）分析人群

数据分析时应考虑数据的完整性，所有签署知情同意并使用了受试产品的受试者必须纳入最终的统计分析。数据的剔除或在原始数据上所进行的任何处理必须有科学依据和详细说明。

临床研究的数据分析应基于不同的分析集，通常包括全分析集（Full Analysis Set，FAS）、符合方案集（Per Protocol Set，PPS）和安全集（Safety Set，SS），研究方案中应明确各分析集的定义。对于全分析集中的脱落病例，其主要研究终点的缺失值的填补方法应在方案中予以说明，建议采用不同的缺失数据结转方法进行灵敏度分析，以评价缺失数据对研究结果稳定性的影响，如末次数据结转法（Last Observation Carried Forward，LOCF）及最差值法（Worst Scenario Analyses）等。

主要研究终点指标的分析必须同时在全分析集和符合方案集上进行；对于基线描述和次要终点指标也建议在全分析集和符合方案集的基础上进行，当以上两种数据集的分析结论一致时，可以增强试验结果的可信性，当不一致时，应对其差异进行清楚的讨论和解释。如果符合方案集中被排除的受试者比例太大，则会影响试验的有效性分析。安全性指标的分析应基于安全集。

b）分析方法的选择

临床研究数据的分析应采用国内外公认的经典统计方法。临床研究方案应该明确统计检验的类型、检验假设、判定疗效有临床意义的界值（非劣效界值或目标值）等，界值的确定应有依据。

对于主要研究终点，统计结果需采用点估计及相应的95%可信区间进行评价。通过将组间疗效差的95%可信区间与方案中预先指明的具有临床意义的界值进行比较，从而判断受试产品是否满足方案提出的假设。不能仅将p值作为对主要研究终点进行评价的依据。

试验组与对照组基线变量间应该是均衡可比的，如果基线变量存在组间差异，应该分析基线不均衡可能对结果造成的影响；分析时还必须考虑中心效应，以及可能存在的中心和治疗组别间的交互效应对结果造成的影响。

h. 病例报告表

病例报告表应涵盖研究各个阶段的所有相关信息，包括病人的筛选、病人入组、初始治疗阶段、粘连评价和所有其他病人随访信息。应该保留所有可行性研究及临床研究的病历及相关记录，以便评价未纳入病人的理由等试验

相关问题。

对于手术步骤，病例报告表应记录可能对终点造成混淆的变量（协同变量），如：

- 未经清洗的手套、纱布和纸巾带来的粉末所造成的异物
- 手术持续时间
- 失血量
- 粘连分离的数量和位置
- 粘连类型，如，新生或再形成
- 手术伤口分类：清洁、清洁–污染、污染、较脏

i. 输送装置（如有）

应在临床方案中描述与防粘连产品同时使用的输送装置，并对研究人员和从业者培训相关信息。应将输送装置纳入产品安全性和有效性评价中。

j. 知情同意

病人须对以下内容保持充分知情：

- 新产品的安全性和有效性尚未确认
- 在治疗中粘连可能恶化
- 粘连可引起或增加某些疾病的发病率，如女性不育或疼痛
- 粘连可防治或减少某些疾病的发病率，如阻塞性吻合口渗漏
- 由剖腹手术术后粘连引起的小肠梗阻发生率大约为5%
- 如果使用二次探查，应告知病人可能会产生的新风险

要生育的妇女应在可行性研究时被排除，并告知该防粘连产品对生育能力的影响尚未确定。

k. 注意事项

a）开腹手术对比腹腔镜手术

通常应分别用剖腹手术模型和腹腔镜手术模型评价防粘连产品。剖腹手术和腹腔镜手术的粘连形成存在显著的定量和定性差异，因此剖腹手术的研究数据可能无法准确推断到腹腔镜手术模型上，反之亦然。

b）恶性肿瘤

若将防粘连产品用于已知或新发现恶性肿瘤的患者时，应预先进行针对产品是否促进肿瘤生长/转移的临床前研究和临床研究。

l. 临床风险/受益分析

合理的安全性和有效性保障建立在对风险/收益的科学分析基础之上。为了进行风险/收益分析，收集完整、客观和不偏倚的安全性和有效性数据非常关键。风险/受益分析应基于对产品、相关数据和粘连形成与预防的科学机理的深入了解，分析应尽可能客观，并以数据为基础。风险分析应指出产品使用过程中所有已知风险和潜在风险，包括临床手术操作所伴随的风险，以及由于使用产品造成的风险。应单独分析或组合分析这些风险。收益分析应说明患者的潜在受益情况，包括有关不同患者人群可能存在受益差异的情况。

（四）产品风险分析

根据 YY/T 0316《医疗器械 风险管理对医疗器械的应用》，申请人应对产品原材料、生产加工过程、包装、灭菌、运输、贮存、使用等产品寿命周期的各个环节，从能量危害（若涉及）、生物学危害、环境危害、有关使用的危害以及由功能失效、维护及老化引起的危害等方面进行风险分析，详述所采取的风险控制措施。

根据 YY/T 0316，申请人应对产品原材料、生产加工过程、包装、灭菌、运输、贮存、使用等产品寿命周期的各个环节实施风险管理。

应提供产品上市前对前期风险管理活动的评审所形成的风险管理报告，此报告旨在说明并承诺：

- 风险管理计划已被正确地实施
- 综合剩余风险是可接受的
- 已建立产品上市后的追溯与临床应用信息收集制度

产品风险管理报告包括风险分析、风险评价、风险控制概述的产品风险管理资料。至少应包括：

1. 产品安全特征清单。
2. 产品可预见的危害及危害分析清单（说明危害、可预见事件序列、危害处境和可能发生的损害之间的关系）。
3. 风险评价、风险控制措施以及剩余风险评价汇总表：对于风险管理报告及提交的风险管理资料的要求可参考 YY/T 0316 附件。

（五）产品技术要求

根据《医疗器械注册管理办法》（国家食品药品监督管理总局令第 4 号）的要求，产品技术要求应符合国家标准、行业标准和有关法律、法规的要求。在此基础上，申请人应根据产品的特点制定保证产品安全有效、质量可控的技术要求。产品技术要求及试验方法均应经过验证。技术要求应包括但不限于以下内容：

- 性状（薄膜、凝胶、溶液）
- 产品尺寸、装量（如适用）
- 组成成分

- 物理性能
- 化学性能
- 不期望物质残留
- 重金属残留
- 热原
- 无菌
- 输送装置性能要求（如适用）
- 注册检测报告

检测报告应当由国家食品药品监督管理总局认可的检测机构出具，产品在检测机构承检范围内。

（六）产品说明书和标签

应按照《医疗器械说明书和标签管理规定》（国家食品药品监督管理总局令第 6 号）编制产品说明书和标签。

产品说明书和标签中应包括但不限于以下内容：

- 简要的产品说明
- 适应症
- 禁忌症
- 警告/注意事项
- 可能的不良事件
- 适用人群
- 使用说明

四、参考文献

［1］《医疗器械监督管理条例》（中华人民共和国国务院令第 650 号）

［2］《医疗器械注册管理办法》（国家食品药品监督管理总局令第 4 号）

［3］《医疗器械临床试验规定》（国家食品药品监督管理局令第 5 号）

［4］《医疗器械说明书和标签管理规定》（国家食品药品监督管理总局令第 6 号）

［5］Guidance for Resorbable Adhesion Barrier Devices for Use in Abdominal and/or Pelvic Surgery；Guidance for Industry，FDA CDRH，2002.6.18

55 外科纱布敷料注册技术审评指导原则

（外科纱布敷料注册技术审查指导原则）

本指导原则旨在为申请人进行外科纱布敷料注册申报提供技术指导，同时也为药品监督管理部门对注册申报资料的审评提供技术参考。

本指导原则是对外科纱布敷料注册申报资料的一般要求，申请人应依据具体产品的特性对注册申报资料的内容进行充实和细化，并依据具体产品的特性确定其中的具体

内容是否适用，若不适用，需具体阐述其理由及相应的科学依据。

本指导原则是对申请人和审查人员的指导性文件，但不包括注册审批所涉及的行政事项，亦不作为法规强制执行，如果有能够满足相关法规要求的其他方法，也可以采用，但是需要提供详细的研究资料和验证资料。应在遵循

相关法规和标准的前提下使用本指导原则。

本指导原则是在现行法规和标准体系以及当前认知水平下制定的，随着法规和标准的不断完善，以及科学技术的不断发展，本指导原则相关内容也将进行适时的调整。

一、适用范围

本指导原则适用于 YY 0594—2006《外科纱布敷料通用要求》（注：本指导原则中标准适用最新版本，下同。）中的腹巾、纱布拭子（卷或球）、纱布块等按照第二类医疗器械管理的外科纱布敷料。

二、技术审查要点

（一）产品名称要求

产品名称应符合《医疗器械通用名称命名规则》（国家食品药品监督管理总局令第 19 号）的要求，以产品预期用途为依据命名，并应与 YY 0594—2006《外科纱布敷料通用要求》中产品名称一致，如腹巾、纱布拭子、纱布块等，加有 X 射线可探测组件的外科纱布敷料产品可在产品型号内区分标出。

（二）产品的结构和组成

腹巾：腹部手术专用的折成长方形或方形，无切边外露，四周缝合，角部可缝制一根腹巾带。

纱布拭子：由纱布制成的纱布卷或纱布球。

纱布块：由纱布折叠成无切边外露的长方形或方形敷料。

X 射线可探测组件：粘于或织于外科纱布敷料上的对 X 射线有一定阻挡作用的线状或带状材料。

产品图示举例：

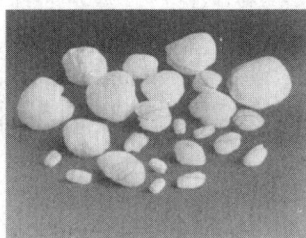

纱布拭子 　　　　腹巾（绿色带 X 射线可探测组件）

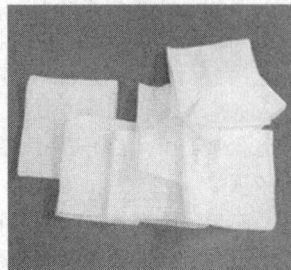

腹巾（不带 X 射线可探测组件）　　纱布块（不带 X 射线可探测组件）

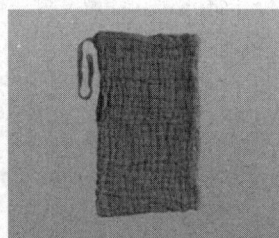

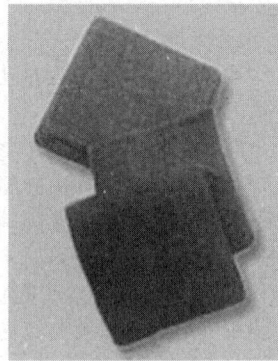

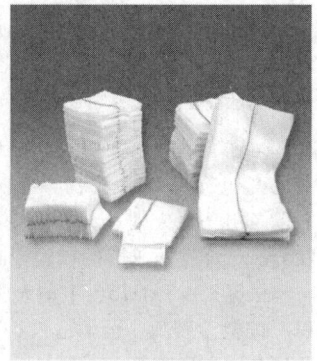

纱布块（绿色）　　纱布块（带 X 射线可探测组件）

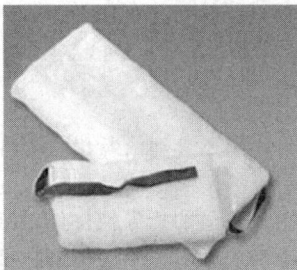

（三）产品工作原理/作用机理

脱脂棉纱布或脱脂棉与粘胶混纺纱布是制造外科纱布敷料产品的原材料，在临床上要求有较好的吸水性能。该原材料经脱脂、漂白处理后，去除了影响其吸水性能的物质，增强了纤维内部微细孔和纤维之间缝隙所形成的毛细管作用，与水接触后纤维膨胀，水分被吸进纱线与纱线的间隙中。

在同等条件下，纱布的层数越多，所用纱支越细，织物结构中所形成的毛细空间越稳定，吸水性能越好。

（四）注册单元划分的原则和实例

外科纱布敷料注册单元原则上以产品的技术原理、结构组成、性能指标和适用范围为划分依据。

例如：根据以上原则，腹巾作为一个注册单元，纱布块、纱布拭子作为一个注册单元。

（五）产品适用的相关标准

表1　相关产品标准

标准编号	标准名称
GB/T 14233.1—2008	《医用输液、输血、注射器具检验方法 第1部分：化学分析方法》
GB/T 14233.2—2005	《医用输液、输血、注射器具检验方法 第2部分：生物学试验方法》
GB 18280.1—2015	《医疗保健产品灭菌 辐射 第1部分：医疗器械灭菌过程的开发、确认和常规控制要求》
GB 16383—2014	《医疗卫生用品辐射灭菌消毒质量控制》
GB/T 16886.1—2011	《医疗器械生物学评价 第1部分：风险管理过程中的评价与试验》
GB/T 16886.5—2017	《医疗器械生物学评价 第5部分：体外细胞毒性试验》
GB/T 16886.7—2015	《医疗器械生物学评价 第7部分：环氧乙烷灭菌残留量》

续表

标准编号	标准名称
GB/T 16886.10—2017	《医疗器械生物学评价 第10部分：刺激与皮肤致敏试验》
GB 18279.1—2015	《医疗保健产品灭菌 环氧乙烷 第1部分：医疗器械灭菌过程的开发、确认和常规控制的要求》
GB/T 19633.1—2015	《最终灭菌医疗器械包装 第1部分：材料、无菌屏障系统和包装系统的要求》
YY/T 0287—2017	《医疗器械 质量管理体系 用于法规的要求》
YY/T 0313—2014	《医用高分子产品 包装和制造商提供信息的要求》
YY/T 0316—2016	《医疗器械 风险管理对医疗器械的应用》
YY 0331—2006	《脱脂棉纱布、脱脂棉粘胶混纺纱布的性能要求和试验方法》
YY/T 0466.1—2016	《医疗器械 用于医疗器械标签、标记和提供信息的符号 第1部分：通用要求》
YY 0594—2006	《外科纱布敷料通用要求》
YY/T 0615.1—2007	《标示"无菌"医疗器械的要求 第1部分：最终灭菌医疗器械的要求》
YY/T 0698 系列标准	《最终灭菌医疗器械包装材料》
YY/T 0681 系列标准	《无菌医疗器械包装试验方法》
2015 年版	《中华人民共和国药典》

上述标准（表1）包括了产品技术要求中涉及到的标准。有的注册申请人还会根据产品的特点引用一些行业外的标准和一些较为特殊的标准。

产品适用及引用标准的审查可以分两步来进行。首先对引用标准的齐全性和适宜性进行审查，也就是在编写注册产品技术要求时是否引用了与产品相关的国家标准、行业标准，以及引用是否准确。其次对引用标准的采纳情况进行审查。即所引用的标准中的条款要求，是否在注册产品技术要求中进行了实质性的条款引用。这种引用通常采用两种方式，文字表述繁多内容复杂的可以直接引用标准及条文号，比较简单的也可以直接引述具体要求。

如有新版强制性国家标准、行业标准发布实施，产品性能指标等要求应执行最新版本的国家标准、行业标准。

（六）产品的适用范围/预期用途/禁忌症

1. 腹巾主要用于手术过程中吸收体内渗出液、压迫止血和支撑、保护器官及组织；

2. 纱布拭子主要用于小的、深部位的手术过程中吸收体内渗出液，也可用于清洁皮肤、粘膜或创面；

3. 纱布块主要用于清洁皮肤、粘膜或创面，也可用于手术过程中吸收体内渗出液。

（七）产品的主要风险

1. 风险分析方法

1.1 在对风险的判定及分析中，要考虑合理的可预见的情况，它们包括：正常使用条件下和非正常使用条件下。

1.2 风险判定及分析应包括：对于患者的危害、对于操作者的危害和对于环境的危害。

1.3 产品每项危害产生的伤害和侵害的定量或定性的风险评估。

1.4 风险形成的初始原因应包括：人为因素（包括不合理的操作）、产品结构的危害、原材料危害、综合危害和环境条件。

1.5 上市后产品的质量投诉及不良事件。

1.6 风险判定及分析考虑的问题包括：产品原材料生物学危害；产品质量是否会导致使用中出现不正常结果；操作信息（包括警示性语言、注意事项以及使用方法）的准确性；留置使用可能存在的危害等（表2）。

2. 安全风险分析报告要求

外科纱布敷料产品的风险管理报告应符合 YY/T 0316—2016《医疗器械 风险管理对医疗器械的应用》的有关要求，审查要点包括：

2.1 产品定性定量分析是否准确（依据 YY/T 0316—2016 附录 C）。

2.2 危害分析是否全面（依据 YY/T 0316—2016 附录 E）。

2.3 风险可接收准则。

2.4 产品风险评估。降低风险的措施及采取措施后风险的可接受程度，是否有新的风险产生。

表2 产品主要危害

危害类型	可预见的事件及事件序列	危害处境	产生的后果或损害
生物学相容性	（1）原材料生物相容性差。 （2）加工工艺控制不严格，如：色牢度。	（1）生物相容性差的材料与患者接触。 （2）引入新的生物相容性危害	器官损伤。 毒性或刺激。 致癌
生物学危害（微生物污染）	（1）生产环境控制不达标。 （2）灭菌操作不严格。 （3）包装材料选择不适当。 （4）包装封口缺陷	产品带菌	引起患者感染

危害类型	可预见的事件及事件序列	危害处境	产生的后果或损害
化学危害	（1）原材料控制不严格。 （2）灭菌操作对环氧乙烷残留量的控制不达标	（1）化学性能不符合要求。 （2）超量的环氧乙烷输入人体	器官损伤。 损害使用人员及患者健康
运输和储存（不适当的环境条件）	储存或运输条件偏离预定的环境条件（如温度、湿度）	（1）产品非正常老化。 （2）无菌有效期缩短，产品带菌	功能性、使用性丧失。 引起患者感染
	储运、使用过程中发生意外的机械性破坏	（1）产品带菌。 （2）产品使用性能无法得到保证	引起患者感染。 功能性、使用性丧失
废弃物处理	产品使用后，未经医疗垃圾处理	有害物质影响环境	环境污染。 交叉感染
标记	（1）标记不清晰、错误。 （2）没有按照要求进行标记	（1）错误使用。 （2）储存错误。 （3）产品辨别错误。 （4）导致无法保证使用安全性	引起患者感染。 器官损伤。 操作失效
操作危害	产品的使用人员未接受培训，使用产品时操作不当	患者接触了有菌的产品	器官损伤。 交叉感染
信息危害	不当的说明书。 说明书上的注意事项不全	使用了不适当的产品。 产品使用处置不当	功能性、使用性丧失。 人员感染。 破坏环境
警告	对一次性使用医疗器械很可能再次使用的危害警告不适当	重复使用	交叉感染

（八）产品的研究要求

1. 原材料控制

明确生产过程中原材料、加工助剂（如着色剂、漂白剂等）的使用情况及对杂质、残留物等的控制情况。

原料应具有稳定的供货渠道，以保证终产品的质量，建议明确其质控标准及检验方法，提交符合相应标准的报告和安全性评价资料。

2. 生物相容性的评价研究

外科纱布敷料应依据 GB/T 16886.1—2011《医疗器械生物学评价 第1部分 风险管理过程中的评价与试验》进行生物相容性评价，并提交研究资料。研究资料应包括：生物相容性评价的依据、项目和方法，产品所用材料的描述及与人体接触的性质，实施或豁免生物学试验的理由和论证，对于现有数据或试验结果的评价。在评价项目选择时，建议考虑产品累积使用的接触时间。

3. 灭菌工艺研究

注册申请人应明确产品的灭菌方式，产品申报注册时应提交确定灭菌方式的相关研究资料。

如产品通过环氧乙烷进行灭菌，应根据 GB 18279.1—2015《医疗保健产品灭菌 环氧乙烷 第1部分：医疗器械灭菌过程的开发、确认和常规控制的要求》的要求对灭菌工艺进行验证，以确定产品灭菌的适用性、包装及材料要求、生物提示物及化学指示物的选取、灭菌剂的配方及要求、初始污染菌的要求、灭菌时环氧乙烷浓度、灭菌温度、箱体温度、相对湿度、抽真空速率、加药量、预热时间、灭菌时间、换气次数、压力控制范围、解析方法及时间。通过验证结果，对灭菌结果进行确认，并提交灭菌确认报告。由于本灭菌方法容易出现残留，应当明确残留物信息及采取的处理方法，并提供研究资料。

如产品通过辐照方式进行灭菌，应综合 GB 18280.1—2015《医疗保健产品灭菌 辐射 第1部分：医疗器械灭菌过程的开发、确认和常规控制要求》和 GB 16383—2014《医疗卫生用品辐射灭菌消毒质量控制》的要求对辐射灭菌工艺加以验证。以确定材料的适用性，选定所要求的最低灭菌剂量，建立用品装载模式，测定剂量分布图，设置辐照周期定时器。通过确认结果，对灭菌结果进行确认，并提交灭菌确认报告。

4. 产品有效期和包装研究

4.1 外科纱布敷料有效期的确定应当按照 YY/T 0681《无菌医疗器械包装试验方法》系列标准相关内容提供产品有效期的验证报告。

4.2 包装及包装完整性：依据 GB/T 19633.1—2015《最终灭菌医疗器械包装 第1部分：材料、无菌屏障系统和包装系统的要求》及 YY/T 0698《最终灭菌医疗器械包装材料》系列标准对产品包装进行确认，在宣称的有效期内以及运输储存条件下，注册申请人应提供保持包装完整性的依据。

4.3 有效期的确定可使用加速老化试验进行验证。

（九）产品技术要求的主要性能指标

本条款给出外科纱布敷料基本技术性能指标，其中部分性能指标给出了定量要求，其他性能指标注册申请人参考相应的国家标准、行业标准，根据注册申请人自身产品的技术特点制定相应的产品技术要求，但不得低于相关强制性国家标准、行业标准的有关要求。以下技术指标如有不适用注册申请人产品的条款（包括国家标准、行业标准要求），应该在注册资料中说明理由。

1. 功能性指标

1.1 规格尺寸

注册申请人应明确指出申报产品所包含的规格尺寸和允差要求。

2. 质量控制指标

2.1 YY 0594—2006《外科纱布敷料通用要求》中性能要求如下：

2.1.1 纱布原材料的要求

外科纱布敷料所用的纱布应符合 YY 0331—2006《脱脂棉纱布、脱脂棉粘胶混纺纱布的性能要求和试验方法》中规定的要求。

2.1.2 染色要求

应符合 YY 0594—2006《外科纱布敷料通用要求》中4.2的要求。

2.1.3 折叠或缝制要求

至少包括应使纱布的切割边不外露的要求。若有缝制，还应包括缝纫质量和缝制针脚应不少于24针每10cm的要求。

2.2 微生物指标要求

无菌供应的外科纱布敷料应经过一个确认过的灭菌过程使其无菌；非无菌供应的外科纱布敷料微生物限度，初始污染菌≤100cfu/g，不得检出致病菌。

2.3 化学性能要求

外科纱布敷料若采用环氧乙烷灭菌，环氧乙烷残留量应不大于10μg/g。

2.4 专用要求

2.4.1 X射线可探测组件的要求

至少应包括X射线可探测组件的材料、质量和X射线不透性的要求。

2.4.2 色牢度要求

2.4.3 纱布敷料缝制所使用缝线的要求。

至少包括荧光物、水中可溶物的要求。

2.4.4 腹巾带的要求

至少包括腹巾带材料、荧光物、最小断裂力的要求。

专用要求性能指标应符合 YY 0594—2006《外科纱布敷料通用要求》中5的要求。

（十）同一注册单元内注册检验典型性产品确定原则和实例

1. 同一注册单元内所检验的产品应能够代表本注册单元内其他产品的安全性和有效性。

2. 代表性产品的确定可以通过比较同一注册单元内所有产品的技术结构、性能指标和预期用途等相应资料，说明能够代表本注册单元内其他产品的安全性和有效性。当代表性产品的全性能不能覆盖本单元中所有产品性能时，应进行差异性检验。

例如：无菌供应染色的、有缝制、带X射线可探测组件及腹巾带的腹巾功能最全、结构最复杂、风险最高，可以作为同一注册单元中的代表产品。

（十一）产品生产制造相关要求

1. 应当明确产品生产加工工艺，注明关键工艺和特殊工艺，并说明其过程控制点。明确生产过程中各种加工助剂的使用情况及对杂质（如残留单体、小分子残留物等）的控制情况。

2. 应当概述外科纱布敷料产品研制、生产场地的实际情况，相关的生产环境应符合《关于发布医疗器械生产质量管理规范的公告》（国家食品药品监督管理总局公告2014年第64号）和 YY/T 0287—2017《医疗器械 质量管理体系 用于法规的要求》的相关要求。主要包括以下内容：地址、位置、面积、研究环境条件、研究设备和验证设备等。

（十二）产品的临床评价要求

1. 外科纱布敷料符合《关于公布新修订免于进行临床试验医疗器械目录的通告》（国家药品监督管理局通告2018年第94号，下称《目录》）的范围内，注册申请人在申报该产品时应按照《医疗器械临床评价技术指导原则》（国家食品药品监督管理总局通告2015年第14号）要求提交临床评价资料，具体需提交的临床评价资料要求如下：

1.1 提交申报产品相关信息与《目录》所述内容的对比资料；

1.2 提交申报产品与《目录》中已获准境内注册医疗器械的对比说明，对比说明应当包括《申报产品与目录中已获准境内注册医疗器械对比表》（见《医疗器械临床评价技术指导原则》附1）和相应支持性资料。

2. 无法证明申报产品与《目录》产品具有等同性，可通过同品种医疗器械临床试验或临床使用获得的数据进行分析评价要求，具体要求可参照《医疗器械临床评价技术指导原则》进行。

3. 无法证明申报产品与《目录》产品具有等同性，且无法通过同品种临床试验评价产品安全有效性，对于在中国境内进行临床使用的医疗器械，其临床试验应在取得资质的临床试验机构内，按照《医疗器械临床试验质量管理规范》的要求开展。注册申请人在注册申报时，应当提交临床试验方案和临床试验报告。

（十三）产品的不良事件历史记录

暂未见相关报道。

（十四）产品说明书和标签要求

产品说明书、标签和包装标识的编写要求应符合《医疗器械说明书和标签管理规定》（国家食品药品监督管理总局令第6号）和 YY/T 0466.1—2016《医疗器械 用于医疗器械标签、标记和提供信息的符号 第1部分：通用要求》等相关标准的要求。

1. 医疗器械说明书一般应当包括以下内容：

（1）产品名称、型号、规格；

（2）注册人的名称、住所、联系方式及售后服务单位，进口医疗器械还应当载明代理人的名称、住所及联系方式；

（3）生产企业的名称、住所、生产地址、联系方式及生产许可证编号，委托生产的还应当标注受托企业的名称、住所、生产地址、生产许可证编号；

（4）医疗器械注册证编号；

（5）产品技术要求的编号；

（6）产品性能、主要结构组成或者成分、适用范围；

（7）产品使用说明（方法）；

（8）产品储存、运输条件、方法；

（9）禁忌症、注意事项、警示以及提示的内容；

（10）生产日期，使用期限或者失效日期；

（11）说明书的编制或者修订日期；

（12）标签所用的图形、符号、缩写等内容的解释；

（13）其他应标注的内容。

2. 医疗器械说明书中有关注意事项、警示以及提示性内容主要包括：

（1）外科纱布敷料使用的对象；

（2）使用前检查包装是否完好，并对包装标志、生产日期、灭菌有效期进行确认，并在灭菌有效期内使用，如发现包装破损，严禁使用；

（3）一次性使用产品应当注明"一次性使用"字样或者符号，已灭菌产品应当注明灭菌方式以及灭菌包装损坏后的处理方法，非无菌供应产品应当注明使用前需灭菌及推荐的灭菌条件；

（4）医疗器械废弃处理时应当注意的事项，产品使用后需要处理的，应当注明相应的处理方法；

（5）根据产品特性，应当提示操作者、使用者注意的其他事项。

3. 医疗器械标签一般应当包括以下内容：

（1）产品名称、型号、规格；

（2）注册人的名称、住所、联系方式，进口医疗器械还应当载明代理人的名称、住所及联系方式；

（3）医疗器械注册证编号；

（4）生产企业的名称、住所、生产地址、联系方式及生产许可证编号，委托生产的还应当标注受托企业的名称、住所、生产地址、生产许可证编号；

（5）生产日期，使用期限或者失效日期；

（6）根据产品特性应当标注的图形、符号以及其他相关内容；

（7）必要的警示、注意事项；

（8）储存，操作条件及说明。

三、审查关注点

（一）外科纱布敷料产品技术要求编写的规范性，引用标准的适用性、准确性，内容是否符合 YY 0594—2006《外科纱布敷料通用要求》及有关标准的要求。

（二）重点关注企业产品生产制造相关要求的分切、缝制、初包是否在相应净化条件下进行生产加工，必要时提交《净化车间洁净度检测报告》。

（三）重点关注企业产品研究资料是否全面、准确，是否体现其安全性、有效性。如果产品性能指标无具体来源、依据的，重点关注相关技术指标是否论证充分。

（四）安全风险管理报告要审查产品的主要风险是否已经列举，控制措施是否有效，风险是否降到可接受的程度之内。

（五）产品注册检验报告的完整性，应检项目不得缺项，检验结论及意见等。

（六）产品预期用途，从医疗器械注册申请表、综述资料、安全风险管理报告、产品使用说明书等方面叙述的是否一致，产品适用范围及相关性能介绍所宣称内容应有充分的支持资料，不能夸大。

四、编写单位

河南省食品药品监督管理局

56 聚氨酯泡沫敷料产品注册技术审评指导原则

（聚氨酯泡沫敷料产品注册技术审查指导原则）

本指导原则旨在为申请人进行聚氨酯泡沫敷料产品的注册申报提供技术指导，同时也为食品药品监督管理部门对注册申报资料的审评提供技术参考。

本指导原则是对聚氨酯泡沫敷料产品注册申报资料的一般要求，申请人应依据具体产品的特性对注册申报资料的内容进行充分说明和细化，并依据具体产品的特性确定其中的具体内容是否适用，若不适用，需详细阐述理由及相应的科学依据。

本指导原则是对申请人和审查人员的指导性文件，但不包括注册审批所涉及的行政事项，亦不作为法规强制执行，如果有能满足相关法规要求的其他方法，也可以采用，但是需要提供详细的研究资料和验证资料。应在遵循相关法规的前提下使用本指导原则。

本指导原则是在现行法规和标准体系以及当前认知水平下制定的，随着法规和标准的不断完善，以及科学技术的不断发展，本指导原则相关内容也将进行适时的调整。

一、适用范围

聚氨酯泡沫敷料是一种主要由聚氨酯泡沫制成、结构具有多孔性、可带有或不带有背衬的伤口敷料。它对伤口渗出液有良好吸收容量，同时又可为伤口提供保护屏障和保持伤口湿性愈合环境。

本指导原则适用于符合医疗器械定义、结构组成中以聚氨酯泡沫作为主材发挥作用、用于体表伤口的片状或条状聚氨酯泡沫敷料。

本指导原则不适用于其他形式的聚氨酯敷料（如聚氨酯膜敷料、聚氨酯水凝胶敷料等），或以聚氨酯泡沫作为引流/治疗端的负压引流产品，亦不适用于非敷料用聚氨酯海绵等产品。对于含有活性成分或能释放活性物质/能量的物质、人/动物源性材料、组织工程材料、可降解材料等的聚氨酯泡沫敷料，还应遵循其他相关标准或指导原则等的要求，必要时需申请产品的属性界定，本指导原则不再赘述。

二、注册申报资料要求

（一）综述资料

1. 概述

描述申报产品的管理类别、分类编码及名称的确定依据。

2. 产品描述

产品描述应全面、详细，至少应包括申报产品名称、原材料、结构性状及相应图示、作用机理、组成成分及组成比例、各组分在产品中的功能、规格型号及划分依据、尺寸、灭菌方式、技术性能指标、使用方法、适用部位、预期用途等，以及是否属本指导原则适用的范围等。

3. 规格型号

说明产品的规格型号及划分依据，明确各规格型号的区别。可采用对比表对不同规格型号的结构组成、性能指标加以描述。

4. 包装说明

综述资料应包括有关产品包装信息，应当说明与灭菌方法相适应的初包装信息。

5. 适用范围和禁忌症

申请人可根据申报产品的具体预期用途及研究资料，参考本指导原则相关内容要求，进一步确认申报产品具体的适用范围及禁忌症。

6. 与已上市产品的比较

申请人应综述同品种/类似产品国内外研究及临床使用现状、发展趋势。描述本次申报器械与已上市同品种/类似器械的相似点和不同点，建议以列表方式表述，比较的项目建议包括产品名称、结构组成、适用部位、预期用途、产品设计、原材料选择、生产工艺、灭菌方式、性能指标、有效期、已上市国家等。已上市产品应符合本指导原则的定义范畴，可包括本企业或其他企业已上市同品种/类似产品。

（二）研究资料

至少应包含如下内容：

1. 原材料控制

说明原材料的选择依据，明确产品的起始材料，列明产品生产过程中由起始材料至终产品所需全部材料的化学名称、商品名/材料代号、CAS 号、化学结构式/分子式、纯度、聚氨酯红外鉴别和（或）分子组成鉴别（NMR）、分子量及分子量分布、使用量或组成比例、单体/催化剂等残留量或去除方法、供应商名称、符合的标准等基本信息，建议以列表的形式提供。

原材料应具有稳定的供货渠道以保证产品质量，需提供原材料生产厂家的资质证明及外购协议。应明确所用原材料的质控标准及检验方法，提交原材料符合相应标准的全性能检测报告。

2. 产品性能研究

应当提供产品性能研究资料，包括有效性、安全性指标以及与质量控制相关的其他指标的确定依据，所采用的标准或方法、采用的理由及理论基础。应根据产品的性能特点，制定适合产品的技术指标并说明依据。

3. 生物相容性评价研究

生物相容性评价资料应当包括：

- 生物相容性评价的依据、项目和方法。
- 产品所用材料的描述及与人体接触的性质。
- 实施或豁免生物学试验的理由和论证。
- 对于现有数据或试验结果的评价。

应按照 GB/T 16886《医疗器械生物学评价》系列标准（注：本指导原则中标准适用于最新版本，下同）进行生物学评价或试验，在评价项目选择时应考虑产品累积使用的接触时间。

4. 灭菌工艺研究

参考 GB 18280—2000《医疗保健产品灭菌 确认和常规控制要求 辐射灭菌》、GB 18279—2000《医疗器械 环氧乙烷灭菌 确认和常规控制》和 GB/T 16886.7—2015《医疗器械生物学评价 第 7 部分：环氧乙烷灭菌残留量》等相应规定，提交产品包装及灭菌方法选择的依据，经过确认并进行常规控制，并应开展以下方面的确认：

（1）产品与灭菌过程的适应性：应考察灭菌/灭菌方法等工艺过程对于聚氨酯泡沫敷料的影响。

（2）包装与灭菌过程的适应性。

（3）应明确灭菌工艺（方法和参数）和无菌保证水平（SAL），并提供灭菌确认报告。无菌保证水平（SAL）应达到 1×10^{-6}。

（4）残留毒性：若灭菌使用的方法容易出现残留，如环氧乙烷灭菌，应当明确残留物信息及采取的处理方法，并提供研究资料。

5. 产品有效期和包装研究

应提供产品有效期的验证资料。在稳定性研究中应监测整个有效期内确保产品安全性和有效性的关键参数，如在成品技术要求中所描述的参数，并提交所选择测试方法的验证资料。考虑加速/实时老化对于终产品的影响，以及产品的稳定性和批间可重复性。还应通过无菌检测或包装完整性检测证明产品在有效期内保持无菌状态。

产品包装验证可根据有关国内、国际标准进行，提交产品的包装验证报告。

6. 其他资料

结合申报产品的特点，证明产品安全性、有效性的其他研究资料。

（三）生产制造信息

提交产品的生产工艺管理控制文件，详细说明产品的生产工艺和步骤，列出工艺图表，对生产工艺的可控性、稳定性应进行确认。对生产加工过程中所使用的添加剂、助剂等（如调色剂、发泡剂、脱模剂等）均应说明起始浓度、去除措施、残留浓度、对残留量的控制标准、毒性信息以及安全性验证报告。应提供产品加工过程中以及终产品的质量控制要求。

若产品有多个研制、生产场地，应当概述每个研制、生产场地的实际情况。

（四）产品风险分析

按照 YY/T 0316—2015《医疗器械 风险管理对医疗器械的应用》的要求，对产品生命周期全过程实施风险管理。申请人在产品准备注册上市前，应对风险管理过程进行评审。评审应至少确保：风险管理计划已被适当地实施；综合剩余风险是可接受的；已建立产品上市后的追溯与临床应用信息收集制度。

产品风险管理报告包括风险分析、风险评价、风险控制概述的产品风险管理资料。至少应包括：

- 产品安全特征清单。
- 产品可预见的危害及危害分析清单（说明危害、可预见事件序列、危害处境和可能发生的损害之间的关系）。
- 风险评价、风险控制措施以及剩余风险评价汇总表：对于风险管理报告及提交的风险管理资料的要求可参考 YY/T 0316 附件。

（五）产品技术要求

产品技术要求的制定应符合《医疗器械产品技术要求编写指导原则》的法规要求。申请人应根据产品的技术特征和临床使用情况来确定产品安全有效、质量可控的技术要求与检验方法。对申请人宣称的产品的所有技术参数和功能，应在产品技术要求中予以规定。技术指标应不低于相关的国家标准或行业标准，产品技术要求中的试验方法均应为已验证的方法。若对公认标准中的试验方法有所修改，应说明修改的内容及原因，并提交验证资料。对于相关行业标准、国家标准或国际标准中不适用的推荐要求条款，应说明不适用的原因。

常见的技术指标包括以下几点（不限于此）：

- 液体吸收量
- 液体吸透量（具有阻水层的聚氨酯泡沫敷料）
- 水蒸气透过率
- 阻水性（具有阻水层的聚氨酯泡沫敷料）
- 持粘性（有粘贴性的聚氨酯泡沫敷料）
- 剥离强度（有粘贴性的聚氨酯泡沫敷料）
- 酸碱度重金属含量
- 环氧乙烷残留量（环氧乙烷灭菌的聚氨酯泡沫敷料）
- 阻菌性（具有阻菌性的聚氨酯泡沫敷料）
- 无菌
- 其他

如有不适用的项目，请予以说明。

产品技术要求中应明确产品的适用范围，列明规格型号并阐明各规格型号之间的区别和划分依据，写明产品结构及其示意图，产品各组成部分的材料、组成比例及所符合的标准等内容。申请人应考虑添加剂、助剂等物质的残留（如调色剂、发泡剂、脱模剂等），非预期产物的潜在毒性等问题，必要时在产品技术要求中加以控制。对于充填用条状产品，建议根据其特点和在临床上所需达到的性能，增加相应的技术指标要求。若产品标示为无热原，应在产品技术要求中规定。

列明产品的原材料、灭菌方法、有效期、初包装等信息。

（六）产品注册检测

注册检测资料应包括注册检测报告及相关的说明文件。检测报告应由具有医疗器械检验资质的检验机构出具，产品在检验机构承检范围内，检验机构出具产品技术要求预评价意见表。若申报的产品包括多个型号，选取检测的典型性型号应当能代表本注册单元内其他产品的安全性和有效性。

（七）产品动物实验

对于适用范围、宣称功效、作用机理、材料工艺等与已上市产品存在较大差异的，在开展人体临床评价前有必要进行动物实验初步确认其安全有效性的产品，应提交动物实验资料。

建议申请人建立与拟申报产品预期用途相对应的动物模型。

（八）产品临床评价

1. 聚氨酯泡沫敷料的临床评价考虑

聚氨酯泡沫敷料的临床评价应遵循医疗器械产品研究和开发的基本规律，通过科学的过程来评估产品临床效果和潜在风险，最终确定产品的安全性和有效性，并为产品使用说明书的撰写提供依据。在进行临床评价之前，应明确聚氨酯泡沫敷料的临床作用机理、对伤口的预期作用效果，可能带来的风险和可能出现的不良事件，并在临床评价时予以充分考虑。

根据《关于发布免于进行临床试验的第三类医疗器械目录的通告》（国家食品药品监督管理总局通告2014年第13号），主要由聚氨酯泡沫组成，预期用途仅限用于覆盖创面，吸收创面渗液的聚氨酯泡沫敷料，可免于进行临床试验，但豁免情况不包括以下情况：（1）适应症宣称可以促进上皮化、引导组织再生、促进伤口愈合、减轻疼痛、止血、减少疤痕、防粘连等作用的产品；（2）宣称可以用于体内伤口、三度烧伤、感染创面、坏死组织较多的创面、发生创面脓毒症的患者等情况的产品；（3）含有活性成分的产品：如药品/药用活性成分、生物制品/生物活性成分、银、消毒剂等；（4）其他新型产品。

对于符合豁免条件的聚氨酯泡沫敷料，申请人提交申报产品相关信息与《免于进行临床试验的第三类医疗器械目录》所述内容的对比资料，以及申报产品与《免于进行临床试验的第三类医疗器械目录》中已获准境内注册医疗器械的对比说明和相应支持性资料。

对于不符合豁免条件的聚氨酯泡沫敷料，应在满足注册法规要求的前提下，可按照《医疗器械临床评价技术指导原则》进行同品种产品的临床数据对比、分析、评价，并按照该指导原则要求的项目和格式出具评价报告，或通过临床试验来论证产品临床应用的安全有效性。

2. 聚氨酯泡沫敷料临床试验的基本要求

对于聚氨酯泡沫敷料，如需开展临床试验，应符合《医疗器械临床试验质量管理规范》等相关文件的要求。对于所宣称的产品功效，申请人应提交相应的、充分的、具有临床和统计学意义的临床数据支持。

（1）临床试验目的和类型

医疗器械临床试验的目的是对申请注册的聚氨酯泡沫敷料是否具有安全有效性进行科学验证。据此研究目的选择合理的研究设计类型，对该产品在使用环境、应用于目标人群时的效果进行准确评估，为临床试验确定重点，也为确定产品上市后，产品说明书上所标示的适应症提供临床试验证据。建议申请人采用随机、对照、前瞻性研究设计。

不同伤口的病因、病程发展、预期愈合时间、治疗方法、标准护理方式等均存在差异，针对不同的伤口类型建议提交相应的安全性和有效性临床数据，来支持申报的预期用途。

（2）研究人群

临床试验研究人群的选择，取决于产品预期使用的创面类型和程度。在试验开始之前，申办者首先应根据聚氨酯泡沫敷料的特性和作用机理确定临床应用时的适应症人群，即患有某种类型伤口的患者，并根据临床试验的特点和可能的影响因素，制定入选/排除标准。这些标准除能够代表研究人群的特征外，还应该考虑可能对临床效果评价产生影响的相关因素进行控制。另外，需确定产品临床应用时的禁忌人群，如对聚氨酯泡沫敷料所含成分过敏的患者及其他不适合使用的人群。

（3）对照组选择

建议选择已上市的、有足够证据证明其治疗有效性的对照产品，并说明选择的依据，对照组和试验组患者都采用相同的治疗方法、标准护理等。为减少偏倚，临床试验应做到严格的随机分组，并且在采集临床试验观察指标时，要有防止主观倾向性的措施，必要时请第三方作为试验终点的判定者。

（4）样本量估计

临床试验方案中应给出估计样本量大小的依据和方法。研究中所需样本量与研究目的、主要评价指标、个体间变异程度有关，还与假设检验的具体内容以及Ⅰ、Ⅱ类错误、组间客观差异的大小有关，不同类型研究设计对样本量也有影响。对样本量进行估计时还应该考虑到受试者退出试验以及其他可预见的偏离试验方案的情况。

（5）评价指标

敷料宣称的预期用途通常有两大类：改善伤口愈合；改善伤口护理。申请人应根据产品宣称的预期用途，选择相应的评价指标。对于宣称具有某项功能的产品（如促进上皮化、引导组织再生、促进伤口愈合、减轻疼痛、止血、减少疤痕、防粘连等等），应比较试验组与对照组的差异是否具有临床统计学意义。

评价指标应至少包括有效性指标和安全性指标，对不良事件和禁忌症应有处理和预防措施，以减少患者的风险。临床试验过程中还需记录创面治疗护理情况、全身或局部用药的情况、患者基础疾病控制情况等影响因素。

① 有效性评价指标（不限于此）

A. 主要疗效评价指标：创面闭合率

创面闭合率＝（治疗前创面面积－治疗后创面面积）/治疗前创面面积×100%。

若选择创面完全闭合的时间点作为临床试验观察终点，应记录创面闭合时间。"完全闭合"是指皮肤的完整性得到恢复，创面闭合时间是指创面闭合率达100%的天数。如果伤口的完全闭合仅能持续很短的一段时间，则这种闭合的临床意义非常有限。这种情况通常建议继续对评估指标进行测定，并进行研究。

鉴于聚氨酯泡沫敷料可能不用于创面愈合的整个周期，而通常用于创面渗出期或其他需使用情况，可选择创面未完全闭合的时间点作为临床试验观察终点，记录创面闭合率，观察创面愈合速度，说明各观察时间点和观察终点选择的依据，并评估使用聚氨酯泡沫敷料后对整个创面愈合周期的影响。

B. 次要疗效评价指标：如伤口感染发生率、疼痛程度、渗出量、体液流失量、出血情况、产品使用是否方便、产品是否粘连伤口的新生肉芽组织、伤口愈合后质量（如愈合后疤痕情况、愈合皮肤的轮廓和感觉、皮肤斑纹或色泽的正常化）等。

② 安全性评价指标（不限于此）

A. 全身/局部反应及安全性

试验过程中观察患者全身反应及局部皮肤/粘膜有无刺

激性，对于创面敷料记录创面分泌物及肿胀、疼痛等情况，是否加重创面感染、延缓创面愈合等。记录患者更换产品时有无明显疼痛，是否在治疗中或治疗后出现不同于治疗前的症状或不适，如治疗部位局部创面或创面周围皮肤有无改变（如颜色改变、肿胀、痒或疹等），有无全身不适。伤口深部软组织、韧带、骨膜或关节囊若出现不良变化，也应进行评估。当出现的伤口恶化现象（红肿、疼痛、感染、组织坏死、伤口大小增加、发热、需要重复清创或截肢等其他外科手术干预等）与试验产品相关时，或出现严重不良事件时，应考虑暂停临床试验。

B. 实验室检查指标：白细胞数目、细菌培养等。

C. 统计不良事件发生率及程度

对于医疗器械的安全性评价，应该尽可能从每个临床试验中搜集相关的安全信息，最为常用的方法是通过受试者主动报告或研究者非诱导式询问试验过程中发生的所有不良事件获得。在临床试验过程中所有的安全指标都应该引起足够的重视。

（6）临床终点的评估和量化

对临床试验来讲，评估临床终点的方法应预先确定，并在临床试验整个过程中做到统一规范。确定临床终点的时间，应基于所应用创面的疾病自身发展特点、产品宣称功效等来确定。在临床试验过程中需要定期对伤口进行测量，伤口的评分系统是决定研究有效性的基础，临床试验可以采用医学界已广泛接受的评分系统。对伤口特征进行评估量化的方法学，目前正处于不断的发展过程中，不论使用何种方法，建议考虑以下因素：

① 伤口的分类

参照国际公认的伤口分类及分级标准，确定伤口的大小、部位、持续时间、全身伤口总面积等，如存在多处伤口，要明确目标评价伤口。

② 伤口的大小

测量伤口大小与其他伤口评估的参数，包括渗出液、坏死组织、腐肉、肉芽组织、窦道、潜行等，都是反映伤口变化的客观数据。常用的伤口测量方法有最大长度法、钟表法、复合法、照片法和循迹法等。

③ 伤口外观影像记录

建议对所有的研究部位都采用统一标准的照相和成像程序，记录临床观察时的伤口外观，并对病历报告表（CRF 表）中所记录的测量结果进行确认。

④ 感染

临床上可以通过脓液、红肿、温度、渗出物、气味、疼痛、发烧、白细胞增多等症状和体征，以及病变部位取样和细菌培养，来评估伤口是否发生了感染。若患者抵抗力很低，发热、疼痛及白细胞增多等症状在临床上可能并未出现，此时可采用活组织检查的方法进行定性、定量培养，以确认是否发生了伤口感染并指导抗感染治疗。

（7）统计分析

在设计临床试验方案时，应考虑选择适合的统计分析方法，在统计分析前应制订详细的统计分析计划，并注意

以下几点：

① 统计分析方法

应在方案中明确写出将要采用的统计分析方法。建议在 ITT（意向性治疗）分析集进行统计分析，对于未能观察到安全性或有效性终点的受试者，应进行灵敏度分析，建议按照失败或者无效计算。

② 基线资料的统计分析

在随机对照临床试验中，对入组时两组基线资料的均衡性分析可以评判临床试验的随机化方案执行质量。基线资料不仅包括受试者人口学资料，还应包括有效性评价指标。

③ 有效性指标的假设检验与总体参数估计

在统计分析计划中对主要疗效指标的统计假设应预确定一个明确的检验假设，如进行与标准治疗对照试验的优效性假设、与已上市对照产品的非劣效假设等进行检验外，并正确选用相应的统计检验方法进行分析，对主要疗效指标的总体疗效范围进行估计，同时还应对聚氨酯泡沫敷料的次要疗效指标和有关产品性能特征进行统计分析，以满足临床试验目的的要求。

④ 安全性指标的统计描述

对试验期间发生的所有不良事件均应进行分析，将可能与聚氨酯泡沫敷料有关的不良事件作为不良反应报告，并以分组列表方式直观表示，所列表应按不良事件累计系统显示其发生频度、严重程度以及与所用聚氨酯泡沫敷料的因果关系。

（九）产品说明书、标签和包装标识

产品说明书、标签和包装标识应符合《医疗器械说明书和标签管理规定》的要求，同时还应注意以下几点（不限于此）：

1. 进口产品说明书中内容应忠实于原文，提交完整版的原文说明书、标签及中文翻译件。

2. 产品适用范围及相关性能介绍所宣称内容应有充分的支持资料，不能夸大。

3. 使用说明应详细阐明所申报产品应用于患者时具体的操作步骤，是否需要配合其他产品使用。

4. 在说明书中明确产品的禁忌症、针对产品特点的特殊注意事项、警示信息、可能的不良反应及处理措施等，如对产品中所含成分过敏的患者不能使用等。

5. 说明书中列出的性能测试或试验研究结果，应注明是来自体外试验、动物实验，还是人体试验。

6. 产品的储存、运输要求。

7. 其他应载明的内容。

三、参考文献

1. 《医疗器械监督管理条例》（中华人民共和国国务院令第 650 号）

2. 《医疗器械注册管理办法》（国家食品药品监督管理总局令第 4 号）

3. 《医疗器械说明书和标签管理规定》（国家食品药品

监督管理总局令第 6 号）

4.《关于发布免于进行临床试验的第三类医疗器械目录的通告》（国家食品药品监督管理总局通告 2014 年第 13 号）

5.《关于发布医疗器械临床评价技术指导原则的通告》（国家食品药品监督管理总局通告 2015 年第 14 号）

6.《医疗器械临床试验质量管理规范》（国家食品药品监督管理总局中华人民共和国国家卫生和计划生育委员会令第 25 号）

7. GB/T 16886《医疗器械生物学评价》系列标准

8. YY/T 0471《接触性创面敷料试验方法》系列标准

9. YY/T 1293.2—2016《接触性创面敷料 第 2 部分：聚

氨酯泡沫敷料》

10. YY/T 0316—2015《医疗器械 风险管理对医疗器械的应用》

11. U. S. Food and Drug Administration. Guidance for Industry Chronic Cutaneous Ulcer and Burn Wounds – Developing Products for Treatment［M］. 2006，1 - 22.

12.《单纯性和复杂性皮肤及软组织感染抗菌药物临床试验指导原则》（国食药监注〔2012〕122 号）

四、起草单位

国家食品药品监督管理总局医疗器械技术审评中心

57　一次性使用手术衣产品注册技术审评指导原则

（一次性使用手术衣产品注册技术审查指导原则）

本指导原则旨在指导和规范一次性使用手术衣产品的技术审评工作，帮助审评人员理解和掌握该类产品结构、性能、预期用途等内容，把握技术审评工作基本要求和尺度，对产品安全性、有效性做出系统评价。

本指导原则所确定的主要内容是在目前的科技认识水平和现有产品技术基础上形成的，因此，审评人员应注意其适宜性，密切关注适用标准及相关技术的最新进展，考虑产品的更新和变化。

本指导原则不作为法规强制执行，不包括行政审批要求。但是，审评人员需密切关注相关法规的变化，以确认申报产品是否符合法规要求。

一、适用范围

本指导原则适用于 YY 0506—2009《病人、医护人员和器械用手术单、手术衣和洁净服》系列标准中的手术衣。手术衣在《医疗器械分类目录》中为第二类医疗器械产品，类代号为 6864。

二、技术审评要点

（一）产品名称的要求

产品名称应以预期用途为依据命名，产品名称为一次性使用手术衣。

（二）产品的结构和组成

一次性使用手术衣为手术人员穿着以防止感染原传播的长袍，由前身、后身、袖子、系带等组成。

产品图示举例：

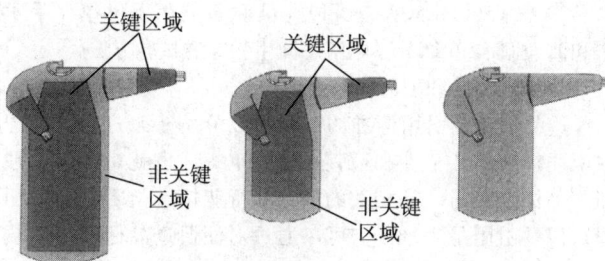

（三）产品适用的相关标准

GB 15980—1995 一次性使用医疗用品卫生标准

GB 18278—2000　医疗保健产品灭菌 确认和常规控制要求 工业湿热灭菌

GB 18279—2000　医疗器械 环氧乙烷灭菌 确认和常规控制

GB 18280—2000　医疗保健产品灭菌 确认和常规控制要求 辐射灭菌

GB/T 16886.1—2001 医疗器械生物学评价 第 1 部分：评价与试验

GB/T 16886.7—2001 医疗器械生物学评价 第 7 部分：环氧乙烷灭菌残留量

GB/T 16886.10—2005　医疗器械生物学评价 第 10 部分：刺激与迟发型超敏反应试验

GB/T 19633—2005　最终灭菌医疗器械的包装

GB/T 14233.1—2008 医用输液、输血、注射器具检验方法 第 1 部分：化学分析方法

GB/T 14233.2—2008 医用输液、输血、注射器具检验方法 第 2 部分：生物学试验方法

YY/T 0313—1998　医用高分子制品包装、标志、运输

和贮存

YY/T 0287—2003 医疗器械 质量管理体系 用于法规的要求

YY 0466—2003 医疗器械 用于医疗器械标签、标记和提供信息的符号

YY/T 0615.1—2007 标示"无菌"医疗器械的要求 第1部分：最终灭菌医疗器械的要求

YY/T 0316—2008 医疗器械 风险管理对医疗器械的应用

YY/T 0506.1 病人、医护人员和器械用手术单、手术衣和洁净服 第1部分：制造厂、处理厂和产品的通用要求

YY/T 0506.2 病人、医护人员和器械用手术单、手术衣和洁净服 第2部分：性能要求和性能水平

YY/T 0506.3 病人、医护人员和器械用手术单、手术衣和洁净服 第3部分：试验方法

YY/T 0506.4 病人、医护人员和器械用手术单、手术衣和洁净服 第4部分：干态落絮试验方法（ISO 9073 – 10：2003，IDT）

YY/T 0 506.5 病人、医护人员和器械用手术单、手术衣和洁净服 第5部分：阻干态微生物穿透试验方法

YY/T 0506.6 病人、医护人员和器械用手术单、手术衣和洁净服 第6部分：阻湿态微生物穿透试验方法

中华人民共和国药典

产品适用及引用标准的审查可以分两步来进行。首先对引用标准的齐全性和适宜性进行审查，也就是在编写注册产品标准时与产品相关的国家、行业标准是否进行了引用，以及引用是否准确。可以通过对注册产品标准中"规范性引用文件"是否引用了相关标准，以及所引用的标准是否适宜来进行审查。此时，应注意标准编号、标准名称是否完整规范，年代号是否有效。

其次对引用标准的采纳情况进行审查。即所引用标准中的条款，是否在注册产品标准中进行了实质性的条款引用。这种引用通常采用两种方式，内容繁多的、复杂的可以直接引用标准及条文号，比较简单的也可以直接引述具体要求。

如有新版国家标准、行业标准发布实施，应执行最新版本的国家标准、行业标准。

（四）产品的预期用途

一次性使用手术衣用于防止手术过程和其他有创检查中病人和医护人员之间感染原的传播。

一次性使用手术衣按性能水平分为高性能和标准性能两种。

高性能手术衣：适用于病人血液中已知有传染性病毒或紧急抢救时未知血液中是否有传染性病毒的手术。

标准性能手术衣：适用于已知病人血液中无传染性病毒的手术。

（五）产品的主要风险

一次性使用手术衣产品的风险分析报告应符合 YY/T 0316—2008《医疗器械 风险管理对医疗器械的应用》的有关要求。审查要点包括：

（1）产品风险定性定量分析是否准确（依据 YY/T 0316—2008 附录 E）；

（2）危害分析是否全面（依据 YY/T 0316—2008 附录 A）；

（3）风险可接收准则，降低风险的措施及采取措施后风险的可接收程度，是否有新的风险产生。

以下依据 YY/T 0316 的附录 D 从三个方面列举了一次性使用手术衣产品的危害因素，提示审查人员从以下方面考虑。

产品主要危害

危害类型	可能产生的危害	形成因素	控制措施
生物学危害	生物污染	产品没有灭菌或灭菌没有达到标准	严格控制灭菌工艺
	环境污染	生产环境污染产品，如包装破损、外来的纤维、粉尘、细菌、其它杂质等	严格控制生产环境及包装工艺
	生物相容性	生产引入了外来有害物质没有被有效去除；环氧乙烷残留量超标	原材料入厂检验；严格控制灭菌工艺
与产品使用相关的危害	不适当的标签	外部标记不全面、标记不正确或不能够清楚易认	标记印刷清晰正确；标记内容按相关要求标记全面
	说明书上的注意事项不全	如缺少详细的使用方法、缺少必要的警告说明；使用前未检查产品灭菌或包装状态；产品等级标示不清	规范说明书；说明书上提示
	由不熟练或未经训练的人员使用	使用者未经培训或培训不足，不能正确使用产品	使用前培训
	对一次性使用产品的很可能再次使用的危害性警告不适当	说明书中未包含只限一次性使用	规范说明书

续表

危害类型	可能产生的危害	形成因素	控制措施
功能失效引起的危害	不适当的预期用途表述	说明书中未能清楚表明产品用途	规范说明书
	不适当的产品包装	生产、运输、搬运和储存过程中导致包装破损；包装封口不严密；包装材料选择不适当	规范包装
	失去产品的完整性	产品各构件之间缝制或粘合达不到隔离要求	严格控制生产工艺、产品检验

（六）产品的主要技术指标

本条款给出一次性使用手术衣产品需要评价的性能要求，其中部分性能要求给出了定量要求，其他性能要求企业可参考相应的国家标准、行业标准，根据企业自身产品的技术特点制定相应的要求，但不得低于相关强制性国家标准、行业标准的有关要求。如有不适用条款（包括国家标准、行业标准要求），企业在标准的编制说明中必须说明理由。

1. 规格尺寸

企业应明确指出申报产品所包含的规格尺寸和允差要求。

2. YY/T 0506—2009《病人、医护人员和器械用手术单、手术衣和洁净服》中性能要求见下表：

性能名称	单位	要求			
		标准性能		高性能	
		产品关键区域	产品非关键区域	产品关键区域	产品非关键区域
阻微生物穿透，干态	$\log_{10}$ CFU	不要求	$\leq 2^{a,c}$	不要求	$\leq 2^{a,c}$
阻微生物穿透，湿态	I_B	$\geq 2.8^b$	不要求	$6.0^{b,d}$	不要求
洁净度，微生物	$\log_{10}$ (CFU/dm²)	$\leq 2^c$	$\leq 2^c$	$\leq 2^c$	$\leq 2^c$
洁净度，微粒物质	IPM	≤ 3.5	≤ 3.5	≤ 3.5	≤ 3.5
落絮	$\log_{10}$ (落絮计数)	≤ 4.0	≤ 4.0	≤ 4.0	≤ 4.0
抗渗水性	cmH_2O	≥ 20	≥ 10	≥ 100	≥ 10
胀破强度，干态	kPa	≥ 40	≥ 40	≥ 40	≥ 40
胀破强度，湿态	kPa	≥ 40	不要求	≥ 40	不要求
拉伸强度，干态	N	≥ 20	≥ 20	≥ 20	≥ 20
拉伸强度，湿态	N	≥ 20	不要求	≥ 20	不要求

注：a 试验条件：挑战菌浓度为 10^8 CFU/g 滑石粉，振动时间为 30min。

b 用 YY/T 0506.6 试验时，在 95% 的置信水平处的 I_B 的最小显著性差异为 0.98。这是区分两个材料之间有所不同的最小差异。小于等于 0.98I_B 的材料变动可能无差异；而大于 0.98I_B 则可能有差异（95% 的置信水平意味着进行 20 次试验，至少有 19 次是正确的）。

c 在本部分中 $\log_{10}$（CFU≤2）意味着最大 300CFU。

d 本部分中 $I_B = 6.0$ 时，意味着无穿透。$I_B = 6.0$ 是最大可接受值。

3. 其它性能指标

（1）粘合或缝制要求

粘合或缝制部位的性能应符合标准要求。

（2）无菌要求

一次性使用手术衣应无菌供应，应经过一个确认过的灭菌过程使其无菌。

（3）化学性能要求

一次性使用手术衣若采用环氧乙烷灭菌，环氧乙烷残留量应不大于 10 mg/kg。

（4）生物性能要求

一次性使用手术衣对皮肤应无刺激与迟发型超敏反应。

（5）结构要求

如有系带应规定系带长度、系带固定的牢固度等。

4. 一次性使用手术衣的透气性对产品的使用和手术质量的保证非常重要，考虑到目前对产品的透气性指标提出一个统一要求的依据不够充分，制造商应结合临床具体应用对产品的透气性进行评价，并对各区域标示透气性指标。

（七）产品的检验要求

产品的检验包括出厂检验和型式检验。

出厂检验应至少包括环氧乙烷残留量（若采用环氧乙烷灭菌）、无菌。

型式检验报告是证实生产过程有效性的文件之一。注册申请时进行的型式检验应由具备合法资质的检验机构进行。型式检验时，若标准中无特殊规定，按相应的标准要求进行全性能检验，应全部合格。

（八）产品的临床要求

一次性使用手术衣产品设计定型、工艺成熟，临床应用多年，不改变常规用途，且无严重不良事件记录，通过非临床评价、注册检验及质量体系考核能够保证产品的安全性、有效性，故原则上不要求临床试验。

（九）产品的不良事件历史记录

暂未见相关报道。

（十）产品说明书、标签和包装标识

1. 一次性使用手术衣说明书的编写应符合《医疗器械说明书、标签和包装标识管理规定》及相关标准的要求。

2. 一次性使用手术衣产品说明书应当包括以下内容：

（1）产品名称、型号、规格。

（2）生产企业名称、注册地址、生产地址、联系方法。

（3）《医疗器械生产企业许可证》编号、《医疗器械注册证》编号、注册标准代号。

（4）产品使用的原材料及结构、组成。

（5）产品主要性能。

（6）产品适用范围。

（7）说明书中至少应有以下注意事项、警示以及提示性内容：

a. 一次性使用的产品应当注明"一次性使用"字样或符号，禁止重复使用；

b. 已灭菌产品应当注明灭菌方式、"无菌"、"无菌失效年月"等字样或者符号，如发现包装破损，严禁使用；

c. 产品使用后需要处理的，应当注明相应的处理方法；

d. 使用前检查包装是否完好，并对包装标志、生产日期、灭菌有效期进行确认，并在灭菌有效期内使用；

e. 产品贮存条件和方法。

3. 说明书、包装标识不得有以下内容：

（1）含有"最高技术"、"最先进"等绝对化的语言；

（2）与其他企业产品的功效和安全性能相比的语言；

（3）含有"保险公司保险"等承诺性的语言；

（4）利用任何单位或个人名义、形象作证明或者推荐的；

（5）法律、法规规定禁止的其他内容。

4. 标签和包装标识

一次性使用手术衣产品的包装标识应符合 YY/T 0313—1998《医用高分子制品包装、标志、运输和贮存》、YY 0466—2003《医疗器械 用于医疗器械标签、标记和提供信息的符号》等标准的要求。

（十一）产品注册单元划分的原则和实例

按照医疗器械注册管理办法第二十七条要求，"医疗器械产品的注册单元原则上以技术结构、性能指标和预期用途为划分依据"。

根据以上原则，高性能和标准性能的手术衣可以作为一个注册单元。

（十二）同一注册单元中典型产品的确定原则

1. 同一注册单元中典型产品是指能够代表本注册单元内其他产品安全性和有效性的产品，其功能最齐全，结构最复杂，风险最高。

2. 典型产品的确定可以通过比较同一注册单元内所有产品的技术结构、性能指标和预期用途等相应资料，说明能够代表本注册单元内其他产品的安全性和有效性。

3. 举例：高性能手术衣与标准性能手术衣相比，高性能手术衣性能指标要求更高。所以高性能手术衣和标准性能手术衣作为一个注册单元时，高性能手术衣应作为这个注册单元中的典型产品。

三、审查关注点

（一）产品注册标准编写的规范性，引用标准的适用

性、准确性，内容是否符合 YY 0506—2009《病人、医护人员和器械用手术单、手术衣和洁净服》及有关标准的要求。

（二）产品技术报告应按国家食品药品监督管理局对境内第二类医疗器械注册审批的要求编写，重点关注企业产品的分切、缝制、初包是否在相应净化条件下进行生产加工，必要时提交《净化车间洁净度检测报告》。

（三）安全风险管理报告要审查产品的主要风险是否已经列举，控制措施是否有效，风险是否降到可接受的程度之内。

（四）产品性能自检报告、型式检验报告的完整性，应检项目不得缺项，检验结论及意见等。

（五）产品预期用途，从医疗器械注册申请表、技术报告、安全风险管理报告、产品使用说明书等方面叙述的是否一致。

一次性使用手术衣产品注册技术审查指导原则编写说明

一、指导原则编写的原则

（一）本指导原则编写的目的是用于指导和规范第二类手术衣产品注册申报过程中审查人员对注册材料的技术审评。

（二）本指导原则旨在让初次接触该类产品的注册审查人员对产品结构、主要性能、预期用途等各个方面有个基本了解，同时让技术审查人员在产品注册技术审评时把握基本的尺度，对产品安全性、有效性作出系统评价。

二、指导原则编写的依据

（一）《医疗器械监督管理条例》。

（二）《医疗器械注册管理办法》（局令第 16 号）。

（三）《医疗器械说明书、标签和包装标识管理规定》（局令第 10 号）。

（四）《医疗器械标准管理办法》（局令第 31 号）。

（五）关于印发《境内第一类医疗器械注册审批操作规范（试行）》和《境内第二类医疗器械注册审批操作规范（试行）》的通知（国食药监械〔2005〕73 号）。

（六）国家食品药品监督管理局发布的其他规范性文件。

（七）现行的国家标准和行业标准。

三、指导原则的编写格式

指导原则正文的层次和目录遵从国家食品药品监督管理局的统一要求，语言表述采取提示方式，以利于审评人员直入审查内容。

四、指导原则中部分具体内容的编写考虑

（一）产品的主要技术指标制定主要参考行业标准

YY 0506—2009《病人、医护人员和器械用手术单、手术衣和洁净服》。

（二）产品的预期用途是根据 YY 0506—2009《病人、医护人员和器械用手术单、手术衣和洁净服》提出的。为方便审评人员在确定预期用途时更具可操作性，经征求 YY 0506 系列标准编写专家意见，本指导原则分别给出了高性能和标准性手术衣的具体预期用途，供审评人员参考使用。

（三）考虑到本指导原则规定的手术衣为一次性使用医疗器械产品，并结合目前国内该产品生产企业现状，参考相关专家意见，所以本指导原则规定的一次性使用手术衣应以无菌方式供应。

（四）因为一次性使用手术衣产品工艺成熟，临床应用多年，通过征求医疗器械检验专家、临床专家及部分省市医疗器械技术审评人员意见，认为通过非临床评价、注册检验及质量体系考核能够保证产品的安全性、有效性，所以本指导原则规定该产品原则上不要求进行临床试验。

五、指导原则编写人员

本指导原则的编写成员由河南省医疗器械行政审批人员、注册技术审评人员、医疗器械检验、临床专家及相关企业技术人员共同组成。以充分利用各方面的信息和资源，综合考虑指导原则中各个方面的内容，尽量保证指导原则正确、全面、实用。

58　医用口罩产品注册技术审评指导原则

（医用口罩产品注册技术审查指导原则）

本指导原则旨在指导和规范医用口罩产品的技术审评工作，帮助审评人员理解和掌握该类产品原理/机理、结构、性能、预期用途等内容，把握技术审评工作基本要求和尺度，对产品安全性、有效性作出系统评价。

本指导原则所确定的核心内容是在目前的科技认识水平和现有产品技术基础上形成的。因此，审评人员应注意其适宜性，密切关注适用标准及相关技术的最新进展，考虑产品的更新和变化。

本指导原则不作为法规强制执行，不包括行政审批要求。但是，审评人员需密切关注相关法规的变化，以确认申报产品是否符合法规要求。

一、适用范围

本指导原则适用于医用防护口罩、医用外科口罩和医用普通口罩（一次性使用医用口罩）。《医疗器械分类目录》中管理类别为Ⅱ类，分类代号为6864。

本指导原则不适用于普通脱脂纱布口罩和各种含有杀菌、抑菌和抗病毒成分，预期用于抗菌抗病毒的口罩。

二、技术审查要点

（一）产品名称的要求

产品名称应以产品的预期用途和适用范围为依据，一般应为医用防护口罩、医用外科口罩和一次性使用医用口罩。

（二）产品的结构组成

1. 医用口罩一般由以下材料构成
主体过滤材料：如聚丙烯熔喷布等。

其他材料：金属（用于鼻夹）、染色剂、弹性材料（用于口罩带）等。

2. 医用口罩一般有以下几种形式：

按照面罩形状可以分为平面形、鸭嘴形、拱形或折叠式等。

按照佩戴方式可以分为耳挂式、绑带式或头带式（见图1）。

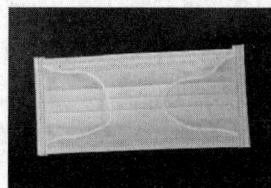
平面形

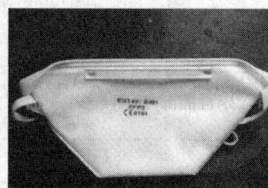
鸭嘴形（头带式）

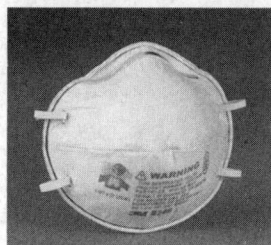
拱形

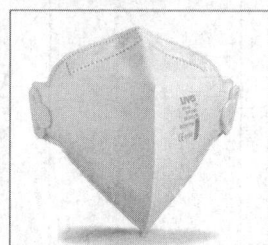
折叠式

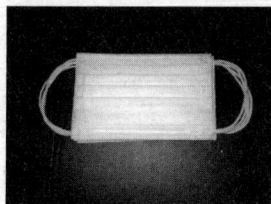
耳挂式

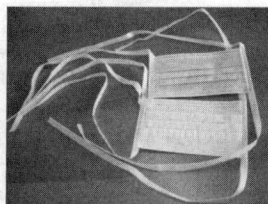
绑带式

图1　口罩形式

（三）产品工作原理

医用口罩大部分为自吸式过滤口罩，其工作原理是使含有害物的空气通过口罩的滤料过滤后再被人吸入或者呼出。口罩滤料的过滤机理主要有以下几种（见图2）：

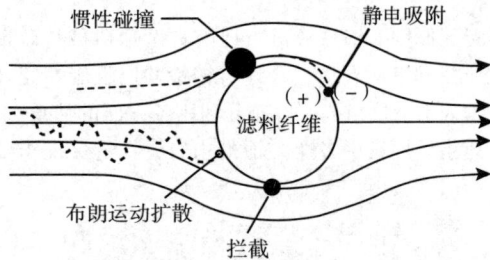

图2 滤料纤维过滤机制示意图

1. 扩散沉积：粒子布朗运动扩散位移到过滤纤维，受分子引力作用而被吸附。最易捕捉小尺度粒子、细纤维和低速运动的粒子。

2. 截留沉积：随气流运动的较大粒子被过滤材料的机械筛滤作用截留。粒子直径与滤膜纤维的直径的比率影响拦截效率。

3. 惯性沉积：粒子通过过滤材料弯曲的网状通道时，粒子由于惯性作用脱离气流撞击过滤纤维，并受分子引力作用被截留。大粒子、高密度、速度快时截留效果好。

4. 静电吸引沉积：粒子被过滤纤维的静电作用产生的沉积。

颗粒越小时，1、4沉积效应越强，颗粒越大时，2、3效果越好，所以并非越小的颗粒越难被过滤。综合4种过滤机制的协同作用，普通机械性滤料最易穿透粒径的范围是 $0.1\mu m \sim 0.3\mu m$（见图3）。

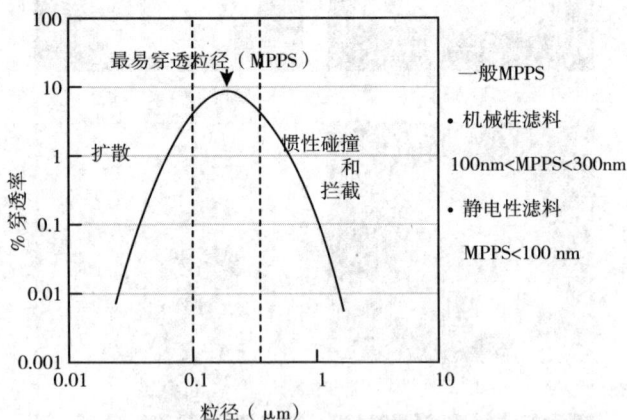

图3 滤料穿透率和粒径关系

（四）产品适用的相关标准

医用口罩产品应根据自身特点适用以下标准（见表1），但不限于引用以下标准：

表1 相关产品标准

标准编号	标准名称
GB/T 1.1—2009	《标准化工作导则 第1部分：标准的结构和起草规则》
GB/T 191—2008	《包装贮运图示标志》
GB/T 2828.10—2010	《计数抽样检验程序 第10部分：GB/T 2828计数抽样检验系列标准导则》
GB/T 14233.1—2008	《医用输液、输血、注射器具检验方法 第1部分：化学分析方法》
GB/T 14233.2—2005	《医用输液、输血、注射器具检验方法 第2部分：生物学试验方法》
GB 15979—2002	《一次性使用卫生用品卫生标准》
GB 15980—1995	《一次性使用医疗用品卫生标准》
GB/T 16886.1—2011	《医疗器械生物学评价 第1部分：风险管理过程中的评价与试验》
GB/T 16886.5—2003	《医疗器械生物学评价 第5部分：体外细胞毒性试验》
GB/T 16886.7—2001	《医疗器械生物学评价 第7部分：环氧乙烷灭菌残留量》
GB/T 16886.10—2005	《医疗器械生物学评价 第10部分：刺激与迟发型超敏反应试验》
GB 18279—2000	《医疗器械 环氧乙烷灭菌 确认和常规控制》
GB 18280—2000	《医疗保健产品灭菌 确认和常规控制要求 辐射灭菌》
GB 19083—2010	《医用防护口罩技术要求》
GB/T 19633—2005	《最终灭菌医疗器械的包装》
YY/T 0466.1—2009	《医疗器械 用于医疗器械标签、标记和提供信息的符号 第1部分：通用要求》
YY 0469—2011	《医用外科口罩》
YY/T 0615.1—2007	《标示"无菌"医疗器械的要求 第1部分：最终灭菌医疗器械的要求》
YY/T 0969—2013	《一次性使用医用口罩》
	《中华人民共和国药典二部（2010年版）》

产品适用及引用标准的审查可以分两步来进行。首先对引用标准的齐全性和适宜性进行审查，也就是在编写注册产品标准时是否引用了与产品相关的国家标准、行业标准，以及引用是否准确。可以通过对注册产品标准中"规范性引用文件"是否引用了相关标准，以及所引用的标准是否适宜来进行审查。此时，应注意标准编号、标准名称是否完整规范，年代号是否有效。

其次对引用标准的采纳情况进行审查。即所引用标准中的条款，是否在注册产品标准中进行了实质性的条款引用。这种引用通常采用两种方式，内容繁多的、复杂的可以直接引用标准及条文号，比较简单的也可以直接引述具体要求。

如有新版国家标准、行业标准发布实施，应执行最新版本的国家标准、行业标准。

（五）产品的预期用途

医用防护口罩适用于医务人员和相关工作人员对经空气传播的呼吸道传染病的防护。

医用外科口罩适用于医务人员或相关人员的基本防护，以及在有创操作过程中阻止体液和喷溅物传播的防护。

一次性使用医用口罩适用于佩戴者在不存在体液和喷溅风险的普通医疗环境下的卫生护理。

（六）产品的主要风险

医用口罩产品在进行风险分析时应符合 YY/T 0316—2008《医疗器械 风险管理对医疗器械的应用》的要求。

企业在进行风险分析时，至少应考虑表 2 中的主要危害，企业还应根据自身产品特点确定其他危害。针对产品的各项风险，企业应采取应对措施，确保风险降到可接受的程度。

表 2 产品主要危害

危害类型	可能产生的危害	形成因素	控制措施
生物学危害	生物污染	产品没有消毒/灭菌或消毒/灭菌没有达到标准	严格控制消毒/灭菌工艺有明确的消毒/灭菌程序，每批进行消毒/灭菌效果检验
	生物相容性	生产引入的外来有害物质没有被有效去除；环氧乙烷残留量超标	原材料入厂检验；严格控制灭菌工艺
与产品使用相关的危害	不适当的标签	产品最小包装标记不清晰、不全面、不正确	标记印刷清晰正确；标记内容按相关要求标记全面
	说明书上的注意事项不全	如缺少详细的使用方法、缺少必要的警告说明	规范说明书
	对一次性使用产品的很可能再次使用的危害性警告不适当	说明书中未包含只限一次性使用	规范说明书
功能失效引起的危害	不适当的预期用途表述	说明书中未能清楚表明产品用途	规范说明书
	不适当的产品包装	生产、运输、搬运和储存过程中导致包装破损；包装封口不严密；包装材料选择不适当	严格控制包装工艺
	失去产品的完整性	产品各构件之间缝制、粘合不严密或材料本身存在破损达不到隔离要求	严格控制生产工艺、产品检验
产品对环境的危害	环境污染	生产环境污染产品，如外来的纤维、粉尘、细菌等其他杂质；产品原材料受到污染；储运环节污染产品	严格控制生产环境；严格控制原材料采购、检验；严格控制产品储运环节

（七）产品的主要技术指标

本条款给出医用口罩产品需要满足的性能要求，其他性能要求企业可参考相应的国家标准、行业标准，根据企业自身产品的技术特点制定相应的要求，但不得低于相关强制性国家标准、行业标准的有关要求。如有不适用条款（包括国家标准、行业标准要求），企业在标准的编制说明中必须说明理由。

如企业直接采用国家标准、行业标准作为产品标准的，应提交所采纳的国家标准或行业标准的有效文本及采标说明。采标说明应至少包括产品规格型号的划分、产品的结构组成、产品的管理类别、产品的出厂检测项目、完全执行此标准的承诺及其他应说明的内容。

如企业制定注册产品标准，则标准中应明确规格型号的划分、产品的结构组成等内容，且性能指标应能满足以下要求：

1. 医用防护口罩：应符合 GB 19083—2010《医用防护口罩技术要求》；

2. 医用外科口罩：应符合 YY 0469—2011《医用外科口罩》；

3. 一次性使用医用口罩：应符合 YY/T 0969—2013《一次性使用医用口罩》要求。

（八）产品的检测要求

医用口罩产品的检测包括出厂检验和型式检验。

出厂检验项目至少应有以下项目：外观、结构与尺寸、鼻夹、口罩带、微生物指标、环氧乙烷残留量（若采用环氧乙烷灭菌）的要求。

型式检验应为产品标准的全性能检验。

（九）产品的临床要求

根据《关于印发豁免提交临床试验资料的第二类医疗器械目录（试行）的通知》（国食药监械〔2011〕475号），医疗器械生产企业在申报《豁免提交临床试验资料的第二类医疗器械目录（试行）》范围内产品注册时，可以书面申请免于提交临床试验资料，但应同时提交申报产品与已上市同类产品的对比说明。对比说明应当包括工作原理、产品材质、结构组成、主要技术性能指标、消毒/灭菌方法、预期用途、是否家庭使用等内容。

（十）产品的不良事件历史记录

暂未见相关报道。

（十一）产品说明书、标签、包装标识

产品说明书、标签、包装标识应当符合《医疗器械说明书、标签和包装标识管理规定》（国家食品药品监督管理局令第10号）及相关标准的要求。

1. 医用口罩产品说明书或包装标识应至少包括以下内容：

（1）产品名称、型号、规格；

（2）生产企业名称、注册地址、生产地址、联系方法；

（3）《医疗器械生产企业许可证》编号、《医疗器械注册证》编号、执行标准代号；

（4）产品生产批号；

（5）产品使用的原材料及结构、组成；

（6）产品的主要性能；

（7）产品的规格尺寸；

（8）产品的适用范围；

（9）注明"使用前应参见使用说明"；

（10）注明佩戴方法，若口罩防护功能受正反面佩戴影响还应明确标识口罩正反面识别方法。应提示避免手部接触口罩内侧；

（11）一次性使用产品应注明"一次性使用"字样或符号，禁止重复使用；

（12）已消毒/灭菌产品应当注明消毒/灭菌方式及失效期；

（13）应提醒使用者勿使用包装已损毁的产品；

（14）产品贮存条件和方法；

（15）产品开封后应尽快使用的提示；

（16）产品使用后需要处理的，应当注明相应的处理方法。

2. 医用防护口罩除应达到以上要求还应包含：

（1）应注明使用前需进行的检查；

（2）应提示佩戴适合性；

（3）应给出口罩使用时间的建议；

（4）应注明滤料级别或相关说明。

（十二）注册单元划分的原则

医用口罩产品的注册单元原则上以技术结构、性能指标和预期用途为划分依据。通常按照口罩的分类划分为医用防护口罩、医用外科口罩和一次性使用医用口罩三个注册单元。

（十三）同一注册单元中典型产品的确定原则

同一注册单元内，典型产品作为被检测的产品。典型产品是指能够涵盖本注册单元内全部产品工艺的一个或多个产品。

按照"同一注册单元内，所检测的产品应当是能够代表本注册单元内其他产品安全性和有效性的典型产品"的原则，抽取样品应能涵盖该注册单元全部产品的技术要求。面罩形状不同的口罩应分别进行密合性检测，如鸭嘴形口罩密合性检测不可覆盖平面形口罩。

三、审查关注点

（一）产品标准要求

应关注医用口罩产品注册标准编写的规范性，引用标准的适用性、准确性。如直接采用国家标准、行业标准作为产品标准的，应注意采标说明内容的完整性。

（二）产品技术报告要求

应关注医用口罩的质量控制要求，主要包括过滤材料和生产工艺。应对产品的过滤材料进行控制，明确过滤材料的来源及质量要求，材料应具有相对稳定的生产工艺及供货来源以保证产品的质量。

（三）产品说明书要求

应关注说明书中声称的产品结构、尺寸和其他技术信息应与标准及注册检测报告一致。应关注产品适用范围应与所采用的产品标准相符。应根据口罩类别保证说明书注意事项的完整性。

（四）注册检测的典型产品

应关注注册检测产品是否能够代表本注册单元内其他产品安全性和有效性。应注意医用防护口罩不同形式产品的密合性差异，例如立体口罩的密合性一般优于平面口罩。

医用口罩产品注册技术审查指导原则编制说明

一、指导原则编写的原则

（一）本指导原则编写的目的是用于指导和规范第二类

医用口罩产品注册申报过程中审查人员对注册材料的技术审评。

（二）本指导原则旨在让初次接触该类产品的注册审查人员对产品原理、结构、主要性能、预期用途等各个方面有个基本了解，同时让技术审查人员在产品注册技术审评时把握基本的尺度，对产品安全性、有效性作出系统评价。

二、指导原则编写的依据

（一）《医疗器械监督管理条例》。

（二）《医疗器械注册管理办法》（国家食品药品监督管理局令第16号）。

（三）《医疗器械说明书、标签和包装标识管理规定》（国家食品药品监督管理局令第10号）。

（四）《医疗器械标准管理办法》（国家药品监督管理局令第31号）。

（五）关于印发《境内第一类医疗器械注册审批操作规范（试行）》和《境内第二类医疗器械注册审批操作规范（试行）》的通知（国食药监械〔2005〕73号）。

（六）关于加强医用口罩监管工作的通知（食药监办械〔2009〕95号）。

（七）关于进一步规范医用口罩注册工作的通知（国食药监械〔2009〕755号）。

（八）关于印发豁免提交临床试验资料的第二类医疗器械目录（试行）的通知（国食药监械〔2011〕475号）。

（九）国家食品药品监督管理部门发布的其他规范性文件。

三、指导原则中部分具体内容的编写考虑

（一）根据《关于进一步规范医用口罩注册工作的通知》（国食药监械〔2009〕755号）规定了口罩的分类并参考专家意见确定了各类口罩的适用范围。

（二）目前医用防护口罩、医用外科口罩和一次性使用医用口罩的相关国家标准或行业标准都已发布，所以产品的主要技术指标完全执行相关国家标准或行业标准。

（三）医用口罩的安全性、有效性只是其起到防护作用的一部分因素。口罩正确的使用及佩戴方法也直接影响了防护的效果。因此本指导原则在产品说明书的编写上给予指导，目的在于使说明书内容能够更加全面，明示出使用者需要的全部信息以避免口罩的误用，降低交叉感染的风险。目前，医护人员对于不同种类医用口罩的适用范围还没有十分明确的认识。应在说明书中清楚地注明口罩的适用范围并加强医护人员的培训工作。

（四）产品的主要风险参照 YY/T 0316—2008 中附录 E 进行。

（五）产品的不良事件历史记录主要从国家药品不良反应监测中心数据库中查找。

（六）鉴于目前对医用口罩的过滤材料质量难以通过便捷有效的检验方式来控制，生产质量管理体系的规范运行是企业保证口罩产品质量稳定的主要手段，故在审查关注点中要求审核人员应关注过滤材料的生产工艺及供货来源。

四、相关参考资料

本指导原则在编写过程中也参考了美国食品药品管理局（FDA）的相关指导原则，例如2004年发布的《Guidance for Industry and FDA Staff：Surgical Masks – Premarket Notification〔510（k）〕Submissions》和2007年发布的《Guidance for Industry and FDA Staff – Class II Special Controls Guidance Document：Filtering Facepiece Respirator for Use by the General Public in Public Health Medical Emergencies》。

五、指导原则编写人员

本指导原则的编写成员由北京市食品药品监督管理局医疗器械产品注册技术审评人员、行政审批人员、北京市医疗器械检验所专家、临床医学专家、预防医学专家、专业厂家代表共同组成，特别是北京市医疗器械评审专家委员会委员全程参与了本原则的研讨和制订，以充分利用各方面的信息和资源，综合考虑指导原则中各个方面的内容，尽量保证指导原则正确、全面、实用。

59　护脐带注册技术审评指导原则

（护脐带注册技术审查指导原则）

本指导原则旨在为申请人进行护脐带注册申报提供技术指导，同时也为药品监督管理部门对注册申报资料的审评提供技术参考。

本指导原则是对护脐带注册申报资料的一般要求，申请人应依据具体产品的特性对注册申报资料的内容进行充实和细化，并依据具体产品的特性确定其中的具体内容是否适用，若不适用，需具体阐述其理由及相应的科学依据。

本指导原则是对申请人和审查人员的指导性文件，但不包括注册审批所涉及的行政事项，亦不作为法规强制执行，如果有能够满足相关法规要求的其他方法，也可以采用，但是需要提供详细的研究资料和验证资料。应在遵循相关法规和标准的前提下使用本指导原则。

本指导原则是在现行法规和标准体系以及当前认知水平下制定的，随着法规和标准的不断完善，以及科学技术的不断发展，本指导原则相关内容也将进行适时的调整。

一、适用范围

本指导原则适用于第二类医疗器械产品护脐带。

不包括粘贴类产品（如游泳贴）、含敷芯类产品以及含脐带夹（圈）、棉签、纱布块等组合包类产品。

二、技术审查要点

（一）产品名称要求

产品名称应符合《医疗器械通用名称命名规则》（国家食品药品监督管理总局令第 19 号）的要求，可采用相关国家标准、行业标准上的通用名称，或以产品结构和适用范围为依据命名。如新生儿护脐带、一次性使用护脐带等。

（二）产品的结构和组成

护脐带组成：外带、含或不含内垫、粘扣带或医用胶贴。外带材质一般为圈绒布、棉布、水刺法非织造布等材料，内垫材质一般为医用脱脂棉纱布、水刺法非织造布等吸水性材料。

护脐带产品图示举例：

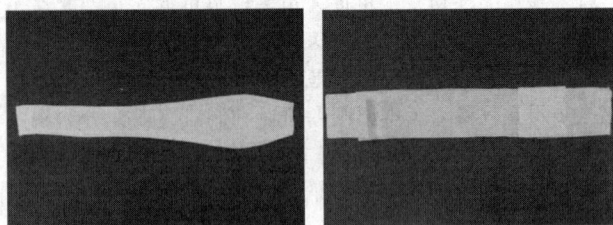

不含内垫　　　　　　　含内垫

（三）产品工作原理/作用机理

新生儿断脐后，以脐带夹法或脐带圈套扎法结扎脐带，再用护脐带保护断脐部位。使用时，将护脐带内垫部位对准断脐部位并固定好（无内垫则对准中心），通过外力防止新生儿肚脐向外突出；内垫一般由吸水材料制成，保持断脐部位清洁干燥。

（四）注册单元划分的原则和实例

护脐带注册单元原则上以产品的技术原理、结构组成、性能指标和适用范围为划分依据。

1. 医疗器械产品的注册单元以结构组成、功能和预期用途为划分依据。举例：

（1）结构组成：脱脂纱布护脐带、非织造布护脐带等；

（2）功能：含吸水垫护脐带；

（3）预期用途：新生儿护脐带。

2. 预期用途相同的不同结构，同结构的不同规格型号可划分为同一注册单元；不同功能的〔如含敷芯类以及含脐带夹（圈）的护脐带〕不能放在一个单元。

3. 申报同一注册单元的产品，上市产品应采用同一名称，并用于同一用途，该注册单元中不同型号应具有相同结构及用途。

（五）产品适用的相关标准

表1　相关产品标准

标准编号	标准名称
GB/T 2912.1—2009	《纺织品 甲醛的测定 第1部分：游离和水解的甲醛（水萃取法）》
GB/T 7573—2009	《纺织品 水萃取液 pH 值的测定》
GB/T 16886.1—2011	《医疗器械生物学评价 第1部分：风险管理过程中的评价与试验》
GB/T 16886.5—2017	《医疗器械生物学评价 第5部分：体外细胞毒性试验》
GB/T 16886.7—2015	《医疗器械生物学评价 第7部分：环氧乙烷灭菌残留量》
GB/T 16886.10—2017	《医疗器械生物学评价 第10部分：刺激与皮肤致敏试验》
GB 18278.1—2015	《医疗保健产品灭菌 湿热 第1部分：医疗器械灭菌过程的开发、确认和常规控制要求》
GB 18279.1—2015	《医疗保健产品灭菌 环氧乙烷 第1部分：医疗器械灭菌过程的开发、确认和常规控制的要求》
GB/T 18279.2—2015	《医疗保健产品灭菌 环氧乙烷 第2部分：GB 18279.1 应用指南》
GB 18280.1—2015	《医疗保健产品灭菌 辐射 第1部分：医疗器械灭菌过程的开发、确认和常规控制要求》
GB 18280.2—2015	《医疗保健产品灭菌 辐射 第2部分：建立灭菌剂量》
GB/T 18280.3—2015	《医疗保健产品灭菌 辐射 第3部分：剂量测量指南》
GB 18401—2010	《国家纺织产品基本安全技术规范》
GB/T 19633.1—2015	《最终灭菌医疗器械包装 第1部分：材料、无菌屏障系统和包装系统的要求》
GB/T 19633.2—2015	《最终灭菌医疗器械包装 第2部分：成形、密封和装配过程确认的要求》

行最新版本的国家标准、行业标准。

续表

标准编号	标准名称
GB/T 23315—2009	《粘扣带》
YY/T 0148—2006	《医用胶带 通用要求》
YY/T 0287—2017	《医疗器械 质量管理体系 用于法规的要求》
YY/T 0316—2016	《医疗器械 风险管理对医疗器械的应用》
YY/T 0466.1—2016	《医疗器械 用于医疗器械标签、标记和提供信息的符号 第 1 部分：通用要求》
YY/T 0471.1—2004	《接触性创面敷料试验方法 第 1 部分：液体吸收性》

注：本指导原则中标准适用最新版本，下同。

产品适用及引用标准（见表 1）的审查可以分两步来进行。首先对引用标准的齐全性和适宜性进行审查，也就是在编写产品技术要求时是否引用了与产品相关的国家标准、行业标准，以及引用是否准确。可以通过查阅其提交的研究资料，对是否引用了相关标准，以及所引用的标准是否适宜来进行审查。此时，应注意标准编号、标准名称是否完整规范，年代号是否有效。

其次对引用标准的采纳情况进行审查。即所引用标准中的条款，是否在注册产品标准中进行了实质性的条款引用。这种引用通常采用两种方式，内容繁多的、复杂的可以直接引用标准及条文号，比较简单的也可以直接引述具体要求。

如有新版强制性国家标准、行业标准发布实施，应执

（六）产品的适用范围/预期用途/禁忌症

供新生儿断脐部位保护。
禁忌症：暂无。

（七）产品的主要风险及研究要求

护脐带的风险分析报告应符合 YY/T 0316—2016《医疗器械 风险管理对医疗器械的应用》的有关要求。

1. 审查要点

（1）与产品安全性有关特征的判定是否准确（依据 YY/T 0316—2016 附录 C）；

（2）危害分析是否全面（依据 YY/T 0316—2016 附录 E）；

（3）风险可接收准则，降低风险的措施及采取措施后风险的可接收程度，是否有新的风险产生。

2. 产品风险分析

护脐带的风险主要存在于产品设计、生产、使用环节（见表 2）。根据 YY/T 0316—2016 的附录 E 分析护脐带的危害主要有：

（1）生物学危害：生物污染、环境污染、生物相容性；

（2）与产品使用相关的危害：不适当的标签、不适当的说明书、说明书上注意事项不全、由不熟练或未经训练的人员使用，对一次性使用产品再次使用的危害性警告不适当；

（3）由于功能失效引起的危害：预期用途特征的不适当、不适当的产品包装（产品污染和/或变性）、失去产品的完整性。

表 2　产品主要危害

危害类型	可能产生的危害	形成因素	控制措施
生物学危害和化学危害	生物污染	产品没有灭菌或灭菌没有达到标准	严格控制灭菌工艺
	环境污染	生产环境污染产品，如包装破损、外来的纤维、粉尘、细菌、其他杂质等	严格控制生产环境及包装工艺
	生物相容性	采用了不合格原辅材料；生产引入了外来物质、工艺物质没有被有效去除；灭菌剂残留于高吸附的敷料中	产品设计开发过程筛选合格原材料，原材料入厂检验；严格控制生产过程和工艺用水；严格控制灭菌工艺
	化学危害	原料中甲醛等残留的危害	采购合格材料，产品标准制定相应指标
与产品使用相关的危害	不适当的标签	外部标记不全面、标记不正确或不能够清楚易认	标记印刷清晰正确；标记内容按相关要求标记全面
	不适当的说明书 说明书上的注意事项不全	没有操作说明书或内容不全；如缺少详细的使用方法、缺少必要的警告说明；使用前未检查产品灭菌或包装状态	规范说明书
	由不熟练或未经训练的人员使用	使用者未经培训或培训不足，不能正确使用产品；未按规定更换产品	说明书上提示
	对一次性使用产品的很可能再次使用的危害性警告不适当	说明书中未包含只限一次性使用	规范说明书

续表

危害类型	可能产生的危害	形成因素	控制措施
功能失效引起的危害	不适当的预期用途表述	说明书中未能清楚表明产品用途	规范说明书
	不适当的产品包装（产品污染和/或变性）	生产、运输、搬运和储存过程中导致包装破损； 包装封口不严密； 包装材料选择不适当	规范包装
	失去产品的完整性	产品各构件之间缝制或粘合不牢固	严格控制生产工艺、产品检验

3. 研究项目与要求

（1）生物相容性的评价研究

依据 GB/T 16886.1—2011《医疗器械生物学评价 第1部分：风险管理过程中的评价与试验》标准中的方法，对护脐带进行生物相容性评价。

企业可根据《关于印发医疗器械生物学评价和审查指南的通知》（国食药监械〔2007〕345号）进行生物学评价，也可委托有资质的实验室进行生物学试验。

3.1 生物学评价主要对以下内容进行评价：

3.1.1 医疗器械材料的定性与定量的说明或分析

3.1.2 医疗器械/材料与市售产品的等同性比较

3.1.2.1 比较材料和产品的用途是否等同

3.1.2.2 比较两者的生产过程（加工过程、灭菌过程、包装等）是否相同

3.2 生物学试验要求在审查时根据产品情况，考虑产品的使用期限和使用部位，根据 GB/T 16886.1 的要求具体规定产品生物性能要求。

（2）灭菌工艺研究

企业应明确产品的灭菌方式，产品申报注册时应提交确定灭菌方式的相关研究资料。

如产品通过环氧乙烷进行灭菌，应根据 GB 18279.1—2015《医疗保健产品灭菌 环氧乙烷 第1部分：医疗器械灭菌过程的开发、确认和常规控制的要求》、GB/T 18279.2—2015《医疗保健产品灭菌 环氧乙烷 第2部分：GB 18279.1 应用指南》对灭菌工艺进行确认，提交灭菌确认报告。由于本灭菌方法容易出现残留，应当明确残留物信息及采取的处理方法，并提供研究资料。

如产品通过辐照方式进行灭菌，应根据 GB 18280.1—2015《医疗保健产品灭菌 辐射 第1部分：医疗器械灭菌过程的开发、确认和常规控制要求》、GB 18280.2—2015《医疗保健产品灭菌 辐射 第2部分：建立灭菌剂量》、GB/T 18280.3—2015《医疗保健产品灭菌 辐射 第3部分：剂量测量指南》对辐射灭菌工艺加以验证，提交灭菌确认报告。

如产品通过高温湿热蒸汽方式进行灭菌，应通过验证以确定材料的适用性，微生物的种类与数量、蒸汽的性质、灭菌时间等。通过验证结果，对灭菌结果进行确认，并提交灭菌确认报告。

注：考虑到护脐带材质和内包装材料的不同，企业通过验证，可以采用环氧乙烷灭菌等灭菌方式。

（3）产品有效期和包装研究

企业应根据产品灭菌方式对包装物所用材料、包装方法要求，结合 GB 18279、GB 18280 系列标准中对包装的相关要求提交研究资料。并确定包装的无菌完整性和包装材料的物理特性受所经历的时间和环境的影响。

（八）产品技术要求的主要性能指标

本条款给出护脐带需要考虑的主要技术指标，其中部分技术指标给出了定量要求，其他指标企业可参考相应的国家标准、行业标准，根据企业自身产品的技术特点制定相应的要求，但不得低于相关强制性国家标准、行业标准的有关要求。如有不适用条款（包括国家标准、行业标准要求），企业必须在研究资料中说明理由。

1. 外观（由企业制定）

举例：包装完好，产品清洁无污染，缝制牢固，无脱线、跳线现象，标签文字清晰。

2. 尺寸（由企业制定）

建议长度不得小于42cm。

3. 理化性能

3.1 吸水性能：建议吸水后重量应不小于自身重量的5倍。

3.2 脱脂棉纱布

3.2.1 365nm 荧光物

3.2.2 下沉时间

3.2.3 酸碱度

3.3 棉布

3.3.1 甲醛含量≤20 mg/kg

3.3.2 pH 值：4.0～7.5

3.4 水刺法非织造布

断裂强力

3.5 粘扣带

剥离强度

3.6 医用胶贴

3.6.1 持粘性

3.6.2 剥离强度

3.7 如采用环氧乙烷灭菌，环氧乙烷残留量应≤10mg/kg

4. 生物性能

无菌

（九）同一注册单元内注册检验典型性产品确定原则和实例

同一注册单元中的注册检验代表产品是指能够代表本注册单元内其他产品安全性和有效性的产品，是功能最齐全、结构最复杂、规格型号风险最高的产品。注册检验代表产品的确定可以通过比较同一注册单元内所有产品的技术结构、性能指标和预期用途等相应资料，说明其能够在结构组成和功能上代表本注册单元内其他产品的安全性和有效性。不同材质不能互相覆盖。

如含有医用脱脂棉纱布内芯的护脐带与含有水刺法非织造布内芯的护脐带就不能互相覆盖，必须分别检测。但含有医用脱脂棉纱布内芯或含有水刺法非织造布内芯的护脐带能覆盖不带内芯的护脐带产品。

（十）产品生产制造相关要求

1. 生产工艺过程及过程控制点

对护脐带的生产工艺不做强制要求，但企业应明确本企业护脐带产品生产工艺过程，绘制生产工艺流程图，确定生产制造过程的关键工序和特殊工序，制定各工序的关键控制点。

2. 研制、生产场地情况概述

申请人应当对与申报产品有关的研制场地和生产场地情况进行概述，主要包括以下内容：

研制场地：地址、位置、面积、研制环境条件、研制设备、验证设备等。

生产场地：地址、位置、面积、生产环境条件、生产设备、工艺装备、监视和测量装置等。

如申报产品具有多个研制、生产场地，则对每一研制、生产场地的情况均应进行概述。

（十一）产品的临床评价要求

企业应依据《医疗器械临床评价技术指导原则》（国家食品药品监督管理总局通告 2015 年第 14 号）及《医疗器械注册管理办法》（国家食品药品监督管理总局令第 4 号）的要求进行。采用医用脱脂棉纱布、医用脱脂棉或无纺布材料为主要材料制成的护脐带，属于《关于公布新修订免于进行临床试验医疗器械目录的通告》（国家药品监督管理局通告 2018 年第 94 号）内的产品。其他材质的产品需进行临床试验或者通过同类产品临床数据进行临床评估。

（十二）产品的不良事件历史记录

暂未见相关报道。

（十三）产品说明书和标签要求

1. 护脐带说明书、标签应符合《医疗器械说明书和标签管理规定》（国家食品药品监督管理总局令第 6 号）及相关标准的要求。

2. 护脐带说明书应当包括以下内容：
（1）产品名称、型号、规格；
（2）注册人或者备案人的名称、住所、联系方式及售后服务单位，进口医疗器械还应当载明代理人的名称、住所及联系方式；
（3）生产企业的名称、住所、生产地址、联系方式及生产许可证编号或者生产备案凭证编号，委托生产的还应当标注受托企业的名称、住所、生产地址、生产许可证编号或者生产备案凭证编号；
（4）医疗器械注册证编号或者备案凭证编号；
（5）产品技术要求的编号；
（6）产品性能、主要结构组成或者成分、适用范围；
（7）禁忌症、注意事项、警示以及提示的内容；
（8）安装和使用说明或者图示，由消费者个人自行使用的医疗器械还应当具有安全使用的特别说明；
（9）产品维护和保养方法，特殊储存、运输条件、方法；
（10）生产日期，使用期限或者失效日期；
（11）配件清单，包括配件、附属品、损耗品更换周期以及更换方法的说明等；
（12）医疗器械标签所用的图形、符号、缩写等内容的解释；
（13）说明书的编制或者修订日期；
（14）其他应当标注的内容。

3. 标签

护脐带的标签还应符合 YY/T 0466.1—2016《医疗器械 用于医疗器械标签、标记和提供信息的符号 第 1 部分：通用要求》，一般应当包括以下内容：
（1）产品名称、型号、规格；
（2）注册人或者备案人的名称、住所、联系方式，进口医疗器械还应当载明代理人的名称、住所及联系方式；
（3）医疗器械注册证编号或者备案凭证编号；
（4）生产企业的名称、住所、生产地址、联系方式及生产许可证编号或者生产备案凭证编号，委托生产的还应当标注受托企业的名称、住所、生产地址、生产许可证编号或者生产备案凭证编号；
（5）生产日期，使用期限或者失效日期；
（6）电源连接条件、输入功率；
（7）根据产品特性应当标注的图形、符号以及其他相关内容；
（8）必要的警示、注意事项；
（9）特殊储存、操作条件或者说明；
（10）使用中对环境有破坏或者负面影响的医疗器械，其标签应当包含警示标志或者中文警示说明；
（11）带放射或者辐射的医疗器械，其标签应当包含警示标志或者中文警示说明。

医疗器械标签因位置或者大小受限而无法全部标明上述内容的，至少应当标注产品名称、型号、规格、生产日期和使用期限或者失效日期，并在标签中明确"其他内容详见说明书"。

三、审查关注点

（一）应根据《医疗器械安全有效基本要求清单》要求，说明各项适用要求所采用的方法，以及证明其符合性的文件。对于《医疗器械安全有效基本要求清单》中不适用的各项要求，应当说明其理由。

对于包含在产品注册申报资料中的文件，应当说明其在申报资料中的具体位置；对于未包含在产品注册申报资料中的文件，应当注明该证据文件名称及其在质量管理体系文件中的编号备查。

（二）护脐带产品技术要求编写的规范性，引用标准的适用性、准确性、技术要求的齐全性。

（三）研究资料应重点关注企业产品原辅料入厂检验、灭菌工艺，必要时提交《灭菌工艺验证报告》和《灭菌确认报告》。

（四）产品风险分析资料要审查产品的主要风险是否已经列举，控制措施是否有效，风险是否降到可接受的程度之内。

（五）产品注册检验报告的完整性，应检项目不得缺项，检验结论及意见等。

（六）产品预期用途，从医疗器械注册申请表、综述资料、研究资料、产品使用说明书等方面叙述的是否一致。

（七）临床评价资料

重点审查是否符合《医疗器械临床评价技术指导原则》的要求。

四、编写单位

江西省食品药品监督管理局

60 气管插管产品注册技术审评指导原则

（气管插管产品注册技术审查指导原则）

本指导原则旨在指导和规范气管插管产品的技术审评工作，帮助审评人员理解和掌握该类产品原理/机理、结构、性能、预期用途等内容，把握技术审评工作基本要求和尺度，对产品安全性、有效性作出系统评价。

本指导原则所确定的核心内容是在目前的科技认识水平和现有产品技术基础上形成的，因此，审评人员应注意其适宜性，密切关注适用标准及相关技术的最新进展，考虑产品的更新和变化。

本指导原则不作为法规强制执行，不包括行政审批要求。但是，审评人员需密切关注相关法规的变化，以确认申报产品是否符合法规要求。

一、适用范围

本指导原则的适用范围为《医疗器械分类目录》中第二类气管插管产品，类代号现为 6866。

二、技术审查要点

（一）产品名称的要求

气管插管产品的命名应采用《医疗器械分类目录》或国家标准、行业标准上的通用名称，或以产品结构和应用范围为依据命名。产品名称中可带有表示材质的描述性词语，如"PVC"等，还可以根据产品结构，带有"有囊"、"无囊"等字样。

（二）产品的结构和组成

产品所用材料有硅橡胶、PVC（聚氯乙烯）等，典型产品外形结构见图 1（有囊常用型气管插管）。无套囊型产品由管体和连接接头组成，供临时性抢救使用，使用时间短，无法固定。有套囊型产品由管体、接头、套囊、充气管、指示气囊和单向阀组成。可以通过单向阀将套囊充起，套囊以一定压力与气管管壁卡紧，从而起到固定的目的。观察指示气囊，可以判定套囊内的压力并及时调整。

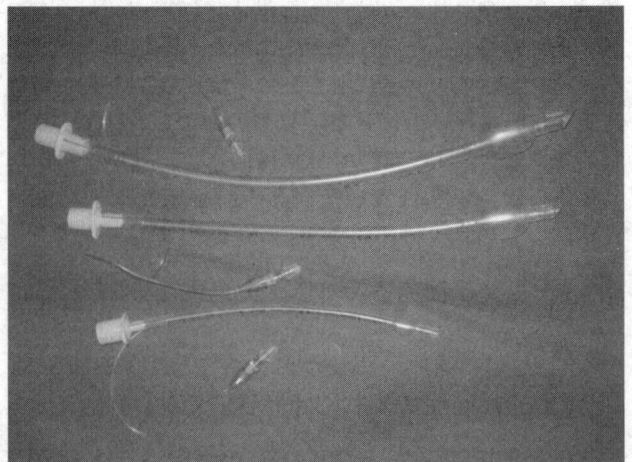

图 1 有囊常用型气管插管

（三）产品的工作原理

本产品工作原理与作用机理基本相同，在作用机理中描述。

（四）产品的作用机理

有囊常用型气管插管产品主要用于不能自主呼吸病人或手术中需要呼吸麻醉的病人。经鼻腔和/或口腔将气管插管插入至规定深度，插入位置可通过插管上的 X 线可探测组件在 X 线机的照射下确定。气管插管用注射器通过充气腔向套囊内注入一定体积的气体，套囊充起后，除了起固定作用外，还使插管外壁与气管壁之间形成密封。注射器拔下后，通过一个单向阀关闭阀门防止球囊气体外泄，医生可通过指示球囊的瘪下或鼓起的状态来监视气囊是否处在正常工作状态。拔管前，先对球囊放气，然后拔管。人体的生理结构决定了经鼻插管比经口插管要相应长一些。

（五）产品适用的相关标准

表 1　相关产品标准

GB/T 191—2008	《包装储运图示标志》
GB/T 1962.1—2001	《注射器、注射针及其他医疗器械用 6%（鲁尔）圆锥接头 第 1 部分：通用要求》
GB/T 2828.1—2003	《计数抽样检验程序 第 1 部分：按接受质量限（AQL）检索的逐批检验抽样计划》
GB/T 14233.1—1998	《医用输液、输血、注射器具检验方法 第 1 部分：化学分析方法》
GB/T 14233.2—2005	《医用输液、输血、注射器具检验方法 第 2 部分：生物学试验方法》
GB/T 16886.1—2001	《医疗器械生物学评价 第 1 部分：评价与试验》
GB/T 16886.3—2008	《医疗器械生物学评价 第 3 部分：遗传毒性、致癌性和生殖毒性试验》
GB/T 16886.5—2003	《医疗器械生物学评价 第 5 部分：体外细胞毒性试验》
GB/T 16886.6—1997	《医疗器械生物学评价 第 6 部分：植入后局部反应试验》
GB/T 16886.10—2005	《医疗器械生物学评价 第 10 部分：刺激与迟发型超敏反应试验
GB/T 16886.11—1997	《医疗器械生物学评价 第 11 部分：全身毒性试验》
YY/T 0313—1998	《医用高分子制品包装、标志、运输和贮存》
YY 0337.1—2002	《气管插管 第 1 部分：常用型插管及接头》
YY 0466—2003	《医疗器械 用于医疗器械标签、标记和提供信息的符号》
YY 1040.1—2003	《麻醉和呼吸设备 圆锥接头 第 1 部分：锥头与锥套》

上述标准（见表 1）包括了注册产品标准中经常涉及到的标准。有的企业还会根据产品的特点引用一些行业外的标准和一些较为特殊的标准。

产品适用及引用标准的审查可以分两步来进行。首先对引用标准的齐全性和适宜性进行审查，也就是在编写注册产品标准时与产品相关的国家、行业标准是否进行了引用，以及引用是否准确。可以通过对注册产品标准中"规范性引用文件"是否引用了相关标准，以及所引用的标准是否适宜来进行审查。此时，应注意标准编号、标准名称是否完整规范，年代号是否有效。

其次对引用标准的采纳情况进行审查。即，所引用的标准中的条款要求，是否在注册产品标准中进行了实质性的条款引用。这种引用通常采用两种方式，文字表述繁多内容复杂的可以直接引用标准及条文号，比较简单的也可以直接引述具体要求。

注意"规范性应用文件"和编制说明的区别，通常不宜直接引用或全面引用的标准不纳入规范性引用文件，而仅仅以参考文件在编制说明中出现。

如有新版强制性国家标准、行业标准发布实施，产品性能指标等要求应执行最新版本的国家标准、行业标准。

（六）产品的预期用途

气管插管通过病人的口腔或鼻腔插至气管，做麻醉、输氧时的通气管道。病人通过它与外部的过滤器、热湿交换器、呼吸管道、麻醉呼吸机连接，形成一个完整的维持病人呼吸的系统。

（七）产品的主要风险

1. 风险分析方法

（1）在对风险的判定及分析中，要考虑合理的可预见的情况，它们包括：正常使用条件下；非正常使用条件下。

（2）风险判定及分析应包括：对于患者的危害；对于操作者的危害；对于环境的危害。

（3）风险形成的初始原因应包括：人为因素包括不合理的操作；产品结构的危害；原材料危害；综合危害；环境条件。

（4）风险判定及分析考虑的问题包括：产品原材料生物学危害；产品质量是否会导致使用中出现不正常结果；操作信息，包括警示性语言、注意事项以及使用方法的准确性；留置使用可能存在的危害等。

2. 风险分析清单

气管插管产品的风险管理报告应符合 YY/T 0316—2003《医疗器械 风险管理对医疗器械的应用》的有关要求，审查要点包括：

（1）产品定性定量分析是否准确（依据 YY/T 0316—2003 附录 A）。

（2）危害分析是否全面（依据 YY/T 0316—2003 附录 D）。

（3）风险可接收准则，降低风险的措施及采取措施后风险的可接收程度，是否有新的风险产生。

根据 YY/T 0316—2003《医疗器械 风险管理对医疗器械的应用》附录 D 对"气管插管"已知或可预见的风险进行判定，产品在进行风险分析时至少应包括以下的主要危害，企业还应根据自身产品特点确定其他危害（见表 2）。针对产品的各项风险，企业应采取应对措施，确保风险降到可接受的程度。

表 2　产品主要危害

危害的分类		危害的形成因素	可能的后果
生物学危害	生物污染	生产环境控制不好 灭菌操作不严格 包装破损 使用时操作不正规	产品带菌，引起患者气道或者肺部感染
	生物不相容性	残留物过多	PVC：氯乙烷超标、增塑剂量过大，产生毒性或刺激 硅橡胶：硫化剂分解不完全，紫外吸光超标，可能产生刺激
	不正确的配方 （化学成分）	未按照工艺要求配料 添加剂或助剂使用比例不正确	有可能引起小分子物质残留量过大，造成毒性危害
	毒性	不正确的配方 加工工艺控制不严格 后处理工艺控制不严格	生物相容性不符合要求
	再感染和/或交叉感染	使用不当、标识不清	引起感染、交叉感染
环境危害	储存或运行偏离预订的环境条件	储运条件（如温度、湿度）不符合要求	产品老化 无菌有效期缩短
	意外的机械破坏	储运、使用过程中发生意外的机械性破坏	产品使用性能无法得到保证
	由于废物和（或）医疗器械处置的污染	使用后的产品没有按照要求集中销毁	造成环境污染或者细菌的交叉感染
与医疗器械使用有关的危害	不适当的标记	标记不清晰、错误、没有按照要求进行标记	错误使用 储存错误 产品辨别错误
	不适当的操作说明，如： （1）和医疗器械一起使用的附件规范不适当 （2）预先检查规范不适当 （3）操作说明书过于复杂 （4）服务和维修规范不适当	包装破损无法识别 操作要点不突出	无法保证使用安全性 导致操作失误
	由不熟练/未经培训的人员使用	插管操作不规范、不熟练、操作失误 因食道狭窄造成的困难气管插管 拔管操作不规范	造成气道粘膜摩擦性损伤 气管插管误插入食管，导致胃内容物吸入、高碳酸血症和死亡 插管时间过长，造成咽喉部水肿、出血 加重通气困难，导致严重缺氧和高碳酸钾血症，致使插管失败 出现喉头水肿或痉挛以及声门水肿
	合理可预见的误用	规格型号选用错误	导致无法达到满意的通气效果
	对副作用的警告不充分	对操作人员警示不足	重复使用 二次灭菌 使用者出现过敏、刺激反应
	对一次性使用医疗器械很可能再次使用的危害警告不适当	造成重复使用	交叉感染 气囊破裂

续表

危害的分类	危害的形成因素		可能的后果
不适当不合适或过于复杂的使用者接口	违反或缩减说明书、程序等	操作方法、注意事项、储存方法、警示事项等表述不清	插管失败、重复使用引起感染、没有集中销毁造成环境危害等
功能性失效、维修和老化引起的危害	对医疗器械寿命终止缺少适当的决定	没有标识产品有效期	超出有效期的产品被使用，造成细菌感染或因材料老化而导致产品性能不符合要求
	不适当的包装（医疗器械的污染和/或变质）	没有进行包装确认	不能确保产品无菌，从而导致出现细菌感染
	再次使用和/或不适当的再次使用	产品标识没有明确	出现细菌感染、交叉感染以及粘膜损伤等现象

（八）产品的主要技术指标

本条款给出有囊常用型气管插管需要考虑的产品基本技术性能指标，但并未给出定量要求，企业可参考相应的国家标准、行业标准，根据企业自身产品的技术特点制定相应的标准。以下如有不适用条款（包括国家标准、行业标准要求），企业在标准的编制说明中必须说明理由。

1. 物理、尺寸和包装、标识的要求

执行相应行业标准的规定。

2. 化学性能

根据不同材料特性，由企业决定是否对化学性能提出要求。用环氧乙烷灭菌的产品应规定环氧乙烷残留量的要求。

3. 生物性能

至少应进行无菌（若以无菌形式提供）、细胞毒性、粘膜刺激、致敏的生物学评价。

4. X 显影线（若有）。

（九）产品的检测要求

产品的检测包括出厂检验和型式检验。

出厂检验至少包括环氧乙烷残留量（若采用环氧乙烷灭菌）、无菌（若以无菌形式提供）的检验。

型式检验报告是证实生产过程有效性的文件之一。型式检验由有资质的检验机构进行。型式检验时，若标准中无特殊规定，按相应的标准要求进行，应全部合格。

（十）产品的临床要求

临床试验机构应为国家食品药品监督管理局认定公布的临床试验基地。临床试验应按照《医疗器械临床试验规定》及《医疗器械注册管理办法》附件 12 的要求进行，同时应注意以下要求：

1. 确保受试人群具有代表性，充分考虑成人、小儿的差别。

2. 明确产品种类、规格、插管的径路（经口、经鼻等）、用途。

3. 临床试验例数为受试者人数，而不是使用产品的数量。

4. 试验持续时间应根据受试者的状况和产品预期用途以及统计学的要求确定，例如：受试者的需要应用气管插管的时间、产品允许留置人体的时间等。

5. 临床对照一般采取随机同期对照的方式，即受试者随机分配至试验组和对照组，同期进行临床试验，最后将结果进行比较。应明确对照产品注册证号、生产厂家等信息。

6. 应明确进行临床研究的科室、临床负责人、参与者等信息。

7. 若提交同类产品临床试验资料或临床文献资料的医疗器械，则应满足：

（1）如果提交其他企业已上市的同类产品临床试验报告或临床文献资料，则应提供详细的对比说明，包括产品基本原理、结构组成、材料、主要技术性能指标、适用范围、禁忌症等方面的比对；

（2）如果两种产品的材料不一致，如硅橡胶、PVC 等，则应提供材料安全性等同的证明文件；

（3）临床文献资料是指"两篇省级以上核心医学刊物公开发表的能够充分说明产品预期临床使用效果的学术论文、专著以及文献综述"。

8. 对临床试验中如何正确使用产品，产品制造商应提供必要的培训。

（十一）产品的不良事件历史记录

暂未见相关报道。

（十二）产品说明书、标签和包装标识

产品说明书、标签和包装标识的编写要求应符合《医疗器械说明书、标签和包装标识管理规定》和《医疗器械用于医疗器械标签、标记和提供信息的符号》（YY 0466—2003）的要求。同时应注意以下要求：

1. 根据临床试验资料、专家审评意见等有关技术文件，明确产品的适用人群（成人、小儿等）；

2. 对产品可应用的途径，包括经口途径、经鼻途径等进行说明；

3. 对产品允许留置人体的时间进行说明；

4. 对应用长时间留置产品的患者如何监护进行说明；

5. 应提示对产品材料过敏者禁用；

6. 应提示喉部水肿、气道急性炎症及咽喉部脓肿患者慎用；

7. 应提示胸主动脉瘤压迫气管、严重出血体质的患者慎用；

8. 应提示一次性使用（若是），用后销毁，包装如有破损，严禁使用；

9. 应提示灭菌方式（若以无菌形式提供）。

（十三）注册单元划分的原则和实例

1. 医疗器械产品的注册单元以技术结构、性能指标和预期用途为划分依据。

2. 注册单元划分是以品种相同与否进行划分，同品种的不同技术结构，同品种的不同型号为一注册单元。

3. 申报同一注册单元的产品，上市产品应采用同一名称，并用于同一用途。

例：有囊常用型双腔气管插管

经过审查申报材料知：1. 产品材料为 PVC；2. 产品用途是对不能自主呼吸的患者提供呼吸通道；3. 结构为有囊、双腔。

则由以上信息可知该产品为"呼吸麻醉或通气用气管插管"，属于 6866 医用高分子材料及制品。

（十四）同一注册单元中典型产品的确定原则和实例

1. 同一注册单元中的典型产品是指能够代表本注册单元内其他产品安全性和有效性的产品。其功能最齐全、结构最复杂、风险最高。

2. 典型产品的确定可以通过比较同一注册单元内所有产品的技术结构、性能指标和预期用途等相应资料，说明其能够代表本注册单元内其他产品的安全性和有效性。

例：现有两种气管插管：有囊常用型双腔气管插管和无囊常用型气管插管，如果通过申报资料知两种类型产品预期用途一致，生物、化学指标一致，而前者的物理等性能指标涵盖后者的指标，能够代表两种产品的安全性、有效性。则由此可以确定有囊常用型双腔气管插管为这两种产品的典型产品。

气管插管产品注册技术审查指导原则编制说明

一、指导原则编写的原则

（一）本指导原则编写的目的是用于指导和规范第二类气管插管产品注册申报过程中审查人员对注册材料的技术审评。

（二）本指导原则旨在让初次接触该类产品的注册审查人员对产品机理、结构、主要性能、预期用途等各个方面有个基本了解，同时让技术审查人员在产品注册技术审评时把握基本的尺度，对产品安全性、有效性作出系统评价。

二、指导原则编写的依据

（一）《医疗器械监督管理条例》；

（二）《医疗器械注册管理办法》（局令第 16 号）；

（三）《医疗器械临床试验规定》（局令第 5 号）；

（四）《医疗器械说明书、标签和包装标识管理规定》（局令第 10 号）；

（五）《医疗器械标准管理办法》（局令第 31 号）；

（六）关于印发《境内第一类医疗器械注册审批操作规范（试行）》和《境内第二类医疗器械注册审批操作规范（试行）》的通知（国食药监械 [2005] 73 号）；

（七）国家食品药品监督管理局发布的其他规范性文件。

三、指导原则中部分具体内容的编写考虑

（一）产品的主要技术指标及工作原理的制定征求了全国医用输液器具和医疗器械生物学评价标准化技术委员会的意见。本内容主要依据行业标准 YY 0337.1—2002《气管插管 第 1 部分：常用型插管及接头》，应按照最新版本标准的要求执行。

（二）产品应适用的相关标准中给出了现行的国家标准、行业标准（包括产品标准、基础标准）。

（三）产品的预期用途综合了已批准上市产品的核准范围及临床专家的意见。

（四）产品的主要风险参照 YY/T 0316—2003 中附录 D 进行。

（五）产品的不良事件历史记录主要从山东省药品不良反应监测中心数据库中查找。

四、其他产品

2002 年版《医疗器械分类目录》6866 医用高分子材料及制品中的其他呼吸麻醉或通气用气管插管产品可参照本指导原则。

五、指导原则编写人员

本指导原则的编写成员由山东省食品药品监督管理局医疗器械产品注册技术审评人员、行政审批人员、国家食品药品监督管理局济南医疗器械质量监督检验中心专家、专业厂家代表、临床专家共同组成，以充分利用各方面的信息和资源，综合考虑指导原则中各个方面的内容，尽量保证指导原则正确、全面、实用。

眼科器械

61 接触镜护理产品注册技术审评指导原则

（接触镜护理产品注册技术审查指导原则）

一、前言

接触镜护理产品用于对接触镜进行科学的护理与保养，以维持接触镜功能，并保障使用者安全、舒适与顺利配戴。

本指导原则系对接触镜护理产品的一般要求，申请人/生产企业应依据具体产品的特性对注册申报资料的内容进行充实和细化，并依据具体产品的特性确定其中的具体内容是否适用。

本指导原则是对申请人/生产企业和审查人员的指导性文件，但不包括注册审批所涉及的行政事项，亦不作为法规强制执行，如果有能够满足相关法规要求的其他方法，需要提供详细的研究资料和验证资料。应在遵循相关法规的前提下使用本指导原则。

本指导原则是在现行法规和标准体系以及当前认知水平下制定的，随着法规和标准的不断完善，以及科学技术的不断发展，本指导原则相关内容也将进行调整。

二、适用范围

本指导原则适用于指导接触镜护理产品注册申报资料的准备，同时也为食品药品监管部门对申报资料的审评提供技术参考。

本指导原则是针对接触镜片的护理产品，适用于各类具有接触镜的清洁、消毒、冲洗、浸泡、保存、润滑等之一或以上作用的护理产品。目前主要包括了专用于接触镜护理的生理盐水、清洁剂、接触镜化学消毒产品、多功能液、配戴接触镜中应用的润滑液。

三、注册申报资料要求

（一）产品的技术资料（适用于首次注册）

技术报告是申报资料的基础，通过技术报告可以详细迅速地了解产品概况，包括产品的研发思路、生产过程、各项性能指标的确定依据等重要内容，为产品设计的合理性、产品安全性提供初步判断的依据。接触镜护理产品申请人/生产企业对研发接触镜的便捷护理程序应慎重考虑。

接触镜护理产品的技术报告应该包括法规对技术报告的通用要求内容，重点关注产品活性成分，但是在评估产品活性成分的同时，还应该评估产品的非活性成分（例如：缓冲液）带来的影响。评估因素包括：接触镜护理产品与镜片的相容性、生物相容性、主要有效成分（其中表面活性剂浓度可由临界胶束浓度替代）、抗微生物活性、防腐有

效性、无菌性、pH 值、溶液渗透压等。在此基础上重点体现如下信息并提供相关支持信息描述的技术资料：

1. 基本信息

（1）护理产品的名称、规格（体积或重量）及型号的描述。

（2）各护理产品的用途，其适用的接触镜材料类型（具体参照国家标准）的描述。

（3）护理产品使用方法的描述。对每种护理产品的使用步骤应有详细的描述。

（4）国内外同类产品动态分析：提供申报产品与类似产品的组分对比数据。

2. 明确产品的配方、各组分对应功能。提供产品原材料的信息（如材料来源、质量控制标准等）。申请人/生产企业应提交相关资料以说明各组分的安全性、有效性，如组分特征数据和/或用于临床试验产品批次的有关分析结果，材料安全性数据表等。如果组成成分符合中华人民共和国药典，或医疗器械国家标准和行业标准的规定，应有相应说明。如果组成成分包含药物成分或动物源性的原材料应参照相应指导原则提交资料。

3. 对制造过程进行相应描述，包括流程图。介绍产品生产过程，包括各种加工工艺（注明关键工艺及参数），提供产品生产过程的确定依据以及涉及到的研究性资料、文献资料。

4. 描述产品采用的包装容器材料和规格，是否采取了合理的保护措施，防止使用中的污染。采用的产品包装容器材料应通过毒理学评价试验，提供其质量控制标准及选择包装容器材料的安全性证明资料。

5. 无菌：对以无菌方式提供的接触镜护理产品，申请人/生产企业需要对用于保证产品无菌的质量保证体系和灭菌方法进行描述并提供相应验证资料。如果灭菌过程使用了环氧乙烷（EO），必须提供产品或产品包装的 EO 最大残留量的验证资料。

6. 微生物限度检验：对以非无菌方式提供的接触镜护理产品，申请人/生产企业需要提供微生物限度检查数据，以保证产品符合 YY 0719.2《眼科光学 接触镜护理产品 第2 部分：基本要求》中微生物的要求。

7. 对有消毒功能的护理产品，应提供抗微生物活性的技术资料。

8. 防腐有效性：含有防腐剂的护理产品，申请人/生产企业必须提供产品在有效期内的防腐有效性的验证资料。

9. 开封产品抛弃日期：含有防腐剂的护理产品，申请人/生产企业必须提供产品开封抛弃日期的验证资料。

10. 提供产品有效期（稳定性）验证数据：申请人/生产企业在申报产品注册时需要提供产品有效期的验证报告（包括：涉及产品性能稳定与无菌持续状态的保证期限）及内包装材料信息。

11. 在推荐护理方案下的溶液与接触镜镜片相容性：镜片的类型可表明产品的特定用途，对不同类型的镜片与护理液的相容性需要进行评估。

12. 防腐剂的吸收/释放：如果接触镜用护理液中含有防腐剂，需要提供防腐剂吸收/释放的技术资料。尤其在产品含有在护理产品中未使用过的防腐剂时，申请人/生产企业需要评估非活性成分（例如缓冲剂等）对防腐剂吸收/释放的影响。

13. 提供产品生物学评价资料。

（二）产品的风险管理资料

根据 YY/T 0316《医疗器械 风险管理对医疗器械的应用》，对接触镜护理产品的原材料、生产加工过程、产品包装、灭菌、运输、贮存、使用等产品寿命周期的各个环节，从能量危害（若涉及）、生物学危害、环境危害、有关使用的危害、由功能失效和维护及产品老化引起的危害等方面，进行风险分析，详述所采取的风险控制措施。

（三）注册产品标准

根据《医疗器械标准管理办法》（试行）的要求，注册产品标准应符合国家标准、行业标准和有关法律、法规的要求。在此基础上，生产企业应根据产品的特点，参照《无源植入性医疗器械产品注册申报资料指导原则》相关要求制定保证产品安全有效、质量可控的技术要求。注册产品标准中技术要求及试验方法均应经过相应验证。

（四）产品的注册检测

一般情况下根据产品的稳定性（可参考 YY 0117.6《眼科光学 接触镜护理产品 第 6 部分：有效期测定指南》），选择风险最大的产品规格（可不局限于一种规格）进行注册检测，如同一产品不同规格的有效期不同，则应分别送检。

（五）产品的临床试验资料

对于按照《医疗器械注册管理办法》规定需要在国内进行临床试验的注册申报项目，临床试验应符合国家食品药品监督管理局颁布的《医疗器械临床试验规定》及其他相关法律、法规的规定，同时参考本指导原则制定临床试验方案并实施。

接触镜护理产品的临床资料应评价和确认接触镜护理产品的临床安全性、有效性；研究接触镜护理产品对所适用类型接触镜镜片是否达到安全有效的护理和保养，护理产品与镜片的相容性以及对眼部产生的影响；针对接触镜护理产品新开发的功能进行临床试验观察。

1. 适用范围

适用于接触镜的清洁、消毒、冲洗、浸泡、保存等。

适用的接触镜种类及护理产品功能应根据具体申报产品特点进行明确规定。

2. 临床试验方案

临床试验方案设计中应重点考虑以下方面：

（1）设置合理对照组

目前凡在我国申请上市、按法规需要进行临床试验的接触镜护理产品，进行临床试验时均应设立对照组，对照产品应是我国已经批准上市的同类产品，对照组与试验组的适用镜片应相同。对于临床上无同类产品的创新型产品，应采用临床常规的镜片护理产品及方法作为对照。

（2）临床试验病例数（样本量）评价

接触镜护理产品的有效性、安全性的评估均应采用临床上通用的评价标准。临床试验持续时间须不少于 3 个月，每个评价病例应该是完整的双眼数据，临床试验最终完成总样本量不少于 120 例，按 1∶1 设置对照，试验组不少于 60 例。根据现行《医疗器械临床试验规定》，临床试验应当在两家以上（含两家）医疗机构进行。

3. 试验组和对照组需采用统一的入选标准和排除标准，其标准的具体内容由临床试验负责单位具体讨论决定。

4. 临床试验观察项目及常规疗效评价指标

（1）屈光状态：裸眼视力、最佳矫正视力、屈光度。其中视力可利用我国标准对数视力表检查志愿者的裸眼及各种矫正远视力、近视力并进行记录（小数或对数）。应提供受试者戴镜前、后的屈光度变化（球镜度及柱镜度）。

（2）眼部情况：在临床试验期间要求定期随访观察眼部的变化，包括：泪液膜、结膜、角膜、前房、晶状体、眼底、眼压等，在试验期间需严密监控并记录临床并发症的发生，随访次数由试验负责单位设计确定，原则上不能少于三次。

（3）接触镜配适状态：初次配戴及定期随访中需观察镜片在眼表的位置（中心定位）、松紧度、活动度、荧光染色（硬性透气性接触镜适用），并评价与记录其等级。

（4）测试护理液和镜片：定期随访中观察镜片的污损情况，观察镜片有无沉淀、变形、变色、锈斑、划痕、破损等，护理液有无混浊、杂质、沉淀等。

（5）安全性评价

① 受试者的眼部不良反应。

② 医生诊断的眼部并发症。

③ 镜片的异常改变。

目前接触镜护理产品的临床常规疗效评价指标可参见附录Ⅰ和附录Ⅱ。

5. 随访时间点及方法

分别于使用后 1 周、1 个月、3 个月进行随访（结合试验具体情况可设定更为频繁的观察时间），在随访中对接触镜护理产品的有效性、安全性、舒适性等方面进行评估（随访内容可参见附录Ⅲ）。

6. 临床试验报告

（1）临床试验报告内容应与临床试验方案内容保持一致，尤其注意明确以下内容：试验产品的产品名称、规格型号及所对应的试验病种和各个病种的病例数；试验产品的临床适用范围/适应症、禁忌症与注意事项。

（2）临床试验报告中应明确失访例数及失访原因。

（3）临床试验报告中需报告所有不良事件和不良反应发生的时间、发生的原因、结果及与试验用品的关系。对于所采取的措施及受试者的愈后需予以明确记录说明。

（4）临床试验报告中应明确临床试验结论。

必要时要随临床报告同时提交用于统计分析的数据库。

（六）产品质量跟踪报告（适用于重新注册）

1. 为全面了解已注册产品临床使用情况，申请人/生产企业应在质量跟踪报告中提供已注册产品市场销售情况，包括产品销售量；如果产品型号间差异较大时，应提供不同型号产品销售情况。

2. 根据产品临床适用范围/适应症，详述产品上市后临床随访情况。

3. 详述产品上市后所有不良事件、投诉发生情况，对不良事件、投诉原因分析与处理情况。

4. 为了对重新注册产品的安全性和有效性做出科学合理的评价，申请人/生产企业应详细说明此次申请重新注册产品与原注册产品相比的任何变化情况。可能涉及但不限于以下几个方面：

（1）材料及材料供应商。

（2）加工工艺。

（3）产品配方。

（4）适用范围/适应症。

（5）包装材料。

（6）灭菌方式。

（7）使用方法。

若存在任何一种涉及产品技术性的变化，则申请人/生产企业需要提交该变化是否会带来新风险的详细论证资料。

（七）产品说明书、标签和包装标识

根据《医疗器械说明书、标签和包装标识管理规定》的要求提供产品说明书，此外还应注意以下内容：

1. 包装

应符合 GB 19192《隐形眼镜护理液卫生要求》第 7 款和 YY 0719.2《眼科光学 接触镜护理产品 第 2 部分：基本要求》第 14 款的要求，包装应具完整性和密封性。

2. 说明书和标签

从所有接触镜配戴者的切身利益出发，为了更好地促使配戴者按规范程序进行安全护理，保证眼部健康卫生，接触镜护理产品的使用说明书/标签应突出强调接触镜护理的重要性，为接触镜的正确护理提供具体指导。

（1）标签和说明书

应符合 GB 19192《隐形眼镜护理液卫生要求》第 7 款要求和 YY 0719.2《眼科光学 接触镜护理产品 第 2 部分：基本要求》第 16 款的要求。

（2）说明书中应告知配戴者，由专业眼科医师和专业技术人员确定配戴者是否适宜验配接触镜并使用相应护理产品。同时应明确告知配戴者一旦出现眼部不适情况，应立即停止使用并及时就诊。

（3）告知验者验配前需认真询问病史，详细进行眼部检查、医学验光，结合每个人的个体情况、生活及工作环境条件，确定接触镜处方及护理产品。验配后详细为配戴者讲解镜片及护理产品的使用方法，镜片清洁护理的原则、方法，指导其摘、戴镜片，并强调戴镜及使用护理产品的注意事项、定期随访的重要性，制定定期复查计划。

（4）考虑到可能存在的污染物问题、使用者不合理使用或易混淆的问题，接触镜多功能护理液的说明书不能标注此类产品为眼内使用溶液或可在接触镜配戴时润滑和/或湿润镜片。

（5）目前，对于接触镜护理产品中的接触镜多功能护理液，不建议申请人/生产企业在说明书中宣传免揉搓功能，而应在说明书中特别增加要认真揉搓镜片的提示，重点强调使用多功能护理液揉搓和冲洗接触镜是一种有效的镜片护理方式，能够明显减少微生物感染的危害。

四、名词解释

1. 接触镜（contact lens）：设计用于配戴眼球前表面的眼科镜片。

2. 临界胶束浓度（critical micelle concentration）：表面活性剂分子在溶剂中络合形成胶束的最低浓度即为临界胶束浓度。

3. 活性成分（active ingredient）：又称有效成分，指能使接触镜护理产品达到预期目的配方中的化学成分（如：抗微生物剂、防腐剂、酶、表面活性剂、保湿剂等）。

五、参考文献

1.《医疗器械监督管理条例》（中华人民共和国国务院令第 276 号）

2.《医疗器械注册管理办法》（国家食品药品监督管理局令第 16 号）

3.《医疗器械临床试验规定》（国家食品药品监督管理局令第 5 号）

4.《医疗器械说明书、标签和包装标识管理规定》（国家食品药品监督管理局令第 10 号）

5. YY/T 0316—2003《医疗器械 风险管理对医疗器械的应用》

6. FDA, Guidance Document for contact lens care products, 2006.11

7. ISO 11980：1997 Ophthalmic optics — Contact lenses and contact lens care products— Guidance for clinical investigations

8. YY 0719.1—2009《眼科光学 接触镜护理产品 第 1 部分：术语》

9. YY 0719.2—2009《眼科光学 接触镜护理产品 第 2

部分：基本要求》

10. YY 0719.3—2009《眼科光学 接触镜护理产品 第 3 部分：微生物要求和试验方法及接触镜护理系统》

11. YY 0719.4—2009《眼科光学 接触镜护理产品 第 4 部分：抗微生物防腐有效性试验及测定抛弃日期指南》

12. YY 0719.5—2009《眼科光学 接触镜护理产品 第 5 部分：接触镜和接触镜护理产品物理相容性的测定》

13. YY 0719.6—2009《眼科光学 接触镜护理产品 第 6 部分：有效期测定指南》

14. YY 0719.7—2009《眼科光学 接触镜护理产品 第 7 部分：生物学评价试验方法》

附录 I　接触镜护理产品临床试验眼部观察指标

一、结膜观察

（一）睫状充血

可按下列分级

0 级　正常　无充血

1 级　轻度　轻度睫状充血（角膜周边轻度整体充血）

2 级　中度　明显睫状充血（明显的局限性充血）

3 级　重度　严重的睫状充血（角膜周边严重充血）

（二）球结膜充血

可按下列分级

0 级　正常　无充血

1 级　轻度　轻度弥漫性充血

2 级　中度　明显的局限性或弥漫性充血

3 级　重度　弥漫性的巩膜浅层充血

（三）球结膜镜片压迹/凹陷：0 为无，1 为有

（四）睑结膜观察

结膜最大反应位置可按下述分级记录：

0 级　正常　结膜面均匀光泽

1 级　轻度　直径小于 1mm 的轻微或散在的乳头或滤泡

2 级　中度　a）直径小于 1mm 的明显乳头或滤泡

　　　　　　b）1 个乳头顶端染色

3 级　重度　a）直径 1mm 或以上局限性或弥漫性的乳头或滤泡

　　　　　　b）1 个以上乳头顶端染色

另外，结膜反应按六个眼睑区域分别记录：

上眼睑：

1 = 上睑结膜

2 = 中睑结膜

3 = 下（框缘区）睑结膜

4、5 = 内、外眦睑结膜

下眼睑：

6 = 下眼睑的睑结膜

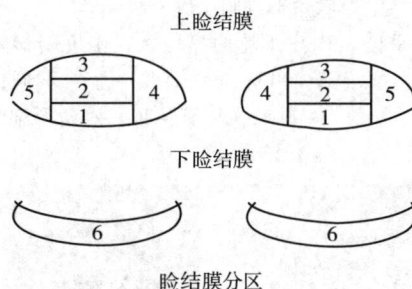

睑结膜分区

二、角膜观察

（一）角膜水肿

1. 上皮水肿

0 级　正常　无水肿，角膜清晰透明

1 级　轻度　上皮轻度雾状混浊

2 级　中度　明显的局部或整体上皮雾状混浊

3 级　重度　广泛的上皮云雾状混浊，可能出现大疱

大疱的存在与否必须说明，同时说明它们的数量。出现大疱必须看作可报告的 4 级严重上皮水肿。

2. 基质水肿

基质水肿可按下列分级：

0 级　正常　无水肿

1 级　轻度　轻度角膜中心混浊，瞳孔边缘清晰可

2 级　中度　角膜混浊，瞳孔边界模糊可见或有后弹力层皱褶

3 级　重度　角膜中心混浊，瞳孔边界不可见出现明显后弹力层皱褶

（二）角膜上皮微囊

0 级　无　裂隙灯后部反光照射下未发现微囊泡

1 级　轻度　中心或旁中心区角膜少量微囊，少于 30 个，表面无染色和其他异常

2 级　中度　多量微囊出现，多于 30 个，并有融合，可伴有明显染色或干燥斑

3 级　重度　大量微囊出现，大于 50 个，并融合成片，伴有明显染色或上皮糜烂

（三）角膜内皮多形性变化（图 1）

0 级　无　年龄段正常值（40 岁以下），细胞密度高（通常高于 $2500/mm^2$），大小均匀，规则六角形内皮镶嵌，CV 值（形态变异系数）<25，六角形细胞比率 >65%

1 级　微度　偶有个别内皮细胞增大，CV 值 25 ~ 28 六角形细胞比率 <65%

2 级　轻度　个别内皮细胞增大，形态仍较规则，CV 值 >30，六角形细胞比率 <60%

3 级　中度　内皮细胞增大，密度有所降低，细胞大小分布不均匀，形态不规则，CV 值 >35，六角形细胞比例下降 <55%

4 级　重度　内皮细胞明显增大，密度明显降低（低于 2000/mm^2），大小显著不同，形态极不规则，CV 值 >40，六角形细胞比例明显下降 <50%

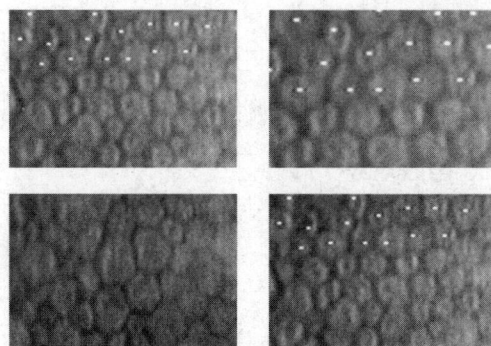

分级	1 级	2 级	3 级	4 级
CV	27	33	38	49
6 角形%	60	56	51	46

图 1　角膜内皮细胞多形性改变分级

（四）角膜新生血管形成

角膜新生血管按血管伸入角膜透明区的范围分级：

0 = 无　　无血管延伸
1 = 微度　<1mm 血管延伸
2 = 轻度　≥1mm 至 ≤1.5mm 血管延伸
3 = 中度　>1.5 mm 至 ≤2mm 血管延伸
4 = 重度　血管延伸 >2mm

另外，血管延伸的深度和位置可做下述报告：
深度：a）表层
　　　b）基质层
位置：N 鼻侧　T 颞侧
　　　I 下方　　S 上方
　　　C 全周　　X 其他的（需具体描述）

（五）角膜荧光染色

角膜染色可按下列分值记录（见其下的注 1 和 2）

0 级　正常　无染色
1 级　微度　仅限于浅表上皮的点状染色
　　　　　　a）散在点状染色包括微凹染色
　　　　　　b）范围 ≤15%
2 级　轻度　局部或散在点状染色
　　　　　　a）中央的或聚集的，或
　　　　　　b）周边染色，包括 3、9 点范围内的染色或
　　　　　　c）大点状，16% ~30%，可波及深层上皮，缓慢轻度基质着色，明亮
3 级　中度　最大直径超过 2 mm 的密集团块状染色
　　　　　　a）角膜擦伤

　　　　　　b）大点融合状，31% ~45%，深层上皮，快速局限性基质着色，明亮
4 级　重度　直径超过 2mm 的密集团块状染色。片状，>45%，深层上皮，快速弥漫性基质着色，明亮

观察到的染色位置应以下述方式记录，记录位置的优选方式是使用数字标定（见图 2）。

注 1：应使用观察系统中的钴蓝光和黄色滤光镜来观察所有角膜染色。

注 2：应在"其他并发症"部分中记录反复性糜烂和溃疡位置：

1 或 C　中心的
2 或 S　上方
3 或 N　鼻侧
5 或 T　颞侧
4 或 I　下方

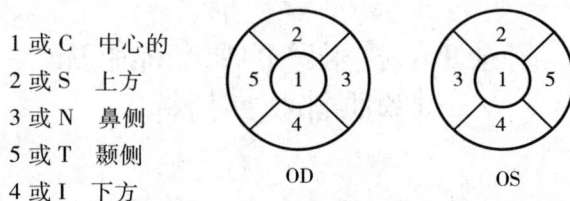

图 2　记录染色位置方法的示例

（六）角膜浸润

角膜点状浸润可按下列分级：

0 级　正常　无浸润
1 级　微度　少于 5 个点状浸润
2 级　轻度　大于 5 个少于 8 个点状浸润
3 级　中度　>8 个点状浸润
4 级　重度　出现片状浸润或深基质浸润

（七）角膜的其他损害

1. 角膜糜烂：局部全层角膜上皮细胞缺损。
2. 周边角膜溃疡：呈圆形，在炎症浸润的基础上全层上皮缺损，位于角膜周边区。
3. 感染性角膜溃疡：明显充血，全层角膜上皮缺失，基质炎症和坏死，位于角膜的中央区或旁中央区。

附录 II　视觉、屈光和接触镜性能以及主观可接受程度的评价程序

一、概述

临床方案如包括这些程序，应考虑下述分类。

二、视觉性能

为评价视觉性能，应测量视力。

另外，在有眩光光源时，也应测试低对比的视力、对比敏感度和视觉性能。

三、屈光性能

应提供受试者戴镜前、后的屈光度变化（球镜度及柱镜度）。

四、角膜散光测量

应记录受试者角膜强弱主径线曲率及角膜散光度和散光轴位的结果。

五、接触镜的配戴特性

（一）概述

可使用下述分类评价接触镜眼内配戴特性，按接触镜的配适状态可分为软性接触镜和硬性接触镜。

（二）镜片中心定位

镜片在角膜上的稳定位置，应按如下 3 分值记录：
0 = 最佳镜片中心定位
1 = 可接受的非中心定位
2 = 不可接受的非中心定位

（三）镜片移动

应记录镜片的移动。

眨眼后立即记录相对于镜片的基础位置的镜片移动。下睑上推，镜片复位运动的结果，用下列数字记录：
－2 = 不可接受的移动过小
－1 = 可接受的移动过小
　0 = 最佳移动
＋1 = 可接受的过度移动
＋2 = 不可接受的过度移动

（四）镜片的荧光素染色情况（硬性透气性接触镜适用）

－2 = 不可以接受的陡峭配适
－1 = 可以接受的陡峭配适
　0 = 平行配适
＋1 = 可以接受的平坦配适
＋2 = 不可接受的平坦配适

六、镜片表面特性

（一）前表面湿润度

0 = 反射面光滑均匀
1 = 表面粗糙模糊，在每一眨眼瞬间看起来清晰，凝视时变得模糊
2 = 表面有局限性干燥斑（不湿润）
3 = 镜片表面不湿润

（二）前表面沉淀物

0 = 无　　　　表面清洁

1 = 微度　　　仅在泪液干燥后可见
2 = 轻度　　　易去除的可见沉淀物
3 = 中度　　　不可去除的沉淀物
4 = 重度　　　不可去除的沉淀物，影响舒适度

（三）后表面沉淀物

0 = 无　　　　表面清洁
1 = 微度　　　3 点或更少的可去除微粒
2 = 轻度　　　最多至 10 点的可去除微粒
3 = 中度　　　3 点或更少的不可去除沉积
4 = 重度　　　4 点或更多的沉积物和（或）角膜压迹

七、主观可接受程度

（一）舒适度

0 = 疼痛，不能接受镜片
1 = 非常不舒服，有强烈刺激或不耐受
2 = 轻微不舒服，有刺激性或不耐受
3 = 舒适，有镜片存在感但无刺激感
4 = 非常舒服，偶有镜片存在感
5 = 极佳，无镜片存在感

（二）视觉

0 = 不可接受，镜片不能配戴
1 = 很差，视力不良，不可接受
2 = 差，视力模糊，但可接受
3 = 好，偶尔视力模糊，但可接受
4 = 很好，轻微视物模糊，可接
5 = 极佳，无视觉模糊

（三）可操作性

0 = 极差，不能对镜片操作
1 = 很差，有困难和非常偶尔才能成功戴上和取出
2 = 差，有困难，偶然地戴上和取出成功
3 = 好，有一些问题，但通常能成功地戴上和取出
4 = 很好，偶尔有镜片戴上和取出困难
5 = 极佳，镜片的戴上和取出没问题

（四）对镜片的清洁性

0 = 极差，不能清洁镜片
1 = 很差，基本不能清洗干净镜片
2 = 差，有困难，偶然清洁困难
3 = 好，有一些问题，但通常能清理干净镜片
4 = 很好，偶尔有清洁困难
5 = 极佳，镜片处理很干净

附录Ⅲ 常规随访时间和内容

随访时间	评估项目					
随访1： 配镜前基本检查和护理产品及镜片发放	裸眼视力	矫正视力	眼科常规检查：裂隙灯检查（角膜、结膜、泪液膜），眼底检查，和眼压检查等。屈光状态检查。护理产品过敏反应等	护理产品包装、外观、及物理性状检查。镜片参数和质量确认	配适状态检查：静态和动态评估配适状态	首次使用护理产品后自觉症状调查评分	按测试需求填写其他检查项目
随访2： 配镜和用护理产品后1周	矫正视力（需要时进行追加矫正）		裂隙灯检查：角膜、结膜、泪液膜	镜片观察：清洁度、污损、沉淀、变形、变色、锈斑、划痕、破损等护理液观察：混浊、杂质、沉淀等	同上随访1	使用护理产品后自觉症状调查评分	其他特殊检查项目
随访3： 配镜和用护理产品后1个月	同上随访2	同上随访2		同上随访2	同上随访1	同上随访2	同上随访2
随访4： 配镜和用护理产品后3个月	同上随访1	同上随访1		同上随访2	同上随访1	同上随访2	同上随访1

注：随访包括试验前筛选、入选、镜片配戴及护理产品使用要求。在入选前应完成试验前筛选和签署知情同意书，并对自觉症状及体征进行基础评估，然后根据整体检查结果发放试验用护理产品和镜片。

62 角膜塑形用硬性透气接触镜说明书编写注册技术审评指导原则

（角膜塑形用硬性透气接触镜说明书编写指导原则）

角膜塑形用硬性透气接触镜（以下简称塑形镜）说明书承载了产品预期用途、配戴步骤、警示、注意事项等重要信息，是指导配戴者正确操作、眼科专业人员准确理解和合理应用的重要技术性文件。

本指导原则基于国家药品监督管理局《医疗器械说明书和标签管理规定》（国家食品药品监督管理总局令第6号）的有关要求，参考国外监管机构的经验及生产企业有关塑形镜说明书编写方面的资料，对说明书的编写格式及各项内容进行了详细的说明。其目的是为编写塑形镜说明书进行原则性指导，同时，也为注册管理部门审核说明书提供技术参考。

本指导原则是《角膜塑形用硬性透气接触镜说明书编写指导原则》（食药监办械函〔2011〕143号）的修订版。本次修订主要涉及以下内容：（一）根据现行法规进行修改调整；（二）根据新发布的相关强制性标准进行修改完善；（三）根据国内外相关文献修改完善，如增加初次配戴检查步骤、定期检查步骤、目前已知的并发症等。

由于产品特点、配戴环境和配戴者条件不同，产品说明书的内容可能不尽完全相同。如果没有合理的理由和充分依据，各塑形镜的说明书应当按照本指导原则的格式和内容，根据批准条件、产品特点及临床使用目的等情况进行编写。说明书无论采用彩色或单色印刷，色彩对比均需清晰一致，以便于相关人员获取准确的信息。

本指导原则中，"至少应注明"的内容为至少应当明确标注或表述的内容，企业可在此基础上增加其他警示、禁忌或相关信息，但不能减少，不能存在与"至少应注明"相矛盾的内容。"示例"内容为举例，如有更合理的表述，可在提供支持性资料的基础上适当修正。"参考"内容为参考性、提示性内容，生产企业可根据产品具体情况编写。"＿＿＿"处为企业根据产品的具体情况填写。

塑形镜说明书须无条件地提供给每一位配戴者。

一、说明书格式

【注册证号】
【产品名称】
【原文名称】

【英文名称】

【型号、规格】

【说明书编制及修订日期】

【管理类别】

【特别提示】

【警示】

【结构和作用原理】

【适用范围】

【禁忌症】

【注意事项】

【紧急事件的应急方法】

【初次配戴前检查步骤】

【定期检查步骤】

【配戴时间】

【镜片更换周期】

【材料说明、主要技术参数、理化特性等】

【包装内部件】

【护理用品】

【镜片配戴、摘取方法】

【镜片的护理、存放】

【护理液使用注意事项】

【镜片盒使用注意事项】

【目前已知的并发症】

【不良事件报告】

【储存条件、运输条件、有效期】

【产品标签所用的图形、符号、缩写等内容的解释】

【注册人】

【受托生产企业】（如适用）

【境内代理人】（进口产品适用）

【境内售后服务单位】

二、各项内容撰写的说明

【注册证号】

注明该产品的医疗器械注册证编号。

【产品名称】

注明：角膜塑形用硬性透气接触镜（以下简称塑形镜）。

【原文名称】

注明原产国上市批件中的产品名称。

【英文名称】

注明产品英文名称（如有）。

【型号、规格】

注明产品型号、规格。

【说明书编制及修订日期】

书写方式为：########修＊－XXXXXXXX。

其中：

#代表说明书批准日期编号，说明书批准日期指该产品注册证书批准日期，采用八位阿拉伯数字标识年月日（例如20190101，代表2019年1月1日）。

修＊代表所获产品注册证书有效期内申请说明书备案的最新修改次数，＊代表最新具体修改次数编号，采用阿拉伯数字标识（1～99）。

X代表说明书修改日期，说明书修改日期指说明书备案审查受理申请日期，采用八位阿拉伯数字标识年月日（例如20190101，代表2019年1月1日）。

如说明书获得批准后未进行过修改，则仅以########表示。

例如：注册证书批准日期为2019年1月1日，2019年2月1日申请第一次说明书备案，则说明书批准及修改日期描述应为：20190101修1－20190201。如果在注册证书有效期内没有申请过说明书备案，则说明书批准及修改日期应描述为：20190101。

【管理类别】

注明"管理类别：Ⅲ类"。

【特别提示】

1. 应使用较大字号醒目的黑体字标明"本品应在符合验配塑形镜执业管理规定的医疗机构验配，禁止无处方配戴"。

2. 如果是未灭菌产品，应使用较大字号醒目的黑体字标明"本品未经灭菌，使用前须清洗和消毒"。

3. 标明"使用前请仔细阅读本说明书"。

【警示】

应使用较大字号醒目的黑体字。至少应注明以下内容：

1. 目前的塑形镜的结构设计、参数及矫正方式不是对所有的近视者都是完全适用的。

2. 对18岁以下近视者的安全有效性尚未确认。

3. 须在屈光度稳定的情形下使用。

4. 本品仅用于暂时性矫正屈光不正，应充分考虑配戴者风险受益比。

5. 配戴者必须经眼科医生检查后，再由经过正规培训的眼科专业人员进行验配，并遵循眼科专业人员的指导及产品使用说明，以正确使用塑形镜及其护理产品。

6. 即使正确使用本品，也可能发生角膜内皮细胞减少、巨乳头性结膜炎等眼部疾病，可能发生不规则散光。因此，不管有无自觉症状，一定要定期检查。

7. 由于配戴本品可使角膜溃疡、角膜炎、角膜浸润、角膜上皮糜烂、角膜水肿、虹膜炎、角膜新生血管等发生概率增高，因此，感到眼分泌物增加、眼充血、泪液过多、视物不清、虹视、畏光、异物感等任一异常现象时，或发现镜片破损时，均应立刻中止配戴，并尽快去医院接受眼科医师的检查。延误治疗可能会发生永久性视力损害。

8. 严格按相关说明书程序操作，方法错误将可能导致角膜溃疡等严重并发症甚至失明。

9. 因视力可能出现波动，是否适宜从事驾驶等与视力相关的危险操作，须经眼科医生判断、指导。

10. 本品属于医疗器械产品，应获得医疗器械注册证后方可销售和使用，使用者可通过国家药品监督管理局网站查询医疗器械注册证信息，查询路径：国家药品监督管理局网站—医疗器械—医疗器械查询—国产器械或进口器械，填写本产品注册号等信息查询。

【结构和作用原理】

应注明以下内容：

塑形镜通过不匹配角膜形状的设计压迫角膜（见图1），使角膜变扁平以补偿近视。取下塑形镜后，角膜在一段时间内仍可维持一定的形状变化，但须每天配戴，否则近视将回退到配戴前水平。

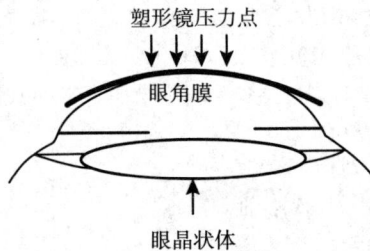

图1 塑形镜作用原理示意图

【适用范围】

注明以下内容：

该产品适用于满足本说明书要求，并且近视度数在 ___ D～ ___ D 之内，散光度数在 ___ D 以内的配戴者近视的暂时矫正。

1. 用框架眼镜矫正视力可达到 0.5 以上；

2. 角膜曲度在 39.00D～48.00D 之间；

3. 没有使用影响或可能影响本产品配戴的、可能会改变正常眼生理的药物；

4. 无影响配戴的全身性疾病；

5. 环境条件、卫生条件和工作条件能满足本产品的配戴要求；

6. 依从性好，能及时、定期按要求前往医疗机构就诊。

【禁忌症】

至少应注明以下内容：

以下任一情形均不得配戴：

1. 不符合前述【适用范围】的患者；

2. 8 岁以下儿童禁用；

3. 不规则角膜散光；

4. 斜视；

5. 细菌性、真菌性、病毒性等活动性角膜感染，或其他眼前节急性、慢性炎症；

6. 角膜上皮明显荧光染色；

7. 干眼症；

8. 正在使用可能会导致干眼或影响视力及角膜曲率等的药物；

9. 角膜内皮细胞密度少于 2000 个/mm^2；

10. 有角膜异常，曾经接受过角膜手术，或有角膜外伤史；角膜知觉减退；

11. 其他眼部疾病：如泪囊炎、眼睑疾病及眼睑异常、眼压异常以及青光眼等；

12. 患有全身性疾病造成免疫低下，或对角膜塑形有影响者（如急、慢性鼻窦炎，糖尿病，唐氏综合症，类风湿性关节炎，精神病患者等）；

13. 有接触镜或接触镜护理液过敏史；

14. 孕期、哺乳期或近期计划怀孕。

【注意事项】

注明必要的注意事项。以下为示例：

1. 同时使用以下药物时，建议咨询医生：

（1）使用可能引起干眼的药物；

（2）使用可能影响视力的药物；

（3）使用消炎药、皮质激素类药；

2. 验配后，三联单由配戴者、验配单位和经营单位各收存一联。三联单上的内容包括：配戴人姓名、性别、年龄、验配日期、验配单位、验配人、产品名称、型号规格、批号（可追溯性的唯一变化）等识别标志、注册人/生产企业、经营单位、注册证号、验配及配戴人签字等。该单据建议长期保存。

3. 研究表明，副作用的发生概率，吸烟的患者要比不吸烟的患者高。

4. 左右眼严格区分，不要交叉配戴。

5. 不要用力捏镜片，以免损坏镜片。

6. 塑形镜的验配使用方法与其他硬性角膜接触镜不同。即使是新品，也应严格依照规定的程序和要求清洁、冲洗、消毒、储存和配戴镜片，各步骤间不能相互替代。

7. 用国家药品监督管理局批准上市的硬性接触镜护理产品护理镜片，严格按照各护理系统的护理流程和使用说明书的规定使用护理产品。禁止使用任何其他液体（如自来水、冷开水、蒸馏水、软性镜片护理液等）护理镜片，否则可能导致眼睛发炎，并影响镜片的使用寿命；禁用洗涤液、肥皂等其他代用品清洁镜片。禁用酒精等其他代用品消毒镜片。禁用加热方法消毒镜片。

8. 多功能护理液（含除蛋白功能）不能完全去除蛋白，须定期使用蛋白酶产品清洗。

9. 戴镜期间如需使用滴眼液，须由眼科专业人员指定并接受专门指导。

10. 戴镜前检查镜片，镜片有划痕、裂纹、破损、浑浊、沉淀物等均不得使用。

11. 戴上镜片后须体会是否清晰、舒适，如有严重的异物感、刺激感、瘙痒感、烧灼感和视物模糊等症状则应及时摘下镜片寻找原因，更换或清洗镜片以后再戴。

12. 戴镜期间忽然感到眼痒、眼疼、流泪、畏光、异物感增强、局部分泌物增多和视力下降，应立即摘下镜片到眼科医生处就诊。镜片配戴后出现任何不良反应者，建议立即停戴。治疗后，经眼科医生评估决定是否继续使用。

13. 如果镜片粘附（停止活动）或无法取下，应直接滴数滴推荐的润滑或湿润溶液至眼内，并一直等到镜片能够在眼表面自由活动，随后取下。如果镜片仍不能取下，应立即到医院就诊。

14. 初次戴镜者应在配镜后第 1 天、第 1 周、第 2 周、第 1 个月、第 2 个月、第 3 个月和以后的维持期中每 3 个月定期到医院复查。

15. 须根据医生的建议定期更换镜片。

16. 配戴者若需要验光，请告知验光师配戴本品的情况，以免导致错误的验光结果。

17. 本品严禁加热或冻结。

18. 不得戴镜洗浴、游泳等。

19. 不得与他人共用。

20. 放置于远离幼儿可触及的地方。

【紧急事件的应急方法】

至少注明：

任何类型的化学物质（家用产品、各种溶液、实验室化学物质，等等）如溅入眼内，应立即用自来水冲洗眼睛并迅速赴医院急诊室就诊。

【初次配戴前检查步骤】

以下为示例：

1. 视力检查；

2. 屈光度检查；

3. 眼前节检查、眼底检查；

4. 角膜曲率计检查；

5. 角膜地形图检查；

6. Schirmer I 泪液检查；

7. 角膜内皮细胞计数检查；

8. 眼压检查；

9. 瞳孔直径检查（暗处、亮处）；

10. 试戴；

11. 适配性检查；

12. 医生处方；

13. 患者指导（在警示、注意事项、适用范围、不良事件、镜片摘戴、护理存放、自检和定期检查等方面进行全面指导）。

【定期检查步骤】

以下为示例：

1. 视力检查；

2. 屈光度检查；

3. 眼前节检查；

4. 角膜地形图检查；

5. 角膜内皮细胞计数检查；

6. 眼压检查；

7. 适配性检查；

8. 镜片检查（检查镜片的外观、蛋白沉积程度等）。

【配戴时间】

根据注册证和注册申报时提交的支持性资料填写。至少应注明以下内容：

日/夜戴。一天累计配戴最长时间不得超过___小时。应按处方时间表配戴。

如果中途间断配戴应注明配戴时间的具体安排。

建议用表格的方式表述，下表为示例：

年/月/日	//	//	//	//	//	//	//	//	//	//
配戴时间（小时）					更换					停戴
复查年/月/日	//	//	//	//	//	//	//	//	//	

【镜片更换周期】

根据注册证和注册申报时提交的支持性资料填写。至少应注明以下内容：

本品更换周期为_____

镜片实际使用寿命建议遵照眼科医生建议。

【材料说明、主要技术参数、理化特性等】

根据产品具体情况填写，须与注册证、申请注册所提交的相关资料一致。至少应注明以下内容：

1. "加工方式"，注明采用何种工艺加工产品，诸如车削、浇铸等；

2. "材料说明"，与注册证一致；

3. "包装"，注明直接包装材料的化学名称及包装方式；

4. "左右眼镜片颜色"；

5. "示意图"，可以标注字母，须与其后的参数相对应；

6. "主要技术参数、理化性能等"，填写强制性标准所要求在随附资料中标注的内容。如：

设计值和几何参数

基弧区曲率半径或矢高

总直径

中心厚度

基弧区直径

反转弧曲率半径和直径

如适用的配适弧区曲率半径和直径，或配适区结构尺寸的几何参数设计值

折射率

透氧系数和典型镜片（注明度数，与技术要求中的一致）的透氧量

材料硬度

接触角

断裂时变形量和负载力、变形 30% 时的负载力。

【包装内部件】

根据产品具体情况填写，须与申请注册时所提交的检测报告所对应的产品包装及组成一致。

【护理用品】

建议注明推荐的与该产品配套使用的各种清洗、消毒、冲洗与保存用护理液（已经获准上市的产品）。

【镜片配戴、摘取方法】

可根据产品情况、配戴者情况、使用条件等编写。参

考内容如下：

1. 准备阶段

（1）配戴方法要接受眼科专业人员的具体指导；

（2）在每次触摸塑形镜前，都要用中性肥皂和流动的水充分洗手；

（3）保持指甲短而修剪齐整，勿使指甲接触镜片；

（4）在干净、平整、柔软的桌面上护理或戴摘镜片，以免脱落在地上或遗失；

（5）养成习惯，始终首先拿取、摘戴同一只镜片以免混淆，建议按先右后左顺序；

（6）养成习惯，每次配戴前都要检查镜片外观是否符合要求：镜片有划痕、裂纹、破损，新品标签不清、外观出现异常、浑浊者均不得使用。若镜片有沉淀物则须处理清洁后再戴。

2. 清洁镜片

（1）配戴前（包括第一次配戴的新品）须按要求使用专用护理液两面都要充分搓洗、清洗、消毒；

（2）按本说明书【镜片的护理、存放】栏步骤，用适量的专用护理液冲洗镜片，按护理液要求浸泡镜片。

3. 开始配戴

（1）用护理液湿润手指，将镜片内曲面向上托在指端；

（2）面向下俯，注视桌面上的平面镜；

（3）用食指或中指按住配戴眼上眼睑，将上眼睑向上充分撑开，并按在眉弓上加以固定。用另一手的指头按住配戴眼下眼睑边缘，将下眼睑向下充分撑开；

（4）将镜片快速轻柔地放置在配戴眼暴露的角膜（黑眼球）中央部；

（5）轻轻眨眼数次，用纸巾拭去溢出眼外的接触镜润滑液（如有）。按上述方法先右后左依次配戴。在戴镜过程中，若镜片被挤出睑裂或掉落在桌面上，须重新用护理液处理后再戴；

（6）若戴镜后，发现有片下气泡，则务必取下重新配戴；

（7）新配戴者戴镜后若有轻微异物感，可向下注视或在眼内滴1～2滴专用接触镜润滑液，可望减轻症状。

4. 镜片摘取步骤

（1）按本节第1条做好准备；

（2）在配戴眼内滴1～2滴专用润滑液；

（3）如同戴镜时的方法，充分撑开配戴眼的眼皮；

（4）用拇指和食指将吸棒的盘端，将吸棒的吸盘轻轻按压在镜片中边部，轻轻从边缘处将吸棒外拉，摘下镜片。

【镜片的护理、存放】

可根据产品情况、配戴者情况、使用条件等编写。参考内容如下：

1. 在镜片盒内事先注满、或不少于2毫升的专用护理液。

2. 将摘下的镜片放置于手掌心，滴3～5滴专用的护理液。

3. 用食指将镜片的正面和反面轻轻揉搓约30秒。

4. 以拇指和食指轻轻捏住镜片，再用专用护理液冲洗镜片，边冲洗边揉搓镜片。

5. 将冲洗后的镜片，凹面向上放入盛有专用护理液的镜片盒内，浸泡4小时以上。

6. 镜片长期不用时，须经严格清洁、冲洗、消毒，并储存在专用的护理液中，每周更换一次储存液。也可经清洁、冲洗、消毒后干放保存。再次配戴前须充分地清洁、冲洗，并浸泡消毒4小时以上。

7. 蛋白酶清洗能够除去镜片上的蛋白质沉积物。普通多功能护理液（含除蛋白功能）不能代替蛋白酶，蛋白酶清洗也不能替代常规的清洁和消毒。一般建议每周使用蛋白酶处理一次，应认真按照蛋白酶说明书进行操作。

【护理液使用注意事项】

可根据产品、护理液、配戴者具体情况、使用条件编写。参考内容如下：

1. 请严格按照护理液的类型及其使用说明使用。使用顺序不得颠倒。

2. 护理液须在有效期及开瓶有效期（抛弃日期）内使用。

3. 手指、镜片或镜片盒等外界污物勿触及瓶口。打开瓶盖后，瓶盖内口向上放置。

4. 4℃以上，干燥、阴凉、无腐蚀气体环境中储存。

5. 护理液在正常使用期间发生混浊、眼刺激、眼红应立即停止使用。

6. 用过的护理液禁止重复使用。

【镜片盒使用注意事项】

可根据产品具体情况、使用条件编写。参考内容如下：

1. 镜片盒是微生物污染的重要来源。为了防止眼部感染，应每日对镜片盒进行清洁、冲洗、风干。

2. 每1～2周用清洁的专用刷将镜片盒的内外用(推荐的溶液和方式)刷洗干净、沸水浸烫并风干，保持镜片盒清洁卫生。

3. 应按照眼镜盒生产商或眼科护理专业人员推荐的时间定期更换镜片盒。

【目前已知并发症】

至少应注明以下内容：

1. 疼痛

2. 角膜上皮损害

3. 角膜炎

4. 过敏性结膜疾患

5. 近视及散光的低矫正，过矫正

6. 光晕·眩光，对比敏感度低下

7. 不规则散光

8. 角膜上皮铁质沉着

9. 上皮下混浊

10. 假性眼压降低

【不良事件报告】

以下为示例：

可采取以下途径进行不良事件报告：

向制造商报告：电话：xxx－xxxxxx 或 400－800－xxxx

向国家药品不良反应监测中心报告：电话：010－85243700，传真：010－8524376；网址：www.cdr－adr.org.cn，国家药品不良反应监测系统—医疗器械不良事件报告与管理。

【储存条件、运输条件、有效期】

可根据产品具体情况、使用条件编写。

未灭菌产品注明"本品未经消毒，使用前须清洗和消毒"。

已灭菌产品注明"已灭菌，包装破损禁止使用"，并注明灭菌方法。

内包装标签上应标注生产日期和批号（内包装标签字迹应清晰）。

参考内容如下：

4℃以上，干燥、阴凉、无腐蚀气体环境中储存

运输条件

本品未经消毒，使用前须清洗和消毒

已灭菌，包装破损禁止使用

生产日期：X 年 X 月 X 日（可表述为见标签）

自生产之日起有效期____年。

【产品标签所用的图形、符号、缩写等内容的解释】

注明标签中所用的图形、符号、缩写等内容的解释。可列表表示。

【注册人】

注册人住所与生产地址不同的，应分别列出。电话须标明区号。没有网址的须标注"无"。

至少应注明以下内容：

企业名称

住所和生产地址

医疗器械生产许可证编号（境内企业适用）

邮政编码

联系电话

传真号码

网　址

【受托生产企业】（如适用）

注明受委托企业名称、住所、生产地址、生产许可证编号。

【境内代理人】（进口产品适用）

电话须标明区号。没有网址的须标注"无"。至少应列

注明以下内容：

企业名称

住所

医疗器械经营/生产许可证编号

邮政编码

电话号码

传真号码

网　址

【境内售后服务单位】

电话须标明区号。没有网址的须标注"无"。至少应注明以下内容：

企业名称

住所和经营地址

医疗器械经营/生产许可证编号

邮政编码

24 小时服务电话

传真号码

网　址

售后服务单位的信息，特别是客户服务电话，应在说明书显著位置给出，建议一并在产品表面显著位置给出。

三、参考文献

1.《医疗器械说明书和标签管理规定》（国家食品药品监督管理总局令第 6 号）

2. GB 11417.2—2012《眼科光学 接触镜 第 2 部分：硬性接触镜》

3. YY 0477—2016《角膜塑形用硬性透气接触镜》

4.《Guidance for Premarket Submissions of Orthokeratology Rigid Gas Permeable Contact Lenses》（U.S. FDA，2000）

5.《オルソケラトロジーガイドライン（第 2 版）》（日本眼科学会雑誌 121 巻 12 号，2017 年）

6.《オルソケラトロジーレンズ添付文書自主基準（改定第 3 版）》（一般社団法人 日本コンタクトレンズ協会，2018 年）

四、编写单位

本指导原则由国家药品监督管理局医疗器械技术审评中心编写并负责解释。

63　硬性角膜接触镜说明书编写注册技术审评指导原则

（硬性角膜接触镜说明书编写指导原则）

硬性角膜接触镜（以下简称硬性镜）是指配戴在眼球前表面的，在正常条件下无支撑力作用时仍能保持其最终形状的接触镜。其说明书承载了产品预期用途、配戴步骤、警示、注意事项等重要信息，是指导配戴者正确操作、眼科专业人员准确理解和合理应用的重要技术性文件。

本指导原则基于《医疗器械说明书、标签和包装标识管

理规定》（国家食品药品监督管理局令第 10 号）的有关要求，参考国内外监管机构的经验及生产企业有关硬性镜说明书撰写方面的资料，对说明书的撰写格式及各项内容进行了详细的说明。其目的是为撰写硬性镜说明书进行原则性指导，同时也为注册管理部门审核说明书提供技术参考。

由于产品特点和配戴者具体条件不同，产品说明书的内容可能不尽相同。本指导原则主要适用于矫正屈光不正的硬性镜，而不适用于角膜塑形用硬性透气接触镜。如果没有合理的理由和充分依据，硬性镜的说明书应当按照本指导原则的格式和内容，根据批准条件、产品特点及临床使用目的等情况进行编写。说明书无论采用彩色或单色印刷，色彩对比均需清晰一致，以便于相关人员获取准确的信息。

本指导原则中，"至少应注明"的内容为至少应当明确标注或表述的内容，企业可在此基础上增加其他警示、禁忌或相关信息，但不能与"至少应注明"的内容相矛盾。"参考"内容为参考性、提示性内容，生产企业可根据"参考"内容的提示，结合产品具体情况进行编写。"____"处为企业根据产品的具体情况填写。

一、硬性镜说明书格式

【注册号】
【产品名称】
【商品名称】
【英文名称】
【型号、规格】
【说明书批准及修改日期】
【特别提示】
【警示】
【禁忌】
【适用范围】
【注意事项】
【配戴时间表】
【性能结构及组成】
【包装内部件】
【护理液使用注意事项】
【镜片配戴、摘取方法】
【镜片护理与存放】
【镜片盒的清洁】
【紧急事件处理】
【储存条件、有效期】
【图形、符号解释】
【执行标准】
【生产企业】
【代理人】
【售后服务机构】

二、各项内容撰写的说明

【注册号】
注明该产品的医疗器械注册证书编号。

【产品名称】
注明产品名称，原则上应与现行的国家标准或行业标准保持一致。

【商品名称】
注明商品名称，若无则注明"无"。

【英文名称】（适用于境外产品）
注明英文名称，若无则注明"无"。

【型号、规格】
注明产品型号、规格。

【说明书批准及修改日期】
书写方式为：########修＊—XXXXXXXX。
其中：

#代表说明书批准日期编号，说明书批准日期指该产品注册证书批准日期，采用八位阿拉伯数字标识年月日（例如 20000101，代表 2000 年 1 月 1 日）。

修＊代表所获产品注册证书有效期内申请说明书备案的最新修改次数，＊代表最新具体修改次数编号，采用阿拉伯数字标识（1～99）。

X 代表说明书修改日期，说明书修改日期指说明书备案审查受理申请日期，采用八位阿拉伯数字标识年月日（例如 20120101，代表 2012 年 1 月 1 日）。

如说明书获得批准后未进行过修改，则仅以########表示。

例如：注册证书批准日期为 2013 年 1 月 1 日，2013 年 2 月 1 日申请第一次说明书备案，则说明书批准及修改日期描述应为：20130101 修 1—20130201。如果在注册证书有效期内没有申请过说明书备案，则说明书批准及修改日期应描述为：20130101。

【特别提示】
如果是未灭菌产品，应使用较正文大一个字号醒目的黑体字标明"本品未经消毒，使用前须清洗和消毒"。

【警示】
应使用较正文大一个字号醒目的黑体字。至少应注明以下内容：

1. 本产品直接接触角膜，应须眼科医生检查评估后，再决定是否配戴本产品。如配戴本产品，应由眼视光专业人士进行验配。

2. 若不遵守使用方法或相关注意事项，则可能造成多种眼疾，甚至失明。使用前请务必认真阅读本说明书，遵从医嘱，按照正确的使用方法使用。

3. 由于配戴本品可使配戴者发生角、结膜损害危险性增高，甚至出现角膜炎、角膜溃疡等眼部疾病，因此当出现眼分泌物增加、眼红、眼痛、畏光、异物感、流泪、视力下降等异常现象时，应立刻中止配戴，并尽快去医院接受眼科医师的检查，延误治疗可能会发生永久性视力损害。

4. 即使正确使用本产品，由于存在个体差异仍可能产生如角膜内皮细胞减少、角膜新生血管形成等改变。

5. 应当严格遵守配戴时间，严禁超时配戴。日戴镜片不能用于睡眠配戴。临床已经证明：日戴镜片睡眠配戴，发生严重不良事件的危险性将大幅提高。

6. 初次戴镜者应在配镜后第 1 天、第 1 周、第 1 月、第 3 月定期到医院复查，随后即使无任何不适亦建议定期（或遵医嘱）去医院进行眼部检查。

7. 配戴者必须遵循眼科专业人员的指导及产品使用说明，使用已取得医疗器械注册证的硬性镜护理产品。禁用洗涤液、肥皂等其他代用品清洁镜片，禁用酒精等其他代用品消毒镜片。

8. 本品属于医疗器械，购买使用前请确认产品标签上是否印有医疗器械注册号。

【禁忌】

至少应注明以下内容：

1. 患有各种眼部疾患：如眼部急性或慢性炎症、青光眼、角膜知觉异常、角膜上皮缺损、角膜内皮细胞减少、干眼症等，经眼科医生判断不能配戴。

2. 患有可能影响眼部的全身性疾病，经眼科医生判断不能配戴。

3. 有接触镜过敏史或接触镜护理产品过敏史。

4. 生活或工作环境不适宜配戴硬性镜，例如空气中弥散粉尘、药品、气雾剂（如发胶、挥发性化学物）、灰尘等。

5. 不能按要求使用硬性镜者。

6. 不能定期进行眼部检查者。

7. 个人卫生条件不具备配戴硬性镜所必需的卫生条件者。

【适用范围】

注明配戴时段、作用机理与矫正屈光不正的类型。根据注册申报时提交的支持性资料填写。例如：日戴，采用光学原理矫正近视/远视/散光。

【注意事项】

注明必要的注意事项，可以参考以下内容：

1. 介绍区别左右眼镜片方法（根据产品具体情况详细说明）。

2. 初次配戴硬性镜在最初的 1~2 周内可能有轻微的镜片移动感或不适感，一般可以自行消失。如果异物感较为明显，或者出现视物模糊、眼红、畏光、流泪等刺激症状则应及时摘下镜片寻找原因。导致上述问题的可能原因有：① 镜片未居眼角膜中央；② 镜片污浊破损；③ 左右戴反；④ 其他原因。若症状持续，应及时去医院接受眼科医师检查。

3. 本产品严禁加热或冰冻。

4. 戴镜期间如需使用药品尤其是滴眼液，须咨询医生。

5. 如处于孕期、哺乳期或近期计划怀孕者请慎用，并须咨询医生。

6. 如有角膜塑形镜配戴史，配戴硬性镜前请咨询医生。

7. 配戴硬性镜进行洗浴、游泳及冲浪等水上或潜水活动时，硬性镜有可能脱落，同时眼部感染的风险可能增高，因此不建议配戴。

8. 不要在患病期间如感冒、发热和过度疲劳等情况下配戴硬性镜。

9. 请先戴上镜片后再上妆，先取下镜片后再卸妆。

10. 如配戴硬性镜时使用定型水、香水等喷雾剂，请小心使用并且紧闭双眼至烟雾消失，避免进入眼内。

11. 请完全适应配戴硬性镜后再从事机动车驾驶等操作。

12. 不得与他人共用镜片。

13. 放置于远离儿童可触及的地方。

14. 请勿直接配戴干燥的硬性镜。

15. 在配戴期间请勿从事激烈的碰撞性及身体对抗性运动。

16. 其他注意事项：根据产品具体情况填写。

【配戴时间表】

根据注册证和注册申报时提交的支持性资料填写。至少应注明以下内容：

日戴。初次配戴硬性镜可能会有不同程度的异物感，参照以下时间表进行配戴，可以使眼睛逐步适应硬性镜。

1. 遵守配戴时间。初戴或长时间停戴后再戴者，从每天戴____小时开始，每天增加____小时。日戴镜片勿戴镜睡眠。（是否附加配戴时间表由生产企业根据产品具体情况决定）

2. 建议一次配戴最长不超过____小时。配戴时间因人而异，不要超时配戴。

3. 如果中途间断配戴应注明配戴时间的具体安排。

4. 镜片实际使用寿命建议遵照眼科医生建议。

【性能结构及组成】

根据现行国家标准/行业标准和产品具体情况填写，须与申请注册所提交的相关资料一致。至少应注明以下内容：

简要说明镜片设计，如球面、单焦等。散光、非球面、多焦等特殊性能应根据具体情况扼要说明，必要时增加图示。注明所用材料（含直接包装材料）、颜色、透氧系数、透射比，以及现行国家标准/行业标准所要求的其他项目。

对于在注册产品标准中有相应要求并经检测的其他附加性能，可在此简要描述。

【包装内部件】

根据产品具体情况填写，须与申请注册时提交的支持性资料所对应的产品包装及组成一致。

【护理液使用注意事项】

注明适用于本产品的护理产品。由生产企业根据产品具体情况分别或合并编写。

使用注意事项参考内容如下：

1. 请严格按照不同类型护理液的说明书使用，使用顺序不得颠倒，不同的护理液不得混合或者替代使用。

2. 护理液须在货架有效期及开瓶有效期内使用，过期后必须丢弃。

3. 手指、镜片或镜片盒等外界污物勿触及瓶口。打开瓶盖后，瓶盖内口向上放置。

4. 常温、避光、干燥环境下保存。

5. 护理液在正常使用期间发生混浊，或者使用过程中出现眼部不适，例如眼红、流泪等应立即停止使用，并须咨询眼科医生。

6. 已经接触过镜片的护理液需抛弃禁止重复使用。

【镜片配戴、摘取方法】

注明必要的注意事项。可根据产品情况、配戴者情况、使用条件等确定操作方法，可增加图示。参考内容如下：

1. 注意

① 不要过度用力揉捏、摩擦镜片，以免损坏镜片；

② 应严格依照规定的程序和要求清洁、去蛋白、冲洗、消毒、储存和配戴镜片，各步骤间不能相互替代；

③ 镜片在配戴前必须用专用具有消毒功能的护理液浸泡____小时以上；

④ 镜片保存未戴已超过____时，必须重新清洗消毒后方能配戴。

2. 准备阶段

① 配戴方法要接受专业人员的具体指导。

② 在每次触摸镜片前，都要用中性肥皂和流动的水充分洗手。

③ 保持指甲短而修剪齐整，在硬性镜配戴、取出及护理的过程中勿使指甲接触镜片。

④ 在干净、平整的桌面上护理或戴摘镜片，以免脱落在地上或遗失。

⑤ 养成习惯，始终首先摘取及配戴同一只镜片以免混淆，建议按先右后左的顺序。

⑥ 每次配戴前都要检查镜片外观，确认其湿润、洁净、完好。镜片有斑点、残留杂物、气泡、裂纹、破损等外观出现异常情况时均不得使用。

3. 镜片配戴步骤

① 配戴前双手须保持清洁和干燥，将镜片凹面向上，托在指端。

② 面向下俯视桌面上的镜子。

③ 用食指或中指按住配戴眼上眼皮边缘，将眼皮向上充分撑开，并按在眉弓上加以固定。用另一手的手指按住配戴眼下眼皮边缘，将下眼皮向下充分撑开。

④ 将镜片轻柔地放置在配戴眼暴露的角膜（黑眼球）中央部，配戴过程中需保持眼球凝视一固定点，有助于镜片位置端正。如果镜片不在中央，可以放松眼皮轻轻眨眼数次，如果感觉镜片仍然偏位，可以按照本节第4条将镜片摘取重新配戴。

⑤ 按上述方法先右后左依次配戴。在戴镜过程中，若镜片被挤出睑裂或掉落在桌面上，须重新用护理液清洁消毒处理后再次配戴。

4. 镜片摘取步骤

① 按本节第2条做好准备；

② 看镜同时睁大眼睛，将食指放置于需摘下镜片眼的外眼角，将外眼角向耳侧略上拉，轻轻眨眼，镜片就会脱落，将脱落的镜片用另一只手接住；

③ 如果上述步骤不能顺利取出镜片，可尽量睁大眼睛，用双手食指压住上下睫毛的根部，将其中一只手指于眼皮外轻推压镜片边缘，可使镜片脱落。

【镜片护理与存放】

可根据产品情况、配戴者情况、使用条件等确定操作方法。

如果推荐多种消毒方法，应分别详细注明。参考内容如下：

1. 将摘下的镜片凹面向上放置于手掌心，滴2～3滴推荐的硬性镜专用的清洁液。

2. 用食指将镜片的正面和反面轻轻揉搓数次。

3. 用推荐的硬性接触镜专用具冲洗功能护理液充分的冲洗镜片。冲洗过程中避免护理液瓶口与硬性镜接触。

4. 将冲洗后的镜片，分别放入各自的镜片盒内，使用具有消毒功能的护理液浸泡____小时以上。

5. 镜片长期不用时，须经严格清洁、冲洗、消毒，并储存在具保存功能的护理液中，按所用护理液说明书要求定期更换储存液。或者将镜片彻底晾干，并储存于洁净干燥的镜片盒内。再次配戴前须充分地清洁、冲洗，并按所用护理液说明书要求浸泡消毒____小时以上。

6. 清洁、去蛋白、冲洗、消毒各步骤不能相互替代。

7. 去蛋白酶片（液）清洗能够帮助除去镜片上的蛋白质沉积物。具有去蛋白功能的多功能护理液不能代替去蛋白酶片（液），去蛋白酶片（液）的使用也不能替代常规的清洁和消毒。一般建议每____天（或者遵医嘱）使用去蛋白酶片（液）处理镜片一次，应认真按照去蛋白酶片（液）说明书进行操作。

【镜片盒的清洁】

可根据产品具体情况、使用条件而定。参考内容如下：

1. 镜片盒是微生物污染的重要来源。为了防止眼部感染，应每日使用后对镜片盒进行清洁、冲洗、风干。

2. 每周用清洁的专用刷将镜片盒的内外用____（此处填写推荐的溶液和方式）刷洗干净并风干，保持镜片盒清洁卫生。

3. 应按照镜片盒生产商或眼视光专业人员推荐的时间定期更换镜片盒。

【紧急事件处理】

至少应注明以下内容：

1. 如果镜片粘附于角膜（停止活动）或无法取出，应直接滴数滴推荐的润眼液至眼内，待镜片能够在眼表面自由活动后将其取出。如果镜片仍不能取出，应立即到医院就诊。

2. 任何类型的化学物质（家用产品、各种溶液、实验室化学物质等）如溅入眼内，应用大量自来水冲洗眼睛，取下镜片，立即到医院就诊。

3. 外界环境中的灰尘微粒进入眼内可能引起眼部不适，此时不得揉眼，可滴用润眼液，取出镜片后彻底清洗。如果不适感仍未消失，应立即到医院就诊。

4. 如果在配戴过程中镜片移位，可以对照镜子寻找移位的镜片，首先往镜片所在位置的相反方向看，用手指将移位镜片旁的眼皮固定，间接将镜片固定，但不要压住移位的镜片，慢慢往镜片方向看，这样移位的镜片可以重新回到角膜中央。如果上述方法不能使镜片复位，可将镜片取出后重新配戴。

【储存条件、有效期】

可根据产品具体情况、使用条件而定。参考内容如下：

温、湿度，环境要求。

生产日期见标签。

批号见标签。

自生产之日起有效期____年。

在无菌包装（或外盒）所示的日期前使用。

【图形、符号解释】（如适用）

注明标签所用的图形、符号、缩写等内容的解释，如无菌和灭菌方式标记、一次性使用标记（如适用）、灭菌包装损坏后的处理方法等。

【执行标准】

注明该产品的产品标准编号。

【生产企业】

以下若为同一企业，项目可合并。

注册地址与生产地址不同的，应分别列出。电话须标明区号。没有网址的须标注"无"。

如注明以下内容：

企业名称

注册和生产地址

企业许可证编号（境内企业适用）

邮政编码

电话号码

传真号码

网址

【代理人】（进口产品适用）

系指境外生产企业在中国境内指定的承担相应法律责任的机构。代理人注册地址与经营地址不同的，应分别列出。电话须标明区号。没有网址的须标注"无"。至少应列明以下内容：

企业名称

注册和经营地址

经营/生产企业许可证编号

邮政编码

电话号码

传真号码

网址

【售后服务机构】（进口产品适用）

系指境外生产企业在中国境内委托的承担售后服务的机构。售后服务机构注册地址与经营地址不同的，应分别列出。电话须标明区号。没有网址的须标注"无"。至少应注明以下内容：

企业名称

注册和经营地址

经营/生产企业许可证编号

邮政编码

服务电话

传真号码

网址

《硬性角膜接触镜说明书编写指导原则》编制说明

一、指导原则编写的目的和依据

硬性角膜接触镜（以下简称硬性镜）说明书承载了产品预期用途、配戴步骤、警示、注意事项等重要信息，是指导配戴者正确操作、眼科专业人员准确理解和合理应用的重要技术性文件。

本指导原则编写的主要目的在于指导申请人/生产企业提供规范的硬性镜说明书，同时为硬性镜上市前审评和上市后市场监管提供相关技术参考。此外，通过明确和规范硬性镜注册申报资料中说明书的要求，提高该类产品注册申报资料和技术审评的质量及效率。

本指导原则的编写主要依据《医疗器械说明书、标签和包装标识管理规定》（国家食品药品监督管理局令第10号）的有关要求，同时广泛参考国内外监管机构的经验及生产企业有关硬性镜说明书内容，并结合我国医疗器械的生产、监管现状及技术审评的实际情况，在此基础上编写而成。

二、指导原则编写的过程

本指导原则的编写分为三个阶段：首先，广泛收集国内外监管机构的经验及具有代表性生产企业硬性镜的说明书，编写指导原则的初稿。其次，召开专家咨询会，征求与会的国内权威眼科专家意见，在此基础上形成指导原则的征求意见稿，并在国家食品药品监督管理总局医疗器械技术审评中心网站上广泛征求相关领域的专家、学者、管理者及从业人员的意见，并针对国内重点硬性镜生产企业进行电话征询意见。最后，将上述意见汇总讨论，对相关条款进行进一步修改，形成报批稿。

三、指导原则有关内容的说明

为便于市场监管，特在指导原则中加入【说明书批准及修改日期】条款，并列明说明书批准日期指该产品注册证的批准日期。

鉴于目前角膜接触镜类产品虽划归医疗器械管理，但配戴者可能通过医院验配以外的渠道获得，对此产品使用时可能带来的各种隐患认识不足，使用环节存在较高风险，相应监管制度有待完善等，在制定本指导原则时，参考了美国、日本等国家的管理经验，在指导原则中明确提出"经眼科医生诊断评估后，再决定是否配戴本产品。配戴本产品，应由眼视光专业人士进行验配"，将使用角膜接触镜类产品的建议权交给眼科医生，让他们结合专业知识根据配戴者的实际情况加以判断。同时强调产品为医疗器械，使用中可能出现种种风险等相关警示内容，提醒消费者谨慎使用。

四、指导原则起草单位

本指导原则起草单位为国家食品药品监督管理总局医疗器械技术审评中心。

64 软性亲水接触镜说明书编写注册技术审评指导原则

（软性亲水接触镜说明书编写指导原则）

软性亲水接触镜（以下简称软性镜）是用于配戴在眼球前表面的，需要支撑以保持形状的眼科镜片。其说明书承载了产品预期用途、配戴步骤、警示、注意事项等重要信息，是指导配戴者正确操作、眼科专业人员准确理解和合理应用的重要技术性文件。

本指导原则基于《医疗器械说明书、标签和包装标识管理规定》（国家食品药品监督管理局令第10号）的有关要求，参考国内外监管机构的经验及生产企业有关软性镜说明书撰写方面的资料，对说明书的撰写格式及各项内容进行了详细的说明，其目的是为撰写软性镜说明书进行原则性指导，同时，也为注册管理部门审核说明书提供技术参考。

由于产品特点、配戴环境和配戴者条件不同，产品说明书的内容可能不尽完全相同，本指导原则主要适用于矫正屈光不正的软性镜及装饰性彩色软性镜，其他用途的软性镜说明书模板可结合产品实际情况参照此制定。如果没有合理理由和充分依据，所有软性镜说明书应当按照本指导原则的格式和内容，根据批准条件、产品特点及临床使用目的等情况进行编写。说明书无论采用彩色或单色印刷，色彩对比均需清晰一致，以便于相关人员获取准确的信息。

本指导原则中，"至少应注明"的内容为至少应当明确标注或表述的内容，企业可在此基础上增加其他警示、禁忌或相关信息，但不能与"至少应注明"的内容相矛盾。"参考"内容为参考性、提示性内容，生产企业可根据产品具体情况编写。"＿＿＿"处为企业根据产品的具体情况填写。

一、软性镜说明书格式

【注册号】
【产品名称】
【商品名称】
【英文名称】
【型号、规格】
【说明书批准及修改日期】
【警示】
【禁忌】
【适用范围】
【注意事项】
【配戴时间表】
【性能结构及组成】
【包装内部件】
【护理液使用注意事项】
【镜片配戴、摘取方法】
【镜片护理与存放】
【镜片盒的清洁】
【紧急事件处理】
【储存条件、有效期】
【图形、符号解释】
【执行标准】
【生产企业】
【代理人】
【售后服务机构】

二、各项内容撰写的说明

【注册号】
注明该产品的医疗器械注册证书编号。
【产品名称】
注明产品名称，原则上应与现行的国家标准或行业标准保持一致。
【商品名称】
注明商品名称，若无则注明"无"。
【英文名称】（适用于境外产品）
注明英文名称，若无则注明"无"。
【型号、规格】
注明产品型号、规格，若无则注明"无"。
【说明书批准及修改日期】
书写方式为：########修＊—XXXXXXXX。
其中：

#代表说明书批准日期编号，说明书批准日期指该产品注册证书批准日期，采用八位阿拉伯数字标识年月日（例如20000101，代表2000年1月1日）。

修＊代表所获产品注册证书有效期内申请说明书备案的最新修改次数，＊代表最新具体修改次数编号，采用阿拉伯数字标识（1~99）。

X代表说明书修改日期，说明书修改日期指说明书备案审查受理申请日期，采用八位阿拉伯数字标识年月日（例如20120101，代表2012年1月1日）。

如说明书获得批准后未进行过修改，则仅以########表示。

例如：注册证书批准日期为2013年1月1日，2013年2月1日申请第一次说明书备案，则说明书批准及修改日期描述应为：20130101修1—20130201。如果在注册证书有效期内没有申请过说明书备案，则说明书批准及修改日期应描述为：20130101。

【警示】

应使用较正文大一个字号醒目的黑体字。至少应注明以下内容：

1. 本产品直接接触角膜，若不遵守使用方法或相关注意事项，则可能造成多种眼疾，甚至失明。使用前请务必认真阅读本说明书，遵从医嘱，按照正确的使用方法使用。

2. 建议经眼科医生检查评估后，再决定是否配戴本产品。配戴本产品，应由眼视光专业人士进行验配。

3. 由于配戴本品可使配戴者发生角、结膜损害危险性增高，甚至出现角膜炎、角膜溃疡等眼部疾病，因此当出现眼分泌物增加、眼红、眼痛、畏光、异物感、流泪、视力下降等异常现象时，应立刻中止配戴，并尽快去医院接受眼科医师的检查，延误治疗可能会发生永久性视力损害。

4. 即使正确使用本产品，由于存在个体差异仍可能产生如角膜内皮细胞减少、角膜新生血管形成等改变。

5. 平光装饰性镜片，不具矫正屈光不正功能，但与矫正功能镜片具有同样的风险，应谨慎使用。（如含平光镜片则该条适用）

6. 严格按【配戴时间表】配戴。日戴镜片不能用于睡眠配戴。临床已经证明：日戴镜片睡眠配戴，发生严重不良事件的危险性将大幅提高。

7. 初次戴镜者应在配镜后第1天、第1周、第1月、第3月定期到医院复查，随后即使无任何不适亦建议定期（或遵医嘱）去医院进行眼部检查。

8. 已灭菌，开封前确认包装是否破损。如包装破损，请勿使用本产品。

9. 首次使用前需进行冲洗的产品须注明。

10. 配戴者必须遵循眼科专业人员的指导及产品使用说明，使用已取得医疗器械注册证的软性镜护理产品。禁用洗涤液、肥皂等其他代用品清洁镜片，禁用酒精等其他代用品消毒镜片。

11. 本品属于医疗器械，购买使用前请确认产品标签上是否印有医疗器械注册号。

【禁忌】

至少应注明以下内容：

1. 患有各种眼部疾患：如眼部急性或慢性炎症、青光眼、角膜知觉异常、角膜上皮缺损、角膜内皮细胞减少、干眼症等，经眼科医生判断不能配戴。

2. 患有可能影响眼部的全身性疾病，经眼科医生判断不能配戴。

3. 有接触镜过敏史或接触镜护理产品过敏史。

4. 生活或工作环境不适宜配戴软性镜，例如空气中弥散粉尘、药品、气雾剂（如发胶、挥发性化学物）、灰尘等。

5. 不能按要求使用软性镜者。

6. 不能定期进行眼部检查者。

7. 个人卫生条件不具备配戴软性镜所必需的卫生条件者。

【适用范围】

注明配戴时段与矫正屈光不正的类型。根据注册申报时提交的支持性资料填写。例如：日戴/连续配戴，矫正近视/远视/散光。

【注意事项】

1. 介绍区别左右眼镜片方法和区别镜片正反面方法（根据产品的具体情况详细说明，建议增加图示）。

2. 初次配戴软性镜在最初的1～2周内可能有轻微的镜片移动感或不适感，一般可以自行消失。如果异物感较为明显，或者出现视物模糊、眼红、畏光、流泪等刺激症状则应及时摘下镜片寻找原因。导致上述问题的可能原因有：① 镜片未居眼角膜中央；② 镜片污浊破损；③ 左右戴反；④ 其他原因。若症状持续，应及时去医院接受眼科医师检查。

3. 本产品严禁加热或冰冻。

4. 戴镜期间如需使用药品尤其是滴眼液，须咨询医生。

5. 如处于孕期、哺乳期或近期计划怀孕者请慎用，并须咨询医生。

6. 如有角膜塑形镜配戴史，配戴软性镜前请咨询医生。

7. 配戴软性镜进行洗浴、游泳及冲浪等水上或潜水活动时，软性镜有可能脱落，同时眼部感染的风险可能增高，因此不建议配戴。

8. 不要在患病期间如感冒、发热和过度疲劳等情况下配戴软性镜。

9. 请先戴上镜片后再上妆，先取下镜片后再卸妆。

10. 如配戴软性镜时使用定型水、香水等喷雾剂，请小心使用并且紧闭双眼至烟雾消失，避免进入眼内。

11. 请完全适应配戴软性镜后再从事机动车驾驶等操作。

12. 不得与他人共用镜片。

13. 放置于远离儿童可触及的地方。

14. 镜片离开眼睛暴露于空气中一定时间变干后，禁止再次使用该镜片。

15. 在配戴期间请勿从事激烈的碰撞性及身体对抗性运动。

16. 其他注意事项：根据产品具体情况填写。

【配戴时间表】

根据注册证和注册申报时提交的支持性资料填写。至少应注明以下内容：

日戴。初次配戴软性镜可能会有不同程度的异物感，参照以下时间表进行配戴，可以使眼睛逐步适应软性镜。

1. 遵守配戴时间。初戴或长时间停戴后再戴者，从每天戴____小时开始，每天增加____小时。日戴镜片勿戴镜睡眠。（是否附加配戴时间表由生产企业根据产品具体情况决定）

2. 建议一次配戴最长不超过____小时。配戴时间因人而异，不要超时配戴。

3. 如果中途间断配戴应注明配戴时间的具体安排。

4. 镜片实际使用寿命建议遵照眼科医生建议。

【性能结构及组成】

根据现行国家标准/行业标准和产品具体情况填写，须与申请注册所提交的相关资料一致。至少应注明以下内容：

简要说明镜片设计，如球面、单焦等。散光、非球面、多焦等特殊性能应根据具体情况扼要说明，必要时增加图示。注明所用材料（含直接包装材料）、颜色、含水量、透氧系数、透氧量、光谱透过率，以及现行国家标准/行业标准所要求的其他项目。

对于在注册产品标准中有相应要求并经检测的其他附加性能，可在此描述。

【包装内部件】

根据产品具体情况填写，须与申请注册时提交的支持性资料所对应的产品包装及组成一致。

【护理液使用注意事项】

注明适用于本产品的护理产品。由生产企业根据产品具体情况分别或合并编写。例如：使用适用于软性镜的护理液。

使用注意事项参考内容如下：

1. 请严格按照不同类型护理液的说明书使用，使用顺序不得颠倒，不同的护理液不得混合或者替代使用。

2. 护理液须在货架有效期及开瓶有效期内使用，过期后必须丢弃。

3. 手指、镜片或镜片盒等外界污物勿触及瓶口。打开瓶盖后，瓶盖内口向上放置。

4. 常温、避光、干燥环境下保存。

5. 护理液在正常使用期间发生混浊，或者使用过程中出现眼部不适，例如眼红、流泪等应立即停止使用，并须咨询医生。

6. 已经接触过镜片的护理液需抛弃禁止重复使用。

【镜片配戴、摘取方法】

注明必要的注意事项。可根据产品情况、配戴者情况、使用条件等确定操作方法，可增加图示。参考内容如下：

1. 注意

① 不要过度用力揉捏、摩擦镜片，以免损坏镜片。

② 应严格依照规定的程序和要求清洁、去蛋白、冲洗、消毒、储存和配戴镜片，各步骤间不能相互替代。

③ 镜片在配戴前必须用专用的具有消毒功能的护理液浸泡____小时以上。

④ 镜片保存未戴已超过____时，必须重新清洗消毒后方能配戴。

2. 准备阶段

① 配戴方法要接受专业人员的具体指导。

② 在每次触摸镜片前，都要用中性肥皂和流动的水充分洗手。

③ 保持指甲短而修剪齐整，在软性镜配戴、取出及护理的过程中勿使指甲接触镜片。

④ 在干净、平整的桌面上护理或戴摘镜片，以免脱落在地上或遗失。

⑤ 养成习惯，始终首先拿取、摘戴同一只镜片以免混

淆，建议按先右后左顺序。

⑥ 养成习惯，每次配戴前都要检查镜片外观是否符合要求，确认其湿润、清洁。镜片有斑点、残留杂物、气泡、裂纹、破损等外观出现异常情况时均不得使用。

3. 镜片配戴步骤

① 配戴前双手须保持清洁和干燥，将镜片内曲面向上托在指端。

② 认准正反面。

③ 面向下俯视桌面上的镜子。

④ 用食指或中指按住配戴眼上眼皮边缘，将眼皮向上充分撑开，并按在眉弓上加以固定。用另一手的手指按住配戴眼下眼皮边缘，将下眼皮向下充分撑开。

⑤ 将镜片轻柔地放置在配戴眼暴露的角膜（黑眼球）中央部。

⑥ 轻轻眨眼数次，用纸巾拭去溢出眼外的液体（如有）。按上述方法先右后左依次配戴。在戴镜过程中，若镜片被挤出睑裂或掉落在桌面上，须重新用护理液清洁消毒处理后再戴（日抛镜片应改为"不要再次使用"）。

4. 镜片摘取步骤

① 按本节第 2 条做好准备。

② 如同戴镜时的方法，充分撑开配戴眼的眼皮。

③ 用拇指和食指指腹轻捏镜片下部，轻轻摘下镜片。

【镜片护理与存放】

日抛产品不能重复使用。

如果推荐多种消毒方法，应分别详细注明。

可根据产品情况、配戴者情况、使用条件等确定操作方法。

参考内容如下：

1. 在镜片盒内事先注入 2/3 容量具消毒贮存功能的护理液。

2. 将摘下的镜片放置于手掌心，滴 2~3 滴推荐的具清洁功能护理液。

3. 用食指将镜片的正面和反面轻轻揉搓数次。

4. 用推荐的具冲洗功能护理液充分地冲洗镜片。冲洗过程中避免护理液瓶口与软性镜接触。

5. 将冲洗后的镜片，分别放入各自的镜片盒内，使用具有消毒功能的护理液浸泡____小时以上。

6. 镜片长期不用时，须经严格清洁、冲洗、消毒，并储存在具保存功能的护理液中，每____天更换一次储存液。再次配戴前须充分地清洁、冲洗，并浸泡消毒____小时以上。

7. 清洁、去蛋白、冲洗、消毒各步骤不能相互替代。

8. 去蛋白酶片（液）清洗能够帮助去镜片上的蛋白质沉积物。具有去蛋白功能的多功能护理液不能代替去蛋白酶片（液），去蛋白酶片（液）的使用也不能替代常规的清洁和消毒。一般建议每____天使用去蛋白酶片（液）处理镜片一次，应认真按照去蛋白酶片（液）说明书进行操作。

【镜片盒的清洁】（日抛产品不适用）

可根据产品具体情况、使用条件而定。参考内容如下：

1. 镜片盒是微生物污染的重要来源。为了防止眼部感染，应每日使用后对镜片盒进行清洁、冲洗、风干。

2. 每周用清洁的专用刷将镜片盒的内外用_____（此处填写推荐的溶液和方式）刷洗干净并风干，保持镜片盒清洁卫生。

3. 应按照镜片盒生产商或眼视光专业人员推荐的时间定期更换镜片盒。

【紧急事件处理】

至少应注明以下内容：

1. 如果镜片粘附（停止活动）或无法取下，应直接滴数滴推荐的润眼液至眼内，待镜片能够在眼表面自由活动后将其取出。如果镜片仍不能取出，应立即到医院就诊。

2. 任何类型的化学物质（家用产品、各种溶液、实验室化学物质等）如溅入眼内，应用大量自来水冲洗眼睛，取下镜片，立即到医院就诊。

3. 外界环境中的灰尘微粒进入眼内可能引起眼部不适，此时不得揉眼，可滴用润眼液，取出镜片后彻底清洗。如果不适感仍未消失，应立即到医院就诊。

4. 如果在配戴过程中镜片移位，可以对照镜子寻找移位的镜片，首先往镜片所在位置的相反方向看，用手指将移位镜片旁的眼皮固定，间接将镜片固定，但不要压住移位的镜片，慢慢往镜片方向看，这样移位的镜片可以重新回到角膜中央。如果上述方法不能使镜片复位，可将镜片取出后重新配戴。

【储存条件、有效期】

可根据产品具体情况、使用条件而定。参考内容如下：

温、湿度，环境要求。

生产日期见标签。

批号见标签。

自生产之日起有效期____年。

在无菌包装（或外盒）所示的日期前使用。

【图形、符号解释】（如适用）

注明标签所用的图形、符号、缩写等内容的解释，如无菌和灭菌方式标记，一次性使用标记（如适用）、灭菌包装损坏后的处理方法等。

【执行标准】

注明该产品的产品标准编号。

【生产企业】

以下若为同一企业，项目可合并。

注册地址与生产地址不同的，应分别列出。电话须标明区号。没有网址的须标注"无"。

如注明以下内容：

企业名称

注册和生产地址

生产企业许可证编号（境内企业适用）

邮政编码

电话号码

传真号码

网址

【代理人】（进口产品适用）

系指境外生产企业在中国境内指定的承担相应法律责任的机构。代理人注册地址与经营地址不同的，应分别列出。电话须标明区号。没有网址的须标注"无"。至少应列明以下内容：

企业名称

注册和经营地址

经营/生产企业许可证编号

邮政编码

电话号码

传真号码

网址

【售后服务机构】（进口产品适用）

系指境外生产企业在中国境内委托的承担售后服务的机构。售后服务机构注册地址与经营地址不同的，应分别列出。电话须标明区号。没有网址的须标注"无"。至少应注明以下内容：

企业名称

注册和经营地址

经营/生产企业许可证编号

邮政编码

服务电话

传真号码

网址

《软性亲水接触镜说明书编写指导原则》编写说明

一、指导原则编写的目的和依据

软性亲水接触镜（以下简称软性镜）说明书承载了产品预期用途、配戴步骤、警示、注意事项等重要信息，是指导配戴者正确操作、眼科专业人员准确理解和合理应用的重要技术性文件。

本指导原则编写的主要目的在于指导申请人/生产企业提供规范的软性镜说明书，同时为软性镜上市前审评和上市后市场监管提供相关技术参考。此外，通过明确和规范软性镜注册申报资料中说明书的要求，提高该类产品注册申报资料和技术审评的质量及效率。

本指导原则的编写主要依据《医疗器械说明书、标签和包装标识管理规定》（国家食品药品监督管理局令第10号）的有关要求，同时广泛参考国内外监管机构的经验及生产企业有关软性镜说明书内容，并结合我国医疗器械的生产、监管现状及技术审评的实际情况，在此基础上编写而成。

二、指导原则编写的过程

本指导原则的编写分为三个阶段：首先，广泛收集国内外监管机构的经验及具有代表性生产企业软性镜的说明书，编写指导原则的初稿。其次，召开专家咨询会，征求与会的国内权威眼科专家意见，在此基础上形成指导原则的征求意见稿，先后三次在国家食品药品监督管理总局医疗器械技术审评中心网站上广泛征求相关领域的专家、学者、管理者及从业人员的意见。最后，将上述意见汇总讨论，对相关条款进行进一步修改，并再一次召开专家定稿会形成报批稿。

三、指导原则有关内容的说明

为便于市场监管，特在指导原则中加入【说明书批准及修改日期】条款，并列明说明书批准日期指该产品注册证的批准日期。

鉴于目前角膜接触镜类产品虽划归医疗器械管理，但配戴者可能通过医院验配以外的渠道获得，对此产品使用时可能带来的各种隐患认识不足，使用环节存在较高风险，相应监管制度有待完善等，在制定本指导原则时，参考了美国、日本等国家的管理经验，在指导原则中明确提出"经眼科医生诊断评估后，再决定是否配戴本产品。配戴本产品，应由眼视光专业人士进行验配"，将使用角膜接触镜类产品的建议权交给眼科医生，让他们结合专业知识根据配戴者的实际情况加以判断；同时强调产品为医疗器械，使用中可能出现种种风险等相关警示内容，提醒消费者谨慎使用。

四、指导原则起草单位

本指导原则起草单位为国家食品药品监督管理总局医疗器械技术审评中心。

65　软性接触镜注册技术审评指导原则

（软性接触镜注册技术审查指导原则）

本指导原则旨在为药品监管部门对注册申报资料的技术审评提供技术指导，同时也为注册申请人/生产企业进行软性接触镜类医疗器械产品注册申报提供参考。

本指导原则系对软性接触镜类医疗器械产品的一般要求，注册申请人/生产企业应依据具体产品的特性对注册申报资料的内容进行充实和细化，并依据具体产品的特性确定其中的具体内容是否适用。

本指导原则是对注册申请人/生产企业和审评人员的技术指导性文件，不包括注册审批所涉及的行政事项，亦不作为法规强制执行。如果有其他科学合理的替代方法，也可以采用，但是需要提供详细的研究资料和验证资料。应在遵循相关法规和标准的前提下使用本指导原则。

本指导原则是在现行法规和标准体系以及当前认知水平下制订的，随着法规和标准的不断完善，以及科学技术的不断发展，本指导原则相关内容也将进行适时的调整。

一、适用范围

本指导原则所涉及的软性接触镜是指采用光学矫正原理，以矫正近视、远视、散光为目的的产品。特殊设计或采用新材料的软性接触镜产品需结合申报产品自身特点增加要求，同时参考本指导原则。

二、常见注册单元划分

（一）除着色剂外，材料配方不同的软性接触镜原则上应划分为不同的注册单元。

（二）光学设计或用途不同的软性接触镜应划分为不同的注册单元：如单焦、多焦、环曲面等。

（三）按染色目的、方式不同的软性接触镜应划分为不同的注册单元：如能见性着色镜片、增强着色镜片、医疗用途彩色镜片等。

（四）有抗 UV 和无抗 UV 性能的软性接触镜应划分为不同的注册单元。

（五）配戴周期不同的软性接触镜应划分为不同的注册单元：如日抛、月抛、传统配戴 1 年左右等。

（六）因设计不同而配戴方式不同的软性接触镜应划分为不同的注册单元：如日戴、夜戴等。

（七）表面处理方式不同的软性接触镜应划分为不同的注册单元。

三、注册申报资料要求

申请人对产品研发阶段的试验结果应保证相关验证过程规范，结果真实、科学、可靠和可追溯，注册申报资料按照《关于公布医疗器械注册申报资料要求和批准证明文件格式的公告》（国家食品药品监督管理总局公告 2014 年第 43 号）进行提供，尤其注意以下几方面内容：

（一）综述资料

1. 中文名称应采用产品通用名称，应遵循《医疗器械通用名称命名规则》（国家食品药品监督管理总局令第 19 号）。进口产品英文名称应与境外申请人注册地或者生产场所所在国家（地区）医疗器械主管部门出具的允许该产品上市销售的证明文件保持一致。

2. 明确产品基本信息：如材料配方（包括镜片保存液）、产品结构图示、镜片基本光学设计信息（如单焦/多焦、球面/非球面，前后表面应分开描述）、产品灭菌方法和有效期、镜片的配戴方式（如日戴）、一次配戴最长允许时间、推荐更换周期，镜片表面是否经过修饰处理，产品包装容器材料；着色镜片还应明确镜片着色处理目的。

申报产品为增强着色型镜片时，配方描述应明确申报镜片各颜色对应的着色剂配比含量、各颜色占镜片的比例含量，着色剂总含量占镜片比例的上限，同时列出申报产品所有颜色图案的彩色图示（图示应能体现出镜片的颜色、花纹图案）。

3. 明确申报产品的工作原理，列出结构示意图（建议工程制图），给出完整设计的叙述性描述，该描述中至少应该包括以下内容：物理形状、生产描述（例如车削或者浇铸）以及任何总体形状的变化，例如截切或者棱镜平衡，同时重点描述光学设计（包括内外表面），并提供支持性资料。

4. 明确镜片表面是否经过修饰处理，如有应详述表面修饰处理的工艺和作用。

5. 明确镜片材料组成成分，建议以表格形式提供镜片原料（包括引发剂、交联剂、着色剂等）及镜片保存液成分的中文标准化学名称、结构式、CAS 编号、作用及比例含量，如有材料牌号或商品名称也应一并列出。如申报镜片聚合后材料描述为有特定含义的缩写时，则应提供该缩写名称的依据和支持资料，镜片保存液配方可单独列表描述。

6. 提供产品原材料相关资料，包括各原材料来源、质量控制标准、验证数据、供货协议和供应商资质证明文件等。申请人应提交相关资料以说明各组分的安全性、有效性，如材料安全性数据表、相关毒理学数据、临床应用史等支持资料。如为着色镜片需提供着色剂的安全性证明资料。

7. 型号、规格：型号、规格应分开描述，涉及字母、数字、符号等内容应明确具体含义，对于存在多种型号或规格的产品，应当明确各型号或规格间区别，对于进口产品型号规格的确认应有依据。

8. 描述产品具体采用的包装容器的材料和规格。提供包装材料的评价性资料，包括其来源、质量控制标准及包装容器材料的安全性研究资料，或能够支持包装容器材料用于申报产品安全性的证明性资料及适用性分析。提供包装运输验证资料。

9. 适用范围和禁忌症：提供产品适用范围、预期使用环境、适用人群及禁忌症信息。申请人应根据上市批件/临床资料规范申报产品的适用范围，不宜笼统描述为矫正屈光不正，宜采用矫正近视、远视及散光描述方式，特殊设计的镜片可结合产品实际情况进行客观描述。

10. 提供参考的同类产品（国内外已上市）或前代产品（如有）的信息，阐述申请注册产品的研发背景和目的。对于同类产品，应当说明选择其作为研发参考的原因。同时列表比较说明产品与参考产品（同类产品或前代产品）在工作原理、组成成分配方、性能指标、适用范围等方面的对比情况。

（二）研究资料

1. 产品性能研究

1.1 详述产品技术要求中性能指标及检验方法的确定依据，提供采用的原因及理论基础，提供涉及的研究性资料、文献资料和/或标准文本。当强制性标准中的技术要求无明确评价指标时，申请人需结合产品实际情况制定相应评价指标并经验证。

应提供透氧系数标称值的确定依据及相应验证资料。如为增强着色类软性接触镜，应提供褪色验证的技术资料。产品光学面如为特殊光学设计，如环曲面、多焦、非球面设计等均应提供相应技术验证资料。

1.2 有关萃取率确定依据和溶剂选择依据及验证资料，建议参考如下内容提供：

1.2.1 溶剂选择

提供的溶剂选择依据及验证资料，能表明所选取溶剂的适用性，选取溶剂中至少含有一种萃取能力较强的溶剂。

1.2.2 样品的选择

1.2.2.1 选择成品片进行试验。

1.2.2.2 送检镜片如非全部申报产品，宜对送检样品典型性进行评价，如彩色镜片可从着色剂种类、配方总量等方面去考虑。

1.2.3 对于现有成熟材料镜片的萃取率限量建议

对于现有成熟材料镜片的萃取率限量建议考虑如下方法之一，如有其他更适用于确认申报产品萃取率限量的方法，请详述可替代如下方法的理由并提供相应验证资料：

1.2.3.1 萃取率总限量可用本企业通过生物学评价的材料确定，即：产品技术要求中制定的各溶剂萃取率总限量不应高于已通过全项生物学评价的材料的各溶剂实际萃取率。该材料原则上应与申报产品主要生产工艺相同且具有相同的配方。

1.2.3.2 或可按 GB/T 16886.17—2005《医疗器械生物学评价 第17部分：可滤沥物允许限量的确立》（本指导原则中标准适用最新版本，下同）原则，搜集镜片材料各组分的毒理学数据，对于未能收集/未获得的毒理学数据的组分，可根据风险分析进行评价，最终确定镜片萃取率的总限量。注意应提供涉及具体数值的计算过程及参考文献。

1.2.4 对于新材料镜片的萃取率限量的确定方法

应对可萃取物质进行定量和定性分析，通过合适的色谱法、光度法以及湿法分析来测定镜片萃取出的物质，从而确定聚合过程中残留单体、交联剂和引发剂含量。提供镜片材料各种可萃取物质限量制定依据，可通过各物质的毒理学数据确定。

2. 生物相容性评价研究

生物相容性评价研究资料需包括：

2.1 生物相容性评价的依据和方法。

2.2 产品所用材料的描述及与人体接触的性质。

2.3 实施或豁免生物学试验的理由和论证。

2.4 对于现有数据或试验结果的评价。

2.5 当接触镜材料存在下列四种情形之一时，还应考虑进行皮肤致敏以及兔眼相容性评价：

2.5.1 接触镜材料的单体成分尚未在国内已批准上市的接触镜产品中使用过；

2.5.2 接触镜材料的交联剂成分尚未在国内已批准上市的接触镜产品中使用过；

2.5.3 接触镜材料的 UV 吸收剂成分尚未在国内已批准上市的接触镜产品中使用过；

2.5.4 接触镜材料的单体成分和交联剂成分虽然均在国内已批准上市的接触镜产品中使用过，但其搭配组合未在国内已批准上市的接触镜产品中使用过。

应在风险评定的基础上根据具体接触性质和接触周期进行生物学评价。对于延长配戴角膜接触镜，或上述四种情形涉及材料在国内外已批准上市产品中均未使用过的日戴角膜接触镜产品，考虑到缺乏材料相关临床使用史和具有产品连续累积使用带来的风险，建议申请人参考 GB/T 16886.1—2011《医疗器械生物学评价 第 1 部分：风险管理过程中的评价与试验》标准中持久粘膜接触项目及 GB 11417.3—2012《眼科光学 接触镜 第 3 部分：软性接触镜》标准进行生物学评价。

增强着色镜片可通过着色剂的毒理学分析选择生物相容性最不利的镜片，建议考虑每种着色剂的毒理学数据、着色剂种类和用量。

3. 灭菌工艺的研究

描述用于保证产品无菌的质量保证体系，明确产品灭菌工艺（方法和参数）和无菌保证水平（SAL），提供灭菌确认报告。如灭菌使用的方法容易出现残留，需明确残留物信息及采取的处理方法，并提供研究资料。

4. 产品有效期和包装研究

提供产品有效期的验证报告（包括产品稳定性和包装密封稳定性的验证资料），不同包装或容器的产品需分别提供，且应符合相应国家标准要求。如企业提供加速试验资料，还应提供产品的实时稳定性研究方案，及符合相应国家标准要求的阶段性实测数据报告，以获得相关的研究数据。

5. 其他资料

证明产品安全性、有效性的其他研究资料。

（三）生产制造信息

1. 详述产品生产加工过程，明确产品生产加工工艺，注明关键工序和特殊过程，并说明其控制点。重点阐述镜片加工方法、染色、表面修饰处理等，并详细阐述如何实现申报产品光学设计（前后表面）的生产工艺步骤。需明确产品生产过程中各种加工助剂的使用情况及对杂质（如残留单体、小分子残留物等）的控制情况并提交相应的验证资料。

2. 有多个研制、生产场地的，需概述每个研制、生产场地的实际情况。

（四）临床评价资料

按照《医疗器械临床评价技术指导原则》提交临床评价资料。进口医疗器械还应提供境外政府医疗器械主管部门批准该产品上市时的临床评价资料。如进行临床试验，应遵循相应临床试验指导原则。申报产品包含特殊尺寸时，应予以特殊考虑并有相应资料支持，例如产品直径大于 14.5mm 时，临床评价资料应能支持此申报。

（五）产品技术要求

在符合《医疗器械产品技术要求编写指导原则》的基础上，还应注意如下内容：

1. 需符合 GB 11417 系列眼科光学接触镜强制性国家标准，并结合申报产品实际特性制定，考虑但不限于如下内容：

1.1 光学性能：后顶点焦度、柱镜焦度、柱镜轴位、棱镜度、透光性能（可见光区透过率、色觉和紫外光区要求）

1.2 几何尺寸：基弧半径或给定底直径的矢高、总直径、接触镜的光学区

1.3 物理性能：折射率、含水量、透氧、褪色试验

1.4 化学性能：萃取试验、防腐剂的摄入和释放

1.5 微生物要求

1.6 稳定性：辐射老化试验、有效期

1.7 内在质量和表面缺陷：杂质及表面疵病、边缘轮廓

2. 注意结合申报产品，明确屈光度范围等各项具体技术参数指标。注意标称值与相应允差要求的精度应一致。

（六）产品注册检测报告

应在有相应医疗器械检验资质并在其承检范围内的检测机构进行检测，提交符合注册要求的注册检测报告。

1. 申报产品如有一种以上不同材料的内包装，需针对不同内包装对终产品产生影响的性能进行风险评价，对于确实对终产品产生影响的性能分别提供检测报告。如化学性能、稳定性等。

2. 检验产品建议能代表所有颜色的镜片，如申报的所有颜色镜片未全部进行检测，应出具相关资料支持产品的安全性和有效性。

3. 送检产品应能覆盖所有屈光度的镜片，在某种适应症（如近视、远视、散光）中按下述屈光度选择原则中所列的各范围段，选择具有代表性的镜片产品进行检测。

后顶焦度选择原则：

3.1 普通软性接触镜产品

后顶焦度 F_V

$|F_V| \leq 10.00\ D$

$10.00\ D < |F_V| \leq 20.00\ D$

$|F_V| > 20.00\ D$

3.2 含柱镜度的软性接触镜产品

处方柱镜焦度 F_C

$|F_C| \leq 2.00\ D$

$2.00\ D < |F_C| \leq 4.00\ D$

| F_c | >4.00 D

（七）产品说明书

产品说明书需按照《医疗器械说明书和标签管理规定》（国家食品药品监督管理总局令第 6 号）及《软性亲水接触镜说明书编写指导原则》的要求制订，此外需注意：

1. 应客观描述、介绍产品性能，并有相应的技术资料支持，不含宣传性用语。

2. 应符合的 GB 11417 系列眼科光学接触镜强制性国家标准相应规定。

3. 应明确初次戴镜配戴时间表，明确申报产品使用周期（镜片启用至抛弃的时限）。使用周期超过一年的产品，需提供其确定依据。

4. 应明确一次配戴最长允许时间，以临床验证配戴时间为准，结合实际产品应用情况，最多不超过 12 小时，建议 8～12 小时之间，超过 12 小时需提供临床试验依据。

四、参考文献

1. GB/T 16886《医疗器械生物学评价》系列标准
2. 《中华人民共和国药典》（2015 年版）

3. GB 11417《眼科光学 接触镜》系列标准
4. 《无源植入性医疗器械产品注册申报资料指导原则》（食药监办械函〔2009〕519 号）
5. 《关于发布无源植入性医疗器械货架有效期注册申报资料指导原则（2017 年修订版）的通告》（国家食品药品监督管理总局通告 2017 年第 75 号）
6. 《PREMAKET NOTIFICATION（510（k））GUIDANCE DOCUMENT FOR DAILY WEAR CONTACT LENSES》
7. 《关于发布医疗器械产品技术要求编写指导原则的通告》（国家食品药品监督管理总局通告 2014 年第 9 号）
8. 《关于发布软性亲水接触镜等两个说明书编写指导原则的通告》（国家食品药品监督管理总局通告 2014 年第 3 号）
9. 《关于发布医疗器械临床评价技术指导原则的通告》（国家食品药品监督管理总局通告 2015 年第 14 号）

五、起草单位

本指导原则由国家食品药品监督管理总局医疗器械技术审评中心起草并负责解释。

66　角膜塑形用硬性透气接触镜临床试验注册技术审评指导原则

（角膜塑形用硬性透气接触镜临床试验指导原则）

为进一步规范角膜塑形用硬性透气接触镜（以下简称角膜塑形镜）产品上市前的临床试验，并指导该类产品申请人在申请产品注册时临床试验资料的准备，根据《医疗器械临床试验质量管理规范》，制订本临床试验指导原则。

随着角膜塑形镜产品以及眼科学诊疗技术的发展和相关法规政策、标准制定等情况的变化，本指导原则将会不断地完善和修订。

一、适用范围

结合法规的具体要求，要求其进行完整的上市前临床试验时，适用于本项指导原则。

本指导原则适用于采用塑形方法暂时改变角膜形态，达到暂时性矫正屈光不正为预期目的的硬性透气接触镜产品的临床试验。

特殊设计的角膜塑形镜产品须结合申报产品自身特点另行制定其上市前临床试验方案，原则上不应低于本项指导原则的要求。

二、基本原则

申请人应当按照《医疗器械临床试验质量管理规范》

的相关要求设计、实施、监查、记录、总结临床试验结果，并保证临床试验过程规范，结果真实、科学、可靠和可追溯。

三、临床试验方案

（一）临床试验目的及注意事项

角膜塑形镜产品的临床试验目的是评价申报产品是否具有预期的安全性和有效性。在临床试验中推荐使用 LogMAR 视力表（也称为 EDTRS 视力表），也可使用标准对数视力表。应采用标准的方法检查视力。如为多中心临床试验，不同的临床试验机构中使用的视力表须一致。同时涉及屈光度检查时，均应以受试者主觉验光值（包括球镜度及柱镜度）为准，客观验光数值（包括球镜度及柱镜度）应记录并作为参考。

（二）临床试验设计

以申请角膜塑形镜上市为目的的临床试验应是前瞻性、随机对照临床试验，临床试验应当在两个或者两个以上医疗器械临床试验机构中进行，如按照同一临床试验方案在 3

个以上（含 3 个）临床试验机构实施的临床试验将视为多中心临床试验。对照用医疗器械应选择中国已经批准上市的同类产品，其主要功能原理必须与受试产品一致，配戴方式必须一致，不建议采用历史对照或非平行对照。

（三）临床试验样本量

主要评价指标：30 天的产品有效率。有效定义：当裸眼视力及屈光度均达到如下临床评价要求时为"有效"：

1. 裸眼视力：裸眼视力应大于等于 0.8。

2. 残余屈光度：残余屈光度应小于 ±0.50D。

根据对照用角膜塑形镜的相应指标的循证医学相关资料做出检验假设并计算样本量。同时，样本量的确定与选择的假设检验类型（优效、非劣效、等效性检验）及 I、II 类错误和具有临床意义的界值（疗效差）有关，同时还应考虑预计排除及临床失访的病例数。

临床试验样本量的确定应当符合临床试验的目的和统计学要求，并且完成所有访视的受试者不应少于本指导原则中规定的最低样本量。目前，角膜塑形镜随机对照试验为与对照产品进行的 1:1 的不少于 100 对（200 个受试者）的临床试验，要求受试者双眼均入组观察，双眼数据均须纳入统计分析，不推荐单眼患者入组。

（四）临床试验随访时间

不同产品的临床试验随访时间不完全一致，随访时间的确定应该具有医学文献资料支持，要有医学共识。

目前，角膜塑形镜的临床试验随访时间至少为 12 个月。同时，应当科学设置访视时间点（至少应包含戴镜后 1 天、1 周、2 周、30 天、3 个月、6 个月、9 个月、12 个月）。

（五）临床试验受试者的入选标准及退出标准

临床试验受试者的入选标准应当考虑申报产品的适用范围。入组过程中，应在遵循随机原则的基础上，尽量兼顾组内及组间均衡性，可以包括但不限于：

1. 近视度数为 4.00D 或更低。

2. 角膜曲率计及角膜地形图。

3. 柱镜度，顺规散光应低于 1.75D，逆规散光应低于 1.00D。

4. 年龄（应为实足年龄）。应分为年龄≤13 岁、13 岁<年龄<18 岁、年龄≥18 岁共 3 组，研究对象应在 3 组间均衡分布，年龄≤13 岁、13 岁<年龄<18 岁组每组不小于 30 例。

5. 治疗前屈光度应稳定。

6. 无角膜屈光手术病史。

7. 眼球尤其是角膜应健康。

8. 全身状况健康。

9. 未使用影响眼球及角膜的药物。

10. 女性未妊娠，且近期无妊娠计划。

制定受试者退出标准，统计受试者退出人数及原因。

（六）临床试验的有效性指标

临床试验的有效性指标在每次临床访视中均须如实记录。临床试验的有效性指标包括但不限于：

1. 裸眼视力。应至少列出在戴镜后 1 天、1 周、2 周、30 天、3 个月、6 个月、9 个月、12 个月及最终时间点裸眼视力。提供裸眼视力在试验组及对照组的统计学分析结果。

2. 屈光度。应至少列出在戴镜后 1 天、1 周、2 周、30 天、3 个月、6 个月、9 个月、12 个月及最终时间点的屈光度。提供屈光度在试验组及对照组的统计学分析结果。

3. 角膜地形图。应至少列出在戴镜后 1 天、1 周、2 周、30 天、3 个月、6 个月、9 个月、12 个月及最终时间点的角膜地形图的相关重要参数，提供试验组及对照组的统计学分析结果。

（七）临床试验的安全性指标

临床试验的安全性指标包括但不限于：

1. 症状、体征、并发症、不良事件等。推荐在戴镜后 1 天、1 周、2 周、30 天、3 个月、6 个月、9 个月、12 个月及最终时间点列出受试者的症状、体征、并发症、不良事件等，需提供试验组及对照组的统计学分析结果。

2. 角膜曲率计及角膜地形图。推荐在戴镜后 1 天、1 周、2 周、30 天、3 个月、6 个月、9 个月、12 个月及最终时间点列出受试者的角膜曲率计及角膜地形图相关重要参数，需提供试验组及对照组的统计学分析结果。

3. 角膜厚度及角膜内皮细胞参数。推荐在基线、研究中和末次访视时测量受试者的角膜厚度及角膜内皮细胞数，应分析试验组及对照组角膜塑形镜对角膜厚度及角膜内皮细胞数的影响。

4. 最佳矫正视力。应至少列出在戴镜后 1 天、1 周、2 周、30 天、3 个月、6 个月、9 个月、12 个月及最终时间点的访视时最佳矫正视力和初始最佳矫正视力分析结果，比较试验组及对照组中与初始最佳矫正视力相比最佳矫正视力下降 1 行、2 行或 2 行以上的受试者的比率。

5. 柱镜度。应至少列出在戴镜后 1 天、1 周、2 周、30 天、3 个月、6 个月、9 个月、12 个月及最终时间点的访视时柱镜度的分析结果，比较试验组及对照组中与初始屈光度相比，柱镜度增加 1.00D 以下、1.00D 至 2.00D、2.00D 以上受试者的比率。

6. 眼内压。推荐在戴镜后基线、研究中和末次访视时测量受试者的眼内压，应分析试验组及对照组角膜塑形镜对眼内压的影响。

7. 角膜塑形镜的配适状态。应至少列出在戴镜后 1 天、1 周、2 周、30 天、3 个月、6 个月、9 个月、12 个月及最终时间点的访视时角膜塑形镜的适配状态。

8. 记录镜片的破损率、划痕、蛋白沉淀等情况。应至少列出在戴镜后 1 天、1 周、2 周、30 天、3 个月、6 个月、9 个月、12 个月及最终时间点的访视时镜片的破损率、划痕、蛋白沉淀等情况。

（八）统计分析方法

数据分析时应考虑数据的完整性，所有签署知情同意并使用了受试产品的受试者必须纳入最终的统计分析，应提供患者水平（受试者数）及病例水平（受试眼数）的主要疗效指标分析结果。数据的剔除或偏倚数据的处理必须有科学依据和详细说明。

临床试验的数据分析应基于不同的分析集，通常包括全分析集（Full Analysis Set，FAS）和符合方案集（Per Protocol Set，PPS），研究方案中应明确各分析集的定义。主要评价指标的分析应同时在全分析集和符合方案集上进行，以评价结果的稳定性。全分析集中脱落病例，其主要评价指标缺失值的填补方法应在方案中予以事先说明，并于研究结束后进行灵敏度分析，以评价缺失数据对研究结果稳定性的影响。

临床试验数据的分析应采用国内外公认的经典统计分析方法。临床试验方案应该明确统计检验的类型、检验假设、判定疗效有临床意义的界值等，界值的确定应有依据。

对于主要评价指标，统计结果需采用点估计及相应的95%置信区间进行评价。不能仅将 p 值作为主要评价指标的评价依据。

（九）临床试验报告和统计分析报告

1. 临床试验报告。由临床试验牵头单位根据基于所有入选受试者的总的统计分析报告，出具临床试验报告。各临床试验单位出具临床试验小结。各临床试验单位不需要单独出具分中心统计报告。临床试验报告内容包括：试验目的、试验假设、主要评价指标、评价方法、对照品、入选/排除标准、样本量及计算依据、受试者资料、试验质量控制措施、数据管理及质控措施、试验结果、伴随治疗、不良事件、并发症及其处理、试验结论、适用范围、禁忌症和注意事项、存在问题及改进意见等。

此外，需注意以下问题：

（1）临床试验报告应与临床试验方案保持一致。

（2）明确所有病例是否全部完成随访，所有接受了医疗器械治疗的病例是否均纳入最终的统计分析，失访病例需明确失访原因。

（3）提交疗效评价与安全性评价统计过程中所涉及的原始数据。

（4）报告所有不良事件发生的时间、原因、后果及与试验用器械的关系，对于所采取的处理措施需予以明确。

2. 统计分析报告。应将所有中心的数据合并在一起进行统计分析，并出具总的统计分析报告。应对随机对照部分和单组部分数据分别进行统计分析，并出具相应的统计分析报告。为了保证受试者的安全性和数据的完整性，建议采用中央注册或中央随机系统分配治疗。应对所有入选的受试者进行数据管理和质量控制，遇有不清楚的问题时，应通过临床试验的监查员与原始记录核对。统计分析报告应至少包括如下4部分内容：

（1）临床试验完成情况描述：包括临床试验概况（筛选人数、入组人数、完成试验人数、失访/退出/剔除人数等）；

（2）基线描述：应对所有入选受试者（ITT 分析集）的基线人口统计学指标、生命体征及其他相关病史指标等进行描述；

（3）疗效/效果评价：应对全分析集和符合方案集分别进行统计分析；

（4）安全性评价时，应对所有入组的受试者进行分析，不能遗漏所有发生的任何不良事件。同时，详细描述每一病例出现的全部不良事件的具体表现、程度、预后及其与研究产品的关系。

四、参考文献

1.《医疗器械注册管理办法》（国家食品药品监督管理总局令第 4 号）

2.《医疗器械临床试验质量管理规范》（国家食品药品监督管理总局 中华人民共和国国家卫生和计生委员会令第 25 号）

3.《关于发布医疗器械临床评价技术指导原则的通告》（国家食品药品监督管理总局通告 2015 年第 14 号）

4. Guidance for Premarket Submissions of Orthokeratology Rigid Gas Permeable Contact Lenses.（美国 FDA）

5. 瞿佳.《视光学理论和方法》人民卫生出版社 2004

6. 葛坚.《眼科学》人民卫生出版社 2005

五、起草单位

本指导原则由国家食品药品监督管理总局医疗器械技术审评中心起草并负责解释。

67 软性接触镜临床试验注册技术审评指导原则

（软性接触镜临床试验指导原则）

随着科学技术的不断发展，软性接触镜产品日益增多。为了进一步规范该类产品上市前的临床试验，并指导该类产品申请者/生产企业在申请产品注册时临床试验资料的准备，特制订本指导原则。

本指导原则虽然为该类产品的临床试验及申请者/生产企业在申请产品注册时临床试验资料的准备提供了初步指导和建议，但是不会限制医疗器械相关管理部门对该类产品的技术审评、行政审批以及申请者/生产企业对该类产品临床试验资料的准备工作。

随着软性接触镜材料的进步以及眼科相关诊治技术的发展、相关法规政策和标准的更新，本指导原则还会不断地完善和修订。

一、适用范围

按照《医疗器械注册管理办法》规定需在国内进行上市前临床试验的日戴软性接触镜注册申报项目，可参考本指导原则制定临床试验方案并实施。

本指导原则适用于采用光学成像原理、矫正屈光不正的日戴软性接触镜（不含采用柱镜设计针对散光进行矫正的软性接触镜）。特殊功能设计的软性接触镜产品须结合申报产品自身特点另行制定其上市前临床试验方案。

二、基本原则

软性接触镜的临床试验应符合《医疗器械临床试验质量管理规范》及其他相关法律、法规的规定。

进行上市前临床试验的软性接触镜应已经过相对科学的实验室研究和动物实验验证，且研究结果可基本证明产品安全、有效。

三、临床试验方案

（一）临床试验目的及注意事项

软性接触镜产品的临床试验目的是评价申报产品是否具有预期的临床安全性和有效性。在临床试验中推荐使用标准对数视力表，也可使用标准对数视力表。应采用标准的方法检查视力。如为多中心临床试验，不同的临床试验机构中使用的视力表须一致。同时涉及屈光度检查时，均应以受试者主觉验光值（包括球镜度及柱镜度）为准，客观验光数值（包括球镜度及柱镜度）应记录并作为参考。

因临床方案是阐明试验的总体设计、试验目的、试验方法和步骤等内容的文件，应当最大限度地保障受试者的安全和健康，应当由申办者和研究者按规定的格式共同设计制定，报伦理委员会批准后实施，若有修改，必须重新经伦理委员会批准。

（二）临床试验设计

以申请软性接触镜上市为目的的临床试验应是前瞻性、随机对照临床试验，临床试验应当在两个或者两个以上医疗器械临床试验机构中进行，如按照同一临床试验方案在3个以上（含3个）临床试验机构实施的临床试验将视为多中心临床试验。对照用医疗器械应选择境内已经批准上市的同类产品，应考虑其主要功能原理与受试产品一致，配

戴方式一致，配戴周期相同，镜片材料相似，不建议采用历史对照或非平行对照。

（三）临床试验样本量

主要评价指标：戴镜有效率。有效定义：戴镜一周时分别检查两眼矫正视力均大于等于5.0（标准对数视力表）为"有效"。

根据对照用软性接触镜的相应指标的循证医学相关资料做出检验假设并计算样本量。同时，样本量的确定与选择的假设检验类型（优效、非劣效、等效性检验）及Ⅰ、Ⅱ类错误和具有临床意义的界值（疗效差）有关，同时还应考虑预计排除及临床失访的病例数。

临床试验样本量的确定应当符合临床试验的目的和统计学要求，并且完成所有访视的受试者不应少于本指导原则中规定的最低样本量。目前，软性接触镜产品的有效性、安全性的评估均应采用临床上通用的评价标准，每个评价病例应该是完整的双眼数据，临床试验最终完成总样本量不少于120例，非劣效界值不大于10%，试验组不少于60例。

（四）临床试验随访时间

不同产品的临床试验随访时间不完全一致，随访时间的确定应该具有医学文献资料支持，要有医学共识。

目前，软性接触镜的临床试验至少应分别于戴镜当天和戴镜1周、1个月、3个月进行随访观察。（可结合试验产品的临床观察具体情况设定更为频繁的观察时间）

（五）入选标准

试验组和对照组需采用统一的入选标准和排除标准，要求受试者分别检查两眼，框架镜最佳矫正视力均能达到5.0。其他入选标准和排除标准的具体内容由临床试验负责单位具体讨论决定。

（六）临床观察指标

1. 有效性评价项目

视力：框架镜最佳矫正视力、接触镜矫正视力

可使用我国标准对数视力表检查受试者的框架镜最佳矫正视力和接触镜矫正视力（远用）并记录。

2. 安全性评价项目

（1）眼部情况：在临床试验期间要求定期随访观察眼部的变化，包括：裸眼视力（远用）、眼睑、睑缘、泪液膜、结膜、角膜、前房、虹膜、瞳孔、晶状体、眼底、眼压等，在临床观察期间需严密监控并记录临床并发症的发生，随访次数由申办者与研究者在研究方案中确定，原则上不能少于3次。

（2）镜片配适状态：初次配戴及定期随访中需观察镜片在眼表的位置（中心定位）、覆盖度、松紧度、活动度，并评价和记录其等级。

（3）镜片状态：在定期随访中观察镜片的污损情况如：

沉淀、变形、变色、锈斑、划痕、破损等。

（4）屈光状态：屈光度和角膜曲率，应提供受试者戴镜前、后的屈光度变化（球镜度及柱镜度）和角膜曲率变化。

目前软性接触镜的临床常规疗效评价指标可参考附录Ⅰ和附录Ⅱ。

（七）确定护理系统

根据受试产品的特性选择适合的并已经在我国批准上市的护理产品，要求试验组与对照组使用相同的护理用品。

在定期随访中同时观察镜盒中护理液和瓶中护理液有无混浊、杂质、沉淀及对眼睛的刺激症状等。

（八）临床随访观察内容

在随访中对软性接触镜产品的有效性、安全性、舒适性等方面进行评估。（随访评估内容可参考附录Ⅲ）

四、统计分析报告和临床试验报告

（一）统计分析报告

应将所有中心的数据合并在一起进行统计分析，并出具总的统计分析报告。应对随机对照部分进行统计分析，并出具相应的统计分析报告。统计分析报告应至少包括如下4部分内容：

1. 临床试验完成情况描述：包括临床试验概况（筛选人数、入组人数、完成试验人数、失访/退出/剔除人数等）。

2. 基线描述：应对所有入选受试者的基线人口统计学指标、生命体征及其他相关病史指标等进行描述。

3. 疗效/效果评价：应对全分析集和符合方案集分别进行统计分析。

4. 安全性评价时，应对接受过治疗的所有受试者进行分析，不能遗漏所有发生的任何不良事件。同时，详细描述每一病例出现的全部不良事件的具体表现、程度、预后及其与研究产品的关系。

（二）临床试验报告

各临床试验单位在遵循统一临床试验方案基础上，由临床试验申办者与研究者根据基于所有入选受试者的总的统计分析报告，出具临床试验报告。各临床试验单位出具临床试验小结。各临床试验单位不需要单独出具分中心统计报告。临床试验报告内容包括：试验目的、试验假设、主要评价指标、评价方法、对照品、入选/排除标准、样本量及计算依据、受试者资料、试验质量控制措施、数据管理及质控措施、试验结果、伴随治疗、不良事件、并发症及其处理、试验结论、适用范围、禁忌症和注意事项、存在问题及改进意见等。

此外，需注意以下问题：

1. 临床试验报告应与临床试验方案保持一致。

2. 明确所有病例是否全部完成随访，所有接受了器械治疗的病例是否均纳入最终的统计分析，失访病例需明确失访原因。

3. 报告所有不良事件发生的时间、原因、后果及与试验用器械的关系，对于所采取的处理措施需予以明确。

五、参考文献

1. 《医疗器械注册管理办法》（国家食品药品监督管理总局令第4号）

2. 《医疗器械临床试验质量管理规范》（国家食品药品监督管理总局 中华人民共和国国家卫生和计生委员会令第25号）

3. 《关于发布医疗器械临床评价技术指导原则的通告》（国家食品药品监督管理总局通告2015年第14号）

4. 瞿佳．《视光学理论和方法》人民卫生出版社 2004

5. 葛坚．《眼科学》人民卫生出版社 2005

6. Premarket Notification（510（k））Guidance Document For Daily Wear Contact Lenses.（美国FDA）

六、起草单位

本指导原则由国家食品药品监督管理总局医疗器械技术审评中心起草并负责解释。

附录Ⅰ 接触镜临床试验眼部观察指标

一、结膜观察

（一）睫状充血

可按下列分级

0级　正常　无充血

1级　轻度　轻度睫状充血（角膜周边轻度整体充血）

2级　中度　明显睫状充血（明显的局限性充血）

3级　重度　严重的睫状充血（角膜周边严重充血）

（二）球结膜充血

可按下列分级

0级　正常　无充血

1级　轻度　轻度弥漫性充血

2级　中度　明显的局限性或弥漫性充血

3级　重度　弥漫性的巩膜浅层充血

（三）球结膜镜片压迹/凹陷

0 为无，1 为有。

（四）睑结膜观察

睑结膜最大反应位置可按下述分级记录：

0级　正常　结膜面均匀光泽

1级　轻度　直径小于1mm的轻微或散在的乳头或滤泡

2级　中度　a) 直径小于1mm的明显乳头或滤泡

　　　　　　b) 1个乳头顶端染色

3级　重度　a) 直径1mm或以上局限性或弥漫性的乳头或滤泡

　　　　　　b) 1个以上乳头顶端染色

另外，睑结膜反应按五个睑结膜区域分别记录（见下图）：将睑结膜纵向分为4份，内1/4为5区，外1/4为4区，中间2/4为1，2，3区。将中间2/4区再横向分为三等分，靠近穹隆侧为1区，中间为2区，靠近睑缘侧为3区。

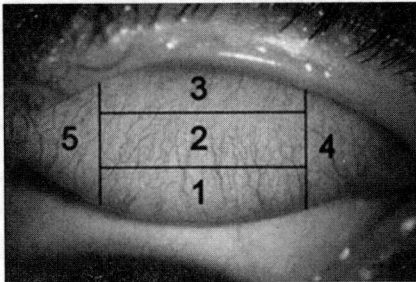

睑结膜分区

二、 角膜观察

（一）角膜水肿

1. 上皮水肿

0级　正常　无水肿，角膜清晰透明

1级　轻度　上皮轻度雾状混浊

2级　中度　明显的局部或整体上皮雾状混浊

3级　重度　广泛的上皮云雾状混浊，可能出现大泡

大泡的存在与否必须说明，同时说明它们的数量。出现大泡必须看作可报告的4级严重上皮水肿。

2. 基质水肿

基质水肿可按下列分级：

0级　正常　无水肿

1级　轻度　轻度角膜中心混浊，瞳孔边缘清晰可见

2级　中度　角膜混浊，瞳孔边界模糊可见或有后弹力层皱折

3级　重度　角膜中心混浊，瞳孔边界不可见出现明显后弹力层皱褶

（二）角膜上皮微囊

0级　无　裂隙灯后部反光照射下未发现微囊泡。

1级　轻度　中心或旁中心区角膜少量微囊，少于于30个，表面无染色和其他异常。

2级　中度　多量微囊出现，多于30个，并有融合，可伴有明显染色或干燥斑。

3级　重度　大量微囊出现，大于50个，并融合成片，伴有明显染色或上皮糜烂。

（三）角膜内皮多形性变化（图1）

0级　无　细胞密度高（通常高于2500/mm^2），大小均匀，规则六角形内皮镶嵌，CV值（形态变异系数）<25，六角形细胞比例>65%。

1级　微度　偶有个别内皮细胞增大，25≤CV值≤30，60%≤六角形细胞比例≤65%。

2级　轻度　个别内皮细胞增大，形态仍较规则，30<CV值≤35，55%≤六角形细胞比例<60%。

3级　中度　内皮细胞增大，密度有所降低，细胞大小分布不均匀，形态不规则，35<CV值≤40，50%≤六角形细胞比例<55%。

4级　重度　内皮细胞明显增大，密度明显降低（低于2000/mm^2），大小显著不同，形态极不规则，CV值>40，六角形细胞比例明显降低，即六角形细胞比例<50%。

注：当所测得的CV值、六角形细胞比例未能分在同一级别时，应取两个数值对应级别中高的级别。

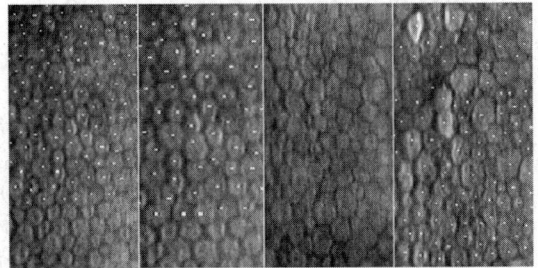

分级	1级	2级	3级	4级
CV	27	33	38	49
六角形%	60	56	51	46

图1　角膜内皮细胞多形性改变分级

（四）角膜新生血管形成

角膜新生血管按血管伸入角膜透明区的范围分级：

0 = 无　　无血管延伸

1 = 微度　<1mm血管延伸

2 = 轻度　≥1mm至≤1.5mm血管延伸

3 = 中度　>1.5mm至≤2mm血管延伸

4 = 重度　血管延伸>2mm

另外，血管延伸的深度和位置可做如下述报告

深度：a) 表层

　　　b) 基质层

位置：N 鼻侧　T 颞侧

　　　I 下方　S 上方

　　　C 全周　X 其他的（需具体描述）

（五）角膜浸润

角膜点状浸润可按下列分级：

0级　正常　　无浸润

| 1 级 | 微度 | 少于 5 个点状浸润 |

1 级 微度 少于 5 个点状浸润
2 级 轻度 大于 5 个少于 8 个点状浸润
3 级 中度 ＞ 8 个点状浸润
4 级 重度 出现片状浸润或深基质浸润

（六）角膜的其他损害

1. 角膜糜烂
局部全层角膜上皮细胞缺损。
2. 周边角膜溃疡
呈圆形，在炎症浸润的基础上全层上皮缺损，位于角膜周边区。
3. 感染性角膜溃疡
明显充血，全层角膜上皮缺失，基质炎症和坏死，位于角膜的中央区或旁中央区。

附录 II　视觉、屈光和接触镜性能以及主观可接受程度的评价程序

一、概述

临床方案如包括这些程序，应考虑下述分类。

二、视觉性能

为评价视觉性能，应测量视力。另外，在有眩光光源时，也应测试低对比的视力、对比敏感度和视觉性能。

三、屈光性能

应提供受试者戴镜前、后的屈光度变化（球镜度及柱镜度）。

四、角膜散光测量

应记录受试者角膜强弱主径线曲率及角膜散光度和散光轴位的结果。

五、接触镜的配戴特性

（一）概述

可使用下述分类评价接触镜眼内配戴特性。

（二）镜片中心定位

镜片在角膜上的稳定位置，应按如下 3 分值记录：
0 = 最佳镜片中心定位
1 = 可接受的非中心定位
2 = 不可接受的非中心定位

（三）镜片移动

应记录镜片的移动。
眨眼后立即记录相对于镜片的基础位置的镜片移动。
下睑上推，镜片复位运动的结果，用下列数字记录：
－2 = 不可接受的移动过小

－1 = 可接受的移动过小
　0 = 最佳移动
＋1 = 可接受的过度移动
＋2 = 不可接受的过度移动

六、镜片表面特性

（一）前表面湿润度

0 = 反射面光滑均匀
1 = 表面粗糙模糊，在每一眨眼瞬间看起来清晰，凝视时变得模糊。
2 = 表面有局限性干燥斑（不湿润）
3 = 镜片表面不湿润

（二）前表面沉淀物

0 = 无　　表面清洁
1 = 微度　仅在泪液干燥后可见
2 = 轻度　易去除的可见沉淀物
3 = 中度　不可去除的沉淀物
4 = 重度　不可去除的沉淀物，影响舒适度

（三）后表面沉淀物

0 = 无　　表面清洁
1 = 微度　3 点或更少的可去除微粒
2 = 轻度　最多至 10 点的可去除微粒
3 = 中度　3 点或更少的不可去除沉积
4 = 重度　4 点或更多的沉积物和（或）角膜压迹

七、主观可接受程度

（一）舒适度

0 = 疼痛，不能接受镜片
1 = 非常不舒服，有强烈刺激或不耐受
2 = 轻微不舒服，有刺激性或不耐受
3 = 舒适，有镜片存在感但无刺激感
4 = 非常舒服，偶有镜片存在感
5 = 极佳，无镜片存在感

（二）视觉

0 = 不可接受，镜片不能配戴
1 = 很差，视力不良，不可接受
2 = 差，视力模糊，但可接受
3 = 好，偶尔视力模糊，但可接受
4 = 很好，轻微视物模糊，可接受
5 = 极佳，无视觉模糊

（三）可操作性

0 = 极差，不能对镜片操作
1 = 很差，有困难和非常偶尔才能成功戴上和取出
2 = 差，有困难，偶然地戴上和取出成功
3 = 好，有一些问题，但通常能成功地戴上和取出

4 = 很好，偶尔有镜片戴上和取出困难
5 = 极佳，镜片的戴上和取出没问题

1 = 很差，基本不能清洗干净镜片
2 = 差，有困难，偶然清洁困难
3 = 好，有一些问题，但通常能清理干净镜片
4 = 很好，偶尔有清洁困难
5 = 极佳，镜片处理很干净

（四）镜片的清洁性

0 = 极差，不能清洁镜片

附录Ⅲ　随访和评估

随访时间	评估项目							
1. 配镜前和戴镜当天基础检查 2. 发放镜片及护理产品	裸眼视力	矫正视力		1. 眼科常规检查：裂隙灯检查（角膜、结膜、泪液膜），内皮细胞，眼底检查，眼压检查等等 2. 屈光状态检查（框架眼镜、接触镜） 3. 护理产品过敏测试等	1. 镜片参数和质量确认 2. 护理产品包装、外观及物理性状检查	镜片配适状态检查：静态和动态评估	首次使用镜片后自觉症状调查评分	按试验需求填写其他检查项目
		框架镜	接触镜					
戴镜后1周	接触镜矫正视力（需要时进行追加矫正）	1. 眼科常规检查：裂隙灯检查（角膜、结膜、泪液膜），眼底检查，眼压检查等等 2. 屈光状态检查		1. 镜片观察：清洁度、污损、沉淀、变形、变色、锈斑、划痕、破损等 2. 护理液检查：混浊、杂质、沉淀等 3. 镜盒外观和清洁程度	同上	自觉症状调查评分	其他特殊检查项目	
戴镜后1月	同上	同上		同上	同上	同上	同上	同上
戴镜后3月	同上	同上及内皮细胞检查		同上	同上	同上	同上	同上

注：需要将所有镜片回收，并在随访复查时裂隙灯下观察镜片状态。

68　人工晶状体临床试验注册技术审评指导原则

（人工晶状体临床试验指导原则）

为了进一步规范人工晶状体产品上市前的临床试验，并指导该类产品申请人在申请产品注册时临床试验资料的准备，根据《医疗器械临床试验质量管理规范》，撰写本临床试验指导原则。随着人工晶状体产品以及眼科学诊疗技术的发展和相关法规、政策、标准等的变化，本指导原则将会不断地完善和修订。

一、适用范围

本指导原则适用于无晶状体眼患者使用的单焦点设计的人工晶状体产品的上市前临床试验。

对于特殊设计或者采用新材料制成的人工晶状体产品，申请人需结合申报产品自身特点参照执行本项指导原则。

二、基本原则

在我国进行的人工晶状体上市前的临床试验应当满足法规要求。在医疗器械临床试验全过程中，包括方案设计、

实施、监查、核查、检查、数据采集、记录、分析总结和报告等，均应遵循《医疗器械临床试验质量管理规范》（国家食品药品监督管理总局 中华人民共和国国家卫生和计划生育委员会令第25号），并保证临床试验过程规范，结果真实、科学、可靠并可追溯。

三、临床试验方案

（一）临床试验目的及注意事项

人工晶状体产品的临床试验目的是评价申报产品是否具有预期的安全性和有效性。在临床试验中推荐使用 LogMAR 视力表，也可使用标准对数视力表。应采用标准的方法检查视力。同一临床试验涉及到的临床试验机构须使用相同的视力表。同时涉及屈光度检查时，均应以受试者主觉验光值（包括球镜度及柱镜度）为准，客观验光数值（包括球镜度及柱镜度）应记录并作为参考。

（二）临床试验设计

试验设计应为前瞻性、随机对照临床试验。应明确临床试验的研究假设。对照用医疗器械应选择我国境内已经批准上市的同类产品，应合理选择对照产品，建议可从光学设计、植入位置、制造材料、结构性能等方面考虑，需对照产品与受试产品尽可能接近。试验组和对照组应采用统一的入选标准和排除标准。应按统一的方案进行试验。试验组和对照组的临床观察及随访时间应相同。

（三）临床试验样本量

临床试验样本量的确定应当符合临床试验目的和统计学要求。申请人应提供相应的统计学论证，包括样本量计算的过程、参数及计算公式等，明确所用的统计软件。

随机对照试验为与对照产品进行的 1：1 的临床试验。为保证受试者权益，建议受试者一眼入组观察。为综合评价申报产品安全有效性，样本量应当以 6 个月的产品有效率为主要评价指标计算，并符合统计学的要求；建议有效病例至少为 74 对；当临床试验为非劣效设计时，非劣效界值应不低于 -10%；在遵循随机原则的基础上，尽量兼顾各中心间样本量的均衡性。

应保证每个时间点的受试者人群相对于初始受试人群的随访率尽可能高。临床试验报告应明确所有病例是否全部完成随访，完成的随访病例是否均纳入统计。失访病例应明确失访原因。较高的失访率会影响临床试验的说服力，因此应提供一项具有完整数据受试者与无完整数据受试者的基线特征的对比，以查明是否存在非应答性偏差。应在临床试验结束时尽力联络未按时随访的受试者，询问其具体原因，并在研究报告中说明。

（四）临床试验随访时间

人工晶状体的临床试验随访时间至少为 12 个月，基于风险分析，随访时间也可以延长。同时，应当科学设置访视时间点，建议为术后 1 天、1 周 ±1 天、1 个月 ±3 天、3 个月 ±1 周、6 个月 ±1 周、12 个月 ±2 周……最终时间点。

（五）临床试验受试者的入选标准及排除标准

临床试验受试者的入选标准应当考虑申报产品的适用范围。考虑到保护受试者的权益，建议至少将以下情形纳入排除标准：

1. 最佳矫正视力大于 4.7（标准对数视力表）；
2. 角膜内皮细胞计数低于 2000 个/mm^2；
3. 年龄低于 18 岁的未成年人；
4. 孕期和哺乳期女性；
5. 正在参与其他的药物或者医疗器械临床试验者。
制定受试者退出标准，统计受试者退出人数及原因。

（六）临床试验的有效性指标

临床试验的有效性指标在每次临床访视中均须如实记录。临床试验的有效性指标包括但不限于：

1. 最佳矫正视力

主要评价指标为半年的产品有效率。

有效的定义：当术眼最佳矫正视力达到 4.7（标准对数视力表）。

建议至少列出在术后 1 天、1 周 ±1 天、1 个月 ±3 天、3 个月 ±1 周、6 个月 ±1 周、12 个月 ±2 周……及最终时间点最佳矫正视力。需提供最佳矫正视力统计分析结果。

2. 屈光度检查

建议至少列出 3 个月 ±1 周、6 个月 ±1 周、12 个月 ±2 周……及最终时间点的屈光度检查结果，分析预期屈光度与实际屈光度的数据。需提供统计分析结果。

3. 裸眼视力

建议至少列出术后 1 天、1 周 ±1 天、1 个月 ±3 天、3 个月 ±1 周、6 个月 ±1 周、12 个月 ±2 周……及最终时间点裸眼视力。需提供统计分析结果。

（七）临床试验的安全性指标

临床试验的安全性指标包括但不限于：

1. 症状、体征、并发症、不良事件等

推荐在术后 1 天、1 周 ±1 天、1 个月 ±3 天、3 个月 ±1 周、6 个月 ±1 周、12 个月 ±2 周……及最终时间点列出受试者的症状、体征、并发症、不良事件等。需提供统计学分析结果。

2. 裂隙灯下角膜的表现及角膜内皮细胞计数

推荐在术后 1 天、1 周 ±1 天、1 个月 ±3 天、3 个月 ±1 周、6 个月 ±1 周、12 个月 ±2 周……及最终时间点观察裂隙灯下角膜的表现，记录角膜水肿、角膜皱褶等相关信息。推荐在 3 个月 ±1 周、6 个月 ±1 周、12 个月 ±2 周……及最终时间点测量角膜内皮细胞计数，需提供的统计学分析结果。

3. 前后节炎症反应

建议至少记录在术后 1 天、1 周 ±1 天、1 个月 ±3 天、3 个月 ±1 周、6 个月 ±1 周、12 个月 ±2 周……及最终时间点观察的前后节炎症反应，如前房浮游细胞、房水闪辉、前房积脓及眼内炎表现。

4. 人工晶状体表现

建议记录在术后 1 天、1 周 ±1 天、1 个月 ±3 天、3 个月 ±1 周、6 个月 ±1 周、12 个月 ±2 周……及最终时间点人工晶状体表现，人工晶状体偏位、倾斜、脱位及浑浊等。

5. 后发障

建议记录在术后 1 个月 ±3 天、6 个月 ±1 周、12 个月 ±2 周……及最终时间点观察受试者的后囊混浊状况。

6. 眼底

建议记录在 1 周 ±1 天、1 个月 ±3 天、6 个月 ±1 周……最终时间点观察受试者的眼底状况，注意有无黄斑囊样水肿、视网膜脱离等。推荐术后 1 个月 ±3 天进行 OCT 检查，明确黄斑部视网膜情况。

7. 眼内压

建议记录在术后 1 天、1 周 ±1 天、1 个月 ±3 天、3 个月 ±1 周、6 个月 ±1 周、12 个月 ±2 周……及最终时间点测量受试者的眼内压。需提供的统计学分析结果。

8. 二次手术率

推荐记录术眼的因任何原因进行的二次手术，记录手术原因及结果。

四、参考文献

1.《医疗器械注册管理办法》（国家食品药品监督管理总局令第 4 号）

2.《医疗器械临床试验质量管理规范》（国家食品药品监督管理总局 中华人民共和国国家卫生和计划生育委员会令第 25 号）

3.《医疗器械临床评价技术指导原则》（国家食品药品监督管理总局通告 2015 年第 14 号）

4. 瞿佳. 视光学理论和方法. 人民卫生出版社，2004

5. 葛坚. 眼科学. 人民卫生出版社，2005

五、编写单位

本指导原则由国家药品监督管理局医疗器械技术审评中心编写并负责解释。

口腔科器械

69 牙科车针注册技术审评指导原则

（牙科车针注册技术审查指导原则）

本指导原则旨在为申请人进行牙科车针注册申报提供技术指导，同时也为药品监督管理部门对注册申报资料的审评提供技术参考。

本指导原则是对牙科车针注册申报资料的一般要求，申请人应依据具体产品的特性对注册申报资料的内容进行充实和细化，并依据具体产品的特性确定其中的具体内容是否适用，若不适用，需具体阐述其理由及相应的科学依据。

本指导原则是对申请人和审查人员的指导性文件，但不包括注册审批所涉及的行政事项，亦不作为法规强制执行，如果有能够满足相关法规要求的其他方法，也可以采用，但是需要提供详细的研究资料和验证资料。应在遵循相关法规和标准的前提下使用本指导原则。

本指导原则是在现行法规和标准体系以及当前认知水平下制定的，随着法规和标准的不断完善，以及科学技术的不断发展，本指导原则相关内容也将进行适时的调整。

一、适用范围

本指导原则的适用范围为《医疗器械分类目录》中的17口腔科器械 –04 口腔科治疗器具；按照第二类医疗器械管理。

牙科或者口腔科临床使用车针，主要用来切削牙体组织，以达到去除病变组织，或者治疗钻孔或制备牙体，以符合临床进一步治疗和恢复牙体外形的需要，牙科车针既可以用于临床，也可用于牙科技工室；参照《关于氧气流量计等产品分类界定的通知》（国食药监械〔2003〕310号）中"五、金刚砂（玻璃砂）：用于牙科技工室打磨铸件的表面。不作为医疗器械管理。"的规定，专用于技工室的，或临床医生也使用但只用来磨改牙科各类修复体的车针不作为医疗器械产品或仅作为第一类医疗器械产品管理，不适用于本指导原则。

二、技术审查要点

（一）产品名称要求

从牙科学的角度看，车针属牙科旋转器械大类的一个分类，其命名应符合 ISO 标准旋转器械的分类及编码系统的要求，同时应符合《医疗器械通用名称命名规则》（国家食品药品监督管理总局令第 19 号）、《医疗器械分类目录》、国家标准或行业标准上的通用名称为依据命名。产品名称可以为车针、金刚砂车针、钢质车针和硬质合金车针。如图 1 ~ 图 3 所示。

型号应根据主要材质、形态和驱动方式不同命名，如高速钨钢球形车针、低速金刚砂轮形车针、低速不锈钢柱形车针、切盘等。尽量减少用球钻、裂钻等这样的简称。

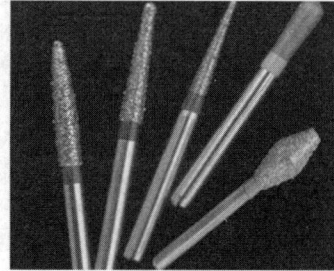

图 1　高速金刚砂车针

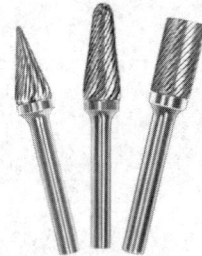

图 2　低速钨钢车针

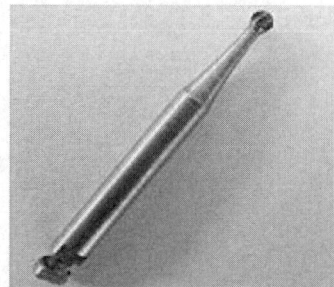

图 3　低速钨钢车针

（二）产品的结构和组成

牙科车针主要由两部分组成：工作部分和连接的柄，如图 4 所示。

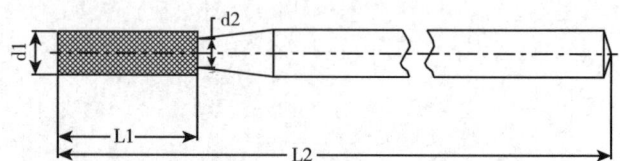

图 4　金刚砂车针（L_1 为工作部分，L_2 为柄部，相连接部分为颈部）

1. 柄的类型

车针的柄又称杆，主要包括：低速弯手机连接的类型 1，高速手机连接的类型 3，和与低速直手机连接的类型 2 和 4，如图 5。

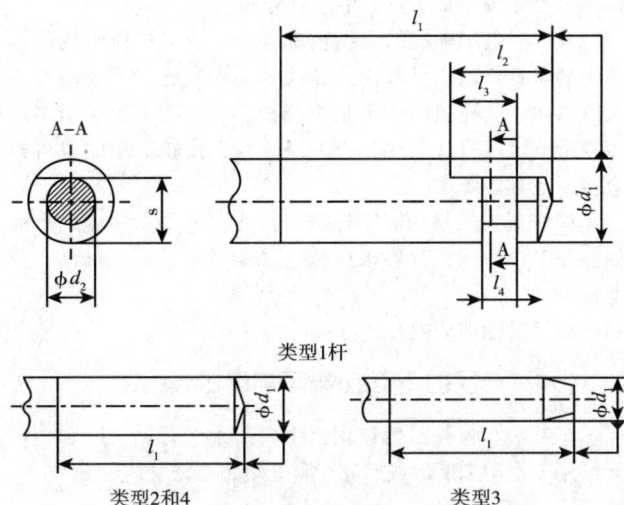

图 5　杆的类型

柄的材料一般采用不锈钢制成，也有用塑料的、陶瓷的。医疗器械行业对这三个类型的杆均有相应的标准。

2. 工作部分

工作部分是牙科车针的主体，车针材质分为硬质合金、不锈钢和金刚石。工作部分的形态分为球形、柱形、锥形、倒锥形、轮形、梨形、火焰形等，其形态和尺寸均有相应的标准明确规定，允许注册申请人根据临床的需求增加开发和设计新的形态和尺寸的工作部分。

（三）产品工作原理/作用机理

牙科车针是一种口腔治疗用旋转器械，不可独立使用，必需与牙科手机连接方可应用，与手机连接部分即为其柄或杆，柄或杆与手机的连接的方式分卡扣式和摩擦式。类型 1 柄为卡扣式，其他类型均为摩擦式。

车针工作方式主要分为刃切削和磨料切削。刃切削的材料主要为硬质合金和不锈钢，而磨料切削目前主要为天然金刚石粉或金刚砂粉。

加工切削刃需要采取机械加工、研磨和热处理，切削刃的形状、数量和深度决定了切削的效率。而磨料切削是通过结合剂将磨料与基底材料结合到一起，通常的基底材料为不锈钢，磨料颗粒大小的不同产生不同的切削效果。

（四）注册单元划分的原则和实例

应根据产品的预期用途、技术结构、性能指标等进行综合判定，产品预期用途、技术结构、主要性能指标基本类似的情况下，产品外观、功能、结构形式有一定差异，原则上可作为同一注册单元申报。

1. 不同材质的车针应分成不同的注册单元，金刚砂车针与非金刚砂车针应分成不同注册单元；

2. 工作部分形态不同的车针可划分为一个注册单元；

3. 钢质或硬质合金标准型和抛光型各有一个对应的标准，但可以作为一个注册单元；

4. 金刚砂车针、切盘属于同一注册单元。

（五）产品适用的相关标准

具体相关的常用标准（见表 1）列举如下：

表 1　相关标准

标准编号	标准名称
GB/T 191—2008	《包装储运图示标志》
GB/T 9937.3—2008	《口腔词汇 第 3 部分：口腔器械》
GB/T 14233.1—2008	《医用输液、输血、注射器具检验方法 第 1 部分：化学分析方法》
GB/T 14233.2—2005	《医用输液、输血、注射器具检验方法 第 2 部分：生物学试验方法》
YY/T 1011—2014	《牙科旋转器械 - 公称直径和标号》
YY 0761.1—2009	《牙科旋转器械 金刚砂车针 第 1 部分：尺寸、要求、标记和包装》
YY/T 0805.2—2014	《牙科学 金刚石旋转器械 第 2 部分：切盘》
YY/T 0805.3—2010	《牙科学 金刚石旋转器械 第 3 部分：颗粒尺寸、命名和颜色代码》
YY 0302.1—2010	《牙科旋转器械 车针 第 1 部分：钢质和硬质合金车针》
YY 0302.2—2016	《牙科学 旋转器械车针 第 2 部分：修整用车针》
ISO 7787-1—2016/ GB/T 36917.1—2018	《牙科 实验室刀具 第 1 部分：实验室钢制刀具》
ISO 7787-2—2000/ GB/T 36917.2—2018	《牙科旋转器械——切割工具 第 2 部分：技工室用硬质合金刀具》
ISO 7787-3—2017	《牙医 实验室刀具 第 3 部分 铣床硬质合金刀具》
ISO 7787-4—2002	《牙科旋转器械 切刀器 第 4 部分：小型硬质合金切刀》
YY/T 0874—2013	《牙科学 旋转器械试验方法》
ISO 1797—2017	《牙科学 旋转和摆动仪器支架》
YY 1045.1—2009	《牙科手机 第 1 部分：高速气涡轮手机》
YY 1045.2—2010	《牙科手机 第 2 部分：直手机和弯手机》
YY/T 0873.1—2013	《牙科 旋转器械的数字编码系统 第 1 部分：一般特征》
YY/T 0873.2—2014	《牙科 旋转器械的数字编码系统 第 2 部分：形状》

续表

标准编号	标准名称
YY/T 0873.3—2014	《牙科 旋转器械的数字编码系统 第 3 部分：车针和刃具的特征》
YY/T 0873.4—2014	《牙科 旋转器械的数字编码系统 第 4 部分：金刚石器械的特征》
GB 18278.1—2015	《医疗保健产品灭菌 湿热 第 1 部分：医疗器械灭菌过程的开发、确认和常规控制要求》
GB 18279.1—2015	《医疗保健产品灭菌 环氧乙烷 第 1 部分：医疗器械灭菌过程的开发、确认和常规控制的要求》
GB/T 18279.2—2015	《医疗保健产品灭菌 环氧乙烷 第 2 部分：GB 18279.1 应用指南》
GB 18280.1—2015	《医疗保健产品灭菌 辐射 第 1 部分：医疗器械灭菌过程的开发、确认和常规控制要求》
GB 18280.2—2015	《医疗保健产品灭菌 辐射 第 2 部分：建立灭菌剂量》
GB/T 18280.3—2015	《医疗保健产品灭菌 辐射 第 3 部分：剂量测量指南》
WS 310.1—2016	《医院消毒供应中心 第 1 部分：管理规范》
WS 310.2—2016	《医院消毒供应中心 第 2 部分：清洗消毒及灭菌技术操作规范》
WS 310.3—2016	《医院消毒供应中心 第 3 部分：清洗消毒及灭菌效果监测标准》
WS/T 367—2012	《医疗机构消毒技术规范》
YY/T 0681.1—2009	《无菌医疗器械包装试验方法 第 1 部分：加速老化试验指南》

（注：本指导原则中标准适用最新版本，下同）

上述标准包括了产品技术要求中涉及的标准。有的注册申请人还会根据产品的特点引用一些行业外的标准及一些较为特殊的标准。

对产品适用及引用标准的审查可以分三步来进行。

首先对引用标准的齐全性和适宜性进行审查，也就是在编写产品技术要求时是否引用了与产品相关的国家标准、行业标准，以及引用是否准确。此时，应注意标准编号、标准名称是否完整规范，年代号是否有效。

其次对引用标准的采纳情况进行审查。即所引用的标准中的条款要求，是否在产品技术要求中进行了实质性的条款引用。这种引用通常采用两种方式，文字表述繁多内容复杂的可以直接引用标准及条文号，比较简单的也可以直接引述具体要求。

如有新版强制性国家标准、行业标准发布实施，产品性能要求中性能指标要求应执行最新版本的国家标准、行业标准。

最后对标准的内容进行审查。

（六）产品的适用范围/预期用途/禁忌症

车针由口腔科医生使用，主要用来进行钻、磨和切削牙齿用，也用来磨改或磨除牙科充填物、修复体等。

（七）产品的主要风险

牙科车针的风险管理报告应符合 YY/T 0316—2016《医疗器械 风险管理对医疗器械的应用》的有关要求，审查要点包括：

1. 与产品有关的安全性特征判定可参考 YY/T 0316—2016 的附录 C；

2. 危害、可预见的事件序列和危害处境判断可参考 YY/T 0316—2016 附录 E；

3. 风险控制的方案与实施、综合剩余风险的可接受性评价及生产和生产后监视相关方法可参考 YY/T 0316—2016 附录 F、G、J；

4. 风险可接受准则，降低风险的措施及采取措施后风险的可接收程度，是否有新的风险产生。

以下依据 YY/T 0316—2016 的附录 E 从多个方面列举了牙科车针可能存在的危害因素，提示审查人员可从以下方面考虑（见表 2，表 3）。

表 2　危害清单

能量危害示例	生物学和化学危害示例	操作危害示例	信息危害示例
线电压（网电源）；漏电流 −外壳漏电流；−对地漏电流；−患者漏电流。 电场；磁场；热能；高温；机械能：重力 −坠落；−离心力。 振动；运动零件；患者的移动和定位	生物学的：细菌；病毒；其他微生物。再次或交叉污染。 化学的：工作部分接触唾液、龈沟液和牙体组织的溶解和磨损；材料生锈。 生物相容性：镍过敏反应	功能：不正确或不适当的速度输出或功能；不正确的测量；功能的丧失或变坏。 使用错误：不遵守规则；缺乏知识；违反常规	标记：不完整的使用说明书；性能特征的不适当的描述；不适当的预期使用规范；限制未充分公示。 操作说明书：医疗器械所使用的附件的规范不适当；使用前检查规范不适当；过于复杂的操作说明。 警告：副作用的警告；一次性使用医疗器械可能再次使用的危害的警告；服务和维护规范

表3　危害、可预见的事件序列、危害处境和可发生的损害之间的关系

危害	可预见的事件序列	危害处境	损害
能量危害			
电场磁场	与车针共同使用的手机，设计不合理导致电磁场过大影响其他设备的运转	其他设备运转故障	设备故障
热能高温	转动部分性能不稳定或冷却不够可能导致摩擦高温	设备温度太高而烫伤病人或操作者	烫伤
机械能 重力、离心力 －脱落 －甩针 振动 运动零件 患者的移动和定位	设计不合理，采购原料不合格，生产过程失控。如：车针柄的不合标准过细，造成手机的夹持力不足或夹轴失效操作时发生车针脱落；车针的同轴度不够，引起过大的振动或摆动	错误的机械能或机械力施加到病人的组织	机械损伤
生物学和化学危害			
细菌 病毒 其他微生物	生产环境和产品清洁未控制好导致产品受污染	使用过程中细菌、病毒或其他微生物进入患者的体内	细菌、病毒等感染
消毒、清洁	应用部件消毒不完全传染疾病	交叉污染	传染高致病性疾病
残留	材料所含化合物的迁移的化学剂生物学危害，清洁或消毒所用消毒剂的残留等	重金属或有毒物质进入人体	过敏或急性毒性反应
操作危害－功能			
功能的丧失或变坏	产品导致功能丧失。如金刚砂车针脱砂，钨钢车针断刃等	使用时导致无法正常使用	治疗中断
操作危害－使用错误 不遵守规则 缺乏知识 违反常规	错误的使用了产品	损坏产品 或产生非预期的治疗结果	治疗中断或失败
重复使用	车针可重复使用，但应彻底消毒或灭菌，否则有微生物残留	微生物交叉污染	传染疾病
信息危害－标记			
不完整的使用说明 性能特征的不适当的描述	1.使用说明书、标签等设计错误； 2.标签使用错误	给用户在使用、操作上误导，导致无法正常使用	治疗中断或失败
不适当的预期使用规范 限制未充分公示	1.设计错误； 2.标签使用错误	给用户在使用、操作上误导，导致无法正常使用	治疗中断或失败
信息危害－操作说明书			
使用前检查规范不适当	操作说明中注意事项未写明或标记不明显；使用已损坏的产品；使用了受污染的产品	导致无法正常使用；或出现非预期的结果，如损伤组织，微生物污染等	治疗中断或失败。微生物感染
信息危害－警告			
副作用的警告	禁忌症的警告未写明或标示不明显；违反禁忌症使用了产品	患者因治疗发生意外	患者损伤或治疗失败
一次性使用医疗器械可能再次使用的危害的警告	未写清或标示不明显；重复使用	使用过程中细菌进入患者的体内	交叉感染

（八）产品的研究要求

1.医疗器械生物学研究

因车针属于表面接触器械，与损伤表面接触，且与人体接触为短期接触，按 GB/T 16886.1—2011，车针生物相容性建议评价以下项目：

a）细胞毒性：应不大于1级；

b）应无迟发型超敏反应；

c）应无皮内反应。

2. 生物安全性研究、动物研究、软件研究

不适用。

3. 灭菌和消毒工艺研究

牙科车针如无菌供应，灭菌研究应符合 GB 18278.1—2015《医疗保健产品灭菌 湿热 第 1 部分：医疗器械灭菌过程的开发、确认和常规控制要求》、GB 18279.1—2015《医疗保健产品灭菌 环氧乙烷 第 1 部分：医疗器械灭菌过程的开发、确认和常规控制的要求》、GB/T 18279.2—2015《医疗保健产品灭菌 环氧乙烷 第 2 部分：GB 18279.1 应用指南》、GB 18280.1—2015《医疗保健产品灭菌 辐射 第 1 部分：医疗器械灭菌过程的开发、确认和常规控制要求》、GB 18280.2—2015《医疗保健产品灭菌 辐射 第 2 部分：建立灭菌剂量》、GB/T 18280.3—2015《医疗保健产品灭菌 辐射 第 3 部分：剂量测量指南》的规定。

牙科车针如由医疗机构清洗消毒，说明书提供的清洗消毒方法应提供相应的研究资料，应符合 WS 310.1—2016《医院消毒供应中心 第 1 部分：管理规范》、WS 310.2—2016《医院消毒供应中心 第 2 部分：清洗消毒及灭菌技术操作规范》、WS 310.3—2016《医院消毒供应中心 第 3 部分：清洗消毒及灭菌效果监测标准》及 WS/T 367—2012《医疗机构消毒技术规范》的要求。

4. 有效期和包装研究

无菌供应的牙科车针可参考 YY/T 0681.1—2009《无菌医疗器械包装试验方法 第 1 部分：加速老化试验指南》进行包装研究。

（九）产品技术要求的主要性能指标

本条款给出了牙科车针基本技术性能指标，给出了一般要求，其他性能指标注册申请人可参考相应的国家标准、行业标准，根据自身产品的技术特点制定相应的标准，但不得低于相关强制性国家标准、行业标准的有关要求。

如有不适用条款（包括国家标准、行业标准要求），注册申请人在研究资料的产品性能研究中必须说明理由。

牙科车针仅有质量控制指标：

1. 柄或杆的要求

车针的杆应符合 YY 0761.1—2009、YY/T 0805.2—2014、YY/T 0805.3—2010、YY 0302.1—2010 中的相应要求。重点审查对尺寸和材质的要求。

2. 工作部分

2.1 金刚砂车针

应符合 YY 0761.1—2009、YY/T 0805.2—2014 和 YY/T 0805.3—2010 的要求。

2.2 钢质和硬质合金车针

应符合 YY 0302.1—2010 和 YY 0302.2—2016 的规定。

注册申请人对车针工作部分的要求是产品的核心，除对该部分要求做出符合有关标准要求的规定，并能够实现检测外，应对如何实现产品的品质要求、如何控制产品质量的关键点进行简要介绍。

3. 工作部分的公称直径与编码

应符合 YY/T 1011—2014《牙科 旋转器械 - 公称直径和标号》的规定。即工作部分的直径以一组三位数编码表示，以 0.1mm 为单位，如 2mm 直径的球钻，其公称直径编号即为 020，18mm 直径的金刚砂切盘，其公称直径编号即为 180。

4. 产品编码

注册申请人应注明其是否采用 YY/T 0873 系列标准对自己的产品进行编码，及如何编码进行说明，如金刚砂车针是采用 15 位还是 18 位编码。

5. 无菌（若适用）

按照 GB/T 14233.2—2005 规定方法进行，应无菌。

6. 环氧乙烷残留（若适用）

按照 GB/T 14233.1—2008 规定方法进行，残留量应不大于 10μg/g。

（十）同一注册单元内注册检验典型性产品确定原则和实例

典型产品应是同一注册单元内能够代表本单元内其他产品安全性和有效性的产品，应考虑技术指标及性能不改变、功能可以达到最齐全、结构最复杂、风险最高的产品。

若结构相同或相近，一般情况下，较为复杂的可以替代简单的。

若牙科车针主要材质、形态和驱动方式不同，应分别检测，如高速钨钢球形车针、低速金刚砂轮形车针、低速不锈钢柱形车针、切盘等。

若牙科车针使用的材质、工艺基本原理、预期用途、主要技术性能指标相同，仅工作部分的直径和长度等尺寸的数据不同，建议抽取最常用形状和最常用的规格型号为典型产品。

若工作部分的形态不同，每种工作部分的形态应抽取规格型号为典型产品。

注册申请人申请的所有型号规格均应提交注册检验，或者提供所检验产品能够代表本注册单元内其他产品的安全性、有效性评价说明，必要时提供差异性注册检验报告。

（十一）产品生产制造相关要求

车针产品的生产环境不需要特殊控制。

（十二）产品的临床评价要求

根据《关于公布新修订免于进行临床试验医疗器械目录的通告》（国家药品监督管理局通告 2018 年第 94 号，以下简称《目录》）的规定，牙科车针由柄（钢或适合的材料）和头部工作端（钢或硬质合金、金刚石等制成）组成，可按柄及头部的材质、型式、尺寸等不同分为若干型号及规格；用来切削牙体组织，以去除病变组织，治疗钻孔或制备牙体，可以豁免临床试验。

注册申请人应按《医疗器械临床评价技术指导原则》

（国家食品药品监督管理总局通告 2015 年第 14 号）的要求提交临床评价资料，具体要求如下：

（一）提交申报产品相关信息与《目录》所述内容的对比资料；

（二）提交申报产品与《目录》中已获准境内注册医疗器械的对比说明，对比说明应当包括《申报产品与目录中已获准境内注册医疗器械对比表》和相应支持性资料。

提交的上述资料应能证明申报产品与《目录》所述的产品具有等同性。若无法证明申报产品与《目录》产品具有等同性，则应按照《医疗器械临床评价技术指导原则》其他要求开展相应工作。

（十三）产品的不良事件历史记录

暂未收到相关不良事件报告。

（十四）产品说明书和标签要求

产品说明书一般包括使用说明书和技术说明书，两者可合并。说明书、标签和包装标识应符合《医疗器械说明书和标签管理规定》（国家食品药品监督管理总局令第 6 号）及相关标准的规定。

1. 说明书的内容

使用说明书的编写还应符合 YY 0761.1—2009、YY 1045.1—2009、YY 1045.2—2010、YY 1045.2—2010、YY 0837—2011、YY 0836—2011、GB/T 9969—2008 的相应要求：

1.1 注册人名称、住所、联系方式；

1.2 产品名称、型号、规格；

1.3 产品技术要求编号、产品注册证号和生产许可证号；

1.4 结构原理；

1.5 性能指标；

1.6 安装和使用方法；

1.7 注意事项；

1.8 维护和保养；

1.9 售后服务。

2. 禁忌症、注意事项、警示及提示性说明

2.1 应仔细阅读、理解说明书中全部内容方可操作；

2.2 操作时应遵循包装上的全部警示和说明；

2.3 本产品是特为口腔治疗而制造，不能作为其他用途；

2.4 本产品与牙科手机连接使用，使用时请注意安全；

2.5 本产品仅限于专业口腔科医生使用；

2.6 每次使用时，请预先在患者的口腔外进行运转检查。若发觉有松动、摆动等异常现象，请立即停止使用，并与原经销商联系；

2.7 车针重复使用时，务必彻底消毒或灭菌；

2.8 发现已经磨损不锋利的车针，应及时更换；

2.9 产品储存和运输应在干燥、稳定（无摔碰）、远离酸碱等有害化学物质及气体的洁净的常温、常压、湿度小于 90% 的环境中；

2.10 请在旋转完全停止后，再进行车针的装卸，切勿在旋转中按压机头盖；

2.11 血友病、意识不清的患者应慎用；

2.12 心脏病患者、孕妇及幼儿慎用。

3. 应当在说明书中标明的其他内容

3.1 车针工作部分的材质；

3.2 杆的类型；

3.3 工作部分的形状；

3.4 工作部分的尺寸；

3.5 批号；

3.6 有效期，若适用；

3.7 如果适用，应有 "无菌" 字样或符号；

3.8 车针清洁和消毒的说明；

3.9 工作的压力和最高转速限制提示。

4. 技术说明书内容

一般包括概述、组成、原理、技术参数、规格型号、图示标记说明、外形尺寸标记示例、使用注意事项、储存、运输和保管条件、编码原则和编码示例等。

5. 标签和包装标识

5.1 产品内包装上应有下列标识

5.1.1 型号和规格；

5.1.2 工作部分的形状；

5.1.3 编码；

5.1.4 生产日期。

5.2 包装箱上应有下列标志

5.2.1 注册人名称、地址、邮政编码和联络方式；

5.2.2 产品名称、型号规格、数量；

5.2.3 批号或生产日期；

5.2.4 毛重和净重；

5.2.5 体积（长×宽×高）；

5.2.6 产品技术要求号、产品注册号、生产许可证号；

5.2.7 "保持干燥" "避光日晒" 等字样或标记其图示标志应符合 GB/T 191—2008 和 YY/T 0466.1—2016 中有关规定；

5.2.8 售后服务单位名称、地址、邮政编码和联络方式，箱上的字样或标记应保证不因历时较久而模糊不清。

三、审查关注点

（一）产品技术要求的编制要求。

该产品的安全与性能要求分别由国家标准和行业标准规定的要求进行检查，注册申请人根据产品的特性编写产品技术要求。产品技术要求应符合相关的强制性国家标准、行业标准和有关法律、法规的规定；

（二）说明书中必须告知用户的信息是否完整。

（三）产品的主要风险是否已经列举，并通过风险控制措施使产品的安全性在合理可接受的程度之内。

（四）产品的预期用途是否明确。

（五）注册检测报告应对关键指标（含关键材料）进行界定，关键指标主要包括柄的类型及尺寸精度要求、工作部分的材质及尺寸精度控制、径向跳动和颈部强度及产品的耐腐蚀性等。

四、编写单位

本指导原则由广东省药品监督管理局审评认证中心编写并负责解释。

70　牙科种植手术用钻注册技术审评指导原则

（牙科种植手术用钻注册技术审查指导原则）

本指导原则旨在指导注册申请人对牙科种植手术用钻注册申报资料的准备及撰写，同时也为技术审评部门审评注册申报资料提供参考。

本指导原则是对牙科种植手术用钻产品的一般要求，申请人应依据产品的具体特性确定其中内容是否适用，若不适用，需具体阐述理由及相应的科学依据，并依据产品的具体特性对注册申报资料的内容进行充实和细化。

本指导原则是供申请人和审查人员使用的指导文件，不涉及注册审批等行政事项，亦不作为法规强制执行，如有能够满足法规要求的其他方法，也可以采用，但应提供详细的研究资料和验证资料。应在遵循相关法规的前提下使用本指导原则。

本指导原则是在现行法规、标准体系及当前认知水平下制定的，随着法规、标准体系的不断完善和科学技术的不断发展，本指导原则相关内容也将适时进行调整。

一、适用范围

本指导原则适用于钢或硬质合金制作的牙科种植手术用钻。该产品用于口腔种植手术过程中，制备与所用种植体相匹配的种植窝洞。根据《医疗器械分类目录》（国家食品药品监督管理总局 2017 年第 104 号公告附件），2018 年 8 月 1 日起，牙科种植手术用钻"管理类别"为 Ⅱ 类，分类编码为 17 - 04 - 07 口腔车针、钻。

本指导原则不适用切削牙体组织、修复体的牙科车针，以及采用陶瓷等其他新材料制作的牙科种植手术用钻。

二、技术审查要点

（一）产品名称要求

产品的命名应符合《医疗器械通用名称命名规则》、《医疗器械分类目录》等相关法规的要求，或在国家标准、行业标准上的通用名称。产品名称在通用名称基础上可带有表示用途、结构等的特征词，例如：牙科种植体手术用不锈钢牙钻、牙科种植用钻。

注：本指导原则下文中，产品简称为"牙钻"。

（二）产品的结构和组成

牙钻由杆部和工作部分组成，工作部分材质为钢或硬质合金，如不锈钢、钛合金、碳化钨，或有表面处理。

（三）产品工作原理

牙钻一种牙科旋转器械，有机用和手动两种形式，其中机用牙钻需配合牙科种植设备使用。

牙钻主要通过端刃和（或）侧刃切削。用于口腔种植手术过程中，对牙槽骨进行钻、削等操作，制备与所用型号种植体相匹配的种植窝洞。

（四）注册单元划分的原则和实例

牙钻注册单元的划分，原则上应参照《医疗器械注册管理办法》（国家食品药品监督管理总局令第 4 号）第七十四条以及《医疗器械注册单元划分指导原则》的要求。

实例：不锈钢材质的牙钻与硬质合金如碳化钨材质的牙钻应划分为不同注册单元；化学成分不同的不锈钢材质牙钻应划分为同一个注册单元；临床应用技术不同的产品应划分为不同的注册单元。

（五）产品适用的相关标准

表 1　相关标准

GB/T 191—2008	《包装储运图示标志》
GB/T 9937.3—2008	《口腔词汇 第 3 部分：口腔器械》
GB/T 16886.1—2011	《医疗器械生物学评价 第 1 部分：风险管理过程中的评价与试验》
GB/T 16886.5—2017	《医疗器械生物学评价 第 5 部分：体外细胞毒性试验》
GB/T 16886.10—2017	《医疗器械生物学评价 第 10 部分：刺激与迟发型超敏反应》
GB/T 16886.12—2017	《医疗器械生物学评价 第 12 部分：样品制备与参照样品》

续表

YY/T 0268—2008	《牙科学 口腔医疗器械生物学评价 第1单元：评价与试验》
YY/T 0873.1—2013	《牙科旋转器械的数字编码系统 第1部分：一般特征》
YY/T 0874—2013	《牙科学旋转器械试验方法》
YY/T 0967.1—2015	《牙科旋转器械 杆 第1部分 金属杆》
YY/T 1011—2014	《牙科旋转器械 公称直径和轴号》
YY/T 1486—2016	《牙科学 牙科种植用器械及相关辅助器械的通用要求》
YY 91010—1999	《牙科旋转器械 配合尺寸》
YY 91064—1999	《牙科旋转器械 钢和硬质合金牙钻技术条件》
ISO 1942—2009	《Dentistry. Vocabulary médecine bucco-dentaire. Vocabulaire second edition》

注：正文中引用的上述标准以其标准号表述。

上述标准（见表1）包括了产品研发及注册申报资料中经常涉及到的标准，不包括根据产品的特点所引用的一些行业外标准或其他标准。

产品适用及引用标准的审查可以分两步来进行。首先对引用标准的齐全性和适宜性进行审查，也就是审查产品技术要求中与产品相关的国家标准、行业标准是否进行了引用，以及引用是否准确。应注意引用标准的编号、名称是否完整规范，年号是否有效。其次对引用标准的采纳情况进行审查，即所引用的标准中的条款要求，是否在产品技术要求中进行了实质性的条款引用。这种引用通常采用两种方式，文字表述繁多内容复杂的可以直接引用标准及条文号，比较简单的也可以直接引述具体要求。

（六）产品的适用范围/预期用途、禁忌症

产品用于口腔种植手术过程中，制备与所用型号种植体相匹配的种植窝洞。

禁忌症应当明确说明该产品不适宜应用的某些疾病、情况或特定的人群。包括且不仅限于以下情形：

免疫缺陷。

精神疾病或严重心理障碍。

严重的精神系统疾病（如：中风，帕金森病，阿尔兹海默氏病）。

在牙科植入物介入前的三个月内有肿瘤和接受化疗或进行放射治疗的患者。

（七）产品的主要风险

牙钻应按照 YY/T 0316—2016《医疗器械 风险管理对医疗器械的应用》进行风险分析。在进行风险分析时至少应包括以下的主要危害，企业还应根据自身产品特点确定其他危害（见表2，表3）。

表2 危险（源）清单

能量危害（源）示例	生物学和化学危害（源）示例	操作危害（源）示例	信息危害（源）示例
热能： -高温。 机械能： -振动； -扭转力、剪切力； -患者的移动和定位	生物学的： -细菌； -病毒； -其他介质（例如：蛋白病毒）； -再次或交叉感染。 化学的： -残留物； -污染物； -加工助剂； -清洁剂、消毒剂； -工作部分接触唾液、龈沟液和牙体组织的溶解和磨损； -材料生锈。 生物相容性： -致敏源或刺激，如镍过敏反应	功能： 不正确或不适当的输出或功能； 功能的丧失或变坏。 使用错误： 缺乏注意力； 不遵守规则； 缺乏知识； 违反常规； 因产品脱落导致的吞咽或吸入	标记： 不完整的使用说明书； 性能特征的不适当的描述； 不适当的预期使用规范； 局限性未充分公示。 操作说明书： 使用前检查规范不适当； 过于复杂的操作说明。 警告： 副作用； 一次性使用医疗器械可能重复使用的危险（源）； 服务和维护规范

表3 危害（源）、可预见的事件序列、危害情况和可发生的伤害之间的关系

危害（源）	可预见的事件序列	危害情况	伤害
能量危害（源）			
热能； -高温	转动切削部位性能不稳定或冷却不够可能导致摩擦高温	设备温度太高而烫伤病人或操作者	烫伤或骨灼伤
机械能 -振动； -扭转力、剪切力； -患者的移动和定位	产品的同轴度不够，引起过大的振动或摆动；工作时，产品受力过大或患者移位造成牙钻杆部断裂	错误的机械能或机械力施加到病人的组织	机械损伤

危害（源）	可预见的事件序列	危害情况	伤害
生物学和化学危害（源）			
生物学的： －细菌； －病毒； －其他介质（例如：蛋白病毒）； －再次或交叉感染	生产环境和产品清洁未控制好导致产品受污染。使用前未进行灭菌/消毒处理。 重复性使用，造成交叉感染。缺少清洁、消毒和灭菌的经过确认的程序，或确认程序的规范不适当	使用过程中细菌、病毒或其他微生物进入患者的体内	细菌、病毒等感染
化学的： －残留物； －污染物； －加工助剂； －清洁剂、消毒剂； －工作部分接触唾液、龈沟液和牙体组织的溶解和磨损； －材料生锈	产品生产加工过程中带来非预期物质。 使用过程中涂层脱落	患者接触到此类非预期物质	毒理性伤害
操作危害－功能			
功能的丧失或变坏	产品功能丧失	使用时导致无法正常使用	治疗中断
操作危害： －使用错误； －不遵守规则； －缺乏知识； －违反常规	错误地使用了产品	损坏产品或产生非预期的治疗结果	治疗中断或失败
产品脱落	产品功能丧失	使用时导致无法正常使用	治疗中断或对患者造成伤害
重复使用	产品可重复使用，但应彻底消毒或灭菌，否则有微生物残留	微生物交叉污染	传染疾病
信息危害－标记			
不完整的使用说明。 性能特征的不适当的描述	使用说明书、标签等设计错误； 标签使用错误	在使用、操作上误导用户，导致无法正常使用	治疗中断或失败
不适当的预期使用规范。 限制未充分公示	设计错误； 标签使用错误	在使用、操作上误导用户，导致无法正常使用	治疗中断或失败
信息危害－操作说明书			
使用前的检查规范不适当	操作说明中注意事项未写明或标记不明显； 使用已损坏的产品； 使用了受污染的产品	导致无法正常使用；或出现非预期的结果，如损伤组织，微生物污染等	治疗中断或失败； 微生物感染
信息危害－警告			
一次性使用医疗器械可能再次使用的危害的警告	未写清或标示不明显； 重复使用	使用过程中细菌进入患者的体内	交叉感染

（八）产品技术要求应包括的主要性能指标

参照《关于发布医疗器械产品技术要求编写指导原则的通告》（国家食品药品监督管理总局通告 2014 年第 9 号）的规定编写产品技术要求。

本条款根据 YY 91064—1999《牙科旋转器械 钢和硬质合金牙钻技术条件》及行业现状给出需要考虑的产品基本技术性能指标，制造商可参考相应的国家标准、行业标准，根据自身产品的技术特点制订相应的要求，并在研究资料中提供性能指标或检验方法的确定依据。

1. 材料

牙钻工作部分应由符合 YY/T 1486—2016 标准要求的钢质或硬质合金制成，涂层材料（若有）应由符合 YY/T 1486—2016 要求的材料制成，材料类型的选择及处理方法由制造商决定。

杆部材料应符合 YY/T 0967.1—2015 标准的要求。

2. 外观

牙钻的表面应平整、光滑、匀称，不得有毛刺、裂纹、锈斑、污点等缺陷。如有刻度，应清晰可见。

3. 尺寸

牙钻各部位几何尺寸公差应符合以下要求：

长度、工作部分直径公差：±5%；

机用牙钻杆部配合尺寸及公差应符合 YY 91010—1999 或 YY/T 0967.1—2015 中对 1 型杆的要求。

4. 表面粗糙度

牙钻杆部表面粗糙度应符合 YY/T 0967.1—2015 中对 1 型杆部的要求。

5. 硬度

牙钻头部硬度应符合适用的标准，并根据临床要求自行制订。建议牙钻的工作部分硬度应不低于 450HV5；牙钻的杆部硬度应不低于 250HV5。硬度试验应直接在最终产品的指定部位或制造商提供与其最终产品完全等同的材质和工艺加工的样块上进行。

6. 颈部强度

牙钻按 YY/T 0874—2013 中 5.9 的方法试验后应不断裂，且永久变形量应符合以下要求：

钢质牙钻应不超过 0.08mm；

硬质合金牙钻应不超过 0.05mm。

本试验应在灭菌热影响前、灭菌热影响后分别进行，其中灭菌热影响试验按照 YY 0803.1—2010 中 7.8 规定的方法。

7. 径向跳动

牙钻按 YY/T 0874—2013 中 5.8 的方法试验，其径向跳动应符合以下要求：

钢质牙钻应不超过 0.08mm；

硬质合金牙钻应不超过 0.05mm。

本试验应在灭菌热影响前、灭菌热影响后分别进行，其中灭菌热影响试验按照 YY 0803.1—2010 中 7.8 规定的方法进行。

8. 切削性能（如适用）

牙钻的切削性能可分为端刃切削（如适用）、侧刃切削（如适用）。制造商根据牙钻的功能特点列出适用的切削性能试验。

除一次性使用的无菌牙钻外，切削试验应在灭菌热影响后进行，其中灭菌热影响试验参照 YY 0803.1—2010 中 7.8 规定的方法进行。

如按照本指导原则附录规定的方法进行切削试验：

端刃切削试验时，牙钻切削五个孔的平均时间应符合制造商技术要求的规定。

侧刃切削试验时，牙钻切削五倍头部直径距离的时间应符合制造商技术要求的规定。产品如有锥形钻头，制造商应明确其头部直径。

注 1：制造商在进行切削试验时，按照适用标准或参考本指导原则附录"切削试验"方法进行；也可依据临床使用操作方法（如：转速、冷却等因素）自行制订切削检验方法，自行制订方法应提供完整的支持性验证资料。

注 2：切削性能试验应在以下（11）灭菌的热影响后进行。

注 3：产品适用标准及本指导原则中未涉及的牙钻类型或其他工作端形状之牙钻切削性能由制造商自行制订，自行制订方法应提供完整的支持性验证资料。

9. 无菌

产品若无菌提供，应无菌。

若采用环氧乙烷灭菌，制造商还应规定环氧乙烷残留量限值。

10. 耐腐蚀性

牙钻按照 YY/T 0149—2006 中压力蒸汽试验法的规定的试验，应无被腐蚀的痕迹。

11. 灭菌的热影响（一次性使用的无菌钻头不适用）

经五次灭菌周期后，牙钻的工作部分无腐蚀痕迹，杆部不发生变形。

（九）同一注册单元内注册检验代表产品确定原则和实例

1. 典型产品应是同一注册单元内能够代表本单元内其他产品安全性和有效性的产品。

2. 应考虑功能最齐全、结构最复杂、风险最高的产品，实例：在同一材料，同一类型的牙钻中，选择颈部载荷最大的产品检测颈部强度。

3. 如其他产品的主要性能与被检产品不一致，则该产品也应作为典型产品进行注册检验。

实例：不同工作端形状的牙钻应作为典型产品分别进行注册检验。

（十）产品生产制造相关要求

1. 应当明确产品生产工艺过程

工艺过程可采用流程图的形式，并附有每道工序的操作说明，同时对过程控制要点进行详细说明。生产工艺的可控性、稳定性应进行确认。

2. 生产场地

应详细说明产品生产场地地址、生产工艺布局、生产环境要求及周边情况。有多个研制、生产场地，应当概述每个研制、生产场地的实际情况。

（十一）产品临床评价要求

依据《国家药品监督管理局关于公布新修订免于进行临床试验医疗器械目录的通告》（2018 年第 94 号）附件《免于进行临床试验的医疗器械目录（修订）》（以下简称《目录》），牙钻列《目录》第 651 项，产品名称"种植手术用牙钻"。注册申请人需按照《医疗器械临床评价技术指导原则》（国家食品药品监督管理总局通告 2015 年第 14 号附件）及相关的文件要求提交临床评价资料。

列入《目录》的产品，注册申请人需提交申报产品相关信息与《目录》所述内容的对比资料和申报产品与已获准境内注册的《目录》中牙钻的对比说明，提交的资料应能证明申报产品与《目录》所述的产品具有等同性。豁免情况不包括与已上市产品材料、技术、设计或作用机理、功能等不同的产品。

若无法证明申报产品与《目录》产品具有等同性，则应按照《医疗器械临床评价技术指导原则》其他要求开展相应工作。

如通过同品种医疗器械临床试验或临床使用获得的数据进行分析评价，应按照《医疗器械临床评价技术指导原则》第六条开展。其中，数据应是合法获得的相应数据，对于拟使用的同品种医疗器械非公开数据等，申请人应提交同品种医疗器械生产工艺、临床数据等资料的使用授权书。

如在中国境内开展临床试验，基本要求应符合《医疗器械临床试验质量管理规范》《医疗器械临床试验设计指导原则》及本指导原则的要求。应对产品是否满足使用要求或者适用范围进行确认。提交的临床评价资料应当包括临床试验协议、临床试验方案和临床试验报告等。

注：如申请人提交产品的境外临床试验数据，应符合《接受医疗器械境外临床试验数据技术指导原则》的要求。

（十二）产品的不良事件历史记录

牙钻断裂。

（十三）产品说明书和标签要求

产品说明书和标签应符合《医疗器械说明书和标签管理规定》（国家食品药品监督管理总局令第6号）的要求。

医疗器械说明书和标签的内容应当真实、完整、准确、科学，并与产品特性相一致。医疗器械标签的内容应当与说明书及研究资料有关内容相符合。医疗器械说明书和标签文字内容应当使用中文，可以附加其他文种。中文的使用应当符合国家通用的语言文字规范。医疗器械说明书、标签的文字、符号、图形、表格、数字、照片、图片等应当准确、清晰、规范。

说明书中应对经风险分析后，针对剩余风险控制所采取的有关告知性、警告性内容进行充分的表达。

除一次性使用的无菌牙钻外，说明书中应推荐产品的清洗、灭菌/消毒方法（该方法应经过相应的验证）。

应详细说明牙钻的安装和使用方法、注意事项、警示以及提示的内容，明确产品禁忌症和其他应该说明的问题，并注明联合使用器械的要求、使用方法、注意事项。凡宣称产品性能和特点的，应当有产品技术要求或提交的注册技术资料依据。不使用"主要"、"等"、"无毒"等表述模糊和绝对性用词。

说明书不得有以下内容：

1. 含有"最高技术"、"最先进"等绝对化的语言；
2. 与其他企业产品的功效和安全性能相比的语言；
3. 含有"保险公司保险"等承诺性的语言；
4. 利用任何单位或个人名义、形象作证明或者推荐；
5. 法律、法规规定禁止的其他内容。

（十四）产品的研究要求

1. 产品性能研究

应当提供产品性能研究资料以及产品技术要求的研究和编制说明，包括功能性、安全性指标以及与质量控制相关的其他指标的确定依据，所采用的标准或方法、采用的原因及理论基础。

应说明产品材料的选择依据、材料来源，对所选用的材料应当进行质量控制并符合相关材料标准要求，材料应当具有稳定的供货渠道以保证产品质量。对外购材料应当评估供方资质，提供材料的供方名录。建议在研究资料中同时提供产品结构示意图。

若对产品进行表面处理，应当提供表面处理工艺技术资料并对其表面特征进行表征；应当提供表面处理方法、表面形态特征与产品安全性、有效性关系的研究资料。

2. 生物相容性评价研究

应参照GB/T 16886、YY/T 0268等适用标准对成品中与患者直接接触的材料的生物安全性进行评价。评价资料应包括：生物相容性评价的依据和方法、所用材料的描述及与人体接触的性质、论证实施或豁免生物学试验的理由、对于现有数据或试验结果的评价。评价的试验项目应至少包括：细胞毒性、皮肤刺激、皮内反应。

3. 灭菌/消毒工艺研究

产品通常以非无菌状态交付，由终端用户灭菌/消毒。

制造商应向医疗机构提供经过确认的灭菌/消毒方式，若该灭菌/消毒方式为行业内通用，那么制造商应提交灭菌/消毒过程对产品性能影响的相关验证资料；若该灭菌/消毒方式行业内不通用，那么制造商除提交该过程对产品性能影响的相关验证资料外，还应当对灭菌/消毒效果进行确认，并提交相关资料。

4. 产品有效期和包装研究

产品为无源器械，若重复使用产品，应当提供重复使用验证资料。

产品有效期验证可依据有关适用的国内、国际标准和验证方案进行，提交产品的有效期验证报告。产品有效期可采用实时老化研究、加速老化研究验证。

在有效期研究中，应监测整个有效期内确保产品安全性和有效性的关键参数如在产品技术要求中所描述的参数[如外观、颈部强度、径向跳动、切削性能（如适用）、耐腐蚀性、灭菌的热影响等]，并提交所选择测试方法的验证资料。

若选择实时老化有效期验证试验，产品选择的老化环境条件应不低于产品说明书宣称的贮存、运输环境条件。

若选择加速老化有效期验证试验，应说明所用加速条件的合理性。在进行加速老化试验研究时应注意：产品选择的环境条件的老化机制应与宣称的贮存、运输环境条件下产品老化的机制相匹配。建议合理选择时间点，进行充分验证。

产品包装验证可依据有关适用的国内、国际标准和验证方案进行，如：产品包装的跌落试验、振荡试验、极端温度试验、极端湿度试验等，提交产品的包装验证报告。包装材料的选择建议考虑以下因素：包装材料的物理化学性能；包装材料与产品的适应性；包装材料与成型和密封过程的适应性；包装材料所能提供的物理、化学保护；包装材料与标签系统的适应性；包装材料与贮存运输过程的适合性。包装验证的资料内容应与包装说明中给出的信息相符。对于不适用的因素应阐述不适用的依据。

对于包装的有效期验证，建议申请人提交最终成品初包装的初始完整性和维持完整性的验证结果。

若为非无菌包装，则产品的包装应能保证在运输储运条件下保持完整；若为无菌包装，则产品的包装在灭菌有效期内以及运输储运条件下应保持完整。

5. 其他资料

证明产品安全性、有效性的其他研究资料。

三、审查关注点

（一）产品名称应符合《医疗器械通用名称命名规则》的要求。

（二）产品技术要求编写的规范性，引用标准的适用性、准确性，内容是否符合行业标准的要求，是否齐全，是否为现行有效版本。

（三）应审查产品使用说明书与标签是否符合《医疗器械说明书和标签管理规定》（国家食品药品监督管理总局令第6号）的要求。

（四）注册检测报告中所检测型号的产品应当是本注册单元内能够代表申报的其他型号产品安全性和有效性的典型产品。

（五）应关注临床评价资料中，对比产品与申报产品的基本工作原理、结构组成、适用范围等是否实质性等同。存在差异的，应对是否会带来新的风险及影响预期应用做出评价。

（六）注册资料均应提供完整的支持性验证资料。

四、编制单位

浙江省医疗器械审评中心

附录　切削试验

1.1 端刃切削

1.1.1 测试仪器

仪器为天平式，如图1所示。

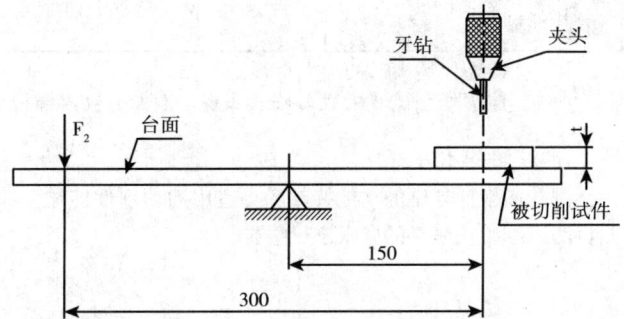

图 1

1.1.2 测试方法

牙钻夹装于台钻床或其他类似设备。将被切削试件置于台面一端，经调整水平后，载荷 F_2 施加于台面另一端。钻头垂直方向钻孔，至钻穿被切削试件时为止，其转速按照产品说明书的规定、载荷 F_2 按表1的规定进行试验。试验时不用润滑剂。记录钻5个孔时间的平均值，结果应符合制造商技术要求的规定。

表 1

被切削试件			适用牙钻					
材料	厚度 t mm	端刃切削孔数	钢			硬质合金		
			转速 r/min	载荷 F_2		转速 r/min	载荷 F_2	
				N	kgf		N	kgf
聚甲基丙烯酸甲酯板材	3	5	见产品说明书	9.80	1	见产品说明书	2.94	0.3

1.1.3 结果报告

制造商根据牙钻的功能特点区分适用的切削性能试验。并将测试结果按表2的要求进行报告。

表 2

牙钻头部材料、形状及标号	端刃最大切削时间 s	转速 r/min

1.2 侧刃切削

1.2.1 测试仪器

仪器为滚珠导轨式；仪器的运动机构为牙钻垂直定位旋转，滚珠导轨式溜板水平移动，如图2所示。

1.2.2 测试方法

牙钻垂直夹装于台钻床或其他类似设备。试验前先测出滚珠溜板的启动推力（一般不超过20g）。将被切削试件置于溜板台面上，载荷F3施加于溜板一端，纵向移动进行切削，其转速按照产品说明书的规定、载荷F3按表3的规定进行试验，试验时不用润滑剂。计算侧削5D距离的时间，结果应符合制造商技术要求的规定。

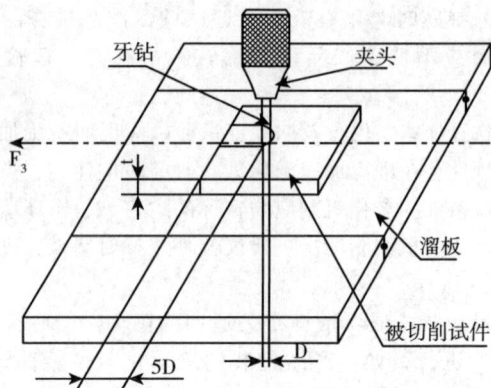

图2

表3

被切削试件			适用牙钻					
			钢			硬质合金		
材料	厚度 t mm	侧刃切削距离 mm	转速 r/min	载荷 F_2		转速 r/min	载荷 F_2	
				N	kgf		N	kgf
聚甲基丙烯酸甲酯板材	1	5D*	见产品说明书	4.90	0.5	见产品说明书	2.94	0.3

注1：D为牙钻头部的最大直径。

注2：侧刃切削试验的载荷按表3规定值加上仪器溜板启动推力。

1.2.3 结果报告

制造商根据牙钻的功能特点区分适用的切削性能试验，并将测试结果按表4的要求进行报告。

表4

牙钻头部材料、形状及标号	侧刃最大切削时间 s	转速 r/min

71 牙科树脂类充填材料产品注册技术审评指导原则

（牙科树脂类充填材料产品注册技术审查指导原则）

一、前言

本指导原则旨在指导生产企业研究开发牙科树脂类充填材料和撰写该类产品注册申报资料，以及规范该类产品的技术审评要求。

本指导原则是对牙科树脂类充填材料的一般要求，生产企业应依据具体产品的特性对注册申报资料的内容进行充分说明和细化。生产企业还应依据具体产品的特性确定其中的具体内容是否适用，若不适用，需详细阐述理由及相应的科学依据。

本指导原则是对生产企业和审查人员的指导性文件，但不包括注册审批所涉及的行政事项，亦不作为法规强制执行，如果有能满足相关法规要求的其他方法，也可以采用，但是需要提供详细的研究资料和验证资料。应在遵循相关法规的前提下使用本指导原则。

本指导原则是在现行法规和标准体系以及当前认知水平下制定的，随着法规和标准的不断完善，以及科学技术的不断发展，本指导原则相关内容也将进行适时的调整。

二、适用范围

本指导原则适用于充填和修复牙体各种缺损的牙科树脂类充填材料。

（一）牙科树脂类充填材料可分为以下几型：

Ⅰ型：生产厂家声称适合用于涉及到骀面修复的树脂类充填材料。

Ⅱ型：除Ⅰ型外的其他树脂类充填材料。

（二）牙科树脂类充填材料可分为以下几类：

Ⅰ类：通过调和引发剂和催化剂，使其固化的材料（化学固化材料）。

Ⅱ类：通过外部能源如光和加热，使其固化的材料

（外部能量激活材料）。

Ⅱ类牙科树脂类充填材料又可分为以下两组：

1 组：需要在口腔内完成外部能量激活的材料。

2 组：需要在口腔外完成外部能量激活的材料，固化完成后再粘固到待修复部位。

Ⅲ类：通过外部能源可使其固化，同时又具有化学固化机制的材料（双重固化材料）。

本指导原则不适用于粘固、涂层、固定、垫底或临时修复等用途的牙科树脂材料产品，如牙科树脂粘接剂、牙科水门汀、表面封闭剂及上光剂、树脂型托槽粘接剂及处理剂、临时冠桥树脂、流动树脂、窝沟封闭剂等。

三、注册申报资料要求

（一）产品的技术报告

技术报告应包括以下内容：

1. 产品描述

包括：

（1）产品的性能结构组成、规格型号、成分组成、所属类别、色度范围、有效期、储存方式，是否属于本指导原则适用的范围等。

（2）工作原理（即产品如何实现其预期用途的原理）及产品设计等。

（3）产品的性能描述。

（4）产品临床应用的适应证。

（5）推荐的临床操作方法以及建议使用的粘接系统。

2. 材料

列出产品所有成分的化学名称及其含量，包括所含的填料、有机树脂、偶联剂、引发剂/催化剂、促进剂、着色剂、添加剂等。应注明各成分的化学文摘登记号（CAS 号），着色剂注明化学文摘登记号或颜色索引号，并描述产品的加工过程。

3. 产品性能

根据产品的性能特点，建议描述产品适用的指标：

- 工作时间（秒）——对于化学固化或双重固化材料
- 固化时间（分钟）——对于化学固化或双重固化材料
- 对环境光线的敏感性——对于光固化材料
- 固化条件：如光固化材料，应明确固化光照强度（mW/cm^2）、波长（nm）及时间；如加热固化材料，应明确加热固化的方式、温度及时间
- 固化深度（mm）——对于外部能量激活材料
- 固化放热
- 抗压强度（MPa）
- 挠曲强度（MPa）
- 拉伸强度
- 热胀系数
- 弹性模量
- 表面硬度（KHN）

- 表面粗糙度
- 耐磨耗性能
- 聚合收缩特性
- 色调、色稳定性
- X 射线阻射性（mm/Al）
- 吸水值（$\mu g/mm^3$）
- 溶解值（$\mu g/mm^3$）
- 残余单体的溶出量
- 重金属含量
- 物质释放（$\mu g/mm^3$）：如含有可释放的物质（如氟离子），建议做出由典型性样品在 37℃ 的蒸馏水中最初 7 天以上每天所释放出离子的蓄积浓度对应时间变化的曲线或根据 YY 0623《牙科材料可溶出氟》的测定方法
- 填料性能：明确填料颗粒的化学名称、粒径范围、纯度、添加量、粒径及粒径分布、颗粒表面处理方法等。使用纳米级颗粒的产品，应明确比表面积等纳米颗粒的表征参数，并提交与纳米颗粒安全性相关的技术评价资料。
- 生物学性能
- 其他

如有不适用的项目，请予以说明。

（二）产品的风险管理报告

产品的风险管理报告应包括以下内容：

1. 风险分析方法的描述

在产品的风险管理报告中应描述所采用的评估产品风险的分析方法，若选用某一替代法来解决本指导原则中指出的风险，应提供足够详细的资料来支持采用这种解决风险的替代方法。

2. 风险分析报告

应进行风险分析，指出拟申报产品的相关风险以及风险分析结果，并给出降低风险的建议措施及产生的效果与评估。

（三）产品的标准

1. 注册产品标准应根据产品的特性，确定产品安全有效、质量可控的技术要求。制定注册产品标准的技术指标应不低于相关行业标准、国家标准或国际标准的适用条款。若对公认标准中的试验方法有所修改，应说明修改的内容及原因，并提交验证资料。对于相关行业标准、国家标准或国际标准中不适用的推荐要求条款，建议在注册产品标准编制说明中根据产品特性说明不适用的原因。

2. 产品应按照 GB/T 16886 和 YY/T 0268、YY/T 0127 系列标准进行生物学评价。除常规的生物学相容性评价项目外，牙科树脂类充填材料属于近髓接触材料，还建议进行牙髓牙本质应用试验。

3. 注册产品标准编制说明应符合《医疗器械标准管理办法》（试行）的要求。

4. 标准中应明确产品使用的材料；申报的产品型号划分，应尽量采用国家标准、行业标准的表示方法，应能涵盖产品所有的组件、材料。

（四）产品的检测

检测报告应由国家食品药品监督管理部门认可的检验机构出具，产品在检验机构承检范围内。若申报的产品包括多个型号，应当按材料及组件分类分别选取典型性型号进行检测，选取检测的典型性型号应当能代表本注册单元内其他产品的安全性和有效性。符合豁免生物相容性检测的，应提交符合相关规定的说明和申请。

（五）产品的临床资料

按《医疗器械注册管理办法》的规定提供临床资料。

1. 临床试验基本要求

（1）受试对象

① 受试者纳入标准及排除标准

应在临床研究方案中规定完善合理的受试者纳入标准及排除标准；对不符合纳入标准及符合排除标准的入选者应予剔除。

② 受试者情况描述

应根据下列内容对受试者进行描述：预期用途、试验组人数、性别及年龄分布、预修复的部位、病损类型及程度、受试者口腔状况、使用辅助材料情况等。

（2）临床试验设计类型和比较类型

应明确临床试验设计类型和比较类型。若属于非劣效性检验、等效性检验或优效性检验的比较类型，应事先规定具有临床意义的界值。常规牙科树脂类充填材料的临床试验可考虑采用单组目标值法。

（3）临床试验样本含量

常规牙科树脂类充填材料的临床试验样本含量建议参照《聚合物基牙体修复材料临床试验指南》。

以下3类新型牙科树脂类充填材料，建议进行随机对照的临床研究，根据产品的性能特点，结合确定样本含量的统计学原则确定临床研究的样本量：

① 适应证和目前已上市的同类牙科树脂类充填材料不同，如产品的临床适应证与再矿化、龋齿预防或其他治疗作用有关；

② 材料体系的设计与已上市的牙科树脂类充填材料不同，如新型聚合物系统；

③ 临床操作使用了与已上市牙科树脂类充填材料不同的新技术或新方法，如采用了新型固化机制或充填技术。

（4）观测指标

① 应明确主要疗效指标与次要疗效指标；

② 应明确主要安全性指标与次要安全性指标。

2. 临床观察

（1）修复前评估

临床方案中修复前评估应包含：受试者的全身状况，可能影响试验结果的任何疾病情况及受试者口腔状况，预修复的部位，病损类型及程度等。

（2）临床操作步骤

应详细记录临床的操作步骤，如是否去除牙面软垢、牙石、腐质或原充填体等，是否进行局部麻醉，窝洞部位、深度及类型，窝洞预备情况，是否进行窝洞清理及该处理所用的材料，洞底是否近髓或露髓，是否进行盖髓或垫底及该处理所用材料，树脂充填方法，配套使用的粘接剂系统，树脂固化条件，充填体修整和抛光系统等。

（3）修复后评估

依据表1牙科树脂类充填材料临床评价标准中有关的项目对充填体进行即刻评价，并记录评价的结果。应对评估人员进行结果判定的一致性检验。

（4）临床观察时间

临床试验观察时间点为1周、12个月。

对于3类新型牙科树脂类充填材料，临床试验观察时间点建议根据产品宣称的性能和用途等，延长观察时间点，以达到其宣称临床效果所需的评价终点。

3. 评价标准

依据表1牙科树脂类充填材料临床评价标准对充填体进行评价，至少应评价如下几个方面：充填体的外形、充填体折裂、边缘适合性、邻面接触、颜色匹配、表面粗糙度、表面着色、边缘变色、继发龋、牙髓状态等，即刻评价的指标均为A的受试者方可进入后期评价程序。对于3类新型牙科树脂类充填材料，还应根据其宣称的适应证和性能等，增加相应的评价项目。

记录各组患者的就诊次数和操作时间并进行比较；记录在临床研究期间任何可能影响研究结果的药物治疗及服用/使用剂量，如抗生素、镇痛剂、漱口水等的用药情况均需记录。

（1）有效性评价指标及可接受标准

① 1周：依据表1评价标准，所有评价指标均为A或B，视为临床可接受。

② 12个月：依据表1评价标准，所有充填体固位和折裂评价为A；充填体边缘折裂、充填体的外形和边缘适合性评价指标为C的充填体不超过5%，视为临床可接受。

（2）安全性评价指标

安全性评价指标包括：副反应、不良事件及并发症、牙科检查、生命体征等。应对每例副反应、不良事件及并发症进行描述、制表并提供详细完备的事件分析报告，还应提供失访受试者的数目、原因及失访时间。

4. 临床试验报告

（1）概述

临床试验报告内容包括：受试者资料、试验方法、评价方法、评价标准、试验结果、试验结论、副反应、不良事件、并发症及其处理、试验效果分析、适用范围、禁忌证和注意事项、存在问题及改进意见等。

（2）数据集

应对所有受试者报告表中的数据进行制表，包括未完成调查受试者资料的副本；应明确给出各种数据集的定义。

（3）计算方法与软件

应根据试验设计类型、比较类型、资料性质和统计分析目的，合理选择统计分析方法，对所用的统计学方法，必须引用参考目录或列出公式，并对任何变更进行解释。应明确交代采用何种统计分析软件对临床试验数据进行统计分析。

表1　牙科树脂类充填材料临床评价标准

充填体固位和折裂（视诊）	充填体边缘折裂（视诊）	外形和边缘适合性（视诊、探诊）	邻面接触（视诊、牙线检查）	颜色匹配（视诊）	表面粗糙度（视诊）	表面着色（视诊）	边缘变色和继发龋（视诊、探诊及X线片检查）	牙髓状态（活力测试）
A. 充填体完好	A. 充填体边缘无折裂	A. 充填体外形好，充填体和牙面探诊连续	A. 邻面接触好	A. 充填体和邻近牙齿组织颜色和透明度匹配	A. 充填体吹干后，表面光滑，有光泽，与周围牙体组织相近	A. 充填体表面无着色	A. 充填体－牙齿界面无变色	A. 正常（温度测试）
		B. 充填体表面有凹陷，充填体和牙面探诊不连续，但无牙本质暴露	B. 邻面接触在临床接受范围内	B. 充填体和邻近牙体组织颜色和透明度略有差异	B. 充填体吹干后，表面光滑，但无光泽		B. 充填体－牙齿界面部分变色，但未向髓腔方向进展，抛光可去除	B. 一过性敏感（温度测试）
C. 充填体折裂，或充填体部分/全部缺失	C. 充填体边缘发生折裂	C. 充填体表面重度磨耗凹陷，牙本质暴露，或充填体边缘卡探针	C. 无邻面接触	C. 充填体和邻近牙体组织颜色和透明度显著差异	C. 充填体吹干后，表面粗糙，有表面缺损	C. 充填体表面有异常着色	C. 充填体－牙齿界面部分变色，已向髓腔方向进展，抛光不可去除，或有继发龋	C. 敏感并持续性疼痛，或迟缓性疼痛（温度测试）
								D. 无反应（电活力测试）

（4）结果报告

统计分析结果的报告，应呈现检验统计量的值和具体的 P 值，给出总体参数的置信区间；应结合统计学和专业知识，给出明确的统计和专业结论。

（六）产品说明书、标签和包装标识

按照《医疗器械说明书、标签和包装标识管理规定》（国家食品药品监督管理局令第 10 号）要求提供产品说明书。

说明书中产品通用名称、英文名称、商品名称应和申报名称、标准名称相符合。原则上说明书中介绍的产品应和申报产品（包括规格型号）、标准中规定产品具有唯一的对应性，避免使用涵盖未申报产品或规格型号的所谓大产品说明书备案，只有当说明书中所介绍的产品和申报产品一起配合使用，有利于最终用户正确使用申报产品时才可以使用大产品说明书备案。但应在说明书中出现未注册产品或规格型号的地方标注其是"非本次注册产品"。

说明书应列明产品的组成成分，提示对其组分过敏的患者注意。不应宣称没有依据和夸大了的产品性能指标，应实事求是地介绍产品的特点。凡宣称产品性能和特点的，应有产品标准或提交的注册技术资料依据。不使用"系列"、"等"、"无毒"、"对人体无害"等含混和绝对性用词。明确产品禁忌症、使用注意事项和其他应该说明的问题。

四、参考文献

1. Guidance for Industry and FDA Staff Dental Composite Resin Devices – Premarket Notification ［510（k）］Submissions

2. ISO 4049—2009 Dentistry – Polymer – based restorative materials

3. ISO 11405—2003 Dental materials – Testing of adhesion to tooth structure

4. Acceptance Program Guidelines. Resin based composites for posterior restorations

5. 复合树脂粘结修复操作规范及评定标准（建议稿）

72 义齿制作用合金产品注册技术审评指导原则

（义齿制作用合金产品注册技术审查指导原则）

本指导原则旨在指导和规范义齿制作用合金产品的技术审评工作，帮助审评人员理解和掌握该类产品原理/机理、结构、性能、预期用途等内容，把握技术审评工作基本要求和尺度，对产品安全性、有效性作出系统评价。

本指导原则所确定的核心内容是在目前的科技认识水平和现有产品技术基础上形成的，因此，审评人员应注意其适宜性，密切关注适用标准及相关技术的最新进展，考虑产品的更新和变化。

本指导原则不作为法规强制执行，不包括行政审批要求。但是，审评人员需密切关注相关法规的变化，以确认申报产品是否符合法规要求。

一、适用范围

本指导原则适用于义齿制作用合金。

本指导原则所称的义齿制作用合金属于《医疗器械分类目录》中 6863 - 7 金属、陶瓷类义齿材料，管理类别为Ⅱ类。

本指导原则不适用于牙科银汞合金、牙科种植体合金、牙科种植体基台合金、牙科焊接合金、正畸用金属合金、牙科器械用合金。

二、技术审查要点

（一）产品名称的要求

义齿制作用合金的命名应至少包含产品的主要成分和功能，对于制作工艺、产品形态等不作强行规定。例如：镍铬烤瓷合金、钴铬支架合金、铸造金钯烤瓷合金、铸造镍铬冠桥合金、钴铬烤瓷合金、钴铬烤瓷合金粉（烧结用）等。

（二）产品的结构和组成

应标明质量分数大于 1.0% 的合金元素名称（或符号）。例如：镍铬烤瓷合金主要由镍（Ni）、铬（Cr）、钼（Mo）、硅（Si）元素组成，并含少量的锰（Mn）、铁（Fe）、镓（Ga）。

（三）产品的工作原理

利用金属良好的机械性能、化学稳定性、物理性能、加工性能，产品经过铸造、切削、烧结、烤瓷等工艺制成定制式义齿。

（四）产品适用的相关标准

表1　相关产品标准

标准编号	标准名称
GB/T 1.1—2009	《标准化工作导则 第1部分：标准的结构和起草规则》
GB/T 191—2008	《包装贮运图示标志》
GB/T 222—2006	《钢的成品化学成分允许偏差》
GB/T 228.1—2010	《金属材料 拉伸试验 第1部分：室温试验方法》
GB/T 230.1—2009	《金属材料 洛氏硬度试验 第1部分：试验方法（A、B、C、D、E、F、G、H、K、N、T标尺）》
GB/T 1423—1996	《贵金属及其合金密度的测试方法》
GB/T 1425—1996	《贵金属及其合金熔化温度范围的测定热分析试验方法》
GB/T 2828.10—2010	《计数抽样检验程序 第10部分：GB/T 2828 计数抽样检验系列标准导则》
GB/T 3850—1983	《致密烧结金属材料与硬质合金密度测定方法》
GB/T 4339—2008	《金属材料热膨胀特征参数的测定》
GB/T 4340.1—2009	《金属材料 维氏硬度试验 第1部分：试验方法》
GB 8653—2007	《金属杨氏模量、弦线模量、切线模量和泊松比试验方法（静态法）》
GB/T 9937.2—2008	《口腔词汇 第2部分：口腔材料》
GB/T 16886.1—2011	《医疗器械生物学评价 第1部分：风险管理过程中的评价与试验》
GB/T 16886.3—2008	《医疗器械生物学评价 第3部分：遗传毒性、致癌性和生殖毒性试验》
GB/T 16886.5—2003	《医疗器械生物学评价 第5部分：体外细胞毒性试验》
GB/T 16886.10—2005	《医疗器械生物学评价 第10部分：刺激与迟发型超敏反应试验》
GB/T 16886.11—2011	《医疗器械生物学评价 第11部分：全身毒性试验》
GB/T 17168—2008	《牙科铸造贵金属合金》
YY 0620—2008	《牙科学 铸造金合金》
YY 0621—2008	《牙科金属 烤瓷修复体系》
YY 0626—2008	《贵金属含量25% ~75%的牙科铸造合金》

续表

标准编号	标准名称
YY/T 0127.4—2009	《口腔医疗器械生物学评价 第2单元：试验方法 骨埋植试验》
YY/T 0127.9—2009	《口腔医疗器械生物学评价 第2单元：试验方法 细胞毒性试验：琼脂扩散法及滤膜扩散法》
YY/T 0127.10—2009	《口腔医疗器械生物学评价 第2单元：试验方法 鼠伤寒沙门氏杆菌回复突变试验（Ames试验）》
YY/T 0127.13—2009	《口腔医疗器械生物学评价 第2单元：试验方法 口腔粘膜刺激试验》
YY/T 0127.15—2009	《口腔医疗器械生物学评价 第2单元：试验方法 亚急性和亚慢性全身毒性试验：经口途径》
YY/T 0268—2008	《牙科学 口腔医疗器械生物学评价 第1单元：评价与试验》
YY/T 0466.1—2009	《医疗器械 用于医疗器械标签、标记和提供信息的符号 第1部分：通用要求》
YY/T 0528—2009	《牙科金属材料 腐蚀试验方法》
ISO 1562：2004	Dentistry—Casting gold alloys
ISO 9693：2006	Metal—Ceramic dental restorative systems
ISO 10271：2001	Dental metallic materials—Corrosion test methods
ISO 22674：2006	Dentistry—Metallic materials for fixed and removable restorations and appliances

上述标准（见表1）包括了注册产品标准中经常引用到的标准。应允许企业根据产品的特点和用途，引用适宜的其他国际标准或行业外的标准。

产品适用及引用标准的审查可以分两步来进行。首先对引用标准的齐全性和适宜性进行审查，也就是在编写注册产品标准时与产品相关的国家、行业标准是否进行了引用，以及引用是否准确。可以通过对注册产品标准中"规范性引用文件"是否引用了相关标准，以及所引用的标准是否适宜来进行审查。此时，应注意标准编号、标准名称

是否完整规范，年代号是否有效。

其次对引用标准的采纳情况进行审查。即所引用的标准中的条款要求，是否在注册产品标准中进行了实质性的条款引用。这种引用通常采用两种方式，文字表述繁多内容复杂的可以直接引用标准及条文号，比较简单的也可以直接引述具体要求。

（五）产品的预期用途

在本指导原则中，依据机械性能（见下表3）将金属材料分为6种类型，这6种类型金属材料的预期用途举例如下：

—0型：用于承受低应力的单牙固定修复体，如小贴面单面嵌体、贴面冠。

注：用电解成型法或烧结法制作金属烤瓷冠用的金属材料属于0型。

—1型：用于承受低应力的单牙固定修复体，如有贴面或无贴面的单面嵌体、贴面冠。

—2型：用于单牙固定修复体，如冠和嵌体（不限制表面数量）。

—3型：用于多单位固定修复体，如桥。

—4型：用于承受极高应力的附有薄型部件的修复体，如可摘局部义齿、卡环、薄贴面冠、跨度大或横截面小的桥体、杆、附着体以及种植体的上部结构。

—5型：用于需要高硬度和高强度的修复体，如薄的可摘局部义齿、横截面小的部位、卡环。

（六）产品的主要风险

义齿制作用合金应符合YY/T 0316—2008《医疗器械 风险管理对医疗器械的应用》的有关要求，审查要点包括：

1. 产品定性定量分析是否准确；

2. 危害分析是否全面；

3. 风险可接收准则，降低风险的措施及采取措施后风险的可接收程度，是否有新的风险产生。

根据YY/T 0316—2008附录E列举了"义齿制作用合金"可能存在的危害分析见下表2，企业还应根据自身产品特点确定其他危害。针对产品的各项风险，企业应采取应对措施，确保风险降到可接受的程度。

表2　危害分析举例

危害类型	危害的形成因素	危害处境	可能的后果
能量危害	原材料不符合要求、配料不正确	材料强度不够	无法正常使用，操作失败
生物学危害	生物个体差异	生物不相容（金属离子过敏）	牙龈刺激、红肿、过敏等
	未按照生产工艺配方而引入有害元素	不正确的配方	牙龈刺激、红肿、过敏等
环境危害	未按照规定存储或运行	存储或运行偏离规定环境条件	无法正常使用，操作失败
	意外磕碰或者咀嚼过硬食物	意外的机械破坏	崩瓷、卡环变形、断裂等
与医疗器械使用有关的危害	操作说明不规范	不适当的操作说明	无法正常使用，操作失败
	操作者不熟悉	由不熟练/未经培训的人员使用	无法正常使用，操作失败
	生物个体差异	对副作用的警告不充分	牙龈刺激、红肿、过敏等
加工过程中的危害	铸造、喷砂、打磨等过程中吸入粉尘	粉尘危害	呼吸系统疾病、尘肺病等

（七）产品的主要技术指标

本章给出义齿制作用合金产品需要考虑的基本技术性能指标，企业可参考相应的标准，根据企业自身产品的技术特点和用途制定相应的性能指标。如国家标准中有不适用条款，企业在标准的编制说明中必须说明理由。

1. 外观尺寸：应明确产品外观尺寸要求。

2. 化学成分

（1）主要元素：至少标明大于 1.0%（质量分数）的成分含量，精确至 0.1%。0.1%～1.0% 之间的成分需标出名称或符号。

（2）允许成分偏差：贵金属及银合金中每种成分含量与标明值偏差不大于 0.5%。非贵金属含量大于 20% 的成分与标明值偏差不大于 2.0%，1.0%～20% 的成分与标明值偏差不大于 1.0%。

（3）有害元素：铍≤0.02%，镉≤0.02%，另外镍 > 0.1% 需要指出含量，精确至 0.1%。

3. 机械性能

（1）金属材料的机械性能要求：见下表 3。

表 3　金属材料的机械性能

类型	0.2%规定非比例延伸强度 Rp0.2（MPa）	断裂延伸率（%）	弹性模量（GPa）
0	–	–	–
1	≥80	≥18	–
2	≥180	≥10	–
3	≥270	≥5	–
4	≥360	≥2	–
5	≥500	≥2	≥150

（2）金瓷结合强度：生物材料与至少一种指定陶瓷的分离/断裂起始强度应大于 25MPa（此要求仅适用于金属 - 烤瓷修复体用金属材料）。

4. 物理性能

（1）密度：与标明值偏差不大于 ±5%。

（2）固相线和液相线温度或熔点：1200℃以上，与标明值偏差不大于 ±50℃，1200℃以下，与标明值偏差不大于 ±20℃。

（3）维氏硬度：与标明值偏差不大于 ±10%。

（4）线胀系数：与标明值偏差不大于 $0.5 \times 10^{-6} K^{-1}$（此要求仅适用于金属 - 烤瓷修复体用金属材料）。

5. 化学性能

（1）耐腐蚀性：金属材料在（37±1）℃、（7.0±0.1）d 释放到指定溶液中的总金属离子不超过 200μg/cm²。

（2）抗晦暗：暴露到指定的晦暗环境，如仅有极轻微的颜色改变，并轻轻擦刷即可很容易地除去合金上的锈蚀物，则产品可以描述为"抗晦暗"。

6. 生物相容性

按 YY/T 0268—2008《牙科学 口腔医疗器械生物学评价 第 1 单元：评价与试验》要求进行。一般要求评价产品的：

（1）细胞毒性。

（2）口腔粘膜刺激性（或皮内反应）。

（3）急性全身毒性（经口途径）。

（4）迟发型超敏反应。

（5）亚慢性（亚急性）全身毒性（经口途径）（暂不对贵金属合金提出此要求）。

（6）遗传毒性。

（八）产品的检测要求

产品的检测包括出厂检验和型式检验。

1. 出厂检验：出厂检验项目至少应包括上述主要技术指标中的 1、2、4（1）、4（3）四项。

2. 型式检验：型式检验由有资质的检验机构进行。型式检验时，按相应的标准要求进行，所有适用条款应全部合格。

3. 试验方法

3.1 外观尺寸

用游标卡尺、千分尺或其他通用量具进行测量。

3.2 化学成分

化学成分按 GB/T 15072.1—20 贵金属合金化学分析方法进行试验或使用标准分析方法（EDS、AAS、ICP – AES/MS、ICP – AOS/MS）进行试验。

3.3 机械性能

（1）金属材料的机械性能

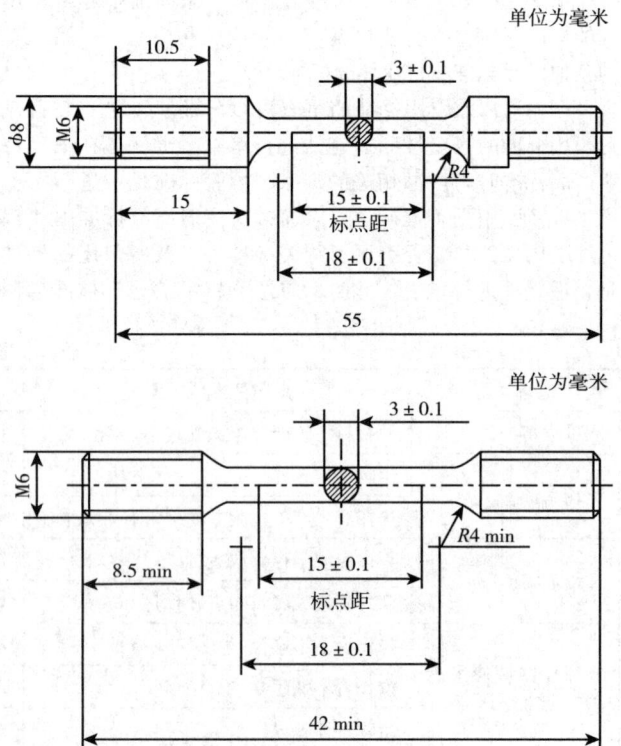

图 1　金属机械性能试样

按照图 1 制备 6 个标准试样进行试验，制备试样时需要避免热缩孔等缺陷。对于明显离群数据，应判断是否为试样的缺陷导致。使用万能力学性能试验机，以（1.5 ± 0.5）mm/min 的十字头速率对样品施加载荷，直到样品断裂，用机械引伸计或激光引伸计测试并计算 0.2% 规定非比例延伸强度。

在试验中断裂的同一样品上测定断裂延伸率。

采用力学试验的试件，方法同 0.2% 非比例延伸极限强度。根据引伸计的延伸记录和试验机的应力记录计算出弹性模量。

若 4 个或 4 个以上试样符合要求，计算这些试样的平均值，作为这些试样的 0.2% 规定非比例延伸强度。

若符合要求的试样少于 4 个，应重新进行试验。

若在重新试验中，符合要求的试样仍少于 4 个，则该金属材料此项不合格。

（2）金瓷结合强度

按厂家提供的制作金属 - 烤瓷修复体的金属基体的加工程序说明书制备 6 个合金/金属试样，尺寸为（25 ± 1）mm ×（3 ± 0.1）mm ×（0.5 ± 0.05）mm。按说明书对试样进行预处理；然后再按厂家说明书，将遮色底瓷对称地涂覆在每个金属试样的 3mm 宽的一侧表面上，遮色底瓷长（8 ± 0.1）mm；在每个试样上再涂覆牙本质瓷，使烧结后烤瓷的总厚度为（1.1 ± 0.1）mm，陶瓷的形状为长方形。然后按说明书对每个试样进行上釉烧结（见图 2）。

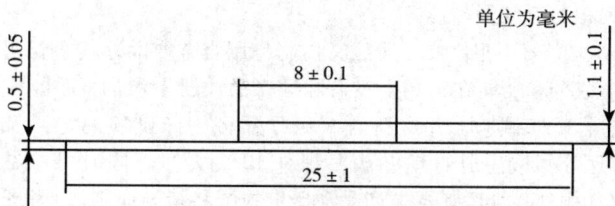

图 2　金属 - 烤瓷试样示意图

将烧结完成的试样放在万能力学性能试验机上（两支点间距离 20mm，压头刃口曲率半径 1.0mm），试样的烤瓷面对称地位于加荷面的反面。以（1.5 ± 0.5）mm/min 的恒定速率施力，记录力值，直至断裂。测量 6 个试样中每个试样的烤瓷层的一端发生剥离时的断裂力 F_{fail}（N）。若试样是从烤瓷层的中间开裂，则应舍弃该试样，重新制备试样并试验，直至完成 6 个试样的测试。

断裂力 F_{fail} 得乘以一个常数 k，常数 k 能从图 3 中找到。常数 k 是金属底层 d_M（0.5 ± 0.05）mm 厚度的函数，即使用的金属材料的杨氏模数 Em 的值。

为了从某一厚度 d_M 找 k 的值，首先对适当的 E_M 值选择曲线，然后从厚度 d_M 选择的曲线找到 k 的值。

剥离/初始断裂强度 τb 使用公式计算：$\tau_b = k \cdot F_{fail}$

如果 4 个或 4 个以上的样品能满足要求，金属 - 陶瓷体系通过测试。

如果少于 4 个样品能满足要求，重新试验。

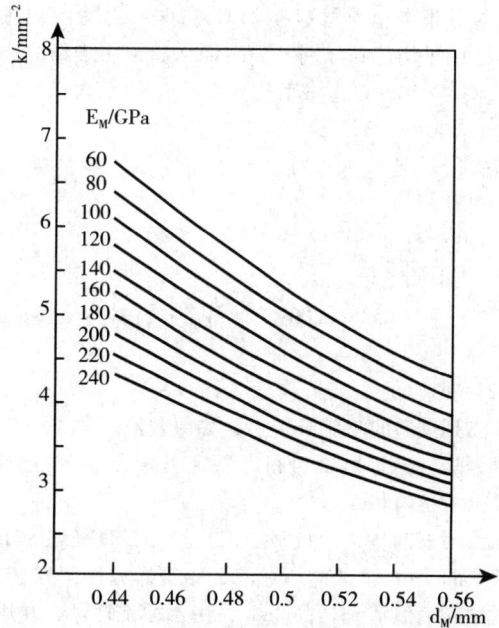

图 3　确定作为金属基体厚度 d_M 和金属材料杨氏模量 E_M 的函数的系数 k 的曲线图

如果再一次少于 4 个样品能满足要求，那么金属 - 陶瓷体系没有通过测试。

3.4 物理性能

（1）密度

按照 GB/T 1423—1996《贵金属及其合金密度的测试方法》或 GB/T 3850—1983《致密烧结金属材料与硬质合金密度测定方法》或其他标准方法进行试验。

（2）固相线和液相线温度或熔点

按照 GB/T 1425—1996《贵金属及其合金熔化温度范围的测定 热分析试验方法》进行试验；或采用冷却曲线法、差热分析（DTA）或其他精度为 10℃ 的方法进行试验。

对于钛和其他纯金属，可采用熔点、线热膨胀和密度的受控文献数据。

（3）维氏硬度

维氏硬度按照 GB/T 4340.1—2009《金属材料 维氏硬度试验 第 1 部分：试验方法》进行试验。

（4）线胀系数

按加工说明书，制备 2 个金属试样，试样为棒状或条状，横截面积约 30 mm² ~ 65mm²（例如长 20mm ~ 25mm，直径为 6mm ~ 8mm 的圆柱或截面边长为 8mm 的矩形试样），磨平试样的两端，两端互相平行并垂直于试样的中轴。

分别制备 4 个遮色底瓷、4 个牙本质瓷和 4 个牙釉质瓷试样。其中，每种瓷粉的 2 个试样在真空下烧结 1 次，再在大气压力下的空气中烧结 1 次。每种瓷粉的另外 2 个试样在真空中烧结 3 次，在大气压力下的空气中再烧结 1 次。

用热膨胀仪分别测量每个试样，热膨胀仪以 5℃/min 的升温速率加热，直至达到软化点温度。从测量得到的绘图曲线或膨胀 - 温度曲线的记录值确定每个样品从 25℃ 到 500℃ 之间的线胀系数。

计算并报告金属材料在 25℃~500℃ 之间的线胀系数 $\alpha_{25℃~500℃}$ 的平均值和分别经 2 次烧结和 4 次烧结的陶瓷在 25℃~500℃ 之间的线胀系数 $\alpha_{25℃~500℃}$ 的平均值。精确到 $0.1\times10^{-6}/K$。

对于钛和其他纯金属，可采用线热膨胀的受控文献数据。

3.5 化学性能

（1）耐腐蚀性

按照 YY/T 0528—2009《牙科金属材料腐蚀试验方法》进行试验。

（2）抗晦暗

暴露到试验的晦暗环境后，如果仅有极轻微的颜色改变，并经轻轻地擦刷即可很容易地去除合金上的锈蚀物，则产品具有抗晦暗性。

按说明书制备 2 个抗晦暗试验样品，直径约为 10mm，至少 0.5mm 厚；对试样用标准金相制样方法磨样和抛光；在乙醇中超声波清洗样品 2min，用水漂洗样品，并用无油无水空气吹干。在温度为（23±2）℃将试样夹持在能每分钟将样品浸入抗晦暗试验溶液中 10~15s 的装置上，在容器中放入用分析纯的水和硫化钠现配制的 0.1mol/L 的硫化钠溶液，将样品浸没。开启试样装置，试验持续（72±2）h。分别在（24±1）h 和（48±1）h 更换试验溶液，在（72±2）h 从浸泡装置中取出样品，用水彻底清洗样品，把样品浸泡在乙醇中，然后取出用无油无水的空气吹干。

在正常或无放大作用的矫正视力、至少 1000lx 的光照度和不超过 25cm 的距离下目视检查，比较经试验和未经试验样品表面的损蚀差别。

3.6 生物相容性

依据标准 YY/T 0268—2008 的规定按照附录 A 中表面接触器械 C 类选择试验项目进行生物学评价。

（1）细胞毒性试验

按照标准 GB/T 16886.5—2003《医疗器械生物学评价 第 5 部分：体外细胞毒性试验》或 YY/T 0127.9—2009《口腔医疗器械生物学评价 第 2 单元：试验方法 细胞毒性试验》：琼脂扩散法及滤膜扩散法进行试验。

（2）口腔粘膜刺激性（或皮内反应）试验

口腔粘膜刺激性按照标准 YY/T 0127.13—2009《口腔医疗器械生物学评价 第 2 单元：试验方法 口腔粘膜刺激试验》进行试验。

皮内反应试验按照标准 GB/T 16886.10—2005《医疗器械生物学评价 第 10 部分：刺激与迟发型超敏反应试验》进行试验。

（3）急性全身毒性（经口途径）试验

按照标准 GB/T 16886.11—2011《医疗器械生物学评价 第 11 部分：全身毒性试验》进行试验。

（4）迟发型超敏反应试验

按照标准 GB/T 16886.10—2005《医疗器械生物学评价 第 10 部分：刺激与迟发型超敏反应试验》进行试验。

（5）亚慢性（亚急性）全身毒性（经口途径）试验

（暂不对贵金属合金提出此要求）：

按照标准 YY/T 0127.15—2009《口腔医疗器械生物学评价 第 2 单元：试验方法 亚急性和亚慢性全身毒性试验：经口途径》进行试验。

（6）遗传毒性试验

按照标准 GB/T 16886.3—2008《医疗器械生物学评价 第 3 部分：遗传毒性、致癌性和生殖毒性试验》或 YY/T 0127.10—2009《口腔医疗器械生物学评价 第 2 单元：试验方法 鼠伤寒沙门氏杆菌回复突变试验（Ames 试验）》进行试验。

（九）产品的临床要求

1. 若申报准产注册的义齿制作用合金产品，其主要化学成分和功能与已上市产品相同的，企业可以不提交临床试验资料，但应提交与已上市同类产品（同类产品合法上市，其注册证在有效期之内）的对比说明，并得出与已上市的同类产品实质性等同的结论，其内容一般包括：

（1）产品的基本原理、临床预期用途（如使用的目的、对象、方法、环境等）；

（2）产品的化学成分及质量分数、主要性能指标（如维氏硬度，固相线和液相线温度或熔点，机械性能，耐腐蚀性等）；

（3）产品使用方法、使用中的禁忌、警告内容等。

注：已上市的同类产品是指经食品药品监督管理部门许可批准的产品，并提交该产品的注册证及注册登记表所列相关信息。

2. 若申报准产注册的义齿制作用合金产品，其主要化学成分和功能在市场上没有相同产品注册上市的，企业应进行临床试验，并应符合《医疗器械临床试验规定》及《医疗器械注册管理办法》附件 12 的要求，同时可参考《无源植入性医疗器械产品注册申报资料指导原则》。考虑到义齿制作用合金在型式试验中已根据 YY/T 0268—2008 附录 A 中，表面接触器械 C 类选择试验项目进行了生物相容性试验，因此临床试验应主要考虑评价义齿制作用合金对义齿临床性能的实现及影响。

2.1 临床试验的目的

义齿制作用合金在进行临床试验时，应明确叙述其临床试验目的，确保试验结果能够被直接观察。且检测指标应客观，且偏倚误差最小，与义齿的临床功能有直接联系。

2.2 临床试验的样本量、受试者纳入标准及排除标准

2.2.1 样本量

应给出总样本量及样本量的计算方法，同时应列出每病种临床试验例数及其确定理由。在多中心临床试验中，每个临床试验机构的最低和最高的受试者数量。

2.2.2 纳入及排除标准

应当在临床研究方案中规定完善合理的受试者纳入标准及排除标准；原则上，对不符合纳入标准及符合排除标准的入选者应当予剔除。临床试验中，所选择的病例应能

代表并充分反映注册单元的临床使用范围。同时，对受试者的描述包括并不只限于以下条目：

（1）姓名、性别、年龄等基本信息；

（2）药物史、疾病史等的健康状况潜在因素；

（3）肝功、肾功等生理生化检查指标；

（4）黏膜、咬合、牙体或牙列缺失缺损等口腔内软硬组织的情况；

（5）是否有不良咬合习惯、不良嗜好等；

（6）知情同意的相关信息。

2.3 临床试验的检查项目

临床试验的检查项目应能充分体现义齿制作用合金用于义齿制作后，合金性能对义齿临床指标的影响。主要检查项目包括并不只限于下列条目：

2.3.1 固定义齿

（1）适合性：临床检查固定义齿金属部分精度是否满足临床要求，包括边缘密合、就位正常等。

（2）金瓷结合性能：临床检查固定义齿是否出现瓷层崩裂且裂隙延伸至金属 – 陶瓷交界处，或大块瓷层脱落的现象。

（3）色稳定性：临床检查固定义齿的合金部分是否出现肉眼可见的色泽变化，如变暗、失去金属光泽等。

（4）生物安全性：密切关注患者的不良反应，包括局部及全身性的过敏、炎症等。

（5）牙体情况：检查受试者的牙体情况是否正常，包括：牙体是否有变色，叩痛；牙周状况（牙周袋、BOP等）；口腔粘膜状况；X 线片检查等。

2.3.2 活动义齿

（1）适合性：临床检查活动义齿金属部分精度是否满足临床要求，包括适合性、就位及取戴是否正常等。

（2）力学性能：临床检查活动义齿金属部分力学性能是否满足临床要求，包括弹性、刚度等。

（3）色稳定性：临床检查活动义齿的合金部分是否出现肉眼可见的色泽变化，如变暗、失去金属光泽等，同时应检查活动义齿的塑料基托及人工牙是否被金属离子染色。

（4）生物安全性：密切关注患者的不良反应，包括局部及全身性的过敏、炎症等。

（5）牙体情况：检查受试者的牙体情况是否正常，包括牙体是否有变色、叩痛，牙周状况（牙周袋、BOP等）；口腔粘膜状况，X 线片检查等。

2.4 临床试验的检查时间点

临床试验应检测受试者试验前（基线）、佩戴该金属材料制作的义齿后第 1、7、14、30、90、180 天多个时间点进行检查。

2.5 临床试验的分组、数据制表及统计分析

2.5.1 分组：考虑到义齿制作用合金临床试验的特殊性，可考虑不设对照组，采用单一试验组，对受试者的情况进行评价计分并进行汇总。

2.5.2 数据制表及统计分析：应当对所有受试者报告表中的数据进行制表，包括未完成调查受试者资料的副本，

将临床试验数据进行统计分析，记录统计分析的方法及结果。应当根据试验设计类型、比较类型、资料性质和统计分析目的，合理选择统计分析方法，并对所用的统计学方法，必须引用参考目录或列出公式，并对任何变更进行解释。

2.6 临床试验结束后，所出具的临床试验报告应符合临床试验方案的要求，其中具体内容应符合《医疗器械临床试验规定》的相关规定。

2.6.1 临床试验报告内容应与临床试验方案内容保持一致，尤其注意明确以下内容：试验产品的产品名称、规格型号及所对应的试验病例数；试验产品的临床适用范围/适应证、禁忌证与注意事项。

2.6.2 临床试验报告中应明确失访例数及失访原因。

2.6.3 临床试验报告中需报告所有不良事件和不良反应发生的时间、发生的原因、结果及与试验用品的关系。对于所采取的措施及受试者的愈后需予以明确记录说明。

2.6.4 临床试验报告中应明确临床试验结论。必要时要随临床报告同时提交用于统计分析的数据库。

（十一）产品的不良事件历史记录

暂未收到相关不良事件报告。

（十二）产品说明书、标签和包装标识

产品说明书、标签和包装标识的编写要求应符合《医疗器械说明书、标签和包装标识管理规定（国家食品药品监督管理局令第 10 号）》和 YY/T 0466.1—2009《医疗器械 用于医疗器械标签、标记和提供信息的符号 第 1 部分：通用要求》的要求。同时应注意以下要求：

1. 产品名称

1.1 产品名称应与本指导原则中"产品名称要求"一节相一致；

1.2 产品如有商品名称，商品名称的表述不能与本指导原则中"产品名称要求"一节相冲突或相违背。

2. 产品的性能、参数、技术指标

产品应标明规格型号和预期用途，同时应标注如下性能指标及参数：

2.1 产品应标示金属材料的组成成分：质量分数大于0.1% 的每种元素都应声明，质量分数大于 1.0% 的每种成分都应注明其质量分数，精确至 0.1%；

2.2 标示 0.2% 规定非比例延伸强度；

2.3 标示断裂延伸率；

2.4 标示弹性模量；

2.5 标示密度；

2.6 标示产品具有抗晦暗的声明，若适用；

2.7 标示液相线和固相线温度或熔点；

2.8 标示线胀系数，如果产品用于制作金属烤瓷修复体；

2.9 标示推荐的铸造温度，如果产品作为铸造合金或者金属烤瓷合金；

2.10 标示推荐的最高烧结温度，如果产品用于制作金

属烤瓷修复体；

2.11 标示如果金属材料用于制作金属烤瓷修复体，应说明加工条件，并提供与至少一种匹配（指定）的符合 ISO 9693 的陶瓷材料达到满意结合的表面预备的说明。

3. 禁忌证

禁忌证应至少包括：对金属元素过敏患者。

应标明注意事项以及其他需要警示或者提示的内容。

3.1 产品禁忌证和注意事项应与临床试验资料、专家评审意见或前次注册核准的内容一致；

3.2 产品应标示关于潜在副作用的详细信息并标注"本产品含镍"，如果产品中的镍含量超过 0.1%（质量分数）；

3.3 标示操作说明；

3.4 标示如果使用说明书中推荐软化或硬化，应提供热处理说明；

3.5 标示在研磨时预防粉尘吸入的建议；

3.6 说明书中不应含有《医疗器械说明书、标签和包装标识管理规定》（国家食品药品监督管理局令第 10 号）中规定的不得标明的内容。

4. 产品的运输、储存

产品的运输和储存条件应与产品标准规定的一致。

（十三）注册单元的划分原则

不同金属组成、相同金属组成不同质量分数范围或不同功能的义齿制作用合金应分别注册。义齿制作用合金可根据产品的形状、尺寸来区分型号规格。

（十四）同一注册单元中典型产品的确定原则和实例

同一注册单元内，典型产品作为被检测的产品，是指能够代表本注册单元内其他产品安全性和有效性的产品，其结构最复杂、风险最高。

例如：可选取产品工艺、结构相对最复杂的形状/尺寸的型号规格作为典型产品进行型式检测。

三、审查关注点

（一）关于产品名称：义齿制作用合金的命名应至少包含产品的主要成分和功能，对于制作工艺、产品形态等不作强行规定，企业可以根据实际需要考虑是否需要规定。

（二）关于典型产品选取：典型产品应是同一注册单元内能够代表本单元内其他产品安全性和有效性的产品，应考虑功能最齐全、结构最复杂、风险最高的产品。应选取典型产品进行型式检验。

（三）关于产品的结构组成：应声明合金中含量大于 0.1%（质量分数）的所有成分，对含量大于 1.0%（质量分数）的所有成分，应声明每种成分并精确至 0.1%（质量分数）。

（四）关于产品主要技术性能指标：主要技术性能指标是否执行了强制性国家标准和行业标准，是否引用了适用的推荐性标准。

（五）关于产品的风险分析：主要风险是否已经列举，并通过风险控制措施使产品的风险在合理可接受的水平之内。

（六）关于产品的说明书：产品说明书是否符合《医疗器械说明书、标签和包装标识管理规定》及相关国家标准、行业标准的规定。必须告知用户的信息是否完整。

义齿制作用合金产品注册技术审查指导原则编制说明

一、指导原则编写的原则

（一）本指导原则编写的目的是用于指导和规范第二类义齿制作用合金产品注册申报过程中审查人员对注册材料的技术审评。

（二）本指导原则旨在让初次接触该类产品的注册审查人员对产品机理、结构、主要性能、预期用途等各个方面有个基本了解，同时让技术审查人员在产品注册技术审评时把握基本的尺度，对产品安全性、有效性作出系统评价。

二、指导原则编写的依据

（一）《医疗器械监督管理条例》

（二）《医疗器械注册管理办法》（国家食品药品监督管理局令第 16 号）

（三）《医疗器械临床试验规定》（国家食品药品监督管理局令第 5 号）

（四）《医疗器械说明书、标签和包装标志管理规定》（国家食品药品监督管理局令第 10 号）

（五）《医疗器械标准管理办法》（国家药品监督管理局令第 31 号）

（六）关于印发《境内第一类医疗器械注册审批操作规范（试行）》和《境内第二类医疗器械注册审批操作规范（试行）》的通知（国食药监械〔2005〕73 号）

（七）国家食品药品监督管理部门发布的其他规范性文件

三、指导原则中部分具体内容编写的考虑

（一）关于产品命名和注册单元划分

决定产品性能的关键因素是合金的成分，且不同用途的合金产品对于性能的要求也截然不同。本指导原则要求产品命名需要明确标示出合金的主要成分和功能，注册单元也按照产品不同的形状、尺寸来区分型号规格。

随着科学技术的不断进步，许多新的成型工艺在义齿制作中得到了大量的应用，并取得了良好的效果。因此，本指导原则在产品命名和注册单元划分上对工艺、产品形态不作具体的规定。

（二）关于义齿制作用合金参考标准引用

义齿制作用合金现行有效标准主要包括以下 4 个：YY

0620—2008《牙科学 铸造金合金》、YY 0626—2008《贵金属含量 25% ~75% 的牙科铸造合金》、GBT 17168—2008《牙科铸造贵金属合金》、YY 0621—2008《牙科金属－烤瓷修复体系》，这 4 个标准不包括对非贵金属合金的要求，且各标准的性能指标要求又不尽相同。

ISO 22674—2006《Dentistry – Metallic materials for fixed and removable restorations and appliances》，此标准是取代了 ISO 1562：2004 和 ISO 8891：1998（YY 0620—2008、YY 0626—2008、GB/T 17168—2008 均是根据这两个标准翻译或修订而得）之后的一个综合版本，且要求更为严格，现已等同转化为国家标准，尚处于报批阶段。

故在制定本指导原则时，主要性能指标和检测项目仍依据标准 YY 0620—2008《牙科学 铸造金合金》、YY 0621—2008《牙科金属 烤瓷修复体系》、YY 0626—2008《贵金属含量 25% ~75% 的牙科铸造合金》、GB/T 17168—2008《牙科铸造贵金属合金》中的要求，并参照 YY 0621—2008《牙科金属 烤瓷修复体系》标准，增加了贵金属与非贵金属成分含量的偏差的区分、线热膨胀系数、金瓷结合强度检测项目。

但对义齿制作用合金的分类、机械性能、硬度、密度、化学性能等要求，采纳了 ISO 22674：2006 的规定。其中，对硬度的要求不再以类别区分，统一要求为"与标示值偏差不大于 ± 10%"；对密度的要求由"应在标示值的 ±0.5g/cm³"修改为"与标示值偏差不大于 ±5%"。

对于烤瓷修复用合金，其金瓷结合性能须满足 YY 0621—2008《牙科金属－烤瓷修复体系》。

另外，因为贵金属合金本身性能比较稳定，目前在临床使用中也暂未收到相关不良事件报告，故暂不对贵金属合金按照 YY/T 0268—2008《牙科学 口腔医疗器械生物学评价 第 1 单元：评价与试验》提出检测亚慢性（亚急性）全身毒性（经口途径）的要求。

同时，按照 YY/T 0268—2008《牙科学 口腔医疗器械生物学评价 第 1 单元：评价与试验》附录 A 规定，对于"大于 30 天的持久接触的表面接触器械"要进行亚慢性毒性试验，可不进行急性全身毒性试验检测。但考虑到 GB/T 16886.11—2011《医疗器械生物学评价 第 11 部分：全身毒性试验》的"5.1 总则"中指出：急性毒性试验可作为亚急性/亚慢性和其他试验确定剂量接触方式的初试步骤，并且可提供物质预期临床接触途径毒性作用模式方面的信息。在本指导原则中，因为有贵金属类义齿用合金可暂不进行亚慢性毒性试验的定论，故在没有进行亚慢性毒试验的前提下，建议选择"急性全身毒性试验"作为对可能存在的风险进行监控的目的。在 GB/T 16886.1—2011《医疗器械生物学评价 第 1 部分：风险管理过程中的评价与试验》和 YY/T 0268—2008《牙科学 口腔医疗器械生物学评价 第 1 单元：评价与试验》附录 A 中都有指出："表 A.1 是一个评定性程序的框架，不是一个核查清单。"故对义齿制作用合金提出检测急性全身毒性的要求。

（三）义齿制作用合金作为生产定制式义齿的原材料，已有很长临床使用历史和很多临床使用证据，临床预期用途和作用机理是明确的。决定合金产品性能的关键因素是合金的成分和功能，通过强化合金物理化学性能检测及生物相容性方面的评价，可以合理判断合金的安全有效性。但考虑到合金虽然出厂时不直接作用于人体，但用于制作的定制式义齿成品注册已不需要进行临床试验，如果合金也不进行临床试验，可能有潜在的安全风险。因此，我们对义齿制作用合金的临床资料提出如下要求：

1. 若申报准产注册的义齿制作用合金产品，其主要化学成分和功能与已上市产品相同的，企业可以不提交临床试验资料，但应提交与已上市同类产品（同类产品合法上市，其注册证在有效期之内）的对比说明。

2. 若申报准产注册的义齿制作用合金产品，其主要化学成分和功能在市场上没有相同产品注册上市的，企业应进行临床试验。

在临床试验检查项目的确定上，本指导原则分别就固定义齿和活动义齿，列出了适合性、色稳定性、生物安全性、力学性能和牙体情况等几个主要的检查指标。所选评判项目是实际临床工作中较常用且能表征义齿性能的几个指标，其中"适合性"是义齿是否能满足临床使用的最为重要的条件之一。适合性是否满足需要，与义齿制作用合金的理化性能密切相关；例如，在义齿的生产制作中的合金铸造工序，合金经加热从固态转换为液态后再从液态转变为固态，温度从室温加热至 900℃ 以上再下降至室温。在这种剧烈变化的冶金过程中，合金的铸造流动性、应力的释放、相位的变化等理化性能，均会对这一过程产生决定性的影响，最终将直接影响义齿的适合性，因此需要对其进行检测。为排除技师操作、制作工艺、包埋材料质量等因素的影响，临床检测过程中所用定制式义齿，应交由具有相应资质的定制式义齿生产企业制作完成。

本指导原则意在通过义齿的临床性能，检查制作义齿所用的合金能否满足临床要求，从而对合金的技术指标进行判断。在临床试验分组方法的确认上，由于定制式义齿作为定制式产品，其情况多变且复杂，每一例义齿均是独一无二的，因此设置空白对照组的临床试验方法，不适用于义齿合金的临床试验。因此本指导原则未设计空白对照实验组，而改为检查各个检查时间点所试验合金各项指标的通过率。在临床试验检查时间点的制定上，本指导原则制定了义齿戴入后第 1、7、14、30、90、180 天多个时间点进行检查。这些时间点的选择主要是根据目前已有的医用类材料临床试验的检测时间点确认。

在审查操作中，应排除因制作原因影响评判结果的情况。

四、指导原则编写人员

本指导原则的编写成员由四川省食品药品监督管理局

医疗器械产品注册行政审批人员、四川省食品药品安全监测及评审认证中心医疗器械产品注册技术审评人员、四川大学国家生物医学材料工程技术研究中心研究人员、四川医疗器械生物材料和制品检验中心检测专家、四川大学制造科学与工程学院技术人员、四川大学华西口腔医院临床专家、四川省相关生产企业代表组成，以充分利用各方面的信息和资源，综合考虑指导原则中各个方面的内容，尽量保证指导原则正确、全面、实用。

73 全瓷义齿用氧化锆瓷块产品注册技术审评指导原则

（全瓷义齿用氧化锆瓷块产品注册技术审查指导原则）

本指导原则旨在指导和规范全瓷义齿用氧化锆瓷块产品的技术审评工作，帮助审评人员理解和掌握该类产品原理/机理、结构、性能、预期用途等内容，把握技术审评工作基本要求和尺度，对产品安全性、有效性作出系统评价。

本指导原则所确定的核心内容是在目前的科技认识水平和现有产品技术基础上形成的，因此，审评人员应注意其适宜性，密切关注适用标准及相关技术的最新进展，考虑产品的更新和变化。

本指导原则不作为法规强制执行，不包括行政审批要求。但是，审评人员需密切关注相关法规的变化，以确认申报产品是否符合法规要求。

一、适用范围

本指导原则适用于全瓷义齿用氧化锆瓷块产品（以下简称氧化锆瓷块）。该产品以氧化锆为主要材料，用于制作牙科固定义齿的冠、桥、嵌体、贴面。

本指导原则所称的氧化锆瓷块属于《医疗器械分类目录》中6863 - 7金属、陶瓷类义齿材料，管理类别为Ⅱ类。

本指导原则不适用于以粉状形式提供的全瓷义齿用氧化锆材料产品，也不适用于义齿加工生产企业生产的定制式全瓷义齿。

二、技术审查要点

（一）产品名称的要求

氧化锆瓷块的命名应采用《医疗器械分类目录》或国家标准、行业标准中的通用名称，或以产品结构和预期用途为依据命名。例如：全瓷义齿用氧化锆瓷块。

（二）产品的结构和组成

氧化锆瓷块主要成分为：氧化锆、氧化钇、氧化铝及其他氧化物。材料成分（重量百分比）一般为：

氧化锆（含氧化铪、氧化钇）（$ZrO_2 + HfO_2 + Y_2O_3$）：≥99%；

氧化钇（Y_2O_3）：4.5% ~ 6.0%；

氧化铪（HfO_2）：≤5%；

氧化铝（Al_2O_3）：≤0.5%；

其他氧化物：≤0.5%。

如图1所示，氧化锆瓷块按照形状一般分为圆柱体、长方体及定制几何体。

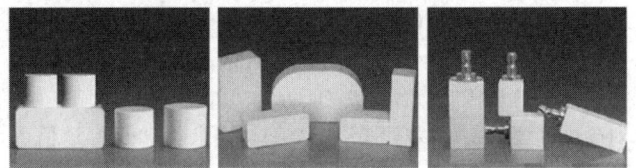

图1 氧化锆瓷块示例

（三）产品的工作原理

1. 氧化锆瓷块是制作全瓷义齿的材料

氧化锆瓷块是制作全瓷义齿的材料，相当于制作金属烤瓷修复体的合金材料，如钴铬合金。氧化锆瓷块通常采用CAD/CAM（计算机辅助设计/计算机辅助制造）方法制作全瓷义齿，制作流程举例如下：

（1）对牙齿或牙模进行数字扫描，获得牙模三维数据；

（2）按照牙模数据进行CAD设计，设计瓷块加工模型；

（3）采用数控机床按照瓷块加工模型进行CAM制造，制成全瓷义齿内冠；

（4）全瓷义齿内冠经空气烧结或真空烧结，以达到临床使用要求的强度和美观效果；

（5）用瓷粉在全瓷义齿内冠表面上釉，形成瓷瓷结合，制作出全瓷义齿。

2. 氧化锆瓷块的成型工艺

氧化锆瓷块的成型工艺目前主要有两种。

国内外生产企业主要采用"等静压成型"或"干压成型"工艺，流程见图2。优点是工艺简单，适合大工业生产；缺点是透光性稍差，整体性能略低。

少数国外生产企业如美国Glidewell采用"注浆成型"工艺，优点是生产出来的氧化锆瓷块透光性好，整体性能如强度、密度等较高；缺点是工艺复杂。

关键工艺是粉体成型和瓷坯预烧结，对产品的性能指标有直接影响。

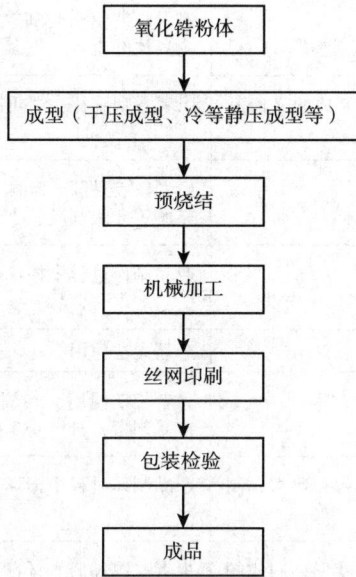

氧化锆粉体

↓

成型（干压成型、冷等静压成型等）

↓

预烧结

↓

机械加工

↓

丝网印刷

↓

包装检验

↓

成品

图2　氧化锆瓷块典型生产工艺流程

（四）产品的作用机理

本产品作用机理与工作原理基本相同，在工作原理中描述。

（五）产品适用的相关标准

表1　相关产品标准

GB/T 191—2008	《包装储运图示标志》
GB/T2828.1—2003	《计数抽样检验程序 第1部分 按接收质量限（AQL）检索的逐批检验抽样计划》
GB/T 2829—2002	《周期检验计数抽样程序及表（适用于对过程稳定性的检验）》
GB/T 6387—1986	《齿科材料名词术语》
GB/T 16886.10—2005	《医疗器械生物学评价 第10部分：刺激与迟发型超敏反应试验》
YY/T 0127.9—2009	《口腔医疗器械生物学评价 第2单元：试验方法 细胞毒性试验：琼脂扩散法及滤膜扩散法》
YY/T 0127.10—2009	《口腔医疗器械生物学评价 第2单元：试验方法 鼠伤寒沙门氏杆菌回复突变试验（Ames试验）》
YY/T 0127.13—2009	《口腔医疗器械生物学评价 第2单元：试验方法 口腔粘膜刺激试验》
YY/T 0127.14—2009	《口腔医疗器械生物学评价 第2单元：试验方法 急性经口全身毒性试验》

续表

YY/T 0268—2008	《口腔医疗器械生物相容性临床前评价 第1单元：评价与试验项目选择》
YY 0466—2003	《医疗器械 用于医疗器械标签、标记和提供信息的符号》
YY 0716—2009	《牙科陶瓷》
ISO 6872—2008	Dentistry—Ceramic materials
ISO 13356—2008	Implants for surgery—Ceramic materials based onyttria–stabilized tetragonal zirconia（Y–TZP）

上述标准包括了注册产品标准中经常涉及到的标准。有的企业还会根据产品的特点和用途引用一些行业外的标准和一些较为特殊的标准。

产品适用及引用标准的审查可以分两步来进行。首先对引用标准的齐全性和适宜性进行审查，也就是在编写注册产品标准时与产品相关的国家标准、行业标准是否进行了引用，以及引用是否准确。可以通过对注册产品标准中"规范性引用文件"是否引用了相关标准，以及所引用的标准是否适宜来进行审查。此时，应注意标准编号、标准名称是否完整规范，年代号是否有效。其次对引用标准的采纳情况进行审查。即所引用的标准中的条款要求，是否在注册产品标准中进行了实质性的条款引用。这种引用通常采用两种方式，文字表述繁多内容复杂的可以直接引用标准及条文号，比较简单的也可以直接引述具体要求。

注意"规范性应用文件"和编制说明的区别，通常不宜直接引用或全面引用的标准不纳入规范性引用文件，而仅仅以参考文件在编制说明中出现。

如有新版强制性国家标准、行业标准发布实施，产品性能指标等要求应执行最新版本的国家标准、行业标准。

（六）产品的预期用途

该产品以氧化锆为主要材料，用于制作牙科固定义齿的冠、桥、嵌体、贴面。

（七）产品的主要风险

风险管理报告应符合 YY/T 0316—2008《医疗器械 风险管理对医疗器械的应用》的有关要求，审查要点包括：

1. 产品定性定量分析是否准确；

2. 危害分析是否全面；

3. 风险可接收准则，降低风险的措施及采取措施后风险的可接收程度，是否有新的风险产生；

4. 是否确定了风险管理的范围、规定和人员职责分工；

5. 是否确定了风险反馈的规定及信息收集情况。

以下依据 YY/T 0316 附录 E 列举了氧化锆瓷块的危害分析，审查人员还应结合具体产品的情况。针对产品的各项风险，企业应采取应对措施，确保风险降到可接受的程度。

表 2　氧化锆瓷块危害分析

危害	可预见的事件序列	危害处境	损害
能量危害	（1）材料有非电离辐射	有极微的辐射作用于人体	患者长期使用受到轻微辐射，影响身体健康
	（2）材料强度不够	由于原材料的性能达不到标准，制成的义齿断裂、崩瓷	患者吞咽碎片，严重时窒息
生物学危害	（3）不正确的配方	材料生物相容性存在潜在的危害	患者口腔黏膜、牙龈受刺激破溃充血等牙龈刺激、出现红肿
环境危害	（4）储存或运行偏离规定环境条件	产品变质或质量降低	产品制作过程中损坏，无法使用
	（5）意外的机械破坏	包装损坏或产品损坏	产品无法使用
	（6）由不正确的辐射输出所产生的危害	产生超出标准要求的辐射作用于人体	患者长期使用受到辐射，超出可接受剂量，身体受到伤害
与医疗器械使用有关的危害	（7）不适当的操作说明	义齿制作中未按照规定的工艺流程和要求，制成的义齿存在质量问题	产品制作过程中损坏，无法使用
	（8）由不熟练/未经培训的人员使用	医生取样不准确；牙模采集后的变形，制成的义齿与患者不匹配	患者口腔黏膜、牙龈受刺激破溃充血等牙龈刺激、出现红肿
	（9）对副作用的警告不充分	患者在使用过程中的意外情况：如突然咬到硬物（砂子、铁屑等）	患者义齿的使用寿命降低或崩瓷

（八）产品的主要技术指标

本章给出氧化锆瓷块产品需要考虑的基本技术性能指标，企业可参考相应的标准，根据企业自身产品的技术特点和用途制定相应的性能指标。如国家标准中有不适用条款，企业在标准的编制说明中必须说明理由。

1. 企业针对手动系统和声称兼容的自动加工系统推出的不同形状的氧化锆瓷块都应有尺寸和误差要求。

2. 氧化锆瓷块表面应无斑点裂纹及可见异物。

3. 氧化锆瓷块密度应在标示值的 $\pm 0.05 g/cm^3$ 内。

4. 氧化锆瓷块烧结密度应不小于 $6.0 g/cm^3$。

5. 按 YY 0716—2009 中规定的三点弯曲试验（或双轴弯曲试验）测试，经说明书规定的程序烧结后的样块，挠曲强度应不小于 800MPa（或根据不同用途参照 ISO 6872 标准表 1 中关于挠曲强度的要求）。

6. 按 YY 0716—2009 中规定的 II 型陶瓷的试验方法进行试验，经说明书规定的程序烧结后的样块，化学溶解性应小于 $100\mu g/cm^2$。

7. 氧化锆瓷块的生物相容性应按照标准 YY/T 0268 的规定选择试验项目，一般要求评价产品的细胞毒性、口腔粘膜刺激性、迟发型超敏反应、亚慢性（亚急性）全身毒性及遗传毒性。

8. 按 YY 0716—2009 中规定的方法进行试验时，氧化锆瓷块中铀 -238 的活性浓度不应大于 $1.0Bq \cdot g^{-1}$。

9. 按 ISO 13356—2008 中 4.2 规定的原子吸收光谱分析等方法进行试验时，氧化锆瓷块的成分应符合企业声称的产品成分。

（九）产品的检测要求

产品的检测包括出厂检验和型式检验。

出厂检验项目至少应包括上述主要技术指标中的 1 ~ 6 项。

型式检验由有资质的检验机构进行。型式检验时，按相应的标准要求进行，所有适用条款应全部合格。

（十）产品的临床要求

氧化锆瓷块产品属于制作全瓷义齿的材料，全瓷义齿属于定制式固定义齿中的一种，依据《关于印发豁免提交临床试验资料的第二类医疗器械目录（试行）的通知》（国食药监械〔2011〕475 号）文件，定制式固定义齿可以豁免提交临床试验资料，因此本产品也可豁免临床试验。但应同时提交申报产品与已上市同类产品的对比说明。对比说明应当包括工作原理、产品材质、结构组成、主要技术指标、预期用途等内容。

（十一）产品的不良事件历史记录

暂未发现不良事件。

（十二）产品说明书、标签和包装标志

产品说明书、标签和包装标志的编写要求应符合《医疗器械说明书、标签和包装标识管理规定》、《医疗器械 用于医疗器械标签、标记和提供信息的符号》和相关标准的要求。

1. 使用说明书

（1）产品名称、型号、规格；

（2）生产企业名称、注册地址、生产地址、联系方式及售后服务单位；

（3）生产企业许可证编号、注册证编号、产品标准编号；

（4）产品的主要结构、适用范围；

（5）性能参数：主要成分、物理性能、化学性能、生物性能等

（6）产品使用说明：应包括制作全瓷义齿的程序和烧结温度等重要信息；

（7）内容物的最小净重（单位为克），净体积（单位为立方厘米），以及独立瓷块的数量；

（8）产品运输和贮存限制条件、有效期限；

（9）注意事项：避免与硬物发生碰撞，搬运中避免剧烈挤压、受力和震动；未经烧结成瓷不可直接用于人体义齿或口腔修复；本产品需由专业技工制作，由专业医生装镶、调整和佩戴；

（10）产品标准中规定的应当在说明书中标明的其他内容。

2. 标签和包装标识

（1）每个容器或随容器附带的标签都应清楚地标明如下信息：

－产品名称。

－生产厂的名称（或经销商的名称）。

－产品的商品名。

－内容物的最小净重，单位为克；净体积，单位为立方厘米。独立单位的数量，比如预成的瓷片或瓷块。

－对于潜在健康危害应有基本的警示，如吸入瓷粉尘引起的危害。

－生产批号或生产厂记录陶瓷批次所用的字母数字组合。

（2）下列信息应清楚标记在氧化锆瓷块上：

－生产批号或生产厂记录陶瓷批次所用的字母数字组合；

－产品的商品名；

－可供齿科加工设备识别的条形码或射频编码（若适用）。

（十三）注册单元划分的原则和实例

氧化锆瓷块注册单元划分按照医疗器械注册管理办法第二十七条要求，"医疗器械产品的注册单元原则上以技术结构、性能指标和预期用途为划分依据"实施，应从以下三个方面来考虑。

1. 成分：氧化锆瓷块的主要成分不同应划分为不同的注册单元。

2. 工艺：氧化锆瓷块成型工艺及流程不同应划为不同的注册单元。

3. 性能：氧化锆瓷块的主要性能不同应划为不同的注册单元。

例1："注浆成型"工艺和"等静压成型"、"干压成

型"工艺生产的氧化锆瓷块划为不同的注册单元。

例2：因成分不同，导致挠曲强度和密度烧结等性能不同的瓷块应划为不同的注册单元。

例3：不同形状或者尺寸的氧化锆瓷块可划为同一注册单元。

（十四）同一注册单元中典型产品的确定原则和实例

1. 同一注册单元中的典型产品是指能够代表本注册单元内其他产品安全性和有效性的产品，其结构最复杂、风险最高。

2. 氧化锆瓷块的典型产品应选择能够覆盖注册单元内全部产品工艺的产品，所选瓷块型号最少应可做4颗牙的连桥。

三、审查关注点

（一）产品的原材料和工艺是影响氧化锆瓷块质量的主要因素，因此应重点审查原材料的组成，氧化锆的含量是否符合标准规定等，同时评价其生产工艺是否成熟可控。

（二）产品的安全有效性主要取决于其技术性能是否达到了要求，因此应重点审查产品标准是否规定了合理的要求，尤其是表面质量、密度、挠曲强度、生物相容性。

（三）产品的风险主要取决于其预期用途，氧化锆瓷块用于制作全瓷义齿和植入性医疗器械的风险不同，如植入物的氧化锆材料应执行更严格 ISO13356 标准，因此应审查其预期用途是否为制作全瓷义齿。

（四）产品的风险还取决于说明书中告知用户的信息是否充分，因此应重点审查说明书的内容，如用氧化锆瓷块制作全瓷义齿的程序和烧结温度及注意事项等。

全瓷义齿用氧化锆瓷块产品注册技术审查指导原则编制说明

一、指导原则编写的原则

（一）本指导原则编写的目的是用于指导和规范第二类全瓷义齿用氧化锆瓷块产品注册申报过程中审查人员对注册材料的技术审评。

（二）本指导原则旨在让初次接触该类产品的注册审查人员对产品机理、结构、主要性能、预期用途等各个方面有个基本了解，同时让技术审查人员在产品注册技术审评时把握基本的尺度，对产品安全性、有效性作出系统评价。

二、指导原则编写的依据

（一）《医疗器械监督管理条例》

（二）《医疗器械注册管理办法》（局令第 16 号）

（三）《医疗器械临床试验规定》（局令第 5 号）

（四）《医疗器械说明书、标签和包装标志管理规定》

（局令第 10 号）

（五）《医疗器械标准管理办法》（局令第 31 号）

（六）关于印发《境内第一类医疗器械注册审批操作规范（试行）》和《境内第二类医疗器械注册审批操作规范（试行）》的通知（国食药监械〔2005〕73 号）

（七）国家食品药品监督管理局发布的其他规范性文件

三、指导原则中部分具体内容的编写考虑

（一）全瓷义齿用氧化锆瓷块除本指导原则所述预期用途外，也可以制作活动修复体的连接桥等，但在临床上应用非常少，不能代表氧化锆瓷块的典型用途，故未列入。彩色氧化锆瓷块由于目前国内尚未注册该类产品，故在编写时未列入，但国外存在该类产品，如 3M 公司，拟待我国注册该类产品后修订此指导原则。

（二）产品的主要技术指标主要依据行业标准 YY 0716—2009《牙科陶瓷》，也重点参考了 ISO 6872—2008 和 ISO 13356—2008 两份国际标准，增加了氧化锆瓷块成分要求，因为该要求对产品安全、有效性有较大影响。其他要求如内部质量主要针对外科植入器械用氧化锆材料，故未作此要求。另外，氧化锆瓷块使用前要进行烧结，因此放尺率（或收缩率）也是衡量产品质量的一项指标，本指导原则编写是增加了瓷块密度的要求，因为放尺率或收缩率可以通过瓷块密度和烧结后密度计算得到。计算公式如下，供审评人员参考。

$$放尺率 = \sqrt[3]{\frac{\rho_{烧结后}}{\rho_{瓷块}}}$$

$$收缩率 = \frac{放尺率-1}{放尺率} \times 100\%$$

（三）产品的预期用途综合了已批准上市产品的核准范围及专家的意见。按照管理类别，该产品不用于制作植入性器械，如桩核、种植义齿。

（四）氧化锆瓷块是定制式全瓷义齿的原材料，不是最终产品，一般要经过设计、烧结等加工工艺才能用于临床。并且全瓷义齿是定制式产品，一般难以进行对照或单目标值试验设计，即通过临床试验来进行安全有效验证是困难的。另外，产品行业标准中的挠曲强度、化学溶解性等性能都是对烧结后的瓷块即全瓷义齿内冠进行检验，依此验证瓷块产品的安全有效。故建议审评氧化锆瓷块的临床要求时，可以考虑评价产品制作全瓷义齿的设计确认技术资料，如在义齿制作机构开展的设计确认，来代替临床试验资料。

（五）产品的不良事件历史记录主要从辽宁省药品不良反应监测中心数据库中查找，未发现上报的不良事件。调研中了解到临床使用上偶见因瓷块内部质量不好，导致加工时断裂或无法满足要求，不会用于患者。

四、其他产品

采用氧化锆瓷块制作的定制式全瓷义齿可参照国家局发布的《定制式义齿产品注册技术审查指导原则》。

五、指导原则编写人员

本指导原则的编写成员由辽宁省食品药品监督管理局医疗器械产品注册技术审评人员和行政审批人员、国家食品药品监督管理局沈阳医疗器械质量监督检验中心人员组成，以充分利用各方面的信息和资源，综合考虑指导原则中各个方面的内容，尽量保证指导原则正确、全面、实用。

74 牙科纤维桩产品注册技术审评指导原则

（牙科纤维桩产品注册技术审查指导原则）

本指导原则旨在为申请人进行牙科纤维桩的注册申报提供技术指导，同时也为食品药品监督管理部门对注册申报资料的审评提供技术参考。

本指导原则是对牙科纤维桩产品的一般要求，注册申请人应依据具体产品的特性对注册申报资料的内容进行充分说明和细化。申请人还应依据具体产品的特性确定其中的具体内容是否适用，若不适用，需详细阐述理由及相应的科学依据。

本指导原则是对申请人和审查人员的指导性文件，但不包括注册审批所涉及的行政事项，亦不作为法规强制执行，如果有能满足相关法规要求的其他方法，也可以采用，但是需要提供详细的研究资料和验证资料。应在遵循相关法规的前提下使用本指导原则。

本指导原则是在现行法规和标准体系以及当前认知水平下制定的，随着法规和标准的不断完善，以及科学技术的不断发展，本指导原则相关内容也将进行适时的调整。

一、适用范围

本指导原则适用于牙科纤维桩产品，牙科纤维桩用于口腔临床治疗中对残根、残冠的修复，包括预成纤维桩、半预成纤维桩和 CAD/CAM 一体化纤维桩核产品，其中定制式 CAD/CAM 一体化纤维桩核产品在参照本指导原则要求基础上，还应满足定制式医疗器械相关法规要求。

牙科纤维桩又称牙科纤维根管桩、纤维增强的复合树

脂桩，是一种纤维增强的高分子复合材料产品，在牙科临床治疗中插入已经过根管治疗的根管内，通过粘接剂与根管内壁牢固结合，形成冠核和牙冠固位的基础。本指导原则适用的牙科纤维桩产品通常分类如下：

（一）按照纤维材料分类

1. 碳纤维桩：指增强纤维为碳纤维的纤维桩。碳纤维一般采用预拉伸技术平行排列于树脂基质中。

2. 玻璃纤维桩：指增强纤维为玻璃纤维的纤维桩，颜色呈白色、乳白色或半透明状，接近天然牙齿。

3. 石英纤维桩：指增强纤维为石英纤维的纤维桩，颜色呈白色或半透明状，接近天然牙齿。

4. 聚乙烯纤维桩：指一种经特殊工艺制作而成的纤维桩。它是将超高分子量聚乙烯纤维经冷空气等离子喷涂后编织呈带状，使用时与树脂基质浸润导入根管，然后塑核成形。

（二）按照制作方法分类

1. 预成纤维桩：预先制作成型的纤维桩，又称成品桩。

2. 半预成纤维桩：未固化成形的软体纤维桩，又称可塑性纤维桩，通常适用于根管弯曲或需改变冠根角度的患牙。

3. CAD/CAM 一体化纤维桩核（计算机辅助设计/计算机辅助制造一体化纤维桩核）：利用计算机辅助设计与制作技术切削纤维增强树脂块而成的一体化纤维桩核。

（三）按照外观形状分类

1. 圆柱形纤维桩。
2. 改良型圆柱形纤维桩。
3. 锥形纤维桩。
4. 椭圆形纤维桩。

（四）按照表面特征分类

1. 光滑形纤维桩：指表面无固位形的纤维桩。

2. 固位形纤维桩：指表面设计为沟槽状、螺纹状、球状、锯齿状等形状，从而增加桩与牙体组织及核材料机械锁结作用的纤维桩。

（五）按照功能作用分类

1. 主桩：根据圆形根管的平均直径大小而设计的不同型号的纤维桩。

2. 辅桩：与主桩配合使用，弥补桩－核间隙，提高主桩与根管形态吻合性的细小纤维。通常用于主桩与根管形态适合性较差，纤维桩与根管壁存在不同程度空间时，不规则根管的桩核修复。

（六）按照颜色分类

1. 有颜色纤维桩。
2. 无颜色纤维桩。

3. 可变色纤维桩。

本指导原则不适用于预成及非预成的金属根管桩和陶瓷根管桩。申请人可根据产品的具体设计原理、结构及组成特征、生物力学特性及临床应用技术，参考本指导原则中的相关内容。

二、注册单元划分原则

按照《医疗器械注册管理办法》（国家食品药品监督管理总局令第 4 号）第七十四条要求，医疗器械产品的注册或者备案单元原则上以技术原理、结构组成、性能指标和适用范围为划分依据。牙科纤维桩产品注册单元划分建议遵循以下原则：

（一）材料主要化学成分不同的产品应划分为不同的注册单元。

（二）关键生产制造工艺不同的产品应划分为不同的注册单元。

（三）制作方法不同的产品应划分为不同的注册单元（如：预成、半预成、CAD/CAM）。

（四）关键性能指标不同的产品应划分为不同的注册单元（如：透光性）。

三、注册申报资料要求

（一）综述资料

1. 概述

（1）申报产品管理类别：Ⅲ类。

（2）产品名称：依据《医疗器械通用名称命名规则》确定，如："纤维桩""牙科纤维桩""纤维增强复合树脂桩"等。

2. 产品描述

牙科纤维桩产品描述应全面、详细，具体要求如下：

（1）基本性状及化学组成成分

应描述产品基本性状，包括形状、几何尺寸及公差、纤维桩轴向面特性（如：桩体表面固位形）等。

应描述产品各组成成分及含量，包括：纤维、有机树脂、无机填料、硅烷偶联剂、引发剂、促进剂、交联剂、增塑剂、着色剂、阻射剂、紫外线吸收剂等成分及含量，列明各组分的化学名称、结构式和分子量、各组分的作用。描述原材料的来源、符合的标准及质控要求。如有增加产品机械性能的改性，应列明其化学成分的调整或加入增强物的成分及含量。

（2）基本性能

应描述产品机械性能、光学性能、阻射性能、抗老化性能、生物功能性等基本性能。机械性能包括弹性模量、挠曲强度、疲劳强度等；光学性能包括折光指数、透光性、半透明性等。

（3）产品应用技术

应描述纤维桩产品的临床应用技术，列明应用纤维进行桩核冠修复过程中，对产品性能产生影响的操作因素，包括：纤维桩的临床选择，桩道预备的方法，桩道内壁残留物的去除，桩道的清洁和消毒，纤维桩表面污染控制，粘接系统的选择，纤维桩的粘接方法，根管内酸蚀剂的清除，粘接前根管潮湿度的控制，螺旋输送器的使用，根管内多余粘接剂的处理，辅桩的使用等。

3. 型号规格

在同一注册单元内，建议具有不同外形结构的产品划分为不同型号；具有相同外形结构、不同尺寸的产品划分为不同规格。对于申报产品存在多种型号的情形，以结构示意图和文字说明相结合的形式描述不同型号产品的外形结构特征，定义并标示关键尺寸。

4. 产品包装说明

以图片和文字相结合的方式明示申报产品的包装信息，以列表形式说明所有包装内容物。提供包装材料的信息，评价包装材料对材料储存过程的影响。标明产品包装装量。

5. 适用范围和禁忌症

牙科纤维桩用于口腔临床治疗中经过完善根管充填治疗后的残根、残冠的修复。申请人可根据申报产品的具体预期用途及研究资料，参考本指导原则相关内容要求进一步确认申报产品具体的适用范围及禁忌症。

适用范围的表述应客观、清晰，使用有明确定义或由行业内公认的术语或名词，至少应描述产品适用于制作的修复体类型。

禁忌症应包括该产品不适用的疾病、情况及特定的人群。

6. 与同类产品或前代产品的比较信息

应当提供同类产品（国内外已上市）或前代产品（如有）的信息，阐述申请注册产品的研发背景和目的。对于同类产品，应当说明选择其作为研发参考的原因。

申请人应综述同类产品国内外研究及临床使用现状及发展趋势。同时列表比较说明产品与参考产品（同类产品或前代产品）在材料结构组成、性能指标、适用范围、应用技术等方面的异同。

（二）研究资料

至少应包含如下内容：

1. 原材料控制

明确产品的起始物质，列明产品生产过程中由起始物质至终产品加工过程中所需全部材料（包括：基质成分、纤维成分及其引发剂、交联剂、光敏剂、增塑剂、着色剂等全部辅料）的化学名称、CAS 号、化学结构式/分子式、分子量及其分布、来源和纯度（如适用）、使用量或组成比例、符合的标准和申请人的验收标准及相关的安全性评价报告，建议以列表的形式提供。并说明原材料的选择依据及来源。

2. 产品性能研究

申请人应根据产品设计特点提交有关性能的研究资料，建议包括下列性能：

（1）产品外观及结构尺寸，并提供图示说明。

（2）表面元素分析及表面形貌：纤维桩经切削加工成型后表面元素组成与分布决定了其表面的性质和特征，建议申请人分析表面元素以利于后续临床粘接步骤的确定；表面形貌是纤维桩产品微观结构的主要特征之一，其表面粗糙度与纤维桩的制作工艺、外形设计、纤维直径、纤维含量以及树脂基质等因素有关，建议申请人提供显微镜下纤维桩表面形貌的微观结构，纤维桩表面加工应精细、无纤维剥离。

（3）内部结构：理想的纤维桩其内部结构应具备以下特征：树脂基质均匀包裹于纤维桩周围，基质与纤维间紧密结合无界面；纤维粗细一致，每根纤维贯穿于桩体内部并均匀分散于树脂基质中；纤维连续无折断，纤维间无相互挤压现象；树脂基质结构均匀，基质内无气泡、空隙、颗粒杂质等瑕疵。

应提供使用显微镜等手段所观察得产品信息：纤维桩内部是否可见孔隙、气泡及颗粒杂质；剖面下纤维的直径、直径分布范围及纤维密度，是否存在纤维直径不均、纤维断裂及纤维排列无序、分布不均；纤维与树脂基质界面的状况。

（4）纤维添加量：纤维种类及添加比例不同的纤维桩，弹性模量和弯曲性能差异较大，建议申请人提供纤维种类及添加比例的验证性资料。

（5）纤维桩与粘接剂的粘接界面状况：描述纤维桩与配套/推荐使用的粘接系统的粘接表面状况，可用纤维桩在根管内放置的推出强度表征该性能。

（6）弹性模量：纤维桩的弹性模量主要由其所含的纤维类型决定，其次是树脂基质。当外力作用于纤维桩发生弹性形变时，应力首先作用于刚性较大的纤维上，然后再传导至有缓冲作用的树脂基质部分。当纤维－树脂界面应力增加到一定程度时发生树脂基质的扭曲变形以及纤维与树脂基质的分离现象，最终伴随纤维的断裂而导致桩体的折断。另外，纤维桩的组成结构和生产工艺对其弹性模量也会产生一定的影响。

应明确弹性模量并提供弹性模量设定依据，建议纤维桩的弹性模量应尽可能地接近牙本质的弹性模量，当牙齿受力后桩与牙根发生相同或相近的形变和位移，桩－牙本质界面应力分布均匀，降低根折的发生率。产品弹性模量与产品说明书规定值的偏差应在±30%以内。

（7）弯曲性能：不同材料组成（如纤维的种类、树脂基质成分等）的纤维桩弯曲强度存在差异，一般认为纤维桩的弯曲强度应大于400MPa。

（8）纤维桩透光性（或可见光传导性）：描述是否具有透光性。

（9）X 射线阻射性：应具有一定的 X 射线阻射性。

（10）吸水值和溶解值：描述吸水性、溶解性。

（11）纤维桩表面处理对桩本身及粘接强度的影响（如适用）：如使用酸蚀、喷砂粗糙化、硅烷化等的影响。

（12）纤维桩的疲劳性能：疲劳强度反映了材料在动态

载荷下抵抗断裂破坏的性能。

3. 生物相容性评价

牙科纤维桩产品是置入人体牙齿根管内,与牙本质持久接触的产品,生物相容性评价应遵循 GB/T 16886.1—2011《医疗器械生物学评价 第 1 部分:风险管理过程中的评价与试验》(注:本指导原则中标准适用最新版本,下同)和 YY/T 0268—2008《牙科学 口腔医疗器械生物学评价 第 1 单元:评价与试验》相关要求,生物相容性评价资料可以考虑(但不限于)包括以下方面:

(1)医疗器械生物学评价的策略和所含程序;

(2)医疗器械所用材料选择的描述;

(3)材料表征

– 医疗器械材料的定性与定量的说明或分析

– 医疗器械材料与市售产品的等同性比较

(4)选择或放弃生物学试验的理由和论证;

(5)已有数据和试验结果的汇总;

(6)完成生物学评价所需的其他数据。

具体生物学评价试验项目应参照 YY/T 0268 确定,建议考虑:

细胞毒性

致敏性

急性全身毒性

刺激或皮内反应

遗传毒性

亚慢性全身毒性

4. 产品有效期和包装研究

产品有效期是指产品在一定的温度、湿度、光线等条件的影响下,保持其物理、化学、生物学和微生物学性质的期限。有效期的研究应贯穿于产品研究与开发的全过程。牙科纤维桩产品有效期验证一般包括产品有效期验证和包装验证。

(1)有效期验证:提供产品有效期及有效期验证资料。

产品有效期验证可依据有关适用的国内、国际标准和验证方案进行,提交产品的有效期验证报告。产品有效期验证可采用实时老化研究、加速老化研究。

在有效期研究中应监测整个有效期内确保产品安全性和有效性的关键参数,如在产品技术要求中所描述的参数,并提交所选择测试方法的验证资料。

若选择实时老化有效期验证试验,产品选择的老化环境条件应不低于产品说明书宣称的贮存、运输环境条件。

若选择加速老化有效期验证试验,应说明所用加速条件的合理性。例如,在标准温度和升高温度情况下的降解机制应该是等效的,即温度改变而 Arrhenius 曲线的斜率保持不变。在不能证实等效性时,即不同温度下可由不同机制引起产品失效,应提交额外的合理性说明。在进行加速老化试验研究时应注意:产品选择的环境条件的老化机制应与宣称的贮存、运输环境条件下产品老化的机制相匹配。

(2)包装验证:在宣称的有效期内以及运输储存条件下,保持包装完整性的依据。

产品包装验证可依据有关适用的国内、国际标准和验证方案进行,提交产品的包装验证报告。包装材料的选择建议考虑以下因素:包装材料的物理化学性能;包装材料与产品的适应性;包装材料与成型和密封过程的适应性;包装材料所能提供的物理、化学保护;包装材料与标签系统的适应性;包装材料与贮存运输过程的适合性。其包装验证的资料内容应与包装说明中给出的信息相符。对于不适用的因素应阐述不适用的依据。

对于包装的有效期验证,建议申请者提交最终成品初包装的初始完整性和维持完整性的检测结果。

5. 其他证明产品安全性、有效性的研究资料。

(三)生产制造信息

1. 提交产品的生产工艺管理控制文件,详细说明产品从原材料至成品的全部的生产工艺和步骤,列出工艺图表。应包括工艺路线、关键工序、特殊工艺、质量控制指标及相关的验证报告。对纤维拉挤、树脂浸渍、加热成型、精密切割、抛光清洗等生产工艺的可控性、稳定性应进行确认。明确关键工序,如:三段控温的温控指标等。

纤维桩的基本组成为树脂基质和纤维,玻璃纤维需应用硅烷偶联剂表面处理后才能与树脂基质有机结合。纤维桩生产过程中硅烷偶联剂用量及玻璃纤维硅化处理工艺很大程度决定产品机械性能。玻璃纤维硅化处理有三种工艺:前处理、后处理、迁移法。前处理法是将偶联剂配在浸润剂中,在玻璃纤维拉丝过程中同时对玻璃表面进行化学处理;后处理法是先去除玻璃纤维表面浸润剂,再经一定浓度的偶联剂溶液浸渍处理、水洗、烘干等工艺使玻璃纤维表面覆盖一层偶联剂;迁移法是将偶联剂加入到有机树脂中,玻璃纤维经过浸胶后,偶联剂自动从树脂胶液中迁移到玻璃纤维表面,与玻璃纤维表面发生偶联作用。对于这一生产工艺应明确硅烷偶联剂的使用方法、配制浓度、pH 值、玻璃纤维具体表面硅化处理工艺过程。

此外,在纤维桩的生产加工中,需要加入引发剂、交联剂、增塑剂等物质,以实现产品的形状;加入紫外线吸收剂、阻射剂等,以提高产品性能。这些物质的配伍、用量、添加时机、使用方法等均会不同程度影响纤维桩产品的理化性能,在生产制造信息中应详尽描述。

2. 生产场地

若申报产品有多个研制、生产场地,应概述每个研制、生产场地的概况。

(四)临床评价资料

申请人应按《医疗器械注册管理办法》、《医疗器械临床评价技术指导原则》选择合理的临床评价方式,提交临床评价资料。

1. 依据《免于进行临床试验的第三类医疗器械目录》,对于符合 YY/T 0517 的相关要求,用于根管治疗后牙体大面积缺损时对重建的冠核进行可靠固位的牙科纤维桩产品,免于进行临床试验。豁免情况不包括使用了新材料、活性成分、新技术、新设计或具有新作用机理、新功能的产品。

2. 临床试验基本要求

在中国境内开展临床试验的应符合《医疗器械临床试验质量管理规范》及本指导原则的要求。应对产品是否满足使用要求或者适用范围进行确认。提交的临床评价资料应当包括临床试验协议、临床试验方案和临床试验报告等。

根据牙科纤维桩产品使用特点，纤维桩的有效性需通过桩核冠（纤维桩–树脂核–冠/桥）修复体进行整体验证，冠桥修复体需经由临床机构设计并经技工室加工制作，即纤维桩的有效性不仅取决于产品本身属性，还与配套使用粘接剂、树脂核材料属性及桩核冠修复体的临床设计、加工工艺、临床操作水平有关，因此建议牙科纤维桩产品的临床试验应满足合理的修复体设计和规范的临床操作的要求。

临床试验时应注意如下几方面，供参考：

（1）受试对象

根据本产品目标适用人群，在临床研究方案中描述受试者口腔状况并规定完善合理的受试者纳入标准及排除标准。

受试者口腔状况至少应描述：口腔卫生状况，牙齿清洁度及色泽，牙龈及口腔黏膜情况，根尖周组织和牙周组织情况，咬合情况，牙体缺损情况，牙列缺损及缺失情况，预修复的牙位，根管充填情况，修复体的类型，使用辅助材料的情况等。

参考纳入标准为：牙冠有缺损，需使用桩核冠修复；患牙已行完善根管治疗，无根尖病变；牙槽骨无明显吸收，牙根长度大于等于临床冠长度；有完整牙本质肩领，不松动，无叩痛；口腔卫生良好，牙龈健康无红肿出血；行单冠修复，不作为固定桥或活动义齿的基牙。对不符合纳入标准的入选者应予剔除。

（2）对照组选择及试验设计类型

牙科纤维桩产品的临床试验根据需要可设置已上市产品作为对照组，建议尽可能采用随机对照试验，并明确比较类型（优效检验、等效或非劣效检验等）。如属于非劣效性检验、等效性检验或优效性检验的比较类型，应事先规定具有临床意义的界值。如采用单组目标值法，应事先明确目标值及其确定依据。

（3）评价指标及评价标准

① 评价指标

为评价被试产品的性能，应明确临床试验的主要疗效评价指标、次要疗效评价指标及安全性评价指标。

有效性评价指标设定举例：桩核边缘完整性、桩核松动、桩核折断、桩核脱落、全冠脱落、牙根劈裂、继发龋、根尖病变、患牙叩痛、牙周情况等。对于新型牙科纤维桩，还应根据其宣称的适应症和性能等增加相应的评价项目。

有效性评价指标设定举例：不良反应、不良事件及并发症、牙科检查、生命体征等。

② 评价标准

评价指标需采用国际公认的评价标准，如果无公认的

标准，需采用临床常规疗效评价标准。

牙科纤维桩产品临床评价标准示例如下（表1）（供参考）：

表1　牙科纤维桩产品临床评价标准（举例）

临床评价对象	评价指标	成功	失败
桩核冠修复体	冠边缘不密合 桩核有无松动、脱落 桩核折断 全冠脱落	无	有
牙体情况	牙根劈裂 根尖病变或叩痛	无	有

临床试验过程中，还应记录各组患者的就诊次数和操作时间，记录在临床研究期间任何可能影响试验结果的药物治疗及服用/使用剂量，如抗生素、镇痛剂、漱口水等的用药情况等。

（4）临床观察

① 修复前评估

修复前评估应包含：受试者的全身状况，可能影响试验结果的任何疾病情况，受试者口腔状况，包括：牙齿缺损程度、根面位置、牙根长度、直径和形状、根管充填情况、根尖病变愈合情况、牙周膜有无增宽情况、牙周健康状况、牙槽骨吸收程度等。

② 临床操作步骤

应详细记录临床的操作步骤，明确所选用纤维桩、核树脂、纤维桩桩道预备工具及粘接剂系统的产品名称型号等。至少应记录以下操作步骤和要点：

冠部初步预备：去除修复牙齿腐质或原充填体的情况，牙本质肩领高度及厚度等。

桩道预备：X线片确定的纤维桩在根管内长度，配套用引导钻、扩孔钻、终钻型号，预备过程，预备完成后X线片显示的桩道预备情况，预备后根管深度。

桩道消毒与清洁：根管消毒剂名称、消毒步骤。

试放纤维桩：桩体和桩道密和性、是否裁剪纤维桩、是否使用辅桩等。

粘接纤维桩：粘接剂系统名称类型、粘接过程。

制作树脂核：分层堆核、固化。

牙体预备：肩台位置、边缘形态、冠修复体类型。

制取印模：印模材料的名称、型号。

③ 修复后评估

依据临床评价标准中有关的项目对修复体进行评价，拍摄根尖片，并记录评价的结果。

④ 临床观察时间

根据牙科纤维桩产品特点确定合适的临床观察及随访时间。建议临床试验观察时间点为佩戴桩核冠修复体后1周、3个月、6个月。属于下列情形的建议适当延长临床试验观察时间，如：A. 牙科纤维桩产品组成材料缺乏临床应用的安全数据。B. 缺乏申报产品临床观察期内（6个月）

各性能趋于稳定的数据。C. 应用技术与已上市的牙科纤维桩产品不同。

（5）样本量估计

可根据以下六方面确定样本量估计的参数，即：

① 拟采取的试验设计类型；

② 拟采取的比较类型：优效检验、等效或非劣效检验；

③ 允许犯假阳性错误的概率 α（通常不超过双侧 0.05）和犯假阴性错误的概率 β（通常不超过 0.2）；

④ 主要评价指标的类型和有关的效应大小及其变异程度；

⑤ 如果是等效或非劣效检验，应提供有临床意义的界值；

⑥ 根据实际情况，确定可能的病例脱落率，以保证有足够的把握度检测组间差异。

（6）统计分析

应根据试验设计类型、比较类型、资料性质和统计分析目的，合理选择统计分析方法，明确交代统计分析数据集定义及统计分析软件。

统计分析内容应至少包括如下四部分：

① 临床试验完成情况描述：包括临床试验概况（筛选人数、入组人数、完成人数、失访/退出/剔除人数等）；

② 基线描述：应对所有入选受试者（ITT 分析集）的基线人口统计学指标及其他相关病史指标等进行统计描述；

③ 疗效/效果评价：应对所有入选的受试者（ITT 分析集）和最终完成试验的受试者（PP 分析集）分别进行统计分析，以评价结果的一致性。疗效分析时，除点估计外，还应给出点估计的 95% 的置信区间估计；

④ 安全性评价时，应对所有入选的受试者进行分析（SS 分析集），不能遗漏所有发生的任何不良事件，对所有发生的不良事件应评价其是否与所研究产品有关。

（7）临床试验报告

临床试验报告应与临床试验方案保持一致，尤其注意明确以下内容：试验产品的名称；规格型号；修复体类型；修复体应用部位；各个病种的病例数；各病例的随访时间；试验产品的临床适应症、禁忌症与注意事项。

临床试验报告中需明确所有病例是否全部完成随访，完成随访病例是否均纳入统计，失访病例需明确失访原因。

临床试验报告中需提交参与疗效评价与安全性评价的统计过程中所涉及到的原始数据。

临床试验报告中需报告所有不良反应和不良事件发生的时间、发生的原因、结果及与试验用产品的关系。对于所采取的措施需予以明确。

临床试验报告应由研究单位根据统计分析报告，出具明确的临床试验结论。

（五）产品的风险分析资料

按照 YY/T 0316—2016《医疗器械 风险管理对医疗器械的应用》标准的要求，对产品生命周期全过程实施风险管理。申请人在产品准备注册上市前，应对风险管理过程进行评审。评审应至少确保：产品的风险已被全面地分析；风险管理计划已被适当地实施；综合剩余风险是可接受的；已有适当方法获得相关生产和生产后信息。评审结果应形成风险管理报告。风险管理资料应至少包括以下信息：

1. 可能影响产品安全性的特征问题清单

申请人应参考 YY/T 0316 附录 C 的要求判定医疗器械与安全性有关特征的问题，但识别风险的来源并不局限于此。申请人应对该类产品进行充分的风险识别，风险识别的信息来源需要具体列出，可包括但不局限于以下途径：类似产品的投诉/抱怨数据、医学文献、实验室检测、产品标签标识、专家观点等。对于风险识别信息的来源企业应具体说明，并提交有关支持文件或文献。

2. 产品有关危害的清单

申请人应详细列出与产品有关的已知和可预见危害的清单，以及对每个危害如何造成损害的分析（包括可预见的事件序列、危害处境和可能发生的损害）。

申请人应指出拟申报产品所特有的任何额外风险，说明风险分析的方法。已识别的风险应至少包括但不局限于以下方面：

（1）材料的生物学和化学危害

材料的化学结构及来源

材料的生物相容性

（2）生产加工过程可能产生的危害

污染

添加剂（助剂）的残留

生产环境洁净度

（3）产品使用风险因素

刺激性、致敏性、功能失效

（4）不正确使用产生的危害

使用产品时未按照说明书中操作方法操作

忽视说明书中适用范围及禁忌症、警示信息内容

（5）产品包装可能产生的危害

包装破损

标识不清

与贮存和运输过程不适宜

申请人应对所识别的风险提出具体的降低风险的措施。降低所申报产品的风险应依据 YY/T 0316 要求依次从设计、保护、说明书进行考虑。

申请人应在产品生命全周期中对风险进行管理控制，以使剩余风险在可接受范围内。可通过产品设计控制、产品原材料选择、产品技术性能指标的制定、临床试验、正确的标签标识、生产和检验控制、产品说明书等多项措施以降低风险至可接受水平，但不局限于以上所述。

（六）产品技术要求

申请人应结合产品的技术特征和临床产品特点，参照现行有效的国家标准、行业标准或《中华人民共和国药典》（以下简称《中国药典》）来确定产品安全有效、质量可控的性能指标与检验方法。产品技术要求中应明确规格型号

及其划分的说明、产品描述的一般信息（原材料、组成成分及百分含量、尺寸结构等）、产品性能指标及试验方法。对产品技术要求中所有的试验项目（包括理化性能和生物学评价等）所采用的试验方法进行简要描述。若采用公认标准中的试验方法，可直接引用该方法，标明相应标准的编号、年号及《中国药典》的版本号。若对公认标准中的试验方法有所修改，还应说明修改的内容及原因。对每一个试验项目，可用诸如表格的形式清晰简洁地将试验结果进行表述，包括描述试验结果的接受标准。

制定牙科纤维桩技术要求的常用参考标准如下：

YY/T 0517—2009《牙科预成根管桩》

产品技术要求中的性能指标应不低于 YY/T 0517 中的相关要求，检验方法应采用行业标准中的方法，若采用其他方法则应选择经验证的方法并说明原因。

本指导原则给出了牙科纤维桩的性能指标要求，建议考虑但不限于以下内容：

外观

尺寸

锥度

弯曲强度

弹性模量

表面硬度

X 线阻射性能

透光性或可见光传导性

吸水值和溶解值

内部孔隙

疲劳性能

纤维桩与粘接剂的粘接界面状况

微生物限量值

工作时间：适用于半预成纤维桩材料

硬化时间：适用于半预成纤维桩材料

固化时间：适用于半预成纤维桩材料

固化深度：适用于半预成纤维桩光固化材料。

如有不适用的项目，应予以说明。本章仅提供了常规产品的基本性能要求，给予参考。对于 CAD/CAM 工艺的纤维桩、半预成纤维桩等产品应根据产品自身特点制定相应的性能指标。对于使用新材料、新技术、新设计或具有新作用机理、新功能的产品所具有其他性能及厂家声称的其他性能要求，应在技术要求中明确。

（七）产品注册检验报告

产品的注册检测应在具有医疗器械检验资质的检验机构进行，产品应在检验机构承检范围内。申请人应提供医疗器械检验机构出具的注册检验报告和预评价意见。此外，还应提供检验样品规格型号的选择依据。所检验型号产品应当是本注册单元内能够代表申报的其他型号产品安全性和有效性的典型产品。

牙科纤维桩产品的典型性选择应考虑技术指标及性能不

改变、功能可以达到最齐全、结构最复杂、风险最高的产品。通常需要综合考虑相关因素，既考虑产品结构特征、生产加工工艺、技术性能要求、配合使用产品、交付状态等产品的固有特性，也要考虑产品的生物受力环境及检测的具体试验项目。建议侧重考虑产品力学性能弯曲强度最差情况，如需要可利用有限元模拟分析，确定产品的典型性。若型号间的差异对产品性能和技术特征产生影响，应分别选取典型样品进行全性能检验；也可根据差异情形选择典型型号进行全性能检验，选择其他型号进行差异性检验。

（八）说明书和标签样稿

产品说明书和标签的编写应符合《医疗器械说明书和标签管理规定》（国家食品药品监督管理总局令第 6 号）的要求。所提交的文本和标签样图应内容清晰、完整。说明书中所描述的适用范围、应用技术、禁忌症等应与产品的临床评价保持一致。产品的描述、结构组成、货架有效期等应与综述资料和研究资料中所描述及验证的内容一致。

说明书不应宣称没有依据和夸大了的产品性能指标，应实事求是地介绍产品的特点。凡宣称产品性能和特点的，应有产品技术要求或提交的注册技术资料依据。不使用"系列"、"等"、"无毒"、"对人体无害"等含混和绝对性用词。

此外，还应包含以下内容的适用项：

1. 纤维根管桩的主要成分；
2. 产品结构及重要部位的尺寸；
3. 纤维根管桩的弯曲强度和弯曲弹性模量；
4. 建议使用的树脂粘接材料和使用方法；
5. 提供与产品配套的根管扩大成型钻的相关尺寸信息；
6. 使用过程中的注意事项；
7. 不同尺寸纤维根管桩应有明确的区分标识；
8. 明确推荐的清洁或消毒方法；
9. 警示信息，列出使用注意事项和其他应该说明的问题，明确产品禁忌症、毒副作用和与其他物质的交互作用等。

四、参考文献

1.《医疗器械监督管理条例》（国务院令第 650 号）

2.《医疗器械注册管理办法》（国家食品药品监督管理总局令第 4 号）

3.《医疗器械临床试验质量管理规范》（国家食品药品监督管理总局中华人民共和国国家卫生和计划生育委员会令第 25 号）

4.《医疗器械说明书和标签管理规定》（国家食品药品监督管理总局令第 6 号）

5.《医疗器械通用名称命名规则》（国家食品药品监督管理总局令第 19 号）

6.《关于发布医疗器械临床评价技术指导原则的通告》（国家食品药品监督管理总局通告 2015 年第 14 号）

7.《关于印发医疗器械生物学评价和审查指南的通知》（国食药监械〔2007〕345号）

8.《关于发布免于进行临床试验的第三类医疗器械目录的通告》（国家食品药品监督管理总局通告2014年第13号）

9.《纤维桩理论与实践》（人民卫生出版社）

10.《口腔材料学》（人民卫生出版社第5版；北京大学医学出版社第2版；人民军医出版社第3版）

11. YY/T 0517—2009《牙科预成根管桩》

五、起草单位

国家食品药品监督管理总局医疗器械技术审评中心。

75 定制式义齿注册技术审评指导原则

（定制式义齿注册技术审查指导原则）

本指导原则旨在为申请人进行定制式义齿注册申报提供技术指导，同时也为食品药品监督管理部门对注册申报资料的审评提供技术参考。

本指导原则是对定制式义齿的一般要求，申请人应依据具体产品的特性对注册申报资料的内容进行充分说明和细化。申请人还应依据具体产品的特性确定其中的具体内容是否适用，若不适用，需详细阐述理由及相应的科学依据。

本指导原则是对申请人和审查人员的指导性文件，但不包括注册审批所涉及的行政事项，亦不作为法规强制执行，如果有能满足相关法规要求的其他方法，也可以采用，但是需要提供详细的研究资料和验证资料。应在遵循相关法规的前提下使用本指导原则。

本指导原则是在现行法规和标准体系以及当前认知水平下制定的，随着法规和标准的不断完善，以及科学技术的不断发展，本指导原则相关内容也将进行适时的调整。

一、适用范围

本指导原则所称定制式义齿是指人工制作的能够恢复牙体缺损、牙列缺损、牙列缺失的形态、功能及外观的修复体。定制式义齿产品可以分为固定义齿及活动义齿两类。

本指导原则适用于使用已注册的义齿材料生产的定制式义齿，按照第二类医疗器械进行管理。

本指导原则不适用于种植体（包括种植体基台及其附件）、颌面赝复体、预成型冠、定制式矫治和保持器、3D打印工艺制作的牙科修复体。

二、技术审查要点

（一）产品名称要求

1. 产品名称应符合《医疗器械通用名称命名规则》（国家食品药品监督管理总局令第19号）的要求，定制式义齿可命名为定制式固定义齿或定制式活动义齿。

定制式固定义齿和定制式活动义齿可按照产品的材料、工艺和结构的不同分成具体的型号。

举例如下：

（1）按主体材料可分为：树脂、金属、贵金属、瓷等。

（2）按生产工艺可分为铸造、胶连、烧结、沉积、切削等。

（3）按结构功能可分为：贴面、嵌体、冠、桥、可摘局部义齿、全口义齿等。

2. 具体型号的命名应能反映制作产品的主要材料、工艺和结构，并适当考虑临床的习惯称谓。一般采用"主要材料＋工艺＋结构功能"的命名方法。

如：金沉积烤瓷冠、金合金烤瓷桥、弯制支架可摘局部义齿、树脂基托全口义齿。

（二）产品的结构和组成

定制式固定义齿：一般由固位体、桥体和连接体组成，含修复重度牙体缺损的固定性修复体。

定制式活动义齿：全口义齿一般由人工牙和基托组成；局部义齿一般由固位体、连接体、人工牙和基托组成。

（三）产品工作原理

定制式义齿是由临床机构设计、义齿加工生产企业生产的医疗器械产品，用于修复患者牙体缺损、牙列缺损、牙列缺失的形态、功能及外观。义齿加工生产企业依据临床机构提供的义齿加工单和患者的口腔模型（或称工作模型），选择合适的材料和工艺，生产应符合医生设计要求的定制式义齿产品。

（四）注册单元划分的原则和实例

产品的注册单元原则上以修复体类型为划分依据，一般分为定制式固定义齿和定制式活动义齿两个注册单元。如金属烤瓷冠/桥、金属冠/桥、全瓷冠/桥、贴面、桩核、嵌体等型号可同时按照定制式固定义齿进行申报。全口义齿、可摘局部义齿等型号可同时按照定制式活动义齿进行申报。

（五）产品适用的相关标准

表1 相关产品标准

标准编号	标准名称
GB/T 191—2008	《包装储运图示标志》
GB/T 9937.2—2008	《口腔词汇 第2部分：口腔材料》
GB/T 17168—2013	《牙科学 固定和活动修复用金属材料》
GB 30367—2013	《牙科学 陶瓷材料》
YY/T 0268—2008	《牙科学 口腔医疗器械生物学评价 第1单元：评价与试验》
YY 0270.1—2011	《牙科学 基托聚合物 第1部分：义齿基托聚合物》
YY 0271.1—2016	《牙科学 水基水门汀 第1部分：粉/液酸碱水门汀》
YY 0272—2009	《牙科学 氧化锌/丁香酚水门汀和不含丁香酚的氧化锌水门汀》
YY 0300—2009	《牙科学 修复用人工牙》
YY 0462—2003	《牙科学 石膏产品》
YY/T 0463—2011	《牙科学 铸造包埋材料和耐火代型材料》
YY 0493—2011	《牙科学 弹性体印模材料》
YY 0494—2004	《牙科琼脂基水胶体印模材料》
YY/T 0496—2016	《牙科学 铸造蜡和基托蜡》
YY/T 0517—2009	《牙科预成根管桩》
YY/T 0527—2009	《牙科学 复制材料》
YY 0621.1—2016	《牙科学匹配性试验 第1部分：金属－陶瓷体系》
YY 0710—2009	《牙科学 聚合物基冠桥材料》
YY 0714.1—2009	《牙科学 活动义齿软衬材料 第1部分：短期使用材料》
YY 0714.2—2016	《牙科学 活动义齿软衬材料 第2部分：长期使用材料》
YY1027—2001	《齿科藻酸盐印模材料》
YY 1042—2011	《牙科学 聚合物基修复材料》

注：本指导原则中标准适用最新版本，下同。

上述标准（见表1）为定制式义齿涉及的常用标准。申请人根据产品的特点可引用与之相适应的行业外标准和其他特殊标准，并说明理由。

产品适用及引用的标准应适宜且齐全，在产品技术要求中所引用的相关国家、行业标准应完整并准确。应注意标准编号、标准名称、年代号引用完整并规范。产品应符合现行有效的国家、行业标准。一般来说，产品技术要求应不低于相应的及行业标准的要求。

（六）产品的适用范围/预期用途/禁忌症

1. 定制式固定义齿用于牙列缺损或牙体缺损的固定修复。

2. 定制式活动义齿用于牙列缺损、牙列缺失的活动修复。

3. 产品禁忌症应至少包括以下内容：
（1）有吞服活动义齿危险的患者；
（2）对义齿材料过敏者；
（3）基牙形态不适合戴用义齿者。

（七）产品的主要风险及研究要求

定制式义齿应按照 YY/T 0316—2016《医疗器械 风险管理对医疗器械的应用》进行风险分析。在进行风险分析时至少应包括以下的主要危害，企业还应根据自身产品特点确定其他危害（见表2）。

表2 义齿产品的主要危害

危害类型	可能的危害
生物学危害	义齿材料生物相容性潜在的危害，如：牙龈刺激、出现红肿
	义齿在口腔环境中的降解、腐蚀，如：黑圈
使用中危害	对副作用警告不充分
	产品的异常使用、不适合的摘戴
	活动义齿断裂，造成碎片吞咽，如崩瓷
	产品的清洁消毒

（八）产品的研究要求

1. 产品性能研究

应当提供定制式义齿性能研究资料以及产品技术要求的研究和编制说明，包括所有指标的确定依据，所采用的标准或方法、采用的原因及理论基础。

2. 生物相容性评价研究

应对成品中与患者和使用者直接或间接接触的材料的生物相容性进行评价。如齿科烤瓷合金、齿科铸造合金、瓷粉、瓷块、义齿基托聚合物、树脂牙等。

生物相容性评价研究应按 YY/T 0268—2008 规定的方法进行；研究资料应包括产品所用材料的描述及与人体接触的性质；实施或豁免生物学试验的理由和论证；对于现有数据或试验结果的评价（如有）。

对于使用已取得医疗器械注册证原材料制作的定制式义齿可豁免生物学试验，并将注册证作为生物相容性评价研究资料的一部分。

3. 产品有效期和包装研究

应明确定制式义齿产品的安装有效期，即在患者口腔内取模至安装的最长期限。还应明确产品的保质期。

应明确产品的包装形式并确保包装在宣称的运输储存条件下，能够对产品起到防护作用并保持产品清洁。

（九）产品技术要求的主要性能指标

1. 定制式固定义齿的主要性能指标
（1）应按医疗机构提供的工作模型及设计文件制造。

（2）义齿的制作，应使用具有医疗器械注册证书的齿科烤瓷合金、齿科铸造合金、瓷粉、瓷块、复合树脂、铸造蜡、铸造包埋材料及其他按医疗器械管理的产品。

（3）义齿中牙冠的颜色，应符合设计文件的要求。

（4）义齿暴露于口腔的金属部分应高度抛光，其表面粗糙度应达到 Ra≤0.025μm。固位体、连接体的表面应光滑、有光泽、无裂纹、无孔隙。瓷体部分应无裂纹、无气泡、无夹杂。

（5）金瓷结合性能

按照 YY 0621.1—2016 规定的方法试验，金属烤瓷的金瓷结合强度应不小于 25MPa。

（6）耐急冷热性能

按照 YY 0300—2009 中 7.10 条规定的方法试验，义齿的任何瓷质部分不得出现裂纹。

（7）金属内部质量

按附录的方法一或方法二规定的方法试验，义齿的金属内部质量应满足以下要求：

金属铸造全冠咬合面的厚度大于等于 0.7mm。贵金属烤瓷内冠咬合面的厚度大于等于 0.5mm。非贵金属烤瓷内冠咬合面的厚度大于等于 0.3mm。金沉积内冠咬合面厚度大于等于 0.2mm。

（8）孔隙度

义齿的瓷质部分，按照 YY 0300—2009 中 7.6 条规定的方法试验，在试样受试表面上，直径大于 30μm 的孔隙不超过 16 个，其中直径为 40μm～150μm 的孔隙不超过 6 个，并且不应有直径大于 150μm 的孔隙。

（9）义齿与相邻牙之间应有接触，接触部位应与同名天然牙的接触部位相同。

（10）义齿边缘与工作模型的密合性

义齿边缘与工作模型之间密合，肉眼观察应无明显的缝隙，且用牙科探针划过时，应无障碍感。

（11）义齿的咬合面与对颌牙应有接触点，但不应产生咬合障碍。

（12）人工牙的外形及大小应与同名牙相匹配且符合牙齿的正常解剖形态。人工牙的唇、颊面微细结构，应与同名天然牙基本一致。

2. 定制式活动义齿的主要性能指标

（1）应按医疗机构提供的工作模型及设计文件制造。

（2）义齿的制作，应使用具有医疗器械注册证书的齿科铸造合金、陶瓷牙、合成树脂牙、义齿基托树脂、基托蜡、铸造蜡、铸造包埋材料及其他按医疗器械管理的产品。

（3）义齿除组织面外，人工牙、基托、卡环及连接体均应光滑。

（4）义齿的组织面不得存在残余石膏。

（5）义齿的基托不应有肉眼可见的气孔、裂纹。

（6）义齿中的人工牙的颜色，符合设计文件的要求。

（7）义齿基托树脂部分应颜色均匀，按附录的方法三规定的方法试验，义齿基托树脂部分应具有良好的色稳定性。

（8）局部义齿金属部分内部质量

按附录的方法一或方法二规定的方法试验，义齿卡环体部与卡环臂部的连接处应无气泡或砂眼，卡环臂至卡环尖的图像变化应均匀。

（9）局部义齿的铸造连接体和卡环不应有肉眼可见的气孔、裂纹和夹杂；卡环体与卡环臂连接处的最大厚度不小于 1.0mm；舌杆下缘的厚度不小于 2.0 mm，前腭杆的厚度不小于 1.0 mm，后腭杆的厚度为 1.2 mm～2.0mm，腭板的厚度不小于 0.5 mm。

（10）全口义齿的上、下颌对合后，上下颌同名后牙均应有接触。轮番按压上下颌义齿的第一前磨牙、第二磨牙区域，上下颌义齿之间应无翘动现象。人工牙的功能尖（又称"工作尖"）基本位于牙槽嵴顶。

（11）全口义齿的树脂基托部分最薄处应不小于 2 mm。

（十）同一注册单元内注册检验典型性产品确定原则和实例

同一注册单元内，典型产品作为被检测的产品。典型产品是指能够涵盖本注册单元内全部产品工艺的一个或多个产品。

按照"同一注册单元内，所检测的产品应当是能够代表本注册单元内全部产品安全性和有效性的典型产品"的原则，故抽取样品应能涵盖该注册单元内全部产品的生产工艺。

活动义齿可抽取带弯制卡环的铸造支架局部义齿和全口总义齿（铸造基托、树脂基托）进行检测。

固定义齿可抽取数量不低于 3 单位的金属烤瓷桥（铸造、沉积等）、金属桥（铸造、沉积等）和全瓷桥（铸瓷、CAD/CAM 等）进行检测。如企业只生产单冠产品，可抽取 1 颗单冠进行检测。

（十一）产品生产制造相关要求

应当明确产品生产加工工艺，注明关键工艺和特殊工艺（如铸造、烤瓷等），并说明其过程控制点。明确生产过程中各种原辅料使用情况，包括定制式义齿组成材料以及铸造包埋材、模型蜡等辅料的使用情况。明确加工过程中如何控制杂质引入以及产品或原材料有害物质限量。

（十二）产品的临床评价要求

根据《关于发布免于进行临床试验的第二类医疗器械目录的通告》（国家食品药品监督管理总局通告 2014 年第 12 号，以下简称《目录》），企业在申请医用定制式义齿产品注册时，可按《医疗器械临床评价技术指导原则》（国家食品药品监督管理总局通告 2015 年第 14 号）提交临床评价资料。

（十三）产品的不良事件历史记录

暂未见相关报道。

（十四）产品说明书和标签要求

产品说明书和标签的编写要求，应符合《医疗器械说明书和标签管理规定》（国家食品药品监督管理总局令第6号），还应符合以下要求：

1. 说明书中应明确以下注意事项

（1）定制式义齿需要由具有专业资质的医师进行戴用、调试。

（2）定制式义齿戴用前应经过清洁、消毒。

（3）应根据产品的材料特性，提出产品使用、清洁、消毒的注意事项。

（4）定制式活动义齿不能用酸性和碱性清洗剂和消毒剂、饭后和睡前应摘下清洗，不宜用热水浸泡等。

（5）在贮存、运输过程中的要求。

2. 说明书中应明确以下禁忌症

（1）有吞服活动义齿危险的患者；

（2）对义齿材料过敏者；

（3）基牙形态不适合戴用义齿者。

3. 说明书中包含有害元素含量的声明及贵金属含量说明。

三、审查关注点

（一）关于产品原材料

定制式义齿使用的原材料是影响产品的重要因素，因此应在注册过程中关注所用原材料的医疗器械注册证书。注册证书中载明的原材料名称和预期用途应与生产义齿过程中原材料实际应用情况完全一致。如制作金属烤瓷义齿的原材料应为烤瓷合金，不能使用铸造合金制作金属烤瓷义齿。使用未注册的材料生产的定制式义齿产品应为Ⅲ类医疗器械。

（二）关于产品的规格型号

定制式义齿可按照产品的材料、工艺和结构的不同分成具体的型号，在注册审查的过程中应注意区分不同的型号。

（三）关于产品的加工检验记录

注册材料中应提供义齿加工检验流程记录，且应提供每一型号的记录。

（四）关于典型产品

在注册过程中应关注注册检验选择的典型型号是否能够覆盖申报的所有工艺。如定制式固定义齿中金属铸造工艺和金属烤瓷工艺应分别检测。全瓷产品中铸瓷工艺、CAD/CAM工艺应分别检测。数量不低于3单位的桥可代替单冠进行检测。定制式活动义齿中铸造支架义齿、树脂支架义齿、弯制卡环义齿应分别检测。且应选取已经排牙的定制式活动义齿进行检测，未排牙的支架不应作为定制式义齿成品进行检测。

四、编写单位

北京市医疗器械技术审评中心

附录：定制式义齿性能指标的相关试验方法

附录　定制式义齿性能指标的相关试验方法

方法一：金属内部质量——X射线照相（胶片成像）试验方法

1. 试样放置

1.1 固定义齿（如金属冠、金属桥、烤瓷冠、烤瓷桥等）将义齿的咬合面放置在牙科用胶片表面的中心位置。

1.2 活动义齿（如整铸支架义齿、局部义齿等）

1.2.1 带有铸造卡环的活动义齿，应将卡环及其连接部分，从义齿主体上切割分离，然后将卡环连接体部分固定在X光胶片表面的中心，使卡环连接部位的内侧（与牙体接触一侧）表面向上放置。

1.2.2 连接杆（如舌杆和腭杆），将需照射的连接杆分离，并将分离开的连接杆尽量展平。将展平的连接杆直接放置在X光胶片表面的中心。

2. 像质计类型与放置

使用牙科专用孔型像质计。像质计放置在待照射的义齿旁，像质计的薄板面直接与胶片接触。

3. 射线照相质量等级及胶片黑度

射线照相的质量等级分为A级（普通级）和B级（高灵敏度级）。采用的质量等级必须能使胶片上显示出像质计的清晰图像，该图像中，应能观察到所有不同阶梯黑度的圆孔。

4. 选择射线机参数

根据射线机的说明书设定各种参数。推荐以下参数作为参考：

管电压40KV，距胶片1m，曝光量3.2mAs。

5. 胶片的暗室处理

5.1 胶片的暗室处理应按胶片的使用说明书或公认的有效方法处理。

5.2 胶片的自动冲洗应注意精确控制胶片显影、定影、水洗和干燥等工序的温度、传送速度和药液的补充。

5.3 胶片手工冲洗宜采用槽浸方式，在规定的温度（20℃左右）和时间内进行显影、定影等操作不允许在显影时用红灯观察来调整显影时间，以弥补曝光量不当来调整胶片黑度。定影后的胶片应充分水洗和除污处理，以防止产生水迹。

5.4 可采用定期添加补充液的方法来保持显影性能的恒定。

6. 射线胶片的观察

射线胶片应在背景照明较低的场所观察，观片灯的亮度和照明范围应可调节，胶片的观察条件应符合表1规定。

表1　胶片观察条件

胶片背景照明的最高允许亮度	胶片黑度 D	观片灯亮度 cd/m²
30 cd/m²	1.0	300
	1.5	1000
	2.0	3000
	2.5	10000
10 cd/m²	3.0	10000
	3.5	30000

7. 结果评判

7.1 肉眼观察　将义齿影像中的黑度与像质计影像的各阶梯黑度比较，判定义齿相应部位的厚度，及是否存在厚度小于要求的缺陷。

7.2 密度计测量　用密度计测量义齿的相关部位，与像质计影像的各阶梯密度值比较，判定义齿相应部位的厚度。

8. 记录

书面记录每次完成的射线照相操作。其中至少包括样品编号（此编号也应出现在胶片上）、义齿名称、测量部位的厚度和照相部位、照相日期以及完整的射线照相技术参数等，其详细程度应达到易于重复进行同样的射线照相检验。

记录中还应记入阅片人员对所发现的各种义齿缺陷及对其做出的判定，以及阅片者的签名。

方法二：金属内部质量——X 射线照相（数字成像）试验方法

1. 试样放置

1.1 固定义齿（如金属冠、金属桥、烤瓷冠、烤瓷桥等）将义齿的咬合面放置在牙科用胶片表面的中心位置。

1.2 活动义齿（如整铸支架义齿、局部义齿等）

1.2.1 带有铸造卡环的活动义齿，应将卡环及其连接部分，从义齿主体上切割分离，然后将卡环连接体部分固定在 X 光胶片表面的中心，使卡环连接部位的内侧（与牙体接触一侧）表面向上放置。

1.2.2 连接杆（如舌杆和腭杆），将需照射的连接杆分离，并将分离开的连接杆尽量展平。将展平的连接杆直接放置在 X 光胶片表面的中心。

2. 像质计类型与放置

使用牙科专用孔型像质计。像质计放置在待照射的义齿旁，像质计的薄板面向下放置。

3. 射线照相质量

采用的数字照片在显示器上应能显示出像质计的清晰图像，并能观察到所有不同阶梯黑度的圆孔。

注：数字照片质量与计算机硬件和射线机对应软件有关

4. 选择射线机参数

根据射线机的说明书设定各种参数。推荐以下参数作为参考：

管电压40kV，距胶片1m，曝光量3.2mAs。

5. 结果评判

5.1 肉眼观察　将义齿影像中的黑度与像质计影像的各阶梯黑度比较，判定义齿相应部位的厚度，及是否存在厚度小于要求的缺陷。

5.2 密度计测量　如果将数字照片打印，可以使用密度计测量义齿的相关部位，与像质计影像的各阶梯密度值比较，判定义齿相应部位的厚度。

6. 记录

书面记录每次完成的射线照相操作。其中至少包括样品编号（此编号也应出现在胶片上）、义齿名称、测量部位的厚度和照相部位、照相日期以及完整的射线照相技术参数等，其详细程度应达到易于重复进行同样的射线照相检验。

记录中还应记入阅片人员对所发现的各种义齿缺陷及对其做出的判定，以及阅片者的签名。

方法三：义齿基托树脂部分的色稳定性试验方法

1. 光源和试验箱

见 YY 0270.1—2011 中8.4.2.7 的规定。

2. 步骤

适当选取（或截取）定制式活动义齿中义齿基托树脂较宽区域，其中部分被锡箔或铝箔覆盖，置入试验箱中的照射光源下，并浸入（37±5）℃水中，照射24h。在阴天漫反射日光下或其光线不低于 1000lx，三个观察者目力观察照射部分与被锡箔或铝箔覆盖部分颜色的差别，观察时间不大于 2s。

3. 试验结果

记录三个观察者对颜色差别的评定，取其两个或两个以上相同的评定作为试验结果。定制式活动义齿中义齿基托树脂的颜色，被照射部分与未被照射部分比较只能有轻微（很难察觉）的变化。

76　合成树脂牙注册技术审评指导原则

（合成树脂牙注册技术审查指导原则）

本指导原则旨在为注册申请人进行合成树脂牙的注册申报提供技术指导，同时也为药品监督管理部门对注册申报资料的审评提供技术参考。

本指导原则是对合成树脂牙的一般要求，注册申请人应依据具体产品的特性对注册申报资料的内容进行充分说明和细化。注册申请人还应依据具体产品的特性确定其中的具体内容是否适用，若不适用，需详细阐述理由及相应的科学依据。

本指导原则是对注册申请人和审评人员的技术指导性文件，但不包括注册审批所涉及的行政事项，亦不作为法规强制执行，如果有能满足相关法规要求的其他方法，也可以采用，但是需要提供详细的研究资料和验证资料。应在遵循相关法规的前提下使用本指导原则。

本指导原则是在现行法规和标准体系以及当前认知水平下制定的，随着法规和标准的不断完善，以及科学技术的不断发展，本指导原则相关内容也将进行适时的调整。

一、适用范围

本指导原则适用于有标准模型图谱和尺寸信息的合成树脂牙。合成树脂牙主要由丙烯酸酯类聚合物制作而成，用于局部义齿和全口义齿的制作，替代牙列的缺损或缺失，构成人工牙列，用以恢复牙冠外形和咀嚼功能。在前牙区行使切割功能，同时辅助发音，恢复牙弓形态和面型，需符合美观的要求。在后牙区行使咀嚼功能，即以压碎、捣细、研磨食物为主，需具有与咀嚼功能相适应的解剖形态及性能。本指导原则不适用于预成及非预成的金属人工牙、陶瓷人工牙。申请人可根据产品的具体设计原理、结构及组成特征、生物力学特性及临床应用技术，参考本指导原则中的相关内容。

本指导原则适用的合成树脂牙产品通常分类如下：

（一）按照材料分类

（1）丙烯酸酯类树脂牙：由聚甲基丙烯酸酯类（PMMA）聚合物制成；

（2）工程树脂牙：由尼龙、聚碳酸酯和聚砜等工程塑料注塑而成；

（3）复合树脂牙：由 PMMA 聚合物添加经表面处理的二氧化硅等无机填料，或在基质中加入增强纤维等制成；

（4）其他：由 PMMA 内部交联网状贯通结构大分子（如 Interpenetrating polymer networks，IPN）组成，即在基质中加入如丙烯酸酯类二元和多元共聚物制成。

（二）按照成型层（色）分类

（1）单层（色）牙：一次压制聚合成型；

（2）多层（色）牙：包括两层色、三层色、四层色，为经二次或多次压制聚合成型。

（三）按前牙唇面形态分类

（1）尖圆形；

（2）椭圆形；

（3）方圆形。

（四）按后牙牙尖斜度分类

（1）解剖式牙：𬌗面牙尖斜度为 30°～33°，近似天然牙𬌗面形态，上下牙尖凹扣锁关系好，侧𬌗力大；

（2）半解剖式牙：𬌗面牙尖斜度为 12°～20°；

（3）非解剖式牙：牙尖斜度为 0°，𬌗面有食物溢出沟，也叫零度牙或平尖牙。

（五）按照结构与规格单元分类

（1）单个合成树脂牙；

（2）合成树脂牙列；

（3）合成树脂牙贴面。

二、注册单元划分原则

按照《医疗器械注册管理办法》（国家食品药品监督管理总局令第 4 号）第七十四条要求，医疗器械产品的注册或者备案单元原则上以技术原理、结构组成、性能指标和适用范围为划分依据，申请人亦可参照《医疗器械注册单元划分指导原则》（国家食品药品监督管理总局通告 2017 年第 187 号）对拟申报的产品的注册单元进行划分。合成树脂牙注册单元划分建议遵循以下原则：

（一）材料主要化学成分不同的产品应划分为不同的注册单元，仅色号不同可以作为一个注册单元申报；

（二）关键生产制造工艺、成型方法不同的产品应划分为不同的注册单元（如模压法、注塑法、3D 打印、CAD/CAM 等）；

（三）较传统材料改性机制不同导致关键性能指标不同的产品应划分为不同的注册单元（如：表面硬度、耐磨耗性等关键性能）；

（四）临床应用技术不同的产品应划分为不同的注册单元。

三、注册申报资料要求

（一）综述资料

1. 概述

（1）根据《医疗器械分类目录》（国家食品药品监督管理总局公告 2017 年第 104 号），合成树脂牙按照第三类医疗器械进行管理，分类编码为 17；

（2）产品名称应符合《医疗器械通用名称命名规则》（国家食品药品监督管理总局令第 19 号）相关要求，如："合成树脂牙"、"丙烯酸树脂牙"等。

2. 产品描述

合成树脂牙产品描述应全面、详细，具体要求如下：

（1）基本性状及化学组成成分

应描述产品基本性状，包括产品的形态、尺寸、色号等，必要的时候提供产品的模型图谱。

应描述产品各组成成分及含量，包括：基质、填料、交联剂、着色剂、偶联剂等成分及含量，列明各组分的化学名称、结构式和分子量、粒径范围、各组分的作用。描述原材料的来源、符合的标准及质控要求。

如有增强产品机械性能的改性成分，应列明其化学成分的调整及其百分含量、分子量、粒径（长径比）及分布等。

（2）基本性能

应描述产品满足临床使用要求所需具备的基本性能，包含尺寸稳定性、与义齿基托的粘结性能，色泽的稳定性，抗微裂、抗泛白等理化性能，以及使用安全性能方面的要求，同时应列明产品性能要求所符合的标准。

（3）产品应用技术

应描述合成树脂牙产品的临床应用技术，列明应用合成树脂牙进行局部或者全口义齿制作过程中，对产品使用产生影响的操作因素，包括：合成树脂牙型号、色号的选择，抛光时磨头的选择，残蜡的处理方式，义齿清洁剂的选择，使用沸水或酒精消毒的警示等。

3. 型号规格

在同一注册单元内，建议将具有不同层次结构、不同外形结构、不同色系的产品划分为不同型号，如需要，也可将单颗牙、单组（板）、套装（28 颗）进行包装规格划分；建议具有相同层次结构、外形结构、色系，不同尺寸的产品划分为不同规格。对于申报产品存在多种型号的情形，明确划分依据，并以结构示意图和文字说明相结合的形式描述不同型号产品的外形结构特征，定义并标示关键尺寸。

4. 产品包装说明

应以图片和文字相结合的方式明示申报产品的包装信息，以列表形式说明所有包装内容物。提供包装材料的性质，评价包装材料对材料储存过程的影响。标明产品包装装量。

5. 适用范围和禁忌症

合成树脂牙适用于口腔修复中局部义齿和全口义齿的制作。申请人可根据申报产品的具体预期用途及研究资料，参考本指导原则相关内容要求进一步确认申报产品具体的适用范围及禁忌症。

适用范围的表述应客观、清晰，使用有明确定义或行业公认的术语或名词，至少应描述产品适用于制作的修复体类型。

禁忌症应包括该产品不适用的疾病、情况及特定的人群。如：丙烯酸酯类过敏者禁用等。

6. 与同类产品或前代产品的比较信息

应提供同类产品（国内外已上市）或前代产品（如有）的信息，阐述申请注册产品的研发背景和目的。对于同类产品，应当说明选择其作为研发参考的原因。

应综述同类产品国内外研究及临床使用现状及发展趋势。同时列表比较说明产品与参考产品（同类产品或前代产品）在材料结构组成、成型工艺、性能指标、应用技术等方面的异同。

（二）研究资料

合成树脂牙产品组成成分、分子量大小、聚合方式和加工工艺（如成型技术）等均会影响最终产品性能，产品研究资料至少应包含如下内容：

1. 原材料控制

明确产品的起始物质，列明产品生产过程中由起始物质至终产品加工过程中所需全部材料，包括：基质成分、引发剂、阻聚剂、填料、交联剂、着色剂、偶联剂等全部原材料的化学名称、CAS 号、化学结构式/分子式、分子量及其分布、来源和纯度（如适用）、使用量或组成比例、符合的标准和申请人的验收标准及相关的安全性评价报告，建议以列表的形式提供。

对于首次用于此类产品的新材料，应提供该材料适合用于预期适用范围的安全性、有效性相关研究资料（包括但不限于该成分的化学品材料安全数据表以及无毒性、致癌性、致突变性、刺激或致敏的证据等）。

2. 技术原理及组成成分研究

（1）合成树脂牙产品成分分子量、粒度影响产品抗冲击性能、硬度等性能。应提供组成成分聚合物、填料的分子量及粒径范围确定依据；

（2）添加经表面处理的 SiO_2 类或其他无机填料后赋予产品较高硬度和耐磨性的，应明确增强、增韧、抗老化的作用机理；无机填料质量百分含量/体积百分比的确定依据；无机填料在高聚物中的分散与复合状态；无机填料对材料的加工性能影响等；

（3）采用交联的聚合单体或经过特殊处理的聚合体大分子，如：MPM（Premium，Heraeus Kulzer）、IPN（Trubyte IPN）、DCL（SR Postaris DCL）等形成内部交联网状贯通结构以增强机械性能的，应明确技术原理，表征聚合物分子分子链结构，提供相关技术科学性研究资料；

（4）采用其他技术的，如采用 CNC 系统数控切削预成的树脂坯料或者采用光固化成形液态树脂材料等 3D 打印工艺制作的，应明确加工原理（SLA、FDM、DLP、SLS 等），表征所用原材料组分、成型后材料组分，提供相关技术科学性研究资料。

3. 成型方法研究

合成树脂牙的传统加工成型方法主要有注塑法和模压法两种，应提供成型方法确定依据。如：模压法工艺流程不尽相同，应阐述工艺流程合理性。注塑法因对树脂流动性的要求，需要通过对聚合物平均分子量、分子量分布等参数的改变来对树脂的加工性能加以控制，应就其分子量控制以获得流动性对成型后树脂牙性能影响提供研究资料。

采用 CNC 系统数控切削预成的树脂坯料或者采用光固化成型等 3D 打印工艺制作，应针对所采用的软硬件系统、加工过程、加工精度、机械性能和表面抛光度等树脂牙关键性能指标以及质量控制方案等提供研究资料。

4. 产品性能研究

申请人应根据产品设计特点提交有关性能的研究资料，包括物理性能、化学性能、生物性能以及与质量控制相关的其他指标确定依据，提供所采用标准及试验方法的理论基础或实施依据。建议至少包括下列性能研究：

（1）牙的尺寸

合成树脂牙的尺寸与生产厂模型图谱所规定的数值相差应不大于 5%。

（2）色泽及融合性

前牙和后牙的色泽与生产厂的比色板或指定比色板比

较，应无明显差异。混色牙唇面的切缘和颈部之间不应有明显的分界线。

注：本要求不针对为模仿修复体的边缘或天然牙釉质的形态而专门设计的分界线。

（3）表面光洁度

目力观察，牙齿（固位部分除外）的表面应光滑、有光泽、无气孔。

合成树脂牙应能被抛光恢复至原有的光洁度。

（4）孔隙和其他缺陷

在合成树脂牙的牙冠表面上，应无孔隙或缺陷，例如磨削、粗糙的研磨痕迹或肉眼可见的杂质。

（5）与义齿基托聚合物的粘接性能

合成树脂牙应能与符合 YY 0270.1—2011《牙科学 基托聚合物 第 1 部分：义齿基托聚合物》（注：本指导原则中标准适用最新版本，下同）的热凝型义齿基托聚合物（Ⅰ型）粘接牢固。按照规定的试验方法检验，6 个试样中，至少有 5 个试样的盖嵴部位与义齿基托聚合物粘接牢固。如采用其他形式实现与义齿基托聚合物粘接固位的，应符合 YY/T 0519—2009《牙科材料 与牙齿结构粘接的测试》等相关国家标准、行业标准中适用内容的要求。

（6）抗泛白、抗变形、抗微裂

牙齿不应泛白或变形，除盖嵴部位和直到颈缘线的牙颈部分外不应有微裂。

（7）色泽稳定性

牙齿的被照射部位与没有被照射部位以及未照射的牙之间的颜色不应有可察觉变化。

（8）尺寸稳定性

单只牙的近远中径尺寸变化范围应在原尺寸的 ±2% 以内。

（9）硬度

硬度是表征合成树脂牙产品弹性、塑性、强度和韧性等一系列不同物理量组合的一种综合性能指标。若合成树脂牙硬度低，抵抗其他较硬物体压入其表面的能力差，易产生表面缺陷缺损；若合成树脂牙硬度过大，对咬合撞击力无缓冲，会对牙槽嵴压力刺激过大，加速牙槽嵴的吸收。产品硬度应在合理的区间范围内，并同时考量天然牙硬度。合成树脂牙产品的硬度测量建议采用努氏压痕法等。

（10）耐磨耗性能

耐磨耗性是影响合成树脂牙产品临床应用效果的重要性能。评价合成树脂牙耐磨耗性的方法主要有临床观察评价和体外模拟实验，体外模拟实验较常采用的方法为二体或三体磨耗实验。建议参照 YY/T 0113—2015《牙科学 复合树脂耐磨耗性能测试方法》，亦可采用《国际标准化组织/技术规范 ISO/TS 14569 - 1：牙科材料 耐磨性试验指南 第一部分：牙刷法磨耗》、《国际标准化组织/技术规范 ISO/TS 14569 - 2：牙科材料—耐磨损试验指南 第二部分二体/三体接触性磨损》方法进行。如采用其他方法，应提供方法科学性依据。交联加强型合成树脂牙、复合树脂牙耐磨耗性应高于传统聚甲基丙烯酸甲酯合成树脂牙。

（11）抗染色性

如声称合成树脂牙产品具有抗染色性，应提交抗染色性研究资料。抗染色性可使用分光光度比色仪，测量人工牙色度。如采用其他方法，应提供方法科学性依据。

（12）残留单体含量

合成树脂牙根据不同聚合物的类别来确定聚合物单体的成分，对于热压成型的合成树脂牙，残余甲基丙烯酸甲酯单体含量最大值应为 2.2%（质量分数）。

如果制造商声称其产品的残余单体含量低于上述要求，则残余单体含量测定值应不高于制造商声称值 +0.2%（质量分数），即测定值不大于制造商声称值与 0.2% 之和。

（13）其他性能

产品声称的其他性能，如抗冲击性等。

5. 生物相容性评价

合成树脂牙是与人体表面（口腔粘膜）持久接触的产品，生物相容性评价应遵循 GB/T 16886.1—2011《医疗器械生物学评价 第 1 部分：风险管理过程中的评价与试验》、YY/T 0268—2008《牙科学 口腔医疗器械生物学评价 第 1 单元：评价与试验》及《医疗器械生物学评价和审查指南》（国食药监械〔2007〕345 号）相关要求，生物相容性评价资料可以考虑（包括但不限于）以下方面：

（1）医疗器械生物学评价的策略和所含程序。

（2）医疗器械所用材料选择的描述。

（3）材料表征。

 – 医疗器械材料的定性与定量的说明或分析

 – 医疗器械材料与市售产品的等同性比较

（4）选择或放弃生物学试验的理由和论证。

（5）已有数据和试验结果的汇总。

（6）完成生物学评价所需的其他数据。

具体生物学评价试验项目应参照 YY/T 0268—2008《牙科学 口腔医疗器械生物学评价 第 1 单元：评价与试验》确定，建议考虑：

细胞毒性

致敏性

急性全身毒性

刺激或皮内反应

遗传毒性

亚慢性全身毒性

6. 产品有效期和包装研究

产品有效期是指产品在一定的温度、湿度、光线等条件的影响下，保持其物理、化学、性质的期限。合成树脂牙有效期验证一般包括产品有效期验证和包装验证。

（1）产品有效期验证：提供产品有效期及有效期验证资料。

产品有效期验证可依据有关适用的国内、国际标准和验证方案进行，提交产品的有效期验证报告。产品有效期可采用实时老化研究、加速老化研究验证。

在有效期研究中，应监测整个有效期内确保产品安全性和有效性的关键参数如在产品技术要求中所描述的参数

（如尺寸、抗泛白、抗变形、抗微裂、色泽稳定性等），并提交所选择测试方法的验证资料。

若选择实时老化有效期验证试验，产品选择的老化环境条件应不低于产品说明书宣称的贮存、运输环境条件。

若选择加速老化有效期验证试验，应说明所用加速条件的合理性。例如，在标准温度和升高温度情况下的降解机制应该是等效的，即温度改变而 Arrhenius 曲线的斜率保持不变。在不能证实等效性时，即不同温度下可由不同机制引起产品失效，应提交额外的合理性说明。在进行加速老化试验研究时应注意：产品选择的环境条件的老化机制应与宣称的贮存、运输环境条件下产品老化的机制相匹配。

（2）包装验证：在宣称的有效期内以及运输储存条件下，保持包装完整性的依据。

产品包装验证可依据有关适用的国内、国际标准和验证方案进行，如：产品包装的跌落试验、振荡试验、极端温度试验、极端湿度试验等，提交产品的包装验证报告。包装材料的选择建议考虑以下因素：包装材料的物理化学性能；包装材料与产品的适应性；包装材料与成型和密封过程的适应性；包装材料所能提供的物理、化学保护；包装材料与标签系统的适应性；包装材料与贮存运输过程的适合性；包装验证的资料内容应与包装说明中给出的信息相符。对于不适用的因素应阐述不适用的依据。

对于包装的有效期验证，建议申请人提交最终成品初包装的初始完整性和维持完整性的验证结果。

7. 其他证明产品安全性、有效性的研究资料

如可能，提供合成树脂牙的咬合关系原理及依据。例如描述咬合关系的资料及三维模型数据图。

为使合成树脂牙与义齿基托聚合物牢固粘接，需要作特殊加工处理（如磨削）时，应提供相关说明。

（三）生产制造信息

1. 提交产品的生产工艺管理控制文件，详细说明产品从原材料至成品的全部的生产工艺和步骤，列出工艺图表。应包括工艺路线、关键工序、特殊工艺、质量控制指标及相关验证报告。明确原料制备、配色、配料、投料、粉液混合过程、脱泡、模压、注塑、热处理、去边修形、光饰、贴板、模具维护等的质量控制点及质量控制指标，提供相关的验证报告，并对工艺的可控性、稳定性进行确认。明确生产过程中各种辅料的使用情况、辅料残留量的危害分析及控制方法。

合成树脂牙的关键工艺为配料工艺，特殊工艺为成型工艺，目前成型工艺主要包括模压法和注塑法。模压法是将胶状的原料置于闭合模腔内借助加热、加压而聚合成型为制品的加工方法。对于模压法需至少明确温度、压力以及聚合时间；注塑法是指在一定温度和压力下，将原料通过高压射入模腔，并经聚合后得到制品的方法。注塑法需至少明确注塑压力、注塑温度、注塑时间、保压压力和保压时间等。

采用 CNC 系统数控切削预成的树脂坯料的，要明确 CNC 系统多轴联动切削的联动轴数（3 轴联动、4 轴联动、5 轴联动）、车针直径、冷却方式（风冷、水冷、冷却液）、系统加工精度等关键参数。采用光固化成型液态树脂材料等 3D 打印工艺制作的，要明确分层厚度、摆放角度、成型（例如聚合）时的相对收缩比例、支撑设计方案、填充比例、打印路径、后处理工艺以及系统加工精度等关键参数。

若生产企业采取其他加工成型工艺，需根据工艺本身特点明确相应的工艺参数。

2. 生产场地

若申报产品有多个研制、生产场地，应概述每个研制、生产场地的概况。

（四）临床评价资料

申请人应按《医疗器械注册管理办法》（国家食品药品监督管理总局令第 4 号）、《医疗器械临床评价技术指导原则》（国家食品药品监督管理总局通告 2015 年第 14 号）选择合理的临床评价方式，提交临床评价资料。

1. 依据《关于公布新修订免于进行临床试验医疗器械目录的通告》（国家药品监督管理局通告 2018 年第 94 号），对于符合 YY 0300—2009《牙科学 修复用人工牙》的相关要求，适用于局部义齿和全口义齿的制作，免于进行临床试验。豁免情况不包括使用了新材料、活性成分、新技术、新设计或具有新作用机理、新功能的产品。

2. 临床试验基本要求

在中国境内开展临床试验的应符合《医疗器械临床试验质量管理规范》（国家食品药品监督管理总局 中华人民共和国国家卫生和计生委员会令第 25 号）及本指导原则的要求。应对产品是否满足使用要求或者适用范围进行确认。提交的临床评价资料应当包括临床试验协议、临床试验方案和临床试验报告等。

根据合成树脂牙使用特点，产品的有效性需通过合成树脂牙所制作的义齿等牙科修复体进行验证。牙科修复体需经由临床机构设计并经技工室加工制作，即合成树脂牙的有效性不仅取决于材料本身属性，还与牙科修复体的设计和加工工艺有关，因此建议合成树脂牙的临床试验中使用的牙科修复体应满足合理的临床修复体设计和规范的技工室操作的要求。

临床试验时应注意如下几方面，供参考：

（1）受试对象

根据本产品目标适用人群，在临床研究方案中规定完善合理的受试者纳入标准及排除标准。

受试者口腔状况至少应描述：口腔卫生状况，牙齿清洁度及色泽，牙列状况，咬合情况，牙龈及口腔黏膜情况，有无感染、出血及炎症等各种病理状况，组织缺损类型及程度，牙列缺损及缺失情况，预修复的部位，修复体设计情况，使用辅助材料情况等。

（2）对照组选择及试验设计类型

合成树脂牙的临床试验根据需要可设置已上市产品作为对照组，建议尽可能采用随机对照试验，并明确比较类型（优效检验、等效或非劣效检验等）。如属于非劣效性检

验、等效性检验或优效性检验的比较类型，应事先规定具有临床意义的界值。如采用单组目标值法，应事先明确目标值及其确定依据。

（3）评价指标

①评价指标

为评价被试产品的性能，应明确临床试验的主要疗效评价指标、次要疗效评价指标及安全性评价指标。

有效性评价指标设定举例：耐磨耗性、脱落、抗折裂性、美观性能（变色）、对对颌牙的磨损、义齿平稳度、咬合关系恢复等。对于新型合成树脂牙，还应根据其宣称的适应症和性能等增加相应的评价项目。

安全性评价指标设定举例：根据合成树脂牙产品特性，产品对口腔黏膜组织的刺激性、口腔组织及全身的过敏情况为必须评价指标。如：不良反应、不良事件及并发症、牙科检查、生命体征等。

②评价标准

评价指标需采用国际公认的评价标准，如果无公认的标准，需采用临床常规疗效评价标准。

临床试验过程中，还应记录各组患者的就诊次数和操作时间，记录在临床研究期间任何可能影响试验结果的药物治疗及服用/使用剂量，如抗生素、镇痛剂、漱口水等的用药情况等。

（4）临床观察

①修复前评估

修复前评估应包含：受试者的全身状况，可能影响试验结果的任何疾病情况，受试者口腔状况，包括：预修复的部位、病损类型及程度、修复体的类型、牙周膜有无增宽情况、牙周健康状况、牙槽骨吸收程度等。

②临床操作步骤

应详细记录临床的操作步骤，如修复体的临床设计方案，修复体的技工室加工步骤及方法、修复体制作所使用的其他材料等。

③修复后评估

依据临床评价标准中有关的项目对修复体进行即刻评价，并记录评价的结果。

④临床观察时间

根据合成树脂牙特点确定合适的临床观察及随访时间。建议临床试验观察时间点为佩戴修复体后1周、1个月、3个月、6个月。属于下列情形的建议适当延长临床试验观察时间，如：i. 合成树脂牙组成材料缺乏临床应用的安全数据；ii. 缺乏申报产品临床观察期内（6个月）各性能趋于稳定的数据；iii. 应用技术与已上市的合成树脂牙产品不同；iiii. 其他认为需要延长临床试验观察时间的情形。

（5）样本量估计

可根据以下六方面确定样本量估计的参数，即：

①拟采取的试验设计类型；

②拟采取的比较类型：优效检验、等效或非劣效检验；

③允许犯假阳性错误的概率 α（通常不超过双侧0.05）和犯假阴性错误的概率 β（通常不超过0.2）；

④主要评价指标的类型和有关的效应大小及其变异程度；

⑤如果是等效或非劣效检验，应提供有临床意义的界值；

⑥根据实际情况，确定可能的病例脱落率，以保证有足够的把握度检测组间差异。

（6）统计分析

应根据试验设计类型、比较类型、资料性质和统计分析目的，合理选择统计分析方法，明确交代统计分析数据集定义及统计分析软件。

统计分析内容应至少包括如下四部分：

①临床试验完成情况描述：包括临床试验概况（筛选人数、入组人数、完成人数、失访/退出/剔除人数等）；

②基线描述：应对所有入选受试者（ITT分析集）的基线人口统计学指标及其他相关病史指标等进行统计描述；

③疗效/效果评价：应对所有入选的受试者（ITT分析集）和最终完成试验的受试者（PP分析集）分别进行统计分析，以评价结果的一致性。疗效分析时，除点估计外，还应给出点估计的95%的置信区间估计；

④安全性评价时，应对所有入选的受试者进行分析（SS分析集），不能遗漏所有发生的任何不良事件，对所有发生的不良事件应评价其是否与所研究产品有关。

（7）临床试验报告

临床试验报告应与临床试验方案保持一致，尤其注意明确以下内容：试验产品的名称，规格型号，修复体类型，修复体应用部位，各病例的随访时间，试验产品的临床适应症、禁忌症与注意事项。

临床试验报告中需明确所有病例是否全部完成随访，完成随访病例是否均纳入统计，失访病例需明确失访原因。

临床试验报告中需提交参与疗效评价与安全性评价的统计过程中所涉及到的原始数据。

临床试验报告中需报告所有不良反应和不良事件发生的时间、发生的原因、结果及与试验用产品的关系。对于所采取的措施需予以明确。

临床试验报告应由研究单位根据统计分析报告，出具明确的临床试验结论。

（五）产品的风险分析资料

按照YY/T 0316—2016《医疗器械 风险管理对医疗器械的应用》标准的要求，对产品生命周期全过程实施风险管理。申请人在产品准备注册上市前，应对风险管理过程进行评审。评审应至少确保：产品的风险已被全面地分析；风险管理计划已被适当地实施；综合剩余风险是可接受的；已有适当方法获得相关生产和生产后信息。评审结果应形成风险管理报告。风险管理资料应至少包括以下信息：

1. 可能影响产品安全性的特征问题清单

申请人应参考YY/T 0316—2016附录C的要求判定医疗器械与安全性有关特征的问题，但识别风险的来源并不局限于此。申请人应对该类产品进行充分的风险识别，风险识别的信息来源需要具体列出，可包括但不局限于以下途径：类似产品的投诉/抱怨数据、医学文献、实验室检测、产品标签标识、专家观点等。对于风险识别信息的来源企业应具体说明，并提交有关支持文件或文献。

2. 产品有关危害的清单

申请人应详细列出与产品有关的已知和可预见危害的清单，以及对每个危害如何造成损害的分析（包括可预见的事件序列、危害处境和可能发生的损害）。

申请人应指出拟申报产品所特有的任何额外风险，说明风险分析的方法。已识别的风险应至少包括但不局限于以下方面：

（1）材料的生物学和化学危害

材料的化学结构及来源

材料的生物相容性

（2）生产加工过程可能产生的危害

污染

添加剂（助剂）的残留

生产环境洁净度

（3）产品使用风险因素

刺激性、致敏性、功能失效

（4）不正确使用产生的危害

使用产品时未按照说明书中操作方法操作

忽视说明书中适用范围及禁忌症、警示信息内容

（5）产品包装可能产生的危害

包装破损

标识不清

与贮存和运输过程不适宜

申请人应对所识别的风险提出具体的降低风险的措施。降低所申报产品的风险应依据 YY/T 0316—2016 要求依次从设计、保护、说明书进行考虑。

申请人应在产品生命全周期中对风险进行管理控制，以使剩余风险在可接受范围内。可通过产品设计控制、产品原材料选择、产品技术性能指标的制定、临床试验、正确的标签标识、生产和检验控制、产品说明书等多项措施以降低风险至可接受水平，但不局限于以上所述。

（六）产品技术要求

申请人应结合产品的技术特征和临床产品特点，参照现行有效的国家标准、行业标准或《中华人民共和国药典》（以下简称《中国药典》）来确定产品安全有效、质量可控的性能指标与检验方法。产品技术要求中应明确规格型号及其划分的说明、产品描述的一般信息（原材料、组成成分及百分含量、层次结构、外形、尺寸等）、产品性能指标及试验方法。对产品技术要求中所有的试验项目所采用的试验方法进行简要描述。若采用公认标准中的试验方法，可直接引用该方法，标明相应标准的编号、年号及《中国药典》的版本号。若对公认标准中的试验方法有所修改，还应说明修改的内容及原因。对每一个试验项目，可用诸如表格的形式清晰简洁地将试验结果进行表述，包括描述试验结果的接受标准。

制定合成树脂牙技术要求的常用参考标准如下：

YY 0300—2009《牙科学 修复用人工牙》

产品技术要求中的性能指标应不低于 YY 0300—2009 中的相关要求，检验方法应采用行业标准中的方法，若采用其他方法则应选择经验证的方法并说明原因。

本指导原则给出了合成树脂牙的性能指标要求，建议考虑但不限于以下内容：

（1）牙的尺寸

（2）色泽及融合性

（3）表面光洁度

（4）孔隙和其他缺陷

（5）与义齿基托聚合物的粘接性能

（6）抗泛白、抗变形、抗微裂

（7）色泽稳定性

（8）尺寸稳定性

如有不适用的项目，应予以说明。本章仅提供了常规产品的基本性能要求，给予参考。

对于声称为"硬质合成树脂牙"时，应明确硬度指标及其试验方法并进行相应的研究，同时应在说明书中明确。

对于 3D 打印、CAD/CAM 工艺的合成树脂牙、定制式树脂牙等产品应根据产品自身特点制定相应的性能指标，应不低于符合 YY 0300—2009《牙科学 修复用人工牙》的相关要求。对于使用新材料、新技术、新设计或具有新作用机理、新功能的产品所具有其他性能及厂家声称的其他性能要求，应在技术要求中明确。

（七）产品注册检验报告

产品的注册检测应在具有医疗器械检验资质的检验机构进行，产品应在检验机构承检范围内。申请人应提供医疗器械检验机构出具的检验报告和预评价意见。此外，还应提供检验样品规格型号的选择依据。所检验型号产品应当是本注册单元内能够代表申报的其他型号产品安全性和有效性的典型产品。

合成树脂牙的典型性选择应考虑化学组分、成型工艺、结构尺寸等因素，选择功能最齐全、结构最复杂、风险最高的产品。若型号间的差异对产品性能和技术特征产生影响，应分别选取典型样品进行全性能检验；也可根据差异情形选择典型型号进行全性能检验，选择其他型号进行差异性检验，如：色号/颜色不同的合成树脂牙，如色号/颜色不同仅由着色剂成分不同所致，可考虑对不同色号/颜色产品的颜色、色泽稳定性等进行检测。

（八）说明书和标签样稿

产品说明书和标签的编写应符合《医疗器械说明书和标签管理规定》（国家食品药品监督管理总局令第6号）的要求。所提交的文本和标签样图内容清晰、完整。说明书中所描述的适用范围、应用技术、禁忌症等应与产品的临床评价保持一致。产品的描述、结构组成、货架有效期等应与综述资料和研究资料中所描述及验证的内容一致。

说明书不应宣称没有依据和夸大了的产品性能指标，应实事求是地介绍产品的特点。凡宣称产品性能和特点的，应有产品技术要求或提交的注册技术资料依据。不使用"系列"、"等"、"无毒"、"对人体无害"等含混和绝对性用词。

此外，还应包含以下内容的适用项：

1. 合成树脂牙的主要成分及其含量；

2. 为达到合成树脂牙与义齿基托聚合物牢固粘接，需要作特殊处理（如研磨）时，应在说明书中详细指明；

3. 必要时，应提供比色板、模型图谱。

四、参考文献

1. 《医疗器械监督管理条例》（中华人民共和国国务院令第680号）

2. 《医疗器械注册管理办法》（国家食品药品监督管理总局令第4号）

3. 《医疗器械临床试验质量管理规范》（国家食品药品监督管理总局 中华人民共和国国家卫生和计划生育委员会令第25号）

4. 《医疗器械说明书和标签管理规定》（国家食品药品监督管理总局令第6号）

5. 《医疗器械通用名称命名规则》（国家食品药品监督管理总局令第19号）

6. 《医疗器械临床评价技术指导原则》（国家食品药品监督管理总局通告2015年第14号）

7. 《医疗器械生物学评价和审查指南》（国食药监械〔2007〕345号）

8. 《关于公布新修订免于进行临床试验医疗器械目录的通告》（国家药品监督管理局通告2018年第94号）

9. 《医疗器械注册单元划分指导原则》（国家食品药品监督管理总局通告2017年第187号）

10. 《口腔材料学》（人民卫生出版社第5版；北京大学医学出版社第2版；人民军医出版社第3版）

11. YY 0300—2009《牙科学 修复用人工牙》

五、起草单位

本指导原则由国家药品监督管理局医疗器械技术审评中心起草并负责解释。

77　牙科基托聚合物材料注册技术审评指导原则

（牙科基托聚合物材料注册技术审查指导原则）

一、前言

牙科基托聚合物材料是制作义齿基托和正畸基托的聚合物基材料，本指导原则旨在指导注册申请人对牙科基托聚合物材料的产品注册申报资料的准备及撰写，同时也为技术审评部门审评注册申报资料提供参考。

本指导原则是对牙科基托聚合物材料的一般要求，申请人应依据具体产品特性确定其中内容是否适用，若不适用，需具体阐述理由及相应的科学依据，并依据产品的具体特性对注册申报资料的内容进行充实和细化。

本指导原则是对申请人和审查人员的指导性文件，不涉及注册审批等行政事项，亦不作为法规强制执行，如有能满足相关法规要求的其他方法，也可以采用，但应提供详细的研究资料和验证资料。应在遵循相关法规的前提下使用本指导原则。

本指导原则是在现行法规和标准体系以及当前认知水平下制定的，随着法规、标准的不断完善和科学技术的不断发展，本指导原则相关内容也将适时进行调整。

二、适用范围

本指导原则适用于制作义齿基托和正畸基托的牙科基托聚合物材料，包括用于制作全口义齿基托、可摘局部义齿基托、正畸矫正器和保持器、腭护板、义齿硬衬、牙周夹板、赝复体、阻鼾器、食物嵌塞防止器的聚合物材料。按材料成分性质，本指导原则所涉及的牙科基托聚合物示例如下：

1. 聚丙烯酸酯类；

2. 聚烯烃/炔烃类；

3. 芳香族聚合物；

4. 聚碳酸酯类；

5. 聚砜类；

6. 聚缩醛类；

7. 聚酰胺类；

8. 1～7所列聚合物的均聚物、共聚物以及带有取代基或改性的聚合物。

本指导原则不适用于义齿软衬材料，制作义齿基托和正畸基托的金属材料，聚合物基充填、修复、粘固材料产品。

三、注册申报资料要求

（一）综述资料

1. 概述

（1）申报产品管理类别：Ⅲ类。

（2）分类编码：应采用最新分类编码，目前分类编码为6863。

（3）产品名称：应根据《医疗器械通用名称命名规则》命名，可采用《医疗器械分类目录》或国家标准、行业标准中的，如："义齿基托聚合物""正畸基托聚合物"等。

2. 产品描述

牙科基托聚合物材料是制作义齿基托和正畸基托的聚合物基材料。义齿基托是指在牙列缺损缺失的修复过程中，排放人工牙，并可将人工牙所承受的力均匀地传递到口腔组织上的托架部分。正畸基托是指正畸矫治器和保持器中与口腔粘膜组织接触的托架部分。牙科基托聚合物材料可用于制作全口义齿、可摘局部义齿、正畸矫正器和保持器等牙科修复体的基托部分，从而实现连接修复体各部分成一整体，排放人工牙，修复缺损的牙槽骨、颌骨、颌面软组织，承担和传递颌力，增加修复体固位和稳定的作用。

牙科基托聚合物产品描述应全面、详细，具体要求如下：

（1）基本性状及化学组成成分

① 对于粉剂液剂组成的产品

液剂应描述产品各组成成分及含量，包括：基质、阻聚剂和交联剂等成分及含量，列明各组分的化学名称、结构式和分子量、各组分在聚合材料中的作用。应提供液剂产品的颜色、闪点等信息。

粉剂应描述产品各组成成分及含量，包括：基质、引发剂、增塑剂和颜料等成分及含量，列明各组分的化学名称、结构式和分子量、各组分在聚合材料中的作用。应提供粉末性质（均聚物、共聚物）、粒径及分布信息、分子量信息，如进行了增加产品机械性能、美观性能的改性，应列明其化学成分的调整或加入增强物的成分及含量，并提供相关支持性研究资料。

② 胚料类、面团状可塑物型产品应描述组成成分及含量、形态特征（如粘稠度、流动性）、密度等信息，列明聚合物聚合前的各组分化学名称、结构式和分子量、各组分在聚合材料中的作用。明确产品的聚合反应过程和加工制造过程。

③ 固体型产品应描述组成成分及含量、固体形状、尺寸、密度等信息，列明聚合物聚合前的各组分化学名称、结构式和分子量、各组分在聚合材料中的作用。明确产品的聚合反应过程和加工制造过程。

（2）描述产品的聚合原理与聚合过程

牙科基托聚合物按照聚合方式通常可分为：

1 型：热固化型（热凝型）

1 类：粉和液

2 类：可塑性膏体

2 型：化学固化型（自凝型）

1 类：粉和液

2 类：浇注型聚合物的粉和液

3 型：注塑成型型

1 类：加热型

2 类：常温固化型

4 型：光固化型

5 型：微波固化型

6 型：其他型基托材料

热固化型、化学固化型及光固化型基托聚合物应描述具体链引发、链增长、链终止的聚合反应过程，明确引发剂产生自由基的方式，如：热分解性引发、氧化还原引发、光引发。微波固化型应描述微波加热机理及微波照射致材料温度升高引发单体聚合的过程。

（3）明确产品应用技术

应描述牙科基托聚合物材料制作各型修复体的具体技术方法，如：热凝型基托模压法，热凝型基托压注法，热凝基托微波固化法，自凝基托模塑法，自凝基托灌注成型法，热塑注射成型法，CAD/CAM等。

应列明各修复体制作过程中，对产品性能产生影响的操作因素，如粉液混合型产品的粉液混合比例，充填时机及方法，热处理方法的加热温度、加热速率、加热时间和冷却速率，开盒与打磨方法等因素；光固化型产品的光源，光照强度，光照时间，光照距离等因素；微波固化型产品的微波（炉）功率，波长，照射温度，照射时间等因素；固体材料的切削加工过程中力和热等影响因素。

3. 注册单元及型号规格

（1）注册单元划分原则

① 主要化学成分不同的产品应划分为不同的注册单元，仅色号不同或仅添加纤维成分以实现产品美观性能改性的可以作为一个注册单元申报。

② 聚合机理不同的产品应划分为不同的注册单元，如一种材料具有多种聚合方式可作为一个注册单元申报。

③ 关键性能指标不同的产品应划分为不同的注册单元。

④ 必须联合使用不可分割才能发挥预期用途的产品可以作为一个注册单元申报。

（2）规格型号

对于存在多种型号规格的产品，应当明确各型号规格的区别。应当采用对比表及带有说明性文字的图片、图表，对各种型号规格的结构组成（或配置）、性能指标、产品特征和应用技术等方面加以描述。

4. 产品包装说明

综述资料应包括有关产品包装的信息，以及与该产品一起销售的配件包装情况。提供包装材料的性质，评价包装材料对材料储存过程的影响。标明产品包装装量。

5. 适用范围和禁忌症

根据申报产品的具体预期用途、研究资料及临床评价资料，参考本指导原则相关内容要求进一步确认申报产品具体的适用范围及禁忌症。

适用范围的表述应客观、清晰，使用有明确定义或有行业内公认的术语或名词，至少应描述产品适用于制作的修复体类型。

禁忌症应包括该器械不适用的疾病、情况及特定的人群，如聚甲基丙烯酸酯类过敏者禁用等。

6. 与同类产品或前代产品的比较信息

应当提供同类产品（国内外已上市）或前代产品（如有）的信息，阐述申请注册产品的研发背景和目的。对于同类产品，应当说明选择其作为研发参考的原因。

应综述同类产品国内外研究及临床使用现状及发展趋势。同时列表比较说明产品与参考产品（同类产品或前代产品）在材料结构组成、聚合方式、性能指标、适用范围、应用技术等方面的异同。

（二）研究资料

至少应包含如下内容：

1. 原材料控制

明确产品的起始物质，列明产品生产过程中由起始物质至终产品加工过程中所需全部材料（基质成分及其原材料、阻聚剂、引发剂、交联剂、光敏剂、增塑剂、着色剂及纤维成分等全部辅料）的化学名称、CAS 号、化学结构式/分子式、分子量、来源和纯度（如适用）、使用量或组成比例、符合的标准和申请人的验收标准及相关的安全性评价报告，建议以列表的形式提供。并说明原材料的选择依据及来源。

2. 产品性能研究

牙科基托聚合物应具有如下性能：（1）无毒，无刺激性，残余单体含量少；（2）长期的尺寸稳定性，保证基托与口腔软组织密合；（3）良好的抗弯曲、抗压、抗冲击强度及耐磨耗性能，并能承受一定颌力，把咬合力传递到口腔组织，长期使用不易变形，不易折断；（4）吸水值和溶解值小，以免细菌滋生；（5）与口腔组织颜色协调，符合审美要求，且色泽稳定。

牙科基托聚合物仍需改进的性能包括：（1）固化收缩的控制，基托聚合物材料的固化收缩性能是影响修复体与口腔组织间适合性（即密合度）的重要因素；（2）吸水性的改进，由于材料微量吸水仍会导致细菌渗入；（3）长期使用过程中尺寸的稳定性，受热及长时间磨损后义齿基托仍会发生变形；（4）机械强度不高，仍会发生基托磨损、断裂；（5）对温度的传导性差，影响口腔感觉功能。

应根据产品设计特点提交有关性能的研究资料包括物理性能、化学性能、生物性能以及与质量控制相关的其他指标的要求，所采用标准及试验方法的理论基础或实施依据。

3. 生物相容性评价

牙科基托聚合物材料产品是与人体表面（口腔粘膜）持久接触的产品，生物相容性评价应遵循 GB/T 16886.1《医疗器械生物学评价 第 1 部分：风险管理过程中的评价与试验》相关要求，生物相容性评价资料可以考虑（但不限于）包括以下方面：

（1）医疗器械生物学评价的策略和所含程序。

（2）医疗器械所用材料选择的描述。

（3）材料表征

－医疗器械材料的定性与定量的说明或分析；

－医疗器械材料与市售产品的等同性比较；

（4）选择或放弃生物学试验的理由和论证。

（5）已有数据和试验结果的汇总。

（6）完成生物学评价所需的其他数据。

具体生物学评价试验项目应参照 YY/T 0268《牙科学用于口腔的医疗器械生物相容性临床前评价 第 1 单元：评价与试验项目选择》确定，建议考虑：

细胞毒性

致敏性

急性全身毒性

刺激或皮内反应

遗传毒性

亚急性全身毒性/亚慢性全身毒性

4. 产品有效期和包装研究

产品有效期是指产品在一定的温度、湿度、光线等条件的影响下保持其物理、化学、生物学和微生物学性质的期限。有效期的研究应贯穿于产品研究与开发的全过程。对首次注册未提交实时老化研究资料的，建议申请人在产品上市后进行实时老化研究以确定产品的实际稳定性。牙科基托材料聚合物材料有效期验证一般包括产品有效期验证和包装验证。

（1）有效期验证：提供产品有效期及有效期验证资料。

产品有效期验证可采用加速老化或实时老化的研究，实时老化的研究是唯一能够反映产品在规定储存条件下实际稳定性要求的方法。

在有效期验证试验中，应至少包括三个批号的产品，每一批号的产品应平均分配到各试验组。在稳定性研究中应监测整个有效期内确保产品安全性和有效性的关键参数，如在成品技术要求中所描述的参数，并提交所选择测试方法的验证资料。在验证资料中，将所选参数具有至少 95%可信区间位于有效期可接受限度内的时间作为最终有效期。

若选择加速老化有效期验证试验，应说明所用加速条件的合理性。例如，在标准温度和升高温度情况下的降解机制应该是等效的，即温度改变而 Arrhenius 曲线的斜率保持不变。在不能证实等效性时，即不同温度下可由不同机制引起产品失效，应提交额外的合理性说明。在进行加速老化试验研究时应注意：产品选择的环境条件的老化机制应与宣称的贮存、运输环境条件下产品老化的机制相匹配。加速老化研究试验的具体要求可参考 YY/T 0681.1。

（2）包装验证：在宣称的有效期内以及运输储存条件下，保持包装完整性的依据。

产品包装验证可依据有关国内、国际标准进行（如GB/T 19633、ISO 11607、ASTM D－4169 等），提交产品的包装验证报告。包装材料的选择建议考虑以下因素：包装材料的物理化学性能；包装材料与产品的适应性；包装材料与成型和密封过程的适应性；包装材料所能提供的物理、化学保护；包装材料与标签系统的适应性；包装材料与贮存运输过程的适合性。其包装验证的资料内容应与包装说明中给出的信息相符。对于不适用的因素应阐述不适用的依据。

对于包装的有效期验证，建议提交最终成品包装的初始完整性和维持完整性的检测结果。

5. 其他资料：证明产品安全性、有效性的其他研究资料。

（三）生产制造信息

1. 提交产品的生产工艺管理控制文件，详细说明产品从原材料至成品的全部的生产工艺和步骤，列出工艺图表。应包括工艺路线、关键工序、特殊工艺、质量控制指标及相关的验证报告。对生产工艺的可控性、稳定性应进行确认。明确生产过程中各种加工助剂的使用情况（如起始浓度、去除措施、残留浓度、对残留量的控制标准、毒性信息等）及对杂质（如残留单体、小分子残留物等）的控制情况。

2. 生产场地

若申报产品有多个研制、生产场地，应概述每个研制、生产场地的概况。

（四）产品的风险分析资料

按照 YY 0316《医疗器械 风险管理对医疗器械的应用》标准的要求，对产品生命周期全过程实施风险管理。申请人在产品准备注册上市前，应对风险管理过程进行评审。评审应至少确保：产品的风险已被全面地分析；风险管理计划已被适当地实施；综合剩余风险是可接受的；已有适当方法获得相关生产和生产后信息。评审结果应形成风险管理报告。风险管理资料应至少包括以下信息：

1. 可能影响产品安全性的特征问题清单

应参考 YY 0316 附录 C 的要求判定医疗器械与安全性有关特征的问题，但识别风险的来源并不局限于此。应对该类产品进行充分的风险识别，风险识别的信息来源需要具体列出，可包括但不局限于以下途径：类似产品的投诉/抱怨数据、医学文献、实验室检测、产品标签标识、专家观点等。对于风险识别信息的来源企业应具体说明，并提交有关支持文件或文献。

2. 产品有关危害的清单

应详细列出与产品有关的已知和可预见危害的清单，以及对每个危害如何造成损害的分析（包括可预见的事件序列、危害处境和可能发生的损害）。

应指出拟申报产品所特有的任何额外风险，说明风险分析的方法。已识别的风险应至少包括以下方面：

（1）材料的生物学和化学危害

材料的化学结构及来源

材料的生物相容性

（2）生产加工过程可能产生的危害

污染

添加剂（助剂）的残留

生产环境洁净度

（3）产品使用风险因素

易燃、易挥发

刺激性、致敏性

功能失效

（4）不正确使用产生的危害

使用产品时未按照说明书中操作方法操作

忽视说明书中禁忌症、警示信息内容

患者使用或维护时错误操作

（5）产品包装可能产生的危害

包装破损

标识不清

与贮存和运输过程不适宜

应对所识别的风险提出具体的降低风险的措施。降低所申报产品的风险应依据 YY 0316 要求依次从设计、保护、说明书进行考虑。

应在产品生命全周期中对风险进行管理控制，以使剩余风险在可接受范围内。可通过产品设计控制、产品原材料选择、产品技术性能指标的制定、临床试验、正确的标签标识、生产和检验控制、产品说明书等多项措施以降低风险至可接受水平，但不局限于以上所述。

（五）产品技术要求

应结合产品的技术特征和临床使用情况来确定产品安全有效、质量可控的技术要求与检验方法。产品技术要求中应明确规格型号及其划分的说明、产品描述的一般信息（原材料、组成成分及百分含量、聚合方式等）、产品性能指标及试验方法。产品技术要求中的内容应引用现行有效的国家标准、行业标准或中国药典，并注明相应标准的编号、年号及中国药典的版本号。制定牙科基托聚合物技术要求的常用参考标准如下：

YY 0270.1—2011《牙科学基托聚合物 第 1 部分：义齿基托聚合物》

YY 0270.2—2011《牙科学基托聚合物 第 2 部分：正畸基托聚合物》

产品技术要求中的性能指标应不低于 YY 0270.1—2011《牙科学基托聚合物 第 1 部分：义齿基托聚合物》、YY 0270.2—2011《牙科学基托聚合物 第 2 部分：正畸基托聚合物》中的相关要求，检验方法应采用行业标准中的方法，若采用其他方法则应选择经验证的方法并说明原因。

本指导原则给出了牙科基托聚合物材料的性能指标要求，建议考虑但不限于以下内容：

1. 未聚合的材料

均匀性；

固态组分；

液剂组分；

装盒塑性/塑性。

2. 聚合后的材料

表面特性；

成型性能；

颜色；

色稳定性；

半透明性；

无孔隙；

密度（如适用）；

极限挠曲强度；

挠曲弹性模量；

最大应力强度因子——耐冲击性能材料；

总断裂功——耐冲击性能材料；

与合成聚合物牙的粘接；

与合成聚合物牙的物理结合力——与聚合物牙无化学粘接的材料，申请人应推荐相应的物理固位方法；

残余单体含量　根据不同聚合物的类别来确定聚合物单体的成分，并进行检测；

吸水值；

溶解值；

硬度（如适用）；

抗压强度（如适用）；

抗弯强度（如适用）；

抗拉强度（如适用）；

增塑剂（如适用）；

机械加工性能（如适用）；

研磨抛光性能（如适用）；

其他。

如有不适用的项目，应予以说明。本章仅提供了常规产品的基本性能要求，给予参考。

对于弹性基托聚合物材料、用于 CAD/CAM 工艺的基托聚合物材料等应根据产品自身特点制定相应的性能指标。对于使用新材料、新技术、新设计或具有新作用机理、新功能的产品所具有其他性能及厂家声称的其他性能要求，应在技术要求中明确。

（六）产品注册检验报告

应提供具有医疗器械检验资质的医疗器械检验机构出具的注册检验报告和预评价意见。此外，还应提供检验样品规格型号的选择依据。

产品的注册检测应在国家食品药品监督管理总局认可的检验机构进行，产品应在检验机构承检范围内。所检验型号产品应当是本注册单元内能够代表申报的其他型号产品安全性和有效性的典型产品。应选择结构组成最复杂、所使用的原材料最全面、性能最全面的产品作为典型样品。若型号间的差异对产品性能和技术特征产生影响，应分别选取典型样品进行全性能检验；也可根据差异情形选择典型型号进行全性能检验，选择其他型号进行差

异性检验，如：色号/颜色不同的牙科基托聚合物产品，如色号/颜色不同仅由着色剂成分不同所致，可考虑对不同色号/颜色产品的颜色、色稳定性、半透明性等进行检测。

（七）临床评价

申请人应按《医疗器械注册管理办法》《医疗器械临床评价技术指导原则》选择合理的临床评价方式，提交临床评价资料。

1. 依据《发布免于进行临床试验的第三类医疗器械目录通告》，对于符合 YY 0270.1—2011《牙科学基托聚合物 第 1 部分：义齿基托聚合物》、YY 0270.2—2011《牙科学基托聚合物 第 2 部分：正畸基托聚合物》（如有版本更新，采用最新适用的版本）的主要由甲基丙烯酸甲酯（MMA）的均聚物或丙烯酸酯类的共聚物以及甲基丙烯酸甲酯单体制成，适用于制作义齿基托和正畸基托的义齿基托聚合物及正畸基托聚合物产品免于进行临床试验。豁免情况不包括使用了新材料、活性成分、新技术、新设计或具有新作用机理、新功能的产品。

2. 临床试验基本要求

在中国境内开展临床试验的牙科基托聚合物材料产品应符合《医疗器械临床试验规定》及本指导原则的要求。应对产品是否满足使用要求或者适用范围进行确认。提交的临床评价资料应当包括临床试验协议、临床试验方案和临床试验报告等。

根据牙科基托聚合物材料使用特点，产品的有效性需通过基托聚合物材料所制作的义齿等牙科修复体进行验证。牙科修复体需经由临床机构设计并经技工室加工制作，即基托材料的有效性不仅取决于材料本身属性，还与牙科修复体的设计和加工工艺有关，因此建议牙科基托聚合物材料产品的临床试验中使用的牙科修复体应满足合理的临床修复体设计和规范的技工室操作的要求。

临床试验时应注意如下几方面，供参考：

（1）受试对象

根据本产品目标适用人群，在临床研究方案中规定完善合理的受试者纳入标准及排除标准。

受试者口腔状况至少应描述：口腔卫生状况，牙齿清洁度及色泽，牙列状况，咬合情况，牙龈及口腔黏膜情况，有无感染、出血及炎症等各种病理状况，组织缺损类型及程度，牙列缺损及缺失情况，预修复的部位，修复体设计情况，使用辅助材料情况等。

（2）对照组选择及试验设计类型

义齿基托聚合物材料的临床试验根据需要可设置已上市产品作为对照组，建议尽可能采用随机对照试验，并明确比较类型（优效检验、等效或非劣效检验等）。如采用单组目标值法，应事先明确目标值及其确定依据。

（3）评价指标及评价标准

① 评价指标

为评价被试产品的性能，应明确临床试验的主要疗效

评价指标、次要疗效评价指标及安全性评价指标。

有效性评价指标设定举例：基托强度、与口腔组织的适合性（即密合性）、着色、与树脂牙的结合性、机械加工性、老化性能等；对于新型义齿基托树脂材料，还应根据其宣称的适应症和性能等增加相应的评价项目。

安全性评价指标应包括：不良反应、不良事件及并发症、牙科检查、生命体征等。根据基托材料产品特性，材料对牙龈、口腔黏膜组织及全身的过敏情况为必须评价指标。

② 评价标准

评价指标需采用国际公认的评价标准，如果无公认的标准，需采用临床常规疗效评价标准。

牙科基托聚合物材料临床评分标准示例如下（表1）（供参考）：

表1　牙科基托聚合物材料临床评分标准（举例）

	0	1	2	3
基托强度	基托表面完好，无隐裂纹出现	基托表面完好，有些许隐裂纹出现	基托表面完好，有较多隐裂纹出现	基托断裂
适应性（密合性）	基托与口腔组织密合性很好，具有良好的固位性	基托与口腔组织密合性良好，固位力较好	基托与口腔组织密合性一般，固位力一般	基托与口腔组织密合性差，无法固位
着色	基托部分无着色现象	基托部分无明显着色现象	基托部分有局部着色现象	基托部分着色严重
与树脂牙的结合性	基托与树脂牙结合很好，无任何松动现象	基托与树脂牙结合较好，有1个牙位树脂牙具有轻微松动现象	基托与树脂牙结合一般，有2个牙位树脂牙出现松动现象	基托与树脂牙结合差，出现多于3个牙位的树脂牙脱落现象

临床试验过程中，还应记录各组患者的就诊次数和操作时间，记录在临床研究期间任何可能影响试验结果的药物治疗及服用/使用剂量，如抗生素、镇痛剂、漱口水等的用药情况等。

（4）临床观察

① 修复前评估

修复前评估应包含：受试者的全身状况，可能影响试验结果的任何疾病情况及受试者口腔状况，预修复的部位，病损类型及程度、修复体的类型等。

② 临床操作步骤

应详细记录临床的操作步骤，如修复体的临床设计方案，修复体的技工室加工步骤及方法等。

③ 修复后评估

依据临床评价标准中有关的项目对修复体进行即刻评价，并记录评价的结果。

④ 临床观察时间

根据基托聚合物材料特点确定合适的临床观察及随访时间。建议临床试验观察时间点为佩戴修复体后1周、1个月、3个月、6个月。属于下列情形的建议适当延长临床试验观察时间，如：① 基托聚合物组成材料缺乏临床应用的安全数据。② 缺乏申报产品临床观察期内（6个月）各性能趋于稳定的数据。③ 聚合方式与已上市的基托聚合物材料不同，如新型聚合物系统。

（5）样本量估计

可根据以下六方面确定样本量估计的参数，即

① 拟采取的试验设计类型；

② 拟采取的比较类型：优效检验、等效或非劣效检验；

③ 允许犯假阳性错误的概率 α（通常不超过双侧0.05）和犯假阴性错误的概率 β（通常不超过0.2）；

④ 主要评价指标的类型和有关的效应大小及其变异程度；

⑤ 如果是等效或非劣效检验，应提供有临床意义的界值；

⑥ 根据实际情况，确定可能的病例脱落率，以保证有足够的把握度检测组间差异；

（6）统计分析

应根据试验设计类型、比较类型、资料性质和统计分析目的，合理选择统计分析方法，明确交代统计分析数据集定义及统计分析软件。

统计分析内容应至少包括如下四部分：

① 临床试验完成情况描述：包括临床试验概况（筛选人数、入组人数、完成人数、失访/退出/剔除人数等）；

② 基线描述：应对所有入选受试者（ITT分析集）的基线人口统计学指标及其他相关病史指标等进行统计描述；

③ 疗效/效果评价：应对所有入选的受试者（ITT分析集）和最终完成试验的受试者（PP分析集）分别进行统计分析，以评价结果的一致性。疗效分析时，除点估计外，还应给出点估计的95%的置信区间估计；

④ 安全性评价时，应对所有入选的受试者进行分析（SS分析集），不能遗漏所有发生的任何不良事件，对所有发生的不良事件应评价其是否与所研究产品有关。

（7）临床试验报告

临床试验报告应与临床试验方案保持一致，尤其注意明确以下内容：试验产品的名称；规格型号；修复体类型；修复体应用部位；各个病种的病例数；各病例的随访时间；

试验产品的临床适应症、禁忌症与注意事项。

临床试验报告中需明确所有病例是否全部完成随访，完成随访病例是否均纳入统计，失访病例需明确失访原因。

临床试验报告中需提交参与疗效评价与安全性评价的统计过程中所涉及的原始数据。

临床试验报告中需报告所有不良反应和不良事件发生的时间、发生的原因、结果及与试验用产品的关系。对于所采取的措施需予以明确。

临床试验报告应由研究单位根据统计分析报告，出具明确的临床试验结论。

（八）产品说明书和最小销售单元标签样稿

产品说明书和标签的编写应符合《医疗器械说明书和标签管理规定》（国家食品药品监督管理总局令第 6 号）的要求。所提交的文本和标签样图应内容清晰、完整。说明书中所描述的适用范围、应用技术、禁忌症等应与产品的临床评价保持一致。产品的描述、结构组成、聚合原理、货架有效期等应与综述资料和研究资料中所描述及验证的内容一致。此外，还应包含以下内容的适用项：

1. 材料的主要成分及其含量；

2. 最大残余单体含量（质量分数）；

3. 若声称残余单体含量低于 1%（质量分数），则应说明必要的固化过程；

4. 材料中含有的可提取的邻苯二甲酸酯类增塑剂及其最大含量（质量分数）；

5. 推荐的未加工材料的贮存条件；

6. 粉/液比（每单位体积质量或质量分数）；

7. 材料装盒的时间、温度和步骤；

8. 有效的装盒时间；

9. 制备模型的设备和材料（例如：义齿型盒的类型、石膏、水胶体包埋体系等）；

10. 推荐的分离剂；

11. 装盒时义齿型盒的温度；

12. 材料的引发及完全聚合所需要的详细步骤；

13. 材料加工后的后处理（从义齿型盒取出后的冷却或贮存）；

14. 对于加工成型的修复体的推荐消毒方式；

15. 警示信息，如：有关皮肤不要长时间接触未聚合的胶体或液体，以及避免吸入单体的警告；有关液体易燃性或闪点的警告；有关毒性、危险性或刺激性的警告。

四、名词解释

牙科基托聚合物材料是制作义齿基托和正畸基托的聚合物基材料。

义齿基托是指在牙列缺损缺失修复过程中，用于排放人工牙，并可将人工牙所承受的力均匀地传递到口腔组织上的托架部分。

正畸基托是指正畸矫治器与保持器中与口腔粘膜组织接触的托架部分。

牙科基托聚合物材料可用于制作全口义齿、可摘局部义齿、正畸矫正和保持器、腭护板、义齿硬衬、牙周夹板、赝复体、阻鼾器、食物嵌塞防止器等牙科修复体的基托部分，从而实现连接修复体各部分成一整体，排放人工牙，修复缺损的牙槽骨、颌骨、颌面软组织，承担和传递颌力，增加修复体固位和稳定的作用。

五、参考文献

1.《医疗器械监督管理条例》（中华人民共和国国务院令第 650 号）

2.《医疗器械注册管理办法》（国家食品药品监督管理总局令第 4 号）

3.《医疗器械临床试验规定》（原国家食品药品监督管理局令第 5 号）

4.《医疗器械说明书和标签管理规定》（国家食品药品监督管理总局令第 6 号）

5.《医疗器械临床评价技术指导原则》（国家食品药品监督管理总局通告 2015 年第 14 号）

6.《医疗器械生物学评价和审查指南》（国食药监械〔2007〕345 号）

7. 免于进行临床试验的第三类医疗器械目录（国家食品药品监督管理总局通告 2014 年第 13 号）

8. 口腔材料学（人民卫生出版社 第 1 版、第 2 版、第 3 版、第 4 版、第 5 版；北京大学医学出版社 第 1 版、第 2 版；人民军医出版社 第 2 版、第 3 版）

9. YY 0270.1—2011《牙科学基托聚合物 第 1 部分：义齿基托聚合物》

10. YY 0270.2—2011《牙科学基托聚合物 第 2 部分：正畸基托聚合物》

11. ISO 20795—1：2008 Dentistry – Base Polymers – Part1：Denture base polymers

12. ISO 20795—2：2010 Dentistry – Base Polymers – Part2：Orthodontic base polymers

六、起草单位

国家食品药品监督管理总局医疗器械技术审评中心

78　牙科种植体（系统）注册技术审评指导原则

[牙科种植体（系统）注册技术审查指导原则]

一、前言

本指导原则旨在指导注册申请人对牙科种植体（系统）的产品注册申报资料的准备及撰写，同时也为技术审评部门审评注册申报资料提供参考。

本指导原则是对牙科种植体（系统）的一般要求，申请人应当依据具体产品特性确定其中内容是否适用，若不适用，需具体阐述理由及相应的科学依据，并依据产品的具体特性对注册申报资料的内容进行充实和细化。

本指导原则是对申请人和审查人员的指导性文件，不涉及注册审批等行政事项，亦不作为法规强制执行，如有能满足相关法规要求的其他方法，也可以采用，但应提供详细的研究资料和验证资料。应当在遵循相关法规的前提下使用本指导原则。

本指导原则是在现行法规和标准体系以及当前认知水平下制定的，随着法规、标准体系的不断完善和科学技术的不断发展，本指导原则相关内容也将适时进行调整。

本指导原则是原国家食品药品监督管理局 2011 年发布的《牙科种植体（系统）产品注册技术审查指导原则》的修订版。本次修订按新法规的要求调整了原指导原则的顺序和条目，没有对技术要求部分进行实质性修改；在临床试验部分增加了临床评价要求路径；增加了产品注册单元划分原则等内容。

二、范围

本指导原则适用于经外科手术后保留于口腔内的牙科种植体（系统）（不适用于刃状穿骨植入体）。

三、注册申报资料要求

（一）综述资料

1. 概述

（1）申报产品管理类别：Ⅲ类。

（2）分类编码：6863

（3）产品名称：根据《医疗器械通用名称命名规则》命名，并详细说明确定依据。

2. 产品描述

注册申报资料应当侧重阐述产品的设计原理、加工工艺、材料的特性、表面处理等关键问题。

产品描述应当包含器械性能参数及要求的完整讨论，并附该器械详细的、带标示的设计图纸。应当对器械性能参数、预期用途、竞争优势（和同类产品比较）进行讨论，应当有器械特性的详细描述。器械特性应当包括形状、几何尺寸及公差、抗旋转性能（如种植体外部/内部六角特性）、种植体轴向平面特性（如种植体表面凸凹、螺距、螺纹、种植体轴向抗旋转沟槽）等。对这些特征的充分研究和讨论，有助于解决已确认的器械风险及其他附加风险。

3. 注册单元及型号规格

（1）注册单元划分原则

① 不同材质的种植体应划分为不同的注册单元。

② 不同结构的种植体应划分为不同的注册单元。

③ 不同表面处理方式的种植体应划分为不同的注册单元。

④ 种植体和基台应按不同注册申报单元申报。

（2）规格型号的划分

对于存在多种型号规格的产品，应当明确各型号规格的区别。应当采用对比表及带有说明性文字的图片、图表，对于各种型号规格的结构组成、功能、产品特征、性能指标等方面加以描述。同一注册单元检测时应考虑产品之间的差异性，如有必要应进行差异性相关检测。

4. 包装说明

综述资料应包括有关产品包装信息，以及与该产品一起销售的配件包装情况；应当说明与灭菌方法相适应的最初包装的信息。

5. 适用范围和禁忌症

申报企业可根据申报产品的具体预期用途及研究资料，参考本指导原则相关内容要求进一步确认申报产品具体的适用范围及禁忌症。

6. 与同类产品或前代产品的比较信息

参考的同类产品或前代产品应当提供同类产品（国内外已上市）或前代产品（如有）的信息，阐述申请注册产品的研发背景和目的。对于同类产品，应当说明选择其作为研发参考的原因。应综述同类产品国内外研究及临床使用现状及发展趋势。提交申报产品与已批准上市的同类产品等同性的对比资料，同时列表比较说明产品与参考产品（同类产品或前代产品）在工作原理、结构组成、制造材料、性能指标、作用方式以及适用范围等方面的异同。

（二）研究资料

1. 原材料控制

应当说明材料的选择依据、材料来源，对所选用的材料应当进行质量控制并符合相关材料标准要求，材料应当具有稳定的供货渠道以保证产品质量。对外购材料应当评估供方资质，提供材料的供方名录。对所有组件，应当提供其组成材料的化学性质、物理性质、力学性能和生物学特性（包括生物相容性）评价资料。

材料的化学性质应当包括：化学组成、相对杂质含量及其上限、溶解性及其试验方法、降解性及其试验方法、复合材料的吸水性及试验方法、金属材料的耐腐蚀性、电化学性能及其测试方法。

材料的物理性能应当包含：辐射不透过性、磁性（铁磁性及非铁磁性）、表面涂层孔隙参数（孔径及分布）、晶体特性。

材料的力学性能应当包含：对金属材料，要考虑其0.2%非比例拉伸极限强度、断裂伸长率、弹性模量；对陶瓷材料，要考虑其弯曲强度及测试方法；对复合材料，要考虑其弯曲强度及弹性模量。应当制定严格控制措施，以保证种植体及配件材料成分、性能的一致性。

2. 生产工艺

提交产品的生产工艺管理控制文件，详细说明产品的生产工艺和步骤，列出工艺图表。对生产工艺的可控性、稳定性应进行确认。对生产加工过程中所使用的所有助剂（如：溶剂等）均应说明起始浓度、去除措施、残留浓度、对残留量的控制标准、毒性信息以及安全性验证报告。

3. 产品性能研究

（1）成品力学性能

有些成品性能从材料中无法完全反映出来，例如种植体系统耐疲劳强度、抗压强度和抗剪切强度、涂层粘结强度等。应当提供这些成品特性及性能研究、试验资料。

有的种植体并不使用单独的基台组件。但是对有些使用单独基台组件的种植体，应当对种植体/基台组装体进行测试。

应当建立试验方法，以确保能测试种植体、种植体/基台系统的抗压强度和抗剪切强度。测试条件应当尽量模拟真实的口腔环境，测试方法参考 ISO 14801 Dentistry－Implants－Dynamicfatigue test for endosseous dental implants。

有涂层的种植体，提供涂层的粘结强度测试结果及检测方法。

若器械设计及试验部分依从相关技术标准，应当声明试验遵从何种技术标准（应当提供相应标准），企业应当按所依从的技术标准完成符合性试验。

（2）种植体对基台的兼容性

如果企业认为已合法上市的某企业生产的基台或种植体与申请上市的基台或种植体兼容（可配合使用），应当进行上述种植体（系统）性能测试以证明其兼容性。

提交种植体申请时，应当提交与不同型号种植体相连（配合使用）各种基台特性的技术文件。提交基台申请时，应当提交所有不同型号基台的特性技术文件。在所有的提交材料中，器械特性应当包括尺寸、形状以及连接类型。

（3）耐腐蚀试验

若种植体（系统）包含不同种类的金属组件，并且以前未见相似的用法，应当进行耐腐蚀试验。耐腐蚀试验在37℃、生理盐水溶液中进行。钝化及未钝化的金属表面均需评估。应当通过试验进行以下评估：

① 金属或合金的腐蚀电位；

② 异种金属组装种植体的耦合电位；

③ 异种金属种植体系统的腐蚀率。

（4）表面改性

种植体表面形态对种植体与骨组织间的结合强度有较大的影响。这不但体现在粗糙度大小上，也体现在表面形态。若对种植体表面进行改性，应当提供表面改性方法工艺技术资料并对其表面特征进行表征，包括表面涂层、喷砂、酸蚀及其他表面处理；应当提供表面处理方法、表面形态特征与产品安全性、有效性关系的研究资料。

① 陶瓷涂层

若种植体表面涂层为陶瓷涂层，应当提供以下信息：

如涂层材料为粉末，需提供用于涂层的粉末颗粒大小及粒度分布、粉末的化学成分及化学性质分析；粉末的X－线衍射图谱。

涂层信息：涂层制备工艺、后处理工艺及其特点；涂层的平均孔径、涂层孔隙率以及涂层孔隙参数的测试方法和采用标准；种植体表面涂层100×扫描电镜照片（表面和截面）；涂层厚度和公差及其测试方法和采用标准；涂层的化学性质分析、涂层中所有晶相的百分比；涂层表面形态特征；涂层X－线衍射图谱；涂层磨损、剥脱和溶解特征及其试验方法；涂层粘结强度及其测定方法和采用标准。

② 金属涂层

若种植体表面涂层为金属涂层，应当提供以下信息：涂层材料的化学成分及涂层自身的化学成分、涂层厚度及含孔度、涂层平均孔体积占涂层体积百分数、涂层表面形态特征、涂层中材料的晶相及非晶相比例及分布、涂层表面化学性能特征、种植体涂层100×扫描电镜照片（表面和截面）、涂层磨损、剥脱和溶解特征及其试验方法。

③ 喷砂处理

若对种植体表面进行粗糙化喷砂处理，应当提供以下信息：喷砂处理种植体表面特征、所使用喷砂粒子的化学成分、种植体表面处理方法、是否有喷砂粒子残留、用于去除喷砂粒子的物质的理化特性及其工艺过程、种植体表面分析及种植体表面显微照片。

④ 酸蚀处理

若对种植体表面进行酸蚀处理，应当提供以下信息：种植体表面处理所用酸蚀剂的化学成分，处理工艺，处理后种植体表面酸蚀层的形态特征、表面化学组成分析及分析方法、扫描电镜照片。应当控制酸蚀剂的残留量。

⑤ 其他处理

若对种植体表面进行其他技术处理，应当根据该处理的特点提供相应的技术资料。

4. 生物相容性评价

产品应当按照 YY/T 0268 和 YY/T 0127 系列标准进行生物学评价。若申报产品包括组件、配件等，应根据组件或配件与口腔组织的接触类型和时间，充分评价组件或配件的生物相容性。按照国际惯例，使用符合 GB/T 13810《外科植入物用钛及钛合金加工材》或符合美国 ASTM 系列标准的植入钛、钛合金材料，且器械表面未经改性处理或仅进行了喷砂处理的牙科种植体(系统)，可申请豁免进行生物相容性检测，但应当提交生物相容性评价报告。

5. 灭菌工艺

应提交灭菌验证报告。灭菌过程还应开展以下方面的确认：

（1）产品与灭菌方法的适应性。

（2）包装与灭菌工艺适应性。

6. 有效期

建议进行有效期验证来支持企业确定的产品有效期。稳定性研究应监测产品的主要参数以确保在有效期期间产品可正常使用。

7. 包装

产品包装验证可依据有关国内、国际标准进行（如 GB/T 19633、ISO 11607、ASTM D－4169 等），提交产品的包装验证报告。直接接触产品的包装材料的选择应至少考虑以下因素：包装材料的物理化学性能；包装材料的毒理学特性；包装材料与产品的适应性；包装材料与成型和密封过程的适应性；包装材料与灭菌过程的适应性；包装材料所能提供的物理、化学和微生物屏障保护；包装材料与使用者使用时的要求（如无菌开启）的适应性；包装材料与标签系统的适应性；包装材料与贮存运输过程的适合性。

8. 动物实验研究

应提供申报产品的动物实验研究。建议根据产品预期用途在适合的动物模型中进行产品的性能评价。动物实验应与产品临床使用部位和使用方法相适应，包括以下内容：

① 模型选择的依据。

② 研究中使用的治疗参数与建议用于人体的治疗参数的比较。

③ 实验方案和方法。

若已有同类产品上市，建议选择同类已上市产品作对照。

④ 结果（包括原始数据样本）。

⑤ 结论。

9. 其他

申请人认为在研究中应提交的证明产品安全有效所必需的其他材料。

（三）临床试验及临床评价资料

应当按照《医疗器械临床试验管理规定》提交临床试验方案、临床试验报告、伦理委员会意见等资料。如提供临床评价资料，应根据已经发布的《医疗器械临床评价技术指导原则》（国家食品药品监督管理总局通告 2015 年第 14 号）要求提供临床评价资料。

考虑到牙科种植体（系统）临床试验的特殊性，可不设置对照组，而采用国际公认的评价标准来判定是否种植成功，即：① 临床检查种植体无松动；② X 线片检查种植体周围无透光区，种植体植入术后第一年垂直骨吸收小于 1.0mm，以后每年复查垂直骨吸收小于 0.2mm；③ 种植后无持续性和（或）不可逆的症状及体征，如疼痛、感染、神经过敏、感觉异常及神经管损伤等；④ 修复后美学效果满意。

对牙科种植体（系统）的临床试验，还应当关注并记录种植体及其基台有无破损及松动、种植体周围骨吸收、种植体断裂、感染情况等不良事件，并且对所有不能随访受试者做出详细解释。牙科种植体（系统）的临床试验主要包括以下 6 个方面的资料：

1. 受试者纳入标准及排除标准

应当在临床研究方案中规定完善合理的受试者纳入标准及排除标准；原则上，对不符合纳入标准及符合排除标准的入选者应当予剔除。临床试验建议选择进行单冠种植修复的病例，并应当根据下列因素对受试者进行描述：预期用途、试验组人数、性别及年龄分布、牙列状况、咬合情况、牙槽突的骨量和骨质、使用辅助材料情况等，并对前述的重要非试验因素的取值范围作出明确的规定。

确定样本含量的基本原则：应当给出具体的计算公式和公式的出处，并根据下列五个方面确定所需要的样本含量，即（1）拟采取的试验设计类型；（2）主要评价指标的性质（若采用单组设计，应当根据当前本领域内国内外公认的种植体种植成功评价标准给出主要评价指标的标准值）；（3）拟采取的比较类型；（4）应当明确给出允许犯假阳性错误的概率 α（α 通常不超过 0.05）和犯假阴性错误的概率 β（β 通常不超过 0.2，$1-\beta$ 被称为检验效能或把握度）；（5）应当考虑 20% 以内的脱落率。

各中心参与研究人员应当接受统一的高标准的专业培训；对结果评价有重要影响的试验或指标的检测应当由一个有资质的中心试验单位来完成，以最大限度地减弱和消除中心效应对结果的影响。

2. 植入前评估

临床方案中植入前评估应当包含：受试者的全身状况、影响试验结果的任何疾病情况及受试者口腔状况、预植入的部位、特殊条件下种植体的植入（如Ⅳ类骨或上颌窦区域的种植等）、各种病理状况（如感染、出血及炎症等）、对颌部位的牙齿、口腔卫生状态、植入部位的骨质骨量。

植入前评估应当包括种植体植入部位的标准化 X－光片/CT 片，定量分析牙槽嵴的骨高度及宽度，使用 X 射线机拍片评估种植部位骨状况，研究期间所拍摄的 X－光片/CT 片应当具有可比性。该步骤还可在植入后评估中应用。适合的影像学检查结果包括：全景 X－光片/CT 片、根尖 X－光片/CT 片等。

3. 植入中观察

（1）术前准备

应当记录患者术前牙周治疗情况、抗生素及漱口液使用情况、局麻患者常规心电监护等。

（2）术中观察项目

应当观察并记录手术消毒方式、麻醉方法、切口方式、植入部位牙槽骨解剖状态、种植体类型及基本参数、种植方式、种植体植入后

初期稳定性、是否植骨（植骨的材料和方式）、种植体植入后位置、软组织瓣缝合状态、手术中器械使用的顺应性等。

（3）术后观察项目

应当观察并记录术后的用药情况，术后7天、14天伤口愈合情况及术后1个月、3个月X线片观察种植体愈合情况等。

4. 植入后评估

临床方案中植入后评估应当包含：

（1）临床及影像学评估频率

应当说明临床评估及影像学评估的次数、频率。对于以下6类种植体：① 与已上市器械有不同材料组成及设计的种植体；② 长度小于7mm和（或）直径小于3.25mm的种植体；③ 角度大于30°的基台；④ 采用了新技术的种植体；⑤ 预期用途有异于同类器械的种植体；⑥ 表面有涂层的种植体（表面处理方法符合本指导原则的相关要求），临床观察的时间点通常为种植修复完成后1个月、3个月、6个月、1年、2年及3年；除上述以外的种植体，临床观察的时间点通常为种植修复完成后1个月、3个月、6个月、1年。

（2）植入期各阶段的时间间隔

应当指明在治疗各个阶段之间的时间间隔（例如：种植体植入后到基台植入前；种植体植入后到咬合面受力之前）。随访期是从种植体承受咬合力开始，应当按临床研究方案中的要求描述咬合负重（功能性负重、非功能性负重或渐进性负重）情况。

（3）研究过程的药物治疗

应当记录在临床研究期间任何可影响研究结果的药物治疗及服用/使用剂量，如抗生素、止痛剂、漱口水之类的用药情况均需记录。

（4）影像学资料

应当获取方案中提及的影像学资料。应当依据影像学资料定量分析牙槽嵴吸收情况；还应当记录种植体周围X-线透射的影像学证据。

植入后评估除上述四项外，临床评价指标还包括：种植体周围软组织健康、牙齿及植入体活动度、种植体周围软组织袋探诊深度及术后并发症。

5. 不良事件和并发症

应当对每项不良事件及并发症进行描述并制表，应当包括如下事件：感染、种植体修复前脱落、种植体破损或断裂、种植体修复后脱落、基台螺丝松动或折断、疼痛、感觉异常等与种植体相关不良事件。应当提供失去随访的受试者数目、原因及失访时间。对每例不良事件，应当提供详细完备的事件分析报告。

6. 数据制表及统计分析

应当对所有受试者报告表中的数据进行制表，包括未完成调查受试者资料的副本，将临床试验数据进行统计分析，记录统计分析的方法及结果。应当根据试验设计类型、比较类型、资料性质和统计分析目的，合理选择统计分析方法，并对所用的统计学方法，必须引用参考目录或列出公式，并对任何变更进行解释。

（四）产品风险分析资料

根据YY/T 0316《医疗器械 风险管理对医疗器械的应用》，应对产品原材料、生产加工过程、包装、灭菌、运输、贮存、使用等产品寿命周期的各个环节实施风险管理。在产品安全风险管理报告中应当说明所使用的安全风险管理方法及结果，包括器械特殊设计带来的风险及安全风险管理结果。指导原则确认了和种植体、基台有关的一般风险因素及所推荐用以降低风险的措施。

已确认的种植体的风险因素包括：种植体功能不全或种植失败（松动、完整性破坏）、损伤其他牙齿、感染（局部或整体感染，包括细菌性心内膜炎）、术中损伤、穿孔（窦道、牙槽板）及术后并发症等。已确认的种植体基台的风险因素包括：基台功能不全（基台与种植体不兼容）、种植失败（松动、完整性破坏）、损伤其他牙齿等。

（五）产品技术要求

1. 应当根据产品的质控要求确定产品安全有效、质量可控的技术要求，技术要求可直接引用或部分采用相关行业标准，但制定注册产品技术指标应当不低于行业标准适用条款。对于不适用项目及产品特性应当予以说明。

2. 产品所使用的材料应当在技术要求中明确；申报产品型号、规格划分的说明，应尽量采用国家标准、行业标准的表示方法，应当能涵盖产品所有的组件、材料。

3. 检测报告应当由国家食品药品监督管理局认可的检测机构出具，产品在检测机构承检范围内。对多型号、涉及非全性能检测的典型性检测报告，应当按材料及组件分类分别出具检测报告。符合豁免生物相容性检测的，应当提交符合相关规定的说明。

（六）产品说明书、标签和包装标识

应按照《医疗器械说明书和标签管理规定》（国家食品药品监督管理总局令第6号）编制产品说明书和标签。说明书还应当注意如下事项：

明确产品是否无菌、灭菌方法、有效期。如以非无菌状态提供产品，但最终使用时产品应当为无菌状态，说明书应当提供灭菌方法和灭菌条件。说明书中产品名称、英文名称应当和申报名称、标准名称相符合。原则上说明书中介绍的产品应当和申报产品（包括规格型号）、标准中规定产品具有唯一的对应性，避免使用涵盖未申报产品或规格型号的所谓大产品说明书备案，只有当

说明书中所介绍的产品和申报产品一起配合使用，有利于最终用户正确使用申报产品时才可以使用"大"产品说明书备案。

说明书不应当宣示没有依据和夸大了的产品性能指标，应当实事求是地介绍产品的特点。凡宣称产品性能和特点的，应当有产品标准或提交的注册技术资料依据。不使用"系列""等""无毒""对人体无害"等含混和绝对性用词。明确产品禁忌症、使用注意事项和其他应该说明的问题。

四、名称解释

（一）牙科种植体 dental implant

一类用外科手术植入颌骨内或置于颌骨上，用以固定支持义齿的医疗器械，可以是穿龈的（种植体的一部分暴露在牙龈外作为基桩）或完全埋置于牙龈下（仅用作支撑可拆卸的牙修复体）。根据需要，牙种植体可做成圆柱状、叶片状和螺旋状等多种形态，可以由金属、陶瓷、聚合物或天然物质等不同材料所构成或由前述材料复合而成。

（二）种植体基台 implant abutment

基台是牙科修复术中种植体的辅助器具，在手术植入种植体后，基台也将经由手术长久附着于该种植体。基台伸向牙龈外部，构成穿牙龈组分，用以固定义齿及其他矫正物（修复体）。若种植体自身包含完整的穿牙龈部分，则无须使用基台。

（三）牙科种植体系统 dental implant system

由完整组件组成的器械，也包括临床和技工室对种植体的预备和放置、附属修复体的构建和插入所需的辅助工具和专用设备在内。（种植体系统能够表示一种特定的概念、创造或专利。它包括必须的部件和工具，用以完成种植体部植入和基台的组装。）

（四）涂层 coating

覆盖或部分覆盖种植体表面的材料层。

（五）生物相容性 biocompatibility

1. 材料能执行功能并且在特定应用部位宿主能产生适当反应的能力。

2. 能被特定生活环境所接受，且无不良或不期望的副作用的性质。

五、参考文献

1. 《医疗器械监督管理条例》（中华人民共和国国务院令第 650 号）

2. 《医疗器械注册管理办法》（国家食品药品监督管理总局令第 4 号）

3. 《医疗器械临床试验规定》（原国家食品药品监督管理局令第 5 号）

4. 《医疗器械说明书和标签管理规定》（国家食品药品监督管理总局令第 6 号）

5. Guidance for industry and FDA Staff Class Ⅱ Special Controls Guidance Documents：Root – form Endosseous Dental Implant and Endosseous Dental Implant Abutments

6. ISO 10451：2002E Dental Implant Systems – Contents of Technical Files

7. ISO/TS 22911：2005 Dentistry – Preclinical Evaluation of Dental Implant Systems – Animal Test Methods

8. ISO/TR 11175：1993E Dental Implants – Guidelines for Developing Dental Implants

9. YY 0315—2008 《钛及钛合金人工牙种植体》

10. GB 13810—2007 《外科植入物用钛及钛合金加工材》

11. GB 3620. 1—2007 《钛及钛合金牌号和成分》

12. 国际公认的种植体种植成功评价标准（1986 年 Albrektsson 标准）

13. ISO 14801：2007 Dentistry – Implants – Dynamic fatigue test for endosseous dental implants

六、起草单位

国家食品药品监督管理总局医疗器械技术审评中心

妇产科、辅助生殖和避孕器械

79 天然胶乳橡胶避孕套产品注册技术审评指导原则

（天然胶乳橡胶避孕套产品注册技术审查指导原则）

本指导原则旨在指导和规范天然胶乳橡胶避孕套产品的技术审评工作，帮助审评人员理解和掌握该类产品原理/机理、结构、性能、预期用途等内容，把握技术审评工作基本要求和尺度，对产品安全性、有效性作出系统评价。

本指导原则所确定的核心内容是在目前的科技认识水平和现有产品技术基础上形成的，因此，审评人员应注意其适宜性，密切关注适用标准及相关技术的最新进展，考虑产品的更新和变化。

本指导原则不作为法规强制执行，不包括行政审批要求。但是，审评人员需密切关注相关法规的变化，以确认申报产品是否符合法规要求。

一、适用范围

本指导原则的适用范围为《医疗器械分类目录》中第二类男用天然胶乳橡胶避孕套产品（以下简称避孕套），类代号现为 6866。

本指导原则不适用于含有杀精剂等药物成分的避孕套产品。

二、技术审查要点

（一）产品名称的要求

避孕套产品的命名应严格按照《医疗器械分类目录》或国家标准上的通用名称命名。不建议采用"安全套"等其他名称。

（二）产品的结构和组成

产品所用材料天然胶乳橡胶，产品常规为薄膜套状物，开口有卷边，头部有储精囊。套状部分通常设计为光面或非光面（浮点型、螺纹型等），颜色有无色、黄色、红色、绿色、蓝色等。避孕套一般加有润滑剂。

避孕套的产品分类并无明确规定，通常是按照避孕套的宽度进行分类。宽度分为 56.0mm 以上，50.0mm ~ 56.0mm，50.0mm 以下。在产品的外包装上标示有产品的标称宽度。

企业通常会按产品特点再进行分型。有按照避孕套的单层壁厚，分为普通型、超强型、加厚型、超薄型；有按照避孕套的形状，分为普通型、异型。另外，还有彩色避孕套、香型避孕套等多种型式。

（三）产品的工作原理

本产品工作原理与作用机理基本相同，在作用机理中描述。

（四）产品的作用机理

正常形态的人类精子最宽处约 5000nm；人类免疫缺陷病毒大致呈球形，直径约 120nm；性传播疾病，如淋病的病原体宽约 500nm。完好无缺的胶乳膜会起到隔离精子，人类免疫缺陷病毒（HIV）、性传播疾病（STIs）的传染介质的作用。正确的使用适宜的避孕套，可以在性交中阻止人类的精子和卵子结合，减少受孕几率。除此之外，避孕套也有助于防止艾滋病、淋病等性传播病的作用。现在的避孕套原料通常是天然胶乳橡胶。

药物型避孕套是在产品上添加了杀精剂、消炎药、性兴奋延缓剂、助勃剂等而起到相应的特殊作用，目前该类产品按第三类医疗器械管理。

（五）产品适用的相关标准

表1 相关产品标准

GB/T 191—2008	《包装储运图示标志》
GB 7544—2009	《天然胶乳橡胶避孕套技术要求及试验方法》
GB/T 16886.1—2001	《医疗器械生物学评价 第1部分：评价与试验》
GB/T 16886.5—2003	《医疗器械生物学评价 第5部分：体外细胞毒性试验》
GB/T 16886.10—2005	《医疗器械生物学评价 第10部分：刺激与迟发型超敏反应试验》
YY/T 0313—1998	《医用高分子制品包装、标志、运输和贮存》
YY/T 0316—2008	《医疗器械 风险管理对医疗器械的应用》
YY 0466—2003	《医疗器械 用于医疗器械标签、标记和提供信息的符号》

上述标准（见表1）包括了注册产品标准中经常涉及的标准。有的企业还会根据产品的特点引用一些行业外的标准和一些较为特殊的标准。

产品适用及引用标准的审查可以分两步来进行。首先对引用标准的齐全性和适宜性进行审查，也就是在编写注册产品标准时与产品相关的国家、行业标准是否进行了引用，以及引用是否准确。可以通过对注册产品标准中"规范性引用文件"是否引用了相关标准，以及所引用的标准是否适宜来进行审查。此时，应注意标准编号、标准名称是否完整规范，年代号是否有效。

其次对引用标准的采纳情况进行审查。即，所引用的标准中的条款要求，是否在注册产品标准中进行了实质性的条款引用。这种引用通常采用两种方式，文字表述繁多内容复杂的可以直接引用标准及条文号，比较简单的也可以直接引述具体要求。

注意"规范性应用文件"和编制说明的区别，通常不宜直接引用或全面引用的标准不纳入规范性引用文件，而仅仅以参考文件在编制说明中出现。

如有新版强制性国家标准、行业标准发布实施，产品性能指标等要求应执行最新版本的国家标准、行业标准。

（六）产品的预期用途

避孕套以非药物的形式阻止受孕，主要用于在性交中阻止人类的精子和卵子结合，减少受孕几率。也有助于降低性传播疾病传播的风险。

（七）产品的主要风险

1. 风险分析方法

（1）在对风险的判定及分析中，要考虑合理的可预见的情况，它们包括：正常使用条件下；非正常使用条件下。

（2）风险判定及分析应包括：对于使用者的危害；对于环境的危害。

（3）风险形成的初始原因应包括：原材料的选择；产品结构的危害；不合理的使用；环境条件；其他危害等。

（4）风险判定及分析考虑的问题包括：产品原材料生物学危害；产品质量是否会导致使用中出现不正常结果；使用信息包括使用方法、警示性语言、注意事项；对环境的危害。

2. 风险分析清单

避孕套产品的风险管理报告应符合 YY/T 0316《医疗器械 风险管理对医疗器械的应用》的有关要求，审查要点包括：

（1）产品定性定量分析是否准确；

（2）危害分析是否全面；

（3）风险可接收准则，降低风险的措施及采取措施后风险的可接收程度，是否有新的风险产生。

根据 YY/T 0316《医疗器械 风险管理对医疗器械的应用》对避孕套产品已知或可预见的风险进行判定，产品在进行风险分析时至少应包括以下的主要危害，企业还应根据自身产品特点确定其他危害（见表 2）。针对产品的各项风险，企业应采取应对措施，确保风险降到可接受的程度。

表 2　产品主要危害

危害的分类	危害的形成因素	可能的后果
生物学危害	产品原材料性能不符合要求	产品性能不达标，使用者避孕失败、产生局部刺激和致敏等
	生产控制不好，生产工艺不达标 生产操作不正规	引起使用者感染、产生局部刺激和致敏等
	生产过程中带入的非预期成分	可能产生刺激、毒性危害
	未按照工艺要求配料添加剂或助剂使用比例不正确	产品性能不达标造成毒性危害
	不正确的配方 加工工艺控制不严格 后处理工艺控制不严格	产品性能不达标，产生刺激、毒性等危害
操作使用有关的危害	标记不清晰、错误、没有按照要求进行标记	错误使用 储存错误 产品辨别错误 出现细菌感染、粘膜损伤等现象
	包装破损	无法保证使用安全性
	产品性能达不到产品标准的要求	不能满足产品的预期用途
	规格型号选用错误	导致无法达到满意的使用效果
	使用方法、注意事项、警示事项等表述不清	重复使用 使用者出现过敏、刺激反应 不能达到产品的预期效果
	生产的不合格品没有按照相应规定进行处理	造成不合格品通过不正常途径流入市场或造成环境污染
	使用后的产品没有按照要求处理	造成环境污染或其他污染

（八）产品的主要技术指标

本条款给出避孕套产品需要考虑的基本技术性能指标，但并未给出定量要求，企业可参考相应的国家标准或行业标准，根据企业自身产品的技术特点制定相应的性能指标。如国家标准中有不适用条款，企业在标准的编制说明中必须说明理由。

1. 标明产品主要原辅料及含量，包括胶乳及其添加成分、添加剂、着色剂等。

2. 物理性能和包装、标志的要求应执行国家标准相应的规定。

3. 产品所宣传的特殊性能，如"阻隔性"等。

4. 生物性能

生物学评价内容按 GB/T 16886.1 给出的指导原则进行，提供相关资料证明其细胞毒性、致敏、刺激等符合相关标准要求。

应制定微生物指标，至少包括对细菌菌落总数、真菌菌落总数、大肠杆菌、致病性化脓菌的要求。（建议为：细菌菌落总数≤200cfu/g；真菌菌落总数≤100cfu/g；大肠杆菌、致病性化脓菌不得检出）。

（九）产品的检测要求

产品的检测包括出厂检验和型式检验。

出厂检验项目应按照国家标准执行，或在注册产品标准中进行明确。

型式检验报告是证实生产过程有效性的文件之一。型式检验由有资质的检验机构进行。型式检验时，按相应的标准要求进行，所有适用条款应全部合格。

（十）产品的临床要求

完全执行 GB 7544 标准的避孕套不需要进行临床试验。

超出 GB 7544 覆盖范围的产品、具有特殊功效的产品、含有特殊功效润滑剂、使用新材料配方的产品均应进行临床研究。

若进行临床试验，临床试验机构应为国家食品药品监督管理局认定公布的临床试验基地。临床试验应按照《医疗器械临床试验规定》及《医疗器械注册管理办法》附件12 的要求进行，同时应注意以下内容：

1. 确保受试人群具有代表性，包括年龄、生育史等。
2. 明确产品用途。
3. 临床试验例数为受试者人数，而不是使用产品的数量。
4. 试验持续时间应根据受试者的状况和产品预期用途以及统计学的要求确定。
5. 对产品所宣传的特殊功效进行研究。
6. 对避孕效果进行研究。
7. 对不良事件的监测和管理。

（十一）产品的不良事件历史记录

避孕失败。

过敏。

造成女性慢性损害。

（十二）产品说明书、标签和包装标志

产品说明书、标签和包装标志的编写要求应符合《医疗器械说明书、标签和包装标识管理规定》、《医疗器械用于医疗器械标签、标记和提供信息的符号》和《天然胶乳橡胶避孕套 技术要求与试验方法》的要求。同时应包含且注意以下内容：

1. 产品的正确使用方法。
2. 产品的预期用途。

3. 有特殊润滑剂的避孕套还需标注相应特殊信息。如：凉感。

4. 产品所用添加剂。

警示语和使用说明应包括且不仅限于下列内容：

（1）避孕套为一次性使用。

（2）储存的环境要求。

（3）如果产品变粘、变脆或明显损坏，请勿使用。

（4）如果希望用另外的润滑剂，请使用经推荐、可与避孕套一同并用、类型恰当的润滑剂。禁止使用石油基的润滑剂，如凡士林、婴儿油、浴液、按摩油、黄油、人造黄油等，因其会破坏避孕套的完整性。

（5）在阴茎充分勃起后带上避孕套，之后方可进行亲密接触。伤口分泌物、前列腺液、精液、阴道分泌物、唾液、尿液及粪便均可传播疾病。

（6）本产品由天然胶乳制造，可能会引起过敏反应。

（7）如果出现精液进入阴道内的情况，马上采用紧急避孕法。

（8）如何处理已经用过的避孕套。

（9）提醒使用者在产品有效期内使用。

（10）提醒使用者产品在避孕及防止性传播疾病等方面的局限性。

（十三）注册单元划分的原则和实例

1. 医疗器械产品的注册单元以技术结构、性能指标和预期用途为划分依据。

2. 申报同一注册单元的产品，上市产品应采用同一名称，并用于同一用途。

例：宽度不同的产品可视为同一注册单元。

（十四）同一注册单元中典型产品的确定原则和实例

1. 同一注册单元中的典型产品是指能够代表本注册单元内其他产品安全性和有效性的产品。其功能最齐全、结构最复杂、风险最高。

2. 典型产品的确定可以通过比较同一注册单元内所有产品的技术结构、性能指标和预期用途等相应资料，说明其能够代表注册单元内其他产品的安全性和有效性。

天然胶乳橡胶避孕套产品注册技术审查指导原则编制说明

一、指导原则编写的原则

（一）本指导原则编写的目的是用于指导和规范第二类天然胶乳橡胶避孕套产品注册申报过程中审查人员对注册材料的技术审评。

（二）本指导原则旨在让初次接触该类产品的注册审查人员对产品机理、结构、主要性能、预期用途等各个方面有个基本了解，同时让技术审查人员在产品注册技术审评

时把握基本的尺度，对产品安全性、有效性作出系统评价。

二、指导原则编写的依据

（一）《医疗器械监督管理条例》

（二）《医疗器械注册管理办法》（局令第 16 号）

（三）《医疗器械临床试验规定》（局令第 5 号）

（四）《医疗器械说明书、标签和包装标志管理规定》（局令第 10 号）

（五）《医疗器械标准管理办法》（局令第 31 号）

（六）关于印发《境内第一类医疗器械注册审批操作规范（试行）》和《境内第二类医疗器械注册审批操作规范（试行）》的通知（国食药监械〔2005〕73 号）

（七）国家食品药品监督管理局发布的其他规范性文件

三、指导原则中部分具体内容的编写考虑

（一）产品的主要技术指标主要依据国家标准 GB 7544—2009《天然胶乳橡胶避孕套技术要求及试验方法》，应按照最新版本标准的要求执行。

（二）产品应适用的相关标准中给出了现行的国家标准、行业标准（包括产品标准、基础标准）。

（三）产品的预期用途综合了已批准上市产品的核准范围及专家的意见。

（四）产品的主要风险参照 YY/T 0316 进行编制。

（五）产品的不良事件历史记录主要从山东省药品不良反应监测中心数据库中查找。

四、其他产品

非天然胶乳橡胶材料的避孕套产品可参照本指导原则。

五、指导原则编写人员

本指导原则的编写成员由山东省食品药品监督管理局医疗器械产品注册技术审评人员、行政审批人员、国家食品药品监督管理局济南医疗器械质量监督检验中心专家、专业厂家代表、临床专家共同组成，以充分利用各方面的信息和资源，综合考虑指导原则中各个方面的内容，尽量保证指导原则正确、全面、实用。

80 宫内节育器注册技术审评指导原则

（宫内节育器注册技术审查指导原则）

本指导原则旨在为药品监管部门对注册申报资料的技术审评提供技术指导，同时也为注册申请人进行宫内节育器类医疗器械产品注册申报提供参考。

本指导原则系对宫内节育器产品的一般要求，注册申请人应依据具体产品的特性对注册申报资料的内容进行充实和细化，并依据具体产品的特性确定其中的具体内容是否适用。

本指导原则是对注册申请人和审评人员的技术指导性文件，不包括注册审批所涉及的行政事项，亦不作为法规强制执行。如果有其他科学合理的替代方法，也可以采用，但是需要提供详细的研究资料和验证资料。应在遵循相关法规和标准的前提下使用本指导原则。

本指导原则是在现行法规和标准体系以及当前认知水平下制订的，随着法规和标准的不断完善，以及科学技术的不断发展，本指导原则相关内容也将进行适时的调整。

一、适用范围

本指导原则适用于放置于妇女宫腔内利用铜离子释放机理避孕用的宫内节育器产品，包括含有吲哚美辛等药物成分的药械组合产品。其他类型的宫内节育器产品可参考

本指导原则中适用的部分。

二、注册单元划分原则

下列情形原则上划分为不同的注册单元：

材料化学成分不同的产品，如：含药与不含药，以及不同的药物载体材料。

结构不同的产品，如产品整体结构有 OCu、宫腔形、VCu、TCu、固定式等多种形式。

铜表面积标称值不同。

三、注册申报资料要求

注册申报资料按照《医疗器械注册申报资料要求和批准证明文件格式》（国家食品药品监督管理总局公告 2014 年第 43 号）进行提供，尤其注意以下几方面内容：

（一）综述资料

1. 参照《医疗器械通用名称命名规则》（国家食品药品监督管理总局令第 19 号）规范产品通用名称。

2. 阐述产品作用原理，预期与人体接触部位（解剖部位）、接触方式、作用时间。

3. 阐述产品所有原材料（包括放置器等）的规范中文

化学名称、金属材料牌号（若有）、材料商品名（若有）、硅橡胶材料牌号（若有）等。若原材料外购，需明确与人体接触的原材料供应商并附其资质证明文件、供销关系证明文件（供销协议）、质量标准及验证报告。对于含有双组分加成硫化硅橡胶的产品，应提供硅橡胶原材料符合 YY 0484—2004《外科植入物 双组分加成型硫化硅橡胶》（注：本指导原则中标准适用最新版本，下同）的验证报告。

对于含有药物成分的产品，需按照有关规章提供药物的上市证明文件。明确药物的相关信息，一般包括：药物名称（通用名及英文名称）、化学结构式、分子量、分子式、商品名称、组成成份、含量、作用、在含药器械中的预期功能及与医疗器械的结合方式等。

4. 阐述产品结构与组成并提供结构示意图（包括放置器）。

5. 明确申报产品型号规格的表述方式，阐述各型号规格间的异同点。

6. 明确产品包装材料。明确产品的灭菌方式及具体有效期限。

7. 提供产品的国内外动态分析情况（包括国内外同类产品的上市情况及与申报产品作用原理、结构组成、制造材料、性能指标、适用范围等情况的对比）。

（二）研究资料

1. 产品性能研究

（1）详述产品技术要求中性能指标及检验方法的确定依据，提供采用的原因及理论基础，提供涉及到的研究性资料、文献资料和/或标准文本。

（2）详述产品设计原理、特点并提供相关研究、支持性资料：

①提供铜离子释放的研究资料，建议参照 YY/T 1404—2016《含铜宫内节育器用铜的技术要求与试验方法》进行研究。

②提供成品中不锈钢材料部件耐腐蚀性能的研究资料，包括不锈钢本身及与其他金属材料相互作用的腐蚀性能研究数据。

③如产品原材料中含有镍钛合金，可参考 GB 24627—2009《医疗器械和外科植入物用镍－钛形状记忆合金加工材》，在研究资料中明确产品所用镍钛合金原材料的相变温度，分析生产加工过程对产品的相变温度是否有影响并提供相应支持性资料。提供镍离子析出的安全性研究资料。

④如产品原材料中含有高分子材料，提供物理机械性能的研究资料。如参考 GB 11235—2006《VCu 宫内节育器》、YY/T 1471—2016《含铜宫内节育器用含吲哚美辛硅橡胶技术要求与试验方法》附录提供硅橡胶扯断强度、扯断伸长率、扯断永久变形、硬度方面的物理机械性能研究资料。对于其他高分子材料，注册申请人根据材料特性对适用的物理机械性能进行研究。

⑤如产品原材料中含有硅橡胶，提供硅橡胶部件中浸提物质和挥发物质（特别是低分子量物质）的定性定量分析资料，主要为 D4 及 D5 含量要求。

⑥若注册申请人声称产品与药物治疗（非产品所含药物）或其他形式的治疗配合进行，则提供产品与该治疗手段相互作用有关的研究资料，比如治疗性放射线对产品影响的研究等。

⑦若产品可能受核磁共振（MRI）等医学检查手段影响，则注册申请人应提供与 MRI 等检查手段兼容性的研究资料，并在说明书中明确能否进行 MRI 等检查的警示信息，概述适宜的 MRI 环境条件。

⑧明确产品建议使用寿命并提供支持性资料。

⑨提供产品结构设计或其他特殊设计的相关研究、验证资料。

2. 生物相容性评价研究

（1）需对成品中与使用者直接或间接接触的材料的生物相容性进行评价。生物相容性评价研究资料需包括：

①生物相容性评价的依据和方法。

②产品所用材料的描述及与人体接触的性质。

③实施或豁免生物学试验的理由和论证。

④对于现有数据或试验结果的评价。

（2）目前根据 GB/T 16886.1—2011《医疗器械生物学评价 第 1 部分：风险管理过程中的评价与试验》，宫内节育器产品需考虑的生物相容性评价项目包括：细胞毒性、致敏、阴道刺激、材料介导的热原、急性全身毒性、亚慢性毒性、遗传毒性、植入后局部组织反应、生殖毒性。放置器需考虑的生物相容性评价项目包括：细胞毒性、阴道刺激、致敏。如果 GB/T 16886.1 进行了更新，需按照有效的标准版本进行生物学评价。

（3）对含铜宫内节育器进行细胞毒性试验时，往往得出细胞毒性 2 级以上的结论。建议按照如下程序进行细胞毒性评价：首先对宫内节育器产品按照常规的浸提液制备方法进行细胞毒性试验；对于常规浸提方法的试验结论为细胞毒性 2 级以上（不含 2 级）的，需要补充以下两个试验：①梯度稀释试验：对常规浸提方法获得的浸提液进行梯度稀释，直至细胞毒性结论为 2 级或以下，报告稀释倍数与细胞毒性的关系；及②去除铜材料后其余部件的细胞毒性试验。注册申请人需结合以上三个细胞毒性试验的结果，提供该产品细胞毒性的综合性评价资料。

（4）评价产品植入后局部组织反应时，建议选择已上市同类产品作为同期对照。鉴于含铜宫内节育器中铜离子的释放特性（释放量、释放速率等）显著影响植入后局部的组织相容性，建议设定多个观察时间，必要时考虑延长观察时间以评价组织反应是否达到相对稳定状态。

（5）若申报产品中含有全新植入人体的材料成分，需进一步提供该材料适合用于人体使用的相关评价资料，包括对长期的生物相容性进行评价，如长期植入后反应、慢性毒性、致癌性等。

3. 灭菌/消毒工艺研究

产品需经最终灭菌，明确灭菌工艺（方法和参数）和无菌保证水平（SAL），无菌保证水平应达到残存微生物污染概率≤10⁻6，提供灭菌确认报告。如灭菌使用的方法容易出现残留，需明确残留物信息及采取的处理方法，并提供研究资料。

4. 产品有效期和包装研究

提供产品有效期的验证报告（包括产品物理、化学稳定性和包装密封稳定性的验证资料）。不同包装的产品需分别提供验证资料。

5. 临床前动物试验

对于采用新材料或新工艺的宫内节育器，需提供临床前动物试验资料，包括动物试验研究的目的、结果及记录。宜选用与人体宫腔构造相近的哺乳类动物。

6. 其他资料

对于添加药物成分的产品，首先需判断产品是以药物作用为主还是以医疗器械作用为主。若产品以药物作用为主，则宜申报药品注册，不在本文讨论的范围之内。若产品以医疗器械作用为主，则需按照药械组合产品的要求提供相应研究资料，包括：

（1）宫内节育器部件与药物相互作用的研究性资料。

（2）药物与宫内节育器结合后产品加工工艺（如灭菌）对药物性能影响的研究资料。

（3）如含药宫内节育器产品中含有多种药物，提供药物间相互作用的研究资料。

（4）含药宫内节育器中药物含量/剂量的选择依据及相关研究资料。

（5）如含药宫内节育器中药物的释放形式为缓释控制，提交药物释放速率的研究资料或文献资料。

（6）若药物成分作为药品上市，但尚未在境内上市的含药宫内节育器中使用过，则提供含药节育器中药物成分与成品药在给药途径、作用方式、给药剂量等方面的差异并予以分析，提供药物的药学、药理毒理、药代动力学等研究资料综述和已上市成品药的临床不良反应综述。

（三）生产制造信息

1. 详述产品生产加工过程，包括各种加工工艺、各种加工助剂的使用情况，对残留单体或小分子残留物的控制情况及相应的验证资料等。

2. 有多个研制、生产场地的，需概述每个研制、生产场地的实际情况。

（四）产品技术要求

1. 性能指标宜根据产品特性制定，包括但不限于：

（1）基本性能：外观、尺寸、不锈钢丝硬度、钢丝表面粗糙度、不锈钢部件耐腐蚀性、铜纯度、铜表面积、铜杂质含量（参考 YY/T 1404—2016）。

（2）镍钛合金支架产品：镍钛合金产品的记忆性能。

（3）化学性能

带有高分子塑料部件产品：酸碱度、蒸发残渣、还原物质、紫外吸光度、重金属含量。

带有硅橡胶部件产品：酸碱度、蒸发残渣、干燥失重、过氧化物（适用于热硫化硅橡胶）、还原物质（易氧化物）（适用于加成硫化硅橡胶）、紫外吸光度、重金属含量、微量元素（铅 Pb、镉 Cd、砷 As、铬 Cr、铁 Fe）。

带有铜以外其他金属材料的产品：金属化学成分分析。

产品在生产过程中引入的有害小分子物质残留量要求，如加工助剂等。

（4）含有硫酸钡等显影作用的产品：显影性能、显影剂定性定量要求。

（5）宫内节育器使用性能：平面度（GB 11234—2006《宫腔形宫内节育器》）；变形量（GB 3156—2006《OCu 宫内节育器》/GB 11234—2006《宫腔形宫内节育器》）；弹性（GB 11235—2006《VCu 宫内节育器》）；恢复性（GB 11236—2006《TCu 宫内节育器》）；宫内节育器支撑力（GB 3156—2006《OCu 宫内节育器》）；径向压缩下偏扭程度（GB 3156—2006《OCu 宫内节育器》）；铜管位移拉力；尾丝长度及外观；尾丝抗拉力（GB 11235—2006《VCu 宫内节育器》）；尾丝与宫内节育器连接强度（GB 11236—2006《TCu 宫内节育器》）。

（6）包装要求：包装剥离力。

（7）对环氧乙烷灭菌的产品：EO 残留量。

（8）对于含药器械：药物的定性、定量、释放速率。

（9）无菌。

（10）放置器适用的技术要求：放置器外观；放置管外径；定位块移动阻力；放置器与宫内节育器结合强度；宫内节育器脱出力。

2. 若有不适用的项目需在研究资料中详细说明理由。对于无法在终产品中测定的项目，建议对相同工艺处理后的样品进行检测，并在研究资料中提供中间品相关性能的质控资料。

（五）产品说明书及标签

1. 产品说明书需按照《医疗器械说明书和标签管理规定》（国家食品药品监督管理总局令第 6 号），参考宫内节育器产品有关国标及行标编制，此外应完善以下内容：

（1）产品名称、型号、规格。

（2）注册人及生产企业的名称、住所、生产地址、联系方式、生产许可证编号，售后服务单位，进口医疗器械还应当载明代理人的名称、住所及联系方式。

（3）医疗器械注册证编号及产品技术要求编号。

（4）产品性能、主要结构组成、设计、外形尺寸和材料成分的描述。

（5）适用范围及禁忌症（绝对和相对禁忌症）。注：不能使用本器械，则这些禁忌症被视作绝对禁忌症。经过风险/收益分析后，发生这些禁忌症时仍然允许使用本器械，则这些禁忌症被视作相对禁忌症。

（6）生产日期，使用期限或者失效日期。

（7）包装清单，包括宫内节育器、放置器等。

（8）医疗器械标签所用图形、符号、缩写等内容的解释。

（9）说明书的编制或者修订日期。

（10）使用说明、放置过程、放置时间（如月经间隔期放置、流产后立即放置或产后放置或性交后放置）的描述，应包括图例。

（11）取出步骤的描述，如果取出过程中发生困难，采取何种措施的描述。

（12）使用中的注意事项和警告，使用产品之前和使用期间建议实施的医学检查，包括宫颈防癌检查。

（13）在注意事项、警示及提示性说明中应增加"无论使用寿命是否到期，对于绝经过渡期月经紊乱者或已闭经 6 个月以上者，均应将产品及时取出。"

（14）说明与药物治疗和其他形式的治疗或研究可能发生的相互作用，比如 MRI 检查或治疗性放射线对产品的影响。

（15）有关处理带器妊娠（宫内妊娠或异位妊娠）的详细说明，及发生带器妊娠的风险提示。若发生带器妊娠时及时终止妊娠。

（16）作用机理以及对月经周期可能产生的影响。

（17）可能发生的不良事件、并发症和症状的列表，提醒妇女放置宫内节育器后按医嘱定期复查，当出现何种临床征象和症状时需要联系医师的警示。

（18）定期检查宫内节育器是否发生移位的提示、推荐确认的步骤及自我检查方法。

（19）一次性使用的字样或符号。灭菌方式及灭菌包装损坏后的处理方法。

（20）产品在妇女子宫腔内的放置年限，不得使用"5 年以上"类似模糊的描述。

（21）产品有效期、保存运输条件需与研究资料一致。特别对于药械组合产品，宜考虑所含药物成分对保存运输条件的特殊要求。

（22）若宫内节育器含药物成分，明确药物名称（通用名）、含量、预期功能。药物相关的警示信息及注意事项，包括药物副作用、在贮存和运输方面的特殊要求等内容。

2. 产品标签需按照《医疗器械说明书和标签管理规定》（国家食品药品监督管理总局令第 6 号）编制，此外应完善以下内容：

产品名称、型号、规格；生产日期和使用期限或者失效日期；交付状态及灭菌方式；医疗器械注册证编号；灭菌批号；"包装袋破损勿用"等字样或标志；生产企业名称、住所。

（六）原注册证书载明要求继续完成的工作

宫内节育器产品作为一种我国计划生育基本国策引导

影响下的医疗器械，因上市时间较早，多数产品在首次注册时并未进行过系统科学的生物学评价。而该类产品在我国用量很大，国内有关研究及临床文献中均报道宫内节育器产生了出血、疼痛等一系列的不良事件。按照生物学评价的原则，当"有证据表明产品用于人体后出现了不良反应时，应考虑进行生物学重新评价"，故对于宫内节育器产品，注册人（进口产品：注册人及其委托的国内代理人）应在产品上市后定期对产品进行严格随访，积极进行不良事件收集工作。在延续注册时以产品分析报告的形式提交随访资料并进行统计分析。

注册申请人根据产品实际销售情况选择具有代表性的不同地域的人群进行随访，分别提供各地域的临床随访及数据统计资料，资料中应包含产品在本地域的销售量、随访率、不良事件/并发症发生率、生物相容性相关的临床症状等数据。按类别对以上数据进行汇总统计分析，提供与产品相关性的分析资料。与宫内节育器产品生物相容性可能相关的指标至少包括出血情况、疼痛情况、侵蚀穿孔、罕见不良事件、肿瘤、带器或取器后妊娠后结果（如自然流产、死胎等）、摘器后妊娠出生儿的存活率等。推荐使用附件中的《宫内节育器临床使用安全监测随访记录单》收集相关临床随访信息。

四、参考文献

1. GB 3156—2006《OCu 宫内节育器》

2. GB 11234—2006《宫腔形宫内节育器》

3. GB 11235—2006《VCu 宫内节育器》

4. GB 11236—2006《TCu 宫内节育器》

5. YY 0334—2002《硅橡胶外科植入物通用要求》

6. GB/T 16886《医疗器械生物学评价》系列标准

7. YY/T 1404—2016《含铜宫内节育器用铜的技术要求与试验方法》

8. YY/T 1471—2016《含铜宫内节育器用含吲哚美辛硅橡胶技术要求与试验方法》

9. 《中华人民共和国药典》

10. 《无源植入性医疗器械产品注册申报资料指导原则》（食药监办械函〔2009〕519 号）

11. 《无源植入性医疗器械货架寿命申报资料指导原则》（国家食品药品监督管理总局通告 2017 年第 75 号）

12. ISO/DIS 11249—2014 Mechanical contraceptives—Guidance for clinical evaluation of intra – uterine contraceptive devices（IUDs）

13. ISO 7439—2015 Copper – bearing contraceptive intrauterine devices – Requirements and tests

五、起草单位

本指导原则由国家药品监督管理局医疗器械技术审评中心起草并负责解释。

附　宫内节育器临床使用安全监测随访记录单

随访日期＊	随访方法＊		随访人＊	随访时使用情况＊	备注

患者基本信息：

姓名＊	可填姓名首字母缩写	年龄＊	
居住地址	省/市　　　　　县/市　　　　　乡/区		
联系电话＊		E－mail	

患者节育信息：

医院或卫生站名称＊		
医生姓名＊		放置日期＊
医疗器械生产企业名称＊		
医疗器械名称＊		型号、规格＊
注册证号＊		生产日期

随访信息：

一、主诉		
月经异常＊	□ 月经过多 □ 月经过少 □ 月经间期出血/点滴出血 □ 周期改变 □ 其他	详述：
疼痛＊	□ 腰背酸痛 □ 下腹痛 □ 性交痛 □ 其他	详述：
感染/分泌物异常＊	□ 分泌物异常 □ 感染 □ 其他	详述：
其他		详述：
二、定位检查		
超声	□ 正常 □ 异常	详述：
X线	□ 正常 □ 异常	详述：
尾丝	□ 正常 □ 异常	详述：
三、宫内节育器情况		
宫内节育器位置或形状改变	□ 下移 □ 断裂及脱结 □ 横置 □ 倒置 □ 其他	详述：

三、宫内节育器情况		
宫内节育器脱落	□ 完全脱落 □ 部分脱落	详述:
宫内节育器异位	□ 子宫外异位 □ 部分异位 □ 完全异位	详述:
异位妊娠	□ 异位妊娠（不带器） □ 带器异位妊娠 □ 取器后异位妊娠	详述：取器到妊娠间隔时间、等
宫内妊娠	□ 宫内妊娠（不带器） □ 带器宫内妊娠 □ 取器后宫内妊娠	详述：取器到妊娠间隔时间等
带器/取器妊娠后结果	□ 自然流产 □ 人工流产 □ 死胎 □ 生育	详述：流产或生育时间等
带器/取器妊娠后 * 出生儿情况	□ 存活 □ 未存活	详述：健康状况等
妇科肿瘤 *	详述：	
其他并发症	详述：	
其他不良事件	详述：	
四、处理		
继续使用		
医学原因取出	详述：取出时间、取出理由等	
非医学原因取出	详述：取出时间、取出理由等	

注：该表格为推荐格式，生产者可根据产品的实际情况修改表格的部分内容，但带有 * 的填写项目为必填内容。该记录单应由生产企业/代理人进行签章。该表格内容中的个人信息除用于申报注册外不得用于其他用途。

81 人类体外辅助生殖技术用液注册技术审评指导原则

（人类体外辅助生殖技术用液注册技术审查指导原则）

本指导原则旨在为药品监管部门对注册申报资料的技术审评提供技术指导，同时也为注册申请人进行人类体外辅助生殖用液体类医疗器械产品注册申报提供参考。

本指导原则系对人类体外辅助生殖技术用液体类医疗器械产品的一般要求，注册申请人应依据具体产品的特性对注册申报资料的内容进行充实和细化，并依据具体产品的特性确定其中的具体内容是否适用。

本指导原则是对注册申请人和审评人员的技术指导性文件，不包括注册审批所涉及的行政事项，亦不作为法规强制执行。如果有其他科学合理的替代方法，也可以采用，但是需要提供详细的研究资料和验证资料。应在遵循相关法规和标准的前提下使用本指导原则。

本指导原则是在现行法规和标准体系以及当前认知水平下制订的，随着法规和标准的不断完善，以及科学技术的不断发展，本指导原则相关内容也将进行适时的调整。

一、适用范围

本指导原则适用于按照医疗器械管理的人类体外辅助生殖技术用液。人类体外辅助生殖技术用液是指与人类配子和/或胚胎发生直接或间接接触，以准备、培养、转移或存储人类配子和/或胚胎的液体类医疗器械产品，如：取卵液、卵子与胚胎处理液、精子洗涤液、精子密度梯度分离液、精子制动液、体外受精液、卵裂胚培养液、囊胚培养液、配子/胚胎冷冻液、配子/胚胎解冻液、培养用油等。

二、注册单元划分

化学成分或配比不同的产品应划分为不同的注册单元，但用于同一操作步骤的产品则可放入同一注册单元。如玻璃化冷冻液中为实现配子/胚胎玻璃化冷冻目的而依次使用的各成分或配比不同的溶液为用于同一操作步骤的产品，可放入同一注册单元。

三、注册申报资料要求

注册申报资料在按照《关于公布医疗器械注册申报资料要求和批准证明文件格式的公告》（国家食品药品监督管理总局公告 2014 年第 43 号）进行提供的基础上，还应包括但不限于以下几方面内容：

（一）综述资料

1. 描述产品工作原理、作用机理（如适用），以及区别于其他同类产品的特征等内容。

2. 以表格形式提供产品配方（投料比）及终产品中所有组成成分的中英文化学名称、各组分理论浓度、作用。

3. 提供产品原材料相关资料，包括各原材料来源、质量控制标准及其确定依据、验证数据等。申请人应提交相关资料以说明各组分的安全性、有效性，如材料安全性数据表、相关毒理学数据、临床应用史等支持资料。说明组成材料中是否含有药品成分，若有请对其中所含药品提供获我国注册或获生产国（地区）批准上市的证明性文件。关于产品用水，请提供其质量控制标准和验证报告。

4. 型号规格：对于存在多种型号规格的产品，应当明确各型号规格的区别，对于各型号规格的结构组成、功能及性能指标等方面加以描述，并明确各型号规格产品是否为一次量溶液。

5. 描述产品具体采用的包装容器的材料和规格。采用的产品包装容器材料应通过毒理学风险评定，提供其来源、质量控制标准及包装容器材料的安全性研究资料，或能够支持包装容器材料用于申报产品安全性的证明性资料及适用性分析。明确包装容器材料是否含有具有潜在致癌、致畸及致突变性风险的成分（如邻苯二甲酸酯等）。

6. 适用范围和禁忌症：提供产品适用范围、预期使用环境、适用人群及禁忌症信息。申请人应根据临床资料规范申报产品的适用范围，明确产品适用的体外辅助生殖阶段及其具体作用。如适用，应当说明产品不适宜应用的某些情况或特定的人群。

7. 提供参考的同类产品（国内外已上市）或前代产品（如有）的信息，阐述申请注册产品的研发背景和目的。对于同类产品，应当说明选择其作为研发参考的原因。同时列表比较说明产品与参考产品（同类产品或前代产品）在工作原理、组成成分、性能指标、适用范围等方面的对比情况，如参考产品为本企业产品，还需提供组成成分含量的对比情况。

（二）研究资料

1. 产品性能研究

（1）提供产品技术要求的研究和编制说明，详述产品技术要求中性能指标及检验方法的确定依据，提供所采用的标准或方法、采用的原因及理论基础，提供涉及的研究性资料、文献资料和/或标准文本。

（2）提供各组成成分浓度选择的依据。

（3）根据产品预期用途，提供产品对配子功能、合子形成、着床前胚胎生长发育影响的研究资料；若产品中含有目前国内已上市产品中未使用过的成分，则需进一步提供着床后胚胎生长发育、行为发育影响的研究性资料。

（4）提供本企业系列产品合用后对配子和胚胎发育影响的整体性研究资料。

（5）提供产品中药物与其他成分相互作用及稳定性研究资料。

（6）提供产品与市场上其他培养基和辅助生殖技术溶液兼容性的研究资料。

（7）若含有抗生素成分，请分析说明抗生素对配子、合子或胚胎的影响。

（8）产品可降解成分的降解可导致组分浓度降低以及有害副产物形成，提供存贮有效期内申报产品中可降解成分降解情况的研究资料，包括关键性组分的降解情况、有害降解产物的生成情况，分析说明降解产物对终产品潜在安全有效性的影响。

2. 生物相容性评价研究

需对成品中与母体、配子或胚胎直接或间接接触的材料的生物相容性进行评价。

生物相容性评价研究资料需包括：

（1）生物相容性评价的依据和方法。

（2）产品所用材料的描述及与母体、配子或胚胎接触的性质。

产品与母体、配子或胚胎接触的性质需提供在取卵、取精、受精、体外培养、胚胎移植、冷冻解冻等过程中产品预期与人体、配子、合子/胚胎接触的情况，包括接触部位、接触方式、接触时间（包括积累接触时间），提供预期的最长接触时间。

（3）实施或豁免生物学试验的理由和论证。

（4）对于现有数据或试验结果的评价。

对于可能接触母体的产品，需考虑进行的生物相容性评价/试验项目包括细胞毒性、致敏、刺激、热原等；对于可能接触卵子、合子或胚胎的产品，需考虑进行的生物相容性评价/试验项目包括鼠胚试验和遗传毒性；对于可能接触精子的产品，需考虑进行的生物相容性评价/试验项目包括人精子存活试验和遗传毒性。囊胚细胞数是一项评价胚胎发育状况的敏感和定量指标，鼠胚试验应兼用囊胚细胞计数法对发育期的胚胎进行分析（试验品处理组与阴性对照组相比囊胚细胞数应无明显差异）。

对于以上不适用的项目，应提供充分的理由和论证。

若可能，各项生物相容性试验需采用样品原液进行。若采用原液进行试验不可操作，则进行适当稀释/浸提，并提供不使用原液的理由以及稀释/浸提比例的依据。

若申报产品中（包括包装容器）所含成分具有致癌、致畸及致突变性潜在风险，生产商应对该成分的应用进行详细的分析说明，说明有无相关替代成分，并提供产品致癌性、致突变性及生殖毒性的生物相容性评价资料。

3. 生物安全性研究

如产品中含有人源性成分、动物源性成分或 DNA 重组技术制备的成分，请提供关于病毒和/或传染性病原体感染以及免疫原性的风险分析及控制措施的描述和验证资料（可参考《同种异体植入性医疗器械病毒灭活工艺验证技术审查指导原则》和《动物源性医疗器械产品注册申报资料指导原则》等）。

4. 灭菌/消毒工艺研究

描述用于保证产品无菌的质量保证体系，明确产品灭菌工艺（方法和参数）和无菌保证水平（SAL），提供灭菌确认报告。如灭菌使用的方法容易出现残留，需明确残留物信息及采取的处理方法，并提供研究资料。

5. 产品有效期和包装研究

提供产品有效期的验证报告（包括产品物理、化学、功能稳定性和包装密封稳定性的验证资料），及开瓶后抛弃日期的验证资料（多次量产品适用）。不同包装或容器的产品需分别提供。

6. 临床前动物实验

如适用，需包括动物实验研究的目的、结果及记录。

7. 其他资料

证明产品安全、有效的其他研究资料。

（三）生产制造信息

1. 详述产品生产加工过程，明确产品生产加工工艺（包括详细配制过程描述，如适用），注明关键工艺和特殊工艺，并说明其过程控制点。如适用，请明确产品生产过程中各种加工助剂的使用情况及对杂质（如残留单体、小分子残留物等）的控制情况并提交相应的验证资料。

2. 有多个研制、生产场地的，需概述每个研制、生产场地的实际情况。

（四）临床评价资料

按照《医疗器械临床评价技术指导原则》提交临床评价资料。进口医疗器械还应提供境外政府医疗器械主管部门批准该产品上市时的临床评价资料。

（五）风险分析资料

体外辅助生殖用液体类产品风险分析资料应注意危害发生的对象包括人体（包括捐献者）、配子、合子和/或胚胎，应注意判定产品对人体、配子、合子和/或胚胎每一种可能的潜在危害，以及危害发生的原因、危害水平、采取的降低危害的措施以及剩余危害可接受性评定。另外，体外辅助生殖液体类产品应注意提供单个组分的风险分析，尤其是生物源性成分。

（六）产品技术要求

性能指标需根据产品特性制定，包括但不限于：

（1）理化性能：外观、装量、pH 值、渗透压、重金属总含量。对于精子密度梯度分离液等密度梯度离心介质及组织培养油，需制定密度性能指标，组织培养油、精子制动液需制定黏度要求。

若产品为超出渗透压计测量范围的高渗溶液，则技术要求中渗透压指标宜为稀释特定倍数后的指标值，并采用稀释后溶液进行渗透压测量。

（2）对于所含药品成分（如胰岛素、抗生素、白蛋白等），需制定药物定性、定量指标。

（3）建议制定除以保持 pH 值和渗透压为目的以外的所有组成成分定量要求和检测方法并检测，并提供相关指标的确定依据。若在终产品中无法测定，则请进行说明、提供相应证据，并提供由医疗器械生产企业进行的其原材料的定性鉴别测试数据。

（4）产品使用性能相关指标要求：如对于精子密度梯度分离液等精子优选产品应制定活动精子回收率、处理后精子活力提升率等指标，精子制动液应制定精子制动性能指标要求。

注：活动精子回收率 =（处理后活动精子总数/处理前活动精子总数）×100%

处理后精子活力提升率 = 处理后精子活力 − 处理前精子活力

精子活力 =（向前运动精子/精子总数）×100%

（5）相关杂质控制指标（如适用，如组织培养油等）、有害降解产物含量控制指标。

（6）对于可能接触卵子、合子或胚胎的产品，产品技术要求中需包括鼠胚试验性能指标。

（7）无菌，细菌内毒素。

（七）产品说明书

产品说明书需按照《医疗器械说明书和标签管理规定》（国家食品药品监督管理总局令第 6 号）的要求制订，此外需注意：

1. 说明书中应对产品中不稳定成分（如谷胱甘肽、丙酮酸、维生素等）及外观（如颜色、透明度等）在保存过程中的变化对产品应用造成的影响进行相关提示。

2. 产品说明书及标签中应对产品及包装材料中相关致癌、致畸及致突变性成分予以明确（如有，如包装容器含有邻苯二甲酸酯成分等），提示相关的风险及应采取的安全预防措施。

3. 根据产品与市场上其他培养液和辅助生殖技术溶液兼容性的研究资料，增加相关警示信息。

4. 相关抗生素过敏的提示（如适用）。

5. 相关生物安全性的提示（含有生物源性成分的产品）。

6. 明确产品贮存条件及开瓶抛弃日期。

7. 明确产品使用条件及使用前预处理步骤。

四、参考文献

1. GB/T 16886《医疗器械生物学评价》系列标准

2.《中华人民共和国药典》（2015 年版）

3. YY/T 0995—2015《人类辅助生殖技术用医疗器械 术语和定义》

4. YY/T 1434—2016《人类体外辅助生殖技术用医疗器械 体外鼠胚试验》

5.《无源植入性医疗器械产品注册申报资料指导原则》

（食药监办械函〔2009〕519 号）

6.《同种异体植入性医疗器械病毒灭活工艺验证技术审查指导原则》（食药监办械函〔2011〕116 号）

7.《关于发布动物源性医疗器械注册技术审查指导原则（2017 年修订版）的通告》（国家食品药品监督管理总局通告 2017 年第 224 号）

8.《关于发布无源植入性医疗器械货架有效期注册申报资料指导原则（2017 年修订版）的通告》（国家食品药品监督管理总局通告 2017 年第 75 号）

五、起草单位

本指导原则由国家食品药品监督管理总局医疗器械技术审评中心起草并负责解释。

82 辅助生殖用胚胎移植导管注册技术审评指导原则

（辅助生殖用胚胎移植导管注册技术审查指导原则）

本指导原则旨在为注册申请人进行辅助生殖用胚胎移植导管产品注册申报提供参考，同时也为审评机构对注册申报资料的技术审评提供技术指导。

本指导原则系对辅助生殖用胚胎移植导管产品的一般要求，注册申请人应依据具体产品的特性对注册申报资料的内容进行充实和细化，并依据具体产品的特性确定其中的具体内容是否适用，若不适用，需详细阐述理由及相应的科学依据。

本指导原则是对注册申请人和审评人员的技术指导性文件，不包括注册审批所涉及的行政事项，亦不作为法规强制执行。如果有其他科学合理的替代方法，也可以采用，但是需要提供详细的研究资料和验证资料。应在遵循相关法规和标准的前提下使用本指导原则。

本指导原则是在现行法规和标准体系以及当前认知水平下制订的，随着法规和标准的不断完善，以及科学技术的不断发展，本指导原则相关内容也将进行适时的调整。

一、适用范围

本指导原则所涉及的辅助生殖用胚胎移植导管，是指在体外受精－胚胎移植及其衍生技术操作过程中，用于将配子、合子和胚胎向子宫腔内或输卵管内移植用的胚胎移植导管。

二、注册申报资料要求

（一）综述资料

1. 概述

描述申报产品的管理类别、分类编码。该产品按第二

类医疗器械管理，属于《医疗器械分类目录》（国家食品药品监督管理总局公告 2017 年第 104 号）中 18 妇产科、辅助生殖和避孕器械目录下的 07 辅助生殖器械项下的 01 辅助生殖导管。

2. 产品描述

产品描述应全面、详细，提供在胚胎移植过程中产品预期与人体、配子、合子及胚胎接触的情况，包括接触部位、接触方式、接触时间等。

产品描述应包括申报产品名称、产品原材料、结构、预期用途、技术性能指标及其制定依据。必要时提供结构图示及说明。通常情况下一套完整的胚胎移植导管包括：内管（移植管）、外管（导引管）、内圆锥接头、插芯（可不带）、不锈钢管（可不带）、护套，有的胚胎移植导管还带有可移动的定位环。

3. 规格型号

对于存在多种型号规格的产品，说明产品的规格型号及划分依据、明确各规格型号的区别。可采用对比表对不同规格型号的结构组成、性能指标加以描述。

4. 包装说明

提供与灭菌方法相适应的最初包装的信息。

5. 产品适用范围和禁忌症

（1）适用范围：应当明确产品的适用范围，明确产品适用的体外辅助生殖阶段及其具体作用。

（2）禁忌症：如适用，应当说明产品不适宜应用的某些情况或特定的人群。

6. 参考的同类产品或前代产品

应当提供同类产品（国内外已上市）或前代产品（如有）的信息，阐述申请注册产品的研发背景和目的。对于

同类产品，应当说明选择其作为研发参考的原因。

注册申请人应综述该类产品国内外研究、临床使用现状及发展趋势。列表比较说明本次申报产品与已上市同类及前代产品（如有）的相同点和不同点，比较的项目应包括产品名称、原材料、结构、性能指标、适用范围、生产工艺、灭菌方式、有效期、已上市国家等。

7. 原材料控制

提供产品全部原材料的质量控制资料，包括各原材料来源、质量控制标准及验证数据等。注册申请人应选择无致癌、致畸，无生殖毒性和遗传毒性的原材料，提交材料安全性数据表、可沥滤物分析、相关毒理学数据、临床应用史等资料。

采用的产品初包装材料应通过理化特性、毒理学特性评价，以证明在产品灭菌及贮存和运输过程中包装材料对产品性能和安全性不产生不利影响。应提供初包装材料的来源、质量控制标准及验证数据的资料。

（二）研究资料

至少应包含如下内容：

1. 产品性能研究

胚胎移植导管的结构、尺寸、表面处理方式等对术中疼痛和出血、配子、合子及胚胎皆有影响。为达到预期性能的要求，设计开发时要考虑到产品使用时穿刺过程中对患者、配子、合子及胚胎的损害，以及操作的便利性。

产品性能研究资料应当包括但不限于产品技术要求中的相关性能指标，应涵盖有效性、安全性指标以及与质量控制相关指标的确定依据、所采用的标准/方法以及采用的理由等。

（1）详述所有性能指标及检验方法的确定依据，提供采用的原因及理论基础，提供涉及的研究性资料、文献资料和/或标准文本。

（2）应说明细菌内毒素限量及其设定依据，说明环氧乙烷及其他杂质的限量及其设定依据。

（3）特殊性能研究

对于注册申请人采用新材料制造的产品或声称的更安全/操作更简单等其他特殊性能，企业应根据产品特点制定相应的性能要求，设计验证该项特殊性能的试验方法，阐明试验方法的来源或提供方法学验证资料。

若申报产品组成结构与已在国内上市同类产品差别较大，则需提供产品对患者及配子、合子、胚胎影响的研究资料。

（4）说明产品是否需在超声引导下使用。

2. 生物相容性评价研究

需对成品中与患者、配子、合子、胚胎直接或间接接触的材料的生物相容性进行评价。

生物相容性评价研究资料需包括：

（1）生物相容性评价的依据和方法。

（2）产品所用材料的描述及与人体接触的性质。

（3）实施或豁免生物学试验的理由和论证。

（4）对于现有数据或试验结果的评价。

参考 GB/T 16886 系列标准，需考虑进行的生物相容性评价/试验项目包括热原、细胞毒性试验、致敏试验、刺激试验、急性全身毒性试验、溶血试验和鼠胚试验。囊胚细胞数是一项评价胚胎发育状况的敏感和定量指标，鼠胚试验宜兼用囊胚细胞计数法对发育期的胚胎进行分析（试验品处理组与阴性对照组相比囊胚细胞数应无明显差异）。由于人精子存活试验是用于判断受试物对生殖细胞及胚胎潜在毒性广为接受的指标，建议参考 YY/T 1535—2017《人类体外辅助生殖技术用医疗器械 生物学评价 人精子存活试验》（注：本指导原则中标准适用最新版本，下同），进行相关评价。

以上项目若不适用，应提供充分的理由和论证。

注册申请人应避免选择具有致癌、致畸及致突变性风险的原材料或成分。若申报产品的材料或成分具有上述风险或相关风险不明，注册申请人应对其应用进行详细的分析说明，并提交产品致癌性、致突变性及生殖毒性的生物相容性评价资料。

可参照的国家标准及行业标准举例（未标明年代号表示应参照最新版本）：

GB/T 16886《医疗器械生物学评价》系列标准

GB/T 14233.1《医用输液、输血、注射器具检验方法 第1部分：化学分析方法》

GB/T 14233.2《医用输液、输血、注射器具检验方法 第2部分：生物学试验方法》

GB/T 15812.1《非血管内导管 第1部分：一般性能试验方法》

GB/T 18457《制造医疗器械用不锈钢针管》

YY/T 0313《医用高分子制产品 包装和制造商提供信息的要求》

YY/T 0995《人类辅助生殖技术用医疗器械 术语和定义》

YY/T 1434《人类体外辅助生殖技术用医疗器械 体外鼠胚试验》

YY/T 1535《人类体外辅助生殖技术用医疗器械 生物学评价 人精子存活试验》

《中华人民共和国药典》

3. 生物安全性研究

产品若含动物源性材料，应按照动物源产品提交相关材料的生物安全性研究资料。

4. 灭菌工艺研究

（1）应明确灭菌工艺（方法和参数）及其选择依据和无菌保证水平（SAL），并提供灭菌确认报告。产品的无菌保证水平（SAL）应达到 1×10^{-6}。

（2）残留毒性：若灭菌使用的方法容易出现残留，如环氧乙烷灭菌，应当明确采取的处理方法及限量要求。考虑到环氧乙烷具有致癌、致畸性，产品接触配子、合子或胚胎，因此应尽可能降低环氧乙烷残留。

5. 产品货架有效期和包装研究

（1）货架有效期

货架有效期包括产品有效期和包装有效期。产品有效期验证可采用实时老化或加速老化的研究。实时老化的研究是唯一能够反映产品在规定储存条件下实际稳定性要求的方法，应遵循极限试验和过载试验原则。加速老化研究试验的具体要求可参考 YY/T 0681.1—2009《无菌医疗器械包装试验方法 第1部分：加速老化试验指南》和 ASTM F1980《Standard Guide for Accelerated Aging of Sterile Barrier Systems for Medical Devices》。

对于包装的有效期验证，建议提交在选择恰当的材料和包装结构合格后的最终成品包装的初始完整性和维持完整性的检测结果。在进行加速老化试验研究时应注意：产品选择的环境条件的老化机制应与宣称的运输储存条件真实下发生产品老化的机制相匹配一致。对于在加速老化研究中可能导致产品变性而不适于选择加速老化试验方法研究其包装的有效期验证，应以实时老化方法测定和验证。

（2）包装及包装完整性

在宣称的有效期内以及运输储存条件下，保持包装完整性的依据。包装设计及验证应考虑导管弯折对管道通畅性及移植过程的影响。包装验证可参考标准包括 GB/T 19633、YY/T 0698 系列标准、ISO 11607、ASTM D4169 - 16 等。

6. 其他资料

结合申报产品的特点，提交证明产品安全性、有效性的其他研究资料。

（三）生产制造信息

应当明确产品生产加工工艺，注明关键工艺和特殊工艺，并阐明其过程控制点及控制参数。对生产工艺的可控性、稳定性应进行确认。明确生产过程中各种加工助剂的使用情况及对杂质（如残留单体、小分子残留物等）的控制情况，并对残留物对人体及配子、合子和胚胎的影响进行评价和分析。

有多个研制、生产场地，应当概述每个研制、生产场地的实际情况。

（四）产品的风险分析资料

按照 YY/T 0316《医疗器械 风险管理对医疗器械的应用》标准的要求，对产品生命周期全过程实施风险管理。申请人在产品注册上市前，应对风险管理过程进行评审。评审应至少确保：风险管理计划已被适当地实施；综合剩余风险是可接受的；已有适当方法获得相关生产和生产后信息。评审结果应形成风险管理报告。风险管理资料应至少包括以下信息：

1. 可能影响产品安全性的特征问题清单

应参考 YY/T 0316 附录 C 的要求判定医疗器械与安全性有关特征的问题，但识别风险的来源并不局限于此。应对该类产品进行充分的风险识别，风险识别的信息来源需要具体列出，可包括但不局限于以下途径：类似产品的投诉/抱怨数据、医学文献、试验室检测、动物试验数据、产品标签标识、专家观点等。对于风险识别信息的来源企业

应具体说明，并提交有关支持文件或文献。

2. 产品有关危害的清单

注册申请人应详细列出与产品有关的已知和可预见危害的清单，以及对每个危害如何造成损害的分析（包括可预见的事件序列、危害处境和可能发生的损害）。

注册申请人应指出拟申报产品所特有的任何额外风险，说明风险分析的方法。已识别的风险应至少包括但不局限于以下方面：

（1）原材料的生物学和化学危害：材料或材料来源变化；材料的生物相容性和对配子、合子及胚胎的影响。

（2）生产加工过程可能产生的危害：污染；微粒残留；添加剂、助剂、辅剂的残留；工艺用水；生产环境洁净度；热原；细菌内毒素。

（3）产品使用风险因素：选择与使用不当；出血；疼痛；配子、合子、胚胎损伤；子宫损伤影响着床。

（4）灭菌过程可能产生的危害：灭菌方式对产品不适宜，灭菌不完全等。

（5）不正确使用产生的危害：未按照说明书中操作方法操作，使用过程中损伤母体组织、配子、合子及胚胎。

（6）产品包装可能产生的危害：包装破损、标识不清等。

注册申请人应对所识别的风险提出具体的降低风险的措施。降低所申报产品的风险应依据 YY/T 0316 要求依次从设计、保护、说明书进行考虑。

注册申请人应在产品生命全周期中对风险进行管理控制，以使剩余风险在可接受范围内。可通过产品设计控制、产品原材料选择、产品技术性能指标的制定、动物试验、临床试验、正确的标签标识、灭菌等多项措施以降低风险至可接受水平，但不局限于上述内容。

产品风险分析资料应注意危害发生的对象包括患者、配子、合子、胚胎，应注意判定产品可能的潜在危害，以及危害发生的原因、危害水平以及采取的降低危害的措施。

（五）产品技术要求

注册申请人应结合产品的技术特征和临床使用情况来确定产品安全有效、质量可控的技术要求与检验方法。产品技术要求中应明确规格型号及其划分的说明、产品性能指标及试验方法、产品描述一般信息（原材料、结构、涂层情况等）及产品包装信息。产品技术要求中的内容引用国家标准、行业标准或中国药典的，应保证其有效性，并注明相应标准的编号、年号及中国药典的版本号。

具体指标包括但不限于以下内容：

1. 物理性能：外观（包括尖端构形）、尺寸及公差、距离指示标识、耐腐蚀性（若适用）、圆锥接头、流量、密合性、连接强度、超声显影（若适用）等。

2. 化学性能：还原物质、重金属、酸碱度、蒸发残渣、紫外吸光度、环氧乙烷残留量（若适用）。

3. 无菌。

4. 细菌内毒素限值。

5. 表面处理：如润滑涂层成分及相关性能。

6. 由于该产品直接接触配子、合子、胚胎，产品技术要求中应包括鼠胚试验性能指标。

对宣称的所有其他技术参数和功能，均应在产品技术要求中予以规定。

（六）产品的注册检验报告

注册申请人应提供具有医疗器械检验资质的医疗器械检验机构出具的检验报告和预评价意见。此外，还应提供检验样品规格型号的选择依据。

所检验型号产品应当是本注册单元内能够代表申报的其他型号产品安全性和有效性的典型产品。

（七）临床评价

注册申请人应按照《医疗器械临床评价技术指导原则》（国家食品药品监督管理总局通告 2015 年第 14 号）提交临床评价资料。进口医疗器械还应提供境外政府医疗器械主管部门批准该产品上市时的临床评价资料。

根据《关于公布新修订免于进行临床试验医疗器械目录的通告》（国家药品监督管理局通告 2018 年第 94 号），分类编码为 18 - 07 - 01 的一次性使用胚胎移植导管免于进行临床试验。但若声称产品更安全、简单或使用了新材料、活性成分、新技术、新设计等，应有相应的临床数据支持。如开展临床试验，应符合《医疗器械临床试验质量管理规范》（国家食品药品监督管理总局、中华人民共和国国家卫生和计生委员会令第 25 号）要求，如提交境外临床试验数据，应符合《接受医疗器械境外临床试验数据技术指导原则》（国家食品药品监督管理总局通告 2018 年第 13 号）相关要求。

（八）产品说明书和标签

产品说明书和标签应符合《医疗器械说明书和标签管理规定》（国家食品药品监督管理总局令第 6 号）的要求，同时还应注意以下几点（不限于此）：

1. 产品说明书及标签中应对产品中相关致癌、致畸及致突变性成分予以明确，提示相关的风险及应采取的安全预防措施。

2. 明确胚胎移植前的准备事项及与其配合使用的注射装置的要求。

3. 禁忌症：应列出禁忌症，如对产品原材料或成分有过敏史者禁用。

4. 警示信息：应列出适用于胚胎移植导管的警告。警告中包括器械相关的严重不良事件或潜在的安全危害，并且还应包含可能的后果。

5. 注意事项：列出产品使用相关的注意事项，如："在移植管吸入胚胎前用培养液冲洗移植管"，"移植管取出后，须在显微镜下仔细检查移植管，确保无胚胎遗留"等。

6. 应提交标签、单包装的印刷版示意图。

7. 说明书和标签中明确鼠胚试验结果及内毒素限量。

三、参考文献

1. 《医疗器械监督管理条例》（中华人民共和国国务院令第 680 号）

2. 《医疗器械注册管理办法》（国家食品药品监督管理总局令第 4 号）

3. 《医疗器械说明书和标签管理规定》（国家食品药品监督管理总局令第 6 号）

4. 《医疗器械临床评价技术指导原则》（国家食品药品监督管理总局通告 2015 年第 14 号）

5. 《医疗器械临床试验质量管理规范》（国家食品药品监督管理总局、中华人民共和国国家卫生和计生委员会令第 25 号）

6. 《关于公布医疗器械注册申报资料要求和批准证明文件格式的公告》（国家食品药品监督管理总局公告 2014 年第 43 号）

7. 《接受医疗器械境外临床试验数据技术指导原则》（国家食品药品监督管理总局通告 2018 年第 13 号）

8. GB/T 16886《医疗器械生物学评价》系列标准

9. YY/T 0995—2015《人类辅助生殖技术用医疗器械术语和定义》

10. YY/T 1434—2016《人类体外辅助生殖技术用医疗器械 体外鼠胚试验》

11. European Commission, Guidelines for conformity assessment of In Vitro Fertilisation（IVF）and Assisted reproduction Technologies（ART）products［2012 - 01 - 01］

四、起草单位

本指导原则由国家药品监督管理局医疗器械技术审评中心编写并负责解释。

临床检验器械

83 一次性使用真空采血管产品注册技术审评指导原则

（一次性使用真空采血管产品注册技术审查指导原则）

本指导原则旨在指导和规范第二类一次性使用真空采血管的技术审评工作，帮助审评人员理解和掌握该类产品的原理/机理、结构、性能、预期用途等内容，把握技术审评工作基本要求和尺度，对产品安全性、有效性做出系统评价。

本指导原则所确定的核心内容是在目前的科技认识水平和现有产品基础上形成的，因此，审评人员应注意其适宜性，密切关注适用标准及相关技术的最新进展，考虑产品的更新和变化。

本指导原则不作为法规强制执行，不包括行政审批要求。但是审评人员需密切关注相关法规的变化，以确认申报产品是否符合法规要求。

一、适用范围

本指导原则的适用范围为《医疗器械分类目录》中的静脉血样采集用真空采血管，类代号现为6841。

本指导原则不适用于装有微生物培养基供检验菌血症的真空采血瓶（瓶状容器）。

二、技术审查要点

（一）产品名称的要求

一次性使用真空采血管（以下简称真空采血管）的命名应以发布的国家标准、行业标准以及《医疗器械产品分类目录》中的产品名称为依据。通用名称为：一次性使用真空采血管。只要不发生误解，也可使用其他等效的名称。如：一次性使用真空静脉血样采集管、一次性使用负压采血管等。

（二）产品的结构和组成

典型的真空采血管一般由采血容器（试管）、塞子、盖子、标签和添加剂（如果有）和附加物（如果有）组成（如图1所示）。附录1中分别对这些组成部分进行了介绍。

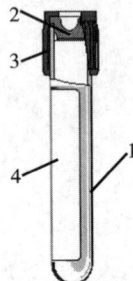

图1 真空采血管结构图示

1－采血容器（试管）；2－塞子；3－盖子；4－标签

（三）产品的工作原理

真空采血管需与静脉采血针配套使用，见图2。人体静脉血液在真空采血管内部预形成的负压作用下，通过采血针抽入血样容器（血样抽入的过程即是真空释放的过程，抽入量与容器的规格和真空度有对应关系）。采血针一端刺入人体静脉后，另一端插入真空采血管的胶塞。该端套有自密封橡胶套，在一次静脉穿刺下，可以实现多管采集而不发生泄漏。

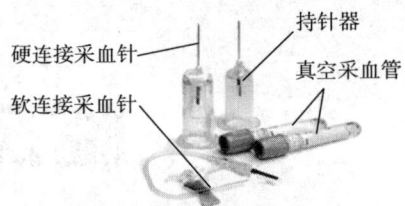

a）静脉血样采集系统

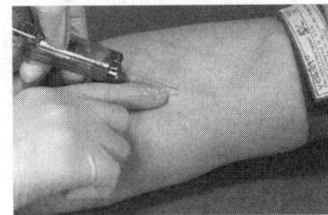

b）通过硬连接采血针向采血管内采集血样

图2 真空采血管及相关配套产品及使用

常见的采血针有硬连接式和软连接式两种。硬连接采血针的内腔体积很小，对采血体积的影响可以忽略，但发生逆流的机率相对要高一些，硬连接采血针需要与持针器配套使用。软连接的采血针发生逆流的机率相对要小一些，但其内腔体积较大，会消耗一部分采血管的真空度，从而降低其采集量。

不同用途的采血管中含有不同的添加剂或附加物，其具体工作原理见附录2。

（四）产品的作用机理

本产品作用机理与工作原理基本相同。

（五）产品应适用的相关标准

表1 相关产品标准

标准编号	标准名称
YY 0314—2007	《一次性使用人体静脉血样采集容器》
GB 18278—2000	《医疗保健产品灭菌 确认和常规控制要求 工业湿热灭菌》

续表

标准编号	标准名称
GB 18279—2000	《医疗器械 环氧乙烷灭菌 确认和常规控制》
GB 18280—2000	《医疗保健产品灭菌 确认和常规控制要求 辐射灭菌》
GB 19973.1—2005	《医用器材的灭菌 微生物学方法 第一部分：产品上微生物总数的估计》
GB 19973.2—2005	《医用器材的灭菌 微生物学方法 第二部分：确认灭菌过程的无菌试验》
YY 0615.1—2007	《标示"无菌"医疗器械的要求 第1部分：最终灭菌医疗器械的要求》
YY/T 0316—2008	《医疗器械 风险管理对医疗器械的应用》
GB/T 14233.2—2005	《医用输液、输血、注射器具检验方法 第2部分：生物学试验方法》

上述标准（见表1）包括了注册产品标准中经常涉及的标准。有的制造商还会根据产品的特点引用一些行业外的标准和一些较为特殊的标准。

产品适用及引用标准的审查可以分两步来进行。首先对引用标准的齐全性和适宜性进行审查，也就是在编写注册产品标准时与产品相关的国家、行业标准是否进行了引用，以及引用是否准确。可以通过对注册产品标准中"规范性引用文件"是否引用了相关标准，以及所引用的标准是否适宜来进行审查。此时，应注意标准编号、标准名称是否完整规范，年代号是否有效。

其次对引用标准的采纳情况进行审查。即，所引用的标准中的条款要求，是否在注册产品标准中进行了实质性的条款引用。这种引用通常采用两种方式，文字表述繁多内容复杂的可以直接引用标准及条文号，比较简单的也可以直接引述具体要求。

注意"规范性引用文件"和编制说明的区别，通常不宜直接引用或全面引用的标准不纳入规范性引用文件，而仅仅以参考文件在编制说明中出现。

如有新版强制性国家标准、行业标准发布实施，产品性能指标等要求应执行最新版本的国家标准、行业标准。

（六）产品的预期用途

真空采血管与一次性使用无菌静脉血样采集针配套使用，采集静脉血样进行临床检验。含有不同添加剂或附加物的真空采血管用途有所不同，具体用途见附录3。

（七）产品的主要风险

1. 风险分析方法

（1）在对风险的判定及分析中，要考虑合理的可预见的情况，它们包括：正常使用条件下；非正常使用条件下。

（2）风险判定及分析应包括：对于患者的危害；对于操作者的危害；对于环境的危害。

（3）风险形成的初始原因应包括：人为因素包括不合理的操作；产品结构的危害；原材料危害；综合危害；环境条件等。

（4）风险判定及分析考虑的问题包括：产品原材料生物学危害；产品质量是否会导致使用中出现不正常结果；操作信息，包括警示性语言、注意事项以及使用方法的准确性。

2. 风险分析清单

真空采血管产品的风险管理报告应符合 YY/T 0316—2008《医疗器械 风险管理对医疗器械的应用》的有关要求，审查要点包括：

（1）产品定性定量分析是否准确；

（2）危害分析是否全面；

（3）风险可接收准则，降低风险的措施及采取措施后风险的可接收程度，是否有新的风险产生。

根据 YY/T 0316—2008《医疗器械 风险管理对医疗器械的应用》对真空采血管已知或可预见的风险进行判定，产品在进行风险分析时至少应包括以下的主要危害，企业还应根据自身产品特点确定其他危害（见表2）。针对产品的各项风险，企业应采取应对措施，确保风险降到可接受的程度。产品主要风险见附录4。

表2 产品的主要危害

危害的分类	危害的形成原因	可能的后果
生物学危害	产品未进行灭菌或灭菌不彻底	造成产品污染，在使用过程中如发生血液逆流导致病人发生败血症
	产品不经灭菌或未达到预期的灭菌效果 工艺和生产环境不当所用的溶解水纯度没达到要求	采血管内液体发生霉变
	产品未在清洁环境中生产	引入细菌内毒素或微粒物质
	原材料质量不合格	产品内壁发生水解而产生脱落
与产品使用相关的危害	添加剂分布不均匀	对血样产生影响而导致检验结果不准确
	不正常使用或采血管发生破裂	血液发生逆流给患者造成伤害 给操作者带来意外伤害
	环境压力变化	导致采血量不准确或不足
	采血器材（采血针）消耗过多真空度	导致采血量不足
	预抽真空不准确或泄漏	导致采血量不准确

（八）产品的主要技术性能指标

1. 生产环境要求

采血管自末道清洗到装入小包装的生产过程应至少在30万级净化条件下进行。

2. YY 0314 中对真空采血管的技术要求

YY 0314 规定了可通过对产品检验来证实的产品技术指标得到满足的要求。

主要包括以下要求：

公称液体容量（抽吸体积）、刻度标志和充装线（准确性）、设计（密封性）、结构（管塞强度、抗离心、外观）、无菌状态、添加剂、制造商提供的信息、采血管和添加剂的识别。

除此之外，对于采血管中的添加剂和附加物，还应检验下列项目：

a）促凝剂管：促凝效果、促凝剂的量；

b）分离胶管：分离胶重量、分离胶比重、分离效果；

c）分离胶和促凝剂管：分离胶和促凝剂重量、促凝效果、分离胶比重、分离效果。

（九）产品的检测要求

1. 型式检验

（1）型式检验为除 YY 0314 中规定的适用性能外，还应包括对添加剂和附加物（如果有）的检验。

（2）由于真空采血管中添加剂的多样性和复杂性，YY 0314—2007 未给出每种添加剂的测定方法，因此制造商需要根据所生产产品添加剂的种类建立检验方法。

（3）在标准没有规定检验数量时，每种采血管各性能都随机抽检至少 5 支，应全部合格。否则，制造商应进行相应的改进，对于改进后重新生产的产品，应对全性能重新进行检验。

2. 出厂检验

在注册标准中明确出厂检验项目和相应的抽样方案，对于未设在出厂检验中的项目，应在标准编制说明中提供相应的说明和理由。对于不能在最终产品上进行或产品标准中没有规定但又有必要控制的项目（如清洗、硅化量、添加剂装量等质量控制指标），应考虑作为过程检验项目加以控制。

（十）产品的临床要求

1. 如果真空采血管中使用的添加剂的种类和与血液混合的浓度在公认的范围内（见 YY 0314—2007 附录 NC），不要求提供临床试验资料。

2. 不符合上述的，应提供相应的临床资料，临床资料的提供应符合国家有关规定。

应注意：适用于不同海拔高度的真空采血管，可能需要针对具体适用地的海拔高度开展"性能评价"，来确定在生产地的实际真空度。这项工作可在上市后开展，不视为"临床试验"。

（十一）该类产品的不良事件历史记录

据报道，1974 年加拿大 2 个医院发生了 5 例使用非无菌真空采血管血液逆流导致病人发生败血症的事件。

我国未见相关报道。

（十二）产品说明书、标签和包装标识

产品说明书、标签和包装的标识应符合 YY 0314 中 11 章的要求。以下需要特别强调：

产品的警示应包括防逆流的警示说明。

还应包括以下方面的说明：

a）适用的采血系统和采血方法的说明；

b）添加剂符号和色标的说明；

c）采血时防逆流的说明；

d）添加剂与采集血液混合（机械和手工）的方法；

e）如果用于检验血液中的某一物质，则采血管中该物质的限量应进行说明。

在 YY 0314 中规定，在某些情况下标签标上应标"性能评价"。当使用地区与生产地区具有不同海拔高度时，为了确定真空采血管在使用地所需抽吸体积对应于生产地的实际真空度，制造商应对此专门开展评价，在发往使用地的一定数量的评价样品上给出的专门的标识。"性能评价"与上市前的"临床试验"是有区别的。

按产品说明书操作真空采血管时应做到：采血时对患者健康的危害为最小；在血样采集、混合、化验和后处理过程中，操作者和相关设备受血液病毒感染和污染的风险为最小；有利于无公害化处理。

（十三）注册单元划分的原则和实例

本类产品作为一个注册单元，按装有不同添加剂和附加物分为不同的规格。

如 EDTA 盐可细分为 EDTA 钾（2K、3K）盐和 EDTA 钠（2Na）盐，每一种视为一个规格。

（十四）同一注册单元中典型产品的确定原则和实例

每一规格任选一种公称液体容量的产品作为典型产品。如可选公称液体容量为 2ml 的肝素钠采血管作为肝素钠采血管的典型产品，也可选公称液体容量为 5ml 的肝素钠采血管作为肝素钠采血管的典型产品。

三、审查关注点

（一）灭菌

尽管目前有很多医疗机构不要求采血管无菌供应，但注册审评必须要求无菌供应（除非指定的采血针上有防逆流装置），并达到我国相关法规对无菌医疗器械的生产要求，同时，还需关注所采用灭菌方法与产品的适宜性。

（二）添加剂

不同的添加剂决定了真空采血管不同的临床使用，应对各种添加剂的配方、来源、装量和混合方法等给予关注。

（三）防逆流

正确的使用方法对于采血中防逆流从而确保产品的安

全使用至关重要，制造商普遍对防逆流的认识不足。在审查制造商使用说明书中，不仅要关注是否有防逆流的说明，还要注意其说明是否确实能做到防逆流。

（四）对声称检验特定物质的采血管

对于声称检验血液中含有某类物质的采血管，应关注是否按 YY 0314 标准规定的要求，对采血管中本身所含有的这些物质的限量进行规定和控制。

（五）注册产品标准

注册产品标准应依据 YY 0314 编写，并规定添加剂的技术要求。对于 YY 0314 中规定但产品不适用的要求，应在编制说明中给出不适用的说明。为了便于审评和修改，建议将添加剂的要求列在一个独立的规范性附录中。

（六）有效期的确定

采血管内部无菌及真空度的保持是确定其有效期的主要考虑因素。由于真空度的保持性没有公认的加速试验的方法，目前只能以实际时间数据为依据进行确定。

附录1　产品主要组成部分介绍

1. 采血容器（试管）

常见的采血容器材料有玻璃和 PET（聚苯二甲酸乙二醇酯）两种。玻璃容器应以制作分析玻璃仪器用优质硅硼玻璃为材料，常由玻璃管加工而成。由于玻璃容器易碎，临床上有较大的安全隐患。玻璃容器在生产中需要进行酸洗、碱洗和内部进行硅化处理，使其具有良好的化学惰性和生理惰性（以保证对血样分析的准确性）。对清洗用水的质量和硅油的质量有较高的要求。据有关反映，玻璃管存在辐照后会变色等缺点。

PET 容器因具有良好的疏水性，不易碎，使用安全，所以 PET 试管替代玻璃管将成为一种趋势。PET 材料由于具有好的耐辐射性，因此，能对抽真空后的采血管进行辐射灭菌。

2. 塞子

为了保证采血管的真空度，不仅要求胶塞与试管间的配合要紧密，胶塞自身的气密性也要好，药用丁基橡胶是制作真空采血管塞子的首选。

塞子的结构及其与容器的配合尺寸对于抽真空工艺和真空的保持非常重要。塞子除了要求具备基本密封性以外，还要求不产生胶粉、易于穿刺、表面经过特殊的处理、避免相关物质和重金属析出等特点。

塞子在正常生产和贮存中有两个位置，第一个位置是"抽真空位"，塞子在此位置应确保不对采血管管口形成堵塞，第二个位置是在完成抽真空过程后被压入到"密封位"。为了实现胶塞在这两个位置的稳定性和可靠性，有的塞子塞体的前半部开有小的构槽，以便于在抽真空位使管内部的空气通过它抽出；有的塞子没在专门设计排气构槽，

是通过盖子和工装的设计来达到两个位置的转换。

有的真空采血管没有盖子，这需用不同颜色的塞子作为色标指示。

3. 盖子

盖子是套在瓶塞外面的塑料件，主要目的是：用不同的颜色区分不同的添加剂；盖子中间留有供采血针穿刺的开口。

盖子要确保有利于采血管的抽真空过程和封口过程，便于手工或机械将试管打开时不使内部的血样溅出，并且不能使带血的瓶口和塞子接触到操作者的手和开启设备，更不能将玻璃试管管口弄破。图 3 示出了医院使用的一种形式的开盖机。

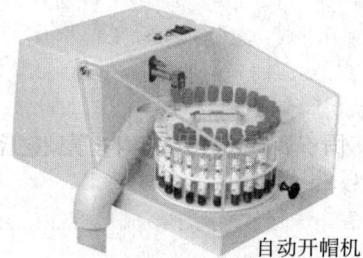

自动开帽机

图 3　医院使用的开盖机

4. 标签

标签提供了采血管正确使用的基本信息（如公称容量、添加剂名称和体积、刻度充装线、无菌等信息）。常见的标签是贴到试管上，贴签要留出足够的供观察内装物的空间，由于贴签具有阻碍视线的缺陷，有的制造商使用透明标签，以便于医院再次贴标签。

贴签要求位置要准确，以保证其上的刻度能对采集血样的体积的正确性给出基本的指示。

另外，标签上也可通过用不同的颜色（与盖子相同的颜色）来区分不同的添加剂。

5. 添加剂

真管采血管中的添加剂主要包括抗凝剂和促凝剂等。YY 0314 中提到供检验菌血症的细菌培养基不适合于装在真空采血管中。

添加剂可以几种物理状态供应，包括液体状态（如柠檬酸磷酸盐葡萄糖腺嘌呤、柠檬酸钠）、溶液干燥物或冷冻干燥物（如 EDTA 盐、肝素锂、肝素钠、氟化物/草酸盐、氟化物/EDTA 和氟化物/肝素）或粉状。溶液状态容易与血样混合，由于含有水分，对血液具有一定的稀释作用，有时可能会影响检验的准确性。干燥状态的添加剂如果在试管内分布不均，大的结晶颗粒很可能不能在短时间内充分溶解于血样，从而影响预期抗凝效果（会形成凝血块堵塞检验仪器）。所以，用专用设备向容器内喷射雾化抗凝剂，使其均匀地分布于试管内壁，干燥后在管壁形成均匀的结晶体是一种理想的形式。

6. 附加物

真管采血管中附加物是为了满足某些特殊检验要求的分离胶或分离粒子等。

附录2 不同添加剂（附加物）的作用原理

1. 抗凝剂

（1）乙二胺四乙酸（EDTA）盐

EDTA 有二钠、二钾和三钾盐。均可与钙离子结合成螯合物，从而阻止血液凝固。EDTA 盐可经高温烘干，抗凝作用不变，通常配成 15g/L 水溶液，每瓶 0.4ml，干燥后可抗凝 5ml 血液。EDTA 盐对红、白细胞形态影响很小，根据国际血液学标准委员会（International committee standard of hematology，ICSH）1993 年文件建议，血细胞计数用 EDTA 二钾作抗凝剂，用量为 EDTA – K_2 · $2H_2O$ 1.5 ～ 2.2mg(4.45 ±0.85µmol)/ml 血液。EDTA – Na_2 与 EDTA – K_2 对血细胞计数影响均较小，但二钠溶解度明显低于二钾，有时影响抗凝效果，其他抗凝剂不适合于血细胞计数。

（2）柠檬酸钠（枸橼酸钠）

柠檬酸钠可与血中钙离子形成可溶性螯合物，从而阻止血液凝固。

柠檬酸钠有 $Na_3C_6H_5O_7$ · $2H_2O$ 和 $2Na_3C_6H_5$ · $11H_2O$ 等多种晶体。通常用前者配成 109mmol/L（32g/L）水溶液（也有用 106mmol/L 浓度）、129mmol/L（35g/L）水溶液，与血液按 1:9 或 1:4 比例使用。柠檬酸钠对凝血 V 因子有较好的保护作用，使其活性减缓，故常用于凝血象的检查，也用于红细胞沉降率的测定。

（3）草酸盐

草酸盐可与血中钙离子生成草酸钙沉淀，从而阻止血液凝固。草酸钠通常用 0.1mol/L 浓度，与血液按 1:9 比例使用，过去主要用于凝血象检查。实践发现草酸盐对凝血 V 因子保护功能差，影响凝血酶原时间测定效果；另外由于草酸盐与钙结合形成沉淀物，会影响自动凝血仪的使用，因此，多数学者认为凝血象检查选用柠檬酸钠为抗凝剂更为适宜。

（4）肝素

肝素广泛存在于肺、肝、脾等几乎所有组织和血管周围肥大细胞和嗜碱性粒细胞的颗粒中。肝素可加强抗凝血酶Ⅲ（AT–Ⅲ）灭活丝氨酸蛋白酶，从而阻止凝血酶形成，并有阻止血小板聚集等多种抗凝作用。尽管肝素可以保持红细胞的自然形态，但由于其常可引起白细胞聚集，使用涂片在罗氏染色时产生蓝色背景，因此肝素抗凝血不适合全血液学一般检查。肝素是红细胞渗透性试验理想的抗凝剂。

（5）氟化钠

氟化钠是一种弱效抗凝剂，一般常同草酸钾合并使用，其比例为氟化钠 1 份，草酸钾 3 份。有良好的防止血糖降解作用，是血糖检测的优良保存剂。血糖酵解抑制剂主要是抑制参与糖酵解的酶的活性，其中抑制己糖激酶、磷酸果糖激酶和丙酮酸激酶这 3 种限速酶效果最佳。氟化钠阻断烯醇化酶，抑制甘油 3 磷酸脱氢酶的活性，使葡萄糖分解抑制。但不是抑制限速酶，故起效慢；而草酸钾抑

制丙酮酸激酶，采血后立即有效抗糖酵解，减少氟化物的用量。氟化钠/草酸钾类真空采血管一般用于血糖检测，不能用于尿素酶法测定尿素，也不能用于检测碱性磷酸酶和淀粉酶。

2. 促凝剂

由于过去采血后血液自然凝固，分离血清时间长影响了分析仪的多种功能的充分发挥，为了检测技术的快速化，往采血管中添加促凝剂缩短了血液凝固时间。血液促凝剂是为了临床检验中快速分离血清标本而研制的促凝剂，一般常用促凝剂有 SiO_2、凝血酶、蛇毒等促凝成分，经特殊加工制成粉末，用定量喷雾器均匀喷在真空采血管内壁上，达到快速促凝的目的。

3. 分离胶

分离胶能够将血液中的液体成分（血清）和固体成分（血细胞）彻底分开并积聚在试管中形成屏障。根据不同的使用目的，分离胶也可与促凝剂、肝素、EDTA 盐等搭配使用。

分离胶是由疏水有机化合物和硅石粉组成，具有触变性的粘液胶体，其结构中含有大量氢键，由于氢键的缔合作用形成网状结构，在离心力的作用下网状结构被破坏变为粘度低的流体，当离心力消失后又重新形成网状结构，这种性质被称为触变性（thixotropy）。即在温度不变的情况下，对这种粘液胶体施加一定的机械力，可从高粘度的凝胶状态变为低粘度的溶胶状态，如果机械力消失又恢复原来高粘度的凝胶状态。触变性是因为分离胶的结构内部含有大量氢键网状结构之故。分离胶比重维持在 1.05 左右，血清比重约 1.02，血细胞比重约 1.08，当分离胶与凝固后的血液在同一试管中离心时，由于对分离胶施加离心力而引起硅石凝聚体中的氢链网状结构被破坏变成链状结构，分离胶就成为粘度低的物质，比分离胶重的血块就移到管的底部，分离胶发生返转现象，形成管底部血块/分离胶/血清三层。当离心机停止转动失去离心力后，分离胶中硅石凝聚体的链状粒子间再次由氢键构成网状结构，恢复初始高粘度凝胶状态，在血清中血块间形成隔离层。

附录3 含有不同添加剂（附加物）真空采血管的预期用途

1. 无添加剂的真空管（血清管，标识 Z，红色）

采血管内壁经过硅化处理。利用血液自然凝固的原理使血液凝固，等血清自然析出后，离心使用。主要用于血清生化（肝功、肾功、心肌酶、淀粉酶等）、电解质（血清钾、钠、氯、钙、磷等）、甲状腺功能、艾滋病、肿瘤标志物、血清免疫学、药物等检测中。

2. 促凝管

采血管内壁经过硅化处理，同时添加了促凝剂。促凝剂能激活纤维蛋白酶，使可溶性纤维蛋白变成不可溶性的纤维蛋白聚体，进而形成稳定的纤维蛋白凝块，当想快点出检验结果时，可采用促凝管。一般用于急诊生化。

3. 含有分离胶及促凝剂的采血管（分离胶促凝管，标

准中没推荐色标，通常用黄色）

采血管内壁经过硅化处理，并涂有促凝剂可加速血液的凝固，缩短检验时间。管内加有分离胶，分离胶与 PET 管具有很好的亲和性，确实起到隔离作用，即使在普通离心机上，分离胶能将血液中的液体成分（血清）和固体成分（血细胞）彻底分开并积聚在试管中形成屏障。主要用于血清生化（肝功、肾功、心肌酶、淀粉酶等）、电解质（血清钾、钠、氯、钙、磷等）、甲状腺功能、艾滋病、肿瘤标志物、血清免疫学、药物等检测中。

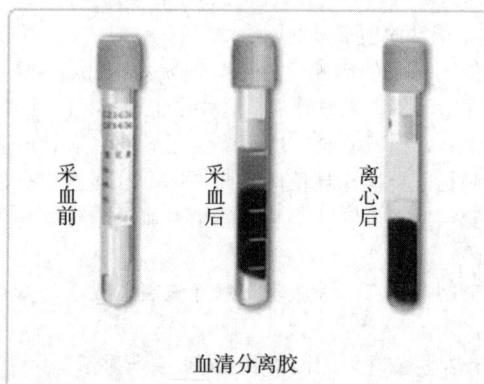

图 4 分离胶及促凝剂采血管中分离胶的作用示意图

4. 管内含有抗凝剂的采血管

（1）含有肝素钠或肝素锂的采血管（肝素抗凝管，标识：NH 或 LH，绿色）

肝素是一种含有硫酸基团的粘多糖，带有强大的负电荷，具有加强抗凝血酶Ⅲ灭活丝氨酸蛋白酶的作用，从而阻止凝血酶的形成，并有阻止血小板聚集等多种抗凝作用。肝素管一般用于急诊生化及血流变的检测，是电解质检测的最佳选择，检验血标本中的钠离子时，不能使用肝素钠，以免影响检测结果。此外，因肝素会引起白细胞聚集，故不能用于白细胞计数和分类。

（2）含有乙二胺四乙酸盐的采血管（EDTA 盐管，淡紫色）

乙二胺四乙酸是一种氨基多羧基酸，可以有效地螯合血液中的钙离子，螯合钙会将钙从反应点移走来阻止和终止内源性或外源性凝血过程，从而防止血液凝固，与其他抗凝剂比较而言，其对血球的凝集及血细胞的形态影响较小，故通常使用 EDTA 盐（2K、3K、2Na）作为抗凝剂。用于一般血液学检查（血常规），不能用于血凝、微量元素及 PCR 检查。

（3）含有柠檬酸钠（枸橼酸钠）的采血管（柠檬酸钠 1:9 管，标识 9NC，浅蓝色）

柠檬酸钠通过作用于血样中钙离子与之螯合而起抗凝作用，美国国家临床实验室标准化委员会（NCCLS）推荐为 3.2% 或 3.8%，抗凝剂与血比例为 1:9，主要用于凝血试验（凝血酶原时间、凝血酶时间、活化部分凝血酶时间、纤维蛋白原）。

（4）含有柠檬酸钠的采血管（柠檬酸钠 1:4 管，标识 4NC，黑色）

柠檬酸钠的浓度为 3.2%（0.109mol/L）和 3.8%，其抗凝剂与血液的体积比为 1:4，一般用于血沉检测，抗凝剂比例过于偏高时，血液被稀释，可使血沉加快。

（5）含有氟化钠的采血管（氟化物管，标识 FX、FE、FH，灰色）

氟化钠是一种弱效抗凝剂，有良好的防止血糖降解作用，是血糖检测的优良保存剂，使用时应注意缓慢颠倒混匀。一般用于血糖检测，不能用于尿素酶法测定尿素，也不能用于检测碱性磷酸酶和淀粉酶的检测。

附录4 产品主要风险

1. 关于非无菌使用的风险

（1）灭菌的必要性

YY 0314—2007 中 9.2 规定："如果容器在采集血样时，容器内部与病人血流之间有直接接触的可能，产品则必须是无菌的"。全国输液器具标准化技术委员会对此统一给出明确解释，真空采血管采集血样时，容器内部与病人血流之间有直接接触的可能，并明确给出了蒸汽灭菌（GB 18278）、环氧乙烷灭菌（GB 18279）和辐射灭菌（GB 18280）三种灭菌方法，供制造商从中选择适宜的灭菌方法。

常见的包装形式如图5所示。一般每50支或100支采用一个无菌包装为宜。这种包装型式需要预先在包装膜上打一些排气孔眼，孔眼应打在侧面，而不应打在封盖的一面，以免外部灰尘通过孔眼污染胶塞。

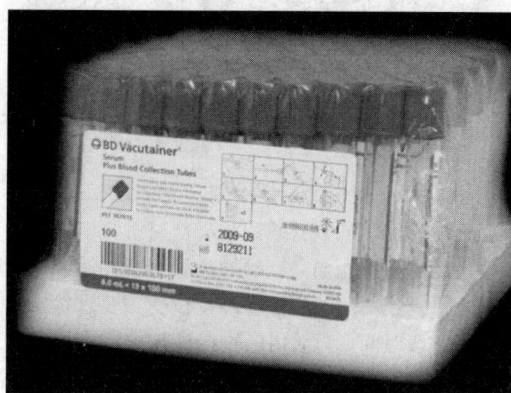

图 5 常见的无菌包装形式

（2）关于灭菌方法的选择

常见的工业对医疗器械产品灭菌的方法有三种：蒸汽灭菌（GB 18278）、环氧乙烷灭菌（GB 18279）和辐射灭菌（GB 18280）。

由于射线束可通过分子间隙穿透玻璃、金属和高分子等材料，所以辐射灭菌是目前国际上对真空采血管普遍采用的灭菌方法。

2. 逆流的风险

无菌供应的真空采血管，在使用中应尽最大可能地避免逆流。即便是发生小量的逆流，也是病人所不期望的。所以应要求在使用说明书中有防逆流的警示。

3. 抗凝剂对血液检验结果的影响

（1）EDTA－K$_2$添加的均匀程度对血常规检验结果的影响很大

由于试管内进行了硅化处理，试管有着良好的疏水性，但这也为EDTA盐在管内均匀分布带来了困难。当手工向试管内添加EDTA－K$_2$溶液然后干燥时，由于试管的疏水性，添加剂很难在管壁上形成均匀分布，干燥后的添加剂就会在试管底部、管口或其他部位形成块状结晶，使其溶解度大大的降低。大块的EDTA－K$_2$结晶由于不能在短时间内充分与血液接触并溶于血标本，这样就容易产生血小板聚集，白细胞分类结果不理想，甚至出现血标本部分凝固等。全血细胞分析所选用的EDTA－K$_2$抗凝剂其最佳浓度为1.5～2.2mg/1ml全血。如EDTA－K$_2$浓度太低，抗凝强度不够，则出现血小板聚集现象；EDTA－K$_2$浓度太高，尤其是有大块的EDTA－K$_2$结晶存在时，使局部的血细胞处于高渗状态，此处细胞会出现暂时的收缩，这样会导致白细胞分类结果不理想等。为了避免结晶聚集现象，一个理想的血常规真空采血管，EDTA－K$_2$晶体应该是采用专用喷射设备将其非常细小均匀地喷布在试管内壁，然后干燥。这样一旦血液进入试管，均匀分布的EDTA－K$_2$就能迅速地跟血液充分混匀，从而杜绝了血常规结果因真空采血管的原因而出现异常的现象。

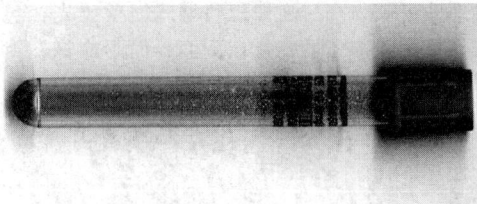

图6 EDTA盐均匀分布于管壁

（2）真空采血管内的液体霉变

用于血凝和血沉的枸橼酸钠抗凝剂试管，生产时对环境及用于溶解的水要求相当高。如果产品不经灭菌或未达到预期的灭菌效果，或所用的溶解水纯度没达到要求等，生产出来的产品在一段时间后试管内的枸橼酸钠溶液会有絮状物产生（霉菌生长），从而造成检验结果失真。更应注意的是，使用有霉变的采血管，一旦发生逆流，会危及患者生命。

4. 采血量不准确或不足

（1）环境压力导致采血量不准或不足

同一个真空采血管在高海拔地区使用时比在低海拔地区使用时采血体积要小，因此，采血管的使用说明中应有适用的海拔高度的说明，制造商应对真空采血管预期使用地区的适用性提供有支持性的验证数据。

环境温度对采血体积也有一定的影响，应在说明书中对使用和贮存环境有所要求。

（2）采血器材导致采血量不足

静脉采血管适用的静脉采血针有两种，见图2。出于减少发生逆流的机率或受习惯的影响，我国中习惯于采用软连接式的采血针，但这种针因有较大内腔体积，这会消耗

一部分真空度，使得采血体积比预期的量要少一些。出于这一考虑，我国采血针标准规定了软管的上限要求，并没有从防逆流的角度考虑给出软管的下限要求。

（3）预抽真空不准确或泄漏导致采血量不准确

采血管内的真空度是否准确，是采血量是否准确的前提。生产中真空度不准确，或在贮存期内因泄漏使得真空度释放，都会造成抽血体积不足或不准。

分离胶加入后胶内会积有一些气泡，抽真空过程中不能将气泡抽出，抽真空后气泡一旦释出胶外会影响真空度。一般需通过离心和静置将其排出，然后再抽真空。

5. 不正常使用带来的风险

受传统习惯的影响，有不少医院习惯用注射器采血，然后再注射到真空采血管中，这种操作过程不仅对"真空"是一种浪费，也不安全，用手将使用后的采血针向容器塞子上穿刺是安全操作规范所不允许的，这样操作有注射针有意外刺伤持采血管的手从而感染上血液中可能携带的病毒的风险。

玻璃制造的真空采血管有意外破裂造成手部受伤也属于这类风险。

建议制造商在使用说明书中对此有所警示。

6. 损坏精密医学仪器的风险

低质或劣质的真空采血管不仅会造成检测结果失真，还会对精密医学仪器带来损坏。钠钙玻璃制造的采血管，易发生水解而产生脱落或生产中引入的外来杂物等，都会堵塞甚至会损坏精密的检验仪器。

分离胶促凝管是医院中真空管使用最普遍的一种，但要做好这种采血管也不容易。临床中常将采集好含分离胶的血标本管放在水温箱里，温度调到38℃～39℃，待血标本充分凝固后，离心，然后检查血清中是否有油滴产生。油滴可对生化仪探针造成致命的堵塞，已有许多关于这方面的报道。

另外值得一提的是包括国外真空管知名公司在内都申明血凝管或促凝剂分离胶在采集血标本放置半个小时后离心，这样能很大程度上确保结果的准确性。

7. 污染的风险

采血管如果不在净化条件下生产，或环境没有得到有效控制、生产环境中引入微粒污染和细菌内毒素都会对检验结果带来严重影响。

抗凝类添加剂和促凝类添加剂的临床作用是截然相反的，如果两者之间形成交叉污染就会对临床检验带来严重影响。宜采用有效的隔离体将两类采血管的生产隔开，更不能共用一条生产线。

一次性使用真空采血管产品注册技术审查指导原则编制说明

一、指导原则编写的目的

本指导原则主要用于指导和规范医疗器械注册审查人

员对注册产品的技术审评。

本指导原则旨在帮助审评人员理解和掌握产品原理、结构、主要性能、预期用途等内容，同时让审查人员在产品注册技术审评时统一基本的尺度，以确保上市产品的安全、有效。

二、指导原则编写的依据

（一）《医疗器械监督管理条例》

（二）《医疗器械注册管理办法》（局令第 16 号）

（三）《医疗器械临床试验规定》（局令第 5 号）

（四）《医疗器械说明书、标签和包装标识管理规定》（局令第 10 号）

（五）关于印发《境内第一类医疗器械注册审批操作规范（试行）》和《境内第二类医疗器械注册审批操作规范（试行）》的通知（国食药监械［2005］73 号）

（六）国家食品药品监督管理局发布的其他规范性文件

（七）YY 0314—2007《一次性使用人体静脉血样采集容器》

三、指导原则编写格式

本指导原则正文的层次和目录遵从国家食品药品监督管理局在注册工作会议中给出的具体要求。

本指导原则的语言表述采取提示方式，以利于审评人员直入审查内容。

四、指导原则中部分具体内容的编写考虑

本指导原则从以下方面进行了重点编写：

1. 产品的基本组成及使用说明；

2. 产品的主要风险；

3. 产品的生产的基础知识。

考虑审评人员知识盲点主要是在添加剂和灭菌这两个方面，因此在这方面以"科普"的形式给予了重点编写。期望审评人员能够通过阅读本指南，对添加剂、产品的风险、灭菌等有一个基本的了解，从而能对其审评工作提供指导。像这样以"科普"的形式编写，其有效性一般不会受 YY 0314 和其他相关标准如（YY/T 0316 风险分析）未来版本标准修订的影响。

五、指导原则编写人员

本指导原则的编写成员由山东省食品药品监督管理局医疗器械产品注册技术审评人员、行政审批人员、国家食品药品监督管理局济南医疗器械质量监督检验中心专家、真空采血管生产厂家代表、临床专家共同组成，充分收集各方面的信息和资源，综合考虑指导原则中各个方面的内容，尽量保证指导原则正确、全面、实用。

其　他

84 无源植入性骨、关节及口腔硬组织个性化增材制造医疗器械注册技术审评指导原则

（无源植入性骨、关节及口腔硬组织个性化增材制造医疗器械注册技术审查指导原则）

为了更好地推动和规范个性化增材制造医疗器械的创新发展，指导申请人进行个性化增材制造医疗器械产品的注册申报，同时也为医疗器械监督管理部门对注册申报资料的审评提供技术参考，特制定本指导原则。

本指导原则是对无源植入性骨、关节及口腔硬组织个性化增材制造医疗器械产品注册申报资料的一般要求。申请人应当根据产品的特性确定本指导原则各项要求的适用性，并依据产品的特性对注册申报资料的内容进行充实和细化。

本指导原则是对申请人和审查人员的指导性文件，但不包括注册审批所涉及的行政事项，亦不作为法规强制执行。如果有能够满足相关法规要求的其他方法，也可以采用，但是需要提供详细的研究资料和验证资料。应当在遵循相关法规和标准的前提下使用本指导原则。

本指导原则是在对现行法规、标准体系，以及当前个性化增材制造医疗器械技术和管理科学认知水平下制定。随着法规和标准的不断完善，以及技术和监管科学的不断发展，监管部门将对本指导原则的内容进行更新和修订。

一、适用范围

（一）本指导原则适用于可以实行注册管理的个性化增材制造医疗器械，应当同时满足以下要素：

1. 适用于骨、关节、口腔硬组织无源植入性医疗器械；

2. 个性化设计适用于特殊病损情况和/或适配特殊解剖结构；

3. 全部或部分通过增材制造加工工艺实现。

（二）属于"定制式医疗器械"的情形，应当按照《定制式医疗器械监督管理规定（试行）》要求管理。

（三）属于下列任何一项的，由于未涵盖所有风险，仅可部分参考本指导原则的要求：

1. 适用于除骨、关节、口腔硬组织外的其他医疗器械；

2. 满足"个性化设计"和/或"增材制造加工工艺"，但不满足"无源植入性"的医疗器械；

3. 含有药物成分、细胞、组织等生物活性物质的生物3D打印等特殊设计的医疗器械。

二、技术审查要点

（一）产品名称

应当符合《医疗器械通用名称命名规则》（国家食品药品监督管理总局令第19号）相关要求。

（二）产品结构与组成

描述产品各组成部分材料的化学成分及比例。如适用，应当明确产品化学名称、牌号及符合标准。

描述产品结构组成、结构特征并论证结构、形态设计的合理性。提供图示说明描述产品与人体接触部位的界面结构和连接方式。

（三）型号规格

描述产品各型号的关键尺寸参数（范围）和允差。明确型号规格的划分原则。

（四）产品工作原理/作用机理

如适用，描述产品工作原理/作用机理。

（五）注册单元划分原则和实例

申报产品主要组成部分的增材制造材料、工艺、关键性能指标、适用范围不同的产品应当划分为不同的注册单元。其他情形可参考《医疗器械注册单元划分指导原则》和其他技术审查指导原则的相关要求。

（六）产品适用的相关标准

包括但不仅限于表1所列出的相关标准（注：本指导原则中标准适用最新版本，下同）。

表1 相关产品标准

标准编号	标准名称
YY/T 0316—2016	《医疗器械 风险管理对医疗器械的应用》
ISO 17296 - 2：2015	Additive manufacturing—General principles—Part 2：Overview of process categories and feedstock
ISO 17296 - 3：2014	Additive manufacturing—General principles—Part 3：Main characteristics and corresponding test methods
ISO 17296 - 4：2014	Additive manufacturing—General principles—Part 4：Overview of data processing
ASTM F2924 - 12	Standard Specification for Additive Manufacturing Titanium - 6 Aluminum - 4 Vanadium with Powder Bed Fusion

续表

标准编号	标准名称
ASTM F3001－14	Standard Specification for Additive Manufacturing Titanium－6 Aluminum－4 Vanadium ELI (Extra Low Interstitial) with Powder Bed Fusion
ASTM F3091/F3091M－14	Standard Specification for Powder Bed Fusion of Plastic Materials
ASTM F3049－14	Standard Guide for Characterizing Properties of Metal Powders Used for Additive Manufacturing Processes
ISO/ASTM 52921：2013	Standard terminology for additive manufacturing—Coordinate systems and test methodologies
ISO/ASTM 52915：2016	Specification for additive manufacturing file format (AMF) Version 1.2
ISO/ASTM 52901：2017	Additive manufacturing—General principles—Requirements for purchased AM parts
ISO/ASTM 52900：2015	Additive manufacturing—General principles－Terminology

（七）产品适用范围/预期用途

描述产品具体的使用部位、适用人群、使用情形、适应症和禁忌症、预期使用环境。明确操作该产品应当具备的技能/知识/培训。说明预期与申报产品配合使用的医疗器械的型号规格。

（八）产品风险分析资料

根据 YY/T 0316—2016《医疗器械 风险管理对医疗器械的应用》，充分识别产品的个性化设计、原材料采购、生产加工过程、产品包装、灭菌、运输、贮存、使用等产品生命周期内各个环节的安全特征，从生物学危险（源）、环境危险（源）、有关使用的危险（源）、功能失效、能量危险（源）（若涉及）、老化及存储不当引起的危险（源）等方面，对产品进行全面的风险分析，并详述所采取的风险控制措施。

提供产品上市前对其风险管理活动进行全面评审所形成的风险管理报告，此报告旨在说明并承诺风险管理计划已被恰当地实施，并经过验证后判定综合剩余风险是可接受的，已有恰当的方法获得产品设计、制造、出厂后流通和临床应用的相关信息。

风险管理报告应当包括风险分析、风险评价、风险控制等产品风险管理的相关资料，至少应当包括产品安全特征清单、产品可预见的危害及危害分析清单（说明危害、可预见事件序列即危害成因分析）、危害处境和可能发生的损害之间的关系、风险评价、风险控制措施以及剩余风险

评价汇总表。

（九）产品的研究要求

至少应当包含如下内容：

1. 材料表征

结合材料属性和工艺流程，分别表征打印前、打印后和终产品材料的化学成分和组成、微观结构、力学性能等，明确各项性能指标的符合标准。

2. 产品结构和机械性能

表征产品的结构。例如采用体视学方法、Micro－CT 等表征 3D 打印多孔结构，明确关键特征参数，如孔单元形态、孔径大小及其分布、丝径、孔隙率、平均孔隙截距、孔隙渐变梯度、内部连通性、多孔结构的厚度等。

根据医疗器械的材料属性和预期用途，应当进行产品动静态力学性能测试，如刚度、屈服强度、极限强度、蠕变/粘弹性、疲劳和磨损等。个性化增材制造产品可以采用与传统制造工艺产品相同的测试方法，可根据产品适用的相关指导原则、标准要求确定需要的功能试验项目、试验方法。

应当使用等效模型进行机械试验。等效模型应当与申报产品经过所有相同的打印、打印后处理、清洗、灭菌等工艺步骤，且满足临床预期的结构和尺寸要求。提供等效模型确定的合理性论证，如使用 3D 计算机模拟（如有限元分析）等方法。

3. 生物相容性

申报产品的生物相容性评价应当按照 GB/T 16886.1—2011《医疗器械生物学评价 第 1 部分：风险管理过程中的评价与试验》中的系统方法框图及《国家食品药品监督管理局关于印发医疗器械生物学评价和审查指南的通知》（国食药监械〔2007〕345 号）中的审查要点进行风险评价，在缺乏相关数据时，应当进行必要的生物相容性试验。

4. 清洗和灭菌

清洗工艺验证和灭菌工艺验证应当根据产品特点选择最差情况，如清洗工艺验证中考虑材料残留，灭菌工艺验证中考虑表面积、孔隙率、孔径等影响微生物负载的因素。论证清洗验证方法的有效性，必要时应当采用破坏性试验对其清洗方法进行验证。考虑到增材制造工艺的复杂性，其多孔结构的清洗工艺验证应当由注册申请人完成。

对于经辐照灭菌的产品，需明确辐照剂量及相关的验证报告，具体的剂量确定依据可参照 GB 18280 系列标准。对于经环氧乙烷灭菌的产品，需提供灭菌结果确认和过程控制报告，具体可参照 GB 18279 系列标准。对于经湿热灭菌的产品，需提供灭菌工艺参数及验证报告，具体可参考 GB 18278 系列标准。

对于非灭菌包装的终产品，应当明确推荐采用的灭菌方法并提供确定依据，建议参考 WS310.2—2016《医院消毒供应中心 第 2 部分：清洗消毒及灭菌技术操作规范》。采用其他灭菌方法的应当提供方法合理性论证和工艺确认及过程控制报告。

5. 产品有效期和包装

申报产品应当参照现行有效的《无源植入性医疗器械货架有效期注册申报资料指导原则（2017 年修订版）》（国家食品药品监督管理总局通告 2017 年第 75 号）提供产品货架有效期的验证资料。货架有效期验证资料中需要明确灭菌产品的包装材料、包装工艺及方法、加速老化试验或/和实时老化试验报告。加速老化试验中应明确试验温度、湿度、加速老化时间的确定依据。老化试验后需要对包装完整性和包装强度的评价试验，如染色液穿透试验、气泡试验、材料密封强度试验、模拟运输等。若申请人提供其他医疗器械产品的货架有效期验证资料，则应当提供其与本次申报产品在原材料、灭菌方法、灭菌剂量、包装材料、包装工艺、包装方式及其它影响阻菌性能的因素方面具有等同性的证明资料。不同包装、不同灭菌方式的产品应当分别提供验证资料。

对于非灭菌产品，货架有效期的确定应当建立在科学试验的基础上，如稳定性试验，其目的是考察产品在温度、湿度、光线的影响下随时间变化的规律，为产品的生产、包装、贮存、运输条件提供科学依据，同时通过试验建立产品的有效期。因此，申请人在申报产品注册时应当提供产品有效期的验证报告及内包装材料信息。

个性化医疗器械的有效期还应当满足临床交付时限的要求。

6. 动物实验

6.1 实验设计原则

如无法论证申报产品的关键性能指标（如理化性能、多孔结构特征等）、适用范围与境内已上市产品具有一致性，可以使用适当的动物模型对产品性能进行临床前评价。以观察多孔结构产品骨整合效果为例，临床前动物实验的设计应当考虑如下几个方面：

6.1.1 动物模型的选择：选择的动物模型应当能代表该产品的适用范围/适应症、推荐使用的解剖部位、与内固定和/或外固定器械配合使用、产品特有的使用方法。动物模型的设计需考虑动物骨骼自身修复能力对实验结果的影响。动物模型应当选择骨骼成熟的动物。动物模型使用遵循预期用途的近似原则。

6.1.2 实验分组：实验设计应当进行合理分组，注意设置全面的对照组，以确保结果的科学性。可包括实验组、同类产品对照组、假手术组。

6.1.3 对照样品的选择：可选用境内已上市同类产品作为同类产品对照组的样品，建议对照样品的形状、尺寸、适用范围与实验样品近似。

6.1.4 观察期的选择：应当根据产品预期用途（如骨整合情况）设置观察时间点，通常需设置多个观察时间点。

6.1.5 观察指标的选择：根据实验目的和产品设计特征，在各观察时间点选择合理的影像学、组织学、组织形态学指标以及新生骨生物力学性能指标等对样品植入后部位的骨整合情况进行评价。

6.2 实验报告应当包含的项目和内容

6.2.1 实验目的

申请人根据产品的设计特征和预期适用范围，确定实验目的。对于多孔结构产品，证明增材制造多孔结构可与周围骨形成骨整合。

6.2.2 植入样品

提供实验样品和对照样品在理化表征、加工过程、灭菌方法等方面的比较信息，论述对照样品的选择理由。

6.2.3 实验动物

提供动物的种属、品系、来源、年龄、性别、体重、饲养环境和条件、动物饮食、动物健康状况（包括意外死亡）等信息。综合考虑观察时间点、各时间点观察指标、各观察指标所需样本量，计算所需的实验动物数量。

6.2.4 动物模型

提供建模方法和过程，动物模型需涵盖疾病模型、解剖部位、植入尺寸、产品使用方法等信息。论述动物模型的选择理由。

6.2.5 观察时间点

以列表的形式描述各观察时间点的观察指标。

6.2.6 取样与样品制备

描述取样方法，记录每一观察时间点的取样动物数量、取出植入物数量。说明采用的组织学切片制备技术，图像分析软件的名称和版本号。

6.2.7 实验结果

包括肉眼和显微镜观察。包括影像学、组织学、组织形态学指标以及新生骨生物力学性能指标等对样品植入后部位的骨整合情况。

6.2.8 结果评价

报告应当包括对实验样品和对照样品植入后新骨形成、局部组织反应的综合评价及比较。

（十）产品技术要求

产品技术要求应当按照《医疗器械产品技术要求编写指导原则》（国家食品药品监督管理总局通告 2014 年第 9 号）进行编写。同时结合产品具体适用的指导原则或者相关国家标准、行业标准以及产品特点，明确保证产品安全、有效、质量可控的各项性能指标和检验方法。如对于髋关节假体，应当同时参考《髋关节假体系统注册技术审查指导原则》（国家食品药品监督管理总局通告 2017 年第 23 号）和 YY 0118 的相关要求编写产品技术要求。

产品技术要求中指标应当针对终产品制定，且性能指标不应当低于产品适用的强制性国家标准和/或强制性行业标准，检验方法应当优先考虑采用公认的或已颁布的标准检验方法，包括推荐性标准，应当注明相应标准的编号和年代号。

（十一）同一注册单元内注册检验典型性产品确定原则

同一注册单元内所检测的产品应当是能够代表本注册单元内其他产品安全性和有效性的典型产品。原则上应当选择等效模型产品进行注册检验。

（十二）产品生产制造相关要求

1. 个性化增材制造医疗器械医工交互条件

个性化增材制造医疗器械的生产和验证过程，特别应当对设计软件、打印设备、打印工艺、后处理工艺，以及原材料和产品的测试，以及清洗、包装和灭菌等方面进行控制。

1.1 个性化增材制造软件、设备和材料

1.1.1 软件

论证患者影像数据采集、处理、传输、三维建模、性能预测（如力学分析）相关软件的兼容性、容错及可重复性、数据正确性和完整性，确保实现预期性能。应当明确所使用软件名称和版本号。需经过医工交互平台或介质进行数据传递时，应当对平台、介质经过必要的验证。

与个性化增材制造医疗器械产品的设计、生产相关的关键软件，申请人应当定期对其有效性进行确认。当软件需要更新及升级时，也必须进行再次确认。

1.1.2 设备

建立完善的设备安全确认、操作确认、性能确认等制度，确保符合要求的设备在合格的环境中被正确的使用。定期对设备的控制程序进行验证，阐述控制程序的验证方法，避免控制程序的错误而引起的不良后果。若设备的控制程序更新或升级，应当及时确认。

1.1.3 材料

明确原材料和加工助剂、添加剂、交联剂的初始状态，包括材料或化学信息（通用名称、化学名称、商品名称、材料供应商等），以及材料参数和包含测试方法的材料分析证书，建立对其原材料化学成分的检验方法。原材料的化学成分与成品性能直接相关，如影响加工工艺的粉末形貌、粉末颗粒的粒径及其分布以及流动性、松装密度、氧含量等指标，应当符合适用的国际、国家和行业标准。

增材制造过程中，初始材料可能发生重大的物理和/或化学改变。因此，应当检测打印前后材料物理和化学参数的变化，评估对于终产品的影响。对于部分可回收、再利用的打印原材料，应当明确打印环境（热、氧气、湿度、紫外线等）对材料的化学成分和物理性能（粉末流动性、粒径等）的影响，论证工艺稳定性和临床可接受性，确定重复使用的次数以及新粉和旧粉（非回收料）的混合比例。建立材料回收、再利用标准操作流程。

1.2 打印工艺验证

根据产品的性能要求和预期用途，明确3D打印舱室环境以及材料成型关键参数，并论证合理性。同时，应当验证设备的稳定性。应当针对选用的增材制造工艺及工艺参数进行验证，证明满足预期性能。如工艺参数发生变化，应当论证其性能不低于原有要求。

研究下列参数对产品或组件的影像，包括器械或组件在打印空间中的放置位置、打印方向、打印层厚、器械间距、打印支撑物的位置、类型和数量等。

1.3 后处理方法以及验证

后处理可能包括机加工、热等静压、热处理、支撑物或残留粉末去除、表面处理等。应当评估后处理工艺对材料和终产品的安全、有效性的影响。

1.4 产品的测试

个性化增材制造医疗器械半成品和成品应当考虑下列测试：

1.4.1 产品材料的化学成分和力学性能应当符合申报材料的相关标准，例如内部质量、显微组织、力学强度、规定非比例延伸率等。

1.4.2 产品表面质量、尺寸及精度。评价产品与提供的3D打印的骨骼模型的匹配性及适用性。

1.4.3 产品内部结构，例如仿生多孔结构的孔径、丝径、孔隙率等。

1.4.4 产品的功能性评价，例如产品的静态轴向压缩刚度、静态轴向压缩最大载荷、静态轴向剪切最大载荷、动态轴向压缩强度、动态轴向剪切强度、静态扭转最大扭矩、动态扭转性能评价、静态轴向压缩沉陷刚度、动态疲劳等，这些分析应当与产品预期使用部位和预期用途相适宜。

最差情况的选择应当结合产品材料属性测试和有限元模拟等生物力学分析。如必要时，可通过对抗压能力、抗拉能力、抗扭转能力、抗侧弯能力的测试，获得有限元分析所需的材料属性参数。

1.4.5 产品的生物相容性测试。

1.4.6 产品的清洗及无菌检测。

2. 增材制造医疗器械医工交互能力确认

2.1 个性化设计

本部分内容是在《医疗器械生产质量管理规范》（国家食品药品监督管理总局公告 2014 年第 64 号）设计与开发章节的基础上，结合个性化增材制造医疗器械的特殊性制定，预期满足用于注册申报的个性化增材制造医疗器械设计开发的基本要求。

应当由临床医生、影像科医生、工程师等多学科背景人员共同组建医工交互团队。参与医工交互设计的人员，应当经过与其岗位要求相适应的培训，具有相应理论知识和实际操作能力，并制定人员上岗前医工交互能力确认的标准操作流程，明确相关人员在设计开发中的职责与权限。设计与开发环节的相关过程应当文件化。

2.1.1 设计开发的输入

医工交互设计人员共同完成产品设计，签字确认个性化增材制造产品设计所需的设计要求清单，包括患者影像数据、手术方案、个性化增材制造产品要求（材料、结构、尺寸、包装及交付方式等）、配套使用的器械要求等满足产品预期用途的相关参数和要求。

患者影像数据应当包括满足临床需求的关键参数，记录所使用软件名称和版本号，采取明确措施减少 CT 和 MRI 检查中含金属假体的伪影，并明确可追溯性。采集患者影像数据时，要确保信息安全、完整，并采取可靠措施保护患者隐私。上述内容由影像科医生签字确认。

2.1.2 设计开发验证和确认

针对个性化增材制造医疗器械的数字化模型和制造加工品进行设计开发的验证和确认。可以采用一种或多种方法验证产品对解剖匹配性、生物力学性能等设计开发输入和预期用途的满足性。方法可以包括计算机模拟分析、实验室检测、临床评估等。

当患者的数据在原验证模型参数范围之内，可以采取有限元分析等评价方法评估其风险。如果患者的解剖和病变范围超过原设计要求，应当重新进行评估和验证。对于超出已批准注册范围的特征结构及参数应当另行注册申报。

设计验证和确认内容应当形成《个性化增材制造产品设计方案》，至少包含设计流程图、材料要求、结构特征、包装方式、交付方式和时间、产品技术要求等内容及记录。医工交互团队共同确认并签字。

2.1.3 设计开发的更改

在个性化增材制造产品的设计或生产过程中，应当充分考虑患者病情变化等因素导致设计不满足输入的情况。如果进行设计更改，应当提供充分的理由，再次由医工交互团队签字确认。

2.2 产品的交付

当个性化医疗器械产品制造完成后，在交付给临床医生时应当签字确认并存档。存档内容包括个性化医疗器械的数字化模型、产品编号、患者标识等。

2.3 产品的使用

从事个性化增材制造医疗器械产品的申请人与医疗机构应当制定相应的制度，并共同遵守：

2.3.1 使用个性化医疗器械开展手术的医疗机构应当具有相应资质，必须在卫生主管部门认定的具有专业技术资格的医疗机构使用。临床医生至少应当具有从业经验，并经过必要的培训。

2.3.2 个性化医疗器械仅用于需要使用个性化医疗器械的患者，患者或者其监护人应当签署知情同意书。申请人及医疗机构有权获得患者相应的数据信息，同时须保证相关信息安全。

2.3.3 个性化医疗器械是基于患者的影像数据进行研制，临床医生应当保证患者全部原始数据的真实性、准确性和可用性。

2.3.4 临床医生应当参与整体方案的设计，并对最终产品、配套手术工具及相关手术方案进行确认。

2.3.5 未使用的个性化医疗器械由申请人负责收回，不得再用于临床。

2.3.6 申请人和医疗机构应当按照《医疗器械不良事件监测和再评价管理办法》有关规定开展个性化医疗器械不良事件监测工作。

在产品全生命周期中，申请人还应当完成以下内容：

2.3.7 申请人应当建立数据库，用于保存病患的数据信息，并由专人负责维护保管。除非得到患者及医疗机构的许可，申请人不得将数据提供给其他机构或个人。

2.3.8 申请人应当建立控制程序，定期收集、评估个性化医疗器械临床使用效果，用于改进产品性能和降低产品风险。应当建立个性化医疗器械的使用报告制度、信息追溯制度、再评价制度和终止产品应用制度。

2.3.9 评价严重不良事件可以采用按照个性化医疗器械生产工艺文件，在同等生产加工条件下生产的个性化医疗器械样品。申请人应当保存每个个性化医疗器械的设计生产资料，确保每个个性化增材制造产品的重现性。

（十三）产品的临床评价要求

个性化增材制造医疗器械临床评价的目标是为了获得安全性和有效性数据，评价个性化增材制造医疗器械在治疗特殊病例和特殊解剖部位疾患的作用。如通过临床试验评价产品安全性和有效性，临床试验应当符合《医疗器械临床试验质量管理规范》（国家食品药品监督管理总局 中华人民共和国国家卫生和计划生育委员会令第25号）的相应要求，临床试验机构应当按要求在国家药品监督管理局备案。

1. 无可替代产品情形

病源有限或标准化产品不适宜作为对照的，可以开展不少于10例的观察研究，每个临床机构应当开展不少于5例研究。可以和申请人以往的历史数据进行综合分析，符合本指导原则要求的可以纳入统计。属于临床急需或罕见病情况的可以依据相关规定进行试验。

应当注意对个性化增材制造产品特定安全性和有效性指标进行观察。例如个性化医疗器械使用过程中发生的不良事件、使用过程中临床医生操作性能、植入假体的初始稳定性、患者的功能恢复及生存质量的早期改善等。

根据疾病类型和临床获益确定研究终点，研究终点为至少3个月，但该临床病例应当给予持续跟踪，直至临床转归的稳定状态。

2. 需要进行同类对照产品情形

如可设立阳性对照，则应当参照随机、平行、对照的前瞻性临床试验原则，进行非劣效性临床试验。

2.1 入选、排除标准

对于需要进行临床试验的个性化增材制造医疗器械，其受试者应当严格遵从患者获益的前提，从需要进行个性化医疗器械治疗的患者人群中选出。申请人及临床试验机构应当根据申报产品的设计特征及其适用范围制定其临床试验的入选/排除/退出标准，不符合所有入选标准或者符合任何一项排除标准的研究对象应被排除。

2.2 受试者退出标准及退出受试者的处理

2.2.1 退出标准

①受试者撤回知情同意书；

②严重违反验证方案；

③研究者认为不再适合继续进行临床验证者；

④在临床验证期间妊娠的妇女；

⑤受试者死亡；

⑥受试者失访；

⑦申办者要求终止验证。

2.2.2 退出受试者的处理

①最后一次生命体征记录、术后情况和局部体征检查资料、影像学检查资料，记录合并用药和不良事件等；

②将终止验证的时间和原因详细记录在病例报告表上；

③对因不良事件而终止验证的病人必须随访至不良事件得到解决或稳定。

④《医疗器械临床试验质量管理规范》规定的其他相关要求。

2.3 个性化医疗器械植入手术操作执行要求

为降低手术植入环节的风险，应当针对不同部位的个性化医疗器械应用，建立手术操作的文本及图示规范指导实施。根据需要选择计算机导航和辅助导板进行精确手术，以确保个性化医疗器械的精准安装。

2.4 临床试验持续时间与窗口期

临床试验的持续时间取决于安全性和有效性数据的获取，针对个性化 3D 打印器械的孔隙结构利于骨长入形成远期稳定的特点，临床试验可重点考量器械的初始稳定性，临床试验持续时间至少 3 个月。随访内容包括患者主诉、体格检查、影像评价、功能评估等。

2.5 临床试验评价指标及判定标准

对于需进行临床试验的个性化医疗器械，根据植入部位不同，参考现有常规产品或根据病变部位特点设立主要评价指标和次要评价指标，并明确评估方法。主要评价指标是与试验目的有本质联系的、能确切反映器械疗效或安全性的指标。次要评价指标是与试验目的相关的辅助性指标。

2.6 对照产品的选择

对开展临床试验的个性化医疗器械，对照产品应当尽可能选择目前临床正广泛使用的、对相应适应症的疗效已被证实并得到公认的等效产品。对照产品的材料、设计、适应症与试验产品具有可比性，应当提供对照产品的选择依据。

2.7 统计分析方法

应当明示具体的统计分析方法以及统计分析软件及版本。数据分析时应当考虑数据的完整性，所有签署知情同意并使用了受试产品的受试者必须纳入分析。数据的剔除或偏移数据的处理必须有科学依据和详细说明。

临床试验的数据分析应当基于不同的分析集，通常包括全分析集（Full Analysis Set，FAS）、符合方案集（Per Protocol Set，PPS）和安全集（Safety Set，SS），研究方案中应当明确各分析集的定义。全分析集中脱落病例，其主要研究终点的缺失值的填补方法等应当在方案中事先予以说明，并进行不同分析策略的灵敏度分析，以评价缺失数据对研究结果稳定性的影响。

主要研究终点指标的分析应当同时在全分析集和符合方案集上进行，安全性指标的分析应当基于安全集。

临床试验数据的分析应当采用国内外公认的经典统计分析方法。临床试验方案应当明确统计检验的类型、检验假设、判定疗效有临床意义的界值（非劣效界值）等，界值的确定应当有依据。

对于主要研究终点，统计结果需采用点估计及相应的 95% 可信区间进行评价。不能仅将 p 值作为对主要研究终点进行评价的依据。

对验证期间发生的所有有害事件的种类、严重程度、发生频率及与验证产品的关系将列表描述。

申请人应当提供基于所有临床试验数据的统计分析报告，以便临床试验组长单位根据此报告撰写临床试验总结报告。

3. 个性化医疗器械根据其内在规律，可以采用临床评价、动物实验和功能试验等方法，进行综合风险评估。临床评价可以依据风险要素进行设定，评估对风险要素的控制程度。

（十四）产品的不良事件历史记录

应当按要求收集、记录、提交产品相关的不良事件历史记录。

（十五）产品说明书和标签要求

产品说明书、标签和包装标识应当符合《医疗器械说明书和标签管理规定》要求，还应当符合相关国家标准、行业标准的要求，例如 YY/T 0466.1—2016《医疗器械 用于医疗器械标签、标记和提供信息的符号 第 1 部分：通用要求》。

除已批准信息外，说明书和标签中应当明确产品为个性化医疗器械，补充患者特征标识、临床医生书面确认产品设计方案的信息或文件编号及其他需要补充的信息。

三、审查关注点

应用本指导原则进行技术审评时，除审查用于骨、关节和口腔硬组织的无源植入性医疗器械产品的安全性和有效性外，还重点关注实现个性化产品设计、完成增材制造加工的能力和质量。

四、编写单位

本指导原则由国家药品监督管理局医疗器械技术审评中心编写并负责解释。

85 一次性使用无菌手术包类产品注册技术审评指导原则

（一次性使用无菌手术包类产品注册技术审查指导原则）

本指导原则旨在指导和规范一次性使用无菌手术包类产品的技术审评工作，帮助审评人员理解和掌握该类产品原理/机理、结构、性能、预期用途等内容，把握技术审评工作基本要求和尺度，对产品安全性、有效性作出系统评价。

本指导原则所确定的核心内容是在目前的科技认识水平和现有产品技术基础上形成的，因此，审评人员应注意其适宜性，密切关注适用标准及相关技术的最新进展，考虑产品的更新和变化。

本指导原则不作为法规强制执行，不包括行政审批要求。但是，审评人员需密切关注相关法规的变化，以确认申报产品是否符合法规要求。

一、适用范围

本指导原则适用于根据临床需求，将医疗器械产品包装在一起的一次性使用无菌器械包类产品（以下简称手术包）。

本指导原则不适用于含有Ⅲ类医疗器械产品的手术包。

二、技术审查要点

（一）产品名称的要求

产品的名称应以体现产品组成、功能用途为基本原则。手术包是根据临床需求将不同的医疗器械产品组成医疗器械包，包内的组件可以由不同生产制造商提供，并且组件名称也不同，但组成手术包后就只能有一个产品名称，一般应以其主要预期用途来命名，如：用于外科手术的包就称作手术包，用于产科手术的包就称为产包，用于导尿的包就称作导尿包。

手术包类产品均为一次性使用，产品名称中应加入"一次性使用"字样，是无菌级别的应加入"无菌"字样，如"一次性使用无菌手术包"、"一次性使用无菌产包"。

（二）产品的结构和组成

手术包组成（一般以组件形式体现）应满足以下条件：

第一，组件不应含有药物（如酒精、灌洗创口用生理盐水等）。手术包组件管理类别最高为二类。

第二，组件可以是外购具有医疗器械注册证的产品，如外购的外科手术口罩、手套等。作为手术包的组件其预期用途不应改变，应与审批通过的预期用途一致。

第三，组件可以是尚未注册的医疗器械产品。作为手术包的组件时其安全有效性要求应与单独注册该组件基本一致，如导尿包中的导尿管，应符合单独注册导尿管的技术审评要求。

第四，手术包必须包含在其申报的生产地址所生产的二类组件，如手术包企业生产的手术衣等。

常见的手术包组件有：手术衣、帽子、口罩、洞巾、大单、中单、小单、手套、脱脂纱布等。

依据临床用途的不同，不同注册单元的手术包配置也不同，如一次性使用无菌产包可配置产垫等；一次性使用无菌导尿包可配置导尿管等。

（三）产品工作原理

手术包由多种组件组成，每种组件有各自的工作原理，故不在此分别描述。

（四）产品作用机理

因该产品为非治疗类医疗器械，故本指导原则不包含产品作用机理的内容。

（五）产品适用的相关标准

表1　相关产品标准

GB/T 191—2008	《包装储运图示标志》
GB 7543—2006	《一次性使用灭菌橡胶外科手套》
GB/T 14233.1—2008	《医用输液、输血、注射器具检验方法 第1部分：化学分析方法》
GB/T 14233.2—2005	《医用输液、输血、注射器具检验方法 第2部分：生物学试验方法》
GB 15980—1995	《一次性使用医疗用品卫生标准》
GB/T 16886.1—2011	《医疗器械生物学评价 第1部分：评价与试验》
GB/T 16886.7—2001	《医疗器械生物学评价 第7部分：环氧乙烷灭菌残留量》
GB/T 16886.10—2005	《医疗器械生物学评价 第10部分：刺激与迟发型超敏反应试验》
GB 18278—2000	《医疗保健产品 灭菌确认和常规控制要求 工业湿热灭菌》
GB 18279—2000	《医疗器械 环氧乙烷 灭菌确认和常规控制》
GB 18280—2000	《医疗保健产品灭菌 确认和常规控制要求 辐射灭菌》

续表

GB/T 19633—2005	《最终灭菌医疗器械的包装》
YY 0043—2005	《医用缝合针》
YY 0166—2002	《医用带线缝合针》
YY 0167—2005	《非吸收性外科缝线》
YY 0174—2005	《手术刀片》
YY 0175—2005	《手术刀柄》
YY/T 0313—1998	《医用高分子制品包装、标志、运输和贮存》
YY 0330—2002	《医用脱脂棉》
YY 0331—2006	《医用脱脂纱布、脱脂棉粘胶混纺纱布的性能要求和试验方法》
YY/T 0454—2008	《无菌塑柄手术刀》
YY/T 0466.1—2009	《医疗器械 用于医疗器械标签、标记和提供信息的符号》
YY 0469—2004	《医用外科口罩技术要求》
YY/T 0506.1—2005	《病人、医护人员和器械用手术单、手术衣和洁净服 第1部分：制造厂、处理厂和产品的通用要求》
YY/T 0506.2—2009	《病人、医护人员和器械用手术单、手术衣和洁净服 第2部分：性能要求和性能水平》
YY/T 0506.3—2005	《病人、医护人员和器械用手术单、手术衣和洁净服 第3部分：试验方法》
YY/T 0506.4—2005	《病人、医护人员和器械用手术单、手术衣和洁净服 第4部分：干态落絮试验方法（ISO 9073-10：2003，IDT）》
YY/T 0506.5—2009	《病人、医护人员和器械用手术单、手术衣和洁净服 第5部分：阻干态微生物穿透试验方法》
YY/T 0506.6—2009	《病人、医护人员和器械用手术单、手术衣和洁净服 第6部分：阻湿态微生物穿透试验方法》
YY 0594—2006	《外科纱布敷料通用要求》
YY/T 0720—2009	《一次性使用产包 自然分娩用》
YY/T 0615.1—2007	《标示"无菌"医疗器械的要求 第1部分：最终灭菌医疗器械的要求》
	《中华人民共和国药典（2010年版）》

注：手术包组件范围可能不局限于上述标准范围，故应引用手术包内所有组件相关的标准。

产品适用及引用标准（见表1）的审查可以分两步来进行。首先对引用标准的齐全性和适宜性进行审查，也就是在编写注册产品标准时是否引用与产品相关的国家标准、行业标准，以及引用是否准确。可以通过对注册产品标准中"规范性引用文件"是否引用了相关标准，以及所引用的标准是否适宜来进行审查。此时，应注意标准编号、标准名称是否完整规范，年代号是否有效。

其次对引用标准的采纳情况进行审查。即所引用标准中的条款，是否在注册产品标准中进行了实质性的条款引用。这种引用通常采用两种方式，内容繁多的、复杂的可以直接引用标准及条文号，比较简单的也可以直接引述具体要求。

如有新版强制性国家标准、行业标准发布实施，应执行最新版本的国家标准、行业标准。

（六）产品的预期用途

用于实现特定的临床目的。如：手术包用于临床手术防护，导尿包用于临床导尿使用。

（七）产品的主要风险

1. 风险分析方法

（1）在对风险的判定及分析中，要考虑合理的可预见的情况，包括：正常使用条件下和非正常使用条件下。

（2）风险判定及分析应包括：对于患者的危害、对于操作者的危害和对于环境的危害。

（3）风险形成的初始原因应包括：人为因素，产品结构的危害，原材料危害，综合危害，环境条件。

（4）风险判定及分析考虑的问题包括：手术包原材料生物学危害；产品质量是否会导致使用中出现不正常结果；操作信息，包括警示性语言、注意事项以及使用方法的准确性；使用过程可能存在的危害等。

2. 风险分析清单

手术包产品的风险管理报告应符合 YY/T 0316—2008《医疗器械 风险管理对医疗器械的应用》的有关要求，审查要点包括：

（1）产品定性定量分析是否准确（依据 YY/T 0316—2008 附录 C）；

（2）危害分析是否全面（依据 YY/T 0316—2008 附录 E）；

（3）风险可接收准则，降低风险的措施及采取措施后风险的可接收程度，是否有新的风险产生。

根据 YY/T 0316—2008《医疗器械 风险管理对医疗器械的应用》附录 E 对该产品已知或可预见的风险进行判定，手术包产品在进行风险分析时至少应包括对以下的主要危害，企业还应根据自身产品特点确定其他危害（见表2）。针对产品的各项风险，企业应采取应对措施，确保风险降到可接收的程度。

表 2 产品主要危害

危害类型	可预见的事件及事件序列	危害处境	产生的后果或损害
生物学危害	产品材料的选择未经生物学评价或使用生物不相容的材料	生物不相容的材料与患者接触	中毒、刺激过敏等症状，损害患者健康，严重时危及患者生命
生物学危害	灭菌工艺未确认，或未按已确认的工艺实施灭菌	患者使用了有菌的产品	患者被细菌感染，严重时导致发热、休克
化学危害	对环氧乙烷残留量的控制未能按标准确认，或未能按确认的结果实施控制，解析不彻底，致使环氧乙烷残留量超标	超量的环氧乙烷输入人体	损害患者健康
生物学危害	未能按运输、储存要求对产品防护，造成产品包装破损，产品被污染	患者使用了有菌的产品	患者被细菌感染，严重时导致发热、休克
生物学危害	超过灭菌有效期的产品带菌	患者使用了有菌的产品	患者被细菌感染，严重时导致发热、休克
生物学危害	在标识的灭菌有效期到期前，包装材料老化已不能保持无菌	患者使用了有菌的产品	患者被细菌感染，严重时导致发热、休克
生物学危害	产品被重复使用	患者使用了有菌的产品	患者被细菌感染，严重时导致发热、休克
生物学危害	产品使用后，未按医疗垃圾处理	有害有毒物质影响环境	造成人员感染（有时是大面积），或环境被破坏
运行危害	产品的使用人员未接受培训使用产品时操作不当	患者使用了有菌的产品	患者被细菌感染，严重时导致发热、休克
信息危害	产品标识和说明书不符合规定	使用了不符合要求的产品或产品使用处置不当	人员感染、破坏环境
生物或化学危害	生产环境未按《无菌医疗器械生产质量管理规范》中的要求进行控制，或环氧乙烷灭菌器未按要求验证，或解析时间未达到要求	患者使用了有菌的产品	患者被细菌感染，严重时导致发热、休克

（八）产品的主要技术指标

本章给出手术包产品需要考虑的基本技术性能指标，企业可参考相应的标准，根据企业自身产品的技术特点和用途制定相应的性能指标。如国家标准中有不适用条款，企业在标准的编制说明中必须说明理由。

1. 无菌要求

每个经单包装的手术包应通过一灭菌确认的过程和常规控制使产品无菌。

注：按《中华人民共和国药典》（2010 年版）"无菌检查法"规定执行。

2. 残留量要求

若产品经环氧乙烷灭菌，环氧乙烷残留量应不大于 $10\mu g/g$。

3. 生物性能要求

应根据组件接触人体的部位和时间，依据 GB/T 16886.1 标准进行评价。一般要求至少包括对皮肤应无刺激、迟发型超敏反应、细胞毒性。

4. 组件要求

（1）手术单、手术衣和洁净服应符合 YY/T 0506.2—2009 标准的相关规定。

（2）一次性使用灭菌橡胶外科手套应符合 GB 7543—2006 标准的相关规定。

（3）医用脱脂纱布辅料应符合 YY 0594—2006 标准的相关规定。

（4）医用脱脂棉应符合 YY 0330—2006 标准的相关规定。

（5）医用缝合针应符合 YY 0043—2005 标准的相关规定。

（6）医用带线缝合针应符合 YY 0166—2002 标准的相关规定。

（7）医用外科口罩应符合 YY 0469—2004 标准的相关规定。

（8）其他组件应符合其适用的国家标准或行业标准。

5. 其他说明

若组件为外购件，在审查其技术要求时需要考虑生产过程对组件性能的影响，一般分两种情况：

（1）未经二次灭菌的组件，性能要求可为"具有医疗器械注册证产品"，试验方法可采用"提供产品注册证及由具有资质检验机构出具的效期内检验报告"。

（2）经二次灭菌的组件，考虑到二次灭菌对产品性能可能造成的影响，性能要求应在注册产品标准中规定，试验方法可采用"按照标准的规定进行检验"。

（九）产品的检验要求

产品的检验包括出厂检验和型式检验。

出厂检验应至少包括环氧乙烷残留量（若采用环氧乙烷灭菌）、无菌。

外购件的检验方式如果是以供方提供资质证明和有效期内的检验报告方式提供，则检验机构在核准确认后应将供方提供资质证明和有效期内的检验报告附于注册检验报告之后。

（十）产品的临床要求

手术包产品的临床要求应以其中的组件组成情况来确定，一般分两种情况。

若手术包中的二类医疗器械组件均在《豁免提交临床试验资料的第二类医疗器械目录（试行）》范围内，生产企业在申报以上组件的手术包时，可以书面申请免于提交临床试验资料，但应同时提交申报产品与已上市同类产品的对比说明。对比说明应当包括产品材质、结构组成、主要技术性能指标、灭菌方法、预期用途等内容。

若手术包中的二类医疗器械组件有不在《豁免提交临床试验资料的第二类医疗器械目录（试行）》范围内，则手术包需要按照《医疗器械注册管理办法》中的相关规定提交临床试验资料。

（十一）产品的不良事件历史记录

暂未见相关报道。

（十二）产品说明书、标签和包装标识

手术包的说明书、标签和包装标识应符合《医疗器械说明书、标签和包装标识管理规定》和 YY/T 0466.1《医疗器械 用于医疗器械标签、标记和提供信息的符号》的要求。同时应注意根据手术包中不同的组件审查是否有相应的内容。

1. 说明书的内容

手术包的说明书应包括产品名称、商品名称（若有）、规格、型号、组件的组成与数量及与人体接触组件的原材料、性能指标、适用范围、使用方法、注意事项、标签和包装标识、医疗器械生产企业名称、注册地址、生产地址、联系方式、售后服务方式、医疗器械生产企业许可证号、医疗器械注册证号、产品标准号、产品有效期限、医疗器械标签所用的图形和符号的解释、产品维护和保养方法以及储存条件。

2. 说明书审查关注点

说明书应审查其内容与注册产品标准及其他申报材料中内容是否一致：

（1）手术包的名称、规格、型号、组件的组成与数量、性能指标应与注册产品标准内容一致。

（2）所有组件必要说明的信息。如含外购组件，应公布外购组件的制造商信息及其说明书的全部信息。

（3）手术包的适用范围应与注册申请表、注册产品标准一致。

（4）生产企业名称、注册地址、生产地址、联系方式及售后服务方式应真实并与《医疗器械生产企业许可证》、《企业法人营业执照》一致。

（5）说明书文字表述应容易理解、简明扼要且无广告性语言。图形符号的说明符合 YY/T 0466.1 中的规定。

（6）说明书的注意事项应包括以下内容：

产品的使用方法按手术室无菌操作规定使用；包装破损切勿使用；一次性产品切勿再次使用；使用后处理方式。

3. 产品的标签、包装标识应审查以下内容：

（1）产品名称、规格、型号、内部组件的组成与数量；

（2）生产日期及批次代码；

（3）生产企业名称、注册地址、生产地址、联系方式；

（4）医疗器械注册证号、产品标准号；

（5）产品的有效期限；

（6）包装破损切勿使用；

（7）文字标明产品为"一次性使用无菌产品"，或符号标明"切勿再次使用"与"无菌"；

（8）产品使用后的处理方式；

（9）产品灭菌方式，若经环氧乙烷灭菌，应标明残留量限度；

（10）依据产品组件的特性应当标注的图形、符号以及其他相关内容。

（十三）注册单元划分的原则和实例

注册单元划分应按照医疗器械注册管理办法第二十七条要求，"医疗器械产品的注册单元原则上以产品组成、性能指标和预期用途为划分依据"实施。

手术包注册单元的划分应首先考虑预期用途。预期用途不同的手术包不作为同一单元，例如"一次性使用无菌产包"和"一次性使用无菌导尿包"。

其次考虑包内组件。组件种类、主要原材料、主要性能相同，仅规格或数量不同，则可以作为一个注册单元。

（十四）同一注册单元中典型产品的确定原则和实例

1. 同一注册单元中典型产品是指能够代表本注册单元内其他产品安全性和有效性的产品，其功能最齐全，结构最复杂，风险最高。

2. 典型产品的确定可以通过比较同一注册单元内所有产品的技术结构、性能指标和预期用途等相应资料，说明能够代表本注册单元内其他产品的安全性和有效性。

3. 举例

（1）包含高性能手术单的一次性使用无菌手术包与包

含标准性能手术单的一次性使用无菌手术包相比，高性能手术衣性能指标要求更高。所以包含高性能手术单的一次性使用无菌手术包应作为这个注册单元中的典型产品。

（2）同一单元中，组件多的手术包覆盖组件少的手术包，故选择组件多的手术包作为典型产品。

三、审查关注点

手术包根据其产品特点和生产过程（如下图），应在审评时重点把握三个要素，即组件、生产过程和说明书。

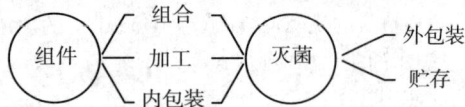

（一）产品组件

手术包的安全、有效，主要取决于其组件是否安全、有效，故审查时应重点审查手术包组件清单。在清单中，重点把握组件来源（标明是否本企业生产或者外购）、外购组件状态（产品性能是否完整、是否有包装及标志、是否灭菌、是否有上市信息）、组件生产过程（加工、灭菌、包装），可参考附件《手术包组件清单》。

对于未经批准上市的组件，其审查与该组件单独申报注册的要求基本一致。对已有医疗器械注册证的产品若产品经再处理有改变原批准性能要求的情况应对其风险进行控制。

（二）生产过程

应审查手术包工艺流程，重点把握特殊过程如灭菌和包装。

1. 灭菌过程

审查手术包采取的灭菌方法是否适用于其组件，例如：一般认为环氧乙烷灭菌不适用于纱布敷料，因为环氧乙烷残留在纱布中难以解析到安全水平。

同时可审查主要灭菌过程参数。如，环氧乙烷灭菌参数包括预真空压力、温度、湿度、压力、环氧乙烷纯度及浓度、灭菌时间、解析时间和温度、装载模式；钴－60 γ射线辐照灭菌参数包括辐照剂量、辐照时间、装载模式。必要时可审查灭菌过程确认报告。

2. 包装过程

审查包装材料的选择，应考虑材料的理化性能、毒性、微生物阻隔性能、与灭菌过程的适应性、灭菌后的效期。技术报告中应提供无菌有效期验证资料。

应在技术报告中提供运输、存储中产品无菌包装是否完好的验证情况（参考 YY/T 0681《无菌医疗器械包装材料试验方法》）。

3. 二次灭菌的影响

二次灭菌是指手术包组件经同一灭菌方式或不同灭菌方式的再次灭菌，这是由于手术包组件多数为外购产品，部分外购产品出厂前本身已经经过灭菌。

因二次灭菌可能影响组件的外观、形态及性能，如钴－60 γ射线辐照灭菌致高分子材料组件的力学性能下降。故审查时应评价二次灭菌后的组件性能是否符合相关标准要求及临床需求。

4. 效期

手术包的有效期以组件中最短有效期为最终产品有效期。对于外购件，需要考虑组件购买时的剩余效期及影响效期主要因素，如材料老化、灭菌有效期等，应审评技术报告中的效期验证相关资料。

（三）说明书和标签

审查时主要遵循"信息量"原则，即手术包说明书和标签的提示信息不得少于其所有组件原包装提供的提示信息。如，导尿包的说明书至少应包括导尿管的提示信息，如结构组成、性能指标、使用方法、注意事项等。手术包中如有特殊运输贮存要求的组件，应对运输贮存条件进行说明。

附件　手术包组件清单

组件名称	组件来源	外购组件状态				组件生产过程及该过程对组件安全有效的影响
		是否灭菌	包装、标志	效期	批准上市信息	

一次性使用无菌手术包类产品注册技术审查指导原则编制说明

一、指导原则编写的原则

（一）本指导原则编写的目的是用于指导和规范一次性使用无菌手术包类产品注册申报过程中审查人员对注册材料的技术审评。

（二）本指导原则旨在让初次接触该类产品的注册审查人员对产品机理、结构、主要性能、预期用途等各个方面有个基本了解，同时让技术审查人员在产品注册技术审评时把握基本的尺度，对产品安全性、有效性作出系统评价。

二、指导原则编写的依据

（一）《医疗器械监督管理条例》

（二）《医疗器械注册管理办法》（国家食品药品监督

管理局令第 16 号）

（三）《医疗器械临床试验规定》（国家食品药品监督管理局令第 5 号）

（四）《医疗器械说明书、标签和包装标志管理规定》（国家食品药品监督管理局令第 10 号）

（五）《医疗器械标准管理办法》（国家药品监督管理局令第 31 号）

（六）关于印发豁免提交临床试验资料的第二类医疗器械目录（试行）的通知（国食药监械〔2011〕475 号）

（七）国家食品药品监督管理部门发布的其他规范性文件

三、指导原则中部分具体内容的编写考虑

（一）指导原则的范围

本指导原则虽然名称仅体现手术包，但实际在编写中考虑的是全部与手术包具有相同特征的产品。因此，我国临床中使用的手术包、产包、导尿包、备皮包等都是本指导原则的编写范围。这种编写方式参考了美国食品药品管理局对这类产品的管理，其出发点是这类产品都有共同的特征，即都是根据临床需求，将两种以上医疗器械产品包装在一起的"器械包"。

综上，在"一、适用范围"中未规定类代号，因为具体类别代号应依据包内起到预期用途的主要组件的管理类代号。

（二）产品组件

在全文中多次使用的"组件"，是指手术包内的医疗器械产品。美国食品药品管理局允许全部组件都是外购产品，而且组件可以是上市最终包装形式或者未经最终灭菌包装的"批发"形式。但考虑到我国实际情况以及由此带来的风险，综合考虑审校会上各省代表意见，在编写时定为"必须包含在其申报的生产地址所生产的二类组件"，即至少有一个二类组件是由企业生产。同时，不主张组件中包含"不是医疗器械产品"的组件，如刷子。

（三）产品生产过程

手术包的生产过程，尤其灭菌、残留量解析、包装、效期是影响产品安全、有效的重要因素，在审查时应了解和评价。考虑到我国已经实施医疗器械生产质量管理规范，上述生产过程的验证和确认主要在质量体系考核中进行，故编写时未进行深入阐述。

（四）产品说明书和标签

正文中提到审查时主要遵循"信息量"原则，在实际审评工作中可能不易操作，但从控制产品使用风险角度是十分必要的。可以考虑要求申报企业提交其外购组件的原说明书，作为审查依据。

四、相关参考资料

本指导原则在编写过程中主要研究和参考了美国食品药品管理局的相关指导原则，主要有 1997 年发布《Convenience Kits – Interim Regulatory Guidance》，2002 年发布《Sterilized Convenience Kits for Clinical and Surgical Use – Final Guidance for Industry》。同时也借鉴了原北京药品监督管理局发布的《一次性使用器械包类产品技术审评规范（2009 版）》，在此表示感谢。

五、指导原则编写人员

本指导原则的编写成员由辽宁省食品药品监督管理局医疗器械产品注册技术审评人员和行政审批人员、国家食品药品监督管理局沈阳医疗器械质量监督检验中心人员组成，以充分利用各方面的信息和资源，综合考虑指导原则中各个方面的内容，尽量保证指导原则正确、全面、实用。

86　一次性使用输注器具产品注册技术审评指导原则

（一次性使用输注器具产品注册技术审查指导原则）

一、前言

本指导原则旨在帮助和指导申请者/生产企业对一次性输注器具产品注册申报资料进行准备，以满足技术审评的基本要求。同时有助于审评机构对该类产品进行科学规范的审评，提高审评工作的质量和效率。

本指导原则是对一次性使用输注器具产品注册申报资料的一般要求，申请者/生产企业应依据具体产品的特性对注册申报资料的内容进行充实和细化，并依据具体产品的特性确定其中的具体内容是否适用。

本指导原则是对生产企业和审查人员的指导性文件，但不包括注册审批所涉及的行政事项，亦不作为法规强制执行，如果有能够满足相关法规要求的其他方法，也可以采用，但是需要提供详细的研究资料和验证资料。应在遵循相关法规的前提下使用本指导原则。

本指导原则是在现行法规和标准体系以及当前认知水平下制定的，随着法规和标准的不断完善，以及科学技术的不断发展，本指导原则相关内容也将进行适时的调整。

二、适用范围

临床治疗与诊断时一次性使用，用于将容器内的液体通过插入静脉的针头或导管输入患者血管的器械及用于将液体注入人体和抽取人体体液的器具及其组件统称为一次性使用输注器具。

一次性使用输注器具包括：一次性使用输液器、一次性使用输血器、一次性使用滴定管式输液器、一次性使用静脉输液针、一次性使用精密过滤输液器、一次性使用袋式输液器、一次性使用输液连接管路、一次性使用输注泵、一次性使用无菌注射器、一次性使用无菌注射针、一次性使用无菌胰岛素注射器、一次性使用固定剂量疫苗注射器、一次性使用高压造影注射器、一次性使用自毁式注射器等产品，也包括基本结构和预期用途与上述产品相似的产品及其组件，如一次性使用无菌注射器用活塞、一次性使用肝素帽、无针输注装置、三通阀、药液过滤器等器具。

三、基本要求

（一）产品的技术资料

产品的技术资料应当从技术层面论述申报产品的用途、设计、技术特征、与已上市产品的比较、原材料控制、生产工艺、产品包装验证、产品灭菌验证、产品有效期验证、产品性能要求及依据。至少应包含如下内容但不局限于此：

1. 产品描述

产品描述应全面、详细，至少应包括申报产品名称、预期用途、原材料、工作原理、结构组成（相应图示）、尺寸、技术指标、特殊性能、规格型号划分的依据以及是否符合相关标准。

2. 与已上市产品比较

申请者应详细说明同类产品国内外研究及临床使用情况。描述本次申报器械与已上市器械（包括本企业已上市同类产品或其他企业已上市同类产品）的相似点和不同点，比较的项目包括产品设计、预期用途、工作原理、结构组成、原材料、生产工艺、灭菌方式、性能指标、有效期等，建议以列表方式列出。

3. 产品命名

产品名称的命名应以发布的国家标准、行业标准以及《医疗器械产品分类目录》中的产品名称和产品的技术性能为依据。产品名称不得中英文混用。

4. 原材料控制

提交各组件全部组成材料（包括主材及其所有辅材）的化学名称、化学结构式/分子式、分子量分布、商品名/材料代号、组成比例、供应商名称、符合的标准等基本信息。

说明原材料的选择依据及其来源。原材料应具有稳定的供货渠道以保证产品质量，需提供原材料生产厂家的资质证明及外购协议。对外购组件也应当提交供方名录、相关资质证书及外购协议。

对原材料应当进行质量控制并符合相关材料标准要求。原材料的生物学性能应符合 GB/T 16886.1《医疗器械生物学评价 第1部分：评价与试验》相关用途及使用部位的具体要求并提交生物学评价报告。对于生产企业自己研制生产的原材料粒料，生产企业应提供详细的配方研制报告，其中包括符合 GB 15593《输血（液）器具用软聚氯乙烯塑料》、YY/T 0242《医用输液、输血、注射器具用聚丙烯专用料》、YY/T 0114《医用输液、输血、注射器具用聚乙烯专用料》、YY/T 0031《输液、输血用硅橡胶管路及弹性件》等相关标准要求的验证报告。

如果器具生产企业使用的是外购粒料，则应要求供方提交符合 GB 15593、YY/T 0242、YY/T 0114 等相关标准的验证报告。对不同批次进料，供方都应提供符合 GB 15593 标准 4.1 和 4.2 条，YY/T 0242 标准 4.1、4.2、4.3 条，YY/T 0114 标准 3.1、3.2、3.3 条，YY/T 0031 标准 4.1、4.2、4.3 和 4.4 条要求的出厂检验报告，器具生产企业则应对每批进料按上述条款进行进货检验。

应明确材料中的金属成分，因为金属成分可能会影响器械在核磁环境中的安全性。当材料中含有可能影响器械在核磁环境中的安全性的金属成分时，申报企业应提供器械在核磁环境中的安全性的验证资料。

应明确每种原材料，包括添加剂、润滑剂、粘结剂或其他添加物（如：色料添加剂、标记物、不透射线的物质）的成分、使用量、溶出物。以 DEHP 增塑的聚氯乙烯（PVC）作为原料的，需说明 DEHP 的含量，提交产品中 DEHP 释放量范围的研究报告以及人体可接受的剂量范围和依据。用于检测 DEHP 释放量的测试液、试验条件、检测方法等应当采用经过科学验证的方法。如采用了可降低 DEHP 释放的工艺，应当进行相关的验证。

对于预期用于输注药物的器具，企业需提交所输注药物与器具的相容性研究报告，至少应包括所申报的器具对所输注药物的吸附情况的实验研究的数据与结论。同时，提交国内外关于所申报器具对药物吸附情况的综述报告。

对于首次用于医疗器械方面的新材料，应提供该材料适合用于人体的预期使用部位的相关研究资料。

5. 生产工艺

详细说明产品生产工艺过程及其确定的依据、质量控制标准及其可靠性论证；确认关键工艺点并阐明其对产品物理性能、化学性能、机械性能、生物性能的影响；确认生产工艺的稳定性。对生产加工过程中所使用的所有辅剂、助剂、粘合剂等添加剂均应说明使用剂量、对残留量的控制措施和接受标准以及安全性验证报告。

6. 产品包装

产品包装验证可依据有关国内、国际标准进行（如 GB/T 19633、ISO 11607、ASTM D-4169 等），提交产品的包装验证报告。包装材料的选择应至少考虑以下因素：包装材料的物理化学性能；包装材料的毒理学特性；包装材料与产品的适应性；包装材料与成型和密封过程的适应性；包装材料与灭菌过程的适应性；包装材料所能提供的物理、化学和微生物屏障保护；包装材料与使用者使用时的要求（如无菌开启）的适应性；包装材料与标签系统的适应性；包装材料与贮存运输过程的适合性。

7. 产品灭菌

提交产品灭菌方法的选择依据及验证报告。器械的灭菌应通过 GB 18278、GB 18279 或 GB 18280 确认并进行常规控制，无菌保证水平应保证（SAL）达到 1×10^{-6}。灭菌过程的选择应考虑以下因素：产品与灭菌过程间的适应性；包装材料与灭菌过程的适应性。

8. 产品稳定性要求（有效期验证）

包括产品有效期和产品包装有效期。产品稳定性验证可采用加速老化或实时老化的研究，实时老化的研究是唯一能够反映产品在规定储存条件下实际稳定性要求的方法。加速老化研究试验的具体要求可参考 ASTM F1980。在进行加速老化试验研究时应注意：产品在选择的环境条件的老化机制应与在实时正常使用环境老化条件下真实发生产品老化的机制一致。对首次注册未提交实时老化研究资料的，企业在重新注册的资料中应提交实时老化研究资料以确定产品的实际稳定性。

9. 一般性能要求

主要包括物理性能、化学性能、生物性能等方面的要求及其制定依据。应包括但不限于以下内容：

（1）物理性能

注射器类产品主要包括产品外观、结构、各组件的颜色、尺寸（内径、外径、长度、容量等）、润滑剂（用量/cm^2）、标尺、标尺的刻度容量线、标尺的计量数字、标尺的印刷、按手间距、活塞、锥头、滑动性能、器身密合性、容量允差、残留容量、承受压力、注射针针尖构型、刚性、韧性、耐腐蚀性、圆锥接头、针座的颜色、连接牢固性、畅通性、保护套等。

输液器类产品主要包括外观、结构、各组件的颜色、尺寸（内径、外径、长度、容量）、预充容量、滴数/ml、滴定管容量、微粒污染、泄漏、拉伸强度、透明度、穿刺无落屑、管路长度、过滤器孔径、滤除率、输液流速、给液参数、残留液体体积、流量与时间的曲线图（输注泵）、注射件、圆锥接头、输液针流量、润滑剂、输液针构型、穿刺力、色标、保护套等。

（2）化学性能

主要包括酸碱度、还原物质（易氧化物）、金属离子、蒸发残渣、紫外吸光度、环氧乙烷残留量、醇溶出物、二氯乙醇、可沥滤物、材料表征等。

（3）生物性能

生物学性能应符合 GB/T 16886.1 对相关用途、使用部位及接触时间的具体要求。产品接触时间是该产品对人体的最大累积作用时间。输注器具类产品的生物学评价项目一般应包括：无菌、热原、细胞毒性、致敏、刺激或皮内反应、急性全身毒性、血液相容性等。

10. 特殊性能要求

（1）自毁性能

对于设计为自毁性能的注射类产品，申报企业应对其自毁性能予以验证。自毁性能的生效时间可以因设计而不同，主要有以下几种情况：

① 从注射开始时起，自毁特性自动生效并保持有效；

② 当输送完预定的固定剂量的 50% 时，自毁特性自动生效并保持有效；

③ 当输送完预定的固定剂量时，自毁特性自动生效。

在所有情况下，自毁特性一旦生效，注射器和针就不能被重复使用。

（2）无针输注系统

无针输注系统可能会增加患者感染微生物的风险，因为产品的设计有可能导致微生物进入无菌的液体通路。企业应对此开展研究，对这类器械进行微生物侵入试验，试验应当模拟临床上重复多次使用的情况。

应当在模拟临床使用的状态下进行试验，如：试验中所使用的微生物的种类和数量应当和临床上所使用器械接入部位可能感染微生物的状态相似。这项试验旨在证明临床使用过程中所用的消毒操作程序是安全有效的。由于各个企业产品的设计、预期用途、留置期限也不相同，申报企业应根据产品特点来制定适合所申报产品的试验方法，在制定试验方案的过程中，应至少考虑以下内容：

① 试验步骤；

② 试验用微生物的数量和种类（建议采用 2 种革兰阴性细菌和 2 种革兰阳性细菌，至少应是 1 种革兰阴性细菌和 1 种革兰阳性细菌，所选择用于试验的微生物应是临床输液感染常见的微生物，可参考《血管内导管相关感染的预防与治疗指南（2007）》（中华医学会重症医学分会发布）进行选择；

③ 试验用微生物的准备（如：使用 2 种革兰阴性微生物和 2 种革兰阳性微生物）；

④ 微生物接种方法；

⑤ 无针输注系统使用步骤；

⑥ 时间和微生物培养程序；

⑦ 试验用微生物作为接种物的合理性解释（如：数量上最低每套器械为 10^3），试验环境，试验过程中使用的阳性（未执行消毒操作程序的器械）和阴性对照（未接种细菌的器械）；

⑧ 试验样本大小；

⑨ 插入和重新插入无针接口的消毒程序的验证（运用微生物学技术）。

（3）防针刺设计

为了减少注射针/输液针的针刺伤害，越来越多的具有防针刺性能的输注器具应用于临床，防针刺器械产品的一般要求是使用者能够容易地区分产品的防针刺性能是否激活，而且一旦激活，其防针刺性能应能一直保持有效直到其被销毁。

（4）其他特殊性能

对于生产企业采用新材料制造的产品以及具有其他特殊性能的产品，企业应根据产品特点制定相应的物理、化学、生物性能要求。

（二）产品的风险管理资料

按照 YY 0316《医疗器械 风险管理对医疗器械的应用》标准的要求，对产品生命周期全过程实施风险管理。无论是首次注册还是重新注册，都应提交风险管理资料。

产品首次注册时，企业在产品准备注册上市前，应对风险管理过程进行评审。评审应至少确保：风险管理计划已被适当地实施；综合剩余风险是可接受的；已有适当方法获得相关生产和生产后信息。评审结果应形成风险管理报告。

产品重新注册时，企业应对产品上市后生产和生产后风险管理活动进行评审，并形成总结报告。当原材料、原材料供方、关键工艺、产品标准等方面的变化，如果有先前没有认识的危害或危害处境出现，或已估计的风险，经评价不再是可接受的，应重新提供以下 1、2、3、4 项风险管理资料并形成风险管理报告。

风险管理资料应至少包括以下信息：

1. 可能影响产品安全性的特征问题清单

企业应参考 YY 0316 附录 C 的要求判定医疗器械与安全性有关特征的问题。

2. 产品有关危害的清单

企业应详细列出与产品有关的已知和可预见危害的清单，以及对每个危害如何造成损害的分析（包括可预见的事件序列、危害处境和可能发生的损害）。对该类产品进行危害判定时，至少应有但不限于以下几方面：

（1）原材料的生物学和化学危害

如材料的生物不相容，材料变更等产生的风险。同时还应特别关注如：

① 可抽提物的成分与潜在的生物学危害。包括和可能输注药物的相互作用、和血液成分的相互作用、生物学评价（按 GB/T 16886.1 规定进行）等。可抽提物不仅仅是水的抽提物，还应包括植物油、聚乙二醇 400 和其他提取剂的抽提物。例如：聚氯乙烯（PVC）常用的增塑剂 DEHP 与脂溶性溶液接触后容易浸出，应对使用 DEHP 进行风险评估等。

② 用于药物输注的器材还应排除由于器具对药物的吸附而导致药物浓度不足对治疗的影响。

（2）生产加工过程可能产生的危害

包括生物学、化学、使用功能、信息等方面的危害。如：微粒污染、热原反应、断针、漏液、功能失效、标识不清等。同时还应特别关注如：

① 热原反应。热原反应是一次性医用器具（耗材）最严重的不良反应之一。应注意两点：a）热原是用灭菌的方法无法消除的；b）除内毒素外化学致热物质亦可引起热原反

应。因此，不能以单纯检测内毒素的存在与否来判定有无热原反应的潜在风险，必须从生产工艺及过程控制来保证防止热原物质侵入产品。同时要采用批批检验的方法来及时发现可能出现的热原物质。

② 洁净生产环境。

③ 工艺用水。

④ 添加剂。

（3）产品包装可能产生的危害

如包装破损、标识不清等。

（4）灭菌过程可能产生危害

如灭菌方式对产品不适宜、产品未完全灭菌、灭菌过程产生的有害物质（如环氧乙烷）等。

（5）产品的不正确使用所产生的可能的危害

如无针接头每次使用前未正确消毒、防针刺产品未正确启动其防针刺装置等。

3. 产品风险评价

估计每一危害处境下的风险，并对照风险可接受准则做出风险评价。

4. 风险控制措施及剩余风险评价

描述每一不可接受的风险所采取的风险控制措施的方案及相关文档（如：设计图纸、工艺文件、管理规定等）清单。（许多标准阐述了产品的某些固有安全性、防护措施和安全性信息，对于那些采用了相关国家标准、行业标准中给出的方法的风险控制措施，可以认为相关的剩余风险是可接受的。）

（三）产品的标准

直接采用国家标准、行业标准作为注册产品标准的，企业应提供所申报产品采纳国家标准、行业标准即可保证产品安全、有效的声明及承担上市后质量责任的声明，同时提交有关产品型号、规格的说明。

企业也可以根据产品特点制定注册产品标准，技术指标应当不低于国家标准、行业标准要求，对企业宣称的所有技术参数和功能，应在注册产品标准中予以规定。注册产品标准中应明确规格型号及各规格型号的区别、适用范围、产品结构及其示意图、产品各组件的材料，产品性能指标及试验方法，产品灭菌方法、有效期，产品包装方法、标志、运输和储存要求。引用标准应当为现行有效版本。

申报产品型号、规格划分尽量采用国家标准、行业标准的表示方法，应能涵盖所有产品的组件、材料，一一对应关系明确，不用"系列"、"等"含糊用词。

（四）产品的注册检测

注册检测资料应包括注册检测报告及相关的说明文件。注册检测报告应由认可的检测机构出具，产品在检测机构承检范围内，分包项目优先委托具有受检目录的检测机构进行检测。此外还应注意如下几点：

1. 典型样品的选择

所检测型号产品应当是本注册单元内能够代表申报的

其他型号产品安全性和有效性的典型产品。其中使用不同原材料的产品均须分别检测；相同原材料但产品结构组成不同，应当检测结构最复杂、能够覆盖其他型号的产品，如果每个规格都不能代替其他规格产品，则需要分别单独检测；一次性使用注射器检测最大、中、最小规格产品，至少一个规格产品为全部性能；对于输注泵产品应检测不同给液参数。

2. 生物学评价

根据国家标准 GB/T 16886.1《医疗器械生物学评价 第1部分：评价与试验》，建议根据器械不同的接触时间和接触方式来选择合适的生物学试验方法。符合国食药监械〔2007〕345 号和国食药监械〔2008〕409 号文件的应提交相关的证明文件。

（五）产品的临床资料

对需要进行临床试验的产品，应按照《医疗器械临床试验规定》（局令第 5 号）提交临床试验方案、临床试验报告、分中心小结、统计分析总报告及伦理委员会批件，同时，应提交临床试验原始数据光盘（以 Excel、ACCESS 或 SAS 格式等）。临床试验时应注意如下几方面：

1. 试验设计类型

如随机对照设计、非随机对照设计、交叉设计、析因设计、目标值法的单组设计等。

2. 比较的类型

如优效性检验、非劣效检验、等效性检验，并说明选择的依据。

3. 样本量确定依据

样本量的大小应根据受试产品的具体特性、主要疗效（或安全性）评价指标及其估计值、显著性水平、研究把握度以及临床试验比较的类型来确定。应在临床试验方案中明确给出具体的计算公式及其出处，说明计算过程中所采用的所有参数及其估计值。根据下列五个方面确定所需要的样本含量，即（1）拟采取的试验设计类型（常分为单组设计、配对设计、成组设计、单因素多水平设计、交叉设计、析因设计、重复测量设计）；（2）拟采取的比较类型〔常分为差异性检验（又分为单、双侧检验）、等效性检验、优效性检验和非劣效性检验〕；（3）允许犯假阳性错误的概率 α（α 通常不超过 0.05）和犯假阴性错误的概率 β（β 通常不超过 0.2，$1-\beta$ 被称为检验效能）；（4）主要评价指标的性质〔通常分为定量的、定性的（又分为二值的和多值有序的）〕和有关的基础数据及有临床意义的界值；（5）应考虑 20% 以内的脱落率。对于非劣效和等效性试验，还应给出具有临床意义的非劣效界值和/或等效性界值。

对各临床试验中心的入选受试者进行分组时，应尽可能基于重要的非试验因素进行分层随机化。

对于具有防针刺功能的产品和无针输注系统，计算样本量时应主要从安全性角度考虑。可采用单组目标值法的试验设计。通过临床试验证明研究受试产品的不良事件发生率低于临床允许的最高水平。

对于微量给液的输注器具，计算样本量时应主要从有效性角度考虑。可采用随机对照的非劣效试验设计。通过临床试验证明受试产品的有效性，与同类已上市产品实质等同。

4. 统计分析方法

应在方案中明确写出将要采用的统计分析方法。所有统计分析均应在 ITT（意向性治疗）分析集进行，对于未能观察到安全性或有效性终点的受试者，必须进行灵敏度分析，并按照失败或者无效计算。

（1）描述性分析

计数资料采用频数和百分比描述，计量资料采用均数、标准差、最大值、最小值、中位数、第 25 及第 75 分位数描述。

（2）基线人口统计学分析

对于按照单组目标值法设计的试验，基线统计按照上述描述性分析方法进行；对于按照随机对照设计的试验，基线统计除按上述描述性分析外，对计数资料组间比较采用卡方检验或 Fisher 精确概率法，正态分布的计量资料组间比较采用成组 t 检验，非正态分布的计量资料组间比较采用 Wilcoxon 秩和（Wilcoxon Rank Sum）检验。

（3）疗效指标分析

单组目标值法设计的试验，其主要终点不良事件的发生率，需给出发生率及其 95% 可信区间的估计；其余终点指标将按照描述性分析方法进行。

随机对照设计的试验，其主要终点有效率的组间比较，采用调整中心效应的 CMH（Cochran Mantel–Haenszel）卡方检验，需给出试验组与对照组有效率的差值及其 95% 可信区间，其余终点指标将参照基线分析进行。

（4）安全性评价

实验室指标：报告实验室指标治疗前正常、治疗后异常的例数及所占比例，并进行组间比较。

不良事件：报告不良事件发生例数及所占比例，并进行组间比较。同时，详细描述各组病例出现的全部不良事件的具体表现、程度及其与所使用的研究产品的关系。

5. 试验样品的信息

应具体说明临床试验样品的详细信息：产品规格型号、批号、对照品的详细信息（生产厂家、产品规格型号、批号、医疗器械注册证号等）、使用方法、输注的药物等信息。

6. 试验对象的选择

详细说明试验对象的范围、入选标准和排除标准，对照组的设置情况。

7. 试验时间

应说明临床试验持续时间、间隔和次数及其确定的理由。

8. 评价指标

明确临床性能评价指标，评价的指标应合理并便于临床观察，评价指标应至少包括安全性（包括不良反应和禁忌症）指标和有效性（针对受试产品的特性确定评价标准）指标，对不良反应和禁忌症应有处理和预防措施，以减少患者的风险。

9. 其他

明确适用范围、禁忌症、使用方法等。必要时提供新产品临床前研究资料，如材料质量检验、动物实验等内容。

（六）产品说明书、标签和包装标识

按照《医疗器械说明书、标签和包装标识管理规定》（局令第 10 号）的要求提供产品说明书。同时应注意：

1. 清楚地标明器械的产品名称、预期用途、禁忌症和目标人群。

2. 正确书写产品规格型号、性能结构。同时应列出产品的主要技术参数，如产品尺寸（长度、内径、外径、容积等）、滴数/ml、预充容量、过滤器的过滤介质孔径、给液参数、残留液体体积、流量与时间的曲线图（输注泵产品）、能承受的压力值。

3. 详细描述产品的使用方法，并包括：

（1）使用器械的步骤，尤其是对产品的特殊使用性能，如自毁、防针刺等性能的激活方法应有详细的说明；

（2）对于无针输注系统，说明书中应给出临床使用中推荐的消毒操作程序，且推荐的消毒操作程序应与微生物侵入试验和临床试验所用的消毒操作程序一致；

（3）特殊情况的指导（如家庭使用时）；

（4）推荐的更换静脉输注器具或无针接入器械的频率；

（5）用于输注脂肪乳、血液和血制品时的持续使用时间和更换频率；

（6）每次使用时更换无菌保护帽的指南（仅适用无针输注器械），若有保持保护帽无菌的方法则除外；

（7）使用过的器械如何丢弃的指导；

（8）对输注的环境或输注药物是否有特殊限制的说明（如环境温度、压力、液体粘度等）。

可以使用注解、图表及其他可视的帮助信息来增强对使用方法的理解。

4. 明确产品灭菌方法及有效期。产品无菌、无热原的文字说明或图示。

5. 警示和注意事项

（1）说明书中明确标示"产品使用必须符合医疗部门相关操作规范及相关法规的要求，仅限于经培训的医生或护理人员使用"或类似的警示性语言。

（2）针对产品特点的特殊注意事项，如胰岛素注射器应注明仅能注射相应浓度的胰岛素，对含有天然橡胶的产品应注明对天然橡胶过敏者禁用。

（3）对配套使用的产品应写明相关配套产品的警示信息，如写明胰岛素笔、采血笔"仅供个人专用，须一人一笔，不得多人共用"。

（4）明确禁止使用的范围，如标明禁止用于高压输注系统。

（5）药物相容性信息应写明以下信息：

① 企业已研究药物的相容性信息；

②"企业未作其他药物的相容性试验，用本产品输注其他药物时的相容性信息是未知的"；

③"禁止用于输注与本产品不相容的药物"。

6. 可能发生的不良反应与处理方法。

7. 以 DEHP 增塑的聚氯乙烯（PVC）作为原料的产品，产品说明书中应有以下内容：

（1）明确标识该产品含有 DEHP；

（2）警示信息写明以下内容：

① DEHP 的相关毒性；

②"本产品不宜贮存和输注脂肪乳等脂溶性液体和药物"；

③"新生儿、青春期前的男性、怀孕期和哺乳期的妇女不宜使用本产品输注药物"。

四、其他需要注意的事项

（一）企业在递交申报资料前应对申报资料的内容认真复核，所有申报资料内容应当前后一致，如申请表、标准、说明书中产品结构组成、规格型号、适用范围应当一致。申报资料中各项目间使用明显的标志区分，并装订成册。申报的各项内容应完整、清楚，不得涂改。申报资料的复印件应当完整、清晰，并与原件完全一致。申报资料的数据应可靠、用语规范、翻译准确。申报资料中的研究报告必须详细描述研究目的、研究条件、所用设备、对照、试验方法、观察指标、统计方法、数据分析、结论和讨论。生产企业应将所有研究资料妥善保管并归档。对于申报资料中引用的参考文献、相关标准和数据，企业应提交这些资料的原文或复印件。

（二）该类产品应依据现行有效法规〔如：《一次性使用无菌医疗器械产品（注、输器具）生产实施细则》、《医疗器械生产质量管理规范无菌医疗器械实施细则（试行）》等〕进行质量体系考核，提交体系考核报告。如有外购组件，须提交外购协议及医疗器械产品注册证。

（三）质量跟踪报告至少应包括以下内容：产品的销售情况；企业对产品的质量控制措施以及内部审核中对产品质量的审查情况的说明；产品周期检验、日常检验及质量监督抽验情况；在产品使用过程中，用户对产品质量的反馈情况；产品上市后企业执行不良事件监测制度及不良事件监测情况报告；企业收集的关于产品的相关质量信息。

五、名词解释

1. 无针输注系统：无针输注系统是指设计为可以不需针刺而反复向输液管路输送或抽取液体的一类器械，此系统可实现液体的单向或双向流动，液体的双向流动允许使用者加药或回抽液体。

2. 防针刺设计：指器械的一个组件或附件具有防止使用人员受到注射针/输液针意外刺伤的一种设计，该功能的

激活方式既可以是主动的，也可以是被动的。

六、参考文献

1.《医疗器械监督管理条例》（中华人民共和国国务院令第 276 号）

2.《医疗器械注册管理办法》（国家食品药品监督管理局令第 16 号）

3.《医疗器械临床试验规定》（国家食品药品监督管理局令第 5 号）

4.《医疗器械说明书、标签和包装标识管理规定》（国家食品药品监督管理局令第 10 号）

5.《血管内导管相关感染的预防与治疗指南（2007）》（中华医学会重症医学分会）

6. Intravascular Administration Sets Premarket Notification Submissions ［510（k）］；July 11，2008 CDRH FDA

7. Submissions for Piston Syringes ［510（K）］；April，1993 CDRH FDA

8. Submissions for Hypodermic Single Lumen Needles ［510（K）］；April，1993 CDRH FDA

9. Medical Devices with Sharps Injury Prevention Features；August 9，2005 CDRH FDA

10. ASTM F1980 - 07 Standard Guide for Accelerated Aging of Sterile Medical Device Packages

11. Submissions for External Infusion Pumps ［510（K）］；March，1993 CDRH FDA

12. Use of International Standard ISO - 10993，Biological Evaluation of Medical Devices Part 1：Evaluation and Testing；May 1，1995 CDRH FDA

87 无源植入性医疗器械产品注册技术审评指导原则

（无源植入性医疗器械产品注册申报资料指导原则）

一、前言

无源植入性医疗器械是由各种生物医用材料加工而成的产品，且大多风险高、生产工艺复杂，涉及多学科领域。该类医疗器械在注册时需要提供较多的技术支持性资料。为了进一步明确对无源植入性医疗器械产品注册申报资料的要求，指导申请人/制造商对该类医疗器械的注册申报资料进行准备，特制订本指导原则。

本指导原则系对无源植入性医疗器械的一般要求，除适用于一般意义上的无源植入性医疗器械外，还适用于与人体的骨、组织、组织液或血液接触，且符合以下两个条件或其中之一的医疗器械：一是接触时间大于 30 天；二是由可吸收/可沥滤材料制成。本指导原则未涉及动物源性医疗器械、含药医疗器械等产品的具体要求，对于这些产品注册申报资料的撰写，还需参见相关的指导原则。申请人/制造商应依据具体产品的特性对注册申报资料的内容进行充实和细化，并依据具体产品的特性确定其中的具体内容是否适用。若不适用，应详细阐述其理由及相应的科学依据。

本指导原则系对申请人/制造商和审查人员的指导性文件，但不包括注册审批所涉及的行政事项，亦不作为法规强制执行。如果有能够满足相关法规要求的其他方法，也可以采用，但是应提供详细的研究资料和验证资料。应在遵循相关法规的前提下使用本指导原则。

本指导原则是在现行法规和标准体系以及当前认知水平下制订的，随着法规和标准的不断完善，以及科学技术的不断发展，本指导原则相关内容也将进行适时的调整。

二、适用范围

本指导原则适用于无源植入性医疗器械产品的注册申报。

三、基本要求

（一）境内无源植入性医疗器械产品注册申报资料要求

在按照《境内第三类、境外医疗器械注册申报资料受理标准》（国食药监械〔2005〕111 号）对注册申报资料形式要求的基础上，建议申请人/制造商在产品技术报告、风险分析报告等技术文件中附加目录，并在正文中编写页码；根据有关要求，申请人/制造商在注册申报时除按要求提交其他注册申报资料外，须同时提交两份注册产品标准，建议将该两份注册产品标准独立装订；涉及的证明文件、试验报告、参考文献文本等可作为附件提交。

1. 技术报告

（1）国内外同类产品动态分析，包括国内外同类产品的上市情况及与申报产品在工作原理、原材料、预期用途等方面的对比情况，以便于全面了解同类产品的国内外发展状况。

（2）对于首次用于医疗器械方面的新材料，应提供该材料适于人体使用的相关研究资料。

（3）产品分类与产品命名是生产者对产品的品种、型号、规格、基本参数和尺寸进行科学的归并和合理的分档，使其最大限度地满足用户多种多样的需要，也便于制造商组织生产，并作为设计和选用产品的依据。为了便于管理部门全面掌握上述情况，合理判断产品分类和产品命名的科学性与规范性，应在产品技术报告中明确产品分类及产品名称，并提供分类依据及产品名称确定依据。

（4）植入人体的各种材料必须对人体是安全的，不能对人体组织、血液、免疫等系统产生不良反应。因此，材料生物相容性的优劣应是无源植入性医疗器械研究设计中首先考虑的重要问题。建议制造商在注册产品技术报告中提供有关技术资料，以便于管理部门全面掌握其对产品安全性进行评价的情况。具体包括：

① 产品作用原理，预期与人体接触的部位（组织）、接触方式、作用时间（包括多量次产品的积累时间）；预期与人体最长接触时间的确定依据及相关研究资料；明确是否含可降解材料，若含，则提供可降解材料的降解周期和降解产物的相关研究资料；

② 产品的所有组成材料（包括涂层、染料、黏合剂等）的基本信息，如：公认的材料化学名称、化学结构式/分子式、分子量、商品名/材料代号等，并提供所使用的原材料可用于生产医疗器械的支持性资料；若产品供货状态是保存在液体中，则提供保存液体的详细成分及含量信息，以及相关安全性评价资料；

③ 产品性能、结构（相应图示）与组成，应提供产品设计文件及相关研究性资料或文献资料；明确预期与人体接触的组成部分和材料；明确产品型号、规格间的异同点；

④ 产品生产加工过程，包括各种加工工艺（注明关键工艺）、各种加工助剂的使用情况，对残留单体或小分子残留物的控制情况等；提供产品加工工艺的确定依据以及涉及到的研究性资料、文献资料等；

⑤ 对于使用前灭菌（消毒）的产品及可重复灭菌（消毒）的产品，应提供产品对推荐的灭菌（消毒）方法耐受性的支持性资料，及所推荐的灭菌（消毒）方法确定的依据。

（5）产品有效期（货架寿命）确定依据。产品有效期的确定应该建立在科学试验的基础上，如稳定性试验，其目的是考察产品在温度、湿度、光线的影响下随时间变化的规律，为产品的生产、包装、贮存、运输条件提供科学依据，同时通过试验建立产品的有效期。因此，生产者在申报产品注册时应提供产品有效期（包括产品性能稳定性和无菌状态持续性的保证期限）的验证报告及内包装材料信息；若产品无有效期要求，也应当阐述无有效期要求的理由。

（6）产品使用寿命的研究资料。

（7）制造商认为应在技术报告中提交的证明产品安全有效所必需的其他资料。

2. 风险分析报告

根据 YY/T 0316《医疗器械 风险管理对医疗器械的应用》，制造商应对产品原材料、生产加工过程、包装、灭菌、运输、贮存、使用等产品寿命周期的各个环节，从能量危害（若涉及）、生物学危害、环境危害、有关使用的危害以及由功能失效、维护及老化引起的危害等方面进行风险分析，详述所采取的风险控制措施。

3. 注册产品标准

（1）根据《医疗器械标准管理办法（试行）》的要求，注册产品标准应符合国家标准、行业标准和有关法律、法规的要求。在此基础上，制造商应根据产品的特点制定保证产品安全有效、质量可控的技术要求。注册产品标准中技术要求及试验方法均应是已经过验证的。

（2）注册产品标准应包括正文和标准编制说明。标准编制说明应包括下列内容：

① 与人体接触的材料是否已在临床上应用过，其安全性、可靠性是否得到证明；

② 引用或参照的相关标准和资料；

③ 管理类别确定的依据；

④ 产品概述及主要技术条款确定的依据；

⑤ 其他需要说明的内容。

（3）注册产品标准中，应明示产品使用原材料及各部件的组成成份，有材料牌号的，明确材料牌号；给出产品相应结构图示、详细的规格尺寸。

（4）对于重新注册产品的注册产品标准，若制造商在原注册产品标准基础上进行了修订，制造商在申报产品重新注册时，应同时提供标准修订说明，在标准修订说明中明确修订的内容及修订依据。

有些重新注册产品，虽然产品设计和适用范围均未发生改变，但由于国家/行业标准通过注册产品标准的引用而成为注册产品标准的组成部分，随着这些国家/行业标准的更新，其注册产品标准亦应进行相应的更新。

（5）申请人/制造商在申报过程中，按照补充资料通知单要求进行补充资料时，若对注册产品标准的内容进行了修订并提供了新版的注册产品标准，应同时提供说明标准变更前后对比情况的资料。

4. 临床试验资料

（1）根据《医疗器械临床试验规定》的要求提供临床试验资料。

（2）临床试验方案

① 临床试验方案中应明确疗效评价指标，且应采用国际公认的评价标准，如果无公认标准，应采用临床常规疗效评价标准。

② 临床试验方案中试验样本量的确定应按照试验目的、试验类型（优效、非劣效、等效）确定并符合统计学要求，并应采用经典的、公认的统计方法、计算公式、统计软件（如：SAS、SPSS、SYSTAT）。

③ 为了保证得到科学、有效的疗效评价，应根据情况设置合理对照。

④ 为了保证临床试验的科学性，不建议采用文献数据及历史数据作为对照。

⑤ 试验组和对照组应采用统一的入选标准和排除标准，

如为多中心临床试验，应按统一的方案进行试验。

⑥ 试验组和对照组的临床观察及随访时间应相同。

（3）临床试验报告

① 临床试验报告应与临床试验方案保持一致，尤其注意明确以下内容：试验产品的产品名称、型号、规格及所对应的试验病种和各个病种的病例数；各病例的随访时间；试验产品的临床适用范围/适应证、禁忌证与注意事项。

临床适用范围/适应证仅限于已进行临床试验并得出具有统计学意义结论的范围/病种。

② 临床试验报告应明确所有病例是否全部完成随访，完成的随访病例是否均纳入统计。失访病例应明确失访原因。

③ 临床试验报告应提交参与疗效评价与安全性评价的统计过程中所涉及到的原始数据。

④ 临床试验报告应报告所有不良事件发生的时间、发生的原因、结果及与试验器械的关系。对于所采取的措施应予以明确。

5. 产品说明书

（1）根据《医疗器械说明书、标签和包装标识管理规定》的要求提供产品说明书。

（2）产品临床适用范围/适应证、禁忌证、注意事项应与临床试验报告保持一致。

（3）产品有效期限、使用寿命限制、从人体取出的期限、已采用的灭菌方法、推荐采用的灭菌（消毒）方法等信息应与产品技术报告所述一致。

6. 质量跟踪报告（适用于重新注册产品）

（1）为全面了解已注册产品临床使用情况，建议制造商在质量跟踪报告中提供以下信息：已注册产品市场销售情况，包括产品销售量，如果产品型号间差异较大时，应提供不同型号产品销售情况；根据产品临床适用范围/适应证详述产品上市后临床随访情况；详述产品上市后所有不良事件、投诉发生情况，对不良事件、投诉原因的分析与处理情况。

（2）为了对重新注册产品的安全性和有效性做出科学合理的评价，建议制造商详细说明此次申请重新注册产品与原注册产品相比的任何变化情况，可能涉及但不限于以下几个方面：

① 材料及材料供应商

② 加工工艺

③ 产品结构

④ 预期用途

⑤ 包装材料

⑥ 灭菌方式

若存在任何一种涉及产品的技术性变化，则制造商应提交该变化是否会带来新风险的详细论证与评价资料。

7. 其他

医疗器械产品名称应规范。通用名称可以已发布的国家标准、行业标准以及《医疗器械产品分类目录》中的产品名称为依据。没有国家标准、行业标准以及《医疗器械产品分类目录》中无相应产品名称的产品，其命名应以体现产品技术结构特征、功能属性为基本原则，并应符合《医疗器械说明书、标签和包装标识管理规定》中有关规定。通用名称、商品名称、型号、规格的命名不应有重复之处，且申报资料中涉及产品名称、商品名称、型号、规格之处均应保持一致。

（二）境外无源植入性医疗器械产品注册申报资料要求

1. 技术支持资料（适用于首次注册产品）

为了对申请注册产品的安全性和有效性做出科学合理的评价，依据技术审评的需要，建议申请人/制造商在无源植入性医疗器械产品首次申请注册时提供产品境外上市批准时要求提交的技术支持资料（内容可参照境内产品注册申报资料中产品技术报告具体要求），作为境外上市批准文件的附件。技术支持资料应由境外产品制造商签章。

2. 注册产品标准

（1）根据《医疗器械标准管理办法（试行）》的要求，注册产品标准应符合国家标准、行业标准和有关法律、法规的要求。在此基础上，制造商应根据产品的特点制定保证产品安全有效、质量可控的技术要求。注册产品标准中技术要求及试验方法均应是已经过验证的。

（2）注册产品标准应包括正文和标准编制说明。标准编制说明应包括下列内容：

① 与人体接触的材料是否已在临床上应用过，其安全性、可靠性是否得到证明；

② 引用或参照的相关标准和资料；

③ 管理类别确定的依据；

④ 产品概述及主要技术条款确定的依据；

⑤ 其他需要说明的内容。

（3）注册产品标准中，应明示产品使用原材料及各部件的组成成份，有材料牌号的，明确材料牌号；给出产品相应结构图示、详细的规格尺寸。

（4）对于重新注册产品的注册产品标准，若制造商在原注册产品标准基础上进行了修订，制造商在申报产品重新注册时，应同时提供标准修订说明，在标准修订说明中明确修订的内容及修订依据。

有些重新注册产品，虽然产品设计和适用范围均未发生改变，但由于国家/行业标准通过注册产品标准的引用而成为注册产品标准的组成部分，随着这些国家/行业标准的更新，其注册产品标准亦应进行相应的更新。

（5）申请人/制造商在申报过程中，按照补充资料通知单要求进行补充资料时，若对注册产品标准的内容进行了修订并提供了新版的注册产品标准，应同时提供说明标准变更前后对比情况的资料。

3. 临床试验资料

（1）申请注册的境外产品需在国内进行临床试验时，应当按照《医疗器械临床试验规定》的要求提供临床试验资料。

（2）临床试验方案

① 临床试验方案中应明确疗效评价指标，且应采用国际公认的评价标准，如果无公认标准，应采用临床常规疗效评价标准。

② 临床试验方案中试验样本量的确定应按照试验目的、试验类型（优效、非劣效、等效）确定并符合统计学要求，并应采用经典的、公认的统计方法、计算公式、统计软件（如：SAS、SPSS、SYSTAT）。

③ 为了保证得到科学、有效的疗效评价，应根据情况设置合理对照。

④ 为了保证临床试验的科学性，不建议采用文献数据及历史数据作为对照。

⑤ 试验组和对照组应采用统一的入选标准和排除标准，如为多中心临床试验，应按统一的方案进行试验。

⑥ 试验组和对照组的临床观察及随访时间应相同。

（3）临床试验报告

① 临床试验报告应与临床试验方案保持一致，尤其注意明确以下内容：试验产品的产品名称、型号、规格及所对应的试验病种和各个病种的病例数；各病例的随访时间；试验产品的临床适用范围/适应证、禁忌证与注意事项。

临床适用范围/适应证仅限于已进行临床试验并得出具有统计学意义结论的范围/病种。

② 临床试验报告应明确所有病例是否全部完成随访，完成的随访病例是否均纳入统计。失访病例应明确失访原因。

③ 临床试验报告应提交参与疗效评价与安全性评价的统计过程中所涉及到的原始数据。

④ 临床试验报告应报告所有不良事件发生的时间、发生的原因、结果及与试验器械的关系。对于所采取的措施应予以明确。

4. 产品说明书

（1）根据《医疗器械说明书、标签和包装标识管理规定》的要求提供产品说明书。

（2）产品临床适用范围/适应证、禁忌证、注意事项应与临床试验报告保持一致。

（3）产品有效期限、使用寿命限制、从人体取出的期限、已采用的灭菌方法、推荐采用的灭菌（消毒）方法等信息应与产品技术报告所述一致。

5. 质量跟踪报告（适用于重新注册产品）

（1）为全面了解已注册产品临床使用情况，建议制造商在质量跟踪报告中提供以下信息：已注册产品市场销售情况，包括产品销售量，如果产品型号间差异较大时，应提供不同型号产品销售情况；根据产品临床适用范围/适应证详述产品上市后临床随访情况；详述产品上市后所有不良事件、投诉发生情况，对不良事件、投诉原因的分析与处理情况。

（2）为了对重新注册产品的安全性和有效性做出科学合理的评价，建议制造商详细说明此次申请重新注册产品与原注册产品相比的任何变化情况，可能涉及但不限于以下几个方面：

① 材料及材料供应商

② 加工工艺

③ 产品结构

④ 预期用途

⑤ 包装材料

⑥ 灭菌方式

若存在任何一种涉及产品的技术性变化，则制造商应提交该变化是否会带来新风险的详细论证与评价资料。

6. 其他

医疗器械产品名称应规范。通用名称可以已发布的国家标准、行业标准以及《医疗器械产品分类目录》中的产品名称为依据。没有国家标准、行业标准以及《医疗器械产品分类目录》中无相应产品名称的产品，其命名应以体现产品技术结构特征、功能属性为基本原则，并应符合《医疗器械说明书、标签和包装标识管理规定》中有关规定。通用名称、商品名称、型号、规格的命名不应有重复之处，且申报资料中涉及产品名称、商品名称、型号、规格之处均应保持一致。

四、名词解释

植入性医疗器械（Implantable Medical Device）：是指任何通过外科手术达到下列目的的医疗器械：全部或部分插入人体或自然腔道中，或为替代上表皮或眼表面；此类医疗器械，通过外科手段在术后置留体内 30 天以上，并只能通过内科或外科手段取出。注：该定义不适用于有源植入性医疗器械。

生物医用材料，或称生物材料（biomaterials）：是与人体相互作用，用以诊断、治疗、修复或替换机体中的组织、器官或增进其功能的材料；是与人类生命和健康密切相关的，对人体组织、血液不致产生不良反应的材料。

多中心临床试验：是指有多名研究者在不同的研究机构内参加并按同一试验方案要求用相同的方法同步进行的临床试验。

五、参考文献

1.《医疗器械监督管理条例》（中华人民共和国国务院令第 276 号），2000.1.4

2.《医疗器械注册管理办法》（局令第 16 号），2004.8.9

3.《医疗器械临床试验规定》（局令第 5 号），2004.1.17

4.《医疗器械标准管理办法（试行）》（局令第 31 号），2002.1.4

5.《医疗器械说明书、标签和包装标识管理规定》（局令第 10 号），2004.7.8

6.《境内第三类、境外医疗器械注册申报资料受理标准》（国食药监械〔2005〕111 号）

7. 俞耀庭主编，《生物医用材料》，天津大学出版社，2000.12

8. 李玉宝主编，《生物医学材料》，化学工业出版社，

2003.8

9.《化学药物制剂研究基本技术指导原则》(国食药监注〔2005〕106号),2005.3

动物源性医疗器械产品注册申报资料指导原则

一、前言

本指导原则旨在指导申请者/制造商对动物源性医疗器械的注册申报资料进行准备。某些医疗器械可能含有动物来源的材料,这些材料是多种多样的,可以构成该器械的主要部件(例如牛/猪源心脏瓣膜、羊肠缝合线、止血材料等)、涂层或者浸渗剂(例如肝素、明胶、胶原等),也可成为生产过程中所用的辅助材料(例如牛脂等)。动物组织及其衍生物的使用可能会比非动物来源的材料(例如金属、塑料以及织物等)使医疗器械具有更好的性能,但是在另一方面,它们应用到人体则又会增加病毒传播和免疫原性等方面的安全风险。因此,对于动物源性医疗器械安全性的评价,需要考虑比常规医疗器械更多方面的内容。如果申请者/制造商在准备医疗器械注册申报资料时有这方面的考虑,将有助于更加充分、科学地评价医疗器械产品的风险受益比,进而提高产品注册申报的效率。

本指导原则是在注册申报资料中有关的技术性文件(技术报告、风险分析报告、注册产品标准及产品说明书)满足一般性要求的基础上,针对动物源性医疗器械产品的特点提出的需特别关注和增加论述的内容要求。对于其他注册申报资料的要求,申请者/制造商应按照《医疗器械注册管理办法》的相关要求并参照《医疗器械临床试验规定》、《医疗器械标准管理办法(试行)》、《医疗器械说明书、标签和包装标识管理规定》、《关于含有牛、羊源性材料医疗器械注册有关事宜的公告》(国食药监械〔2006〕407号)、《无源植入性医疗器械产品注册申报资料指导原则》等其他相关法规文件的要求。申请人/制造商应依据具体产品的特性对注册申报资料的内容进行充实和细化。申请人/制造商还应当依据具体产品的特性确定其中的具体内容是否适用。若不适用,应详细阐述其理由及相应的科学依据。

本指导原则是对申请人/制造商和审查人员的指导性文件,但不包括注册审批所涉及的行政事项,亦不作为法规强制执行。如果有能够满足相关法规要求的其他方法,也可以采用,但是应提供详细的研究资料和验证资料。应在遵循相关法规的前提下使用本指导原则。

本指导原则是在现行法规和标准体系以及当前认知水平下制订的,随着法规和标准的不断完善,以及科学技术的不断发展,本指导原则相关内容也将进行适时的调整。

二、适用范围

本指导原则适用于全部或部分采用无生命动物组织制成的或取材于动物组织的医疗器械产品(体外诊断用医疗器械除外)的注册申报。本指导原则同样适用于采用动物组织衍生物或由动物体自然获取物质(例如:牛奶、羊毛等)制成的医疗器械产品注册申报。

三、基本要求

(一)动物源性医疗器械产品注册申报资料要求

1. 境内动物源性医疗器械产品注册申报资料在满足一般性要求的基础上,还应增加下述内容:

(1)技术报告

对于动物源性医疗器械,这一部分的资料需要增加涉及控制病毒和/或传染性病原体感染以及免疫原性风险方面有关的技术内容。

鉴于不同种类和不同数量的病毒和传染性病原体感染人体的概率不尽相同,而不同动物种类易感染病毒和传染性病原体的种类和程度也千差万别,因此动物种类的确定对于动物源性医疗器械的风险起着重要作用。此外,动物的地理来源、年龄、取材部位的不同也直接影响着动物源性材料所具有风险的高低。

对于感染病毒和传染性病原体的风险控制需至少从源头控制和病毒灭活两方面着手,仅依靠源头控制或仅依靠病毒灭活都无法确保风险降至最低。为确保风险的可控性,企业需建立起一套追溯体系,以便在发现不良事件时能够及时查出原因并采取措施以防止类似不良事件的再次发生。此外,定点饲养、定点采购、定点屠杀,以及根据国家相关规定进行动物防疫、检疫,都是降低病毒和传染性病原体传播风险的必要手段。

对于动物源性材料带来的免疫原性风险的降低,一般采用在生产工艺中降低其免疫原性的方法,包括脱细胞、去除杂蛋白,以及使蛋白质变性等物理的和/或化学的处理步骤,生产企业需对其降低材料免疫原性的有效性进行验证。然而,这些处理步骤以及灭活和去除病毒和/或传染性病原体的处理步骤有可能是以牺牲材料本身的使用性能为代价的,生产企业需充分评估其对产品的不利影响,以保证产品最终能够安全有效地使用。

因此,产品技术报告至少应增加以下内容:

① 动物的种类、地理来源、年龄、取材部位及取材部位的组织性质的具体描述;

② 对于常规定点饲养的动物种类,提供与动物定点饲养单位签订的长期供货协议及饲养单位的资质证明;如果涉及中间商,应提供所有中间商的有关供货协议及资质证明;

③ 对于常规定点屠宰的动物种类,提供制造商与屠宰单位签订的合同及屠宰单位的资格证明;

④ 对所执行的检疫标准的描述,以及所取材动物的检疫/防疫证明性资料,一般包括动物检疫合格证、动物防疫合格证、对动物进行防疫接种的兽医卫生合格证等;

⑤ 制造商对保存每一批动物可追溯性文件(该文件中

至少应包括：该产品所用动物的地理来源、取材部位、动物的可追溯性标识、动物饲养、检疫、屠宰及加工方面的情况）的承诺；

注：这里提到的批是指在同一环境中饲养、检疫、屠宰或加工的一组动物。

⑥ 对生产过程中灭活和去除病毒和/或传染性病原体工艺过程的描述及有效性验证数据或相关资料［具体内容可参见本章第（二）节］；

⑦ 对清除（或降低）动物源性材料免疫原性工艺过程的描述、质量控制指标与验证性实验数据或相关资料。

（2）风险分析报告

对于动物源性医疗器械，这一部分的资料需要增加对病毒和/或传染性病原体感染以及免疫原性风险的分析、控制以及残余风险的分析。

鉴于使用动物源性材料所带来的潜在风险，申请者/制造商需具体说明在所申报的医疗器械中使用动物源性材料同使用非动物源性材料相比具有哪些优势，以便充分评价使用动物源性材料的风险/受益比。

对于不同的动物源性医疗器械，其免疫原性风险也会因取材动物的种类、取材部位的不同而不同，因此需在充分分析免疫原性风险的基础上再对其进行有效地控制。

对感染病毒和/或传染性病原体的风险分析需包括动物的饲养、运输、屠宰，动物源性材料的取材、加工处理，以及动物源性医疗器械在人体的使用等各个环节。

因此，产品风险分析报告应至少增加以下内容：

① 使用动物源性材料的原因，对于所用动物源性材料可否用其他材料替代，以及动物源性材料与其他材料的比较分析；

② 对动物在饲养过程中可能感染病毒和/或传染性病原体的风险分析（包括饲养方式、饲养条件、饲料种类、防疫情况、运输等方面）和相应的控制措施；

③ 对取材和加工处理等过程中产品可能感染病毒和/或传染性病原体的风险分析和相应的控制措施；

④ 对产品使用过程中人体可能由动物源性医疗器械感染病毒和/或传染性病原体的风险分析和相应的控制措施；

⑤ 对产品使用过程中人体可能因为接触动物源性材料而产生的免疫原性方面的风险分析和相应的控制措施。

（3）注册产品标准

作为产品的重要技术信息，所取材动物的种类和部位应在注册产品标准中予以明确。当产品的免疫原性风险很大程度上取决于生产过程控制时，应在注册产品标准中制定出产品免疫原性或相关性能的控制指标。这些控制指标可能是通过生物化学方法测定的免疫学指标，也可能是通过物理的或化学的方法测定的能够间接地反映产品免疫原性可得到有效控制的产品技术指标（例如残留细胞数量、杂蛋白含量等）。注册产品标准的编制说明中应给出制定这些具体指标及检测方法的科学依据以证明产品的免疫原

可控制在可接受范围。

（4）产品说明书

出于对患者知情权的考虑，应在产品说明书中明示出产品取材于何种动物的何种组织。

2. 境外动物源性医疗器械产品注册申报资料

境外动物源性医疗器械应用于人体的风险同境内动物源性医疗器械一致，因此新增的技术内容可参照境内动物源性医疗器械，但鉴于不同原产国对于动物源性医疗器械的管理方式不同，导致相关技术资料的格式不尽相同，因此对技术资料的格式和编排顺序可以不遵循本指导原则，但对技术内容应全部涵盖，若有不适用的条款应逐条阐述不适用的理由及科学依据。

（1）动物源安全性技术资料

这一部分的资料可参照境内医疗器械产品技术报告和风险分析报告的内容，至少应包括：

① 使用动物源性材料的原因，对于所用动物源性材料可否用其他材料替代，以及动物源性材料与其他材料的比较分析；

② 对所取材动物的种类、地理来源、年龄、取材部位及取材部位的组织性质的具体描述；

③ 对饲养、取材和加工处理等过程中产品可能感染病毒和/或传染性病原体的风险分析和相应的控制措施（若附有国外官方或第三方出具的证明性文件，应提交原件或公证件），以及对产品使用过程中人体可能由动物源性医疗器械感染病毒和/或传染性病原体的风险分析和相应的控制措施；

注：该项内容可按照 ISO 22442 提供。

④ 对产品使用过程中人体可能因为接触动物源性材料而产生的免疫原性方面的风险分析和相应的控制措施，以及清除（或降低）动物源性材料免疫原性工艺过程的描述、质量控制指标与验证性实验数据或相关资料；

⑤ 对生产过程中灭活和去除病毒和/或传染性病原体工艺过程的描述及有效性验证数据或相关资料［具体内容可参见本章第（二）节］；

⑥ 制造商对保存每一批动物可追溯性文件（该文件中至少应包括：该产品所用动物的地理来源、取材部位、动物的可追溯性标识、动物饲养、检疫、屠宰及加工方面的情况）的承诺。

注：这里提到的批是指在同一环境中饲养、检疫、屠宰或加工的一组动物。

（2）注册产品标准

在注册产品标准中应明确所取材动物的种类和部位。必要时，在注册产品标准中应制定出产品免疫原性或相关性能的控制指标，并在标准编制说明中给出这些具体指标及检测方法制定的科学依据。

（3）产品说明书

出于对患者知情权的考虑，应在产品说明书中明示出产品取材于何种动物的何种组织。

（二）病毒灭活有效性验证资料

为了提高动物源性医疗器械的安全性，生产过程中需有特定的灭活和去除病毒和/或传染性病原体工艺。因此，在境内和境外动物源性医疗器械产品注册申报资料中需增加对生产过程中灭活和去除病毒和/或传染性病原体工艺过程的描述及有效性验证数据或相关资料。

对这些工艺的去除/灭活病毒有效性的验证，应至少遵循以下原则：

1. 指示病毒的选择

首先，需要选择与生产过程中采用的原材料可能含有病毒种类的相关病毒，不能用相关病毒的，要选择与其理化性质尽可能相似的指示病毒；第二，所选择的病毒理化性质应有代表性（病毒大小、核酸类型以及有无包膜），其中至少应包括一种对物理和/或化学处理有明显抗性的病毒；第三，指示病毒滴度需要尽可能高（病毒滴度一般需 $\geq 10^6/mL$）。

表1列举了已用于病毒清除研究的病毒。这些病毒根据生产工艺研究情况，对物理和/或化学处理具有不同的耐受性。病毒的耐受性与特定的处理方式有关，只有在了解病毒生物特性和生产工艺特定情况下才能使用这些病毒，而且实际结果会随着处理情况的变化而变化。

表1　已用于病毒清除研究的病毒举例

病　毒	科	属	天然宿主	基因组	囊膜	大小（nm）	形状	耐受性
小囊状口腔炎病毒	弹状病毒	水泡性病毒	马、牛	RNA	有	70×175	子弹状	低
副流感病毒	副粘属	副粘液病毒	多种	RNA	有	100~200	多面体/球形	低
鼠白血病病毒（MulV）	逆转录	C型肿瘤病毒	小鼠	RNA	有	80~110	球形	低
辛德比斯病毒	外衣	阿尔发病毒	人	RNA	有	60~70	球形	低
牛滤过性腹泻病毒（BVDV）	黄热	疫瘟病毒	牛	RNA	有	50~70	多面体/球形	低
伪狂犬病毒	疱疹病毒	水痘病毒	猪	DNA	有	120~200	球形	中
脊髓灰质炎萨宾1型病毒	微小RNA病毒	肠道病毒	人	RNA	无	25~30	二十面体	中
脑心肌炎病毒（EMC）	微小RNA病毒	心病毒	小鼠	RNA	无	25~30	二十面体	中
呼肠病毒3	呼肠	正呼肠病毒	各种	RNA	无	60~80	球形	中
SV40	乳多孔	多瘤病毒	猴	DNA	无	40~50	二十面体	很高
人类免疫缺陷病毒	逆转录	Lentivirus	人	RNA	有	80~100	球形	低
甲型肝炎病毒	Picorna	肝病毒	人	RNA	无	25~30	二十面体	高
细小病毒（犬、猪）	细小	细小病毒	犬猪	DNA	无	18~24	二十面体	很高

2. 效果的判定

验证的目的是为了确定生产工艺去除/灭活病毒的能力，获得生产全过程中估计去除/灭活病毒的总量。如果制品的生产工艺中包含了两步或两步以上病毒去除/灭活步骤，应分别进行病毒灭活效果验证。一般降低的总量是各步降低病毒量的总和。但是由于病毒验证的局限性，如分步骤中病毒降低量≤1 log则不应将其计算在总量中。原则上病毒降低量（log10）≥4 logs表示该工艺去除/灭活病毒有效。如因检测方法造成病毒降低量＜4 logs时，应盲传三代，如无病毒检出，才可认定是有效的病毒灭活工艺。

3. 关于朊蛋白

由于目前尚无朊蛋白（如疯牛病因子）的指示病毒/因子，而且对去除朊蛋白的工艺还很难验证，因此对牛、羊源性材料制品的安全性还主要是对源头进行控制。基于目前对朊蛋白灭活工艺验证的认知程度，对于牛、羊源性医疗器械，可以接受按照本节第1、2条规定的原则所进行的病毒灭活有效性验证资料。随着对朊蛋白研究水平的不断提高，相应的要求也将随时调整。

四、其他需要注意的问题

（一）对于由无脊椎动物的组织及其衍生物或天然获取的物质（如壳聚糖、蚕丝、蜂蜡等）制成的医疗器械，也应参照此指导原则。对于一些可能不直接适用的条款，申报者/制造商应进行相应说明，阐述不适用的理由。

（二）利用具有药品注册证的动物源性药品作为医疗器械的原料投入生产的，可提供药品生产企业的相关资质证明文件（如药品生产许可证、药品注册证、GMP证书等），若能证明已经达到了以上提到的对动物源性医疗器械的要求，则可不提交相应的资料。

（三）对于某些组成成分中不含动物组织或其衍生物，但在生产过程中使用或接触了本指导原则所包括的动物源性材料的医疗器械（如在采用微生物发酵法制备透明质酸钠的过程中使用了含动物源成分的培养基），原则上也应提交相应的风险分析和控制措施（若附有国外官方具体的证明性文件，应提交原件或公证件），以及相关的验证数据或资料，并提供所使用的原料可用于生产医疗器械的证明资料。

（四）对于通常情况下不用于医疗器械方面的动物种类应提供该物种适合用于人体使用的相关研究资料。

（五）对于 ISO 22442－1：2007 附录 C 中提到的动物油脂衍生物、兽炭和氨基酸，若证明其处理过程符合 ISO 22442－1：2007 附录 C，则可不提交其处理过程的病毒灭活有效性验证试验资料，但其他部分资料仍应符合相关法规和本指导原则的要求。

五、名词解释

动物：任何脊椎或无脊椎动物［包括两栖动物、节肢动物（如甲壳纲动物）、鸟、珊瑚、鱼、爬行动物、软体动物和哺乳动物］，不包括人（智人）。

无生命的：无新陈代谢或者繁殖功能的。

衍生物：通过制造工艺从动物材料中获得的物质。例如：透明质酸、胶原、明胶、单克隆抗体、壳聚糖、白蛋白。

组织性质：指所取材动物组织的健康状况。

传染性病原体：未被分类的病原体、朊蛋白以及类似的实体，如疯牛病因子、羊痒病因子等。

去除：使病毒和传染性病原体的数量减少的过程。

灭活：降低病毒和/或传染性病原体引起感染或者致病反应的能力的过程。

六、参考文献

1. ISO 22442－1：2007，Medical devices utilizing animal tissues and their derivatives

2. 《血液制品去除/灭活病毒技术方法及验证指导原则》（国药监注〔2002〕160 号），2002.5

88 无源植入性医疗器械货架有效期注册技术审评指导原则

（无源植入性医疗器械货架有效期注册申报资料指导原则）

一、前言

医疗器械货架有效期是指保证医疗器械终产品正常发挥预期功能的期限，一旦超过医疗器械的货架有效期，就意味着该器械可能不再满足已知的性能指标，发挥预期功能，在使用中具有潜在的风险。为进一步明确无源植入性医疗器械产品注册申报资料的技术要求，指导注册申请人编制无源植入性医疗器械货架有效期注册申报资料，特制定本指导原则。无源非植入性医疗器械有关货架有效期注册申报可根据实际情况参照执行。

本指导原则系对无源植入性医疗器械货架有效期的一般性要求，未涉及其他技术要求。对于产品其他技术要求有关注册申报资料的准备，注册申请人还需参考相关的法规和指导性文件。如有其他法规和指导性文件涉及某类医疗器械货架有效期的具体规定，建议注册申请人结合本指导原则一并使用。

本指导原则系对注册申请人和审查人员的指导性文件，但不包括注册审批所涉及的行政事项，亦不作为法规强制执行。如果有能够满足相关法规要求的其他方法，也可采用，但应提供详细的研究资料和验证资料。注册申请人应在遵循相关法规的前提下使用本指导原则。

本指导原则是在现行法规和标准体系以及当前认知水平下制定的，随着法规和标准的不断完善，以及科学技术的不断发展，本指导原则相关内容也将进行适时的调整。

本指导原则是国家食品药品监督管理局 2011 年发布的《无源植入性医疗器械货架寿命申报资料指导原则》的修订版。本次修订主要涉及以下内容：（一）将原《指导原则》中的"货架寿命"改为"货架有效期"；（二）调整了部分文字表述；（三）修改了植入性医疗器械的定义，保持与《医疗器械分类规则》（国家食品药品监督管理总局令第 15 号）一致。

二、适用范围

本指导原则主要适用于无源植入性医疗器械货架有效期的研究及相关注册申报资料的准备。

三、基本要求

（一）货架有效期影响因素

影响医疗器械货架有效期的因素主要包括外部因素和内部因素。此处列举了部分与无源植入性医疗器械密切相关的影响因素，但不仅限于以下内容：

外部因素主要包括：

1. 储存条件，例如温度、湿度、光照、通风情况、气压、污染等；

2. 运输条件，例如运输过程中的震动、冲撞；

3. 生产方式，采用不同方式生产的同一医疗器械产品可能具有不同的货架有效期；

4. 生产环境，如无菌医疗器械生产场所的洁净度、温度和湿度、微生物及悬浮粒子负荷等；

5. 包装，例如在不同尺寸容器中包装的产品可能具有不同的货架有效期；

6. 原辅材料来源改变的影响，如采购单位、采购批号改变；

7. 其他影响因素，如生产设备改变的影响及设备所用清洗剂、模具成型后不清洗的脱模剂的影响。

内部因素主要包括：

1. 医疗器械中各原材料/组件的自身性能，各原材料/组件随时间的推移而发生退化，导致其化学性能、物理性能或预期功能的改变，进而影响医疗器械整体性能。如某些高分子材料和组合产品中的药物、生物活性因子等。

2. 医疗器械中各原材料/组件之间可能发生的相互作用。

3. 医疗器械中各原材料/组件与包装材料（包括保存介质，如角膜接触镜的保存液等）之间可能发生的相互作用。

4. 生产工艺对医疗器械中各原材料/组件、包装材料造成的影响，如生产过程中采用的灭菌工艺等。

5. 医疗器械中含有的放射性物质及其放射衰变后的副产物对医疗器械中原材料/组件、包装材料的影响。

6. 无菌包装产品中微生物屏障的保持能力。

内部因素和外部因素均可不同程度地影响医疗器械产品的技术性能指标，当超出允差后便可造成器械失效。由于影响因素很多，注册申请人不可能将全部影响医疗器械货架有效期的因素进行规避，但应尽可能将各因素进行有效控制，使其对医疗器械技术性能指标造成的影响降至最低。

需要强调的是，并不是所有的医疗器械均需要有一个确定的货架有效期。当某一医疗器械的原材料性能和包装材料性能随时间推移而不会发生显著性改变时，则可能没有必要确定一个严格的货架有效期，而当某一医疗器械的稳定性较差或临床使用风险过高时，其货架有效期则需要进行严格的验证。对于以无菌状态供应的无源植入性医疗器械，注册申请人应指定一个经过验证的确定的货架有效期。

（二）货架有效期验证过程

医疗器械货架有效期的验证贯穿该器械研发的整个过程，注册申请人应在医疗器械研发的最初阶段考虑其货架有效期，并在产品的验证和改进过程中不断进行确认。

首先，注册申请人要为医疗器械设定保证运输、储存和预期功效的货架有效期。

其次，注册申请人需对用于生产和包装医疗器械的材料、组件和相关生产工艺，以及涉及到的参考资料进行全面评估。如必要，还需进行实验室验证和调整生产工艺。

注册申请人根据评估结果设计医疗器械的货架有效期验证方案，并依据方案所获得的验证结果确定该医疗器械的货架有效期。如验证结果不能被注册申请人所接受，则需对其进行改进，并于改进后重新进行验证。

最后，注册申请人需要制定严格的质量体系文件以确保产品在货架有效期内进行储存、运输和销售。

注册申请人应认真保存医疗器械货架有效期验证过程中涉及的各种文件和试验数据，以便在申请注册时和对货架有效期进行重新评价时提供详细的支持性资料。

（三）货架有效期验证内容

1. 验证试验类型

医疗器械货架有效期的验证试验类型通常可分为加速稳定性试验和实时稳定性试验两类。

（1）加速稳定性试验

加速稳定性试验是指将某一产品放置在外部应力状态下，通过考察应力状态下的材料退化情况，利用已知的加速因子与退化速率关系，推断产品在正常储存条件下的材料退化情况的试验。

加速稳定性试验设计是建立在假设材料变质所涉及的化学反应遵循阿列纽斯（Arrhenius）反应速率函数基础上的。该函数以碰撞理论为基础，确认化学反应产生变化的反应速率的增加或降低按照以下公式进行：

$$r = \mathrm{d}q / \mathrm{d}t = A\, e^{(-\varphi/kt)}$$

r：反应进行的速率；A：材料的常数（频率因子）；φ：表观活化能（eV）；k：波尔兹曼常数（0.8617×10^{-4} eV/K）；t：绝对温度。

大量化学反应的研究结果表明温度升高或降低 10℃ 会导致化学反应速率增加一倍或减半。则可根据阿列纽斯反应速率函数建立加速老化简化公式：

$$\mathrm{AAT} = \mathrm{RT} / Q_{10}^{((T_{AA} - T_{RT})/10)}$$

AAT：加速老化时间；RT：实时老化时间；Q_{10}：温度升高或降低 10℃ 的老化系数；T_{AA}：加速老化温度；T_{RT}：正常储存条件下温度。

上述公式反映了加速稳定性试验中加速老化时间与对应的货架有效期的关系。其中，Q_{10} 一般设定为 2。当注册申请人对医疗器械和包装的材料的评估资料不齐备时，Q_{10} 可保守设定为 1.8。如注册申请人在加速稳定性试验中设定的 Q_{10} 大于 2，则应同时提供详细的相关研究资料。

此外，设定较高的加速老化温度可减少加速稳定性试验的时间。但是，由于较高的温度可能导致医疗器械原材料/组件和包装材料的性质发生改变或引发多级或多种化学反应，造成试验结果的偏差。因此，加速老化温度一般不应超过 60℃。如注册申请人在加速稳定性试验中设定了更高的加速老化温度，亦应提供详细的相关研究资料。

需要说明的是，当医疗器械的原材料/组件在高温状态下易发生退化和损坏时，则不应采用加速稳定性试验验证其货架有效期。

（2）实时稳定性试验

实时稳定性试验是指将某一产品在预定的储存条件下放置，直至监测到其性能指标不能符合规定要求为止。

实时稳定性试验中，注册申请人应根据产品的实际生产、运输和储存情况确定适当的温度、湿度、光照等条件，在设定的时间间隔内对产品进行检测。由于中国大部分地区为亚热带气候，推荐验证试验中设定的温度、湿度条件为：25℃ ±2℃，60% RH ±10% RH。

无源植入性医疗器械的实时稳定性试验和加速稳定性

试验应同时进行。实时稳定性试验结果是验证产品货架有效期的直接证据。当加速稳定性试验结果与其不一致时，应以实时稳定性试验结果为准。

2. 验证试验检测/评价项目

无论加速稳定性试验还是实时稳定性试验，注册申请人均需在试验方案中设定检测项目、检测方法及判定标准。检测项目包括产品自身性能检测和包装系统性能检测两方面。前者需选择与医疗器械货架有效期密切相关的物理、化学检测项目，涉及产品生物相容性可能发生改变的医疗器械，需进行生物学评价。如适用，可采用包装封口完整性检测用于替代无菌检测。后者则包括包装完整性、包装强度和微生物屏障性能等检测项目。其中，包装完整性检测项目包括染色液穿透法测定透气包装的密封泄漏试验、目力检测和气泡法测定软性包装泄漏试验等；包装强度测试项目包括软性屏障材料密封强度试验、无约束包装抗内压破坏试验和模拟运输试验等。

建议注册申请人在试验过程中设立多个检测时间点（一般不少于 3 个）对无源植入性医疗器械进行检测。可采用零点时间性能数据作为检测项目的参照指标。

3. 进行验证试验的产品

医疗器械货架有效期验证试验应采用与常规生产相同的终产品进行。验证的医疗器械建议至少包括三个代表性批次的产品，推荐采用连续三批。注册申请人可对试验产品进行设计最差条件下的验证试验以保证试验产品可代表最恶劣的生产情况，如进行一个标准的灭菌周期后，附加一个或多个灭菌周期，或采用几种不同的灭菌方法。

4. 验证试验中采用的统计处理方法

注册申请人应在验证试验方案中设定每一检测项目的检测样品数量以确保检测结果具有统计学意义，并在试验报告中提供相关信息。

（四）参考标准

建议医疗器械注册申请人尽可能采用国家标准、行业标准和公认的国际标准中规定的方法/措施对其医疗器械产品货架有效期进行验证，以减少验证结果的偏差，提高验证结论的准确性。附录中列举了可能在货架有效期验证过程中涉及的部分标准，但不仅限于所列内容。

（五）注册时应提交的技术文件

注册申请人在无源植入性医疗器械注册时需提供详细的货架有效期验证资料，一般包括以下内容：

1. 与申请注册产品货架有效期相关的基本信息。包括该医疗器械原材料/组件、包装材料、生产工艺、灭菌方法（如涉及）、货架有效期、储存运输条件等；

2. 注册申请人在该医疗器械货架有效期验证过程中对相关影响因素的评估报告；

3. 实时稳定性试验的试验方案及试验报告，同时提供试验方案中检测项目、检测判定标准、检测时间点及检测样本量的确定依据和相关研究资料；

4. 如适用，可提供加速稳定性试验的试验方案和试验报告，同时提供加速稳定性试验的试验方案中检测项目、检测判定标准、加速老化参数、检测时间点及检测样本量的确定依据和相关研究资料；

5. 包装工艺验证报告及包装、密封设备的详述；

6. 注册申请人认为应在注册时提交的其他相关支持性资料。

注册申请人可在申请注册产品的货架有效期技术文件中使用其生产的其他医疗器械产品的货架有效期研究资料及验证资料，但应同时提供二者在原材料、包装材料、生产工艺、灭菌方法（如涉及）等与货架有效期相关的信息对比资料和二者在货架有效期方面具有等同性的论证资料。

四、名词解释

货架有效期（Shelf Life）：指医疗器械形成终产品后能够发挥拟定作用的时间段。货架有效期的终点是产品失效日期。超过此期限后，医疗器械产品将可能不再具有预期的性能参数及功能。

植入性医疗器械（Implantable Medical Device）：指借助手术全部或者部分进入人体内或腔道（口）中，或者用于替代人体上皮表面或眼表面，并且在手术过程结束后留在人体内 30 日（含）以上或者被人体吸收的医疗器械。（该定义不适用于有源植入性医疗器械）

五、参考文献

1. Clark GS, Shelf Life of Medical Devices, FDA, April 1991

2. Container and Closure System Integrity Testing in Lieu of Sterility Testing as a Component of the Stability Protocol for SterileProducts，FDA，February 2008

3. Guidance Technical Files and Design Dossiers forNon Active Medical Devices，TDesign Dossiers forn Lieu of Sterility

4.《化学药物稳定性研究技术指导原则》（2005.3）

5. 王春仁，许伟，医疗器械加速老化实验确定有效期的基本原理和方法，《中国医疗器械信息》2008 年第 14 卷第 5 期

六、起草单位

国家食品药品监督管理总局医疗器械技术审评中心

附录：货架有效期验证过程中涉及的部分标准

附录　货架有效期验证过程中涉及的部分标准

一、基本要求和质量体系标准

1. ISO 11607 -1《最终灭菌医疗器械的包装 第 1 部分：

材料、无菌屏障系统和包装系统要求》

2. ISO 11607 - 2《最终灭菌医疗器械的包装 第2部分：成形、密封和装配过程的确认要求》

二、包装系统试验方法标准

1. YY/T 0681.1《无菌医疗器械包装试验方法 第1部分：加速老化试验指南》

2. YY/T 0681.2《无菌医疗器械包装试验方法 第2部分：软性屏障材料的密封强度》

3. YY/T 0681.3《无菌医疗器械包装试验方法 第3部分：无约束包装抗内压破坏》

4. YY/T 0681.4《无菌医疗器械包装试验方法 第4部分：染色液穿透法测定透气包装的密封泄漏》

5. YY/T 0681.5《无菌医疗器械包装试验方法 第5部分：内压法检测粗大泄漏（气泡法）》

6. ASTM D 4169《运输集装箱和系统性能测试》

7. ASTM F 1608《透气包装材料阻微生物穿透等级试验》

三、包装材料标准

1. YY/T 0698.2《最终灭菌医疗器械包装材料 第2部分：灭菌包裹材料要求和试验方法》

2. YY/T 0698.3《最终灭菌医疗器械包装材料 第3部分：纸袋、组合袋和卷材生产用纸要求和试验方法》

3. YY/T 0698.4《最终灭菌医疗器械包装材料 第4部分：纸袋要求和试验方法》

4. YY/T 0698.5《最终灭菌医疗器械包装材料 第5部分：纸与塑料膜组合的热封和自封袋和卷材要求和试验方法》

5. YY/T 0698.6《最终灭菌医疗器械包装材料 第6部分：用于低温灭菌过程或辐射灭菌的无菌屏障系统生产用纸要求和试验方法》

6. YY/T 0698.7《最终灭菌医疗器械包装材料 第7部分：环氧乙烷或辐射灭菌的医用无菌屏障系统生产用可密封涂胶纸要求和试验方法》

7. YY/T 0698.8《最终灭菌医疗器械包装材料 第8部分：蒸汽灭菌器用重复性使用灭菌容器要求和试验方法》

8. YY/T 0698.9《最终灭菌医疗器械包装材料 第9部分：可密封组合袋、卷材和盖材生产用无涂胶聚烯烃非织造布材料要求和试验方法》

9. YY/T 0698.10《最终灭菌医疗器械包装材料 第10部分：可密封组合袋、卷材和盖材生产用涂胶聚烯烃非织造布材料要求和试验方法》

89 无源植入性医疗器械临床试验审批注册技术审评指导原则

（无源植入性医疗器械临床试验审批申报资料编写指导原则）

为进一步规范无源植入性医疗器械产品临床试验审批申报资料要求，指导申请人对需进行临床试验审批的无源植入性医疗器械的申报资料进行准备，制订本指导原则。

本指导原则虽然为该类产品的临床试验审批申报资料的准备提供了初步指导和建议，但不会限制医疗器械相关管理部门对该类产品的技术审评、行政审批，以及申请人对该类产品临床试验审批申报资料的准备工作。

本指导原则是在现行法规以及当前认知水平下制订的，随着医疗器械临床试验和管理法规的不断完善，本指导原则相关内容也将进行适时地调整。

一、适用范围

本指导原则适用于需进行临床试验审批的第三类无源植入性医疗器械。

二、基本原则

申请人应按照相关要求提供申报资料，在此基础上，本指导原则对《关于公布医疗器械注册申报资料要求和批准证明文件格式的公告》（国家食品药品监督管理总局公告2014年第43号）中的试验产品描述、临床前研究资料、临床试验方案部分给予指导。

三、试验产品描述

应当包括试验用医疗器械的设计原理、工作原理、产品特征、结构组成及图示、制造材料、包装材料、型号规格及其划分依据、主要生产工艺、交付状态、作用机理、适用范围等内容。

（一）设计原理及工作原理

1. 通过医学理论、病变特征、同现有器械和/或治疗方法在临床使用风险和受益方面的对比等阐述产品研发背景；

2. 阐述产品的设计原理及工作原理并同时提供产品结构示意图、使用方法、操作图示等。

（二）产品特征

对产品特征进行描述，重点描述区别于其他同类产品的产品特征；提供区别于其他同类产品的产品特征的设计依据。

（三）结构组成及图示

1. 明确说明产品结构组成，包含配件/附件；如产品的结构组成为系统，应分别进行描述。

2. 提供产品的结构图、实物图及整体剖面结构图，关键位置应提供局部工程结构图及剖面结构图；结构图中应标明部件名称及重要尺寸信息，测量位置（如适用）应明确。

（四）制造材料

1. 列表明确各组成部分的制造材料。列表中应同时明确配方（如适用）并注明各成分的化学名称、化学结构式或分子式、牌号（如有）、供应商、商品名（如有）、预期与人体接触时间和方式等。提供材料列表时，应注意以下方面：

（1）材料为混合物的应明确比例。

（2）组成部分为分层分段结构的应分别描述制造材料；

（3）应与产品结构图示有明确的对应关系；

（4）明确材料符合的标准（如适用）。

2. 概述制造材料与安全性相关质控措施，如入厂质控标准及检验报告总结。

3. 特殊材料如可生物吸收材料应提供材料选择依据。

4. 若产品供货状态是在液体中，则提供液体的详细成分及含量信息，以及相关安全性评价资料总结。

（五）包装材料

1. 列表明确产品的初包装材料；

2. 提供初包装图示，标明包装尺寸、容积（如适用）信息；

3. 明确与产品一起销售的配件/附件包装情况；

4. 初包装材料的安全性评价资料（如适用，例如液体类产品），如初包装材料与产品的相容性。

（六）型号规格及其划分依据

1. 型号、规格应能区分和识别同一家企业生产但具有不同功能范围、技术特征的产品。

2. 如含有多种型号产品时，应属于同一注册单元。

3. 如分别规定了型号和规格，应首先明确型号间的所有区别，再明确同一型号下不同规格产品间的所有区别；必要时附相应图示进行说明。

4. 采用对比表及带有说明性文字的图片、图表，对于各种型号规格的结构组成、功能、产品特征、性能指标等方面加以描述。

（七）主要生产工艺

1. 概述产品生产加工工艺，注明关键工艺和特殊工艺，并说明其过程控制点；

2. 概述生产过程中各种加工助剂（如溶剂、催化剂）的使用情况及对杂质（如残留单体、小分子残留物等）的控制情况。

（八）交付状态

明确产品是否以无菌状态提供，明确灭菌方式及货架有效期。说明产品是一次性使用还是重复使用。

（九）适用范围

明确适用人群、适应证、禁忌症，适用范围不应与拟开展的临床试验入/排标准矛盾。

四、临床前研究资料

对于首次用于植入性医疗器械方面的新材料，应提供该材料适用于人体使用的相关研究资料。

（一）实验室研究总结

研究总结应至少包含以下要素：

1. 实验目的和背景信息；

2. 验证项目及其接受标准、实验方法以及三者的确定依据，如为企业自建的实验方法，应同时提供方法学研究总结；

3. 实验用规格、型号选择的依据；

4. 实验样本数量的确定依据，适用项目宜结合统计学考虑；

5. 结果分析，适用时进行统计学分析；方案偏离分析；

6. 结论。

（二）生物相容性评价研究资料

参照相关法规、规章及 GB/T 16886 系列标准，提供完备的生物相容性评价报告；未采用 GB/T 16886 系列标准时应提供依据。

（三）生物安全性研究资料

1. 含有同种异体材料、动物源性材料或生物活性物质等具有生物安全风险类产品，概述组织、细胞和材料的获取、加工、保存、测试和处理过程，阐述来源（包括捐献者筛选细节），应符合相关标准和规定（如有），并提供相应支持性资料；

2. 描述生产过程中对病毒、其他病原体去除或灭活方法，提供病毒灭活验证报告；

3. 描述生产过程中对免疫原性物质去除方法，提供对免疫原性物质去除方法的验证报告（如适用）；

4. 可参照《动物源性医疗器械注册技术审查指导原则（2017 年修订版）》（国家食品药品监督管理总局通告 2017 年第 224 号）、《同种异体植入性医疗器械病毒灭活工艺验证指导原则》（食药监办械函〔2011〕116 号）提供相关资料。

（四）灭菌/消毒工艺研究总结

（五）产品有效期和包装研究总结

研究总结中至少包含以下要素：

1. 货架有效期；

2. 有效期研究方法，如为加速老化实验应明确条件并确认实验条件的适宜性；

3. 产品稳定性研究和包装完整性研究总结；

4. 运输及储运条件。

（六）动物试验研究总结（如适用）

研究总结应至少包含以下要素：

1. 实验目的和背景信息；

2. 动物种类、模型及其确定依据；

3. 动物数量及其确定依据；

4. 实验用器械样品选择依据；

5. 是否采用对照研究，对照用医疗器械的确定依据；

6. 研究指标的确定依据；

7. 观察时间点的确定依据；

8. 实验方法描述；

9. 研究指标结果分析，适用时进行统计学分析，方案偏离分析；

10. 实验结论。

为保证动物实验的规范性，建议在符合相关规定和标准要求的实验室开展动物实验。

五、临床试验方案

（一）临床试验方案应当符合《医疗器械临床试验质量管理规范》相关要求，并提交证明临床试验方案科学合理性的分析资料如主要研究终点、对照组选择、样本量、随访时间等的确定依据。

（二）如国内有适用的指导原则，建议参照指导原则进行临床试验方案设计；如无，可参照《无源植入性医疗器械产品注册申报资料指导原则》（食药监办械函〔2009〕519号）第三章第四部分要求。

六、参考文献

1.《医疗器械监督管理条例》（中华人民共和国国务院令第680号）

2.《医疗器械注册管理办法》（国家食品药品监督管理总局令第4号）

3.《医疗器械临床试验质量管理规范》（国家食品药品监督管理总局、中华人民共和国国家卫生和计划生育委员会令第25号）

4.《关于公布医疗器械注册申报资料要求和批准证明文件格式的公告》（国家食品药品监督管理总局公告2014年第43号）

5.《关于发布动物源性医疗器械注册技术审查指导原则（2017年修订版）的通告》（国家食品药品监督管理总局通告2017年第224号）

6.《同种异体植入性医疗器械病毒灭活工艺验证技术审查指导原则》（食药监办械函〔2011〕116号）

7.《无源植入性医疗器械产品注册申报资料指导原则》（食药监办械函〔2009〕519号）

七、起草单位

国家食品药品监督管理总局医疗器械技术审评中心。

90　含药医疗器械产品注册技术审评指导原则

（含药医疗器械产品注册申报资料撰写指导原则）

一、概述

含药医疗器械产品是一种由药物和医疗器械组成并以医疗器械起主要作用的新型医疗器械产品。由于该类产品大多具有风险高，技术性能复杂，涉及知识领域广泛，影响产品性能因素较多的特点，与常规医疗器械相比，在该类产品的注册申报中还需生产者提交与药物相关的技术性资料。为指导生产者对该类医疗器械的注册申报资料进行撰写，特制定本指导原则。

本指导原则是在符合现行《医疗器械监督管理条例》、《医疗器械注册管理办法》、《医疗器械临床试验规定》、《医疗器械标准管理办法》（试行）、《医疗器械说明书、标签和包装标识管理规定》等规章基础上，根据含药类医疗器械的具体技术特性而制定的指南性文件。

由于含药医疗器械种类繁多，本指导原则中主要体现了含药医疗器械（下简称为含药器械）中药物部分相关技术资料的基本内容要求。生产者需根据含药器械产品自身特点，参考本指导原则和《无源植入性医疗器械产品注册申报资料撰写指导原则》等其他相关技术文件撰写产品注册申报技术资料。同样，由于药物种类的多样性，生产者可能需要根据所用药物的自身特点，在本指导原则基础上提供更多的研究资料以证明含药器械的安全有效。

本指导原则中仅提出了一些基本的内容要求，各项要求的具体研究方法及参数指标需由生产者自行研究。

二、含药器械注册申报资料中需增加的内容

（一）产品技术报告

1. 含药器械的描述

对含药器械进行详细、准确的描述是体现申报注册产

品结构组成、制造材料、预期用途等重要信息的必要条件。

因此，技术报告中需有含药器械的描述内容。生产者需详细介绍注册申报产品的预期用途、产品组成、空间结构和制造材料。提供所含药物的相关信息，一般包括：药物名称（通用名及英文名称）、化学结构式、分子量、分子式、商品名称、组成成份、含量、作用、在含药器械中的预期功能及与医疗器械的结合方式等。

如已有相同预期用途的含药器械获准进入中国市场，建议对申请注册产品与已获准进入中国市场的含药器械在所含药物种类、药物与医疗器械结合方式、所含药物的剂量、释放速率等方面进行比较。

2. 药物的来源、质量要求及其他相关信息

药物质量的稳定性是保证含药器械终产品性能的重要因素之一，需生产者对所用药物的来源、质量要求进行说明。

如果生产者使用已在中国境内上市的药品（含原料药），需提供《医药产品注册证》或《进口药品注册证》复印件。如所含药物未获准在中国境内上市，需按相关规定办理。

若药物为外购，需提供双方供货协议或同类证明性文件，并明确生产者对药物的质量要求。

生产者应对含药器械中所含药物与已在中国境内上市药品在给药途径、作用方式、给药剂量等方面进行比较，并阐明已上市药品的安全、有效性在含药器械中的适用性。

若所含药物为牛源性药物、麻醉药物、精神药物和属于新药的放射性药物，应符合我国目前的相关规定。

3. 含药器械中药物载体材料直接与药物接触，载体材料质量的变化直接影响产品的最终性能。因此，生产者需保证载体材料的质量稳定性，在技术报告中明确含药器械中药物载体的来源及质量要求。

4. 药物作为含药器械中极为重要的一种原材料，生产者在研发时需要充分了解所选药物的安全有效性。生产者需在技术报告中提供药物的药学、药理毒理、药代动力学等研究资料综述和已上市药物的临床不良反应综述。

5. 生产工艺的研究是产品研发过程的重要环节。生产者应根据药物及药物载体的理化特性和药物与载体的相互作用，选择适合的药物及药物载体，并制定合理的生产工艺，制定出有效的质量控制措施及控制指标。生产者需在产品技术报告中提供含药器械的生产工艺流程及关键控制点的研究资料，特别需提供药物与医疗器械结合工艺的研究资料和药物与医疗器械结合后的产品加工工艺（如灭菌）对药物性能影响的研究资料。生产者还需提供医疗器械与药物相互作用的研究性资料。如含药器械产品中含有多种药物，生产者需提供药物间相互作用的研究性资料。

6. 药物含量是含药器械在临床使用中药物能否发挥预期作用的重要指标，生产者需在技术报告中提供含药器械中药物含量选择依据的相关研究资料或文献资料。

7. 如含药器械中药物的释放型式为缓释或控制，生产者需提交药物释放速率的研究资料或文献资料。

8. 对于任何一种医疗器械产品，生产者均应对该产品的稳定性进行研究，考察产品在温度、湿度等环境因素影响下保持其原有特性的能力。含药器械产品在生产过程中，生产工艺、药物载体和内包装材料均可能对含药器械中药物的稳定性产生影响。因此，需生产者在产品技术报告中提供含药器械的稳定性研究资料，根据研究结果确定产品的贮存条件及有效期。

9. 生物安全性评价是医疗器械产品安全性的重要评价项目之一。生产者应在技术报告中提供含药器械的生物安全性评价资料。由于含药器械具有局部释放药物的特点，因此生产者应注意提供含药器械作用于局部的耐受性研究资料。如选用的药物在生殖毒性、长期毒性、致癌性和依赖性方面存在风险，应提供相关试验资料或文献资料。

10. 需提供含药器械的药效学评价资料。

11. 药物与医疗器械结合后，所含药物在剂型、辅料、生产工艺和给药途径方面往往与单独使用时发生变化，这些改变可能对药物的药代动力学性能产生影响。因此，需生产者提供含药器械的药代动力学试验资料或文献资料。

（二）产品注册标准

除符合医疗器械的有关规定外，还需在注册产品标准中规定出药物名称、含量，在技术要求中规定药物定性、定量的技术要求及检测方法。如适用，还需规定药物在器械中的控制释放量指标及检测方法，并在标准编制说明中明确上述技术要求及检测方法的确定依据。若含药器械在贮存、运输等方面有特殊要求的，需在产品标准中做出具体规定。

（三）产品说明书

除执行医疗器械产品说明书有关规定外，产品说明书中还需表明所含药物的标识信息，一般应包括：药物名称（通用名）、成份、含量、预期功能、药物在含药器械中特定剂量及给药途径下可导致的药物副作用等内容。若含药器械在贮存、运输等方面有特殊要求的，在产品说明书中应予以具体说明。

三、名词解释

1. 医疗器械：是指单独或者组合使用于人体的仪器、设备、器具、材料或者其他物品，包括所需要的软件；其用于人体体表及体内的作用不是用药理学、免疫学或者代谢的手段获得，但是可能有这些手段参与并起一定的辅助作用；其使用旨在达到下列预期目的：

（一）对疾病的预防、诊断、治疗、监护、缓解；

（二）对损伤或者残疾的诊断、治疗、监护、缓解、补偿；

（三）对解剖或者生理过程的研究、替代、调节；

（四）妊娠控制。

2. 药品：指用于预防、治疗、诊断人的疾病，有目的地调节人的生理机能并规定有适应症、用法和用量的物质，

包括中药材、中药饮片、中成药、化学原料药及其制剂、抗生素、生物制品、放射性药品、血清疫苗、血液制品和诊断药品等。

3. 含药医疗器械：将某种物质作为医疗器械产品的一部分，若该物质单独使用时，被认定为药物，该药物在该医疗器械产品中具有辅助作用，这种产品则定义含药医疗器械。

四、参考文献

1.《医疗器械监督管理条例》　2004年4月1日

2.《中华人民共和国药品管理法》　2001年12月1日

3.《药品注册管理办法》　2007年10月1日

4. 化学药物制剂基本技术指导原则　2005年3月

5. 化学药物稳定性研究技术指导原则　2005年3月

6. 化学药物非临床药代动力学研究技术指导原则 2005年3月

7.《Incorporating First Draft Revision dated 1 October 2004 to COUNCIL DIRECTIVE 93/42/EEC of 14 June 1993 concerning medical devices》

91　同种异体植入性医疗器械病毒灭活工艺验证注册技术审评指导原则

（同种异体植入性医疗器械病毒灭活工艺验证技术审查指导原则）

同种异体植入性医疗器械是以同种来源组织为原料加工或组成的产品。

我国目前对同种异体植入性医疗器械产品组织供体的病毒筛选多采用检测血清中病毒特异性抗体或抗原的方法，其中对人免疫缺陷病毒（HIV）还要求检测血液中的病毒核酸。但是，尽管对供体进行了严格的筛选，仍然存在漏检和未知病毒存在的风险，以及生产过程中带入外源病毒的风险。因此，要求同种异体植入性医疗器械产品在生产过程中采用有效的病毒灭活工艺，并对病毒灭活工艺的有效性进行科学的验证。

本指导原则是对同种异体植入性医疗器械生产过程中特定病毒灭活工艺的效果进行验证的一般要求，注册申请人应依据具体产品的特性对注册申报资料的内容进行充实和细化，如采用的病毒灭活工艺及相关参数等，并依据具体产品的特性确定其中的具体内容是否适用。

本指导原则是对注册申请人和审评人员的指导性文件，但不包括注册审批所涉及的行政事项，亦不作为法规强制执行，如果有能够满足相关法规要求的其他方法，也可以采用，但是需要提供详细的研究资料和验证资料。应在遵循相关法规的前提下使用本指导原则。

本指导原则是在现行法规和标准体系以及当前认知水平下制定的，随着法规和标准的不断完善，以及科学技术的不断发展，本指导原则相关内容也将进行适时的调整。

本指导原则为2011年发布的《同种异体植入性医疗器械病毒灭活工艺验证技术审查指导原则》的修订版。主要修订内容包括：修改指导原则中部分语言描述，如常用病毒灭活方法、染毒方法、病毒灭活效果判定、其他需考虑的问题、病毒灭活工艺的再验证等；完善指示病毒类型选择及举例的相关描述；增加病毒灭活/去除有效性验证的原则。

一、适用范围

本指导原则适用于需要对生产过程中特定病毒灭活工艺的效果进行验证的同种异体植入性医疗器械。

二、基本要求

（一）常用的病毒灭活方法

同种异体植入性医疗器械的病毒灭活有多种方法，企业应根据产品的特性选择合适的病毒灭活工艺。采用病毒灭活工艺应综合考虑病毒灭活效果的验证，病毒灭活工艺对产品性能的影响，病毒灭活工艺本身的公认性、可靠性、重现性、易放大性及经济性。常用的病毒灭活方法举例如下。

1. 巴斯德消毒法（巴氏消毒法）

巴氏消毒法是湿热灭活法之一，利用病毒不耐热的特点，通过适当温度和保温时间处理，灭活病毒。该灭活方法可灭活脂包膜和部分非脂包膜病毒。同种异体植入性医疗器械在充分清洗血液及骨髓成分后，可运用该方法进行病毒灭活。采用该方法时应考虑温度分布的均一性和灭活时间。

2. γ射线辐照灭活法

γ射线辐照灭活法是主要通过破坏核酸而灭活病毒，其优点包括灭活效率高、穿透力强、剂量易控制、无有害物质残留、无明显温度升高等。由于病毒在不同介质中对射线的抗性不同，该方法用于同种异体植入性医疗器械的病毒灭活时，应去除产品中的宿主组织和细胞，例如同种异体骨应充分清洗血液及骨髓成分。采用该方法时应根据产品的特性确定辐照剂量，考虑辐照剂量的分布和灭活时间。

3. 过氧乙酸－乙醇灭活法

过氧乙酸－乙醇灭活法可灭活脊髓灰质炎病毒、艾滋病病毒、伪狂犬病病毒、牛病毒性腹泻病毒、猪细小病毒等多种病毒。其用于同种异体植入性医疗器械病毒灭活的效果已为实验室和临床试验所证实。过氧乙酸具有极强的病毒灭活能力，乙醇可降低溶液的表面张力，有助于消毒剂完全渗透入同种异体植入性医疗器械中。采用该方法时应严格控制产品过氧乙酸残留量及乙醇残留量，考虑灭活实际浓度和灭活时间。

4. 乙醇灭活法

乙醇是临床上最为常用的表面消毒剂。该方法对多数有包膜病毒，如单纯疱疹病毒、艾滋病病毒等具有灭活作用。在用于同种异体骨的病毒灭活时，应充分清洗血液及骨髓成分。采用该方法时应严格控制乙醇残留量，考虑乙醇浓度和灭活时间。

（二）病毒灭活工艺的验证

1. 指示病毒的选择

应选择医疗器械可能污染的病毒，或与该病毒理化性质相似的病毒。病毒选择应具有代表性，需考虑病毒颗粒的大小、核酸类型以及有无包膜等方面，应考虑选择对物理和/或化学处理有明显抗性的病毒。根据产品的特性及所采用的病毒灭活工艺，至少应选择四类指示病毒，包括有包膜 RNA 病毒、有包膜 DNA 病毒、无包膜 RNA 病毒、无包膜 DNA 病毒，可参照下表选择适宜的指示病毒。注册申请人应结合产品的生产工艺过程，考虑 HIV 对病毒灭活工艺的灭活抗性，确保相应剩余风险可接受。

表 1　可经同种异体植入性医疗器械传播疾病的相关病毒及可选用的指示病毒（举例）

病毒	基因组	包膜	大小（nm）	指示病毒举例
HAV	RNA	无	20	脊髓灰质炎病毒（Polio virus）、脑心肌炎病毒（EMCV）
HBV	DNA	有	45	鸭乙型肝炎病毒（DHBV）、伪狂犬病毒（PRV）
HCV	RNA	有	40－60	牛病毒性腹泻病毒（BVDV）、辛德毕斯病毒（Sindbis virus）
B19	DNA	无	20	细小病毒（犬、猪）（CPV、PPV）

2. 染毒方法

由于同种异体植入性医疗器械多为固体形态，应尽量模拟植入材料的病毒负载方式，考虑材料的结构、尺寸和致密性，以及病毒在材料中的分布情况，结合产品特点选择合适的染毒方法，可采用浸泡法染毒（若适用）。病毒灭活零时的滴度应至少 $\geq 10^6 \, TCID_{50}/mL$，可根据产品和病毒的特点，选择合适的浸泡温度、时间及其他条件。

3. 方案设计

3.1 试验分组：应进行合理分组，注意设置全面的对照组，对照组的设计应能够用于判定病毒灭活效果，以确保结果的科学性。建议包括细胞空白对照组、病毒对照组、样品细胞毒性对照组（或滴定前进行细胞毒性试验）、病毒灭活方法终止对照组及试验组。其中，病毒对照组的滴度是计算灭活量的基础，应证实其病毒的零时滴度 $\geq 10^6 \, TCID_{50}/mL$。病毒灭活方法终止效果对照组需采用稀释、中和或其他适宜方法终止病毒灭活方法的作用，其病毒滴度应与病毒对照组相当或接近，以证实病毒灭活方法能够在设定的时间终止作用。试验组至少应有适宜的时间点（包括零时），以阐明病毒灭活的动力学，包括灭活动力学曲线。

3.2 观察指标

3.2.1 灭活病毒的滴度，采用细胞病变或其他适宜的指标。

3.2.2 病毒灭活速率、灭活曲线。以列表和做图的形式报告验证结果。

3.3 病毒灭活效果的判定

应综合判断病毒灭活的有效性，除了考虑病毒灭活的量以外，还必须考虑如下因素，审慎评价每次验证结果。

3.3.1 所选择的指示病毒是否适宜，验证的设计是否合理。

3.3.2 病毒滴度降低量：病毒灭活零时的滴度为污染了病毒的组织释放的病毒量，通过与病毒灭活后测定的残留病毒量比较，计算出该方法实际灭活病毒量。病毒滴度降低量 $\geq 4 \, logs$，表示该方法灭活病毒有效。如因检测方法的灵敏度造成检测出的病毒降低量接近但小于 4 logs 时，应盲传三代，如无病毒检出，亦可认为是有效的去除/灭活病毒步骤。病毒去除/灭活有效性验证的目的是为了确定生产工艺去除/灭活病毒的能力，因此需获得生产全过程中估计去除/灭活病毒的总降低量。一般每种指示病毒的总降低量为各步骤降低数量的总和。但是由于验证方法的局限性，如分步骤中指示病毒降低量 $\leq 1 \, log$，则不宜将其计算在总量中。

3.3.3 病毒灭活动力学：病毒灭活通常不是简单的一级反应，评价验证结果不能仅考虑病毒降低量，同时也要考虑病毒灭活动力学。需以作图的形式报告灭活动力学验证结果。如果指示病毒残留量很快降到最低检出限度值，则说明此方法灭活病毒效果较好；如果指示病毒灭活速率缓慢，在灭活结束时才达到最低检出限度值，则不能认为是一个有效的病毒灭活方法，或者残留的指示病毒对该灭活方法有抵抗力，说明该步病毒灭活方法无效。

4. 病毒灭活工艺验证原则

4.1 若采用一步病毒灭活工艺，应同时对有包膜 RNA 病毒、有包膜 DNA 病毒、无包膜 RNA 病毒、无包膜 DNA 病毒等四类病毒或其指示病毒（参见表 1）的灭活效果均达到 4 logs 以上，可认为是有效病毒灭活工艺；若采用多步不同灭活原理的病毒灭活工艺，应分别进行病毒灭活效果验证，并保证上述每类病毒灭活工艺至少有一步的灭活效果可达到 4 logs 以上。

4.2 若采用的病毒灭活/去除工艺将导致医疗器械产生不可接受的性能改变，则需要根据产品来源、采集及过程控制情况以及对患者的风险/受益分析来判断其可接受性，但其单一去除/灭活病毒步骤的降低量仍需达到 4 logs 以上。

5. 举例说明病毒灭活效果的判断

5.1 初始病毒负载量为 6 logs，检测到剩余病毒量为 4 logs，则该病毒灭活工艺不是有效工艺，只能说明具有一定的病毒灭活作用。

5.2 初始病毒负载量为 6 logs，但由于产品本身的细胞毒作用使得检测灵敏度限值为 4 logs，仅能证明灭活 2 logs 的病毒。此种情况需改变试验设计重新进行验证，或者应盲传三代，如仍无病毒检出，可认为是有效的病毒灭活方法。

5.3 初始病毒负载量为 6 logs，但仍可检测到 2 logs 的剩余病毒，且清除病毒的量可重复，应认为是有效的灭活病毒的方法。

5.4 初始病毒负载量为 6 logs，之后未检测出病毒。但是由于检测灵敏度限值为 2 logs，仅能认为大约灭活了 4 logs 病毒。事实上可能等于或大于 4 logs，因此应判定此方法为有效的灭活病毒的方法。

6. 其他需考虑的问题

6.1 如果样品必须做进一步处理，或不同时间取出的样品要在同一时间进行测定，应考虑这些处理方法对病毒检测结果的影响。

6.2 模拟的生产工艺参数应尽可能与实际的生产工艺相一致，如 pH、温度、反应时间等。应分析生产工艺中各种参数的偏差对病毒灭活效果的影响。

6.3 病毒灭活工艺对某些类型病毒灭活效果的局限性。

（三）病毒灭活工艺的再验证

产品结构组成改变，生产工艺、生产场地等变更时，应考虑可能对特定病毒灭活工艺效果的影响，均需评价是否需对病毒灭活工艺的效果进行再验证。

三、名词解释

1. 同种异体植入性医疗器械：是指以人体来源组织为原料加工或组成的产品，例如同种异体骨、肌腱、脱细胞异体真皮等。

2. 植入性医疗器械：用于下列目的的医疗器械：
   - 全部导入人体；
   - 替代上皮表面或眼表面；

通过外科侵入方法，保留在上述操作位置的器械。通过外科侵入方法，部分导入人体保留至少 30 天的器械，也认作是植入性器械。

3. 病毒灭活工艺：是指生产企业采用特定的病毒灭活方法对其产品进行病毒灭活。

四、参考文献

1.《血液制品去除/灭活病毒技术方法及验证指导原则》（国药监注〔2002〕160 号）

2.《消毒技术规范》卫生部 2002 版

3. YY/T 0340—2002《外科植入物 基本原则》

五、编写单位

本指导原则由国家药品监督管理局医疗器械技术审评中心编写并负责解释。

92　医疗器械产品技术要求编写注册技术审评指导原则

（医疗器械产品技术要求编写指导原则）

根据《医疗器械监督管理条例》等相关规定，制定本指导原则。

一、基本要求

（一）医疗器械产品技术要求的编制应符合国家相关法律法规。

（二）医疗器械产品技术要求中应采用规范、通用的术语。如涉及特殊的术语，需提供明确定义，并写到"4. 术语"部分。

（三）医疗器械产品技术要求中的检验方法各项内容的编号原则上应和性能指标各项内容的编号相对应。

（四）医疗器械产品技术要求中的文字、数字、公式、单位、符号、图表等应符合标准化要求。

（五）如医疗器械产品技术要求中的内容引用国家标准、行业标准或中国药典，应保证其有效性，并注明相应标准的编号和年号以及中国药典的版本号。

二、内容要求

医疗器械产品技术要求的内容应符合以下要求：

（一）产品名称。产品技术要求中的产品名称应使用中文，并与申请注册（备案）的中文产品名称相一致。

（二）产品型号/规格及其划分说明。产品技术要求中应明确产品型号和/或规格，以及其划分的说明。

对同一注册单元中存在多种型号和/或规格的产品，应明确各型号及各规格之间的所有区别（必要时可附相应图示进行说明）。

对于型号/规格的表述文本较大的可以附录形式提供。

（三）性能指标。

1. 产品技术要求中的性能指标是指可进行客观判定的成品的功能性、安全性指标以及质量控制相关的其他指标。产品设计开发中的评价性内容（例如生物相容性评价）原则上不在产品技术要求中制定。

2. 产品技术要求中性能指标的制定应参考相关国家标准/行业标准并结合具体产品的设计特性、预期用途和质量控制水平且不应低于产品适用的强制性国家标准/行业标准。

3. 产品技术要求中的性能指标应明确具体要求，不应以"见随附资料"、"按供货合同"等形式提供。

（四）检验方法。检验方法的制定应与相应的性能指标相适应。应优先考虑采用公认的或已颁布的标准检验方法。检验方法的制定需保证具有可重现性和可操作性，需要时明确样品的制备方法，必要时可附相应图示进行说明，文本较大的可以附录形式提供。

对于体外诊断试剂类产品，检验方法中还应明确说明采用的参考品/标准品、样本制备方法、使用的试剂批次和数量、试验次数、计算方法。

（五）对于第三类体外诊断试剂类产品，产品技术要求中应以附录形式明确主要原材料、生产工艺及半成品要求。

（六）医疗器械产品技术要求编号为相应的注册证号（备案号）。拟注册（备案）的产品技术要求编号可留空。

三、格式要求

医疗器械产品技术要求格式见附件。

附件：医疗器械产品技术要求格式

附件　医疗器械产品技术要求格式

医疗器械产品技术要求编号（宋体小四号，加粗）：

产品名称（宋体小二号，加粗）

1. 产品型号/规格及其划分说明（宋体小四号，加粗）（如适用）

1.1……（宋体小四号）

1.1.1……

……

2. 性能指标（宋体小四号，加粗）

2.1……（宋体小四号）

2.1.1……

……

3. 检验方法（宋体小四号，加粗）

3.1……（宋体小四号）

3.1.1……

……

4. 术语（宋体小四号，加粗）（如适用）

4.1……（宋体小四号）

4.2……

……

（分页）

附录A……（宋体小四号，加粗）（如适用）

1.……（宋体小四号）

1.1……

93　医疗器械临床评价注册技术审评指导原则

（医疗器械临床评价技术指导原则）

一、编制目的

医疗器械临床评价是指注册申请人通过临床文献资料、临床经验数据、临床试验等信息对产品是否满足使用要求或者适用范围进行确认的过程。本指导原则旨在为注册申请人进行临床评价及食品药品监督管理部门对临床评价资料的审评提供技术指导。

二、法规依据

（一）《医疗器械监督管理条例》（国务院令第650号）；

（二）《医疗器械注册管理办法》（国家食品药品监督管理总局令第4号）；

（三）医疗器械临床试验质量管理相关规定。

三、适用范围

本指导原则适用于第二类、第三类医疗器械注册申报时的临床评价工作，不适用于按医疗器械管理的体外诊断试剂的临床评价工作。如有针对特定产品的临床评价技术指导原则发布，则相应产品临床评价工作应遵循有关要求。

四、基本原则

临床评价应全面、客观，应通过临床试验等多种手段收集相应数据，临床评价过程中收集的临床性能和安全性数据、有利的和不利的数据均应纳入分析。临床评价的深度和广度、需要的数据类型和数据量应与产品的设计特征、关键技术、适用范围和风险程度相适应，也应与非临床研究的水平和程度相适应。

临床评价应对产品的适用范围（如适用人群、适用部位、与人体接触方式、适应症、疾病的程度和阶段、使用要求、使用环境等）、使用方法、禁忌症、防范措施、警告等临床使用信息进行确认。

注册申请人通过临床评价应得出以下结论：在正常使用条件下，产品可达到预期性能；与预期受益相比较，产品的风险可接受；产品的临床性能和安全性均有适当的证据支持。

五、列入《免于进行临床试验的医疗器械目录》产品的临床评价要求

对于列入《免于进行临床试验的医疗器械目录》（以下简称《目录》）产品，注册申请人需提交申报产品相关信息与《目录》所述内容的对比资料和申报产品与已获准境内注册的《目录》中医疗器械的对比说明。具体需提交的临床评价资料要求如下：

（一）提交申报产品相关信息与《目录》所述内容的对比资料；

（二）提交申报产品与《目录》中已获准境内注册医疗器械的对比说明，对比说明应当包括《申报产品与目录中已获准境内注册医疗器械对比表》（见附1）和相应支持性资料。

提交的上述资料应能证明申报产品与《目录》所述的产品具有等同性。若无法证明申报产品与《目录》产品具有等同性，则应按照本指导原则其他要求开展相应工作。

六、通过同品种医疗器械临床试验或临床使用获得的数据进行分析评价要求

（一）同品种医疗器械

1. 同品种医疗器械定义

同品种医疗器械是指与申报产品在基本原理、结构组成、制造材料（有源类产品为与人体接触部分的制造材料）、生产工艺、性能要求、安全性评价、符合的国家/行业标准、预期用途等方面基本等同的已获准境内注册的产品。

申报产品与同品种医疗器械的差异不对产品的安全有效性产生不利影响，可视为基本等同。

2. 同品种医疗器械的判定

注册申请人通过同品种医疗器械临床试验或临床使用获得的数据进行分析评价，证明医疗器械安全、有效的，需首先将申报产品与一个或多个同品种医疗器械进行对比，证明二者之间基本等同。

与每一个同品种医疗器械进行对比的项目均应包括但不限于附2列举的项目，对比内容包括定性和定量数据、验证和确认结果，应详述二者的相同性和差异性，对差异性是否对产品的安全有效性产生不利影响，应通过申报产品自身的数据进行验证和/或确认，如申报产品的非临床研究数据、临床文献数据、临床经验数据、针对差异性在中

国境内开展的临床试验的数据。相应数据的收集和分析评价应符合本部分第（三）、（四）项及相应附件要求。临床试验应符合临床试验质量管理规范相关要求。

注册申请人应以列表形式提供对比信息（格式见附3）。若存在不适用的项目，应说明不适用的理由。

（二）评价路径

具体评价路径见附4。

（三）同品种医疗器械临床试验或临床使用获得的数据的收集

临床试验或临床使用获得的数据（以下简称临床数据）可来自中国境内和/或境外公开发表的科学文献和合法获得的相应数据，包括临床文献数据、临床经验数据。注册申请人可依据产品的具体情形选择合适的数据来源和收集方法。

1. 临床文献数据的收集

临床文献数据的收集应保证查准、查全文献。文献检索和筛选要素见附5。在文献检索开展前，需制定文献检索和筛选方案（内容及格式见附6）。在文献检索和筛选完成后，需编制文献检索和筛选报告（内容及格式见附7）。临床文献的检索和筛选应具有可重复性。文献检索和筛选人员应当具有相应的专业知识和实践经验。

2. 临床经验数据的收集

临床经验数据收集应包括对已完成的临床研究、不良事件、与临床风险相关的纠正措施等数据的收集。

（1）已完成的临床研究数据收集

按照临床研究的设计类型，可分为前瞻性研究、回顾性研究、随机对照研究、非随机对照研究、单组研究、病例报告等。

注册申请人需收集并提供伦理委员会意见（如适用）、临床研究方案和临床研究报告。

（2）不良事件数据收集

注册申请人应收集包括注册申请人建立的投诉和不良事件资料库，以及各国监管机构发布的不良事件资料库中相应不良事件数据，如国家食品药品监督管理总局发布的《医疗器械不良事件信息通报》、《医疗器械警戒快讯》，美国食品药品管理局申请人与用户机构设备使用数据库（MAUDE），英国医疗器械警报（MDA）等。

注册申请人需提供同品种医疗器械投诉及不良事件数量、投诉及不良事件的原因归类、各类别原因的投诉及不良事件数量、投诉及不良事件是否与产品有关等信息。对于严重不良事件，应以列表的形式提供事件描述、原因分析、处理方式等具体信息。

对于申报产品还需提供产品在各国上市时间、累积销售量、严重不良事件处理结果等具体信息。

（3）与临床风险相关的纠正措施数据收集

注册申请人应收集并提供同品种医疗器械与临床风险相关的纠正措施（如召回、公告、警告等）的具体信息、采取的风险控制措施等信息。

（四）同品种医疗器械临床数据分析评价

1. 数据的质量评价

注册申请人应将纳入分析的数据按照公认的临床证据水平评价标准（如牛津循证医学中心制定的临床证据水平评价标准等）进行分级。对于不适于进行产品有效性评价的部分临床数据，如适用，可用于产品安全性评价。

2. 数据集的建立

根据数据类型、数据质量的不同，可将收集的临床数据归纳成多个数据集。注册申请人亦可根据不同的评价目的分别建立数据集，如某些产品的临床性能和/或安全性存在人种差异，为评价中国人群使用该产品的安全性和/或有效性，可建立中国人群的数据集。

3. 数据的统计分析

需选择合适的数据分析方法对不同的数据集进行统计分析。多个研究结果组成的数据集的分析方法包括定性分析和定量分析。

4. 数据评价

综合不同数据集的分析结果，评价申报产品是否在正常使用条件下，产品可达到预期性能；与预期受益相比较，产品的风险是否可接受。

（五）临床评价报告

临床评价完成后需撰写临床评价报告（格式见附8），在注册申请时作为临床评价资料提交。

七、临床试验相关要求

对于在中国境内进行临床试验的医疗器械，其临床试验应在取得资质的临床试验机构内，按照医疗器械临床试验质量管理规范的要求开展。注册申请人在注册申报时，应当提交临床试验方案和临床试验报告。

对于在境外进行临床试验的进口医疗器械，如其临床试验符合中国相关法规、注册技术指导原则中相应技术要求，如样本量、对照组选择、评价指标及评价原则、疗效评价指标等要求，注册申请人在注册申报时，可提交在境外上市时提交给境外医疗器械主管部门的临床试验资料。资料至少应包括伦理委员会意见、临床试验方案和临床试验报告，申请人还需提交论证产品临床性能和/或安全性是否存在人种差异的相关支持性资料。

对于列入《需进行临床试验审批的第三类医疗器械目录》中的医疗器械应当在中国境内进行临床试验。

附：1. 申报产品与目录已获准境内注册医疗器械对比
　　2. 申报产品与同品种医疗器械的对比项目
　　3. 申报产品与同品种医疗器械对比表的格式
　　4. 通过同品种医疗器械临床试验或临床使用获得的数据进行分析评价路径
　　5. 文献检索和筛选要求
　　6. 文献检索和筛选方案
　　7. 文献检索和筛选报告
　　8. 通过同品种医疗器械临床试验或临床使用获得的数据进行的分析评价报告

附1　申报产品与目录中已获准境内注册医疗器械对比表

对比项目	目录中医疗器械	申报产品	差异性	支持性资料概述
基本原理（工作原理/作用机理）				
结构组成				
产品制造材料或与人体接触部分的制造材料				
性能要求				
灭菌/消毒方式				
适用范围				
使用方法				
……				

注：对比项目可根据实际情况予以增加。

附2　申报产品与同品种医疗器械的对比项目
（无源医疗器械）

	对比项目
无源医疗器械	1. 基本原理
	2. 结构组成
	3. 生产工艺
	4. 制造材料（如材料牌号、动物源性材料、同种异体材料、成分、药物成分、生物活性物质、符合的标准等信息）
	5. 性能要求
	6. 安全性评价（如生物相容性、生物安全性等）
	7. 产品符合的国家/行业标准
	8. 适用范围 （1）适用人群 （2）适用部位 （3）与人体接触方式 （4）适应症 （5）适用的疾病阶段和程度 （6）使用环境
	9. 使用方法
	10. 禁忌症
	11. 防范措施和警告
	12. 交付状态
	13. 灭菌/消毒方式
	14. 包装
	15. 标签
	16. 产品说明书

申报产品与同品种医疗器械的对比项目
（有源医疗器械）

对比项目
1. 基本原理 （1）工作原理 （2）作用机理
2. 结构组成 （1）产品组成 （2）核心部件
3. 生产工艺
4. 与人体接触部分的制造材料（如材料牌号、动物源性材料、同种异体材料、成分、药物成分、生物活性物质、符合的标准等信息）
5. 性能要求 （1）性能参数 （2）功能参数
6. 安全性评价（如生物相容性、生物安全性、电气安全性、辐射安全性等）
7. 软件核心功能
8. 产品符合的国家/行业标准
9. 适用范围 （1）适用人群 （2）适用部位 （3）与人体接触方式

（左侧竖排：有源医疗器械）

续表

对比项目
（4）适应症 （5）适用的疾病阶段和程度 （6）使用环境
10. 使用方法
11. 禁忌症
12. 防范措施和警告
13. 灭菌/消毒方式
14. 包装
15. 标签
16. 产品说明书

（左侧竖排：有源医疗器械）

附3 申报产品与同品种医疗器械对比表的格式

对比项目	同品种医疗器械	申报产品	差异性	支持性资料概述
基本原理				
结构组成				
……				
……				
……				

注：对比项目至少应包括附件2所列全部项目。

附4 通过同品种医疗器械临床试验或临床使用获得的数据进行分析评价路径

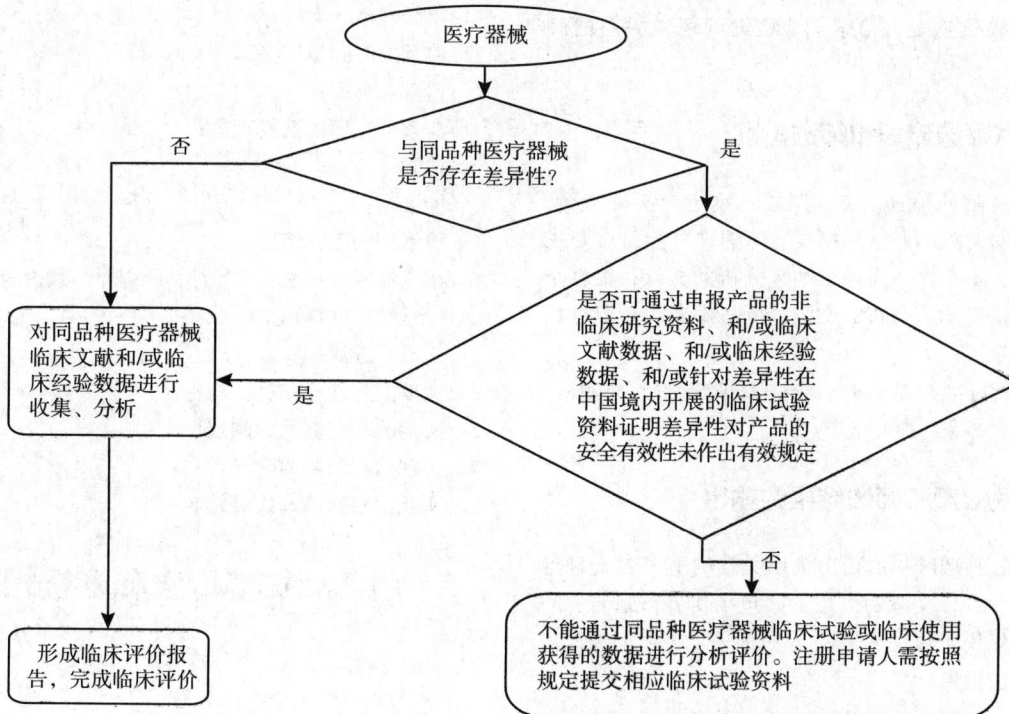

附5 文献检索和筛选要求

一、检索数据库

注册申请人需根据申报产品/同品种医疗器械的具体情况（如设计特征、适用范围等）选择检索数据库，并在方案中论述选择的理由。数据库的选择应具有全面性，可考虑的数据库类型举例如下。

1. 科学数据库：如中国期刊全文数据库、美国《医学索引》（Medline）、荷兰《医学文摘》（EM）等。

2. 临床试验数据库：如科克伦对照试验注册中心（CENTRAL）、临床试验注册资料库（ClinicalTrials. gov）等。

3. 系统评价数据库：如科克伦（Cochrane）图书馆等。

4. 专业数据库：如诊断测试索引数据库（MEDION）、骨关节登记数据库等。

二、检索途径、检索词、检索词的逻辑关系

为全面、准确地检索出申报产品/同品种医疗器械的临床文献，应综合考虑检索途径的选择、检索词的选择和各检索词间逻辑关系的配置，制定科学的检索策略。常见的检索途径包括主题词检索、关键词检索、摘要检索、全文检索等。检索词应与选择的检索途径相适应，考虑因素如产品的通用名称、商品名称、生产企业、基本原理、结构组成、制造材料、设计特征、关键技术、适用范围等。进行检索词逻辑组配时，应正确地选用逻辑算符来表达检索词之间的逻辑关系，如逻辑或（OR）扩大检索范围，逻辑与（AND）缩小检索范围。应在检索方案中论述检索途径、检索词、检索词逻辑关系的确定理由。

三、文献筛选流程和筛选标准

对于检出文献的筛选，应按照图1设定的步骤进行。注册申请人根据文献的题名和摘要，筛选出可能符合要求的文献；根据文献全文，筛选出纳入分析的文献；根据全文仍不能确定是否纳入分析的文献，可与作者联系以做出判断或直接排除。

文献的筛选标准，即文献的纳入和排除标准，应明确、具有可操作性。

四、文献检索和筛选结果的输出

文献检索和筛选结果的输出采用文献的引用形式且需保持格式的一致性，文献的引用形式包括作者、题名、期刊名称、发表年代、卷数（期数）、页码等。经筛选纳入临床评价的文献应提供全文。

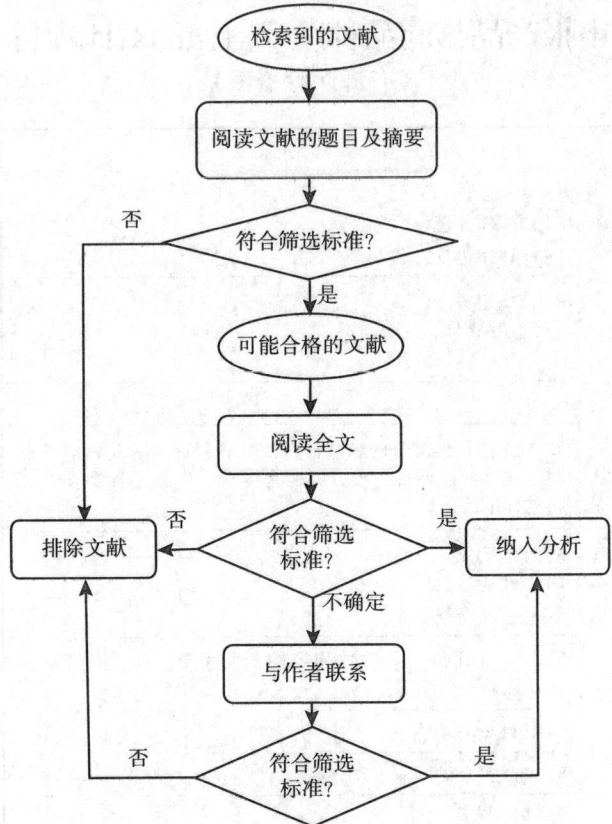

图1 文献筛选流程

附6 文献检索和筛选方案

产品名称：
型号规格：
检索的时间范围：
检索数据库：
检索数据库的选择理由：
检索途径：
检索词：
检索词的逻辑组配：
检索途径、检索词、检索词的逻辑组配的确定理由：
检索结果的输出形式：
文献筛选流程：
文献的筛选标准：
文献的筛选标准的制定理由：
文献筛选结果的输出形式：
文献检索和筛选人员姓名：

附7 文献检索和筛选报告

产品名称：
型号规格：

检索的时间范围：

检索数据库：

检索途径：

检索词：

检索词的逻辑组配：

检索结果的输出：

检索偏离的描述、原因及对结果的影响：

文献筛选流程：

文献的筛选标准：

排除的文献：

排除理由：

文献筛选结果的输出：

筛选偏离的描述、原因及对结果的影响：

注：检索和筛选出的文献需以一致的格式列表，建议包含"作者题名期刊名称发表年代卷数（期数）页码"等信息。

文献检索和筛选人员签名：

时间：

附8　通过同品种医疗器械临床试验或临床使用获得的数据进行的分析评价报告

产品名称：

型号规格：

完成人员签名：

完成时间：

一、同品种医疗器械判定

申报产品与同品种医疗器械对比项目及对比表的格式见附2、3。

二、评价路径

描述进行评价的路径。

三、分析评价

注册申请人根据申报产品的具体情形选择适用的条款。

（一）申报产品与同品种医疗器械相同

论述二者的相同性。

（二）证明申报产品与同品种医疗器械的差异不对产品的安全有效性产生不利影响的支持性资料（自身非临床研究、临床文献数据、临床经验数据等）

1. 非临床研究资料

（1）研究概述；

（2）非临床研究报告，以附件形式提供。

2. 申报产品临床文献和数据收集分析资料

根据产品的具体情形选择适合的数据来源和收集方法。根据数据类型、数据质量、评价目的的不同，将收集的数据归纳成不同的数据集，进行分析和评价。按照本指导原则正文的相关要求提供各类数据的完整信息，以附件的形式提供。各数据集举例如下：

（1）临床研究数据集

数据概述：如数据来源、数据类型、数据质量等信息；

分析方法：明确具体的分析方法及选择理由；

数据分析：包括数据的汇总、分析过程、分析结果；

对分析结果的解释和评价；

附件：如涉及的文献全文、伦理委员会意见（如适用）、临床研究方案、临床研究报告等。

（2）投诉和不良事件数据集

数据概述：

分析方法：明确具体的分析方法及选择理由；

数据分析：包括数据的汇总、分析过程、分析结果；

对分析结果的解释和评价；

附件：各国上市时间、投诉及不良事件数量、投诉及不良事件的原因归类、各类别原因的投诉及不良事件数量、投诉及不良事件是否与产品有关等信息。对于严重不良事件，应以列表的形式提供事件描述、原因分析、处理方式和处理结果等具体信息。

（3）与临床风险相关的纠正措施数据集

数据概述：

数据分析和评价：

附件：与临床风险相关的纠正措施（如召回、公告、警告等）的具体信息、采取的风险控制措施等。

（4）中国人群数据集

数据概述：如数据来源等信息；

分析方法：明确具体的分析方法及选择理由；

数据分析：包括数据的汇总、分析过程、分析结果；

对分析结果的解释和评价；

附件：各类数据的完整信息。

注：数据集数量不限，由注册申请人根据实际情况编制。

（5）多个数据集的综合评价及结论

研究概述；

文献检索和筛选方案及报告；

经验数据收集和分析报告。

2. 针对差异性在中国境内开展的临床试验资料：

（1）试验概述；

（2）临床试验方案和临床试验报告。

3. 其他支持性资料：

（1）资料概述；

（2）资料全文。

4. 结论

四、同品种医疗器械临床试验或临床使用数据分析

根据同品种医疗器械的具体情形选择适合的临床文献数据、临床经验数据来源和收集方法。根据数据类型、数据质量、评价目的的不同，将收集的数据归纳成不同的数据集，进行分析和评价。按照本指导原则正文的相关要求提供各类数据的完整信息，以附件的形式提供。各数据集举例如下：

（一）临床研究数据集

数据概述：如数据来源、数据类型、数据质量等信息；

分析方法：明确具体的分析方法及选择理由；

数据分析：包括数据的汇总、分析过程、分析结果；

对分析结果的解释和评价：

附件：如涉及的文献全文、伦理委员会意见（如适用）、临床研究方案、临床研究报告等。

（二）投诉和不良事件数据集

数据概述：

分析方法：明确具体的分析方法及选择理由；

数据分析：包括数据的汇总、分析过程、分析结果；

对分析结果的解释和评价：

附件：投诉及不良事件数量、投诉及不良事件的原因归类、各类别原因的投诉及不良事件数量、投诉及不良事件是否与产品有关等信息。对于严重不良事件，应以列表

的形式提供事件描述、原因分析、处理方式等具体信息。

（三）与临床风险相关的纠正措施数据集

数据概述：

数据分析和评价：

附件：与临床风险相关的纠正措施（如召回、公告、警告等）的具体信息、采取的风险控制措施等。

（四）中国人群数据集

数据概述：如数据来源等信息；

分析方法：明确具体的分析方法及选择理由；

数据分析：包括数据的汇总、分析过程、分析结果；

对分析结果的解释和评价：

附件：各类数据的完整信息。

注：数据集数量不限，由注册申请人根据实际情况编制。

（五）多个数据集的综合评价及结论

研究概述；

文献检索和筛选方案及报告；

经验数据收集和分析报告。

（六）结论

五、结论

六、其他需要说明的问题 （如适用）

94　医疗器械注册单元划分注册技术审评指导原则

（医疗器械注册单元划分指导原则）

本指导原则根据《医疗器械注册管理办法》（国家食品药品监督管理总局令第 4 号）和《体外诊断试剂注册管理办法》（国家食品药品监督管理总局令第 5 号）有关要求制定。注册单元划分着重考虑产品的技术原理、结构组成、性能指标、适用范围及体外诊断试剂的包装规格等因素。本指导原则包括有源医疗器械、无源医疗器械及体外诊断试剂注册单元划分的指导原则，并列举了有关注册单元划分的实例，部分要求需结合相关的注册技术审查指导原则或标准进行综合判断。

本指导原则是基于现行医疗器械注册申报工作实际情况制定的，随着法规体系的不断完善、科学技术的不断发展以及认知水平的提升，本指导原则相关内容也将适时进行调整。

一、有源医疗器械注册单元划分指导原则

（一）技术原理不同的有源医疗器械原则上划分为不同的注册单元。

（二）技术原理相同，但产品主要结构、组成的不同对安全有效性有影响的相同种类有源医疗器械原则上划分为不同注册单元。

（三）当产品性能指标差异导致适用范围或作用机理不同时，原则上划分为不同的注册单元。

（四）技术原理和设计结构相同，但产品适用范围有实质不同的相同种类有源医疗器械，原则上划分为不同的注册单元。

（五）与有源医疗器械配合/组合使用的无源类耗材原

则上与该有源医疗器械划分为不同的注册单元。

（六）适用范围相同，需要配合使用但各自独立的有源医疗器械原则上划分为不同的注册单元。体外诊断设备以系统申报的情况例外。

（七）有源医疗器械附件与连接使用的主机原则上作为同一个注册单元申报。对于单独注册的作为医疗器械管理的附件，不同预期用途的附件原则上划分为不同的注册单元，有源和无源附件原则上划分为不同的注册单元。如果有源和无源附件在同一个无菌包装内，原则上划分为同一注册单元。

（八）适用范围、产品性能和结构组成基本相同的不同型号医疗器械，原则上划分为同一注册单元。但如果各型号间在适用范围、性能、结构方面差异较大，则划分为不同的注册单元。

（九）产品名称相同，技术原理不同的同类体外诊断仪器，原则上划分为不同的注册单元。

（十）模块化体外诊断仪器，单一功能模块产品与全部功能模块产品，原则上划分为不同的注册单元。

（十一）在同一包装中包含多项检测功能，用于特定仪器，具有特定适用范围的器械，以与产品相关的适用仪器名称或者其他替代名称进行命名，产品以组合形式存在，原则上划分为同一注册单元。

二、无源医疗器械注册单元划分指导原则

（一）技术原理不同的无源医疗器械，原则上划分为不同注册单元。

（二）产品结构组成方面

1. 含药（活性物质）与不含药（活性物质）的医疗器械原则上划分为不同的注册单元。

2. 因表面处理方式或表面结构不同而影响产品安全有效的，原则上划分为不同的注册单元。

3. 产品主要材料、适用范围相同，但是性状不同而影响产品安全有效性时，原则上划分为不同的注册单元。

4. 与无源医疗器械配合使用的有源组件原则上与无源医疗器械划分为不同注册单元。

（三）产品性能指标方面

1. 产品结构组成或加工处理方式不同而导致产品性能指标不同时，原则上划分为不同注册单元。

2. 因一次性使用或重复使用导致产品性能指标不同时，原则上划分为不同注册单元。

3. 因灭菌方式不同导致产品性能指标不同时，原则上划分为不同注册单元。

4. 产品的关键组件结构差异导致适用范围和/或性能要求不同时原则上划分为不同注册单元。

5. 产品的主要材料、结构组成、适用范围相同但与其固定使用的产品不同，且能够导致产品性能指标不同时，原则上划分为不同注册单元。

6. 对于生物源类产品，原材料来源的生物种类不同时，

原则上划分为不同的注册单元。

（四）产品适用范围方面

1. 产品结构组成或加工处理方式不同而导致产品适用范围不同时，原则上划分为不同的注册单元。

2. 产品的关键组件结构差异导致适用范围不同时，原则上划分为不同的注册单元。

3. 产品的结构组成、主要材料相同但是适用范围不同时，原则上划分为不同的注册单元。

4. 产品的关键性能指标不同导致适用范围不同时，原则上划分为不同的注册单元。

5. 产品使用方式、作用部位不同而导致适用范围不同时，原则上划分为不同的注册单元。

（五）其他

对于配合使用、以完成同一手术/护理目的的工具组合可以作为同一注册单元进行申报。当存在不同管理类别的工具合并申报的情形时，以最高风险产品的管理类别为准。

三、体外诊断试剂注册单元划分指导原则

（一）体外诊断试剂的注册单元原则上为单一试剂或者单一试剂盒，一个注册单元可以包括不同的包装规格。单一试剂盒是指用于完成某项或某一类检测所使用的所有试剂或部分试剂组合成的试剂盒存在形式，单一试剂是指组成试剂盒的所有以单独形式存在的试剂组分。根据需要，单一试剂盒或单一试剂均可以作为独立的注册单元申报，试剂盒的类别以其预期用途涉及的最高类别确定，单一试剂的类别根据其自身预期用途确定。

（二）特定被测物的试剂（盒），如包含不同的包装规格，不同规格间仅试剂组分装量或检测数有差异，原则上划分为同一注册单元。

（三）特定被测物的试剂（盒），如包含不同的包装规格，不同规格间除试剂装量或检测数的差异外，适用于不同的仪器机型或产品形式不同，原则上划分为同一注册单元。

（四）用于特定临床预期用途、包含多项被测物且检验原理相同的试剂盒，以与产品相关的适应症名称或者其他替代名称进行命名，产品以组合形式存在，原则上可划分为同一注册单元。多项联检试剂盒中被检物质限于对特定适应症有协同诊断意义的相关被检物质。

（五）对于多项联检试剂盒不同的排列组合，原则上划分为同一注册单元。不同组合的情形仅限于各单项的检测反应体系之间相对独立，不相混合的情况。但是单项检测试剂盒因产品名称无法与多项检测试剂盒统一，不建议与多项联检试剂划分为同一注册单元。

（六）校准品、质控品可以与配合使用的体外诊断试剂合并申请注册，也可以单独申请注册。同一注册单元中可以包含校准品、质控品的不同水平。同一注册单元中可同时包括含校准品、质控品的试剂盒和不含校准品、质控品的试剂盒。

（七）同一注册单元应有统一的产品名称和标签。体外诊断试剂与体外诊断仪器不能作为同一注册单元进行申报。

附：医疗器械注册单元划分实例

附　医疗器械注册单元划分实例

一、有源医疗器械

1. 磁共振设备、CT 机、X 射线类设备、监护仪、心电图机、内窥镜、激光治疗机宜划分为不同的注册单元。

2. 半导体激光设备、二氧化碳激光设备、Nd：YAG 激光设备宜划分为不同的注册单元。

3. 空气加压氧舱与氧气加压氧舱宜划分为不同的注册单元。

4. Q 开关 Nd：YAG 激光治疗仪与长脉冲 Nd：YAG 激光治疗仪，虽工作物质和波长都相同，但因输出能量及输出方式的差异导致性能参数、预期用途不同时，宜划分为不同的注册单元。

5. 用于不同适用范围的心脏射频消融导管宜划分为不同的注册单元。

6. 不同适用范围的内窥镜，如关节镜与鼻窦镜、宫腔镜与腹腔镜等，宜划分为不同的注册单元。

7. 血液透析设备与配合使用的耗材（透析管路、透析器、灌流器等）宜划分为不同的注册单元。

8. 注射泵、输液泵与配合使用的注射器和输液器宜划分为不同的注册单元。

9. 眼科诊断类产品（如外接独立光源的间接检眼镜）与配合使用的治疗类设备（如眼科激光光凝机）宜划分为不同的注册单元。

10. 高频电极可作为单独注册单元，也可与高频主机作为同一个注册单元。

11. 超声气压弹道碎石设备，最复杂型号同时具备超声碎石和气压弹道碎石功能，简化型号仅具有超声碎石或气压弹道碎石功能，这三个型号可以作为同一个注册单元。

12. 体外冲击波治疗设备通过切换探头实现碎石和理疗功能的切换，对于通过结构组成简化获得的仅用于碎石和仅用于理疗的设备，由于碎石和理疗属于不同的临床用途，宜划分为不同的注册单元。

13. 血细胞分析仪、生化分析仪、化学发光免疫分析仪、酶联免疫分析仪宜划分为不同的注册单元。

14. 全自动化学发光免疫分析仪，采用直接化学发光原理和间接化学发光原理的产品，宜划分为不同的注册单元。

15. 全自动医用 PCR 分析系统，具有单色荧光通道和多色荧光通道的产品，其性能指标存在较大差异，宜划分为不同的注册单元。

16. 模块化全自动生化免疫分析仪，如减少生化或者免疫模块种类，则相应产品仅具有单一功能模块，宜以"全自动生化分析仪"或者"全自动免疫分析仪"命名。因产

品名称不同，故仅具有单一功能模块产品与全部功能模块产品，宜划分为不同的注册单元。对于模块化全自动生化免疫分析仪，不增加模块种类，仅增加同型号的生化或者免疫模块数量，目的是提高检测通量，而产品的产品名称、技术原理和适用范围均保持不变，性能指标相近。此种情况下，宜作为同一注册单元。

17. 电解质/血气分析仪用电极包，与配套的电解质/血气分析仪和试剂盒共同使用，用于相应电解质或者血气项目的检测，对于多项检测功能不同排列组合形成的产品，宜划分为同一注册单元。但是单项检测功能产品因产品名称无法与多项检测功能产品统一，不建议与多项检测功能产品划分为同一注册单元。

二、无源医疗器械

1. 凝胶颗粒尺寸不同的面部注射填充材料，宜划分为不同的注册单元。

2. 结构不同的人工晶状体宜划分为不同的注册单元，如一件式产品、三件式产品等。

3. 用途不同的接触镜护理产品宜划分为不同的注册单元，如多功能护理液、除蛋白酶片等。

4. 对于眼内填充物和眼用粘弹剂，化学成分或配比不同的产品宜划分为不同的注册单元，设计采用材料分子量或分子量分布不同的产品宜划分为不同的注册单元。

5. 生物发酵法和动物组织提取法生产的透明质酸钠制成的产品宜划分为不同的注册单元。

6. 钴铬合金支架、不锈钢支架、镍钛合金支架、聚乙烯支架宜划分为不同的注册单元。

7. 材料成分与特性粘数不同的高分子支架宜划分为不同的注册单元。

8. 支架/球囊中所含与产品主要性能相关的涂层成分、涂层配比、药物/涂层配比或高分子材料成分与特性粘数等不同的产品宜划分为不同注册单元。

9. 支架中所含药物成分、药物配比等不同的产品宜划分为不同注册单元。

10. 不可降解支架和可生物降解/吸收支架宜划分为不同注册单元。

11. 覆膜支架中覆膜材料不同的产品宜划分为不同注册单元。

12. 含可溶胀、可降解材料弹簧圈宜划分为不同注册单元。

13. 光学设计不同的人工晶状体、角膜接触镜产品宜划分为不同的注册单元，如单焦、多焦、环曲面或其组合等。

14. 无分支支架和带分支的血管内支架宜划分为不同注册单元。

15. 顺应性、半顺应性或非顺应性球囊扩张导管宜划分为不同注册单元。

16. 宫内节育器按照不同的产品结构（参考的不同的国家标准）、不同的铜的结构形式（如铜丝、铜管、铜粒等）、

不同的金属成分、不同的铜表面积、带有或不带有硅橡胶部件等宜划分为不同注册单元。

17. 临时滤器、永久滤器宜划分为不同注册单元。永久滤器中的可转换滤器、可回收滤器、不可回收/转换滤器宜划分为不同注册单元。

18. 脑脊液分流器与其配合使用的电磁调压系统宜划分为不同注册单元申报。

19. 植入位置不同的人工晶状体宜划分为不同的注册单元：如后房，前房等。

20. 腹主动脉、胸主动脉支架宜划分为不同注册单元。

21. 冠状动脉球囊扩张导管、外周动脉球囊扩张导管、主动脉球囊扩张导管、主动脉瓣球囊扩张导管和二尖瓣球囊扩张导管宜划分为不同注册单元。

22. 体外辅助生殖用液体类医疗器械，不同配比（浓度）产品宜划分为不同的注册单元。

三、体外诊断试剂

1. 尿微量白蛋白检测试剂盒（免疫比浊法），包括 30 人份/盒、50 人份/盒，两个包装规格分别适用于不同仪器机型，宜划分为同一注册单元。

2. 条形和卡型吗啡检测试剂（胶体金法）宜划分为同一注册单元。

3. 乙肝病毒五项联合检测卡（胶体金法），用于体外定性检测人血清、血浆中的乙肝病毒表面抗原、表面抗体、e 抗原、e 抗体、核心抗体，对特定适应症有协同诊断意义，宜划分为同一注册单元。

4. 毒品检测试纸条，五项联检试纸条和其中三项联检试纸条可作为同一注册单元。无论是五项联检还是三项联检，其单项检测之间相对独立互不干扰，不同联检试纸之间性能不存在差异，如作为同一注册单元，申请时提交所有五项检测的技术资料能够涵盖所有产品。应将产品名称统一为与产品相关的适应症名称，如命名为"多项毒品联合检测试剂盒（胶体金法）"。芯片杂交法的多项检测试剂、每个被检物（待测基因）单管反应的 PCR 方法的多项检测试剂，同样可以将不同组合作为同一注册单元。

5. 试剂盒与校准品、质控品宜作为同一注册单元的情况：C 反应蛋白检测试剂盒（透射比浊法），不含校准、质控，可以作为单独的注册单元；C 反应蛋白检测试剂盒（透射比浊法），盒中除检测试剂外也包括相应的校准品和/或质控品，可以作为单独的注册单元；上述两种合并，可以作为同一注册单元；单独的校准品或质控品（可以包含不同水平）可以作为单独的注册单元。

95　医疗器械临床试验设计注册技术审评指导原则

（医疗器械临床试验设计指导原则）

医疗器械临床试验是指在具备相应条件的临床试验机构中，对拟申请注册的医疗器械在正常使用条件下的安全有效性进行确认的过程。临床试验是以受试人群（样本）为观察对象，观察试验器械在正常使用条件下作用于人体的效应或对人体疾病、健康状态的评价能力，以推断试验器械在预期使用人群（总体）中的效应。由于医疗器械的固有特征，其试验设计有其自身特点。

本指导原则适用于产品组成、设计和性能已定型的医疗器械，包括治疗类产品、诊断类产品，不包括体外诊断试剂。

本指导原则是供申请人和审查人员使用的技术指导文件，不涉及注册审批等行政事项，亦不作为法规强制执行，如有能够满足法规要求的其他方法，也可以采用，但应提供详细的研究资料和验证资料。应在遵循相关法规的前提下使用本指导原则。

一、医疗器械临床试验目的

临床试验需设定明确、具体的试验目的。申请人可综合分析试验器械特征、非临床研究情况、已在中国境内上市（下文简称已上市）同类产品的临床数据等因素，设定临床试验目的。临床试验目的决定了临床试验各设计要素，包括主要评价指标、试验设计类型、对照试验的比较类型等，进而影响临床试验样本量。不同情形下的临床试验目的的举例如下：

（一）当通过临床试验确认试验器械在其预期用途下的安全有效性时，若更关注试验器械的疗效是否可满足临床使用的需要，其临床试验目的可设定为确认试验器械的有效性是否优于/等效于/非劣于已上市同类产品，同时确认试验器械的安全性。此时，临床试验的主要评价指标为有效性指标。

（二）当通过临床试验确认试验器械在其预期用途下的安全有效性时，若更关注试验器械的安全性是否可满足临床使用的需要，其临床试验目的可设定为确认试验器械的安全性是否优于/等效于/非劣于已上市同类产品，同时确认试验器械的有效性。此时，临床试验的主要评价指标为安全性指标，以乳房植入体为例，临床试验通常选择并发症发生率（如包膜挛缩率、植入体破裂率）作为主要评价指标。

（三）对于已上市产品增加适应症的情形，临床试验目的可设定为确认试验器械对新增适应症的安全有效性。例如，止血类产品在已批准适用范围（如普通外科、妇产科）的基础上，增加眼科、神经外科、泌尿外科使用的适应症。

（四）当已上市器械适用人群发生变化时，临床试验目的可设定为确认试验器械对新增适用人群的安全有效性。例如膜式氧合器产品，在原批准适用范围的基础上新增体重≤10kg的适用人群；又如治疗类呼吸机在已批准的适用于成人的基础上新增适用于儿童的适用范围。

（五）当已上市器械发生重大设计变更时，可根据变更涉及的范围设定试验目的。例如冠状动脉药物洗脱支架平台花纹设计发生改变时，临床试验目的可设定为确认变化部分对于产品安全有效性的影响。

（六）当已上市器械的使用环境或使用方法发生重大改变时，试验目的可设定为确认产品在特定使用环境和使用方法下的安全有效性。例如：已上市的植入式心脏起搏器通常不能兼容核磁共振检查，如申请兼容核磁共振检查，其临床试验目的可设置为对兼容核磁共振检查相关的安全有效性进行确认。

二、临床试验设计的基本类型和特点

（一）平行对照设计

随机、双盲、平行对照的临床试验设计可使临床试验影响因素在试验组和对照组间的分布趋于均衡，保证研究者、评价者和受试者均不知晓分组信息，避免了选择偏倚和评价偏倚，被认为可提供高等级的科学证据，通常被优先考虑。对于某些医疗器械，此种设计的可行性受到器械固有特征的挑战。

1. 随机化

随机化是平行对照、配对设计、交叉设计等临床试验需要遵循的基本原则，指临床试验中每位受试者均有同等机会（如试验组与对照组病例数为1∶1）或其他约定的概率（如试验组与对照组病例数为$n∶1$）被分配到试验组或对照组，不受研究者和/或受试者主观意愿的影响。随机化是为了保障试验组和对照组受试者在各种已知和未知的可能影响试验结果的基线变量上具有可比性。

非随机设计可能造成各种影响因素在组间分布不均衡，降低试验结果的可信度。一方面，协变量分析可能难以完全校正已知因素对结果的影响；另一方面，未知因素对试验结果产生的影响亦难以评价，因此，通常不推荐非随机设计。如果申请人有充分的理由认为必须采用非随机设计，需要详述必须采用该设计的理由和控制选择偏倚的具体措施。

2. 盲法

如果分组信息被知晓，研究者可能在器械使用过程中选择性关注试验组，评价者在进行疗效与安全性评价时可能产生倾向性，受试者可能受到主观因素的影响。盲法是

控制临床试验中因"知晓分组信息"而产生偏倚的重要措施之一，目的是达到临床试验中的各方人员对分组信息的不可知。根据设盲程度的不同，盲法可分为完整设盲、不完整设盲和不设盲。在完整设盲的临床试验中，受试者、研究者和评价者对分组信息均处于盲态。

在很多情形下，基于器械及相应治疗方式的固有特征，完整设盲是不可行的。当试验器械与对照器械存在明显不同时，难以对研究者设盲，例如膝关节假体，试验产品和对照产品的外观可能存在明显不同，且植入物上有肉眼可见的制造商激光标记；又如血管内金属支架，试验产品和对照产品的具体结构、花纹不同。此时，建议尽量对受试者设盲，即受试者不知晓其被分入试验组或对照组，并采用第三方盲法评价（如中心阅片室、中心实验室、评价委员会等）和盲态数据审核。当试验器械形态与对照器械存在明显不同且主要评价指标来自影像学数据时，难以对研究者、评价者设盲，例如生物可吸收支架，当对照产品为金属支架时，由于生物可吸收支架平台发生降解，评估晚期管腔丢失指标（该指标以影像学方式评价）时难以对评价者设盲。此时，建议尽量对受试者设盲，并采用盲态数据审核。上述由于器械的固有特征而不对研究者设盲、不对研究者和评价者设盲的情形，均为不完整设盲的临床试验设计。

当试验组治疗方式（含器械）与对照组存在明显差异时，难以对受试者、研究者、评价者设盲，只能采取不设盲的试验设计，如介入治疗和手术治疗进行比较时、器械治疗和药物治疗进行比较时。为最大程度减少偏倚，可考虑采用以下方法：（1）在完成受试者筛选和入组前，受试者和研究者均不知晓分组信息（即分配隐藏）；（2）在伦理许可的前提下，受试者在完成治疗前，不知晓分组信息；（3）采用盲态数据审核。

申请人需要对采用不完整设盲或者不设盲试验设计的理由进行论述，详述控制偏倚的具体措施（如采用可客观判定的指标以避免评价偏倚，采用标准操作规范以减小实施偏倚等）。

3. 对照

对照包括阳性对照和安慰对照（如假处理对照、假手术对照等）。阳性对照需采用在拟定的临床试验条件下疗效肯定的已上市器械或公认的标准治疗方法。

对于治疗类产品，选择阳性对照时，优先采用疗效和安全性已得到临床公认的已上市同类产品。如因合理理由不能采用已上市同类产品，可选用尽可能相似的产品作为阳性对照，其次可考虑标准治疗方法。例如，人工颈椎间盘假体开展临床试验时，如因合理理由不能采用已上市同类产品，可选择临床广泛使用的、对相应适应症的疗效已得到证实并被公认的产品。又如，治疗良性前列腺增生的设备在没有同类产品上市的情形下，可采用良性前列腺增生症的标准治疗方法（经尿道前列腺电汽化术）作为对照。标准治疗方法包括多种情形，例如，对于部分临床上尚无

有效治疗方法的疾病，其标准治疗方法可为对症支持治疗。在试验器械尚无相同或相似的已上市产品或相应的标准治疗方法时，若试验器械的疗效存在安慰效应，试验设计需考虑安慰对照，此时，尚需综合考虑伦理学因素。若已上市产品的疗效尚未得到临床公认，试验设计可根据具体情形，考虑标准治疗方法对照或安慰对照，申请人需充分论证对照的选取理由。例如用于缓解疼痛的物理治疗类设备。

对于诊断器械，对照需采用诊断金标准方法或已上市同类产品。

（二）配对设计

对于治疗类产品，常见的配对设计为同一受试对象的两个对应部位同时接受试验器械和对照治疗，试验器械和对照治疗的分配需考虑随机设计。配对设计主要适用于器械的局部效应评价，具有一定的局限性。例如，对于面部注射用交联透明质酸钠凝胶的临床试验，配对设计在保证受试者基线一致性上比平行对照设计具有优势，但试验中一旦发生系统性不良反应则难以确认其与试验器械或对照器械的相关性，且需要排除面部左右侧局部反应的互相影响。因此，申请人考虑进行配对设计时，需根据产品特征，综合考虑该设计类型的优势和局限性，恰当进行选择，并论述其合理性。

对于诊断器械，若试验目的是评价试验器械的诊断准确性，常见的配对设计为同一受试者/受试样品同时采用试验器械和诊断金标准方法或已上市同类器械来进行诊断。

（三）交叉设计

在交叉设计的临床试验中，每位受试者按照随机分配的排列顺序，先后不同阶段分别接受两种或两种以上的治疗/诊断。此类设计要求前一阶段的治疗/诊断对后一阶段的另一种治疗/诊断不产生残留效应，后一阶段开始前，受试者一般需回复到基线状态，可考虑在两个干预阶段之间安排合理的洗脱期。

（四）单组设计

单组试验的实质是将主要评价指标的试验结果与已有临床数据进行比较，以评价试验器械的有效性/安全性。与平行对照试验相比，单组试验的固有偏倚是非同期对照偏倚，由于时间上的不同步，可能引起选择偏倚、混杂偏倚、测量偏倚和评价偏倚等，应审慎选择。在开展单组试验时，需要对可能存在的偏倚进行全面分析和有效控制。

1. 与目标值比较

与目标值比较的单组设计需事先指定主要评价指标有临床意义的目标值，通过考察单组临床试验主要评价指标的结果是否在指定的目标值范围内，从而评价试验器械有效性/安全性。当试验器械技术比较成熟且对其适用疾病有较为深刻的了解时，或者当设置对照在客观上不可行时（例如试验器械与现有治疗方法的风险受益过于悬殊，设置

对照在伦理上不可行；又如现有治疗方法因客观条件限制不具有可行性等），方可考虑采用单组目标值设计。考虑单组目标值设计时，还需关注试验器械的适用人群、主要评价指标（如观察方法、随访时间、判定标准等）是否可被充分定义且相对稳定。为尽量弥补单组目标值设计的固有缺陷，需尽可能采用相对客观、可重复性强的评价指标作为主要评价指标，如死亡、失败等；不建议选择容易受主观因素影响、可重复性差的指标作为主要评价指标，如疼痛评分等。

目标值是专业领域内公认的某类医疗器械的有效性/安全性评价指标所应达到的最低标准，包括客观性能标准（Objective performance criteria，OPC）和性能目标（Performance goal，PG）两种。目标值通常为二分类（如有效/无效）指标，也可为定量指标，包括靶值和单侧置信区间界限（通常为97.5%单侧置信区间界限）。目标值的构建通常需要全面收集具有一定质量水平及相当数量病例的临床研究数据，并进行科学分析（如Meta分析）。对临床试验结果进行统计分析时，需计算主要评价指标的点估计值和单侧置信区间界限值，并将其与目标值进行比较。

由于没有设置对照组，单组目标值设计的临床试验无法确证试验器械的优效、等效或非劣效，仅能确证试验器械的有效性/安全性达到专业领域内公认的最低标准。

（1）与OPC比较

OPC是在既往临床研究数据的基础上分析得出，用于试验器械主要评价指标的比较和评价，经确认的OPC目前尚不多见。OPC通常来源于权威医学组织、相关标准化组织、医疗器械审评机构发布的文件。例如一次性使用膜式氧合器，其临床试验可采用单组目标值设计，当主要评价指标采用《一次性使用膜式氧合器注册技术审查指导原则》中提及的复合指标"达标率"时，试验产品达标率的目标值应至少为90%，预期达标率为95%。又如，根据《髋关节假体系统注册技术审查指导原则》，对于常规设计的髋关节假体，当临床试验采用单组目标值设计，主要评价指标采用术后12个月Harris评分"优良率"时，试验产品"优良率"的目标值应至少为85%，预期优良率为95%。随着器械技术和临床技能的提高，OPC可能发生改变，需要对临床数据重新进行分析以确认。

（2）与PG比较

当有合理理由不能开展对照试验而必须考虑开展单组目标值设计时，若没有公开发表的OPC，可考虑构建PG。例如脱细胞角膜植片，适用于药物治疗无效需要进行板层角膜移植的感染性角膜炎患者。由于开展临床试验时市场上无同类产品，且与异体角膜移植对比存在角膜来源困难的问题，故采用PG单组设计进行临床试验，PG来源于异体角膜移植既往临床研究数据，由相关权威的专业医学组织认可。与OPC相比，采用PG的单组设计的临床证据水平更低。PG的实现/未实现不能立即得出试验成功/失败的结论，如果发现异常试验数据时，需要对试验结果进行进

一步探讨和论证。

2. 与历史研究对照

与历史研究对照的临床试验证据强度弱，可能存在选择偏倚、混杂偏倚等问题，应审慎选择。当采用某一历史研究作为对照时，需获取试验组和对照组每例受试者的基线数据，论证两组受试者的可比性，可采用倾向性评分来评估两组之间的可比性，以控制选择偏倚。由于试验组和对照组不是同期开展，需要关注两组间干预方式和评价方式的一致性，以控制测量偏倚和评价偏倚。

三、受试对象

根据试验器械预期使用的目标人群，确定研究的总体。综合考虑对总体人群的代表性、临床试验的伦理学要求、受试者安全性等因素，制定受试者的选择标准，即入选和排除标准。入选标准主要考虑受试对象对总体人群的代表性，如适应症、疾病的分型、疾病的程度和阶段、使用具体部位、受试者年龄范围等因素。排除标准旨在尽可能规范受试者的同质性，将可能影响试验结果的混杂因素（如影响疗效评价的伴随治疗、伴随疾病等）予以排除，以达到评估试验器械效应的目的。

四、评价指标

评价指标反映器械作用于受试对象而产生的各种效应，根据试验目的和器械的预期效应设定。在临床试验方案中应明确规定各评价指标的观察目的、定义、观察时间点、指标类型、测定方法、计算公式（如适用）、判定标准（适用于定性指标和等级指标）等，并明确规定主要评价指标和次要评价指标。指标类型通常包括定量指标（连续变量，如血糖值）、定性指标（如有效和无效）、等级指标（如优、良、中、差）等。对于诊断器械，临床试验评价指标通常包括定性检测的诊断准确性（灵敏度、特异性、预期值、似然比、ROC 曲线下面积等）或检测一致性（阳性/阴性一致性、总一致性、KAPA 值等），以及定量检测回归分析的斜率、截距和相关系数等。

（一）主要评价指标和次要评价指标

主要评价指标是与试验目的有本质联系的、能确切反映器械疗效或安全性的指标。主要评价指标应尽量选择客观性强、可量化、重复性高的指标，应是专业领域普遍认可的指标，通常来源于已发布的相关标准或技术指南、公开发表的权威论著或专家共识等。临床试验的样本量基于主要评价指标的相应假设进行估算。临床试验的结论亦基于主要评价指标的统计分析结果做出。次要评价指标是与试验目的相关的辅助性指标。在方案中需说明其在解释结果时的作用及相对重要性。

一般情况下，主要评价指标仅为一个，用于评价产品的疗效或安全性。当一个主要评价指标不足以反映试验器械的疗效或安全性时，可采用两个或多个主要评价指标。以一次性使用脑积水分流器的临床试验为例，当参照《一次性使用脑积水分流器注册技术审查指导原则》进行方案设计时，同时采用两个主要评价指标，包括术后 30 天内颅内压的达标率、首次植入分流器后 1 年时分流器存留率。对于第二个主要评价指标（1 年存留率），试验组与对照组间需进行组间比较，同时要求试验组 1 年存留率不小于 90%。因此，该临床试验的样本量估算需同时考虑三重假设检验：（1）试验组术后 30 天颅内压达标率非劣效于对照组；（2）试验组 1 年的存留率非劣效于对照组；（3）试验器械 1 年的存留率达到目标值要求。上述三重假设检验都有统计学意义时，才可下推断结论。由于此时没有意图或机会选择最有利的某次假设检验结果，因此可设定每次检验的 I 类错误水平等于预先设定的 α，无需进行多重性校正。对于同时采用多个主要评价指标的临床试验设计，当有可能选择最有利的某次假设检验结果进行结论推断时，样本量估算需要考虑假设检验的多重性问题，以及对总 I 类错误率的控制策略。

（二）复合指标

按预先确定的计算方法，将多个评价指标组合构成一个指标称为复合指标。当单一观察指标不足以作为主要评价指标时，可采用复合指标作为主要评价指标。以冠状动脉药物洗脱支架的临床试验为例，主要评价指标之一为靶病变失败率。靶病变失败定义为心脏死亡、靶血管心肌梗死以及靶病变血运重建三种临床事件至少出现一种，即为复合指标。以血液透析浓缩物的临床试验为例，采用透析达标率作为主要评价指标，"达标"的定义为透析前后 K^+、Na^+、Ca^{2+}、Cl^-、$CO_2 CP$（二氧化碳结合力）或 HCO_3^-、pH 值均达到预先设定的临床指标数值。复合指标可将客观测量指标和主观评价指标进行结合，形成综合评价指标。临床上采用的量表（如生活质量量表、功能评分量表等）也为复合指标的一种形式。需在试验方案中详细说明复合指标中各组成指标的定义、测定方法、计算公式、判定标准、权重等。当采用量表作为复合指标时，尽可能采取专业领域普遍认可的量表。极少数需要采用自制量表的情形，申请人需提供自制量表效度、信度和反应度的研究资料，研究结果需证明自制量表的效度、信度和反应度可被接受。需考虑对复合指标中有临床意义的单个指标进行单独分析。

（三）替代指标

在直接评价临床获益不可行时，可采用替代指标进行间接观察。是否可采用替代指标作为临床试验的主要评价指标取决于：① 替代指标与临床结果的生物学相关性；② 替代指标对临床结果判断价值的流行病学证据；③ 从临床试验中获得的有关试验器械对替代指标的影响程度与试验器械对临床试验结果的影响程度相一致的证据。

（四）主观指标的第三方评价

部分评价指标由于没有客观评价方法而只能进行主观评价，临床试验若必需选择主观评价指标作为主要评价指标，建议成立独立的评价小组，由不参与临床试验的第三者/第三方进行指标评价，需在试验方案中明确第三者/第三方评价的评价规范。

五、比较类型和检验假设

（一）比较类型

临床试验的比较类型包括优效性检验、等效性检验、非劣效性检验。采用安慰对照的临床试验，需进行优效性检验。采用疗效/安全性公认的已上市器械或标准治疗方法进行对照的临床试验，可根据试验目的选择优效性检验、等效性检验或非劣效性检验。

优效性检验的目的是确证试验器械的疗效/安全性优于对照器械/标准治疗方法/安慰对照，且其差异大于预先设定的优效界值，即差异有临床实际意义。由于试验器械特征、对照和主要评价指标等因素的不同，部分优效性检验没有考虑优效性界值，申请人需论述不考虑优效性界值的理由。等效性检验的目的是确证试验器械的疗效/安全性与对照器械的差异不超过预先设定的等效区间，即差异在临床可接受的范围内。非劣效性检验的目的是确证试验器械的疗效/安全性如果低于对照器械，其差异小于预先设定的非劣效界值，即差异在临床可接受范围内。在优效性检验中，如果试验设计合理且执行良好，试验结果可直接确证试验器械的疗效/安全性。在等效性试验和非劣效性试验中，试验器械的疗效/安全性建立在对照器械预期疗效/安全性的基础上。

（二）界值

无论优效性试验、等效性试验或非劣效性试验，要从临床意义上确认试验器械的疗效/安全性，均需要在试验设计阶段制定界值并在方案中阐明。优效界值是指试验器械与对照器械之间的差异具有临床实际意义的最小值。等效或非劣效界值是指试验器械与对照器械之间的差异不具有临床实际意义的最大值。优效界值、非劣效界值均为预先制定的一个数值，等效界值需要预先制定优侧、劣侧两个数值。

界值的制定主要考虑临床实际意义，需要被临床认可或接受。理论上，非劣效界值的确定可采用两步法，一是通过 Meta 分析估计对照器械减去安慰效应后的绝对效应或对照器械的相对效应 M1，二是结合临床具体情况，在考虑保留对照器械效应的适当比例 $1-f$ 后，确定非劣效界值 M2（$M2 = f \times M1$）。f 越小，试验器械的效应越接近对照器械，一般情况下，f 的取值在 $0 \sim 0.5$ 之间。制定等效界值时，可用类似的方法确定下限和上限。

（三）检验假设

试验方案需明确检验假设和假设检验方法，检验假设依据试验目的确定，假设检验方法依据试验设计类型和主要评价指标类型确定。附录 1 提供了部分试验设计和比较类型下的检验假设举例，供参考。

六、样本量估算

临床试验收集受试人群中的疗效/安全性数据，用统计分析将基于主要评价指标的试验结论推断到与受试人群具有相同特征的目标人群。为实现样本（受试人群）代替总体（目标人群）的目的，临床试验需要一定的受试者数量（样本量）。样本量大小与主要评价指标的变异度呈正相关，与主要评价指标的组间差异呈负相关。

样本量一般以临床试验的主要评价指标进行估算。需在临床试验方案中说明样本量估算的相关要素及其确定依据、样本量的具体计算方法。附录 2 提供了样本量估算公式的样例，供参考。确定样本量的相关要素一般包括临床试验的设计类型和比较类型、主要评价指标的类型和定义、主要评价指标有临床实际意义的界值、主要评价指标的相关参数（如预期有效率、均值、标准差等）、Ⅰ类和Ⅱ类错误率以及预期的受试者脱落和方案违背的比例等。主要评价指标的相关参数根据已有临床数据和小样本可行性试验（如有）的结果来估算，需要在临床试验方案中明确这些估计值的确定依据。一般情况下，Ⅰ类错误概率 α 设定为双侧 0.05 或单侧 0.025，Ⅱ类错误概率 β 设定为不大于 0.2，预期受试者脱落和方案违背的比例不大于 0.2，申请人可根据产品特征和试验设计的具体情形采用不同的取值，需充分论证其合理性。

七、临床试验设计需考虑的其他因素

由于器械的固有特征可能影响其临床试验设计，在进行器械临床试验设计时，需对以下因素予以考虑：

（一）器械的工作原理

器械的工作原理和作用机理可能与产品性能/安全性评价方法、临床试验设计是否恰当相关。

（二）使用者技术水平和培训

部分器械可能需要对使用者进行技能培训后才能被安全有效地使用，例如手术复杂的植入器械。在临床试验设计时，需考虑使用器械所必需的技能，研究者技能应能反映产品上市后在预期用途下的器械使用者的技能范围。

（三）学习曲线

部分器械使用方法新颖，存在一定的学习曲线。当临床试验过程中学习曲线明显时，试验方案中需考虑在学习曲线时间内收集的信息（例如明确定义哪些受试者是学习曲线时间段的一部分）以及在统计分析中报告这些结果。如果学习曲线陡峭，可能会影响产品说明书的相关内容和用户培训需求。

（四）人为因素

在器械设计开发过程中，对器械使用相关的人为因素的研究可能会指导器械的设计或使用说明书的制定，以使其更安全，更有效，或让受试者或医学专业人士更容易使用。

八、统计分析

（一）分析数据集的定义

意向性分析（Intention To Treat，简称 ITT）原则是指主要分析应包括所有随机化的受试者，基于所有随机化受试者的分析集通常被称为 ITT 分析集。理论上需要对所有随机化受试者进行完整随访，但实际中很难实现。

临床试验常用的分析数据集包括全分析集（Full Analysis Set，FAS）、符合方案集（Per Protocol Set，PPS）和安全性数据集（Safety Set，SS）。需根据临床试验目的，遵循尽可能减少试验偏倚和防止 I 类错误增加的原则，在临床试验方案中对上述数据集进行明确定义，规定不同数据集在有效性评价和安全性评价中的地位。全分析集为尽可能接近于包括所有随机化的受试者的分析集，通常应包括所有入组且使用过一次器械/接受过一次治疗的受试者，只有在非常有限的情形下才可剔除受试者，包括违反了重要的入组标准、入组后无任何观察数据的情形。符合方案集是全分析集的子集，包括已接受方案中规定的治疗、可获得主要评价指标的观察数据、对试验方案没有重大违背的受试者。若从全分析集和符合方案集中剔除受试者，一是需符合方案中的定义，二是需充分阐明剔除理由，需在盲态审核时阐明剔除理由。安全性数据集通常应包括所有入组且使用过一次器械/接受过一次治疗并进行过安全性评价的受试者。

需同时在全分析集、符合方案集中对试验结果进行统计分析。当二者结论一致时，可以增强试验结果的可信度。当二者结论不一致时，应对差异进行充分的讨论和解释。如果符合方案集中排除的受试者比例过大，或者因排除受试者导致试验结论的根本性变化（由全分析集中的试验失败变为符合方案集中的试验成功），将影响临床试验的可信度。

全分析集和符合方案集在优效性试验和等效性或非劣效性试验中所起作用不同。一般来说，在优效性试验中，应采用全分析集作为主要分析集，因为它包含了依从性差的受试者而可能低估了疗效，基于全分析集的分析结果是保守的。符合方案集显示试验器械按规定方案使用的效果，与上市后的疗效比较，可能高估疗效。在等效性或非劣效性试验中，用全分析集所分析的结果并不一定保守。

（二）缺失值和离群值

缺失值（临床试验观察指标的数据缺失）是临床试验结果偏倚的潜在来源，在临床试验方案的制定和执行过程中应采取充分的措施尽量减少数据缺失。对于缺失值的处理方法，特别是主要评价指标的缺失值，需根据具体情形，在方案中遵循保守原则规定恰当的处理方法，如末次观察值结转（Last Observation Carried Forward，LOCF）、基线观察值结转（Baseline Observation Carried Forward，BOCF）等。必要时，可考虑采用不同的缺失值处理方法进行敏感性分析。

不建议在统计分析中直接排除有缺失数据的受试者，因为该处理方式可能破坏入组的随机性、破坏受试人群的代表性、降低研究的把握度、增加 I 类错误率。

对于离群值的处理，需要同时从医学和统计学两方面考虑，尤其是医学专业知识的判断。离群值的处理应在盲态审核时进行，如果试验方案中未预先规定处理方法，在实际资料分析时，需要进行敏感性分析，即比较包括和不包括离群值的两种试验结果，评估其对试验结果的影响。

（三）统计分析方法

1. 统计描述

人口学指标、基线数据一般需选择合适的统计指标（如均数、标准差、中位数等）进行描述以比较组间的均衡性。

主要评价指标在进行统计推断时，需同时进行统计描述。值得注意的是，组间差异无统计学意义不能得出两组等效或非劣效的结论。

次要评价指标通常采用统计描述和差异检验进行统计分析。

2. 假设检验和区间估计

在确定的检验水平（通常为双侧 0.05）下，按照方案计算假设检验的检验统计量及其相应的 P 值，做出统计推断，完成假设检验。对于非劣效性试验，若 $P \leq \alpha$，则无效假设被拒绝，可推断试验组非劣效于对照组。对于优效性试验，若 $P \leq \alpha$，则无效假设被拒绝，可推断试验组临床优效于对照组。对于等效性试验，若 $P_1 \leq \alpha$ 和 $P_2 \leq \alpha$ 同时成立，则两个无效假设同时被拒绝，推断试验组与对照组等效。

亦可通过构建主要评价指标组间差异置信区间的方法达到假设检验的目的，将置信区间的上限和/或下限与事先制定的界值进行比较，以做出临床试验结论。按照方案中确定的方法计算主要评价指标组间差异的（$1-\alpha$）置信区间，α 通常选取双侧 0.05。对于高优指标的非劣效性试验，若置信区间下限大于 $-\Delta$（非劣效界值），可做出临床非劣效结论。对于优效性试验，若置信区间下限大于 Δ（优效界值），可做出临床优效结论。对于等效性试验，若置信区间的下限和上限在（－Δ，Δ）（等效界值的劣侧和优侧）范围内，可做出临床等效结论。

对试验结果进行统计推断时，建议同时采用假设检验和区间估计方法。

3. 基线分析

除试验器械及相应治疗方式外，主要评价指标常常受到受试者基线变量的影响，如疾病的分型和程度、主要评价指标的基线数据等。因此，在试验方案中应识别可能对主要评价指标有重要影响的基线变量，在统计分析中将其作为协变量，采用恰当的方法（如协方差分析方法等），对试验结果进行校正，以修正试验组和对照组间由于协变量不均衡而对试验结果产生的影响。协变量的确定依据以及相应的校正方法的选择理由应在临床试验方案中予以说明。对于没有在临床试验方案中规定的协变量，通常不进行校正，或仅将校正后的结果作为参考。

4. 中心效应

在多个中心开展临床试验，可在较短时间内入选所需的病例数，且样本更具有代表性，结果更具有推广性，但对试验结果的影响因素更为复杂。

在多个中心开展临床试验，需要组织制定标准操作规程，组织对参与临床试验的所有研究者进行临床试验方案和试验用医疗器械使用和维护的培训，以确保在临床试验方案执行、试验器械使用方面的一致性。当主要评价指标易受主观影响时，建议采取相关措施（如对研究者开展培训后进行一致性评估，采用独立评价中心，选择背对背评价方式等）以保障评价标准的一致性。尽管采取了相关质量控制措施，在多中心临床试验中，仍可能出现因不同中心在受试者基线特征、临床实践（如手术技术、评价经验）等方面存在差异，导致不同中心间的效应不尽相同。当中心与处理组间可能存在交互作用时，需在临床试验方案中预先规定中心效应的分析策略。当中心数量较多且各中心病例数较少时，一般无需考虑中心效应。

在多个中心开展临床试验，各中心试验组和对照组病例数的比例需与总样本的比例基本相同。当中心数量较少时，建议按中心进行分层设计，使各中心试验组与对照组病例数的比例基本相同。

九、临床试验的偏倚和随机误差

临床试验设计需考虑偏倚和随机误差。偏倚是偏离真值的系统误差的简称，在试验设计、试验实施和数据分析过程中均可引入偏倚，偏倚可导致错误的试验结论。临床试验设计时应尽量避免或减少偏倚。

统计量的随机误差受临床试验样本量的影响。一方面，较大的样本量可提供更多的数据，使器械性能/安全性评价的随机误差更小。另一方面，更大的样本量可能引入更大的偏倚，导致无临床意义的差异变得具有统计学意义。试验设计应该旨在使试验结果同时具有临床和统计学意义。

附录1　检验假设举例

本附录中列举的检验假设和检验统计量，为特定试验类型、特定评价指标类型下的举例，有其适用范围和前提条件。

一、高优指标的两样本 t 检验

表1以高优指标的两样本 t 检验为例，列举了优效性试验、等效性试验、非劣效性试验的检验假设和检验统计量的计算公式。H_0 和 H_1 分别表示原假设和备择检验；T 和 C 分别表示试验组和对照组主要评价指标的参数（如总体均数、总体率等）；$S_{\bar{d}}$ 为两组参数差值（$T-C$）的标准误；Δ 表示界值，优效性界值用 Δ 表示，非劣效值用 $-\Delta$ 表示，等效界值的优侧和劣侧分别用 Δ 和 $-\Delta$ 表示；$t/t_1/t_2$ 为检验统计量。

表1　不同试验类型的检验假设和检验统计量
（以高优指标的两样本 t 检验为例）

试验类型	原假设	备择假设	检验统计量
非劣效性试验	$H_0:T-C\leqslant-\Delta$	$H_1:T-C>-\Delta$	$t=[T-C-(-\Delta)]/S_{\bar{d}}$
优效性试验	$H_0:T-C\leqslant\Delta$	$H_1:T-C>\Delta$	$t=(T-C-\Delta)/S_{\bar{d}}$
等效性试验	$H_{01}:T-C\leqslant-\Delta$	$H_{11}:T-C>-\Delta$	$t_1=[T-C-(-\Delta)]/S_{\bar{d}}$
	$H_{02}:T-C\geqslant\Delta$	$H_{12}:T-C<\Delta$	$t_2=(T-C-\Delta)/S_{\bar{d}}$

二、单组目标值试验的检验假设

π_0 为主要评价指标的目标值，π_1 为主要评价指标的总体率/均数。对于高优指标，检验假设为 H_0：$\pi_1\leqslant\pi_0$，H_1：$\pi_1>\pi_0$。对于低优指标，检验假设为 H_0：$\pi_1\geqslant\pi_0$，H_1：$\pi_1<\pi_0$。

附录2　样本量估算公式举例

本附录中列举的样本量估算公式，为样本量估算公式举例，有其适用范围和前提条件。在实际的样本量估算中，需根据具体试验设计选择适用公式，包括本附录中未列举的公式。

一、平行对照设计样本量估算

以下公式中，n_T、n_C 分别为试验组和对照组的样本量；$Z_{1-\alpha/2}$、$Z_{1-\beta}$ 为标准正态分布的分数位，当 $\alpha=0.05$ 时，$Z_{1-\alpha/2}=1.96$，当 $\beta=0.2$ 时，$Z_{1-\beta}=0.842$；$(Z_{1-\alpha/2}+Z_{1-\beta})^2=7.85$。

（一）优效性试验

当试验组和对照组按照 1∶1 随机化分组，主要评价指标为事件发生率，其方差齐且不接近于 0% 或 100% 时，其样本量估算公式为：

$$n_T = n_C = \frac{(Z_{1-\alpha/2} + Z_{1-\beta})^2 [P_C(1-P_C) + P_T(1-P_T)]}{(|D| - \Delta)^2}$$

P_T、P_C 分别为试验组和对照组预期事件发生率；$|D|$ 为两组预期率差的绝对值，$|D| = |P_T - P_C|$；Δ 为优效性界值，取正值。

当试验组和对照组按照 1∶1 随机化分组，主要评价指标为定量指标且方差齐时，其样本量估算公式为：

$$n_T = n_C = \frac{2(Z_{1-\alpha/2} + Z_{1-\beta})^2 \sigma^2}{(|D| - \Delta)^2}$$

σ 为对照组预期标准差；$|D|$ 为预期的两组均数之差的绝对值，$|D| = |u_T - u_C|$；Δ 为优效性界值，取正值。

使用该公式计算样本量为 Z 值计算的结果，小样本时宜使用 t 值迭代，或总例数增加 2～3 例。

（二）等效性试验

当试验组和对照组按照 1∶1 随机化分组，主要评价指标为事件发生率，其方差齐且不接近于 0% 或 100% 时，其样本量估算公式为：

$$n_T = n_C = \frac{(Z_{1-\alpha/2} + Z_{1-\beta})^2 [P_C(1-P_C) + P_T(1-P_T)]}{(\Delta - |D|)^2}$$

P_T、P_C 分别为试验组和对照组预期事件发生率；$|D|$ 为两组预期率差的绝对值，$|D| = |P_T - P_C|$；Δ 为等效界值（适用于劣侧界值与优侧界值相等的情形），取正值。

当试验组和对照组按照 1∶1 随机化分组，主要评价指标为定量指标且方差齐时，其样本量估算公式为：

$$n_T = n_C = \frac{2(Z_{1-\alpha/2} + Z_{1-\beta})^2 \sigma^2}{(\Delta - |D|)^2}$$

σ 为对照组预期标准差；$|D|$ 为预期的两组均数之差的绝对值，$|D| = |u_T - u_C|$；Δ 为等效界值（适用于劣侧界值与优侧界值相等的情形），取正值。

使用该公式计算样本量为 Z 值计算的结果，小样本时宜使用 t 值迭代，或总例数增加 2～3 例。

（三）非劣效试验

当试验组和对照组按照 1∶1 随机化分组，主要评价指标为预期事件发生率，其方差齐且不接近于 0% 或 100% 时，其样本量估算公式为：

$$n_T = n_C = \frac{(Z_{1-\alpha/2} + Z_{1-\beta})^2 [P_C(1-P_C) + P_T(1-P_T)]}{(|D| - \Delta)^2}$$

P_T、P_C 分别为试验组和对照组预期事件发生率；$|D|$ 为两组预期率差的绝对值，$|D| = |P_T - P_C|$，Δ 为非劣效界值，取负值。

当试验组和对照组按照 1∶1 随机化分组，主要评价指标为定量指标且方差齐时，其样本量估算公式为：

$$n_T = n_C = \frac{2(Z_{1-\alpha/2} + Z_{1-\beta})^2 \sigma^2}{(|D| - \Delta)^2}$$

σ 为对照组预期标准差；$|D|$ 为预期的两组均数之差的绝对值，$|D| = |u_T - u_C|$；Δ 为非劣效界值，取负值。

使用该公式计算样本量为 Z 值计算的结果，小样本时宜使用 t 值迭代，或总例数增加 2～3 例。

二、单组目标值试验的样本量估算

以下公式中，n 为试验组样本量；$Z_{1-\alpha/2}$、$Z_{1-\beta}$ 为标准正态分布的分数位，当 $\alpha = 0.05$ 时，$Z_{1-\alpha/2} = 1.96$，当 $\beta = 0.2$ 时，$Z_{1-\beta} = 0.842$。

当主要评价指标为事件发生率，统计发生率的研究周期相同，且发生率不接近于 0% 或 100% 时，其样本量估算公式为：

$$n = \frac{\left[Z_{1-\alpha/2}\sqrt{P_0(1-P_0)} + Z_{1-\beta}\sqrt{P_T(1-P_T)}\right]^2}{(P_T - P_0)^2}$$

P_T 为试验组预期事件发生率，P_0 为目标值。

三、诊断试验的样本量估算

以抽样调查设计的诊断试验为例，其评价指标为灵敏度和特异度，用灵敏度计算阳性组的样本量，用特异度计算阴性组的样本量。

阳性组/阴性组样本量的估算公式为：

$$n = \frac{Z_{1-\alpha/2}^2 P(1-P)}{\Delta^2}$$

公式中 n 为阳性组/阴性组样本量，$Z_{1-\alpha/2}$ 为标准正态分布的分位数，P 为灵敏度或特异度的预期值，Δ 为 P 的允许误差大小，一般取 P 的 95% 置信区间宽度的一半，常用的取值为 0.05～0.10。

96　动物源性医疗器械注册技术审评指导原则

（动物源性医疗器械注册技术审查指导原则）

本指导原则旨在指导注册申请人对动物源性医疗器械的注册申报资料进行准备。某些医疗器械可能含有动物来源的材料，这些材料是多种多样的，可以构成该器械的主要部件（例如牛/猪源心脏瓣膜、羊肠缝合线、止血材料等）、涂层或者浸渗剂（例如肝素、明胶、胶原等），也可成为生产过程中所用的辅助材料（例如牛脂等）。动物组织及其衍生物的使用可能会比非生物来源的材料（例如金属、塑料以及织物等）使医疗器械具有更好的性能，但是在另一方面，它们应用到人体则又会增加病毒传播和免疫原性等方面的安全风险，且存在材料表征上的困难，因此对于动物源性医疗器械安全性的评价，需要考虑比常规医疗器械更多方面的内容。如果注册申请人在准备医疗器械注册申报资料时有上述考虑，将有助于更加充分、科学地评价医疗器械产品的风险受益比。

本指导原则是在注册申报资料中有关的技术性文件（研究资料、风险分析资料、产品技术要求及产品说明书）满足一般性要求的基础上，针对动物源性医疗器械产品的特点提出的需特别关注和增加论述的内容要求。此外，注册申请人还应按照《医疗器械注册管理办法》（国家食品药品监督管理总局令第4号）、《医疗器械说明书和标签管理规定》（国家食品药品监督管理总局令第6号）、《关于公布医疗器械注册申报资料要求和批准证明文件格式的公告》（国家食品药品监督管理总局公告2014年第43号）以及总局发布的其他相关文件要求并参考YY/T 0771/ISO 22442系列标准等技术性文件提交注册申报资料。注册申请人应当依据具体产品的特性确定其中的具体内容是否适用。若不适用，应详细阐述其理由及相应的科学依据。注册申请人还应依据具体产品的特性对注册申报资料的内容进行充实和细化。

本指导原则是对注册申请人和医疗器械相关管理部门技术审评人员的指导性文件，不限制相关管理部门对该类产品的技术审评以及注册申请人对注册申报资料的准备工作。本指导原则不包括注册审批所涉及的行政事项，亦不作为法规强制执行。如果有能够满足相关法规要求的其他方法，也可以采用，但是应提供详细的研究资料和验证资料。应在遵循相关法规的前提下使用本指导原则。

本指导原则是在现行法规和标准体系以及当前认知水平下制订的，随着法规和标准的不断完善，以及科学技术的不断发展，本指导原则相关内容也将进行适时的调整。

本指导原则为2009年发布的《动物源性医疗器械产品注册申报资料指导原则》的修订版。主要修订内容包括：根据《医疗器械监督管理条例》及配套规章调整了指导原则的结构、各级标题和相关内容；增加了动物源性医疗器械免疫原性研究、评价与控制的原则；细化了动物源性医疗器械病毒灭活/去除有效性验证的原则并将之由正文调整至附录；调整了病毒灭活/去除工艺有效性判断的标准等。

一、适用范围

本指导原则适用于全部或部分采用动物组织制成的或取材于动物组织的医疗器械产品（体外诊断用医疗器械除外）的注册申报。本指导原则同样适用于采用动物组织衍生物或由动物体自然获取物质（例如：牛奶、羊毛等）制成的医疗器械产品注册申报。

二、基本要求

动物源性医疗器械的产品注册申报资料在满足一般性

要求的基础上，还需增加下述内容：

（一）研究资料

对于动物源性医疗器械，研究资料需增加涉及控制病毒和/或传染性因子感染以及免疫原性风险方面有关的技术内容。

鉴于不同种类和不同数量的病毒和/或传染性因子感染人体的概率不尽相同，而不同动物种类易感染病毒和传染性因子的种类和程度也千差万别，因此动物种类的确定对于动物源性医疗器械的风险评价起着重要作用。此外，动物的地理来源、年龄、取材部位、组织类型的不同也直接影响着动物源性材料所具有风险的高低。

对于感染病毒和传染性因子的风险控制需至少从源头控制和工艺过程控制两方面着手，仅依靠源头控制或仅依靠工艺过程控制都无法确保风险降至最低。为确保风险的可控性，企业应按照医疗器械生产质量管理规范的相关要求在生产质量体系中建立一套专门针对动物源性风险因素的控制和追溯体系。在动物源性材料或医疗器械的生产工艺中需考虑设置病毒灭活/去除的相关步骤。这些步骤可以借用生产过程中已有的工艺步骤。如果已有的生产工艺不能满足病毒灭活/去除的要求，则需额外增加适宜的病毒灭活/去除步骤。企业需要充分考虑该步骤对医疗器械产品性能的影响。

为降低动物源性材料的免疫原性风险，一般需在生产工艺中采取相应处理措施以降低其免疫原性，如脱细胞处理、提纯，以及采用其他物理或化学方法对具有潜在免疫原性的物质（如核酸、蛋白、多糖、脂质和其他小分子物质等）进行去除或对其抗原表位进行消除/隐藏。生产企业需对其降低材料免疫原性的有效性进行验证。然而，这些处理措施以及灭活和去除病毒和/或传染性因子的处理步骤有可能是以牺牲材料本身的使用性能或增加新的风险为代价的，生产企业需充分评估其对产品的不利影响，以保证产品最终能够安全有效地使用。

因此，研究资料至少需增加以下内容：

1. 动物的种属（若风险与品系有关还需明确品系）、地理来源（对于无法确定地理来源的种属，宜提供来源动物生存期间的识别与追溯信息）、年龄（与风险有关时适用，例如动物对自然发生的传播性海绵状脑病的易感性）、取材部位和组织的类型、动物及取材组织健康状况的具体描述；

2. 对生产过程中灭活和去除病毒和/或传染性因子工艺过程的描述及有效性验证数据或相关资料（灭活和去除病毒验证的原则见附录1）；

3. 对降低动物源性材料免疫原性的方法和/或工艺过程的描述、质量控制指标与验证性实验数据或相关资料（免疫原性研究、评价与控制的原则见附录2）。

（二）风险分析资料

对于动物源性医疗器械，这一部分的资料需要增加对病毒和/或传染性因子感染以及免疫原性风险的分析、控制以及残余风险的分析。

鉴于使用动物源性材料所带来的潜在风险，注册申请人需具体说明在所申报的医疗器械中使用动物源性材料同使用非动物源性材料相比具有哪些优势，以便充分评价使用动物源性材料的风险/受益比。

对于不同的动物源性医疗器械，其免疫原性风险也会因取材动物的种类、取材部位的不同而不同，因此需在充分分析免疫原性风险的基础上再对其进行有效的控制。

对感染病毒和/或传染性因子的风险分析需包括动物的饲养、运输、屠宰，动物源性材料的取材、加工处理，以及动物源性医疗器械在人体的使用等各个环节。

因此，产品风险分析报告需至少增加以下内容：

1. 使用动物源性材料的依据以及动物源性材料与其他材料的比较分析，对于所用动物源性材料未使用其他材料进行替代的风险/受益分析；

2. 对动物在饲养过程中可能感染病毒和/或传染性因子的风险分析（包括饲养方式、饲养条件、动物源性蛋白质饲料的使用情况、防疫情况、运输等方面）和相应的控制措施；

3. 对取材和加工处理等过程中产品可能感染病毒和/或传染性因子的风险分析和相应的控制措施；

4. 对产品使用过程中人体可能由动物源性医疗器械感染病毒和/或传染性因子的风险分析和相应的控制措施；

5. 对产品使用过程中人体可能因为接触动物源性材料而产生的免疫原性方面的风险分析和相应的控制措施。

注：该项内容可按照 YY/T 0771/ISO 22442 提供。

（三）产品技术要求

注册申请人需在产品技术要求中制定出终产品免疫原性相关性能的控制指标，这些控制指标一般是通过体外试验测定的能够间接地反映产品免疫原性得到有效控制的终产品的性能指标，例如残留 DNA 含量、残留抗原含量、残留杂蛋白含量等（基于风险分析，根据不同情况选择适宜的指标）。若产品的免疫原性风险主要取决于生产过程控制，且用于控制免疫原性的性能指标所涉及的体外试验无法针对终产品进行操作，则需在研究资料中提供中间品的相关控制资料。

产品性能研究资料中需提供制定上述控制指标具体限值及检测方法的科学依据以证明产品的免疫原性可以控制在可接受范围（可以依据相关标准、文献数据、与已上市产品的对比和/或免疫毒理学试验结果进行提供）。

（四）产品说明书

出于对患者知情权的考虑，需在产品说明书中明示出产品取材于何种动物的何种组织。

三、其他需要注意的问题

1. 对于由动物组织的衍生物或天然获取的物质（如壳聚糖、蚕丝、蜂蜡等）制成的医疗器械，也需参照此指导原则。对于一些可能不直接适用的条款，注册申请人需进行相应说明，阐述不适用的理由。

2. 对于某些组成成分中不含动物组织或其衍生物，但在生产过程中使用或接触了本指导原则所包括的动物源性材料的医疗器械（如在采用微生物发酵法制备透明质酸钠的过程中使用了含动物源成分的培养基），原则上也需提交相应的风险分析和控制措施，以及相关的验证数据或资料。

3. 对于通常情况下不用于医疗器械方面的动物种类需提供该物种适合用于人体使用的相关研究资料。

4. 对于 YY/T 0771.1/ISO 22442 - 1《动物源医疗器械 第 1 部分：风险管理应用》附录中提到的动物脂衍生物、动物炭和氨基酸，若证明其处理过程符合 YY/T 0771.1/ISO 22442 - 1 附录中的相关要求，则可不再提交其处理过程的病毒去除/灭活有效性验证研究资料。

四、名词解释

动物：除人类以外的脊椎动物或无脊椎动物［包括两栖动物、节肢动物（如甲壳纲动物）、鸟类、珊瑚虫、鱼类、爬行动物、软体动物和哺乳动物等］。

衍生物：通过制造工艺从动物材料中获得的物质。例如：透明质酸、胶原、明胶、单克隆抗体、壳聚糖、白蛋白。

传染性因子：细菌、霉菌、酵母菌、寄生虫、病毒、TSE 因子以及未被分类的病原体。

去除：使病毒和传染性因子的数量减少的过程。

灭活：降低病毒和/或传染性因子引起感染或者致病反应能力的过程。

五、参考文献

1.《医疗器械注册管理办法》（国家食品药品监督管理总局令第 4 号）

2.《医疗器械说明书和标签管理规定》（国家食品药品监督管理总局令第 6 号）

3.《关于公布医疗器械注册申报资料要求和批准证明文件格式的公告》（国家食品药品监督管理总局公告 2014 年第 43 号）

4. YY/T 0771.1—2009/ISO 22442 - 1：2015《动物源医疗器械 第 1 部分：风险管理应用》

5. YY/T 0771.2—2009/ISO 22442 - 2：2015《动物源医疗器械 第 2 部分：来源、收集与处置的控制》

6. YY/T 0771.3—2009/ISO 22442 - 3：2007《动物源医疗器械 第 3 部分：病毒和传播性海绵状脑病（TSE）因子去除与灭活的确认》

7. YY/T 0771.4—2015/ISO 22442 - 4：2010《动物源医疗器械 第 4 部分：传播性海绵状脑病（TSE）因子的去除和/或灭活及其过程确认分析的原则》

8.《血液制品去除/灭活病毒技术方法及验证指导原则》（国药监注〔2002〕160 号）

9. YY/T 0606.25—2014《组织工程医疗产品 第 25 部

分：动物源性生物材料 DNA 残留量测定法：荧光染色法》

10. ISO/TS 10993—20：2006 Biological evaluation of medical devices Part 20：Principles and methods for immunotoxicology testing of medical devices

11. Stephen F. Badylak and Thomas W. Gilbert. Immune Response to Biologic Scaffold Materials. Semin Immunol. 2008 April；20（2）：109－116.

六、起草单位

国家食品药品监督管理总局医疗器械技术审评中心

附录：1. 动物源性医疗器械病毒灭活/去除有效性验证的原则

2. 动物源性医疗器械免疫原性研究、评价与控制的原则

附录1 动物源性医疗器械病毒灭活/去除有效性验证的原则

为了提高动物源性医疗器械的安全性，生产过程中需存在特定的灭活/去除病毒工艺步骤。为确认这些工艺步骤对于灭活/去除病毒的有效性，需进行相应的验证工作。

注：关于进行灭活和去除病毒和/或传染性因子工艺有效性验证的验证机构的资质要求需遵循相应的法规。考虑到某些病毒可能会对从事验证研究的人员造成健康危害，宜考虑采取适宜的保护措施。

对这些工艺的灭活/去除病毒有效性的验证，需至少遵循以下原则：

一、验证研究的设计

1. 病毒灭活/去除有效性验证研究通常是将已知量的指示用活病毒，加入到待验证的工艺步骤处理前的模拟原材料或中间品中，然后定量测定经工艺步骤处理后指示病毒数量下降的幅度，由此评价生产工艺的去除/灭活病毒效果。需合理设计与实际生产工艺相关的病毒去除/灭活研究试验方案。一般只对可能或预期具有病毒去除/灭活效果的工艺步骤进行验证，不必对每个生产工艺步骤都进行验证。

为达到有效地去除/灭活效果，生产工艺中通常会联合使用灭活与去除步骤，甚至多个从机制上能够互补的去除和/或灭活步骤。如果产品的生产工艺中包含了采用不同病毒去除/灭活方法（这里指不同机制的方法）的灭活/去除工艺步骤，需对这些步骤分别进行病毒去除/灭活效果验证。每一灭活/去除工艺步骤的病毒降低系数计算公式如下：

$$降低系数 R = \log_{10}[(V_1 \times T_1)/(V_2 \times T_2)]$$

其中，V_1 为步骤开始前材料的体积；V_2 为步骤完成后的材料的体积；T_1 为步骤开始前材料中的指示病毒滴度；T_2 为步骤完成后材料中的指示病毒滴度。

注意：降低系数计算时要基于样品中可检测的指示病毒量，而不是基于所加入的指示病毒量。

2. 为避免将任何病毒人为的引入实际生产设施，验证工作应在单独的实验室中进行，因此通常采用缩小规模的生产工艺来模拟实际生产工艺。采用缩小规模生产工艺的方法，需尽可能模拟真实生产过程，按照能代表去除和/或灭活病毒能力最差情况的条件进行设计。需分析生产工艺中各种参数的偏差对病毒去除/灭活效果的影响。

3. 病毒灭活/去除的有效性同材料的结构、尺寸和形状以及病毒在材料中的分布有关，在研究设计中宜对此予以考虑。当验证样品为固体材料时，需尽量模拟生物材料的病毒负载方式，使负载指示病毒充分而且均匀地浸入到材料的内部。若此法不可行，则需尽可能采用对于去除/灭活效果更为不利的指示病毒负载方式。

4. 要获得对每个灭活/去除工艺步骤的准确评价，必须保证每个步骤在起始时加入了足够多的指示病毒负载量。然而，所加入的指示病毒悬液的体积不宜超过试验样品总体积的 10%，以使试验样品在成分方面与生产材料保持相近。

5. 如果可能，含有指示病毒的试验样品除所验证的病毒灭活/去除步骤之外不宜再经过进一步的处理（如超速离心、透析）或储存而直接进行检测。在进一步处理或储存无法避免时，宜采用适当的对照，以确定这些处理和储存过程对研究结果的影响。需详细说明样本制备及验证试验的过程并论证其合理性。

6. 所采用的病毒定量检测分析方法需具有充分的灵敏度和可重复性，需设计适宜的重复样本试验和对照，以确保结果具有统计学意义上足够的精确性（同一检测方法内样本组内和组间差异的 95% 可信限宜达到 ±0.5log 以内，否则需对检测结果的可信度进行充分的论证）。需考虑研究材料中的某些特殊成分可能会对检测的准确度造成干扰，尽量设计采取相应措施避免这些干扰。若无法避免，必要时需对干扰进行定量评估。若采用感染性病毒检测以外的其他方法进行病毒测定，需提供充分的论证依据和理由。

7. 灭活研究宜设计为在不同的时间点（包括零时）采样，从而建立灭活动力学曲线。

8. 在进行去除研究时，如生产工艺中去除病毒的原理是通过将病毒分离为沉淀物或去除某些组分来降低病毒的感染性，则需对被除去的样品也进行研究。宜尽可能给出病毒在不同部分间的对比分布。

二、指示病毒的选择

首先，需要选择与实际生产用的动物源性材料中可能含有的病毒种类相关的指示病毒，不能用相关病毒的，要选择与其理化性质尽可能相似的指示病毒；第二，所选择的指示病毒理化性质需有代表性（病毒大小、核酸类型以及有无包膜），其中至少需包括一种对生产工艺所涉及的物理和/或化学处理有明显抗性的病毒；第三，指示病毒初始滴度需要尽可能高（一般需 $\geq 10^6$/mL）。

表1列举了已用于病毒灭活/去除研究的指示病毒。病毒的耐受性与特定的处理方式有关，只有在了解病毒生物特性和生产工艺特定情况下才能使用这些病毒，而且实际结果会随着处理情况的变化而变化。

表1　已用于病毒灭活/去除研究的指示病毒举例

病毒	科	属	天然宿主	基因组	囊膜	大小（nm）	形状	耐受性
水泡性口炎病毒（VSV）	弹状病毒	水泡性病毒	马、牛	RNA	有	70×175	子弹状	低
副流感病毒（PIV）	副粘液病毒	副粘液病毒	多种	RNA	有	100—200	多面体/球形	低
鼠白血病病毒（MuLV）	逆转录病毒	C型肿瘤病毒	小鼠	RNA	有	80—110	球形	低
辛德比斯病毒（SbV）	披盖病毒	阿尔发病毒	人	RNA	有	60—70	球形	低
牛病毒性腹泻病毒（BVDV）	披盖病毒	瘟病毒	牛	RNA	有	50—70	多面体/球形	低
伪狂犬病毒（PRV）	疱疹病毒	水痘病毒	猪	DNA	有	120—200	球形	中
脊髓灰质炎萨宾1型病毒（PV1）	微小RNA病毒	肠道病毒	人	RNA	无	25—30	二十面体	中
脑心肌炎病毒（EMCV）	微小RNA病毒	心病毒	小鼠	RNA	无	25—30	二十面体	中
呼肠孤病毒3型（Reo-3）	呼肠孤病毒	正呼肠孤病毒	各种	RNA	无	60—80	球形	中
猿猴空泡病毒40（SV40）	多瘤病毒	多瘤病毒	猴	DNA	无	40—50	二十面体	很高
人类免疫缺陷病毒（HIV）	逆转录病毒	慢病毒	人	RNA	有	80—100	球形	低
甲型肝炎病毒（HAV）	微小RNA病毒	肝炎病毒	人	RNA	无	25—30	二十面体	高
细小病毒（犬、猪）（CPV、PPV）	细小病毒	细小病毒	犬、猪	DNA	无	18—24	二十面体	很高

三、效果的判定

对于病毒去除/灭活效果的判断，应考虑同时达到以下两个要求：

（一）去除/灭活降低系数的要求

病毒去除/灭活有效性验证的目的是为了确定生产工艺去除/灭活病毒的能力，因此需获得生产全过程中估计去除/灭活病毒的总降低系数。一般每种指示病毒的总降低系数为各步骤降低系数的总和。但是由于验证方法的局限性，如分步骤中指示病毒降低系数≤1 log，则不宜将其计算在总量中。在分析试验结果时需注意，如果将多步骤的去除/灭活病毒降低系数相加（特别是将去除/灭活效果不明显的步骤相加）或者将工艺过程中重复采用的同样或者类似去除/灭活机制形成的去除/灭活效果累加，可能会高估工艺实际能达到的效能。需考虑有效步骤对指示病毒的去除/灭活效果可能与实际生产工艺中使用的效果有一定偏差。

一般来说，医疗器械的生产过程中去除/灭活病毒的总降低系数宜达到6 logs以上（即病毒数量下降到进行去除/灭活前数量的百万分之一以下），并且原则上需至少有一个病毒去除/灭活步骤的降低系数达到4 logs以上（如因检测方法的灵敏度造成检测出的病毒降低系数接近但小于4 logs时，应盲传三代，如无病毒检出，亦可认为是有效地去除/灭活病毒步骤）。如果采用总降低系数达6 logs的病毒灭活/去除工艺将导致医疗器械产生不可接受的性能改变，则需要根据动物源性材料的来源、采集及处理过程控制情况以及对患者的风险/受益分析来判断其可接受性，但其单一去除/灭活病毒步骤的降低系数仍需达到4 logs以上。

即使验证研究证明了去除/灭活病毒工艺的有效性，这仅说明动物源性材料中残留病毒的感染性大幅度降低，但其数值永远不可能降至零。

（二）病毒灭活动力学要求

评价验证结果不能仅考虑病毒降低量，同时也要考虑病毒灭活动力学。需以作图的形式报告灭活动力学验证结果。如果指示病毒残留量很快降到最低检出限度值，则说明此方法灭活病毒效果较好；如果指示病毒灭活速率缓慢，在灭活结束时才达到最低检出限度值，则不能认为是一个有效的病毒灭活方法。

四、关于朊蛋白

由于目前尚难以采用致病性朊蛋白（如传染性海绵状脑病因子）的指示因子对去除朊蛋白的工艺进行验证，因此对牛、羊源性材料制品的传染性海绵状脑病安全性还主要是对源头进行控制。基于目前对朊蛋白去除/灭活工艺验证的认知程度，对于牛、羊源性医疗器械，可以接受按照本附录第一、二、三条阐述的原则所进行的病毒去除/灭活有效性验证。随着对朊蛋白研究水平的不断提高，相应的要求也将随时调整。

附录2　动物源性医疗器械免疫原性研究、评价与控制的原则

关于对动物源性医疗器械免疫原性的研究、评价与控制是建立在对产品免疫原性风险分析的基础上进行的，是动物源性医疗器械风险管理的一个组成部分。动物源性医疗器械免疫原性的研究、评价与控制资料主要包括：免疫原性毒理学/临床相关文献数据资料、免疫毒理学试验资料、免疫原性风险相关的质量控制资料以及免疫原性相关不良事件资料等。免疫原性研究、评价与控制的流程见图1。

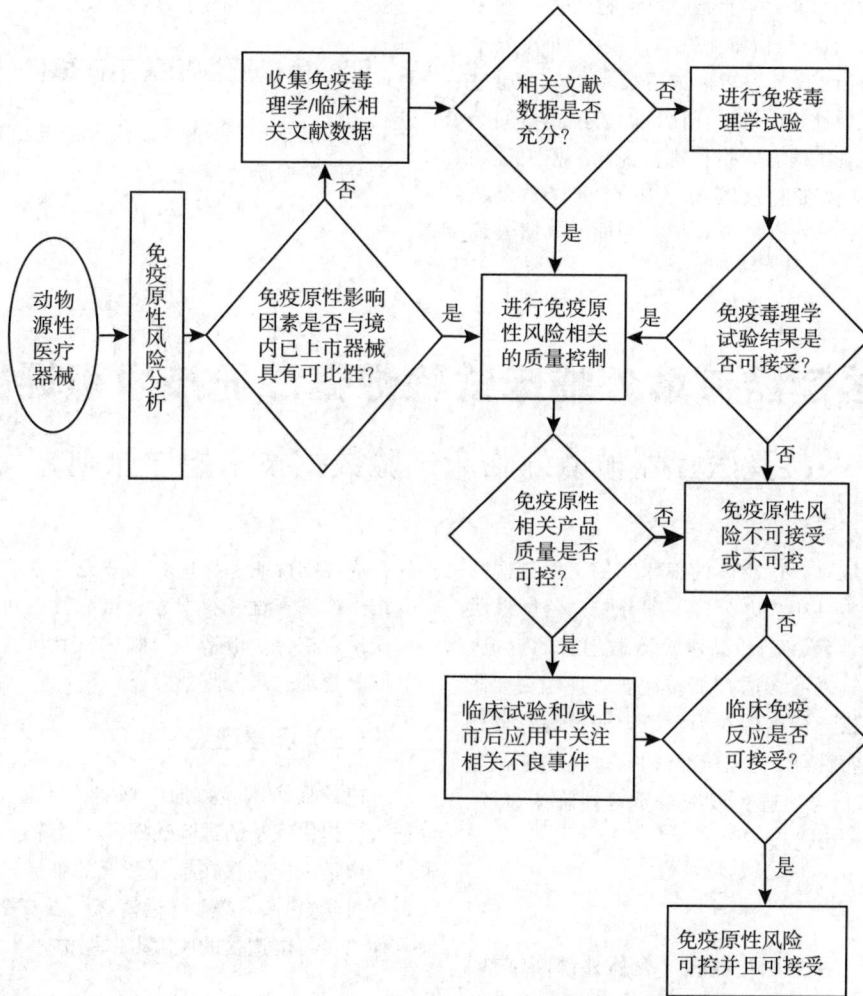

图 1　免疫原性研究、评价与控制的流程图

一、免疫原性毒理学/临床相关文献数据

免疫原性毒理学/临床相关文献数据主要包括类似产品或材料作用于人体引发免疫应答的途径、发生免疫反应的种类、程度和可能性以及已报道的免疫毒理学数据等。引用文献时需注意文献数据的可靠性和与申报产品的相关性，并提供文献文本。

二、免疫毒理学试验

注册申请人可根据申报产品与已在境内上市产品在免疫原性影响因素（包括动物种类、取材组织、处理工艺原理、与人体接触方式等）上的可比性和免疫原性风险评价相关文献数据的充分性决定是否进行免疫毒理学试验。如申报产品免疫原性风险与已上市产品无可比性，且无充分的文献数据评价其免疫原性，则需进行免疫毒理学试验。免疫毒理学试验可按照 YY/T 16886. 20/ISO 10993 -20 进行。

注：在按照 ISO 10993 -20 进行动物试验的免疫毒理学评价时宜充分考虑到动物种属对动物源性生物材料/医疗器械免疫反应的敏感性和特异性。

三、免疫原性风险相关的质量控制

即使申报产品与已上市产品免疫原性风险具有可比性或免疫原性评价的文献数据充分，甚至已通过免疫毒理学试验进行了免疫原性的评价，注册申请人也仍需进行免疫原性风险相关的质量控制。免疫原性风险相关的质量控制用于保证产品免疫原性降低工艺的稳定性，进而保证产品在批量生产后免疫原性风险持续可控。

建立免疫原性风险相关的质量控制，首先需建立能够反映免疫原性降低工艺稳定性的产品或中间品的性能指标（因体内试验不易操作且不易建立定量指标，故一般为通过体外试验建立的性能指标，如物理、化学指标），然后通过对这些性能指标进行验证和控制来实现对免疫原性降低工艺的稳定性以及批量生产产品免疫原性的控制。

注册申请人需结合动物取材组织中所含免疫原性物质的种类和数量、生产工艺中对免疫原性物质的处理方式、材料与人体接触方式等情况具体选择合适的控制方式。例如：对于通过提纯去除免疫原性物质的胶原产品，可通过杂蛋白的含量指标进行控制；对于通过脱细胞工艺去除免疫原性物质的产品，可通过残留细胞数量、残留 DNA 数量和/或残留 α–Gal 抗原的数量等指标进行控制；对于通过交联/固化方式使免疫原性物质失活或使抗原表位隐藏的产品，可通过表征交联/固化程度的指标进行控制。相关试验所涉及方法的国家/行业标准部分已发布（如 YY/T 0606.25），部分正在研究和制定中。无论是否有相关标准，申请人均应按照已经过验证的方法进行试验。

四、免疫原性相关不良事件

经过了免疫原性的非临床评价及相关的质量控制之后，申请人还需在动物源性医疗器械的临床试验和/或上市后的临床应用中进一步关注与免疫反应相关的不良事件。

97 接受医疗器械境外临床试验数据注册技术审评指导原则

（接受医疗器械境外临床试验数据技术指导原则）

为了更好满足公众对医疗器械的临床需要，促进医疗器械技术创新，根据中共中央办公厅、国务院办公厅《关于深化审评审批制度改革鼓励药品医疗器械创新的意见》（厅字〔2017〕42 号）及我国医疗器械注册管理相关要求制定本指导原则。本指导原则旨在为申请人通过医疗器械境外临床试验数据申报注册以及监管部门对该类临床试验数据的审评提供技术指导，避免或减少重复性临床试验，加快医疗器械在我国上市进程。

一、范围

本指导原则适用于指导医疗器械（含体外诊断试剂）在我国申报注册时，接受申请人采用境外临床试验数据作为临床评价资料的工作。

本指导原则中涉及的境外临床试验数据是指，全部或同期在境外具备临床试验开展所在国家（地区）要求条件的临床试验机构中，对拟在我国申报注册的医疗器械在正常使用条件下的安全有效性进行确认的过程中所产生的研究数据。

二、接受境外临床试验数据的基本原则

（一）伦理原则

境外临床试验应当遵循《世界医学大会赫尔辛基宣言》确定的伦理准则。申请人同时需说明采用的临床试验开展所在国家（地区）的伦理、法律、法规所制定的规范和标准，或国际规范和标准。

（二）依法原则

境外临床试验应当在有临床试验质量管理的国家（地区）开展，并且符合我国医疗器械（含体外诊断试剂）临床试验监管要求，若临床试验所符合的临床试验质量管理文件与《医疗器械临床试验质量管理规范》（GCP）有差异，应详细说明差异内容，并充分证明差异内容不影响研究结果的真实性、科学性、可靠性及可追溯性，且能够保障受试者权益。申请人及临床试验机构应接受国家食品药品监督管理总局的监督检查。

（三）科学原则

境外临床试验数据应真实、科学、可靠、可追溯，申请人应提供完整的试验数据，不得筛选。

申请人应确保在境外开展的临床试验目的适当，试验设计科学合理，试验结论清晰，受试者的权益得到保障，其他人员可能遭受的风险得以保护。

三、境外临床试验数据的提交情况及接受要求

申请人提交的境外临床试验资料应至少包括：临床试验方案、伦理意见、临床试验报告。临床试验报告应包含对完整临床试验数据的分析及结论。

依据申请人注册申请中选择的临床评价路径，境外临床试验数据可作为临床试验资料，亦可作为验证资料证明与同品种器械的差异不对产品的安全有效性产生不利影响。其中后者的临床试验数据的产生过程包括：针对与同品种器械对比后的差异在境外开展临床试验所产生的数据；申请人已有的境外临床试验数据能够涵盖针对同品种器械对比后需进行的差异试验内容。

境外试验数据符合我国注册相关要求，数据科学、完整、充分，予以接受。境外试验数据符合本指导原则第二条提出的基本要求，但根据我国注册相关技术要求还需补充部分资料时，可在我国境内或境外开展补充临床试验，其补充试验数据与原境外试验数据综合评价后符合我国注册相关技术要求后，予以接受。

申请人若采用我国境内及境外同期开展的多中心临床试验数据作为注册申报资料，还应阐明境内承担的病例数的分配依据，以便于进一步评价是否符合我国注册相关要求。

列入《需进行临床试验审批的第三类医疗器械目录》的医疗器械，亦可根据本指导原则提交境外临床试验数据。

四、接受境外临床试验资料时的考虑因素及技术要求

（一）技术审评要求的差异

境外进行的临床试验可能符合试验开展所在国家（地区）的技术审评要求，但不一定完全符合我国相关审评要求。例如进行临床试验设计时，有些国家仅要求临床试验能够得出器械性能达到某一观察终点的结论；但在我国申报注册时，可能要求该器械性能达到多个观察终点才可确认其有效性，且医疗器械的安全性有适当的证据支持。若国家食品药品监督管理总局发布特定医疗器械的技术审评指导原则中含有对其临床试验的相关要求，该器械境外临床试验应考虑有关要求，存在不一致时，应提供充分、合理的理由和依据。

（二）受试人群差异

由于医疗器械作用于人体的机理、接触人体的方式和时间、预期产生的临床效应等各不相同，因此部分器械用于不同人群的安全性影响和干预程度不同。申请人应确认所研究的人群数据可外推至我国使用人群。

受试人群的差异对临床试验数据可能产生影响的因素包括：

1. 内在因素：指基于人类遗传学特征或人口学特征的影响因素，包括人种、种族、年龄、性别等方面。

2. 外在因素：指基于社会环境、自然环境、文化的影响因素，包括饮食习惯、宗教信仰、所暴露环境、吸烟、饮酒、疾病发生率、罕见或地域性共病、肥胖、治疗理念、社会经济情况、教育程度、医疗依从性等方面。

上述的部分因素同时可基于内在和外在因素而产生，例如种族差异。

（三）临床试验条件差异

境外临床试验需考虑与我国试验条件的差异对试验数据及我国预期使用人群的相关性产生的影响。试验条件差异包括：医疗环境、医疗设施、研究者能力（学习曲线）、诊疗理念或准则的差异等。有些因素可能对试验结果产生显著的影响，例如由于诊疗理念或标准不同，临床操作方法可能不符合我国相关临床操作指南。此外，医疗设施和研究者水平的差异也会对试验数据产生影响，对操作性要求较高的器械，研究者对器械的使用能力可能直接对试验结论产生明显影响。

上述的三个方面的差异所产生的影响因素在某一医疗器械临床试验数据产生过程中可能单一存在，也可能多项共存，虽然已知这些因素客观存在并会对临床试验产生一定的影响，但对各因素影响程度的判定还应结合拟申报器械的特性、临床试验目的等进行。根据医疗器械发展现状、临床使用经验以及对相关疾病和诊疗方法的认知，能够对大部分医疗器械的临床试验数据所产生的影响判定出不具有实际临床意义时，可不要求逐一证明。能够确定某些因素对临床试验数据产生有临床意义的影响时，或难以判定某些因素对临床试验数据是否产生有临床意义的影响时，申请人应阐明降低或消除各项差异影响所采用的方法，如可根据需要考虑进行对受试人群进行亚组设计，或对已有的临床试验数据进行业组分析。

对于能够明确界定的对试验数据产生有临床意义影响的因素，申请人可针对差异因素在我国境内进行补充试验，结合原有的境外临床试验数据共同用于确认该器械在我国正常使用条件下的安全有效性。

建议申请人在提交境外临床试验数据前，与医疗器械审评部门进行充分沟通，以利于对拟申报医疗器械临床评价资料的科学、完整、充分达成共识。

可界定的不同因素对临床数据产生有临床意义影响的产品实例如下：

例1：脉搏血氧仪设备，通过光信号与组织的相互作用，利用脉动血流导致组织光学特性的依赖于时间的变化，用于无创测量脉搏血氧饱和度（SpO$_2$）和脉搏率（PR，即 Pluse Rate）。因为工作原理涉及光信号与组织的相互作用，应考虑皮肤黑色素沉淀问题，境外人群与我国人群肤色存在差异，应进行相应的临床研究。

例2：用于遗传病基因检测的体外诊断试剂，如果不同人种遗传基因存在差异，境外产品基于境外人群选择的检测基因可能与我国人群遗传基因存在差异，应考虑我国人群中相关疾病遗传基因的突变位点、突变频率等影响因素，进行相应的临床研究。

例3：用于病原体检测的体外诊断试剂，在境内外的流行基因型别不同，如乙型肝炎病毒在世界各地的基因型分布存在差异，我国常见型为 B、C、D 型，全球目前已发现的基因型有 A－I 共 9 个基因型。乙型肝炎病毒基因分型检测试剂应通过临床评价证明其基因型的覆盖性和检出能力。

98 用于罕见病防治医疗器械注册技术审评指导原则

（用于罕见病防治医疗器械注册审查指导原则）

为支持和鼓励罕见病防治相关医疗器械的研发，满足临床所需，根据中共中央办公厅、国务院办公厅《关于深化审评审批制度改革鼓励药品医疗器械创新的意见》（厅字〔2017〕42号）、医疗器械注册管理相关要求，制定本指导原则。本指导原则旨在规范注册申请人及审查人员对用于罕见病防治医疗器械产品的注册申报和审评审批，以患者受益为中心，科学解决用于罕见病防治医疗器械的临床评价难点，合理减免临床，以附带条件批准方式促进该类产品尽快用于临床，使罕见病患者受益。

一、适用范围

本指导原则仅适用于罕见病防治相关用途的医疗器械（含体外诊断试剂）注册及相关许可事项变更申请。本指导原则中所指罕见病为国家卫生健康委员会、科学技术部、工业和信息化部、国家药品监督管理局、国家中医药管理局联合公布的罕见病目录中所包含的疾病。

二、沟通交流

（一）申请人在注册申报前，可向相关产品技术审评部门提出沟通交流申请，以对本指导原则的适用性以及应采取的临床评价路径进行确认。针对适用于本指导原则的注册申报项目，如需要，申请人可针对重大技术问题、重大安全性问题、临床试验方案等向技术审评部门进一步提出沟通交流申请。

（二）在沟通交流申请时，应提交前期研究资料以及需沟通交流的问题，可包含：

1. 罕见病的背景研究资料（如发病原因、临床症状、流行病学特征、研究进展等）；

2. 拟申报产品的技术原理；

3. 前期安全有效性研究总结；

4. 现有诊疗方法或同类产品介绍及申报产品优势；

5. 产品风险分析资料；

6. 需沟通交流的问题及拟采取的解决方案。

（三）技术审评部门必要时参照审评机构与注册申请人会议沟通制度等相关程序召开专家咨询会，对申请人提出的技术问题进行讨论。

（四）申请人与技术审评部门的沟通交流应有相应记录，沟通交流内容应经双方书面确认。申请人在递交注册申报资料时，应将该产品前期沟通交流记录及相关问题的解决情况进行说明，并作为注册资料申报。

三、临床前研究

（一）针对申报产品所防治的罕见病提供详细的研究背景资料，包括疾病的发病原因、临床症状、流行病学特征及该罕见病相关诊断及有效的治疗方法，明确现有方法临床应用的优缺点。该研究资料可以是申请人的科学研究结果或相关文献资料的总结。

（二）充分阐述申报产品的作用机理，明确申报产品使用时潜在的风险，并进行充分的临床前评估，产品临床前研究应能够确认产品风险在可接受范围内。

（三）提供申报产品详细的研究资料，在产品性能研究过程中建议采用模拟试验，以验证产品在模拟条件下使用的性能，同时论证模拟参数的合理性。如有必要应开展相应的细胞试验及动物试验。产品研究资料应能够证明产品的可能有效性。

（四）提供申报产品与现有的诊断及治疗方法（如有）和已上市同类产品（如有）充分的比较研究资料，并明确申报产品优势与患者受益情况。

四、免于临床试验基本原则

（一）针对用于罕见病治疗的医疗器械，其临床前经过充分的研究或有其他证据能够确定患者使用该器械受益显著大于风险的，企业在与技术审评部门进行沟通的前提下，根据技术审评部门的意见，可免于进行临床试验。

（二）针对已有同类产品上市的医疗器械（不含体外诊断试剂），可采用同品种比对的方式对其临床应用的安全有效进行评价；针对免于进行临床试验的体外诊断试剂产品，可采用同品种比对方式对其临床样本检测性能进行确认。上述评价过程所选择的同品种产品的安全有效性已得到充分验证。

（三）针对境外已上市的用于罕见病防治的医疗器械，其境外临床试验数据如满足《接受医疗器械境外临床试验数据技术指导原则》，可在注册时作为临床试验资料申报，如技术审评过程中审评部门认为产品上市前无需再补充境内临床试验的，可免于临床试验。

五、临床试验基本原则

（一）临床试验范围

用于罕见病防治的医疗器械，如其临床前研究不能证明该产品临床应用患者受益显著大于风险，应进行临床试验。

临床试验应重点关注受试者受益情况，同时，对产品临床应用安全性进行评估，所需罕见病病例数量可酌情减少。

用于罕见病诊断的医疗器械其适用人群除罕见病患者还包括疑似罕见病患者、正常人等人群，应考虑此部分人群的风险受益，并进行充分的临床验证。

（二）临床试验机构

申请人应根据疾病流行病学特征、发病原因、发病年龄及相关诊疗手段等选择多家医疗器械临床试验机构进行临床试验。所选临床试验机构应在该疾病诊断或治疗方面具有明显优势。

（三）临床试验要求

临床试验应依据产品特性设置临床应用安全有效性评价要求，此外还应关注试验用医疗器械的患者可接受度、对患者可能造成的危害及不同医疗机构之间使用差异等。

1. 用于治疗罕见病的医疗器械

针对目前尚无有效治疗手段的罕见病，申报产品在临床试验中应明确治疗效果的判定标准及制定依据；针对目前已有有效治疗手段的罕见病，申报产品在临床试验过程中可采用与已有治疗手段的对比研究，已有治疗手段的有效性和患者风险受益比可汇总自临床历史研究数据。

2. 用于诊断罕见病的医疗器械

（1）用于罕见病诊断或辅助诊断的产品，临床试验主要评价指标为临床灵敏度、临床特异性等，临床试验中选择对比方法可为该疾病公认的诊断标准或已上市的同类产品，必要时应对诊断结果进行跟踪随访。

（2）用于罕见病筛查的产品，应依据产品设定合理的临床评价指标。临床试验中用于确认筛查结果的方法应为临床公认诊断标准。如有必要，筛查结果应有跟踪随访或其他方法确认。

（四）临床试验病例

1. 用于治疗罕见病的医疗器械

申报产品临床试验方案应综合考虑疾病流行病学特征、临床试验机构条件及主要评价要求确定临床试验病例数。病例数可不满足统计学要求，但研究者应明确病例数确定的合理依据。

2. 用于诊断罕见病的医疗器械

（1）针对适用范围为罕见病诊断或辅助诊断的产品，临床试验应根据产品临床特异性确定临床试验中需入组的阴性病例数量，阴性病例应重点考虑对该疾病诊断可能存在干扰的病例；同时，临床试验应依据疾病流行病学特征、

临床试验机构条件等因素确定阳性病例数量。阳性病例中可包含部分已确诊的病例，进行回顾性研究。阳性病例数可不满足统计学要求，但研究者应明确阳性病例数量确定的合理依据。

（2）针对适用范围为罕见病筛查的产品，临床试验入组人群应为该产品目标适用人群，如正常人群或高风险人群，临床试验方案应依据疾病发病率确定受试者数量，应保证临床试验过程中至少有真阳性病例筛出。此外，临床试验可包含部分已确诊的病例，进行回顾性研究，以补充评价产品临床检测性能。

六、批准上市条件

（一）用于罕见病防治的医疗器械技术审评中可根据产品风险受益、产品预期临床应用情况、上市前研究等因素，考虑以下情况，附带条件批准上市：

1. 限定可合法使用该产品的医疗机构范围；

2. 明确该产品临床应用过程中的风险受益评估需重点关注的内容，以及患者需知情同意的内容；

3. 产品上市后需进行的研究，例如：对产品临床试验中入组的病例的后续研究及产品上市后临床使用情况等；

4. 设定上市后产品评价时限。

（二）注册人应按照注册证载明内容开展工作，并将评价结果报告相关注册管理部门，注册管理部门应综合产品上市前、上市后研究情况减少或取消产品注册时所附带条件。

七、其他要求

（一）按照《接受医疗器械境外临床试验数据技术指导原则》递交境外临床试验数据的进口产品，如其境外临床试验资料不能充分满足评价产品临床应用的安全有效性要求，应综合考虑产品评价情况及临床应用风险等因素，提供产品境内临床试验或上市后临床使用数据。

（二）临床评价方式为同品种比对的医疗器械产品（不含体外诊断试剂）和免于进行临床试验的体外诊断试剂产品，可根据产品具体情况，在产品上市后，免于提供临床应用情况或上市后评价资料。

（三）除上述要求外，关于医疗器械及体外诊断试剂临床试验的其他要求应满足现行法规及相关指导原则的要求。

（四）产品延续注册时，对于未完成上市后产品评价的，在注册人提供合理解释的前提下，可准予延续，同时修改注册证中附带批准条件，申请人应继续产品评价工作；对于无故未完成上市后评价的或注册人提交的临床使用数据及评价结果显示产品未满足安全有效性要求的，注册管理部门应视情况在延续注册申请时不予批准。

99 医疗器械已知可沥滤物测定方法验证及确认注册技术审评指导原则

（医疗器械已知可沥滤物测定方法验证及确认注册技术审查指导原则）

医疗器械的可沥滤物（Leachables）是指医疗器械或材料在临床使用过程中释放出的物质的统称。可沥滤物一般包括灭菌残留剂、工艺残留物、降解产物以及材料中的单体及添加剂（包括稳定剂、抗氧化剂、增塑剂、着色剂等）。在医疗器械产品与人体接触并发挥作用的过程中，可沥滤物也在或短期或长期地对人体产生安全性方面的危害。

可沥滤物安全性评价首要任务是建立拟研究物质的允许限量（Allowable limit），其次，应在模拟临床最坏使用环境下测定其释放量（Released amount），并根据其释放量是否超过其在该产品该预期用途下的允许限量，形成完整的可沥滤物安全性研究报告，其中，可沥滤物的释放量测定方法的设计和方法学验证是评价可沥滤物安全性研究报告质量和结果可靠性的重要依据。

本指导原则是对医疗器械已知可沥滤物测定方法研究的一般要求，申请者应依据具体产品的特性和拟研究可沥滤物性质对注册申报资料的内容进行充实和细化。注册申请人还应依据具体可沥滤物的特性和分析方法确定释放量测定方法的设计和方法学验证参数的具体内容是否适用，若不适用，需具体阐述其理由及相应的科学依据。

本指导原则旨在帮助和指导注册申请人对医疗器械产品注册申报资料进行准备，以满足技术审评的基本要求。同时有助于审评机构对该类产品进行科学规范的审评，提高审评工作的质量和效率。

本指导原则是对注册申请人和审查人员的指导性文件，但不包括注册审批所涉及的行政事项，亦不作为法规强制执行，如果有能够满足相关法规要求的其它方法，也可以采用，但是需要提供详细的研究资料和验证资料。应在遵循相关法规的前提下使用本指导原则。

本指导原则是在现行法规和标准体系以及当前认知水平下制定的，随着法规和标准的不断完善，以及科学技术的不断发展，本指导原则相关内容也将适时的进行调整。

一、适用范围

本指导原则适用于医疗器械注册申报时对已知可沥滤物释放量的研究和产品技术审评的参考。

本指导原则仅适用于已知可沥滤物研究，已知可沥滤物的信息可以通过以下途径获得：（1）从原材料供应商处获得材料的组成信息并预测潜在的可沥滤物；（2）通过生产工艺文件获得额外的加工助剂信息，例如脱模剂、粘合剂、抛光膏等；（3）通过已有医疗器械用材料的标准、文献等资料查阅获得潜在的可沥滤物信息；（4）通过浸提试验（Extraction study）获得信息，预测潜在的可沥滤物。

值得注意的是，可沥滤物来源可能不仅是器械原材料及工艺信息中提供的添加剂、单体、加工助剂本身，某些情况下，器械及其原材料在生产、制造、贮存及使用等过程中产生的上述化学物质的水解、降解或反应产物等宜同时纳入可沥滤物风险评估的考虑。

本指导原则不适用于对未知可沥滤物的测定研究，但部分内容可参考使用。

二、已知可沥滤物安全性研究的基本步骤

应首先确认该已知可沥滤物是否为原材料或最终医疗器械生产过程中添加的添加剂，如抗氧化剂、稳定剂等成分。如果是，应进一步确认该添加剂在原材料或最终医疗器械中的添加总量是否超过该已知可沥滤物的允许限量，如果未超过，则一般无需对该可沥滤物本身的安全性做进一步的研究，如果超过了允许限量，则应模拟临床实际使用最恶劣环境，通过浸提试验研究，获得其最大释放量，并根据其允许限量形成完整的安全性评价报告（具体可参考附录流程图）。

三、注册申报资料要求

（一）相关器械描述及已知可沥滤物信息

企业应充分收集并提供申报器械及拟研究可沥滤物的相关信息。产品信息包括产品物理形态（液体、凝聚、固体等）、已知可沥滤物所在组件或材料在器械中的比例（例如按表面积或重量计算，如适用）、产品临床接触方式、使用方式、累积接触时间、预期用途等。已知可沥滤物的基本信息包括：化学名称、化学式及结构式、CAS号（如有）、来源、最终医疗器械中的使用及加工方式、用途（适用时）、添加量（如适用），如可能，还应提供可沥滤物的理化性能，如酸碱性、密度、熔点、沸点、溶解特性及相应溶解度、极性特性等。特别需要注意的是，如通过浸提研究获得的可沥滤物信息，还应提供该浸提研究的试验条件、步骤等资料。

（二）浸提液制备的论述

1. 浸提方式选择

可沥滤物为临床使用过程中从医疗器械或材料中释放出的化学物质。然而，由于实际临床条件的挑战，在进行

医疗器械可沥滤物研究时，对大部分器械来说，很难获得临床实际使用时的研究数据，特别是长期植入类器械，因此某些情况下可通过浸提试验替代可沥滤物研究，即采用浸提方式制备浸提液进行已知可沥滤物测定。但是务必对浸提方式进行论述，证明浸提条件是严于或模拟了器械临床最坏使用条件。因此在进行浸提方式选择之前，应首先建立产品最坏的使用情况条件基本信息，包括接触人群、接触时间、接触介质、接触环境、使用方式等。

常用的浸提方式包括模拟浸提、加严浸提、加速浸提和极限浸提（具体可参考 GB/T 16886.12 部分定义），一般来说模拟浸提最接近于实际，但某些器械采用模拟浸提法可能会要求相对较大的浸提体积，这种情况下，则可能需要极大地提高对可沥滤物测定的灵敏度以满足安全性评价的要求。加严浸提（如：更长时间的浸提、表面积/体积比超过临床使用接触量等）和极限浸提（此处及此后提到的极限浸提均指的是所用溶剂符合下面论述前提下的浸提）获得的结果可能大于或等于患者在实际临床使用过程中可能接受到的剂量或模拟浸提获得的结果。如采用该方式获得的可沥滤物释放量超过毒理学评估允许限量值时，可结合临床实际使用情况进行分析或采用模拟浸提研究，需要注意的是，在进行模拟浸提研究时需要根据毒理学评价的要求进行特殊的试验设计，比如某些情况下需要确定每日最大接触量时就需要制定 24 小时的取样计划，以获得每日最大释放量。但有些特殊情况下，因实际使用条件很难在实验室进行模拟，则优先推荐使用极限浸提法，比如产品属于长期接触（Long－term exposure，累积接触时间＞30天）等。同时，极限浸提法或加严浸提排除了时间对释放量测定的影响，不能保证所测得的可沥滤物在与器械接触的第一天或第一个月完全释放给患者，但如果通过极限浸提或加严浸提测定出产品上存在的全部残留量符合安全性评价的要求，则一般不需要再进行模拟浸提研究，但企业需对此加严条件进行论述，以确保该条件下获得的该可沥滤物释放量会大于临床使用条件下可能进入病人体内的量。

但在选择加速浸提时应谨慎，如果采用加速浸提，则应仔细考虑加速条件对浸提动力学及浸提物的影响。任何用于建立加速或加严因子的模型或概念都应加以证明并形成文件。更多关于不同浸提方式的论述及选择可参考 ISO 10993.18 标准讨论。

除采用前述浸提的方式外，有时还可以采用其他方式获得拟研究物质。比如分析某些医疗器械产品上易挥发性有机物时可以采用顶空进样分析，这种分析方法一般更加适用于挥发性可沥滤物，并同样能够达到预期的研究目的。

浸提液制备过程中，除考虑浸提方式外，还需要充分考虑样品的选择、浸提介质、浸提比例、浸提时间、浸提温度、浸提方式等。但无论选用何种浸提条件，所选浸提条件均不应引起器械材料和目标可沥滤物发生化学变化。

2. 样品选择

科学的采样是获得代表性样品的关键，因产品的加工制造过程会对可沥滤物释放量产生影响，因此实验室应建立完整的采样操作规程，采样方法应经过确认并保留相关理由、记录，必要时，提供相关支持性资料。

试验样品优先选择最终产品或取自最终产品中有代表性的样品或经论述的与最终产品相同的工艺过程制得的材料。某些情况下，因产品大型和/或复杂的器械使得无法在终产品上进行浸提时，一般可选取有代表性的部分进行浸提，然后推导出整个器械的结果，代表性的部分可采用如下方法：如果含有几种不同的材料，选取的样品中每一组分占样品的比例宜与该组分占被测器械的比例一致，或选择经评价证明是器械上残留含量最高的一个组成部分进行试验，有时还可以通过相同原材料在相同工艺条件下加工成的最终品检测等方式进行。

值得注意的是，某些产品需要在使用前现场制备，比如某些需要通过光固化、化学固化的口腔修复类产品等，该类产品的样品应严格按照产品使用说明书中规定的时间、浓度、剂量等要求制备后获得试验样本。

3. 浸提介质

浸提介质的选择需要考虑以下因素：

（1）临床接触介质性质（酸性、碱性、极性、非极性等）。例如，对于一次性使用输注器具拟输注的药物是最佳的提取溶剂，但是输注器具与拟输注的药品种类繁多，且不同输注器械在临床的应用情况有很大的差异，因此对于无法按照临床使用情况制备检验液的样品，或者药品中某些成分对已知可沥滤物分析存在干扰时，可以使用替代溶剂开展研究。例如，对于聚氯乙烯输注器具中增塑剂 DEHP 的研究，可通过充分的论证或试验研究分析后一般情况下可采用乙醇/水（ρ＝0.9373 g/mL ~ 0.9378 g/mL）进行浸提研究。

（2）已知物的基本性质，如极性、溶解特性等，并结合临床接触介质性质，初步确定拟采用的溶剂。

（3）浸提介质的基本性质，如适用时，pH 值、极性特征、沸点、可沥滤物在该介质下的溶解度等。例如，根据已知物的毒理学推导允许限量值及浸提液体积，计算得到的浸提液中的允许浓度，确认该已知物在初步确定的替代溶剂中的溶解度能够满足该允许浓度的要求。

（4）替代溶剂的选择。适用时可采用试验证明替代剂的提取能力应高于实际临床接触介质。如采用替代溶剂获得的结果不能满足毒理学风险评估要求时，可采用经论述的更加接近临床实际的方式进行评估。替代溶剂的选择应综合考虑上述 4 个因素。对于无机物（金属元素）可选择水或弱酸性介质作为浸提液，这时不仅要考虑浸提过程中使用的容器，还要考虑实际使用环境，比如因酸性饮料等的使用，会使得口腔内医疗器械常接触较酸的液体环境，因此在进行口腔产品的金属离子释放研究时，可采用较酸的浸提液，也可参考相关标准及指南规定。

需要说明的是，进行可沥滤物分析采用的浸提介质应与进行生物学试验的浸提介质区分开来，因为适合生物试验的浸提介质可能不适合进行化学试验。

除此之外还应注意，在进行溶剂选择时，还应避免所用溶剂是否会与要研究的物质发生反应使得检测不出或低于其实际的量。比如，异氰酸酯是合成聚氨酯材料的单体，但由于异氰酸酯类单体易与水发生水解反应生成胺类物质，因此当对含聚氨酯材料的医疗器械产品中进行异氰酸酯单体安全性研究时采用含水溶剂，如某些药物的生理盐水溶液、乙醇/水混合溶剂等，这种情况下获得的结果一般是不被认可的。相反，某些情况下，为提高检测灵敏度或便于后续分析，可能需要对浸提液中目标化合物进行衍生化（如酯化），或进行水解等，甚至在浸提过程中同时完成上述反应，这种情况下需注意反应效率和已反应生成物质等因素对测定结果的影响。

4. 浸提体积

浸提体积的选择首先应保证浸提液能够完全浸没浸提样品，其次浸提液中可沥滤物浓度能够满足检测灵敏度要求，同时还应避免因其浓度过大影响被浸提物质的进一步析出。如果供试品溶液中待测成分浓度超过线性范围，一般需通过稀释的方法降低待测成分浓度后再行测定。

5. 浸提温度

对于浸提温度，首先应考虑器械临床实际的使用温度，如选择提高温度进行加速浸提、加严浸提或极限浸提时应注意，浸提温度不应引起器械材料和目标可沥滤物发生化学变化。

6. 浸提时间

对于浸提时间，应按照器械作用于患者的性质和接触时间来确定并尽可能模拟产品临床实际，适用时，宜特别考虑临床最大可能接触时间。

7. 其他因素

除上述条件外，还应考虑是否需要采用动态模拟、浸提液的循环速度等因素，无论采取何种浸提条件，均需证明器械所选用的浸提条件严于或等于产品在预期使用中带给患者的最大风险下的条件。

（三）分析测试方法

对于某些已经建立起标准检测方法的研究物质，优先选用标准方法，如国际标准、国家标准等，或由知名技术组织或有关科技文献或期刊中公布的方法，在使用有关科技文献或期刊中公布的方法之前，应参照本指南中方法学验证参数进行验证，以确保方法的适用性。如果不能确定方法的适用性，应开发合适的新方法。

对于无标准检测方法的可沥滤物，企业需开发新的检测方法并进行方法学验证及确认工作。开发新的可沥滤物检测方法应根据拟研究物质的理化性质（包括极性、稳定性、溶解特性、环境敏感性等）、浸提选用溶剂或毒理学评估所需的精度等合理选择检测仪器及检测方法，同时，应进行必要的方法学验证以保证方法的可靠且能满足安全性评价要求。值得注意的是，在进行方法验证之前，宜考虑分析方法的系统适应性，如采用色谱法时，通常考虑的因素包括分离度、灵敏度、拖尾因子、重复性等。

对于无机物（元素）检测方法有：电感耦合等离子体原子发射光谱法（ICP－OES），电感耦合等离子体－质谱法（ICP－MS），原子吸收分光光度法（AAS）、离子色谱法（IC）等。

对于有机物的主要检测方法有：高效液相色谱－二极管阵列检测法（HPLC－DAD）、高效液相色谱－荧光检测法（HPLC－FLD）、高效液相色谱－质谱法（LC－MS）、离子色谱法（IC）、气相色谱－氢火焰离子化检测法（GC－FID）、气相色谱－质谱法（GC－MS）和傅里叶变换红外光谱法（FTIR）等。

对于浸提液中可沥滤物含量较低的微量或痕量分析，如分析方法足够灵敏，可采用浸提液直接进行分析测定，无需富集处理；如直接测定提取液或模拟提取液，分析方法的灵敏度达不到检测要求时，常用的检测样本处理方法有：（1）氮吹浓缩（一般适用于有机溶剂），需要注意的是氮吹的气流速度和温度；（2）减压浓缩富集：采用减压旋转蒸发浓缩的方法制备检测样本，但需注意防止温度过高影响样本中待测物的稳定性，避免样本在富集处理过程中待测物进一步降解的情况发生，同时需考虑待测物的挥发性对测定准确性的影响；（3）液相/固相萃取：对提取液或模拟提取液进行液相/固相萃取；但需注意液相萃取溶剂和固相填料及洗脱溶剂的选择，建议采用加内标的方法，确保待测物的有效富集。（4）衍生化：为提高待测物的可测性，可选择适宜的衍生化试剂对待测物进行衍生化处理。

如果采用新开发方法进行测定，需要按照以下项目（参见第四部分方法学验证资料）开展方法学验证，如果修改采用现有文献方法，则需要根据修改内容，参照选择"（四）方法学验证资料"中的项目进行方法学验证，并给予说明。

研究报告中除包含所采用的详细的测试方法和步骤外，还应明确使用的仪器信息及仪器设置参数，标准物质或对照品信息。

（四）方法学验证资料

定量分析应进行方法学验证，验证的目的是证明采用的方法满足于检测的基本要求，药典（如中国药典、美国药典等）和人用药品注册技术要求国际协调会（ICH）指南中均给出了特定定量分析要验证的内容，一般包括方法的准确度、精密度、专属性、线性、灵敏度（检测限和定量限）等。

需要说明的是，在方法开发和验证过程中，需要考虑基质效应的影响，基质效应指的是在对分析物的浓度或质量测定过程中，来自样品中其他化合物的一种或几种综合的影响。需验证在采用开发的方法测定可沥滤物含量时，不会因其他成分的存在而对拟研究物质造成干扰。

1. 专属性

专属性是指在一些可能存在的组分，如其他可沥滤物、降解物、基质等存在时，对被分析物准确可靠测定的能力，是评价方法能否正确鉴定并检测出被测物的一种方法。宜采用适宜的方法对专属性进行验证并排除各种稀释剂、基质、降解产物、其他杂质等的干扰，如色谱方法中，可采用典型的色谱图来证明专属性。

2. 线性

线性是指在设计的范围内，测定响应值与样品中被测物浓度（量）成比例关系的程度，是定量测量的基础。线性关系应以信号对被分析物的浓度或含量做图，根据图形是否线性进行评价。如果有线性关系，可用适当的统计方法估算试验结果，如最小二乘法。必要时，响应信号可经数学转换，再进行线性回归计算，或者采用描述浓度或含量－响应关系的非线性模型，并说明依据。

为建立线性，可用标准品或同一对照品贮备液经精确稀释，或分别精密称取标准品或对照品，制备一系列标准溶液的方法进行测定，建议至少制备 5 个不同浓度的对照品溶液，同时应给出回归方程和相关系数（一般不小于 0.99，在复杂基质或痕量分析时，接受范围可适当放宽），若用其他方法则应证明其合理性。

需要说明的是，建立方法过程中并不是线性范围越宽越好，实际上过宽的线性范围会让操作时不方便，且增加了测量误差的可能，可根据目标物浓度确定合适的工作曲线范围。

3. 范围

范围是指分析方法能达到一定的精密度、准确度和线性要求时的高低浓度或量的区间。特定的范围一般是从线性研究中得到的，它依赖于分析方法应用目的。选择的方法应保证实际样本中待测可沥滤物浓度在其线性范围内，当器械中可沥滤物大于定量限时，还应结合浸提液制备时的浸提比例、是否进行富集等因素，确认由毒理学评估数值转化的溶液浓度是否在所设定的线性范围内。尤其是当器械适用于不同的人群，如儿童、婴儿甚至早产儿等人群，其线性最低点设置更应关注是否能够满足该类人群的毒理学评估结果的要求。如果供试品溶液中待测成分浓度超过线性范围，一般需通过稀释的方法降低待测成分浓度后测定。

4. 检测限（LOD）

检测限是指样品中被测物能被检出的最低量，方法的检测限必须满足待测物的毒理学评估数值要求，即可沥滤物的限度浓度应大于检测限。应采用适宜的方法考察检测限，常用的评估方法有以下两种，除了下面所列的方法外其他经验证的方法也可被接受。

（1）信噪比法

该方法仅适用于能显示基线噪音的分析方法。信噪比的测定是通过比较含已知低浓度被分析物的样品与空白样品的测试信号，计算被分析物可被确切地检测的最小浓度，当信噪比在 3：1 或 2：1 时的检测限度通常被接受。

（2）基于响应值的标准偏差和标准曲线斜率法

检测限（LOD）表示为：$LOD = 3.3\delta/S$

δ：响应值的偏差

S：标准曲线的斜率

斜率 S 可从被分析物的标准曲线来估算，δ 的值可由多种途径估算。如通过对空白样品多次分析，然后计算其响应值的标准偏差。

5. 定量限（LOQ）

定量限是指样品中被测物能被定量测定的最低量，其测定结果应符合准确度和精密度的要求。常用的评估方法有以下两种，除了下面所列的方法外其他经验证的方法也可被接受。

（1）信噪比法

该方法仅适用于能显示基线噪音的分析方法。信噪比的测定是通过比较含有已知低浓度被分析物的样品与空白样品的测定信号，来计算被测物能够准确定量的最小浓度，典型信噪比为 10：1。

（2）基于响应值的标准偏差和标准曲线斜率法

定量限（LOQ）表示为：$LOQ = 10\delta/S$

δ：响应值的偏差

S：标准曲线的斜率

斜率 S 可从被分析物的标准曲线来估算，δ 的值可由多种途径估算。如通过对空白样品多次分析，然后计算其响应值的标准偏差。

通常情况下，只有当目标分析物的含量在接近于"零"的时候才需要确定方法的检测限或定量限。当分析物浓度远大于 LOQ 时，没有必要评估方法的 LOD 和 LOQ。但是对于那些浓度接近于 LOD 与 LOQ 的痕量和超痕量检测，并且报告为"未检出"时，或需要利用 LOD 与 LOQ 进行风险评估或法规决策时，实验室应确定 LOD 与 LOQ。

6. 精密度

精密度是指在规定的条件下，同一份均匀供试品检验液，经多次取样测定所得结果之间的接近程度。精密度一般用偏差、标准偏差或相对标准偏差表示，考察方法一般可进行重复性研究。重复性指由同一个分析人员在尽可能相同的条件下对配制的不同份相同浓度供试品溶液进行测试。一般地，供试品检验液应立即检测，若不能，则应验证贮存条件下浸提液的稳定性和均一性。

关于可沥滤物测定一般应采用重复性对精密度进行考察，评价方法如下：

在方法的规定线性范围内至少测定 9 次，如分别采用标准曲线范围内高、中、低 3 种浓度的供试品溶液重复测定 3 次。

不同含量的可沥滤物精密度考察可接受范围可参照表 1 进行考察，在复杂基质或更低浓度分析时，接受范围可适当放宽。

表 1　精密度考察可接受范围

被测组分含量	重复性（RSD%）
10μg/L	15
1mg/L	8
10mg/L	6
100mg/L	4
1000mg/L	3

7. 准确度

准确度是指采用该方法测定的结果与真实值或参考值接近的程度，通常用回收率评价。验证时一般要求对不同浓度样品进行平行测定，计算平均回收率，用于回收率试验的样品以不含待测成分的空白样品为最好。可以采用加标回收率试验，按样品的处理步骤分析，得到的结果与理论值的比值。若采用加标回收率试验，加标样品的浓度应覆盖线性范围的高、中、低浓度，并分别计算平均回收率。除平均回收率外，还应考察不同测试样本数据的离散程度，一般用相对标准偏差（RSD）表示。一般来说，不同的分析水平的可接受的回收率及 RSD 范围也不同。实验室内方法回收率偏差范围评价可参见表 2，在复杂基质或更低浓度分析时，接受范围可适当放宽。

表 2　方法回收率偏差范围

被测组分含量	回收率（%）
10 μg/L	70 ~ 125
1 mg/L	75 ~ 120
10 mg/L	80 ~ 115
100 mg/L	85 ~ 110
1000 mg/L	90 ~ 108

（五）方法转移及确认

方法转移指的是建立合适的分析方法并对方法进行验证后，新的实验室采用该方法进行检验前还应进行方法比对性测试，比对性测试需要考虑的因素包括样品数量、浓度级别、重复次数等。方法确认是证明经过验证的方法适用于本次检验的过程及被测样品，同时还应证明方法使用人员有能力正确地操作国际标准、国家标准发布的方法或者已建立并验证过的方法。确认内容可根据方法本身的特点和检验人员对方法操作的熟练程度由检验实验室自己确定。美国药典（USP）在其附录〈1226〉"药典分析方法确认（verification of compendial methods）"中对分析方法确认需要确认内容给出了指导意见，此处不再赘述。

（六）方法再验证

在某些情况下，如原材料的合成工艺改变、分析方法发生改变等，企业应进行充分的风险评估，并根据评估结果考虑是否需要对分析方法再次进行全面的或部分的验证，以确保分析方法可行。

当原材料的合成工艺或来源发生改变时，可能引入新的物质，则原可沥滤物的检测方法的专属性和/或准确度就需要重新进行验证，以证明新引入的物质对原有可沥滤物的含量测定无干扰。

当某一项目的分析方法发生改变时，如采用高效液相色谱法测定含量的检测波长发生改变，则要重新进行检测限、专属性、准确度、精密度、线性等内容的验证，同时还应进行方法改变前后所得结果的对比研究，证明变更后方法的合理、可行。

（七）数据要求

前述所有取样、仪器使用、标准品或对照品信息、色谱柱、仪器的校准等均应被记录，且应通过各种方式确保其真实、准确、完整、可追溯，以确保能够完整重现数据产生的步骤和顺序，防止漏记和随意涂改、伪造或编造数据。

（八）报告内容

应包括测定试验论述、试验方案、试验报告。其中，试验论述应说明产品基本信息（材料组成、人体接触途径及接触时间等）及可沥滤物基本信息，样品制备及浸提条件描述及其选择依据，测定方法来源及适用性论述或测定方法验证及确认报告。试验方案应包括：样品制备、浸提条件及测试方法、数据分析方案。试验报告应报告详细的测试方法（包括设备及试剂来源、样品制备步骤，必要时附图）、测试结果、数据处理、结论及典型性图谱等。

四、参考文献

1. GB/T 27417—2017 合格评定 化学分析方法确认和验证指南［S］.

2. ICH. Validation of Analytical Procedures Text and Methodology Q2（R1）.

3. 国家药典委员会 . 中华人民共和国药典［S］. 四部 . 北京：中国医药科技出版社，2015：374 – 378.

4. ISO 10993. 1—2018 Biological evaluation of medical devices Part 1：Evaluation and testing within a risk management process［S］.

5. GB/T 16886. 12—2017 医疗器械生物学评价 第 12 部分：样品制备与参照材料［S］.

6. GB/T 16886. 18—2011 医疗器械生物学评价 第 18 部分：材料化学表征［S］.

7. GB/T 16886. 17—2005 医疗器械生物学评价 第 17 部分：可沥滤物允许限量的建立［S］.

8. USP – 35 < 1226 >：Verification of compendial methods.

9. 许明哲，黄宝斌，杨青云等 . 分析方法确认内容介绍［J］. 药物分析杂志 . 2015，35（1）：183 – 189.

10. 许明哲，黄宝斌，杨青云等 . 分析方法验证、转移和确认概念解析［J］. 药物分析杂志 . 2015，35（01）：169 – 175.

11. ISO/IEC 17025—2017，General requirements for the competence of testing and calibration laboratories［S］.

五、起草单位

本指导原则由国家药品监督管理局医疗器械技术审评中心编写并负责解释。

附录　医疗器械已知可沥滤物测定的一般流程

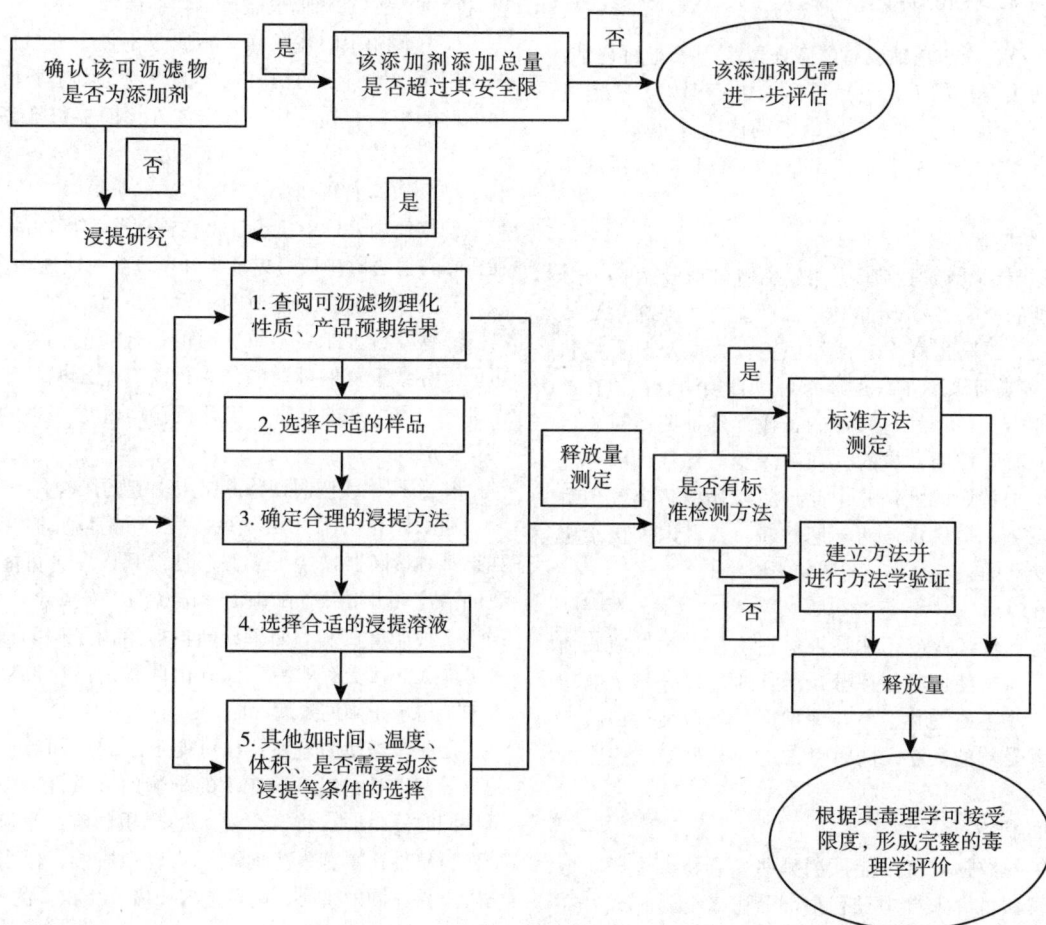

```
┌──────────────┐  是   ┌──────────────┐  否   ╭──────────────╮
│确认该可沥滤物│─────→│该添加剂添加总量│─────→│该添加剂无需  │
│是否为添加剂  │      │是否超过其安全限│      │进一步评估    │
└──────────────┘      └──────────────┘      ╰──────────────╯
       │否                    │是
       ↓                      ↓
┌──────────────┐
│浸提研究      │
└──────────────┘
```

流程图内容：

- 1. 查阅可沥滤物理化性质、产品预期结果
- 2. 选择合适的样品
- 3. 确定合理的浸提方法
- 4. 选择合适的浸提溶液
- 5. 其他如时间、温度、体积、是否需要动态浸提等条件的选择

释放量测定 → 是否有标准检测方法
- 是 → 标准方法测定
- 否 → 建立方法并进行方法学验证

→ 释放量 → 根据其毒理学可接受限度，形成完整的毒理学评价

注：可沥滤物来源可能不仅是器械原材料及工艺信息中提供的添加剂、单体、加工助剂本身，某些情况下，器械及其原材料在生产、制造、贮存及使用等过程中产生的上述化学物质的水解、降解或反应产物等宜同时纳入可沥滤物风险评估的考虑。

100　医疗器械产品受益－风险评估注册技术审评指导原则

（医疗器械产品受益－风险评估注册技术审查指导原则）

本指导原则旨在为审评机构在医疗器械上市前申报和审评过程中需要进行受益－风险评估时应考虑的主要因素。通过受益－风险评估表，列出统一的申请/审评考虑因素，有利于提高上市前评审过程的可预测性、一致性和透明度。

本指导原则是供审评机构使用的指导文件，不涉及注册审批等行政事项，亦不作为法规强制执行。应在遵循相关法规的前提下使用本指导原则。

本指导原则是在现行法规及当前认知水平下制定的，随着法规的不断完善和科学技术的不断发展，本指导原则相关内容也将适时进行调整。

一、范围

本指导原则阐释了审评机构在医疗器械技术审评过程中需要进行受益－风险评估时应考虑的主要因素。在受益风险权衡不易时，起工具作用，必要时启用。本指导原则中讨论的概念适用于从设计到销售的医疗器械全生命周期过程。因此，在设计、临床前测试、临床评价、设计变更等阶段，注册申请人可以考虑本指导原则中规定的受益－风险因素。

二、受益-风险评估中考虑的因素

(一)器械受益的评估

可能的受益:通过单独或总体考虑以下因素进行评估:在器械的预期用途范围内,包括目标人群范围内,考虑可能受益的以下各因素。这些评估因素的内容是提示性的,通过这些因素或方法从数据中得出推论,而非提供器械相关数据要求。

1. 受益的类型

包括但不限于器械对临床应用、患者健康及目标人群中患者满意度的影响(如改善患者自理能力、提高生活质量、功能恢复、提高生存率、预防功能丧失以及改善症状等)。这些指示临床受益的终点通常可以直接测量,但在某些情况下可能需要使用经过验证的替代终点证明。对于诊断器械,可能需要按照器械的公众健康受益评估,因为此类器械能够识别特定的疾病并由此预防疾病的传播,预测将来疾病的发生,提供疾病的早期诊断,或者识别该给定疗法更可能受益的患者。

2. 受益的大小

根据特定评价终点或评估是否达到了预定的健康阈值等评估受益,通常使用临床评分量表。通过评分量表测定的改变、终点改善或恶化、参与者健康情况改变等,我们可以评估患者受益的大小。同时考虑不同人群受益大小的变化。

3. 受益的概率

根据提供的数据,有可能预测哪些患者将会受益。数据可能表明,在目标人群中只有小部分患者受益,或者在整个目标人群患者中某种受益经常发生。另外也有可能的是,不同的患者亚组获得的受益不同,或同种受益的程度不同。如果可以识别亚组,则指定器械适用于该亚组患者。此外,在权衡受益和风险时应同时考虑受益和风险的大小和概率。与大部分参与者获得小的受益相比,小部分参与者获得大的受益可能导致不同的判定结果。举例来说,对于某种大的受益,即使仅有少数人获益,也可判定其受益大于风险;对于小的受益,除非受益人群众多,否则不可判定受益大于风险。

4. 效果的持续时间

有些治疗方法是治愈性的,有些需要长期重复治疗。一般来讲,治疗效果的持续时间可能会直接影响其受益的确定。必须长期重复的治疗可能引入更大的风险,或者受益可能会随着治疗的重复而逐渐减弱。

(二)器械风险的评估

应综合考虑以下因素评估可能的风险/伤害的程度:

1. 与器械使用有关的不良事件的严重度、类型、数量和发生率

(1)器械相关的严重伤害-因使用器械引起,有下列情况之一者视为严重伤害:危及生命;导致机体功能的永久性伤害或者机体结构的永久性损伤;必须采取医疗措施才能避免上述永久性伤害或者损伤。

(2)器械相关的非严重伤害-因使用器械引起,且不符合严重伤害的其他伤害。

(3)使用中的并发症-不属于不良事件,且不是因器械使用而直接引起的伤害。举例来说,由于器械植入而引起的麻醉相关的并发症。对于体外诊断器械产品,采集人体样本所带来的风险也应予以考虑。

2. 不良事件的概率

预期使用人群中,预计将会遭遇伤害事件的人数比例。在概率计算过程中应考虑该事件是发生一次还是多次。

3. 不良事件的持续时间

有些器械可能会导致暂时的、轻微的伤害;有些器械可能会导致重复但可逆的伤害;而有些器械可能会导致永久性的、不可逆的伤害。审评机构将考虑伤害的严重性及其持续时间。

4. 假阳性或假阴性诊断结果引起的风险

假阳性和假阴性相关风险可以是多种的。举例来说,如果某种诊断器械给出了假阳性结果,患者可能接受不必要的治疗(并导致伴随该治疗出现的所有风险),或可能被误诊某种严重疾病。如果诊断器械给出了假阴性结果,患者可能无法接受有效治疗(并由此错过治疗带来的受益),或未被得出正确的疾病诊断。

还应考虑使用某种器械可能引起的不同类型伤害事件的数量,以及它们累积产生的影响的严重性。当多个伤害事件同时发生时,将产生更大的累积影响。举例来说,一个伤害事件在单独发生时被视为轻微影响,但当它与其他伤害事件一同发生时,则可能对患者产生重大的累积影响。

(三)在评估器械可能的受益和风险时考虑的其他因素

1. 不确定性

器械受益和风险的确定程度是评估受益-风险时应考虑的一个因素。诸如临床试验设计不合理、实施质量不佳,或者数据分析不充分等因素,可能导致研究结果的确定性降低。此外,对于在试验设计中无法对研究者和参与者设盲的器械类型,有时很难区分真实效果和安慰剂效应;研究结果的可重复性、分析方法的确认、其他类似研究的结果,以及研究是否为同类首次或独立研究等因素都会影响确定性水平;试验结果对预期治疗和使用人群的可推广性非常重要。举例来说,如果该器械使用者需要经过深层次培训或达到专业化水平,则试验结果可能并不适合推广到更广泛的医生群体;如果该器械预期用于诊断亚组人群的某种疾病,则可能无法推广到一般人群。总之,考虑临床试验人群对预期的适用人群的代表性非常重要。

2. 以患者为中心的评估和患者报告结局

以患者为中心、经过验证的衡量标准,例如与健康有关的生活质量指标和其他患者报告结局(如患者疼痛或身体机能的评级或评分),可帮助患者和医务人员讨论和决

定治疗方案，并且可以作为产品受益方面的证据。这类型衡量标准可以使医生站在患者角度，更好地量化器械产生的影响，并帮助患者在了解更多信息的情况下做出决定。

3. 疾病的表征

疾病的治疗或诊断情况、临床表现、对患者的影响方式、诊断后是否需要治疗、如何治疗、病史及治疗进展（如病情是日渐好转还是恶化，预计其概率分别是多少）等均为审评机构进行疾病表征以及确定受益与风险时考虑的重要因素。

4. 患者的观点

如果风险是可识别、可确定的，患者的风险接受水平会存在差异，而这种差异将影响患者个体决定，即与可能获得的受益相比，风险是否可接受。在做出批准受益风险决策时，审评机构发现相当一部分患者对受益与风险的观点表现为愿意承受非常高等级的风险以获得可能的受益，尤其是该受益可以改善生活质量的情况下。在风险和受益难以评估的时候，患者的观点有助于审评员做出最终决策。不仅是单方面评估，患者偏好的评估还应考虑患者是否愿意使用器械，是否愿意接受风险以换取可能的受益，以及评估患者如何权衡不同治疗方案的风险与受益。

患者偏好研究可以提供患者如何评价受益与风险的观点。在众多治疗的结果或其他特征中，患者对特定方案或选项的选择意愿和接受程度会有所不同，将患者对不同治疗方案的选择意愿和接受程度进行定性定量的评估，即为患者偏好信息。审评机构还可以考虑看护人（例如父母）和医务人员对特定器械的受益风险评估的相关性的偏好。

与患者风险承受能力和其他以患者为中心的评估标准的设定将视情况而定。考虑因素包括疾病的性质、状况、现有可采用的治疗手段，以及其受益风险。

在评估这些数据时，有些患者为实现较低的受益愿意承担非常高的风险，而其他患者则更加排斥风险。因此，在确定器械是否有效时，审评机构将考虑构成患者观点中有意义的受益的因素，因为某些患者可能比其他患者更重视受益。应注意，如果某种器械对所有适用的患者来说，可能的风险均超过可能的受益，则审评机构将判定使用该器械本身是不合理的。

患者偏好信息可以显示大多数患有特定疾病或处于特定病情的患者会考虑接受的受益风险情况。很多因素都可能影响患者对受益风险的看法，包括：

（1）疾病或病情的严重度

患有非常严重疾病的患者（如危及生命的疾病）可以承受更大的风险。对于诊断器械，患者个体可能更排斥与严重疾病假阴性诊断相关的风险。

（2）疾病的长期性

某些慢性疾病的患者，已经适应了所患疾病及其对日常生活的影响，因此他们可承受的风险较低，且要求获得更大的治疗受益；而某些患有严重慢性疾病的患者可以承受更高的风险以获得较小的受益。

（3）替代治疗/诊断

如果没有其他治疗/诊断方案可供选择，即使受益较小，患者也可能愿意承受更大的风险。

5. 可供选择的替代治疗或诊断

在做出关于受益风险的判定时，审评机构将考虑是否已经批准了用于该适用范围和患者人群的其他治疗方案或诊断方案（包括非器械治疗方法）。

在考虑其他疗法时，审评机构将考虑其治疗效果如何；已知存在的风险；在现行医疗实践中的应用；受益风险情况；以及可用的替代方案如何满足患者和施治者的需求。受益风险对于具有明确受益的高风险器械，如果其治疗对象尚无可用的替代治疗方案，审评机构将考虑患者因无器械获批而无法接受治疗所面临的风险。举例来说，即使一种新器械带来显著受益的可能性较低，但如果没有其他可用的替代治疗方案，且可能的受益超过可能的风险，审评机构仍有可能批准该产品。

6. 风险降低和适应症限制

在适当的情况下，使用风险降低措施能够降低伤害事件发生的概率并改善受益风险状况。最常用的风险降低方式是在说明书、标签中包含恰当的信息（例如警告信息和预防措施等），或者限定产品的适用范围。有些伤害可以通过其他形式的风险控制措施降低，包括培训和患者告知信息。对于体外诊断器械，可以采用补充诊断试验以降低风险。

7. 上市后数据

器械在真实世界环境中的使用情况可以更好地体现器械的受益风险。在做受益风险的判定时，审评机构可以考虑将收集上市后数据作为证明风险控制措施有效性的方法，也可作为某种器械或特定患者人群的受益风险的附加信息。

这类研究或器械用于真实世界后获得的数据可能改变特定器械的受益风险情况，尤其当其识别出了新风险、确认特定的风险已被降低、识别出最有可能发生不良事件的患者或者更具体地区分出不同患者亚组对器械的响应。

8. 解决临床需求的新技术

在评估受益和风险时，审评机构将考虑器械是否采用了突破性技术，并解决了尚未被满足的医疗需求。满足以下条件时视为器械解决了尚未被满足的医疗需求：与现有技术相比临床上有显著优势，与现有疗法相比临床有显著受益，与现有疗法相比带来更低风险，或者提供了没有可用替代方案的治疗或诊断方法。

解决临床需求的新器械，往往其受益可能相对较小，即使申请人只能证明相对较小的可能受益，仍可认为该新器械具有合理的安全性和有效性。此外，创新技术的开发将来可以为患者提供额外的受益。随着器械的持续改进，其受益风险状况可能会发生变化（例如受益可能增加或风险可能降低），预期的安全性和有效性也可能发生变化，与初始器械相比，改进后的器械可能更具优势。在这些情况下，为了鼓励创新，与大多数已经确定的技术相比，在对创新器械的受益风险评估中可以接受更大的不确定性，尤其是在可替代方案有限的情况下。

三、术语和定义

1. 严重度（severity）

危险（源）可能后果的度量。

2. 患者偏好信息（Patient preference information，简称 PPI）

在众多治疗的结果或其他特征中，患者对特定方案或选项的选择意愿和接受程度会有所不同，将患者对不同治疗方案的选择意愿和接受程度进行定性定量的评估。

3. 患者报告结局（patient - reported outcome，简称 PRO）

通常为患者自身健康状况相关的数据或信息，直接源自患者或受试者本人，而无需经过临床医生或任何其他人员的校正或解读。PRO 数据可通过患者自我评估获得，也可通过他人询问来进行评估和记录，但评估者应仅记录患者的直接反应。

四、编写单位

辽宁省药械审评与监测中心

附录：A 受益－风险评估表

　　　B 假设性示例

　　　C 基于受益－风险评估的实例

附录 A　受益－风险评估表

以下内容，请结合产品的特性判断，对适用项进行填写。"考虑的问题"是提示性的，不需要逐条解答。

因素	考虑的主要问题	评价记录
器械受益的评估		
1. 受益的类型	a）评价了哪些主要终点（替代终点）？ b）评价了哪些次要终点（替代终点）？ c）患者如何看待受益价值？ 注：从临床试验资料中得出，如显著改善患者自理能力、生活质量、辅助功能恢复，降低死亡率、功能丧失、改善症状等。	
2. 受益的大小	a）对于所评价的每个主要终点，次要终点或替代终点： 　i. 每种治疗效果的程度如何？ b）用什么方法衡量受益？ 　i. 按照该衡量方法，受益大小如何？	
3. 受益的概率	a）这项研究是否能够预测哪些患者将会受益？ b）预期使用患者获得受益的概率是多少？ c）不同亚组人群之间的受益有何差别？（如果研究对于亚组人群是充分有效的，需说明特定亚组、差别的特性和造成这些差别的原因） d）不同人群的公众健康受益是否有差异？ e）即使是总人口的小部分受益，这些患者如何看待受益价值？	
4. 效果的持续时间	a）如果相关，治疗效果的持续时间（包括主要和次要终点）是否能够确定？如是，请明确。 b）受益的持续时间对于患者是否有价值？	
器械风险的评估		
5. 不良事件（事件和后果）的严重程度、类型、数量和发生率：		
1）器械相关的严重伤害	该产品有什么器械相关的严重伤害的不良事件？	
2）器械相关的非严重伤害	该产品有什么器械相关的非严重伤害不良事件？	
3）使用中的并发症	患者会面临的其他使用中的并发症？	
6. 不良事件的概率	a）在预期使用人群中发生不良事件的概率是多少？ b）在研究人群中每个不良事件的发生概率是多少？ c）在上述预期中，评估的不确定度是多少？ d）在不同亚组人群中发生不良事件的概率是否有差异（如是，请明确）？ e）考虑到器械带来的可能的受益的同时，患者是否愿意接受可能的不良事件的风险？	

续表

因素	考虑的主要问题	评价记录
7. 不良事件的持续时间	a）不良事件会持续多长时间？ b）不良事件是否是可逆的？ c）针对不良事件，应采取什么样的应对措施？	
8. 假阳性或假阴性诊断结果引起的风险	a）假阳性结果的后果是什么？ b）假阴性结果的后果是什么？ c）这是相关疾病诊断的唯一方法，还是诊断方法的一部分？	
评估器械可能受益和风险时考虑的其他因素		
9. 不确定性：		
1）临床研究设计的质量	临床研究数据的可靠性如何？	
2）临床研究实施质量	a）临床试验是如何设计，实施和分析的？ b）是否有缺失数据？	
3）临床研究结果分析的可靠性	a）研究结果是否可重复？ b）临床研究是否是同类首次？ c）是否有取得了类似结果的其他临床研究？	
4）临床研究结果的可推广性	临床研究结果是否可以应用于一般人群，还是仅适用于个别的、特定的群体？	
10. 以患者为中心的评估	器械受益和风险是否包括对生活质量造成的影响（与健康相关）？	
11. 疾病的表征	a）患病会给患者带来哪些影响？ b）该病是可治疗的吗？ c）病情将如何发展？	
12. 患者的观点：		
1）患者偏好信息对风险和受益的考虑	a）申报器械对患者最重要的受益是什么？ b）申报器械对患者影响最大的风险是什么？ c）是否有明确的定性或定量的患者偏好信息（PPI）表明患者对于该治疗结果或替代疗法的偏好。 d）患者偏好信息（PPI）是否表明患者愿意接受申报器械可能造成的风险来换取可能带来的受益？ e）现有患者偏好信息（PPI）表明的患者对最大可接受风险和最小可接受受益的观点，是否改变原有的产品风险评价？ f）现有的患者偏好信息（PPI）是否表明：大多数或全部患者在考虑了疾病的严重性、长期性或缺乏替代疗法的因素后，接受风险－受益之间的权衡？	
2）患者偏好信息相关性和可理解性	a）每项风险是否可识别和可确定？ b）患者是否理解每种类型的风险和风险发生的可能性？ c）患者是否理解每种受益的类型和受益发生的可能性？	
3）患者偏好信息的可推广性和差异性	a）患者偏好信息（PPI）是否表明，患者偏好会因疾病的严重性、长期性或其他患者特征而不同？如是，请明确。 b）患者偏好信息（PPI）是否覆盖全部预期患者？如果没有，请具体说明现有患者偏好信息的研究人群。	
13. 可供选择的替代治疗或诊断	a）是否有其他治疗方法？ b）替代疗法的有效性如何？ 　i. 不同亚组人群间替代疗法的有效性差异如何？ c）对替代疗法的承受性如何？ 　i. 不同亚组人群对替代疗法的承受性差异如何？ d）任何已有的替代疗法会带来哪些风险？	
14. 风险降低和适应症限制	a）是否有降低风险的手段（包括将适应症限制在受益大于风险的亚组中）？例如使用产品说明书或标签，组织培训，提供附加疗法等手段。 b）建议使用哪些降低风险的手段？	

因素	考虑的主要问题	评价记录
15. 上市后数据	a) 市场上是否还有其他类似适应症的器械？这些同类器械的有效性和不良事件发生率是否与申报器械的预期发生率相似？ b) 已有的上市后数据是否会改变已上市同类产品的风险受益评估？ c) 根据上述风险受益评价，是否有理由在上市后考虑进一步评价以下方面？ 　i. 医疗器械的长期性能表现 　ii. 培训项目的有效性或使用者使用器械的偏好 　iii. 亚组人群（例如儿童、女性） 　iv. 罕见的不良事件 d) 是否有理由预计申报器械的"真实世界"性能表现和上市前的表现有显著差异？ e) 是否有用以支持此批准的数据可以推迟到上市后收集？	
16. 解决临床需求的新技术	这个器械解决的医疗需求多大程度能通过现有治疗方法满足？	
受益总结	风险总结	其他因素总结

附录 B　假设性示例

示例 1

申报产品为一种用于治疗严重慢性疾病的植入式器械。目前尚无其他治疗方案可治愈此类疾病。在临床确定性试验中，进行了单臂研究。研究的主要终点是受益的程度，例如，该研究器械与现行的标准治疗方法相比较，能够减轻受试者症状的效果。

临床研究结果如下：

受益：基于临床研究结果分析，患者植入该器械可能所获得实质受益的概率为75%。研究已达成其主要临床终点。一般而言，患有该严重慢性疾病的患者，如果身体能够保持良好行动机能，预期寿命往往较长。

然而，受试者的随访期仅为一年，因此无法确定受益的可持续时间。

风险：临床研究结果显示，植入器械后，不良事件的发生率低于3%。然而，所有需采用外科手术植入的器械均有其风险。就本案例而言，从文献中可知，该器械的外科植入手术并不是常规手术，死亡率为1%。此外，永久性植入物通常终生留在患者体内，并难以移除，从而可能带来额外的风险。即使是在器械未启动的停用情况下，其仍为植入状态，并且仍然存在断裂、机械故障或不良生理反应的风险（概率低于3%）。

其他因素：

不确定性：受试者症状改善的机理难以识别，外科植入手术是否对改善起到了促进作用也难以判断。受试者的随访期仅为一年，难以确定长期受益。患者植入器械后可能获得受益的概率仅为75%。

患者的观点：申请人提供的数据显示，即使受益率仅有75%，大多数患者在考虑到症状的严重程度，且无有效可替代治疗方案的情况下，愿意承担植入器械的风险。

风险降低：植入和移除（如需要）器械的外科手术是有风险的，但如果要求由专业临床医师进行手术，风险可以被降低。

批准/不批准的综合考量：患者受益率相当高（预期使用人群的受益率约为75%）。在这个案例中，由于不能确定必然受益的患者，所以无法选择将该器械的适用人群限制在必然受益的患者。此外，植入器械具有重大风险，且研究结果仍具有一定的不确定性。然而，对于可能获益的目标人群来说，为了能够缓解症状、改善生活质量，有些患者已经表达了愿意接受相关风险的意愿。而且，尽管风险确实存在，但如果仅允许专业临床医师操作，可以在一定程度上降低风险。最后，该器械所治疗的严重慢性疾病的替代治疗方案极其有限。因此，该器械很可能会获得批准。

假设示例 1 的工作表

因素	考虑的主要问题	评价记录
	器械受益的评估	
1. 受益的类型	a) 评价了哪些主要终点或替代终点？ b) 评价了哪些次要终点或替代终点？ c) 患者如何看待受益价值？ 注：从临床试验资料中得出，如显著改善患者自理能力、生活质量、辅助功能恢复，降低死亡率、功能丧失、改善症状等。	减轻症状。 改善行动机能。 延长患者预期寿命。

续表

因素	考虑的主要问题	评价记录
2. 受益的大小	a）对于所评价的每个主要终点，次要终点或替代终点： i 每种治疗效果的程度如何？ b）用什么方法衡量受益？ i 按照该衡量方法，受益大小如何？	有效减轻患者的症状。
3. 受益的概率	a）这项研究是否能够预测哪些患者将会受益？ b）预期使用患者获得受益的概率是多少？ c）不同亚组人群之间的受益有何差别？（如果研究对于亚组人群是充分有效的，需说明特定亚组、差别的特性和造成这些差别的原因） d）不同人群的公众健康受益是否有差异？ e）即使是总人口的小部分受益，这些患者如何看待受益价值？	一旦器械上市销售，患者有75%的概率（预测概率）可以受益。 受益的患者对器械非常认可。患者重视获得受益的机会。
4. 受益的持续时间	a）如果相关，治疗效果的持续时间（包括主要和次要终点）是否能够确定？如是，请明确。 b）受益的持续时间对于患者是否有价值？	仅随访一年。 行动机能改善的患者的预期寿命可能更长。 患者认可受益，即使受益仅维持一年。

器械风险的评估

因素	考虑的主要问题	评价记录
5. 不良事件（事件和后果）的严重程度、类型、数量和发生率：		
1）器械相关的严重不良事件	该产品有什么器械相关的严重不良事件？	与永久植入性器械有关的已知风险。器械断裂、机械故障或不良生理反应。 如需要，移除器械将比较困难。
2）器械相关的一般不良事件	该产品有什么器械相关的一般不良事件？	不适用
3）使用中的并发症	患者会面临的其他使用中的并发症？	器械的外科植入手术并不是常规手术，且具有较高风险。
6. 不良事件的概率	a）在预期使用人群中发生不良事件的概率是多少？ b）在研究人群中每个不良事件的发生概率是多少？ c）在上述预期中，评估的不确定度是多少？ d）在不同亚组人群中发生不良事件的概率是否有差异（如是，请明确）？ e）考虑到器械带来的可能的受益的同时，患者是否愿意接受可能的不良事件的风险？	低。 外科手术的死亡率为1%。 植入器械后不良事件的发生率低于3%。 器械断裂、机械故障或不良生理反应相关的不良事件的发生率低于3%。
7. 伤害事件的持续时间	a）不良事件会持续多长时间？ b）不良事件是否是可逆的？ c）针对不良事件，应采取什么样的应对措施？	与器械有关的不良事件将在器械植入期间持续存在，但在器械移除后这些事件是可逆的。
8. 假阳性或假阴性诊断结果引起的风险	a）假阳性结果的后果是什么？ b）假阴性结果的后果是什么？ c）这是相关疾病诊断的唯一方法，还是诊断方法的一部分？	不适用

评估器械可能受益和风险时考虑的其他因素

因素	考虑的主要问题	评价记录
9. 不确定性：		
1）临床研究设计的质量	临床研究数据的可靠性如何？	临床研究设计和执行情况良好，但随访期仅持续了一年。
2）临床研究实施质量	a）临床试验是如何设计，实施和分析的？ b）是否有缺失数据？	可能存在问题：数据缺失。

因素	考虑的主要问题	评价记录
3）临床研究结果分析的可靠性	a）研究结果是否可重复？ b）临床研究是否同类首次？ c）是否有取得了类似结果的其他临床研究？	存在数据缺失，但执行了敏感度分析，并且结果相对可靠。
4）临床研究结果的可推广性	临床研究结果是否可以应用于一般人群，还是仅适用于个别的、特定的群体？	器械应由专业临床医师操作。
10. 以患者为中心的评估	器械受益和风险是否包括对生活质量造成的影响（与健康相关）？	患者高度重视该治疗方法，因为没有其他有效的替代治疗方案，并且该治疗方法有可能改善患者的总体生活质量。
11. 疾病的表征	a）患病会给患者带来哪些影响？ b）该病是可治疗的吗？ c）病情将如何发展？	疾病非常严重并且会影响患者的生活质量和行动能力。疾病是慢性且不可治愈的。
12. 患者的观点：		
1）患者偏好信息对风险和受益的考虑	a）申报器械对患者最重要的受益是什么？ b）申报器械对患者影响最大的风险是什么？ c）是否有明确的定性或定量的患者偏好信息（PPI）表明患者对于该治疗结果或替代疗法的偏好？ d）患者偏好信息（PPI）是否表明患者愿意接受申报器械可能造成的风险来换取可能带来的受益？ e）现有患者偏好信息（PPI）表明的患者对最大可接受风险和最小可接受受益的观点，是否改变原有的产品风险评价？ f）现有的患者偏好信息（PPI）是否表明：大多数或全部患者在考虑了疾病的严重性、长期性或缺乏替代疗法的因素后，接受风险－受益之间的权衡？	为了获得受益，患者愿意承担植入器械的风险，因为其症状很严重，且没有其他有效的替代治疗方案。
2）患者偏好信息相关性和可理解性	a）每项风险是否可识别和可确定？ b）患者是否理解每种类型的风险和风险发生的可能性？ c）患者是否理解每种受益的类型和受益发生的可能性？	
3）患者偏好信息的可推广性和差异性	a）患者偏好信息（PPI）是否表明，患者偏好会因疾病的严重性、长期性或其他患者特征而不同？如是，请明确。 b）患者偏好信息（PPI）是否覆盖全部预期患者？如果没有，请具体说明现有患者偏好信息的研究人群。	
13. 可供选择的替代治疗或诊断	a）是否有其他治疗方法？ b）替代疗法的有效性如何？ 　i 不同亚组人群间替代疗法的有效性差异如何？ c）对替代疗法的承受性如何？ 　i 不同亚组人群对替代疗法的承受性差异如何？ d）任何已有的替代疗法会带来哪些风险？	有替代治疗方案，但对接受该器械治疗的患者无效。
14 风险降低和适应症限制	a）是否有降低风险的手段（包括将适应症限制在受益大于风险的亚组中）？例如使用产品说明书或标签，组织培训，提供附加疗法等手段。 b）建议使用哪些降低风险的手段？	仅限专业临床医师使用该器械。
15. 上市后数据	a）市场上是否还有其他类似适应症的器械？这些同类器械的有效性和不良事件发生率是否与申报器械的预期发生率相似？ b）已有的上市后数据是否会改变已上市同类产品的风险受益评估？ c）根据上述风险受益评价，是否有理由在上市后考虑进一步评价以下方面？ 　i. 医疗器械的长期性能表现 　i. 培训项目的有效性或使用者使用器械的偏好 　ii. 亚组人群（例如儿童、女性） 　iii. 罕见的不良事件 d）是否有理由预计申报器械的"真实世界"性能表现和上市前的表现有显著差异？ e）是否有用以支持此批准的数据可以推迟到上市后收集？	市场上有针对不同适应症的类似器械，得以借此推测其长期不良事件发生率，例如器械断裂。 可以在上市后评价器械的长期表现，例如受益的持续时间和长期（1年以后）不良事件发生率。 如果器械是由专业临床医师遵照守说明书、标签的要求进行操作，那么"真实世界"的性能表现应与上市前类似。 获得上市后信息之后，可以对培训的效果进行评估（和改进）。

续表

因素	考虑的主要问题	评价记录
16. 解决临床需求的新技术	这个器械解决的医疗需求多大程度能通过现有治疗方法满足？	不适用
受益总结	风险总结	其他因素总结
75%的概率改善患者的移动性和生活质量	需要外科手术的永久植入式器械。患者有25%的概率不能获得受益。严重的不良事件包括死亡、器械断裂、机械故障或不良生物反应。	患者愿意接受风险，因为能够获得实质性受益的概率较高。通过限制仅由专业临床医师使用器械，可以降低风险。

结论
可能受益是否大于可能风险？

是。适用人群没有有效的替代治疗方案，且病情严重。患者显著改善生活质量的概率为75%。患者愿意承担风险，即使无法确定是否能够获得受益，因为一旦受益，则必然是重大受益。这些患者已经尝试过替代治疗方案，但均无效，因此，他们不会因为受益不明确而放弃有效治疗的方案。最后，与该器械有关的风险，尽管严重，但并不高于类似治疗方案。

示例2

申报产品为一种新型记忆替代性器械，预期用于治疗痴呆和记忆障碍性疾病。该产品为永久植入式器械，且患者必须接受大脑切除术以使该器械能够正常工作。患者的所有记忆将被下载到计算机芯片上，进而通过该芯片实现该器械的功能。患者一旦植入该器械，其保留的所有剩余记忆均将丢失。

受益：该器械的临床试验表明，痴呆早期的受试者植入该器械后有显著改善，而痴呆晚期的受试者则改善较小。如在大部分记忆仍完好时植入该器械，受试者可体验到最大化的受益，其整体生活质量也有所提高。由于该临床试验涵盖了两个亚组人群，即疾病早期和晚期的受试者，基于该试验结果推测，如器械获准上市，处于疾病早期的患者人群可能获得显著的改善，而处于疾病晚期的患者人群则可能仅获得极小的改善。

风险：植入该器械，患者需接受高风险的外科手术。手术过程通常只有接受过特定培训的神经外科医生方可执行。即使如此，基于既往临床研究和文献数据，此类外科手术本身的严重不良事件的风险概率约为8%。此外，针对该器械的临床试验结果显示，患者可能发生的不良事件包括：部分肢体麻痹、失明、运动能力丧失、眩晕以及失眠症（预期发生率为1%）；非严重不良事件包括一过性人格改变、情绪波动以及言语不清（预期发生率为5%）。

其他因素：

不确定性：针对该器械开展的临床试验中，纳入的符合入组标准且自愿参加的受试者数量较少，但该试验的设计和执行情况良好，数据结果可靠。试验结果具有可推广性。该试验结果提示，记忆丢失早期的受试者可能获得最好的效果。

患者的观点：由于该产品预期治疗的疾病（痴呆和记忆障碍性疾病），对患者的生活质量具有严重影响，且考虑到阿尔茨海默病病程进展的特点，部分患者及其监护人员为了获得症状改善、减轻疾病发展至晚期可能造成的家庭的负担，通常能够承受更高的风险，甚至可以接受发生严重不良事件的风险。而其他患者，例如老年患者，可能对类似风险的接受程度偏低。

对于疾病进展至晚期、症状更严重的患者，使用该器械的潜在获益较低。且由于此类患者处于疾病晚期，认知功能障碍更为严重，其风险承受能力往往难以评估。

可供选择的替代治疗或诊断：目前尚无可用的替代治疗方案。

风险降低：与该器械有关的风险较大。通过限定手术操作者必须为接受过特定培训的外科医生，可以在一定程度上降低与器械植入和移除（如需要）过程相关的风险，但与人格改变相关的风险无法降低或预测。还可以通过以下方法来降低风险：限定该器械预期适用于处于疾病早期、更可能获益的患者，并且在说明书、标签中引用临床试验的数据来说明症状越严重的患者，植入该器械后的获益可能越低。

解决临床需求的新技术：目前尚无其他可用的类似技术。未来对于该器械的进一步改进可能使得其适用于治疗其他更多类型的影响认知功能的疾病。此外，目前尚无其他治疗方法能够为目标人群带来与该器械相似的受益。

批准/不批准的综合考量：该器械可为某个特定且预知的患者亚组带来实质性受益，而为另一个特定且预知的患者亚组带来的受益则极小。虽然针对该器械的临床试验规模较小，但数据质量良好，且结果的置信区间窄。该试验结果的不确定性与通常将试验结果从研究样本推广到真实世界人群而导致的不确定性一致。与器械使用相关的风险较高，但通过对植入/移除（如需要）器械的医生进行培训可降低部分此类风险。此外，尽早植入器械可能为患者带来最大受益；但同时由于植入的时间更早，患者也需承担更长期的风险；因此，那些期待获得最大受益的患者也必须承担最大的风险。申请人提供的数据表明，很多罹患记忆障碍的患者愿意尝试存在较大风险的新疗法，来保持他们的记忆和维持生活质量。此外，另一项值得考虑的重要因素是，目前针对该类疾病尚无可用的替代疗法。尽管器械相关的风险非常高，但由于其为患者带来的可能的受益、以及无治疗情况下该类疾病逐渐恶化的进展特性，某些患者仍然可以接受这些风险。而相关的风险是已知且可量化的。因此，尽管该器械存在重大风险，综合上述诸多方面的考虑因素，审评机构可能仅批准该器械适用人群为痴呆早期的患者。对于某个特定患者，是否植入该器械取决于患者偏好（可能包括法定监护人的偏好）和医学判断。基于对该类疾病进展的可能性和时间范围、以及患者不接受医疗干预可能发生的损伤的充分考虑，审评机构有可能批准该器械，但需要申请人在其说明书、标签中明确提示该类外科手术可能存在8%的严重不良事件率，并且规定只有受过充分培训的医生才能实施该器械的植入手术。

假设示例 2 的工作表

因素	考虑的主要问题	评价记录
器械受益的评估		
1. 受益的类型	a）评价了哪些主要终点或替代终点？ b）评价了哪些次要终点或替代终点？ c）患者如何看待受益价值？ 注：从临床试验资料中得出，如显著改善患者自理能力、生活质量、辅助功能恢复，降低死亡率、功能丧失、改善症状等。	维持记忆。 改善生活质量。 患者非常重视这些受益。
2. 受益的大小	a）对于所评价的每个主要终点，次要终点或替代终点： 　i 每种治疗效果的程度如何？ b）用什么方法衡量受益？ 　i 按照该衡量方法，受益大小如何？	处于疾病早期的患者受益显著；处于疾病晚期的患者受益较小。
3. 受益的概率	a）这项研究是否能够预测哪些患者将会受益？ b）预期使用患者获得受益的概率是多少？ c）不同亚组人群之间的受益有何差别？（如果研究对于亚组人群是充分有效的，需说明特定亚组、差别的特性和造成这些差别的原因） d）不同人群的公众健康受益是否有差异？ e）即使是总人口的小部分受益，这些患者如何看待受益价值？	该试验针对两个亚组人群进行了研究，即疾病早期和晚期的受试者。可以推断出疾病早期阶段的患者受益较大，而处于疾病晚期阶段的患者受益较小。
4. 受益的持续时间	a）如果相关，治疗效果的持续时间（包括主要和次要终点）是否能够确定？如是，请明确。 b）受益的持续时间对于患者是否有价值？	器械植入后受益持续存在。
器械风险的评估		
5. 不良事件（事件和后果）的严重程度、类型、数量和发生率：		
1）器械相关的严重不良事件	该产品有什么器械相关的严重不良事件？	部分肢体麻痹、失明、运动功能丧失、眩晕和失眠症。
2）器械相关的一般不良事件	该产品有什么器械相关的一般不良事件？	人格改变、情绪波动和言语不清
3）使用中的并发症	患者会面临的其他使用中的并发症？	即使术者是经过充分培训的神经外科医生，手术本身严重不良事件的发生风险为8%
6. 伤害事件概率	a）在预期使用人群中发生不良事件的概率是多少？ b）在研究人群中每个不良事件的发生概率是多少？ c）在上述预期中，评估的不确定度是多少？ d）在不同亚组人群中发生不良事件的概率是否有差异（如是，请明确）？ e）考虑到器械带来的可能的受益的同时，患者是否愿意接受可能的不良事件的风险？	高：手术造成的死亡风险严重不良事件为8%；其中失明等严重不良事件的概率为1%；；非严重不良事件的概率为5%。综合考虑，器械存在高风险。 对于疾病早期阶段的患者，由于接受器械植入后持续的时间更长，其可能面临更高的风险。然而，这些患者也会获得更高的受益。
7. 伤害事件的持续时间	a）不良事件会持续多长时间？ b）不良事件是否是可逆的？ c）针对不良事件，应采取什么样的应对措施？	死亡和严重不良事件是永久的；非严重不良事件可能是可逆的。

因素	考虑的主要问题	评价记录
8. 假阳性或假阴性诊断结果引起的风险	a）假阳性结果的后果是什么？ b）假阴性结果的后果是什么？ c）这是相关疾病诊断的唯一方法，还是诊断方法的一部分？	不适用
评估器械可能受益和风险时考虑的其他因素		
9. 不确定性：		
1）临床研究设计的质量	临床研究数据的可靠性如何？	良好。尽管研究规模小，但临床终点的置信区间很窄。
2）临床研究实施质量	a）临床试验是如何设计，实施和分析的？ b）是否有缺失数据？	非常好。几乎所有受试者均接受了随访。
3）临床研究结果分析的可靠性	a）研究结果是否可重复？ b）临床研究是否是同类首次？ c）是否有取得了类似结果的其他临床研究？	非常可靠。可以从结果中识别出器械效果最好的亚组。在试验设计过程中预先规定了亚组分析。
4）临床研究结果的可推广性	临床研究结果是否可以应用于一般人群，还是仅适用于个别的、特定的群体？	可推广，因为知道处于疾病早期阶段的患者反应更好。
10. 以患者为中心的评估	器械受益和风险是否包括对生活质量造成的影响（与健康相关）？	患者高度重视该治疗方法，因为他们没有其他治疗方案，且该治疗方法可以大幅改善他们的生活质量。
11. 疾病的表征	a）患病会给患者带来哪些影响？ b）该病是可治疗的吗？ c）病情将如何发展？	疾病非常严重并且会影响患者的生活质量和记忆力。疾病是慢性且不可治愈的。
12. 患者的观点：		
1）患者偏好信息对风险和受益的考虑	a）申报器械对患者最重要的受益是什么？ b）申报器械对患者影响最大的风险是什么？ c）是否有明确的定性或定量的患者偏好信息（PPI）表明患者对于该治疗结果或替代疗法的偏好。 d）患者偏好信息（PPI）是否表明患者愿意接受申报器械可能造成的风险来换取可能带来的受益？ e）现有患者偏好信息（PPI）表明的患者对最大可接受风险和最小可接受受益的观点，是否改变原有的产品风险评价？ f）现有的患者偏好信息（PPI）是否表明：大多数或全部患者在考虑了疾病的严重性、长期性或缺乏替代疗法的因素后，接受风险 – 受益之间的权衡？	患者愿意承担植入器械的风险，因为没有其他治疗方案，并且他们的症状极其严重。 此类疾病的患者通常愿意冒死亡的风险以改善他们的预后。
2）患者偏好信息相关性和可理解性	a）每项风险是否可识别和可确定？ b）患者是否理解每种类型的风险和风险发生的可能性？ c）患者是否理解每种受益的类型和受益发生的可能性？	
3）患者偏好信息的可推广性和差异性	a）患者偏好信息（PPI）是否表明，患者偏好会因疾病的严重性、长期性或其他患者特征而不同？如是，请明确。 b）患者偏好信息（PPI）是否覆盖全部预期患者？如果没有，请具体说明现有患者偏好信息的研究人群。	
13. 可供选择的替代治疗或诊断	a）是否有其他治疗方法？ b）替代疗法的有效性如何？ 　i 不同亚组人群间替代疗法的有效性差异如何？ c）对替代疗法的承受性如何？ 　i 不同亚组人群对替代疗法的承受性差异如何？ d）任何已有的替代疗法会带来哪些风险？	没有可用的替代治疗方案。
14. 风险降低和适应症限制	a）是否有降低风险的手段（包括将适应症限制在受益大于风险的亚组中）？例如使用产品说明书或标签，组织培训，提供附加疗法等手段？ b）建议使用哪些降低风险的手段？	为外科医生提供培训。 在说明书、标签中声明该器械对处于疾病早期阶段的患者效果更好。

517

因素	考虑的主要问题	评价记录
15. 上市后数据	a) 市场上是否还有其他类似适应症的器械？这些同类器械的有效性和不良事件发生率是否与申报器械的预期发生率相似？ b) 已有的上市后数据是否会改变已上市同类产品的风险受益评估？ c) 根据上述风险受益评价，是否有理由在上市后考虑进一步评价以下方面？ 　i. 医疗器械的长期性能表现 　ii. 培训项目的有效性或使用者使用器械的偏好 　iii. 亚组人群（例如儿童、女性） 　iv. 罕见的不良事件 d) 是否有理由预计申报器械的"真实世界"性能表现和上市前的表现有显著差异？ e) 是否有用以支持此批准的数据可以推迟到上市后收集？	该器械是"同类首创"，市场上没有类似的器械。故没有关于其他器械的先验信息可用于推断本器械的性能。因此，应在上市后评估其长期性能，包括长期有效性、长期不良事件、器械持续时间等。 可能会推荐开展上市后研究。
16. 解决临床需求的新技术	这个器械解决的医疗需求多大程度能通过现有治疗方法满足？	申报器械采用了突破性技术。预期未来对于该器械的改进可能降低当前预期的器械相关风险。
受益总结	风险总结	其他因素总结
处于疾病早期阶段的患者获得受益的机会很大。受益包括保护记忆和提高生活质量。患者及其重视该受益。	长期植入的器械需要外科手术。手术造成的死亡风险为8%；严重不良事件的概率为1%；非严重不良事件的概率为5%。对于较年轻的患者来说风险较高，因为他们需要在很长的时间内将该器械置于体内。	患者愿意接受该器械的相关风险，因为如果器械起效患者将获得实质性受益，且目前尚无其他替代疗法。可以通过培训外科医生和在说明书、标签中加以限制说明的方式降低风险。

结论
可能受益是否大于可能风险？

是的。对部分患者来说受益大于风险，审评机构倾向于为愿意接受其风险以换取其受益的患者提供接受该治疗的机会。目前没有其他替代治疗方案，该器械预期用于治疗某种严重疾病，且患者可能能够显著改善其生活质量并维持记忆。因为受益巨大且能够改善生活，患者愿意承担相关风险，甚至包括较高的死亡风险。尽管与该器械相关的风险很高，但可以通过培训外科医生和在说明书、标签中加以限制说明的方式来降低风险。另外，该疗法为创新疗法，市场上没有其他类似的替代疗法。纵使其风险高，但考虑到可能的显著受益且风险可被降低，仍认为其受益高于风险。最后，预期随着日后产品技术和手术技术的不断改进，该器械的不良事件率能够有所下降。

示例3

申报产品为一种新的体外诊断器械（IVD），用于一项血清学检测试验，可以将乳房X线钼靶检查结果为BI-RADS 4级的患者分为两组，即低乳腺癌风险组和其他组。对低乳腺癌风险组，医生将建议等待数月后再进行随访检查，从而避免了因乳腺活组织检查（活检）所引起的可能并发症；而对其他组的BI-RADS 4级患者，则依照现行的诊疗规范建议其接受乳腺活检。对于该体外诊断器械拟申请的预期用途为：

该体外诊断试验可测量10种肽分析物，并产生单一的定性结果。该检测预期用于经乳房X线照相术认定乳腺病灶为BI-RADS 4级的40岁或以上的女性，以便帮助医生决定是否建议进行乳腺活检。

阴性检查结果（低风险）：不建议立即进行乳腺活检，等待数月再进行随访检查。

阳性检查结果（高风险）：建议立即进行乳腺活检。

对预期适用人群进行的临床研究的结果（包括所有受试者的活检结果）为：

		乳腺活检		
		恶性	良性	
血清学检测试验	阳性	97	75	172
	阴性	3	225	228
		100	300	400

灵敏度 =97%（97/100），95% 双侧置信区间：91.5%至99.0%

特异度 = 75%（225/300），95% 双侧置信区间：69.8%至79.6%

患病率 =25%（100/400）

阴性预测值（NPV）=98.7%（225/228）

阳性预测值（PPV）=56.4%（97/172）

受益：使用该器械的主要受益为使57%（228/400）的检测结果显示低乳腺癌患病风险的受试者避免了因立即进行乳腺活检所引起的可能并发症。

风险：在血清学检测结果呈阴性的受试者中基于即刻活检诊断的癌症患病率为1.3%（$3/228 = 1 - NPV$）。使用该器械的主要风险在于对部分本可以通过活检确诊乳腺癌的 BI－RADS 4 级患者未能及时进行乳腺活检，从而延误了这些患者的诊断和治疗。对于该风险，申办方声称，在未接受活检的 BI－RADS 4 受试者中，临床上可接受的癌症患病率为≤2%，其原因为：a）通常不建议 BI－RADS 3 级患者立即进行活检（相反，建议患者等待数月再进行进一步评价）；b）BI－RADS 3 级患者中，乳腺癌的预期患病率为 2%。从临床研究中可测量的受益－风险比为 75（225/3），未接受活检的 BI－RADS 4 级受试者中观察到的风险低于 BI－RADS 3 级患者的预期风险。

其他因素：

不确定性：根据观察到的研究结果所计算的相关统计学置信区间通常存在不确定性。

与遗漏原本通过活检可确诊的癌症所带来的临床影响相比，避免活检并发症所带来的临床影响并不会左右获益－风险比。也就是说，受益类型并不一定与风险类型相对应。

不能保证乳房 X 线照相术结果为 BI－RADS 4 级的患者中漏诊的乳腺癌的临床影响等同于结果为 BI－RADS 3 级的患者中的乳腺癌的临床影响。因此，对于潜在风险/危害的程度存在不确定性。

检测结果呈阴性且未接受活检的 BI－RADS 4 级患者将不会接受已有的良性疾病的组织病理学评估。

患者的观点：患者通常对延误乳腺癌诊断和治疗的接受能力较低。这一点需要在患者权衡避免与活检相关的并发症的价值时予以考虑。

可供选择的替代治疗或诊断：尚未有其他体外诊断器械获批用于该项新测试的预期用途。

降低风险：检测结果呈阴性的所有女性患者将接受随访以进行进一步评估和检查。

批准/不批准的综合考量：申请人合理地定义了受益和风险的类别和可能性。提出了与该检测的性能参数相一致的针对可接受风险的临床实践指南。未能提供权衡不同类型获受益与风险的直接比较，需要额外的信息以建立可接受的受益风险比。考虑到受益的不确定性以及潜在的显著风险（对极少数患者），该器械可能暂时不会予以批准，但在作出最终决定前很可能会提交专家委员会讨论。

假设示例 3 的工作表

因素	考虑的主要问题	评价记录
器械受益的评估		
1. 受益的类型	a）评价了哪些主要终点或替代终点？ b）评价了哪些次要终点或替代终点？ c）患者如何看待受益价值？ 注：从临床试验资料中得出，如显著改善患者自理能力、生活质量、辅助功能恢复，降低死亡率、功能丧失、改善症状等。	避免乳腺活组织检查引起的发病。
2. 受益的大小	a）对于所评价的每个主要终点，次要终点或替代终点： 　i 每种治疗效果的程度如何？ b）用什么方法衡量受益？ 　i 按照该衡量方法，受益大小如何？	避免与乳腺活组织检查有关的不便、疼痛和并发症。
3. 受益的概率	a）这项研究是否能够预测哪些患者将会受益？ b）预期使用患者获得受益的概率是多少？ c）不同亚组人群之间的受益有何差别？（如果研究对亚组人群是充分有效的，需说明特定亚组、差别的特性和造成这些差别的原因） d）不同人群的公众健康受益是否有差异？ e）即使是总人口的小部分受益，这些患者如何看待受益价值？	在预期使用人群中约 57%（228/400）。
4. 受益的持续时间	a）如果相关，治疗效果的持续时间（包括主要和次要终点）是否能够确定？如是，请明确。 b）受益的持续时间对于患者是否有价值？	可变的。可能是长期的（终身不需要活组织检查），或者可能仅持续到随访检查提示进行活组织检查。
器械风险的评估		
5. 不良事件（事件和后果）的严重程度、类型、数量和发生率：		
1）器械相关的严重不良事件	该产品有什么器械相关的严重不良事件？	某些通过活组织检查可检测到的乳腺癌患者在随访检查之前可能不会检测/治疗乳腺癌（假设发生随访检查）。

因素	考虑的主要问题	评价记录
2）器械相关的一般不良事件	该产品有什么器械相关的一般不良事件？	未能对本应在活组织检查中检测到的非恶性疾病进行特征描述。
3）使用中的并发症	患者会面临的其他使用中的并发症？	N/A
6. 不良事件的概率	a）在预期使用人群中发生不良事件的概率是多少？ b）在研究人群中每个不良事件的发生概率是多少？ c）在上述预期中，评估的不确定度是多少？ d）在不同亚组人群中发生不良事件的概率是否有差异（如是，请明确）？ e）考虑到器械带来的可能的受益的同时，患者是否愿意接受可能的不良事件的风险？	最严重的有害事件发生在约 1%（3/400）的预期使用人群中。在检查呈阴性的受试者中的发生率略超过 1%（3/228）。
7. 不良事件的持续时间	a）不良事件会持续多长时间？ b）不良事件是否是可逆的？ c）针对不良事件，应采取什么样的应对措施？	如果未检测到可治疗的/可治愈的乳腺癌，时间可能是终身的。
8. 假阳性或假阴性诊断结果引起的风险	a）假阳性结果的后果是什么？ b）假阴性结果的后果是什么？ c）这是相关疾病诊断的唯一方法，还是诊断方法的一部分？	见上文。
评估器械可能受益和风险时考虑的其他因素		
9. 不确定性：		
1）临床研究设计的质量	临床研究数据的可靠性如何？	不能保证乳房 X 线照相术结果为 BI－RADS 4 的患者中未检测到的乳腺癌的临床影响等同于结果为 BI－RADS 3 的患者中的乳腺癌的临床影响。因此，可能风险/危害的程度存在不确定性。
2）临床研究实施质量	a）临床试验是如何设计，实施和分析的？ b）是否有缺失数据？	好。
3）临床研究结果分析的可靠性	a）研究结果是否可重复？ b）临床研究是否是同类首次？ c）是否有取得了类似结果的其他临床研究？	合理可靠。
4）临床研究结果的可推广性	临床研究结果是否可以应用于一般人群，还是仅适用于个别的、特定的群体？	与未检测到一个本可通过活组织检查检测到的癌症的临床影响相比，患者对避免活组织检查发病的重视程度未知。
10. 以患者为中心的评估	器械受益和风险是否包括对生活质量造成的影响（与健康相关）？	患者对受益和风险的重视程度各不相同。患者在收到 BI－RADS 3 的结果后选择不接受活组织检查的相关信息可能有帮助。
11. 疾病的表征	a）患病会给患者带来哪些影响？ b）该病是可治疗的吗？ c）病情将如何发展？	疾病非常严重并且会影响患者的生活质量。疾病是慢性的，可能是不可治愈的，并且在某些情况下可能是致命的。
12. 患者的观点：		
1）患者偏好信息对风险和受益的考虑	a）申报器械对患者最重要的受益是什么？ b）申报器械对患者影响最大的风险是什么？ c）是否有明确的定性或定量的患者偏好信息（PPI）表明患者对于该治疗结果或替代疗法的偏好。 d）患者偏好信息（PPI）是否表明患者愿意接受申报器械可能造成的风险来换取可能带来的受益？ e）现有患者偏好信息（PPI）表明的患者对最大可接受风险和最小可接受受益的观点，是否改变原有的产品风险评价？ f）现有的患者偏好信息（PPI）是否表明：大多数或全部患者在考虑了疾病的严重性、长期性或缺乏替代疗法的因素后，接受风险－受益之间的权衡？	患者对推迟乳腺癌的诊断和治疗的接受能力通常较低。这一点需要与患者对避免活组织检查引起发病的重视程度进行权衡。

续表

因素	考虑的主要问题	评价记录
2）患者偏好信息相关性和可理解性	a）每项风险是否可识别和可确定？ b）患者是否理解每种类型的风险和风险发生的可能性？ c）患者是否理解每种受益的类型和受益发生的可能性？	
3）患者偏好信息的可推广性和差异性	a）患者偏好信息（PPI）是否表明，患者偏好会因疾病的严重性、长期性或其他患者特征而不同？如是，请明确。 b）患者偏好信息（PPI）是否覆盖全部预期患者？如果没有，请具体说明现有患者偏好信息的研究人群。	
13. 可供选择的替代治疗或诊断	a）是否有其他治疗方法？ b）替代疗法的有效性如何？ 　i 不同亚组人群间替代疗法的有效性差异如何？ c）对替代疗法的承受性如何？ 　i 不同亚组人群对替代疗法的承受性差异如何？ d）任何已有的替代疗法会带来哪些风险？	无替代治疗方案或诊断可用于拟定的预期用途。
14. 风险降低和适应症限制	a）是否有降低风险的手段（包括将适应症限制在受益大于风险的亚组中）？例如使用产品说明书或标签，组织培训，提供附加疗法等手段。 b）建议使用哪些降低风险的手段？	无替代治疗方案或诊断可用于拟定的预期用途。
15. 上市后数据	a）市场上是否还有其他类似适应症的器械？这些同类器械的有效性和不良事件发生率是否与申报器械的预期发生率相似？ b）已有的上市后数据是否会改变已上市同类产品的风险受益评估？ c）根据上述风险受益评价，是否有理由在上市后考虑进一步评价以下方面？ 　i. 医疗器械的长期性能表现 　ii. 培训项目的有效性或使用者使用器械的偏好 　iii. 亚组人群（例如儿童、女性） 　iv. 罕见的不良事件 d）是否有理由预计申报器械的"真实世界"性能表现和上市前的表现有显著差异？ e）是否有用以支持此批准的数据可以推迟到上市后收集？	如果确定器械是可批准的，则可能需要补充（上市后）信息，以详细说明对不确定因素的理解以及患者的风险承受能力及对受益的观点。
16. 解决临床需求的新技术	这个器械解决的医疗需求多大程度能通过现有治疗方法满足？	此技术非最新的。
受益总结	风险总结	其他因素总结
在此案例中的受益是避免绝大部分BIRADS 4 患者出现与活组织检查有关的发病。	约有1%的被测患者（略高于1%的测试结果呈阴性的患者）延迟了乳腺癌的检测/治疗。	在当前的实践中，约2%的乳房X线照相术结果异常的患者（即BI-RADS 3），由于活组织检查的推迟，在随访检查之前可能检测不到乳腺癌。

结论
可能受益是否大于可能风险？

合理地定义了受益和风险的种类和可能性。提出了针对可接受风险的临床实践参考，其与检查出的性能特征一致。未直接说明不同类型的受益与风险的权重，需要其他信息以确定二者的权衡是否可接受。考虑到受益的不确定性和（极少数患者）风险的实质性，该器械可能会被决定不予批准。

附录 C　基于受益－风险评估的实例

冠状动脉狭窄是否导致冠状动脉下游心肌供血的缺血，即是否具有功能学意义，是临床上是否对狭窄进行血运重建的主要依据。已有大量的临床研究证明冠状动脉功能学评估比冠状动脉解剖学评估（狭窄程度）提高了患者的临床受益。一种用于成人患者冠状动脉病变血管功能学评价的产品，为临床常规利用冠状动脉造影影像判断冠状动脉狭窄是否具有功能学意义提供了优效的无创评估方法。

（一）受益评估

综合回顾性临床研究和前瞻性临床试验研究，产品分析结果的准确性和重复性可控，分析结果的一致性非劣效于金标准评估结果，诊断性能优效于临床常规评估结果。

产品简化了现阶段临床中冠状动脉功能学评估的方法，提高了评估的安全性。产品采用无创分析方法，在临床应用中对患者没有额外创伤，在临床操作中不需要使用压力导丝，避免了可能在远端诱发斑块破裂、损伤血管的风险；无需使用微循环扩张药，避免诱发充血给患者带来的副作用。产品解除了无法在哮喘、严重高血压以及二级房室传导阻滞患者中进行冠状动脉病变血管功能学评价的限制。另外，产品可节省冠状动脉功能学评估的时间。

（二）风险评估

1. 假阳性和假阴性分析结果导致的风险

部分目标血管的分析结果存在假阳性，患者可能接受不必要的血运重建治疗。由于影响因素较多，冠状动脉病变血管功能学评价的金标准方法的阳性率偏高，导致分析结果可能出现假阳性。如果患者没有明显缺血的临床症状，即使分析结果为阳性，临床医生应综合判断和选择是否进行血运重建或采取强化药物治疗，进一步降低风险。

部分目标血管的分析结果存在假阴性，延迟介入治疗手术可能会增加心肌梗死的风险。如果患者存在明显缺血的临床症状或者冠状动脉造影显示血管狭窄，即使分析为阴性，临床医生可以综合判断和选择是否进行血运重建治疗或者进行金标准方法评估，进一步降低风险。

2. 冠状动脉造影质量不佳和分析操作不规范导致的风险

冠状动脉造影质量不佳或者分析人员分析不规范均会增加分析结果出现错误的风险。对冠状动脉造影医生进行造影采集规范化培训以及对分析人员进行分析规范化培训，可控制风险。

（三）其他因素

1. 不确定性

产品分析结果指导冠状动脉血运重建手术的长期临床效果，需要在产品上市后继续收集相关信息，设计临床终点或者患者终点为观察目标的临床研究来分析 QFR 指导冠状动脉血运重建手术的长期临床效果。

（四）受益－风险的确定

患有哮喘、严重高血压、二级房室传导阻滞或者其他无法采用金标准方法的适应症患者，对风险的容忍度较高，使用无创评估方法会提供冠状动脉功能性评估信息，患者可明显获得受益。

患有稳定性心绞痛、不稳定性心绞痛的患者，对风险的容忍度较低，可以选择无创评估方法或者金标准方法来获得功能学评估。由于患者病情稳定，评估结果导致即刻血运重建或者延迟血运重建所带来的风险较低，而且患者将受益于无创分析结果，避免了由于微循环扩张药物带来的不适，减少诊断时间和费用，综合考虑患者受益大于风险。

对于急性心梗急性期患者，一般需要在对罪犯病变血管进行血运重建几天后，再次进行非罪犯病变血管的功能学评估。由于无创评估方法避免了再次进行冠状动脉造影手术，使得患者获得受益。然而，冠状动脉功能学评估对急性心梗患者急性期非靶病变血管的临床指导价值仍需要临床研究去探索。

考虑到风险控制措施已明确而且无创评估方法不是冠状动脉功能学评估的唯一依据，临床中还应结合患者的临床病史、症状、其他诊断结果和临床医生的专业判断来综合评价冠状动脉血管，患者可能接受与金标准方法一致性相近、优效于临床常规方法、操作更便捷和快速、费用更低的新方法。

基于上述内容，可做出受益大于风险的决策。

101　医疗器械附条件批准上市注册技术审评指导原则

（医疗器械附条件批准上市指导原则）

为贯彻落实中共中央办公厅、国务院办公厅《关于深化审评审批制度改革鼓励药品医疗器械创新的意见》，解决严重危及生命疾病的临床治疗需求，加快相关医疗器械的审评审批，根据《医疗器械监督管理条例》，结合我国医疗器械注册管理相关要求及审评工作实践，制定本指导原则。

一、范围

本指导原则适用于拟申请附条件批准上市的医疗器械注册。

二、基本原则

对治疗严重危及生命且尚无有效治疗手段疾病的医疗器械，应当充分考虑医疗器械上市后预期收集的数据与上市前已收集的数据之间的平衡性，综合评估产品的风险受益。上市前已收集的数据应当能够证明医疗器械已显示疗效并能合理预测或者判断其临床价值，可附条件批准该医疗器械上市。

医疗器械附条件批准上市应当有助于增加患有严重危及生命且尚无有效治疗手段疾病的患者及时使用新器械的机会。

从可附条件批准上市的论证、所附条件的设立，到上市后数据的收集，附条件批准上市对医疗器械临床试验的要求有灵活性，但不得降低医疗器械安全性有效性综合评价的要求。

三、基本要求

申请人应当充分评估申报产品附条件批准上市的受益风险比和剩余风险，且风险评估结果应当表明受益大于风险。

在申报产品注册申请过程中及附条件批准上市后，申请人、注册人应当按照既定临床试验方案继续开展临床试验和完成其他研究工作及要求。

注册申报资料除满足本指导原则要求的资料外，还应当符合医疗器械注册申请其他要求。

四、沟通交流

医疗器械上市前和上市后，申请人、注册人可针对重大技术问题、重大安全性问题、临床试验方案、注册证中附条件的完成情况等向技术审评机构提交沟通交流申请。

五、临床前研究要求

（一）临床试验前研究资料应当合理验证申报产品的安全性和有效性，申请人应当对可能存在的风险进行充分评定。

（二）临床试验前研究资料包括但不限于申请人的科学研究结果，如实验室数据、动物实验、细胞试验、模拟试验等，和/或相关文献资料的总结，以及性能研究、生物相容性评价研究、稳定性研究、软件研究资料等。

六、上市前临床试验要求

（一）临床试验资料至少包括：临床试验方案、伦理委员会意见、必须接受治疗的情况说明、受试者知情同意书（文本）、临床试验报告等，如有特殊情况应当具体说明。

（二）临床试验方案设计与统计分析方法应当科学合理，并符合我国医疗器械注册相关法规、规章、指导原则的要求。

（三）申请人可在临床试验方案设计时将替代指标纳入到研究设计中，通过分析替代指标来评估产品安全性和有效性，注意评估的科学性，如统计学考量。

（四）临床试验替代指标是指可显示疗效并合理评估产品临床价值的指标，可不是临床试验主要评价指标，不直接衡量长期临床获益。

（五）临床试验替代指标的确定需要根据疾病、长期终点和预期作用之间关系的合理性以及支持这种关系的科学证据进行判断。申请人应当提供证据证明替代指标与临床试验主要评价指标的关联性和可评价性。

（六）临床试验数据应当证明申报产品已显示疗效并能合理评估或者判断其临床价值。

（七）申请人可与技术审评机构沟通并确定申请附条件批准上市产品的评价指标，以及临床试验数据要求、可合理评估或者判断其临床获益的标准、临床试验的设计及其他内容。

（八）申请人应当充分评估提交的临床试验数据显示申报产品可能存在的风险。如不良事件的严重程度、类型、数量和发生率，不良事件对受试者造成伤害的持续时间、手术相关并发症的类型、数量和发生率等。

（九）临床试验数据应当符合医疗器械注册相关要求，科学、真实、准确、完整、可追溯，且不得筛选。申请人应当确保临床试验中受试者的权益得到保障，其他人员可能遭受的风险得以控制。

七、附条件要求

（一）医疗器械注册人应当在规定的时限内完成医疗器械注册证备注栏载明的上市批准附带条件的要求。

附条件批准上市的医疗器械注册证的有效期与注册证注明的附带条件的完成时限一致。

（二）附带条件可包括以下内容：

1. 继续完成上市前临床试验；

2. 新的上市后临床研究；

3. 上市后产品的临床使用信息；

4. 其他要求，包括产品上市后规定时限内应当继续完成的其他工作和要求，如使用该医疗器械的医疗机构范围、使用者的能力要求、使用前应当经伦理委员会同意、相关研究的时限等。

（三）注册人应当在产品标签、说明书中提示产品的风险。

八、上市后监测

（一）注册人应当加强对附条件批准上市的医疗器械的不良事件监测，并符合《医疗器械不良事件监测和再评价管理办法》相关规定。

（二）注册人应当在医疗器械全生命周期收集受益和风险相关数据，持续对申报产品的受益和风险开展监测与评估。

（三）发生以下情形时，注册人应当及时主动申请注销医疗器械注册证：

1. 注册人按注册证载明附带条件要求获取的相关证据表明风险大于受益；

2. 经再评价不能证明产品的安全性和有效性。

102 医疗器械安全和性能的基本原则

1. 医疗器械的安全和性能——总则

注册人/备案人应能设计和生产在医疗器械全生命周期内均能达到预期安全和性能要求的产品。本原则描述了基本的设计和生产要求，以帮助注册人/备案人实现上述目的。

本文分为两个部分，第一部分是适用于所有医疗器械的通用基本原则（第2节）；第二部分是适用于非体外诊断类医疗器械（第3节）和体外诊断类医疗器械（第4节）的专用基本原则。

注册人/备案人的设计和生产活动应在质量管理体系的控制下进行。注册人/备案人应提供产品与适用基本原则条款符合的证据，并由监管机构按照相关程序进行评审。

2. 适用于所有医疗器械的通用基本原则

本部分所列设计和生产通用基本原则适用于所有医疗器械。

2.1 概述

2.1.1 医疗器械应实现注册人/备案人的预期性能，其设计和生产应确保器械在预期使用条件下达到预期目的。这些器械应是安全的并且能够实现其预期性能，与患者受益相比，其风险应是可接受的，且不会损害医疗环境、患者安全、使用者及他人的安全和健康。

2.1.2 注册人/备案人应建立、实施、形成文件和维护风险管理体系，确保医疗器械安全、有效且质量可控。在医疗器械全生命周期内，风险管理是一个持续、反复的过程，需要定期进行系统性的改进更新。在开展风险管理时，注册人/备案人应：

a) 建立涵盖所有医疗器械风险管理计划并形成文件；

b) 识别并分析涵盖所有医疗器械的相关的已知和可见的危险（源）；

c) 估计和评价在预期使用和可合理预见的误使用过程中，发生的相关风险；

d) 依据2.1.3和2.1.4相关要求，消除或控制c)点所述的风险；

e) 评价生产和生产后阶段信息对综合风险、风险受益判定和风险可接受性的影响。上述评价应包括先前未识别的危险（源）或危险情况，由危险情况导致的一个或多个风险对可接受性的影响，以及对先进技术水平的改变等。

f) 基于对e)点所述信息影响的评价，必要时修改控制措施以符合2.1.3和2.1.4相关要求。

2.1.3 医疗器械的注册人/备案人在设计和生产过程中采取的风险控制措施，应遵循安全原则，采用先进技术。需要降低风险时，注册人/备案人应控制风险，确保每个危

险（源）相关的剩余风险和总体剩余风险是可接受的。在选择最合适的解决方案时，注册人/备案人应按以下优先顺序进行：

a) 通过安全设计和生产消除或适当降低风险；

b) 适用时，对无法消除的风险采取充分的防护措施，包括必要的警报；

c) 提供安全信息（警告/预防措施/禁忌证），适当时，向使用者提供培训。

2.1.4 注册人/备案人应告知使用者所有相关的剩余风险。

2.1.5 在消除或降低与使用有关的风险时，注册人/备案人应该：

a) 适当降低医疗器械的特性（如人体工程学/可用性）和预期使用环境（如灰尘和湿度）可能带来的风险；

b) 考虑预期使用者的技术知识、经验、教育背景、培训、身体状况（如适用）以及使用环境。

2.1.6 在注册人/备案人规定的生命周期内，在正常使用、维护和校准（如适用）情况下，外力不应对医疗器械的特性和性能造成不利影响，以致损害患者、使用者及他人的健康和安全。

2.1.7 医疗器械的设计、生产和包装，包括注册人/备案人所提供的说明和信息，应确保在按照预期用途使用时，运输和贮存条件（例如：震动、振动、温度和湿度的波动）不会对医疗器械的特性和性能，包括完整性和清洁度，造成不利影响。注册人/备案人应能确保有效期内医疗器械的性能、安全和无菌保证水平。

2.1.8 在货架有效期内、开封后的使用期间［对于体外诊断试剂，包括在机（机载）稳定性］，以及运输或送货期间（对于体外诊断试剂，包括样品），医疗器械应具有可接受的稳定性。

2.1.9 在正常使用条件下，基于当前先进技术水平，比较医疗器械性能带来的受益，所有已知的、可预见的风险以及任何不良副作用应最小化且可接受。

2.2 临床评价

2.2.1 基于监管要求，医疗器械可能需要进行临床评价（如适用）。所谓临床评价，就是对临床数据进行评估，确定医疗器械具有可接受的风险受益比，包括以下几种形式：

a) 临床试验报告（体外诊断试剂临床性能评价报告）

b) 临床文献资料

c) 临床经验数据

2.2.2 临床试验的实施应符合《赫尔辛基宣言》的伦

理原则。

保护受试者的权利、安全和健康，作为最重要的考虑因素，其重要性超过科学和社会效益。在临床试验的每个步骤，都应理解、遵守和使用上述原则。另外，临床试验方案审批、患者知情同意、体外诊断试剂剩余样本使用等应符合相关法规要求。

2.3 化学、物理和生物学特性

2.3.1 关于医疗器械的化学、物理和生物学特性，应特别注意以下几点：

a）所用材料和组成成分的选择，需特别考虑：
–毒性；
–生物相容性；
–易燃性；
b）工艺对材料性能的影响；
c）生物物理学或者建模研究结果应事先进行验证（如适用）；
d）所用材料的机械性能，如适用，应考虑强度、延展性、断裂强度、耐磨性和抗疲劳性等属性；
e）表面特性；
f）器械与已规定化学和/或物理性能的符合性。

2.3.2 基于医疗器械的预期用途，医疗器械的设计、生产和包装，应尽可能减少污染物和残留物对使用者和患者，以及对从事医疗器械运输、贮存及其他相关人员造成的风险。特别要注意与使用者和患者暴露组织接触的时间和频次。

2.3.3 医疗器械的设计和生产应适当降低析出物（包括滤沥物和/或蒸发物）、降解产物、加工残留物等造成的风险。应特别注意致癌、致突变或有生殖毒性的泄漏物或滤沥物。

2.3.4 医疗器械的设计和生产应考虑到医疗器械及其预期使用环境的性质，适当降低物质意外进入器械所带来的风险。

2.3.5 医疗器械及其生产工艺的设计应能消除或适当降低对使用者和其他可能接触者的感染风险。设计应：

a）操作安全，易于处理；
b）尽量减少医疗器械的微生物泄漏和/或使用过程中的感染风险；
c）防止医疗器械或其内容物（例如：标本）的微生物污染；
d）尽量减少意外风险［例如：割伤和刺伤（如针刺伤）、意外物质溅入眼睛等］。

2.4 灭菌和微生物污染

2.4.1 医疗器械其设计应方便使用者对其进行安全清洁、消毒、灭菌和/或重复灭菌（必要时）。

2.4.2 具有微生物限度要求的医疗器械，其设计、生产和包装应确保在出厂后，按照注册人/备案人规定的条件运输和贮存，符合微生物限度要求。

2.4.3 以无菌状态交付的医疗器械，其设计、生产和包装应按照适当的程序进行，以确保在出厂时无菌。在注册人/备案人规定的条件下运输和贮存的未破损无菌包装，打开前都应保持无菌状态。应确保最终使用者可清晰地辨识包装的完整性（例如：防篡改包装）。

2.4.4 无菌医疗器械应按照经验证的方法进行加工、生产、包装和灭菌，其货架有效期应按照经验证的方法确定。

2.4.5 预期无菌使用的医疗器械（注册人/备案人灭菌或使用者灭菌），均应在适当且受控的条件和设施下生产和包装。

2.4.6 以非无菌状态交付，且使用前灭菌的医疗器械：

a）包装应当尽量减少产品受到微生物污染的风险，且应适用于注册人/备案人规定的灭菌方法；
b）注册人/备案人规定的灭菌方法应经过验证。

2.4.7 若医疗器械可以无菌和非无菌状态交付使用，应明确标识其交付状态。

2.5 环境和使用条件

2.5.1 如医疗器械预期与其他医疗器械或设备整合使用，应确保整合使用后的系统，包括连接系统，整体的安全性，且不影响器械本身的性能。整合使用上的限制应明确标识和/或在使用说明书中明确。对于需要使用者处理的连接，如液体、气体传输、电耦合或机械耦合等，在设计和生产过程中尽可能消除或降低所有可能的风险，包括错误连接或安全危害。

2.5.2 医疗器械的设计和生产应考虑预期的使用环境和使用条件，以消除或降低下列风险：

a）与物理和人体工程学/可用性的特性有关，对使用者或他人造成损伤的风险；
b）由于用户界面设计、人体工程学/可用性的特性以及预期使用环境导致的错误操作的风险；
c）与合理可预期的外部因素或环境条件有关的风险，如磁场、外部电磁效应、静电释放、诊断和治疗带来的辐射、压力、湿度、温度和/或压力和加速度的变化；
d）正常使用条件下与固体材料、液体和其他物质，包括气体，接触而产生的风险；
e）软件与信息技术（IT）运行环境的兼容性造成的风险；
f）正常使用过程中，医疗器械非预期析出物导致的环境风险；
g）样本/样品/数据不正确识别和错误结果导致的风险，比如用于分析、测试或检测的样本容器、可拆卸部件和/或附件，其颜色和/或数字编码混淆；
h）与其他用于诊断、监测或治疗的医疗器械互相干扰导致的风险。

2.5.3 医疗器械的设计和生产应消除或降低在正常状态及单一故障状态下燃烧和爆炸的风险，尤其是预期用途包括暴露于易燃、易爆物质或其他可致燃物相关的器械联用。

2.5.4 医疗器械的设计和生产应能确保调整、校准和维护过程能够安全有效地完成。

a）对无法进行维护的医疗器械，如植入物，应尽量降低材料老化等风险；

b）对无法进行调整和校准的医疗器械，如某些类型的温度计，应尽量降低测量或控制机制精度的损失风险。

2.5.5 与其他医疗器械或产品联合使用的医疗器械，其设计和生产应能保证互操作性和兼容性可靠且安全。

2.5.6 医疗器械的设计和生产应能降低未经授权的访问风险，这种访问可能会妨碍器械正常运行，或造成安全隐患。

2.5.7 具有测量、监视或有数值显示功能的医疗器械，其设计和生产应符合人体工程学/可用性原则，并应顾及器械预期用途、预期使用者、使用环境。

2.5.8 医疗器械的设计和生产应便于使用者、患者或其他人员对其以及相关废弃物的安全处置或再利用。使用说明书应明确安全处置或回收的程序和方法。

2.6 对电气、机械和热风险的防护

2.6.1 医疗器械的设计和生产应具有机械相关的防护，保护使用者免于承受由诸如运动阻力、不稳定性和活动部件等引起的机械风险。

2.6.2 除非振动是器械特定性能的一部分，否则医疗器械的设计和生产应将产品振动导致的风险降到最低，应尽量采用限制振动（特别是振动源）的方法。

2.6.3 除非噪声是器械特定性能的一部分，否则医疗器械设计和生产应将产品噪声导致的风险降到最低，应尽量采用限制噪声（特别是噪声源）的方法。

2.6.4 如果医疗器械的部件在使用前或使用中需要进行连接或重新连接，其设计和生产应降低这些部件间的连接故障风险。

2.6.5 医疗器械的可接触部件（不包括用于供热或既定温度设置部位）及其周围环境，在正常使用时不应存在过热风险。

2.7 有源医疗器械及与其连接的医疗器械

2.7.1 当有源医疗器械发生单一故障时，应采取适当的措施消除或降低因此而产生的风险。

2.7.2 患者的安全依赖于内部电源供电的医疗器械，应具有检测供电状态的功能，并在电源容量不足时提供适当的提示或警告。

2.7.3 患者的安全取决于外部电源供电状态的医疗器械，应包括可显示任何电源故障的报警系统。

2.7.4 用于监视患者一个或多个临床指标的医疗器械，必须配备适当报警系统，在患者健康状况恶化或危及生命时，向使用者发出警报。

2.7.5 鉴于电磁干扰可能会损害正常运行的装置或设备，医疗器械的设计和生产应降低产生电磁干扰的风险。

2.7.6 医疗器械的设计和生产，应确保产品具有足够的抗电磁干扰能力，以确保产品的正常运行。

2.7.7 当产品按注册人/备案人的说明进行安装和维护，在正常状态和单一故障状态时，医疗器械的设计和生产应减少使用者和他人免于遭受意外电击的风险。

2.8 含有软件的医疗器械以及独立软件

2.8.1 含有电子可编程系统（内含软件组件）的医疗器械或独立软件的设计，应确保准确度、可靠性、精确度、安全和性能符合其预期用途。应采取适当措施，消除或减少单一故障导致的风险或性能降低。

2.8.2 含有软件组件的医疗器械或独立软件，应根据先进技术进行开发、生产和维护，同时应考虑开发生存周期（如快速迭代开发、频繁更新、更新的累积效应）、风险管理（如系统、环境和数据的变化）等原则，包括信息安全（如安全地进行更新）、验证和确认（如更新管理过程）的要求。

2.8.3 预期与移动计算平台整合使用的软件，其设计和开发，应考虑平台本身（如屏幕尺寸和对比度、联通性、内存等）以及与其使用相关的外部因素（不同环境下的照明或噪声水平）。

2.8.4 注册人/备案人应规定软件按照预期正常运行所必须的最低要求，如硬件、IT 网络特性和 IT 网络安全措施，包括未经授权的访问。

2.8.5 医疗器械的设计、生产和维护应能提供足够的网络安全水平，以防止未经授权的访问。

2.9 具有诊断或测量功能的医疗器械

2.9.1 具有诊断或测量（包括监测）功能的医疗器械的设计和生产，应基于适当的科技方法，除其他性能外，还应确保相应的准确度、精密度和稳定性，以实现其预期目的。

a）注册人/备案人应规定准确度限值（如适用）。

b）为便于使用者理解和接受，数字化测量值应以标准化单位表示（如可能），推荐使用国际通用的标准计量单位，考虑到安全、使用者的熟悉程度和既往的临床实践，也可使用其他公认的计量单位。

c）医疗器械导示器和控制器的功能应有详细的说明，若器械通过可视化系统提供与操作、操作指示或调整参数有关的说明，该类信息应能够被使用者和患者（适用时）理解。

2.10 说明书和标签

2.10.1 医疗器械应附有识别该器械及其注册人/备案人所需的信息。每个医疗器械还应附有相关安全和性能信息或相关指示。这些信息可出现在器械本身、包装上或使用说明书中，或者可以通过电子手段（如网站）便捷访问，易于被预期使用者理解。

2.11 辐射防护

2.11.1 医疗器械的设计、生产和包装应当考虑尽量减少使用者、他人和患者（如适用）的辐射吸收剂量，同时不影响其诊断或治疗功能。

2.11.2 具有辐射或潜在辐射危害的医疗器械，其操作说明应详细说明辐射的性质，对使用者、他人或患者（若适用）的防护措施，避免误用的方法，降低运输、贮存和安装的风险。

2.11.3 若医疗器械有辐射或有潜在辐射危害，应具备辐射泄漏声光报警功能（如可行）。

2.11.4 医疗器械的设计和生产应降低使用者、其他人员或患者（若适用）暴露于非预期、偏离或散射辐射的风险。在可能和适当的情况下，应采取措施减少使用者、其他人员或患者（若适用）等可能受影响的人在辐射中的暴露。

2.11.5 具有辐射或潜在辐射危害且需要安装的医疗器械，应在操作说明中明确有关验收和性能测试、验收标准及维护程序的信息。

2.11.6 若医疗器械对使用者有辐射或潜在辐射危害，其设计和生产应确保辐射剂量、几何分布、能量分布（或质量）以及其他辐射关键特性能够得到合理的控制和调整，并可在使用过程中进行监控（如适用）。上述医疗器械的设计和生产，应确保相关可变参数的重复性在可接受范围内。

2.12 对非专业用户使用风险的防护

2.12.1 对于非专业用户使用的医疗器械（如自测或近患者检测），为保证医疗器械的正常使用，其设计和生产应考虑非专业用户的操作技能，以及因非专业用户技术和使用环境的不同对结果的影响。注册人/备案人提供的信息和说明应易于理解和使用，并可对结果做出解释。

2.12.2 供非专业用户使用的医疗器械（如自测或近患者检测）的设计和生产应：

a）确保使用者可以按照使用说明书的规定安全准确的使用。当无法将与说明书相关的风险降低到适当水平时，可以通过培训来降低此类风险；

b）尽可能减少非专业用户因错误操作和错误解释结果导致的风险。

2.12.3 供非专业用户使用的医疗器械可通过以下措施方便用户：

a）在使用时，可以验证器械的正常运行；

b）当器械不能正常运行或提供无效结果时，会发出警告。

2.13 含有生物源材料的医疗器械

2.13.1 对于含有动植物组织、细胞或其他物质，细菌来源物质或衍生物的医疗器械，若无活性或以非活性状态交付，应：

a）组织、细胞及其衍生物应来源于已受控且符合预期用途的动物种属。动物的地理来源信息应根据相关法规要求予以保留。

b）动物源的组织、细胞、物质或其衍生物的采集、加工、保存、检测和处理过程，应确保患者、使用者以及其他人员（如适用）的安全。特别是病毒和其他传染性病原体，应通过经验证的先进技术消除或灭活，影响医疗器械性能的情况除外。

2.13.2 对于监管部门而言，当医疗器械由人体来源的组织、细胞、物质或其衍生物生产时，应采取以下措施：

a）组织、细胞的捐赠、获取和检测应依据相关法规的要求进行；

b）为确保患者、使用者或他人的安全，应对组织、细胞或其衍生物进行加工、保存或其他处理。对于病毒和其他传染源，应通过源头控制，或在生产过程中通过经验证的先进技术消除或灭活。

2.13.3 当医疗器械使用2.13.1、2.13.2以外的生物物质（例如植物或细菌来源的材料）生产时，其加工、保存、检测和处理应确保患者、用户以及其他人员（如废弃物处置人员等）的安全。对于病毒和其他传染源，为确保安全，应通过源头控制，或在生产过程中通过经验证的先进技术消除或灭活。

3. 适用于医疗器械（体外诊断类医疗器械除外）的基本原则

本部分所列设计和生产基本原则是第2节相关内容的补充，适用于非体外诊断类医疗器械。

3.1 化学、物理和生物学特性

3.1.1 根据医疗器械的预期用途，以及产品（例如某些可吸收产品）在人体的吸收、分布、代谢和排泄情况，对于医疗器械的化学、物理和生物学特性，应特别注意所用材料/物质与人体组织、细胞和体液之间的相容性。

3.1.2 医疗器械的设计和生产，应能够保证产品在预期使用中接触到其他的材料、物质和气体时，仍然能够安全使用。如果医疗器械用于配合药物使用，则该产品的设计和生产需要符合药品管理的有关规定，且具有药物相容性，同时药品和器械的性能符合其适应证和预期用途。

3.1.3 医疗器械的设计和生产，除接触完整皮肤的产品外，应适当降低释放进入患者或使用者体内的颗粒，产生与颗粒尺寸和性质相关的风险。对纳米材料应给予重点关注。

3.2 辐射防护

3.2.1 用于医学影像的医疗器械具有电离辐射时，其设计和生产，在保障图像和/或输出质量的同时，应尽可能降低患者、使用者和其他人员的辐射吸收剂量。

3.2.2 具有电离辐射的医疗器械应能够精确预估（或监测）、显示、报告和记录治疗过程中的辐射剂量。

3.3 植入医疗器械的特殊要求

3.3.1 植入医疗器械的设计和生产，应能消除或降低相关治疗风险，例如除颤器、高频手术设备的使用。

3.3.2 可编程有源植入式医疗器械的设计和生产，应保证产品在无需手术时即可准确识别。

3.4 提供能量或物质的医疗器械对患者或使用者的风险防护

3.4.1 用于给患者提供能量或物质的医疗器械，其设计和生产应能精确地设定和维持输出量，以保证患者、使用者和其他人的安全。

3.4.2 若输出量不足可能导致危险，医疗器械应当具有防止和/或指示"输出量不足"的功能。意外输出危险等级量的能量或物质作为较大风险，应采取适当的措施予以降低。

3.5 含有药物成分的组合产品

3.5.1 当医疗器械组成成分中含有某种物质，依据监管法规，该物质作为药用产品/药物进行管理，且该物质在体内为医疗器械提供辅助作用时，应将医疗器械和此物质作为一个整体，对其安全和性能进行验证，同时应验证该物质的特征、安全、质量和有效性。

4. 适用于体外诊断医疗器械的基本原则

本部分所列设计和生产基本原则是第 2 节相关内容的补充，适用于体外诊断类医疗器械。

4.1 化学、物理和生物特性

4.1.1 鉴于体外诊断类医疗器械的化学、物理和生物学特性，应注意所用材料与待测标本、分析物或标志物（如生物组织、细胞、体液和微生物）之间的物理化学不相容性，及由此导致的分析性能受损的可能性。

4.2 性能特性

4.2.1 体外诊断类医疗器械应实现注册人/备案人声称的适用于预期用途的分析和临床性能指标，同时应考虑适用患者人群、预期使用者和使用环境。应使用合理的、经验证的、先进的技术方法，以确定产品的性能特征，比如：

a）分析性能包括，但不限于：

– 校准品的溯源性和质控品的赋值

– 测量准确度（正确度和精密度）

– 分析灵敏度/最低检出限

– 分析特异性

– 测量区间/范围

– 样本稳定性

b）临床性能，如临床诊断灵敏度、临床诊断特异性、阳性预测值、阴性预测值、似然比以及正常人群的参考区间和异常人群的阳性判断值。

c）验证控制程序，以确保体外诊断类医疗器械的正常运行，结果符合要求。

4.2.2 当体外诊断类医疗器械的性能依赖于校准品或质控品的使用时，应通过参考测量程序或更高级别的参考物质溯源校准品或质控品的赋值。

4.2.3 若可能，数值标识应采用标准化单位，且易于使用者理解。

4.2.4 体外诊断类医疗器械的性能特征应根据预期用途进行评估，包括：

a）预期使用者，例如非专业人员、实验室专业人员；

b）预期使用环境，例如：患者住所、急诊室、救护车、医疗中心、实验室；

c）相关人群，如儿童、成人、孕妇、具有特定疾病体征和症状的个体、接受鉴别诊断的患者、献血者等。适当时，评价的人群应酌情代表种族、性别和遗传多样性群体，以代表拟上市销售地区的人群。对于传染病，选择的人群建议具有相似的患病率。